Mauthner, Lu

Die sympathischen A̲u̲g̲e̲n̲l̲e̲i̲d̲e̲n̲, d̲i̲e̲ Funktionsprüfung des Auges, Gehirn und Auge

Mauthner, Ludwig

Die sympathischen Augenleiden, die Funktionsprüfung des Auges, Gehirn und Auge

Inktank publishing, 2018

www.inktank-publishing.com

ISBN/EAN: 9783747775417

All rights reserved

VORTRAEGE

AUS DEM

GESAMMTGEBIETE

DER

AUGENHEILKUNDE

FÜR

STUDIRENDE UND AERZTE.

VON

DR LUDWIG MAUTHNER

K. K. UNIVERSITAETS-PROFESSOR IN WIEN.

ERSTER BAND:

DIE SYMPATHISCHEN AUGENLEIDEN. — DIE FUNCTIONSPRÜFUNG
DES AUGES. — GEHIRN UND AUGE.

MIT HOLZSCHNITTEN.

WIESBADEN.
VERLAG VON J. F. BERGMANN.
1881.

INHALT.

IV

VIII

VORWORT.

Sollen die „Vorträge aus dem Gesammtgebiete der Augenheilkunde" ihren Zweck, die Popularisirung der Augenheilkunde, erreichen, so dürfen beim Leser ophthalmologische Specialkenntnisse
nicht vorausgesetzt werden. Es ist desshalb nicht zu umgehen, dass
die Schranken des eigentlichen Themas zum Behufe nothwendiger
Erörterungen hie und da überschritten werden.

WIEN, den 27. März 1878.

Mauthner.

Die sympathischen Augenleiden.

I. Aetiologie, Pathologie.

Wenn in Folge eines Allgemeinleidens oder in Folge einer extraoculären Erkrankung, etwa eines Gehirnleidens, beide Augen ergriffen werden und so das Sehvermögen schliesslich beiderseits erlischt; wenn auch ohne solche Momente bestimmte Erkrankungen in fataler Weise beide Augen erfassen und sie beide der Erblindung überantworten; wenn durch eine Verletzung beide Augen gleichzeitig vernichtet werden oder, wie ich solches erlebt, die Augen nach einander, in getrennten Zwischenräumen durch die gleiche Ursache (Pulverexplosion, Stoss eines Kuhhorns) zu Grunde gehen: so ist gewiss das waltende Missgeschick zu beklagen. Doch noch schlimmer ist es, ein heimtückischeres Verhängniss waltet ob, wenn das zweite Auge nur desshalb verloren geht, weil das erste in bestimmter Weise erkrankte oder verletzt wurde; wenn eine Operation, zu dem Zwecke unternommen, um die Sehkraft eines Auges herzustellen, diesen Zweck nicht blos nicht erfüllt, sondern durch die Folgen, die sie nach sich zieht, auch das zweite in schwere Mitleidenschaft geräth; wenn, nachdem die Operation des einen Auges geglückt und nunmehr das zweite demselben Eingriff unterworfen wird, durch das Missglücken dieser zweiten Operation dem letzteren Auge das Sehvermögen nicht blos nicht wiedergegeben, sondern auch das glücklich wiedergewonnene des ersten Auges in qualvoller Weise zerstört wird. Jene Leiden, die im zweiten Auge durch Erkrankung des ersten hervorgerufen werden, an welchen nur die Erkrankung dieses ersten Auges und sonst nichts anderes Schuld trägt, führen den Namen der sympathischen Affectionen.

Kaum ein zweites Gebiet der Augenheilkunde hat eine so eminent practische Bedeutung; auf keinem anderen Gebiete der ophthal-

1*

mologischen Praxis wird vom Arzte nicht blos eigene Erfahrung, sondern auch Vertrautheit mit den Erfahrungen der Anderen in solcher Weise erheischt; kaum ein zweites Feld gibt es, auf welchem so viel von dem Handeln oder Unterlassen abhängt, wie bei den sympathischen Augenleiden. Denn hier stellt sich die Frage nicht nach dem Wohl und Wehe Eines Auges; hier geht die Frage in der Regel dahin, ob das Individuum gänzlicher Erblindung anheimfallen oder ob das Sehvermögen wenigstens Eines Auges ganz oder theilweise gerettet werden soll.

Ehe wir die Bilder der sympathischen Leiden entwerfen, müssen wir zuerst die Formen der Grundleiden, welche zu sympathischer Affection führen können, an uns vorüberziehen lassen. Und ehe dies letztere geschieht, wird es noch gut sein, uns den Bau des Auges, wenn auch nur in den gröbsten Zügen, in's Gedächtniss zurückzurufen.

Die Linse mit ihrem Aufhängebande, der Zonula Zinnii, und den Ciliarfortsätzen, an welchen die Zonula befestigt ist, bildet ein Diaphragma zwischen dem Humor aqueus, dem Kammerwasser, das sich vor der Scheidewand in der vorderen sowohl, wie in der hinteren Augenkammer angesammelt findet, und dem Humor vitreus, dem Glaskörper, der den ganzen hinteren Augenraum erfüllt. Die Camera anterior findet ihre Begrenzung nach vorne durch die Hornhaut, deren innerste Schichte, eine einfache Lage regelmässiger grosser platter, durchsichtiger auf der Membrana Descemetii aufsitzender Epithelialzellen vom Kammerwasser unmittelbar bespült wird, während die Iris und der im Pupillargebiet freiliegende Theil der vorderen Linsenkapsel die rückwärtige Wand der Vorderkammer bilden. Und da wo die Hornhaut wie eine Glasglocke auf dem peripheren (ciliaren) Theil der Iris aufzuruhen scheint, ist eine Menge starrer Fäden von der Iriswurzel zum Hornhautrande bogenförmig hinübergespannt, deren Summe das Ligamentum pectinatum iridis constituirt. Die Epithelzellen, welche die Descemet'sche Membran bekleiden, setzen sich, wenngleich minder regelmässig geformt, auf die Fasern des Ligamentum pectinatum iridis fort, bilden auch zwischen den Fasern des Ligamentes eine zusammenhängende Zellplatte, um dann noch die Vorderfläche der Iris zu überziehen.

Die Iris liegt nicht mit ihrer ganzen Hinterfläche der vorderen Linsenkapsel auf; nur ihr centraler Theil, der Pupillarrand, schleift auf der Kapsel. Indem die Iris, in einer ziemlich ebenen Fläche ausgespannt, mit ihren peripheren Theilen von der nach vorne con-

vexen Linsenkapsel sich entfernt, kommt der Raum der hinteren
Augenkammer zu Stande. In den gegen die Sclera gerichteten
Winkel der Hinterkammer ragen einzelne Ciliarfortsätze; die vordere
Wand wird von der, dicht pigmentirte Zellen tragenden Hinterfläche
der Iris, die hintere Wand von der vorderen Linsenkapsel, der Zonula Zinnii, sowie dem Kranz der Ciliarfortsätze gebildet. Da unter
normalen Verhältnissen der Pupillarrand der Iris sich frei auf der
Vorderkapsel der Linse verschieben kann, so steht einem Austausch
der Flüssigkeiten, die Vorder- und Hinterkammer füllen, kein Hinderniss im Wege; ja es wird, sobald die Pupille, etwa durch Ein-
träuflung von Atropin, zu einem bestimmten Grade sich erweitert
hat, so dass der Pupillarrand die Wand der vorderen Kapsel nicht
mehr tangirt, eine vollkommen freie Communication zwischen den
beiden Augenkammern hergestellt.

Der Glaskörper reicht nach vorne an Ciliarkörper, Zonula und
die hintere Kapsel der Linse. Sonst umschliesst ihn die Netzhaut,
die vorne mit der Ora serrata als solche endigt. Im Horizontal-
durchschnitt des Auges sieht man wie der Sehnerv nicht im hinteren
Augenpol, sondern medial (nasalwärts), Sclera und Chorioidea durch-
bohrend, in's Innere des Auges eintritt, um in die Faserlage der
Netzhaut überzugehen, welch' letztere circa 18 Bogengrade nach
aussen (lateralwärts) vom Centrum der Eintrittsstelle des Opticus,
der Schnervenpapille, an der Stelle des deutlichsten Sehens zu einem
Grübchen, der Fovea centralis, der Mitte des gelben Fleckes, einsinkt.
Ein Horizontalschnitt, der den Opticus genau in eine obere und
untere Hälfte scheidet, kann jedoch nicht durch die Fovea gehen,
indem diese in der Regel um etwa einen halben Papillendurchmesser
tiefer als die Papillenmitte gelagert ist.

Besonderes Interesse erfordert noch die Chorioidea, die Gefässhaut
des Auges, die mit Ciliarkörper und Iris den Tractus uvealis zusammensetzt. Zwischen Sclerotica und Retina eingeschaltet, steht sie
jeder der beiden Membranen bedeutend an Dicke nach, dagegen gewinnt der an die Aderhaut nach vorne angrenzende Ciliarkörper eine
bedeutende Mächtigkeit. In diesem Ciliarkörper, dessen meridionaler,
von vorne nach rückwärts gehender Durchmesser, dessen Länge
4 Millimeter nicht übersteigt, ist zunächst an der Sclerotica der Ciliarmuskel eingelagert, jener Muskel, welcher dadurch dass seine fixe
Insertion nach vorne am Rande der Hornhaut sich findet, während
seine meridionalen Fasern im Gewebe der Aderhaut sich verlieren,

durch seine Contraction im Stande ist, die Aderhaut nach vorne und unter Beihilfe circulärer Fasern auch etwas nach einwärts, gegen den Linsenrand, hinzuziehen, dadurch das Aufhängeband der Linse, die Zonula Zinnii, zu entspannen, und damit der Linse (deren Form, solange ihre Masse jugendlich weich, von der Spannung der Linsenkapsel von Seiten der Zonula abhängig ist) zu gestatten, dass sie in sich selbst zusammensinke, sich der Kugelgestalt nähere, so an ihrer Vorderfläche, wie an ihrer Hinterfläche convexer werde und dadurch die Brechkraft des dioptrischen Apparates des Auges erhöhe — mit einem Worte: jener Muskel, welcher die Accommodation des Auges für verschiedene Objectsentfernungen, die Fähigkeit, dass von verschieden entfernten Objecten nach einander deutliche Bilder auf der Netzhaut entworfen werden, vermittelt. Im Corpus ciliare nach innen, gegen den Linsenrand zu, liegen durch eine Schichte Bindegewebes getrennt die Processus ciliares. Sie stellen gefaltetes Aderhautgewebe dar, wie die Aderhaut reich an Blutgefässen. An ihnen ist das Aufhängeband der Linse befestigt.

Wenn man von der Peripherie der vorderen Augenkammer, der Kammerbucht, aus durch das Ligamentum pectinatum iridis oder die Zellenplatte, die dessen Lücken deckt, in den Ciliarkörper eindringt, so stösst man zunächst auf ein mit Zellen überzogenes Maschenund Fachwerk, das Analogon des Canalis Fontanae im Auge des Ochsen. Davon wohl zu unterscheiden ist· ein, stellenweise als Venenplexus sich darstellender, ringförmiger Venencanal am Hornhautrande, der in das Gewebe der Sclerotica selbst eingegraben ist und den Namen des Canalis Schlemmii führt.

I.

Verweilen wir gleich beim Corpus ciliare. Dasselbe, reich an Nerven und Gefässen, ist jene gefürchtete Region des Auges, von welcher aus zumeist die sympathische Affection des zweiten Auges inducirt wird.

Die Leiden des Ciliarkörpers können durch spontane Processe erregt sein, sie können auch auf traumatischer Grundlage ruhen. Für die Gefahr, die sich in ihnen in Betreff des zweiten Auges birgt, ist es gleichgiltig, ob ein Trauma mitgewirkt oder nicht; nur weil die traumatischen Affectionen des Ciliarkörpers häufiger sind als die spontanen, und weil, wenn ein Fremdkörper im Auge zurückgeblieben, dadurch das Erlöschen des krankhaften Processes erschwert oder der scheinbar erloschene leicht wieder angefacht wird, kommt den ersteren eine höhere Bedeutung zu. Wohl ist die Furcht vor Verletzung des Ciliarkörpers tief begründet, wohl sehen wir aus solchen Traumen die schwersten Folgen für das verletzte, wie auch später oft für das unverletzte Auge sich ergeben. Doch mag immerhin darauf hingewiesen werden, dass Verletzungen der Ciliarkörpergegend manchmal durch einen operativen Eingriff oder durch einen unabsichtlichen Glücksfall oder endlich auch spontan zum glücklichen Ende für das betroffene Auge führen und so die Furcht vor sympathischer Erkrankung verstummt.

Einmal kam ein Mann mit der Klage, er habe sich bei der Schmiedearbeit verletzt, sicher sei ein Eisenstückchen in's Auge gesprungen. Im rechten Auge nach aussen oben, etwas von der Cornealgrenze entfernt, eine kleine Wunde in der Sclera. Das Auge thränt, zeigt leichte Injection um die Cornea, ist beim Druck auf die verletzte Stelle empfindlich. Man kann sich bei genauerer Untersuchung überzeugen, dass sowie die Linse ungetrübt, also unverletzt ist, so auch eine tiefere Verletzung des Auges nicht stattgefunden hat. Es war auch nicht etwa zu Perforation in die Vorderkammer gekommen. Vom Verletzten unbemerkt war ein kleiner Körper bei der Arbeit abgesprungen; möglich, dass er noch in der Tiefe der Wunde steckte; er sass dann genau im Ciliarkörper — ein verhängnissvoller Sitz, denn Kyklitis, Entzündung des Ciliarkörpers, bedrohlich für das verletzte wie für das andere Auge, stand zu erwarten. In der Narcose wurde die Spitze eines feinen Messerchens in die Wunde eingeführt, sie stiess auf einen metallischen Körper. Sofort wurde die Wunde erweitert und ein Metallsplitter mit einer feinen Pincette entfernt. Ungemein rasch schwanden alle Reizerscheinungen; nach einigen Tagen war vollständige Heilung erfolgt, der Ciliarkörper an keiner Stelle mehr empfindlich.

Beim Abfeuern eines Gewehres war in einem zweiten Falle das rechte Auge schwer verletzt worden. Der Kranke behauptet mit souveräner Miene, dass ein Fremdkörper sich im Innern des Auges nicht befinden könne. Offenbar musste 'durch ein abgesprungenes Zündhütchenstück die kleine, in der Mitte der Hornhaut gelegene Perforationswunde gesetzt worden sein. War das verletzende Kapselstück wieder abgesprungen? Hat es im Weiterfluge die Linse verletzt? Das war für den Moment nicht zu entscheiden. denn ein mächtiger Eiterpfropf sass in der Vorderkammer und deckte die Pupille. Am unteren Hornhautrande wird eine Punction gemacht, der Eiter so zum grossen Theile aus der vorderen Kammer entfernt, doch zeigt sich nachträglich die Iris in die Wunde vorgefallen. In diesem Zustande sehe ich erst den Kranken. Noch lagern eitrige Massen im Pupillargebiet; noch kann man nicht entscheiden, ob es sich blos um Auflagerungen auf die Linsenkapsel handelt oder ob, nachdem Kapsel und Linse vom Fremdkörper getroffen worden, quellende und vereiternde Linsenmassen aus der Pupille sich drängen. Das Letztere scheint das wahrscheinlichere. Doch die eitrigen Massen schwinden allmälig, der Pupillenrand der Iris zeigt sich zwar vielfach an die Vorderkapsel adhärent, aber diese selbst ist nicht verletzt, die Linse ungetrübt. Das Auge schreitet der Heilung zu, nur am unteren Rande der Hornhaut, an der durch die dunkle Farbe markirten Stelle des Irisvorfalles, der sich in die Punctionswunde gelagert, besteht fort und fort leichte Injection, dabei auch immer noch leichtes Thränen und leichte Schmerzhaftigkeit des Auges. Eines Tages, da ich das Auge wieder genauer betrachte und nach der Ursache des nicht weichenden Reizzustandes forsche, bemerke ich, dass der dunkle Irisprolaps einen ganz merkwürdigen metallischen Glanz hat. Sofort wurde es klar, dass da nicht mehr die Iris, sondern ein Metallsplitter vorliege. Mit einer feinen Pincette entferne ich ein 1 Millimeter langes, 2½ Millimeter breites zu einer Rinne eingerolltes Zündhütchenstück, das in einer kleinen Vertiefung der Scle-

rotica am Rand der Cornea eingebettet lag. Nun schwinden alle Reizerscheinungen in kurzer Zeit. Durch einen merkwürdig glücklichen
Zufall war das Auge, mit ihm auch sein Partner gerettet worden.
Das Metallstück hatte die Hornhaut durchschlagen, war bis zur vorderen Kapsel vorgedrungen, durchschlug dieselbe aber nicht, sondern
fiel in der hinteren Kammer zu Boden, wo es direct auf den Ciliarkörper zu liegen kam. Eine heftige Entzündung des vorderen Aug-
apfelabschnittes folgt nach. Die Punction der Hornhaut, zum Zweck
der Entfernung des Eiters aus der Vorderkammer vorgenommen,
wird glücklicher Weise nicht regelrecht ausgeführt, ein Theil
der Iris fällt dabei vor und in diese vorgebauchte Irispartie
legt sich der Fremdkörper ein. Die vorgefallene Iris necroti-
sirt und das Eisenstückchen liegt nunmehr am Hornhautrande frei
zu Tage. Bei regelrechter, ohne Irisvorfall vollführter Operation
hätte der fremde Körper sicherlich eine deletäre Kyklitis mit allen
Gefahren für das zweite Auge erregt.

Das waren zwei Fälle, in deren einem ein mit Absicht, in deren
zweitem ein ohne Absicht herbeigeführtes Operationsresultat zu gutem Ende führte. Doch auch spontan kann sich manchmal eine
schwere Verletzung des Auges besonders glücklich wenden. Einem
12jährigen Knaben schiesst ein Kamerad einen Bolzen in das linke
Auge. Der Bolzen bleibt im Auge stecken und wird vom Knaben
selbst herausgezogen. Das Auge röthet sich, schmerzt jedoch anfänglich nicht, auch das Sehen war gleich nach der Verletzung angeblich nicht gestört. Vier Tage später bemerkt der Knabe beim
Erwachen, dass er mit dem verletzten Auge sehr wenig sehe; im
Laufe desselben Tages treten Schmerzen auf, das Schlechtsehen steigert sich zu fast gänzlicher Erblindung. Die Tags darauf vorgenommene Untersuchung ergibt eine kleine rundliche Wunde der
Sclerotica nach unten und innen vom Cornealrande, Injection rings
um die Hornhaut, Pupille enge, die Linse an ihrem Platze, unverletzt; der Glaskörper jedoch in toto getrübt. Die Spannung des
Bulbus normal, an keiner Stelle eine besondere Empfindlichkeit bei
Druck; das Sehvermögen bis auf quantitative Lichtempfindung erloschen, nur Hell und Dunkel vermag das Auge zu unterscheiden.
Zunächst erfolgt noch Steigerung der entzündlichen Symptome, in
der Vorderkammer zeigt sich Eiter, der, da an Hornhaut und Iris
Entzündungserscheinungen fehlen, als aus dem Ciliarkörper stam-
mend angesehen werden muss. Doch allmälig gehen die Entzün-

dungserscheinungen, geht die Trübung des Glaskörpers zurück. Zwei Jahre später, als ich den Knaben zum letzten Male sah, zeigt sich bei der Untersuchung mit dem Augenspiegel ein höchst frappanter Befund. Man sieht überall, wenn auch etwas verschleiert, den Grund des Auges, die Netzhaut. Von der Eintrittsstelle der Gefässstämme auf der Sehnervenpapille zieht ein dunkel erscheinender mächtiger Strang durch den Glaskörper nach vorne, innen und unten gegen die Perforationsstelle hin, in deren Nähe sich in zahlreiche schwächere Balken spaltend. Die Richtung des Stranges zeigt uns genau den Gang des Bolzennagels, welcher demnach den ganzen Glaskörper durchdrang und in der Mitte der Papille stecken geblieben war. Eine Neubildung von Gefässen, welche in der Nähe der Insertionsstelle des Stranges in der Papille gegen den Glaskörper wuchert, scheint die Folge des in der Papille durch den Fremdkörper erzeugten Reizes zu sein. Das Auge, von allen Irritationserscheinungen frei, zeigt nunmehr $\frac{2}{7}$ der normalen Sehschärfe bei freiem Gesichtsfelde.

Noch Eines sei bemerkt. Es kann durch einen in's Innere des Auges eingedrungenen und darin festgehaltenen Fremdkörper Jahre lang ein Reizzustand, von Zeit zu Zeit zu heftiger Entzündung sich steigernd, bestehen, die stete Besorgniss unterhaltend, dass sympathische Erkrankung im zweiten Auge ausbreche; durch das unerwartete Ereigniss jedoch, dass während eines heftigen Entzündungsanfalls das Auge an einer Stelle sich eröffnet und der schon lange Zeit eingeschlossene Körper spontan oder unter Mithilfe der Kunst aus dem Auge eliminirt wird, kann ein günstiger Umschwung im Krankheitsbilde eintreten, dem verletzten Auge dauernd Ruhe, dem anderen fast sichere Gewähr vor drohender Vernichtung bringend. Ich habe solch' günstigen Ausgang nur zweimal, beide Male nach Verletzung des Auges durch Glastrümmer beobachtet. Das eine Mal war es ein mächtiges Glasstück (so gross, dass es nachträglich für den ersten Anblick Staunen erregte, wie dasselbe in's Augeninnere eingedrungen und daselbst Platz gefunden haben konnte), das endlich während eines heftigen Entzündungsanfalles an einer Durchbruchsstelle der Sclerotica mit einer glitzernden Ecke zum Vorschein kam, aber erst nach beträchtlicher Erweiterung der Wunde extrahirt werden konnte.

Im zweiten Falle berichtete eine Frau, die wegen Einsetzung eines künstlichen Auges gekommen war, dass, nachdem in früher

.

Jugend eine Verletzung ihres linken Auges durch eine Glasscherbe erfolgt war, dieses Auge beständig an Reiz-, zeitweilig an heftigen Entzündungserscheinungen gelitten, sowie dass das unverletzte Auge in Folge dessen niemals recht gebrauchsfähig gewesen; sie berichtete weiter, wie endlich einmal nach einem heftigen Entzündungsanfalle das Glasstück zum Vorschein kam, sich ganz spontan eliminirte und wie seitdem das verletzte Auge in den Ruhestand versetzt und das rechte vollkommen arbeitsfähig geworden war.

Die Verletzungen in der Gegend des Ciliarkörpers, nach welchen man sympathische Erkrankung entstehen sah, kann man ohne Zwang in zufällige und kunstgerechte (operative) eintheilen. In ersterer Hinsicht ist anzuführen: Das Eindringen eines Fremdkörpers in den Ciliarkörper und sein Verbleiben daselbst; die Verletzung des Ciliarkörpers mit einem stechenden oder schneidenden Instrumente ohne das Zurückbleiben eines Fremdkörpers in ihm; die Quetschung und Zerreissung desselben durch eine mehr stumpf wirkende Gewalt; die Schnitt-, Stich- und gerissenen Wunden am Rande der Hornhaut mit oder ohne Verletzung des Ciliarkörpers, bei denen die Wurzel der Iris allein oder mit ihr der Ciliarkörper in die Wunde geworfen und daselbst eingeklemmt wurde; die Contusionen des Ciliarkörpers durch eine auf das Auge wirkende stumpfe, den Bulbus nicht eröffnende Gewalt.

Ein Fremdkörper, im Corpus ciliare sitzend, mag wohl mitunter in demselben eingekapselt und unschädlich gemacht werden. Geschieht dies, so dürfte die Diagnose, dass ein Körperchen im Ciliarkörper eingeschlossen liege, gewiss nur schwer zu stellen sein. Dass aber ein solcher Körper, nachdem er lange unschädlich an dem gefährlichen Orte gelegen, sich plötzlich in verderbendrohender Weise anmelden könne, beweist eine Beobachtung von Bowen (1875). Da war ein Eisenstückchen in der Grösse eines Stecknadelkopfes durch neun Jahre zwischen den Fasern des Ciliarmuskels, der an dieser Stelle, wie die nachträgliche Untersuchung ergab, eine mächtige Verdickung erfahren, unmerkbar gelegen. Dann trat, nach so langer Zeit, an der Stelle der Verletzung Empfindlichkeit des Ciliarkörpers gegen Druck auf, und einige Wochen später meldeten sich sympathische Störungen im zweiten Auge. Sie wurden durch die Entfernung des verletzten Augapfels glücklich beseitigt.

Es sei hier gleich angeführt, dass sowie es vorkommt, dass Fremdkörper selbst im Corpus ciliare durch lange Zeit und wohl auch für immer unschädlich sitzen bleiben, sie auch in allen anderen Theilen des Bulbus, Linse und Glaskörper eingerechnet, nackt oder von einem sie umwuchernden Gewebe eingekapselt, ohne Schaden verharren können, dass aber auch gelegenheitlich nach langer Ruhe schwere Entzündung des Auges von ihnen aus erregt werden und dabei eine Bedingung für sympathische Erkrankung gesetzt werden kann. Gerade Bowen hat gleichzeitig mit dem eben beschriebenen Falle des Fremdkörpers im Corpus ciliare einen zweiten veröffentlicht, der um so interessanter ist, als dadurch die Zahl der Oertlichkeiten, an welchen man Fremdkörper unschädlich sitzend fand, bereichert wird. Es fand sich nämlich ein Metallsplitter von $2\frac{1}{2}$ Millimeter Länge im Innern des Sehnerven fest eingezwängt. Siebzehn Jahre war er da verharrt, ohne das zweite Auge zu bedrohen. Sympathische Affection: Lichtscheu, Ciliarinjection und Irisverfärbung trat erst auf, als der Uvealtractus desorganisirt ward.

Das traurige Bild, das sich nach einfacher Verletzung des Ciliarkörpers ohne Vorfall von Iris oder Einklemmung von Ciliarkörper in eine perforirende Wunde entrollt, hat man verhältnissmässig nur sehr selten zu beobachten Gelegenheit, am seltensten nach dem Eindringen und Sitzenbleiben eines kleinen Fremdkörpers im Corpus ciliare, etwas häufiger nach Stich- und Schnittwunden ohne Vorfall der Theile; relativ am häufigsten nach Contusion des Ciliarkörpers durch stumpfe Gewalt, etwa gesetzt durch einen Faustschlag, erschwert durch den Stoss eines eisernen Ringes am Finger der verletzenden Hand — das letztere nicht selten zu beobachten bei den Meinungsäusserungen der kräftigen Gebirgsbewohner, wenn nicht eine Messerspitze in der geballten Faust sich verbirgt und die Angabe des Beinzichtigten, er habe mit der blossen Faust geschlagen, durch die scharfe Schnittwunde am Auge mit Bestimmtheit widerlegt werden kann.

Recht unscheinbar können im Beginn die Folgen der Verletzung sich bieten. Doch bald entdecken sich schwerere Symptome. Dichte Röthe umlagert die Hornhaut des thränenden und lichtscheuen Auges; betasten wir mit einer geknöpften Sonde die Gegend des Ciliarkörpers am Hornhautrande oder drücken wir einfach mit unserem Zeigefinger durch die geschlossenen Lider auf die der Hornhaut angrenzenden Partieen der Sclerotica, so zeigt sich Empfindlichkeit, die an einzelnen Stellen zu Schmerzhaftigkeit, ja zu so heftigem Wehe sich steigert, dass der Kranke vor unserer Berührung zurückfährt. Häufig ist die Hornhaut leicht getrübt, nur oberflächlich im Epithel, oder auch in ihren tieferen Lagen, mehr gleichmässig oder in Form von Streifen, die vom Rande gegen das Centrum streben oder unregelmässig sich kreuzen. Die Iris, die wir dann allerdings durch getrübte Hornhaut sehen, entbehrt ihres normalen Glanzes, ihre Farbe geändert, ihre Faserung verwischt. Noch ist das Pupillargebiet frei, aber die Pupille widersteht durchaus der erweiternden Wirkung des Atropins. Schon ist der Verdacht begründet, dass die Iris nicht blos mit ihrem Pupillarrande an der Linsenkapsel hafte, sondern dass eine ausgedehnte Flächenverklebung sich vorbereite durch ein plastisches Exsudat, das von Iris und Ciliarkörper aus in die hintere Augenkammer gesetzt ward, Ciliarkörper, hintere Irisfläche und vordere Linsenkapsel unter einander verklebend. Am Boden der Vorderkammer kann Eiter liegen, er kann direct aus dem Ciliarkörper nach Durchbrechung der das Ligamentum pectinatum überziehenden Zellenplatte in die Vorderkammer gelangt sein. Will man auch bei nicht verlegtem Pupillargebiet das Augeninnere mit dem Spiegel erleuchten, dann gelingt es kaum, den Augengrund einigermassen deutlich zu sehen. Schwer ist es zu entscheiden, wie viel von dieser Trübung, solange sie gleichmässig, diffus ist, auf Rechnung der Hornhaut und des durch suspendirte Eiterkörper diffus getrübten Kammerwassers, wie viel auf Rechnung des Glaskörpers kommt. Doch wenn sich hinter der Pupille des kranken Auges bei dessen Bewegungen schwarze Massen vor unserem Blicke vorbeiwälzen, erkennen wir sicher flottirende Trübungen des Glaskörpers. Das Sehvermögen ist sehr wesentlich gesunken.

Dann kommt die Zeit, wo der tastende Finger unzweifelhaft die ominöse Erweichung des Bulbus constatirt. Die Vorderkammer ist verengt, die Linse gegen die trübe und abgeflacht erscheinende Hornhaut vorgerückt, doch in der Circumferenz kann die Vorderkammer stellenweise deutlich vertieft sich zeigen, als wäre die Wurzel der Iris in das Auge zurückgezogen — und sie ist es auch. Das Symptom deutet darauf hin, dass die Exsudatschwarten, die in der Hinterkammer gebildet wurden, dass diese neugebildeten Gewebemassen der Schrumpfung verfielen, von den Ciliarfortsätzen nunmehr als narbiges Gewebe zwischen hinterer Fläche der Iris und vorderer Linsenkapsel streichend, und so die Iriswurzel gegen den Linsenrand zurückziehend. Die Iris selbst, nachdem ein Stadium von Schwellung, Auflockerung vorangegangen, ist atrophisch, wie vergilbt; sie erscheint dadurch, dass in Folge der Atrophie der vorderen Irislage das dunkle Pigment ihres hinteren Blattes stellenweise durchscheint oder nahezu blosliegt, dunkel gefleckt; deutlich sind in ihr einzelne gewundene, wie Venen aussehende Gefässe sichtbar. Der Rückfluss des venösen Blutes aus der Iris ist nämlich wirklich gehemmt, indem die Irisvenen nach rückwärts durch den Ciliarkörper in die Aderhaut ziehen und nun auf ihrem Wege constringirendem Narbengewebe begegnen. Noch kann das Pupillargebiet durchgängig sein, doch gewöhnlich ist es durch dichte Exsudatmassen verlegt.

Die Bedeutung des Processes gipfelt darin, dass die Entzündung des Ciliarkörpers nach rückwärts auf die Aderhaut übergegriffen, dass von der Aderhaut aus die benachbarte Netzhaut erkrankte. Die tiefe Ernährungsstörung des Auges gibt sich durch die Atrophie des Glaskörpers, die nächste Ursache der Erweichung des Bulbus, kund. Während allmälig der Bulbus weicher wird, die Eindrücke der vier geraden Augenmuskeln an ihm sich markiren, die Netzhaut mit der Aderhaut verwachsend im Entzündungsprocesse untergeht oder von der Aderhaut sich ablösend die Function einstellt, so das Sehvermögen erlischt — mit einem Worte, während sich das Bild der Atrophia oder Phthisis bulbi entwickelt, kommt das Auge doch nicht zur Ruhe. Immer bleibt die Gegend des Ciliarkörpers gegen Druck empfindlich, das Auge leicht schmerzend, die Schmerzhaftigkeit bei Gelegenheitsursachen sich steigernd.

Es sei noch hervorgehoben, dass Mooren die typische einfache acute Kyklitis so beschreibt, dass, introducirt durch pericorneale Röthe, Lichtscheu, Thränenfluss und partielle Empfindlichkeit des Ciliarkörpers, zu allererst eine Vertiefung der vorderen Kammer eintritt, die ihren Grund in der entzündlichen Verklebung der Iriswurzel mit dem Ciliarkörper hat, so zwar dass an den übrigen Stellen, den Pupillarrand eingeschlossen, noch keine Adhäsionen zwischen Iris und Linsenkapsel existiren, die Pupille demnach nach Atropineinträuflung sich gut erweitert. Nimmt die Retraction der Irisperipherie zu, so schwellen die Irisvenen an, das Kammerwasser trübt sich, Eiter zeigt sich in der Vorderkammer und rasch bilden sich zahlreiche Glaskörpertrübungen.

Kyklitis, Iridokyklitis, Iridokyklochorioiditis war die Folge der Verletzung und bei jeder Extension des Krankheitsprocesses, mag er sich auf den Ciliarkörper beschränken, oder die Iris, oder Iris und Aderhaut mitergreifen, droht Gefahr für das zweite Auge.

Ist bei der Verletzung des Ciliarkörpers gleichzeitig das Auge eröffnet worden, hat ein stechendes, schneidendes Werkzeug oder ein mehr stumpfer Körper (Kuhhorn) oder ein Projectil dem Bulbus in der Gegend des Ciliarkörpers eine mehr oder minder reine Stich- oder Schnittwunde oder aber eine gerissene, gequetschte Wunde beigebracht, dann complicirt sich das Krankheitsbild dadurch, dass ein Theil des Ciliarkörpers oder wenigstens die peripheren Theile der Iris in die Wunde gefallen sind. In den meisten dieser Fälle ist die Kyklitis und Kyklochorioiditis durch die Verletzung selbst erregt, die Einklemmung des Ciliarkörpers oder der Iris ist da gewöhnlich nicht Schuld an dem Processe, der dem Trauma auf dem Fusse folgt. Recht sonderbar ist mitunter die Art dieses Traumas. So sah ich einmal ein Auge, dem ein Pferd einen Biss beigebracht, so dass der Bulbus mit Erscheinungen von Kyklitis zu Grunde ging, und späterhin auch der zweite durch sympathische Erkrankung sehr schwer litt. So berichtet Lebrun (1870), dass in Folge des Stiches eines Blutegels, der zu therapeutischen Zwecken an's Auge gesetzt war, der aber an den Limbus corneae gelangte und daselbst eine Bisswunde setzte, nachträglich sympathische Erscheinungen am zweiten Auge hervortraten. Als eine ganz besondere Art der Verletzung muss auch jene angesehen werden, deren wir schon Erwähnung gethan, bei welcher nämlich ein Fremdkörper die Hornhaut durchschlägt und im Fluge zur Linse gelangend in dieselbe nicht eintritt, sondern in der hinteren Kammer zu Boden fällt und so mit dem Ciliarkörper in gefahrdrohender Weise in Berührung bleibt.

Die Contusion, sowie die Perforation des Auges kann auch noch mittelbar zur Erkrankung des Ciliarkörpers führen. Es kann nämlich durch die Contusion eine theilweise Zerreissung der Zonula Zinnii, des Aufhängebandes der Linse, erfolgen. Dadurch wird die Linse zum Theile beweglich. Sei es, dass sie nach Zerreissung der Zonula in deren oberen Theile, nach abwärts gesunken direct den Ciliarkörper erreicht und berührt, sei es, dass sie durch ihre Locomotion an dem Reste der Zonula, dadurch am Ciliarkörper zerrt, können Reizzustände des letzteren sich entwickeln. Andererseits wird die durch einen eingedrungenen Fremdkörper verletzte Linse sich trüben und schwellen; bei grösseren Kapselwunden kann die Quellung leicht stürmisch vor sich gehen; die gequollenen Linsenmassen, so gering erfahrungsmässig ihre schädliche Wirkung nach ihrem

Vorfall in die vordere Kammer ist, bedrohen und reizen schwer Iris und Ciliarkörper, wenn sie in der hinteren Kammer sich ausbreiten. So werden Verletzungen des Auges manchmal nicht direct, doch indirect durch Schädigung des Linsensystems zur Erkrankung des Uvealtractes und in zweiter Linie zu sympathischer Erkrankung führen.

Sowie nach regellosen, so sieht man auch nach kunstgerechten Verletzungen, nach Operationen, Leiden sich entwickeln, die den Keim sympathischer Erkrankung in sich bergen. Die Iridodesis benannte Operation, sowie die Operationen des grauen Staars sind in erster Linie zu nennen. Critchett hat (1858) eine Operation angegeben, deren Zweck es ist, bessere optische Verhältnisse zu setzen, als durch das Ausschneiden eines Irisstückes, durch die Iridectomie unter gewissen Umständen erreicht werden kann. Zeigt nämlich ein Auge eine centrale Hornhauttrübung oder eine stationäre centrale Trübung des Linsensystems, so sucht man dem mangelhaften Einfall des Lichtes in's Auge dadurch abzuhelfen, dass man ein Stück Regenbogenhaut ausschneidet, so dass nunmehr ein peripherer Sector durchsichtiger Hornhaut oder durchsichtiger Linse dem eintretenden Lichte dargeboten wird. Aber eine solche Operation zeigt sich in praxi gewöhnlich von sehr geringem Erfolge begleitet. Freilich, wenn die centrale Hornhauttrübung die Pupille vollkommen deckt und dabei vollkommen oder nahezu undurchsichtig ist, dabei die angrenzende normal erscheinende Hornhautpartie auch wirklich normal, d. i. vollkommen durchsichtig und normal gekrümmt ist, dann wird durch die Operation ein bedeutendes Resultat erzielt, ebenso wenn man einmal bei einer ganz undurchsichtigen, das Pupillargebiet ausfüllenden centralen Linsentrübung, bei der so seltenen Form stationären wahren Kernstaares (wobei der Kern der Linse in toto getrübt, die Rindensubstanz in toto ungetrübt ist) die Iridectomie auszuführen Gelegenheit hat. Aber in der Regel liegen die Dinge anders.

Der centralen Hornhauttrübung fehlt oft sehr viel zu vollkommener Undurchsichtigkeit; und die centrale Trübung der Linse, wegen welcher man dem Auge „mehr Licht" verschaffen will, ist fast ausnahmslos der sogenannte Schichtstaar, eine Trübung, die nur in einfacher Schicht den Kern rings umhüllt, so dass innerhalb der getrübten Partie der durchsichtige Kern, ausserhalb derselben die durchsichtige Rindensubstanz lagert. Daher kommt es, dass der Schichtstaar das Sehen manchmal so wenig stört, dass bei den gewöhnlichen Beschäftigungen ein Defect im Sehvermögen gar nicht wahrgenommen wird und die Ausführung einer Operation in solchen Fällen als unverantwortlich angesehen werden müsste. Aber auch in seinem entwickeltsten Grade gestattet der Schichtstaar noch immer dem Lichte in gewissem Maasse den Zutritt in das Innere des Auges. Wenn nun bei solchen halbdurchscheinenden Trübungen der Hornhaut und der Linse Iridectomie vollführt wird, so dringt das Licht nicht blos durch die neugebildete Pupille, sondern auch noch durch die ursprüngliche hindurch. Ganz abgesehen von allen vorbestehenden Unregelmässigkeiten und leichten Trübungen der peripheren Theile des optischen Systems des Auges, ganz abgesehen von der durch die Operation selbst gesetzten Unregelmässigkeit in der Krümmung der Hornhaut am Orte der neuen Pupille — und der durch all' das bedingten, das deutliche Sehen beeinträchtigenden Ungenauigkeit der Netzhautbilder, wirken diese diaphanen, das Licht nicht vollkommen abschneidenden Trübungen wesentlich störend. Wir müssen uns vorstellen, dass zwar mit Hilfe der getrübten Medien die Netzhautbilder formirt, dass aber die Trübungen, während das den Gesetzen regelmässiger Brechung folgende Licht durch sie hindurch geht, selbst leuchtend werden, so dass von ihnen nicht blos Licht in das Auge des Beobachters fällt (was ihre objective Wahrnehmbarkeit bedingt), sondern dass von jedem Punkte der erleuchteten Trübung auch Licht nach allen Richtungen in das Innere des Auges ausstrahlt, Licht, das den Gesetzen, welche für die von den Objecten der Aussenwelt ausgehenden Strahlen gelten, nicht folgt, in weitem Umkreise die Netzhaut bescheinend. Scharf und rein sind die Bilder in einer Camera obscura nur, wenn alles fremde den Gesetzen regelmässiger Brechung nicht folgende Licht ausgeschlossen ist. Wenn aber, wie in unserem Falle, über das Netzhautbild noch diffuses Licht sich ausbreitet, so wird es undeutlich. Schon aus diesem Grunde können unter den in Rede stehenden Umständen durch die Iridectomie deutliche Netzhautbilder nicht erzielt werden, sowie auch die durch das diffus über die Netzhaut sich ergiessende Licht erzeugte Blendung nicht blos nach wie vor besteht, sondern dadurch, dass die Pupille durch das Ausschneiden eines Irisstückes vergrössert ward und sich dem Lichteinfalle nicht mehr zu adaptiren vermag, noch gesteigert wird.

Dem Uebelstande der zu grossen, nicht reagirenden Pupille und der Störung des Netzhautbildes durch diffuses Licht wurde durch die Iridodesis abzuhelfen gesucht. Man macht am Rande der Hornhaut eine kleine Wunde. fasst die Iris. jedoch nicht am Pupillarrande. und zieht sie in die Wunde. aber so. dass der Pupillarraud der Iris noch im Innern des Auges bleibt: das vorgezogene Irisstück wird. damit es nicht wieder in das Innere des Auges zurückrutsche, mit einer Fadenschlinge abgebunden (δεω, binden). Die Wunde heilt. der abgeschnürte Irisprolaps fällt necrosirt mit der Schlinge ab. Die Pupille verzieht sich zu einem Oval oder einer Spalte und verlagert sich in toto gegen die Operationsstelle hin. Es ist dies nur dadurch möglich. dass die der Operationsstelle diametral entgegengesetzte Partie der Regenbogenhaut durch Dehnung verbreitert wird. Jetzt haben wir eine vom Sphincter umschlossene. also auf Licht und Schatten reagirende. kaum vergrösserte Pupille: jetzt ist ein Theil der Iris als Diaphragma hinter die halbgetrübte Hornhautpartie. beziehungsweise vor die halbdurchscheinende Linsenmitte geschoben: nun ist dem unregelmässig gebrochenen Licht eine Schranke gesetzt. dem diffusen Licht ein Riegel vorgeschoben — und wenn nur nicht. wie wir kleinlaut hinzusetzen wollen. durch die Operation die Krümmung der Hornhaut geändert würde — ein Uebelstand. dem Pagenstecher dadurch abzuhelfen suchte. dass er die Wunde nicht an den Hornhautrand. sondern etwas davon entfernt in die Sclerotica legte — so wären die günstigsten Bedingungen für das Zustandekommen möglichst deutlicher Netzhautbilder gegeben. und sind auch in jedem Falle weit besser gegeben, als bei der einfachen Iridectomie. Erwähnt sei noch, dass Wecker die Iridodesis empfahl und ausführte in Fällen von Linsenluxation. Wenn die Zonula Zinnii aus welchem Grunde immer an einem Theil der Linsencircumferenz einen Defect zeigt. wird die Linse nach der dem Defect diametral entgegengesetzten Seite verschoben. Fehlt also die Zonula z. B. nach innen und unten, so ist die Linse nach aussen und oben luxirt. so dass nach innen und unten zwischen Linsenrand und Ciliarfortsätzen ein verschieden breiter linsenloser Raum bleibt. der schon bei der gewöhnlichen Pupillenweite oder erst nach Erweiterung der Pupille durch Atropin zum Theile in das Pupillargebiet fällt. Von dem Objecte entwirft ein solches Auge zwei Bilder. eines durch ein dioptrisches System, welches aus Hornhaut. Kammerwasser. Linse und Glaskörper besteht und ein zweites durch ein System. in welchem die Linse fehlt. Ist, wie etwa nach Pupillenerweiterung sich herausstellt. das ohne Mithilfe der

Linse entworfene Netzhautbild besser zu verwerthen, als das für gewöhnlich mit Hilfe der Linse construirte Bild, dann kann man durch Iridodesis die Pupille verlagern, so dass sie jetzt im linsenfreien Theile des Auges liegt, während das Bild, welches mit Hilfe der Linse erzeugt würde und störend einwirken möchte, dadurch eliminirt wird, dass ja die der Stelle der Iridodesis diametral gegenüber liegende Irispartie sich verbreitert und so vor die luxirte Linse sich ausspannt.

Die Operation der Iridodesis wurde in ihren Folgen als ganz unschädlich erachtet. Doch im Jahre 1863 publicirte Alfred Graefe in Halle einen Fall, in welchem bei einem 23jährigen, mit beiderseitigem Schichtstaar behafteten Arbeiter, der noch so gut sah, dass er zur Noth selbst recht kleine Schrift (Nr. 3 der Jäger'schen Schriftproben) lesen konnte, beiderseits Iridodesis ausgeführt wurde. Zunächst konnte wohl eine Verbesserung des Sehvermögens constatirt werden, aber als Graefe acht Wochen nach der Operation den Patienten wieder sah, war beiderseits Erblindung in Folge von Iridokyklitis mit gänzlicher Verschliessung der Pupillen, aber ohne Erweichung der Bulbi eingetreten. In den ersten Wochen hatte der Kranke gut gesehen, dann trat ohne besondere Veranlassung auf dem einen, sehr bald auch auf dem anderen Auge eine Verschlechterung des Sehvermögens ein, die immer mehr zunahm, so dass im Momente der Untersuchung nur noch quantitative Lichtempfindung vorhanden war. Die durch die Iridodesis gesetzte Anspannung der Iris wird von Graefe als das die Iridokyklitis veranlassende Moment angesehen. Spielt in dem vorliegenden Falle sympathische Entzündung eine Rolle? Es wäre nämlich möglich, dass die Operation nur in dem einen Auge direct Kyklitis hervorgerufen hätte, und dass dieselbe Erkrankung im zweiten Auge auf sympathischem Wege zu Stande kam, so dass dies letztere in gleicher Weise erkrankt wäre, wäre auch keine Operation an ihm vollführt worden. Wenngleich wegen der raschen Aufeinanderfolge der Erkrankung der beiden Augen speciell in Graefe's Falle an ein solches Abhängigkeitsverhältniss kaum gedacht werden kann, so musste doch, da Iridokyklitis erfahrungsgemäss sympathische Erkrankung hervorzurufen geeignet ist und die Entwickelung von Iridokyklitis nach Iridodesis durch Graefe erwiesen war, die Gefährlichkeit der Operation nicht blos für das operirte, sondern auch für das zweite Auge anerkannt werden. In der That hat bald darauf

2*

(1864) Steffau berichtet, wie bei einem 19jährigen Mädchen fünf Wochen nach Vollführung der Iridodesis an einem Auge Iridochorioiditis an beiden Augen entwickelt war. Es dürfte sich die Erkrankung des Uvealtractus zuerst an dem operirten schlechtsichtigen Auge eingestellt haben, ohne beachtet worden zu sein, und erst als nach einigen Wochen auch das zweite bisher vollkommen gesunde Auge sympathisch erkrankte, suchte Patientin Hilfe.

Als ich im Jahre 1864 bei einem Besuche Critchett's in London auf die schweren Bedenken aufmerksam machte, welche im Hinblick auf die mir eben bekannt gewordenen Fälle Graefe's und Steffan's sich der deutschen Ophthalmologen in Betreff der Iridodesis bemächtigen dürften, war Critchett über so üble Ausgänge der Operation, die er selbst bei der von ihm so vielfach geübten Iridodesis niemals beobachtet hatte, nicht wenig erstaunt. Auch ich habe nach der Iridodesis nie einen üblen Zwischenfall eintreten sehen. Doch wenn man andererseits die Literatur seit 1864 durchblättert, findet man noch manche unangenehme Erfahrungen und viele ungünstige Urtheile über die Iridodesis verzeichnet. Die Operation ist auch gegenwärtig ziemlich in Misscredit gekommen.

Von ungleich grösserer Wichtigkeit, als die Frage nach der Gefährlichkeit der Iridodesis ist die nach der Gefährlichkeit der Staaroperationen bezüglich der Erweckung von Folgezuständen im operirten Auge, die zu sympathischer Affection des zweiten Auges führen könnten. Eine der fundamentalen Methoden der Staaroperation hat man wegen der gefährlichen Folgen, die sich nach derselben im operirten, wie auch im zweiten Auge einstellen können, gegenwärtig gänzlich verlassen, die Methode der Reclinatio oder Depressio cataractae, die darin besteht, dass eine harte Cataracta dadurch aus dem Pupillargebiet entfernt wird, dass man sie in den Glaskörper auf den Grund des Auges versenkt. Dabei kommt die als Fremdkörper wirkende Linse nicht allzu selten in unliebsame Berührung mit Ciliarkörper und Aderhaut; es kann sich in Folge dessen (freilich auch schon in Folge des operativen Eingriffs) Kyklitis, Iridokyklitis entwickeln und damit ist auch die Gefahr der Sympathie heraufbeschworen. Hervorheben möchte ich jedoch, dass die nach der Reclination dem operirten Auge selbst drohende Gefahr (indem das Auge in verschiedener Weise nachträglich erblinden kann) es ist, welche die Reclination heutzutage so sehr in Verruf gebracht hat — nicht aber die Furcht vor sympathischer

Erkrankung, von der uns die anderen heute geübten Methoden, die Discissio und Extractio cataractae, auch nicht ganz zu befreien vermögen. Bei der Discission wird die vordere Linsenkapsel eingerissen, die Linse der Wirkung des Kammerwassers preisgegeben. Ist die Linse, wie bei Schichtstaar, noch nicht ganz getrübt, so trübt sie sich zuerst, quellend, unter der Einwirkung des Humor aqueus, die gequollenen Massen werden, nachdem sie in die vordere Kammer gelangt, daselbst allmälig resorbirt, die Cataract muss durch Resorption zum Schwinden gebracht werden. Dabei kann es aber auch, wie wir dies von der Cataracta traumatica schon hörten, geschehen, dass bei nicht sorgfältig geübter Operation oder trotz derselben die Quellung der Linsenmassen ungemein stürmisch erfolgt, dass sich stürmisch Iritis und in raschem Anschluss Kyklitis und Chorioiditis entwickelt, uns die Möglichkeit sympathischer Erkrankung nahelegend. Auch die Discission befriedigt uns häufig nicht in ihren Erfolgen, aber aus der Reihe der Staaroperationen kann sie nicht gestrichen werden, weil es Formen der Cataracten gibt, von welchen man ausdrücklich hervorheben muss, dass für sie, sowie wegen ihrer weichen Consistenz die Depression überhaupt nicht in Frage kommen kann, auch keine Extractionsmethode taugt. Es sind dies der Schicht- und der überaus seltene stationäre Kernstaar, bei denen man die durchsichtige der Linsenkapsel fest anhaftende Rindensubstanz nur höchst ungenügend aus dem Auge zu entfernen vermag, so dass aus der Extractionsmethode nicht selten in optischer Beziehung ungenügende Resultate, und was viel schlimmer ist, ungünstige Ausgänge resultiren.

Von den Methoden, welche die Entfernung der Cataracta aus dem Auge zum Vorwurf haben, von den Methoden der Extractio cataractae sind zwei Hauptarten hervorzuheben, die Extraction mittelst Lappenschnittes und jene mittelst des Graefe'schen peripheren Linearschnittes. Beim Lappenschnitt, wie er noch vor zwölf Jahren fast allgemein geübt wurde, wird die halbe Hornhaut an ihrem Scleralrande abgetrennt, also ein Lappen von der halben Höhe der Hornhautbasis gebildet, eine weit klaffende Wunde gesetzt, durch welche die getrübte Linse leicht austreten kann. Die Wesenheit des Graefe'schen peripheren Linearschnittes hingegen ist leicht zu vergegenwärtigen, wenn man sich durch die Scleralsphäre einen grössten Kreis gelegt denkt, der die Hornhaut an ihrem oberen Rande tangirt, also einen Kreis auf der Oberfläche der Sclera, der durch das Centrum jener Sphäre geht, von welcher die Sclera einen Abschnitt darstellt, und dabei mit seinem oberen Rande soweit nach vorne geneigt ist, dass er den oberen Rand der Hornhaut tangirt. Denkt man in der Richtung dieses grössten Kreises die Sclera am Rande der Hornhaut in einer Ausdehnung von 10—12 Millimetern eröffnet, so dass die Wunde von dem höchsten Punkte der Hornhautperipherie sich lateral und medial je 5—6 Millimeter erstreckt, dann hat man eine richtige Vorstellung von dem peripheren Linearschnitt von Graefe's. Durch diesen linearen Spalt am oberen Hornhautrande muss nach vorhergegangener Ausschneidung der Iris der Staar aus dem Auge emportauchen. Bei den zahlreichen neuesten Extractionsmethoden, bei denen der Eröffnungsschnitt zwischen dem alten Lappen- und dem reinen Linearschnitt schwankt, wird einerseits eine gewisse Lappenhöhe eingeführt, andererseits die Wunde vom Hornhautrande weg theilweise oder ganz in die Hornhaut selbst gelegt. .

Bei der alten Lappenextractions-Methode hörte man nur sehr wenig von sympathischer Ophthalmie. Unmöglich wäre es gerade nicht, dass dem operativen Eingriffe etwa Iridokyklitis nachfolgte und dann sympathische Erkrankung herbeischliche — und in der That sind auch einzelne Fälle von sympathischer Affection nach Lappenextraction bekannt geworden. Mehr ist von sympathischer Erkrankung unbedingt seit der Aera der Linearextraction die Rede.

Die erste Enucleation eines mittelst Linearschnittes am Staar operirten Auges, welche wegen sympathischer Erkrankung angezeigt erschien, dürfte diejenige sein, welche ich im Jahre 1867 vorgenommen und über die schon Iwanoff (1869) berichtet hat. Ein 50jähriger Mann wird im Jahre 1865 linkerseits am grauen Staare durch Lappenschnitt mit vollständigstem Erfolge operirt; ein Jahr später wird die Extraction und zwar nach einer linearen Methode (Hohllanzenschnitt) auch am rechten Auge von von Jäger vollführt. Wiewohl die Operation regelrecht, auch ohne Glaskörpervorfall verlief, folgte doch Iridokyklitis nach, die zu Phthisis bulbi führte. 13 Monate nach dieser zweiten Operation sucht Patient neuerdings Hilfe. Das rechte phthisische Auge war nie zur Ruhe gekommen, Patient wurde beständig von Schmerzen und Photopsien gequält. Vor sechs Wochen nun traten auch linkerseits Schmerzen auf, die in die Schläfe, später in die ganze Kopfhälfte ausstrahlten, bald exacerbirten, bald remittirten, niemals jedoch vollständig aussetzten. Gleichzeitig begann das bis dahin gute

Sehvermögen abzunehmen. Patient, der sich nach der Operation des linken Auges gerühmt, dass er mit dem Staarglase besser sehe, als er jemals zuvor gesehen, hat jetzt eine Sehschärfe, die nur ¹⁄₁₄ des normalen Minimums beträgt, wobei ein dichter Nebel das ganze Gesichtsfeld deckt. Die Spannung des linken Bulbus ist normal, Cornea und Iris unverändert, doch der Spiegel zeigt allseitige Glaskörpertrübung. Nach der Enucleation des rechten Bulbus hören die Schmerzen auf, allmälig lichten sich die Glaskörpertrübungen um ein Geringes, aber noch neun Wochen nach der Operation ist bei der Entlassung des Patienten eine Verbesserung des Sehvermögens nicht festzustellen. Im enucleirten Auge zeigt sich der vordere Theil der Aderhaut mit dem angrenzenden Theile des Ciliarmuskels leicht von der Sclera, ausserdem auch der Glaskörper von der Retina abgelöst.

Dies ist ein böser Fall. Die Staaroperation am zweiten Auge führt nicht blos nicht zum Ziele, sondern schädigt auch durch ihre Folgen schwer das glücklich wiedergewonnene Sehvermögen des ersten Auges.

Im Jahre 1869 publicirte Knapp einen ähnlichen bösartigen Fall. Er operirte bei einem 64jährigen Manne zuerst das linke Auge zufallsfrei an Cataract nach Graefe. Die Heilung erfolgt ohne Störung. Sechs Tage nach der Operation des linken Auges vollführt er die Extraction auch am rechten. Da aber verläuft der Process nicht so glatt. An Blutungen in die Vorderkammer schliesst sich Iritis an, später tritt auch Iritis im erstoperirten Auge auf und sechs Wochen nach der Extraction sind beide Pupillen geschlossen und beide Bulbi etwas erweicht. Als in der Versammlung der Ophthalmologen zu Heidelberg 1874 die Frage der sympathischen Ophthalmie nach Staaroperationen durch Klein angeregt wurde, kam durch Eröffnungen von Seite der anwesenden Augenärzte eine ganze Reihe von Fällen sympathischer Erkrankung nach linearen oder nahezu linearen Operationsmethoden zu Tage. 22 Fälle von sympathischer Affection nach Staarextraction (der Fall Knapp's ist dabei übersehen) stellt Becker 1875 zusammen. Von diesen gehören sieben der Lappenextraction an, darunter vier sichergestellte Fälle von Lappenextraction bei einfachem Altersstaar. 15 Mal waren es lineare Extractionsmethoden, nach welchen das zweite Auge sympathisch erkrankte. Seitdem sind noch weitere Fälle von Sympathie nach der Graefe'schen Operationsmethode bekannt geworden. Als Ursache des ursprünglichen Reizzustandes im operirten Auge wird Einklemmung der Iris in die Wunde mit oder ohne sichtbaren Vorfall der Iris (Klein, von Arlt), Einklemmung eines Stückes der Linsen-kapsel in die Wunde mit nachfolgender Zerrung der Zonula Zinnii und des Ciliarkörpers der entgegengesetzten Stelle des Auges, schliess-liche Ablösung des Ciliarkörpers daselbst (Horner), Schrumpfung der Linsenkapsel (nachfolgend einer in sie gesetzten Exsudation, sowie bedingt durch Bildung eines Nachstaars) mit Zerrung von Iris und Ciliarkörper (Hänel, Becker), Verwundung des Ciliarkörpers selbst durch allzu peripheren Schnitt (Ed. Meyer) angesehen.

Sollen wir unter die Operationen, die sympathische Erkrankung verursachen können, auch noch die einfache Iridectomie rechnen? In der That hat man ihr Auftreten auch nach dieser Operation in einzelnen Fällen verzeichnet.

Dem zweiten Auge Verderben drohend — das ist demnach die Signatur jener mit Affection des Ciliarkörpers einhergehen-den Erkrankungen des Uvealtractus, welche, ganz allgemein ge-sprochen, auf traumatischer Grundlage beruhen. Wie steht es mit der nicht traumatischen Iridokyklitis, Iridokyklochorioi-ditis? Auch diese Formen sind in zwei Abtheilungen zu bringen. In der einen stehen die Fälle, in denen zwar kein Trauma einge-wirkt, die Reizung des Uvealtractus aber doch gleichsam auf mecha-nischem Wege herbeigeführt wird; in der zweiten die reinen Fälle der Uvealerkrankung, wieder auf mannigfacher Basis fussend. In die erste Kategorie gehören die Fälle spontaner Linsenluxation, die nach Mooren nur dann zu Iridokyklitis führt, wenn die Linse in die Vorderkammer vorgefallen, gehören die Beobachtungen bei Iris-cysten, Chorioidealsarcomen, Netzhautgliom, intraoculären Cysticerken. Hulke, Knapp, Nagel sahen, wie sich in Folge der Cystenbil-dung in der Iris Iridochorioiditis mit sympathischer Erkrankung oder doch ohne Iridochorioiditis sympathische Reizung einstellte. Ein von Chorioidealsarcom ergriffenes Auge bedroht seinen Genossen mit sympathischer Entzündung (Pagenstecher, Norris, Steffan, Nettleship, Salvioli, Hirschberg, Knies); freilich darf man nicht vergessen, dass der Entwickelung des Sarcoms manchmal ein Trauma voranging. Sympathische Iridochorioiditis nach trauma-tischem Gliom der Retina beschreibt Steinheim. Den Neubil-dungen analog verhält sich der intraoculäre Cysticercus, wenn durch dessen Anwesenheit im Auge eine Iridochorioiditis erregt worden war.

Die idiopathische Kyklitis oder Kyklochorioiditis ist eine seltene Erkrankung. Werden die beiden Augen nicht gleichzeitig oder fast gleichzeitig, sondern nach einander in einem gewissen Zwischenraume befallen, dann ist es nicht immer leicht zu sagen, ob das zweite Auge aus der gemeinsamen Ursache oder ob es sympathisch erkrankte. Das Gleiche gilt von der Iridochorioiditis, die in Syphilis wurzelt; auch da könnte die Iridochorioiditis des zweiten Auges nicht eine syphilitica, sondern eine sympathica sein. Bei jener Iridochorioiditis, durch welche im Verlaufe der Meningitis cerebrospinalis beide Augen verloren gehen können, ist, wenn das Uebel während der Meningitis beiderseits gleichzeitig auftritt, die gemeinsame Ursache evident. Andererseits wird man für den Fall, als während der Erkrankung des Nervensystems nur Ein Auge verloren ging und erst späterhin das zweite Auge in analoger Weise erkrankte, wissen, dass ein sympathisches Leiden sich geltend gemacht. Als ein Curiosum sei noch die Beobachtung von Noyes angeführt, welche in einem Falle von Herpes zoster ophthalmicus (jenem Leiden, bei welchem die Herpeseruptionen längs der rings um das Auge sich ausbreitenden Hautäste des Trigeminus aufschiessen und das Auge selbst in verschiedener Art in Mitleidenschaft gezogen werden kann) nicht blos das Auge der betroffenen linken Seite, sondern auch das rechte Auge, welches zehn Monate später doch ohne Herpeseruptionen rechterseits, ergriffen ward — durch Iridochorioiditis erblindet fand. Mit Recht bezeichnet Noyes die Erkrankung des zweiten Auges als eine sympathische. Vorübergehend sah auch Jeffries sympathische Reizung eingeleitet von Seite eines Auges, das bei Herpes zoster zu Grunde gegangen war.

Wenn die durch ein Trauma gesetzte Eröffnung des Bulbus am Cornealrande, die Einklemmung der Iris oder des Ciliarkörpers in die Wunde zur Reizung des Uvealtractus und zur sympathischen Affection führen kann, so wird begreiflicher Weise Aehnliches sich ereignen können, wenn es nicht durch eine Verletzung, sondern durch einen ulcerösen Process am Hornhautrande zum Durchbruch und seinen Folgen kam. Die Verhältnisse sind ähnlich wie nach Iridodesis, und solche von der Natur gemachte Pupillenverlagerungen sieht man sogar recht häufig. Doch darf man sich keine übertriebenen Vorstellungen von den Gefahren machen, die solche Ausgänge in sich schliessen. Ich persönlich wüsste mich wirklich keines Falles zu erinnern, in dem ich nach Einheilung der Iris in die Hornhaut, auch nach peripherer Einheilung, traurige Folgen für das zweite Auge hätte entstehen sehen. Die Verhältnisse sind da eben in Betreff des Ciliarkörpers meist viel günstiger, als nach Traumen, bei welchen der Ciliarkörper häufig durch das Trauma direct gelitten hat. Noch seltener ist sympathische Erkrankung, wenn die Hornhaut in ausgedehnter Weise ulcerös zerstört wurde, so dass nicht Einklemmung einer ciliaren Irispartie, sondern Vorfall grosser Irisantheile in die klaffende Hornhautwunde stattfand, die vorgefallene Iris sich später überhäutete und eine dauernde Vorwölbung, ein Staphylom, an der Stelle der destruirten Hornhaut sich entwickelte. Auch wenn bei schweren chronisch-entzündlichen Processen im Auge die Sclerotica rings um die Hornhaut sich erweicht und das erweichte Gewebe durch den im Innern des Auges herrschenden Druck gedehnt und vorgewölbt wird, so dass eine Reihe kleiner Staphylome an der Corneoscleralgrenze zum Vorschein kommt, so scheint, wenn man unter solchen Umständen sympathische Symptome auftreten sieht, nicht etwa directe Dehnung und Zerrung des Ciliarkörpers, sondern das Moment Schuld zu tragen, dass die Zonula Zinnii bei solchen Processen lückenhaft wird, dadurch Linsenluxation entsteht, die als solche provocirend wirkt.

Nach allem, was wir bisher gehört haben, sind es entzündliche Processe des Uvealtractus, vor denen es dem zweiten Auge zu bangen hat. Alle die in Rede stehenden Formen der Uvealerkrankung zeichnen sich nicht durch einen turbulenten Verlauf, nicht durch acute eiterige Processe aus. Ein schleichender Character kommt ihnen zu; und dabei ist der Ciliarkörper in irgend einer Weise ergriffen und betheiligt. Durch Glaucom als solches wird sympathische Erkrankung nicht eingeleitet. Wenn aber im letzten Stadium des Glaucoms sich Kyklochorioiditis entwickelt, wenn der früher harte Bulbus in der Ciliarkörpergegend schmerzhaft wird und erweicht, da droht dem zweiten Auge ebenso Gefahr durch Sympathie (Mooren, v. Arlt), als wenn die Kyklochorioiditis in einem nicht glaucomatösen Auge, aus welchem Grunde immer, platzgegriffen hätte. Ebenso muss man, wenn man liest, dass durch Netzhautablösung oder Glaskörperblutung sympathische Entzündung erregt wurde — bedenken, dass dies vielleicht die ursprünglichen Krankheitsbilder im primär erkrankten Auge waren, dass aber später Erkrankung des Uvealtractus sich anschloss, dass die nachfolgende Kyklitis es war, die zu sympathischen Affectionen führte — wie solches von Mooren für Netzhautablösung auch ausdrücklich angegeben wird.

Die wichtigen Fragen, welche wir zunächst zu erörtern haben, gehen dahin: Kann auch flagrante eiterige Entzündung des Uvealtractus zur sympathischen Erkrankung führen? Kann diese letztere eintreten, wenn der Gang der Erkrankung zwar ein schleichender, der Ciliarkörper aber nicht ergriffen, die Ciliarkörpergegend auch bei Druck nicht empfindlich ist, der Process nur in Iris oder Aderhaut seinen Sitz hat? Endlich kann auch ohne Erkrankung des Uvealtractus das sympathische Leiden erzeugt werden?

Die acute eiterige Entzündung des Uvealtractus, die Uveïtis purulenta oder richtiger Panophthalmitis genannt (indem der eiterige Process, mit mächtiger Anschwellung der Theile einhergehend nicht auf den Aderhauttract beschränkt bleibt, sondern auf alle Umhüllungshäute des Auges, sowie auf den Glaskörper übergreift), wird in der Regel dem zweiten Auge gegenüber für gänzlich ungefährlich erachtet, scheint es aber denn doch nicht in allen Fällen zu sein (Mooren, Rossander). Alt hat sogar durch eine Zusammenstellung von 110 Augen (32 davon sind eigener Beobachtung), die wegen sympathischer Erkrankung enucleirt, einer anatomischen Untersuchung unterworfen wurden — gezeigt, dass in 21, d. i. in 19 Procent dieser Fälle im enucleirten Auge wahre Panophthalmitis geherrscht.

Andererseits kann sympathisches Leiden sich zeigen, ohne dass überhaupt der Ciliarkörper nachweislich ergriffen ist, ja ohne dass überhaupt eine Erkrankung des Uvealtractus deutlich hervortritt. Mooren (1869) nennt zwar unter den Affectionen, die zu sympathischer Erkrankung führen, neben den Erkrankungen des Ciliarkörpers auch solche der Conjunctiva, Sclerotica, Cornea, Iris, Aderhaut, Retina und endlich die Atrophia bulbi. Aber er legt doch das Hauptgewicht auf das Hinzutreten von Kyklitis oder auf die Zerrung des Corpus ciliare, welch' letztere z. B. die Ursache ist, dass ein einfacher kleiner Irisvorfall eine verhängnissvolle Wirkung auf das zweite Auge auszuüben vermag. Auch Peppmüller (1871) hat nach einfachem Irisvorfall ohne Erscheinungen von Kyklitis in einigen Fällen sympathische Iritis nachfolgen gesehen. Lüders (1872) beobachtete, wie sieben Wochen nach einer Verletzung, ohne dass irgend ein Zeichen von Kyklitis sich zeigte, ohne dass das Auge beim Drucke empfindlich oder Zeichen von Erweichung oder Druckschwankung dagewesen wären, Verklebungen der Iris mit der Linsenkapsel am zweiten Auge sichtbar wurden.

Warlomont (1872) führt aus, wie bei einer hartnäckigen Keratoconjunctivitis eine Heilung des Leidens erst bewirkt wurde, als das zweite schon lange phthisische, aber niemals empfindlich gewesene Auge enucleirt wird; und spricht von einer „schweren äusseren Entzündung des rechten Auges" bei einem Veteranen als einer sympathischen, wiewohl das linke durch ein Trauma verloren gegangene Auge „vollkommen schmerzlos" befunden ward. Dass phthisische Augen, welche weder spontan, noch auch beim Drucke sich schmerzhaft erweisen, doch zu sympathischen Erscheinungen Veranlassung geben können, wird auch später bestätigt. In 90 Fällen sympathischer Ophthalmie, die Rossander (1876) veröffentlicht, figurirt die schmerzlose Atrophie zweimal, in 90 Fällen Vignaux' (1877) sogar achtmal als Erregerin sympathischer Erscheinungen. Es scheint demnach nicht durchaus zutreffend, dass von phthisischen Augen, die bereits vollständig zur Ruhe gekommen zu sein scheinen, nur dann Anfachung sympathischer Entzündung zu befürchten wäre, wenn es in den degenerirten Bulbis zur Knochenbildung kommt, durch welche dann auf ganz mechanische Weise der Chorioidealtractus gereizt und so der atrophische Bulbus von Neuem empfindlich und schmerzhaft wird.

Cohn (1871) sah nach Schussverletzungen zweimal sympathische Schlechtsichtigkeit ohne Erscheinungen von Iritis oder Kyklitis des ersterkrankten Auges. Das eine Mal zeigte das erregende, erblindete Auge den Ausgang ausgebreiteter Entzündung der Aderhaut und Netzhaut, sowohl durch den Augenspiegel, als nach der Enucleation anatomisch festgestellt. Das zweite Mal bot das durch den Streifschuss einer Granate nur oberflächlich verletzte Auge nichts dar, als einen Bluterguss zwischen Macula lutea und Aderhaut. Auch Brecht (1874) beobachtet, wie während das linke Auge „vollkommen reizlos ist, keine Spur von pathologischer Röthe, von spontanem oder Druck-Schmerz" zeigt, sich am rechten eine sympathische Gesichtsstörung entwickelt; und Pflüger (1875), wie Sympathie sich kundgibt in einem Falle, in welchem das durch Steinfragmente verletzte Auge ein nach jeder Hinsicht normales Corpus ciliare aufwies; dann auch, wie ein Auge, durch Blennorrhoea gonorrhoica zu Grunde gegangen, nach einigen Wochen seine gefährliche Nachbarschaft verräth und enucleirt keine Kyklitis, jedoch eine entzündliche Infiltration der Iris anatomisch erkennen lässt. Ja, wenn wir den pathologisch-anatomischen Befunden Glauben zollen, so brauchen wir uns nicht mit einzelnen Fällen zu bemühen, um den Beweis herzustellen, dass die Erkrankung des Ciliarkörpers zur Hervorrufung sympathischer Affection nicht nöthig sei. Unter jenen 110 anatomisch untersuchten Augen, über welche Alt im „Archiv für Augen- und Ohrenheilkunde 1877" berichtet hat, fanden sich Affectionen des Ciliarkörpers nur in $76^1{}_2$ Procent. „Die Iris ist in 68 Procent der Fälle verändert und die Chorioidea in 73 Procent, so dass sich die Veränderungen in den einzelnen Theilen des Uvealtractus fast gleichstehen und der Ciliarkörper nur in sehr geringem Maasse bevorzugt ist."

Man sah ferner, wie durch das Aufsetzen eines künstlichen Auges auf einen schmerzlosen Bulbusstumpf sympathische Reizerscheinungen hervorgerufen wurden (Lawson, Mooren, Keyser): man beobachtete weiter, dass das Einsetzen eines künstlichen Auges in die Orbita, aus welcher der Bulbus wegen sympathischer Reizung entfernt worden war, neuerdings sympathische Irritation erzeugte (Salomon, Warlomont); und endlich wurde man darauf aufmerksam, dass die zum Zwecke der Sicherstellung des zweiten Auges vorgenommene Enucleation eines verletzten Bulbus die Ursache einer Erkrankung dieses zweiten Auges werden kann, so der Operation als solcher oder ihren Folgen die Schuld an der Erkrankung des zweiten Auges beizumessen ist (Mooren, Colsmann), oder dass die sympathische Entzündung, durch die Enucleation zunächst günstig beeinflusst, nach einiger Zeit wieder angefacht wird in Folge von Momenten, die durch die Operation verschuldet werden (Hasket Derby).

Wiewohl aus den angeführten Thatsachen (die soweit sie nur oberflächlich berührt werden konnten, später noch eine ausführlichere Besprechung erfahren werden) ersichtlich ist, dass auch ohne im Augenblick nachweisbare Kyklitis und ohne Intervention des Uvealtractus überhaupt sympathische Leiden und zwar, wie gleich bemerkt sei, in sehr mannigfaltiger Form sich einstellen können, so scheint es doch nothwendig, noch eine Specialfrage zu stellen. Sie lautet: Wenn ein verletztes Auge, ohne dass ein Fremdkörper in dessen Innern zurückblieb, an schwerer Kyklitis erkrankte, die Erkrankung aber nicht mit Atrophie des Bulbus endigte, sondern soweit es die klinische Beobachtung festzustellen vermag, in vollständige Heilung überging, kann, frage ich, dann doch noch nachträglich sympathische Entzün-

dung am zweiten Auge ausbrechen? Die Frage kann nur für
traumatische Kyklitis gestellt werden, denn wenn nach Heilung
spontaner Kyklitis eines Auges später sich die gleiche Erkrankung
am zweiten Auge einstellt, so liegt darin kein Beweis für Sympathie. Ich möchte in dieser Hinsicht folgende Beobachtung mittheilen.
Ein 60jähriger Taglöhner wird am 3. October 1875 auf die
Augenklinik aufgenommen. Er behauptet, dass vor fünf Jahren ein
Holzast gegen sein rechtes Auge gesprungen sei und dass er von
diesem Momente nichts mehr sah. Auch mit dem linken Auge kann
er seit etwa fünf Jahren nicht mehr lesen und etwa seit einem Jahre
hat das Sehvermögen desselben rasch abgenommen. Beide Augen
zeigen grauen Staar. In der total getrübten Linse des rechten
Auges zeigen sich Producte eines länger bestehenden Degenerations-
processes (glitzernde Cholesterinkrystalle), so dass anzunehmen ist,
das rechte Auge sei schon vor fünf Jahren durch Cataracta erblindet
gewesen; und nur bei Gelegenheit der Verletzung und der dadurch
angeregten Untersuchung der Sehkraft des verletzten Auges sei die
Erblindung dieses Auges vom Patienten entdeckt worden. Im linken
Auge ist der Staar jüngeren Datums. Die Lichtempfindung entspricht beiderseits der durch die Linsentrübung gesetzten Störung.
Es wird an beiden Augen in einer Sitzung die Extraction der Cataracta nach von Graefe vorgenommen. Die Operation verläuft beiderseits nicht rein. Rechts bleiben Staarreste zurück und nach Entfernung des Lidhalters drückt Patient etwas Glaskörper aus der
Wunde. Links stellt sich Glaskörperausfluss vor der Entfernung
der Linse ein, so dass man dieselbe mit einem Löffel herauszuholen
genöthigt ist. Nach rasch vorübergehender Reaction (streifiger
Keratitis) kommt das rechte Auge zur Heilung. Im linken Auge
jedoch entwickelt sich Iridokyklitis. So wird am 23. October notirt:
„Hornhaut und Kammerwasser getrübt, Pupille durch Exsudatmassen
verlegt und nach oben verzogen, Ciliarkörpergegend schmerzhaft,
Bulbus etwas erweicht, Lichtempfindung". Doch am 22. November
heisst es: „Die Spannung des Bulbus hat sich normalisirt, der Ciliarkörper ist nur noch wenig beim Druck empfindlich, in der ver-
schlossenen Pupille hat sich nach oben aussen eine kleine Lücke
gebildet, das Auge zählt nunmehr Finger auf 3 Fuss". Und bei
der Entlassung am 1. December ist jede Spur von Reizung, Empfindlichkeit und Erweichung am linken Auge geschwunden, die
Kyklitis vollkommen geheilt, Sehschärfe $\frac{1}{50}$ des Normalen. Im

rechten Auge ist die Pupille frei, der Augengrund gut zu sehen, doch Glaskörperflocken fliegen durch's Gesichtsfeld. Als ein Ausdruck von Kyklitis können diese Glaskörpertrübungen nicht angesehen werden, denn der Ciliarkörper des rechten Auges war nicht schmerzhaft gewesen, das Auge überhaupt nach Ablauf der ersten Operationswoche stets vollkommen blass, schmerzlos, gut gespannt. Dessen Sehschärfe beträgt ⅛. Weder im rechten noch im linken Auge ist Iris in die Wundwinkel eingeheilt. In diesem Zustande wird der Operirte entlassen.

Am 18. Januar 1876 kehrt er wieder. Seit 16 Tagen, so gibt er an, ist das rechte Auge ohne jede äussere Veranlassung erkrankt. Das linke Auge, jenes, welches die Kyklitis überstanden, war während der sieben Wochen, seit Patient die Klinik verlassen, niemals empfindlich oder geröthet gewesen. Und in der That ist es auch jetzt vollkommen blass, normal gespannt, keine Spur von Empfindlichkeit des Ciliarkörpers bei Druck. Das rechte Auge hingegen ist an schwerer Iridokyklitis erkrankt: starke Injection rings um die Hornhaut; Pupille durch einen Eiterpfropf verlegt, gegen die Operationswunde hingezogen; Bulbus weich; Sehvermögen bis auf Lichtempfindung reducirt; heftiger spontaner Schmerz, der sich bei Berührung des Ciliarkörpers lebhaft steigert. Hier war also durch die Operation eine Kyklitis im linken Auge erregt worden, die aber nicht zur Atrophie des Bulbus führte, sondern in Heilung überging, und etwa sechs Wochen, nachdem alle kyklitischen Erscheinungen linkerseits geschwunden waren, erkrankt ohne äussere Veranlassung und ohne dass irgend ein Zeichen für das Wiederentfachen des kyklitischen Processes im linken Auge sich kundgegeben hätte, das rechte Auge an einer viel schwereren Iridokyklitis, als die des ersterkrankten Auges gewesen war. Es folgt daraus, dass auch nach einer (aber nicht durch Atrophie des Bulbus) zur Heilung gekommenen Kyklitis das zweite Auge vor sympathischer Erkrankung nicht sicher gestellt ist.

II.

So haben wir, soweit es ohne Beeinträchtigung des Verständnisses möglich war, die einzelnen Umstände, unter denen sympathische Erkrankung beobachtet wurde, erörtert; und auch über einzelne Formen derselben sind uns bereits manche Andeutungen entschlüpft. Jetzt ist es an uns, genau zu schildern, in welcher Gestalt die tückische Krankheit an das Auge herantreten kann. Das sympathische Leiden ist ein wahrer Proteus. Je mehr Erfahrungen gesammelt werden, um so vielgestaltiger erweisen sich die Formen der Sympathie. Manche Erkrankungen, deren sympathische Bedeutung man noch vor kurzer Zeit mit Kopfschütteln erwog, müssen heute als unzweifelhaft sympathisch angesehen werden, und manche andere, gegen welche als sympathische heute noch mit Recht die gegründetsten Zweifel erhoben werden, werden vielleicht bei fortschreitender Erfahrung als integrirende Glieder der ominösen Kette der sympathischen Leiden erklärt werden müssen. Lassen wir Glied für Glied an uns vorüberziehen, so finden wir: Neuralgie der Ciliarnerven; Reizung der Netzhaut und des Sehnerven; functionelle Störungen der Netzhaut; Entzündung der Binde- und Hornhaut, der Lederhaut; Entzündung des Uvealtractus mit oder ohne Betheiligung des Ciliarkörpers, so zwar dass es eine selbstständige Iritis sympathica und eine selbstständige Chorioiditis sympathica ohne Kyklitis gibt; Entzündung der Netzhaut allein oder im Vereine mit jener der Aderhaut; Entzündung des Sehnerven; Glaucom; Erkrankung des Glaskörpers und der Linse. Sind die Glieder dieser Kette alle echt? Wir wollen sehen. Gleicher Werth kommt ihnen keinesfalls zu. Wir besprechen zuerst die sympathischen Irritationserscheinungen.

Neuralgie der Ciliarnerven — doch die Ciliarnerven spielen in unserer Angelegenheit eine zu wichtige Rolle, als dass wir nicht für einen Augenblick uns bei deren Anatomie aufhalten sollten. Vom sensitiven Ramus ophthalmicus trigemini, der durch die Fissura orbitalis superior die Augenhöhle betritt, geht als dritter Ast der Nervus nasociliaris ab. Dieser, zuerst an der Schläfenseite des Nervus opticus gelegen, geht dann über demselben, zwischen Seh-

nerv und oberem geraden Augenmuskel, nasalwärts gegen die innere
Wand der Augenhöhle. Da aber, wo der Nasociliaris den Sehnerven
kreuzt, entspringen aus ihm 1—3 Nervenstämmchen, die Nervi ciliares longi, die nun gerade nach vorne zum Bulbus laufen. Doch
noch ehe der Nervus nasociliaris den Sehnerven gekreuzt, ist die
lange, sensitive Wurzel des Blendungsknotens (die Radix longa
ganglii ciliaris) aus ihm entsprungen. Sie läuft zu dem zwischen
Sehnerv und äusserem geraden Augenmuskel gelegenen Ganglion
ciliare, das seine motorischen Fasern durch die vom Nervus
oculomotorius (von dessen für den Musculus obliquus inferior bestimmten Aste) abgegebene Radix brevis, und sympathische
Fasern durch die Radix sympathica erhält, die in der Schädelhöhle
aus den sympathischen Geflechten, welche die Carotis interna um-
spinnen, entspringt und mit den Nerven der die Augen bewegenden
Muskeln, sowie mit dem Ramus ophthalmicus trigemini durch die
Fissura orbitalis superior in die Orbita eindringt. Die drei Wurzeln
treten am hinteren Rande des von einer Seite zur anderen abgeflachten Ganglion ciliare ein und aus dem vorderen Rande des
Ganglions entwickeln sich die Nervi ciliares breves gegen den Bulbus
hin. Lange und kurze Ciliarnerven durchbohren mit 15—20 Stämm-
chen, in welche sie beim Bulbus angelangt, zerfallen sind, im Umkreise des Opticus die Sclerotica, laufen zwischen Leder- und Aderhaut sich theilend nach vorne, bis sie in den Ciliarmuskel vorgedrungen daselbst ein reichverzweigtes Netzwerk bilden, aus welchem
noch Fasern für Iris und Hornhaut hervorgehen. Die Ciliarnerven
vermitteln vermöge ihrer Zusammensetzung sowohl die Sensibilität
der einzelnen Theile des Auges, als sie auch die motorischen Fasern
für den Ciliarmuskel, die Muskeln der Iris und jene der Gefässwandungen abgeben und vielleicht auch noch anderen Functionen
(wovon später) vorstehen.

Was die sympathischen Irritationserscheinungen anlangt, so darf
nicht vergessen werden, dass wenn ein Auge aus welchem Grunde
immer entzündet und schmerzhaft ist, das zweite Auge durchaus
nicht eine normale Gebrauchsfähigkeit besitzt. Bei gewissen Entzündungen, wie bei den unter dem Namen der scrophulösen Augenentzündung bekannten phlyctänulären Hornhautprocessen, überträgt
sich gar nicht selten die Lichtscheu des erkrankten Auges auf das
zweite, auch wenn dieses vollständig gesund ist, der Art, dass beide
Augen fest geschlossen gehalten werden und von einer Gebrauchs-

fähigkeit des gesunden überhaupt nicht die Rede ist. Allein wenn wir von diesem letzteren Extrem auch absehen, so wird doch das gesunde Auge, bei heftiger Reizung, Schmerzhaftigkeit, Entzündung des anderen, bei der Arbeit nicht ausdauern. Es wird sich über kurz oder lang leicht röthen, thränen, die Fortsetzung der Arbeit wird durch unangenehme Gefühle in dem und um das Auge gehemmt. Ja, die Anwesenheit eines Kohlenstäubchens in dem Conjunctivalsack eines Auges genügt, um all' die Erscheinungen im zweiten Auge hervorzurufen. Ich weiss nicht, wie man diese so auffallende „Mitleidenschaft" (gleich „Sympathie") des zweiten Auges nennen soll. Des Ausdrucks: „sympathische Irritation" darf man sich nicht bedienen, denn wiewohl die Symptome dieser letzteren keine anderen als die eben angeführten zu sein brauchen — nur dass sie, ich möchte sagen, gesonderter hervortreten und sich daher leichter definiren lassen, so wird doch das folgenschwere Wort: „sympathische Irritation" für einen besonderen Fall aufgespart und mit Recht. Denn während die Mitleidenschaft des zweiten Auges, durch acute Schmerzhaftigkeit des ersten hervorgerufen, schwindet, sobald die letztere nachlässt; während oft einfache Mittel genügen, um diese Mitaffection zurücktreten zu machen, es etwa nur der Application eines regelrechten Druckverbandes auf das erstergriffene Auge bedarf, damit das zweite bis dahin geschlossene sich frei wieder öffne; während — und dies ist die Hauptsache — das Fortbestehen dieser Mitleidenschaft auch durch geraume Zeit keine Gefahr für das betreffende Auge mit sich führt, so dass eine substantielle Erkraukung daraus sich nicht entwickelt: liegen die Dinge bei der „sympathischen Irritation" $\varkappa\alpha\tau'$ $\dot{\varepsilon}\xi o\chi\dot{\eta}\nu$ ganz anders. Wenn ein Auge z. B. verletzt wurde, so wird, falls unmittelbar an die Verletzung ein heftiger Reizzustand, dann etwa eine heftige Entzündung sich anschliesst, im zweiten Auge zunächst die Mitleidenschaft der ersterwähnten Art hervortreten, so zwar dass Verletzte gar nicht so selten behaupten, sie hätten die ersten Tage nach der Einwirkung des Traumas auf allen beiden Augen nichts gesehen. Wenn hierauf die Folgen des ersten Insults im verletzten Auge sich mässigen, wenn Entzündung und Schmerzhaftigkeit zurückgegangen, bis auf ein geringes Maass gewichen sind, wird das zweite Auge wieder brauchbar und bleibt es durch eine bestimmte Zeit. Dann aber, ohne dass gerade eine besondere Exacerbation des Leidens am verletzten Auge hervortreten müsste, manchmal zu einer Zeit, wo der verletzte Bulbus nicht einmal mehr spontan, sondern nur beim Drucke schmerzhaft oder empfindlich ist, können Irritationserscheinungen im zweiten Auge kennbar werden. Das Auge wird gegen grelleres Licht empfindlich; selbst bei Arbeiten, welche nur eine geringe Anforderung an die Leistungsfähigkeit stellen, tritt bald Ermüdung ein; es wird dabei mitunter bemerkt, dass die Ausführung der Arbeit in der bis dahin gewohnten Nähe gleich vom Beginne an eine gewisse Anstrengung erheischt, während das Abrücken in eine gewisse Distanz Erleichterung gewährt; will man die Beschäftigung forciren, so fängt das Auge an zu thränen, leicht zu schmerzen, auch in des Auges Umgebung treten schmerzhafte Empfindungen auf, die Objecte verdunkeln sich und mit der Fortsetzung der Arbeit ist es für den Augenblick vorbei. Es lässt sich ferner constatiren, dass auch ohne Beschäftigung in der Nähe sich vorübergehend schleierartige Verdunklungen des Gesichtsfeldes einstellen; bisweilen wird auch in jener Phase, von der wir jetzt sprechen, über subjective Lichtempfindungen, über zeitweiliges Feuer- und Funkensehen geklagt.

Es ist nicht wahrscheinlich, dass diesen Erscheinungen bereits substantielle Veränderungen im Auge zu Grunde liegen, denn sie schwinden alle prompt, wie mit einem Schlage, sobald das erregende Auge entfernt wird. Wenn Fälle vorkommen, wo trotz der Enucleation des erstafficirten Auges doch die Reizsymptome im zweiten nicht schwinden, im Gegentheile schweren Entzündungserscheinungen Platz machen oder letztere ohne vorhergegangene Irritation nach der Enucleation auftauchen, muss angenommen werden, dass eine substantielle Erkrankung im Innern des zweiten Auges zur Zeit der Operation bereits eingeleitet war, ohne uns noch durch auffällige Symptome zu imponiren, oder dass, von der Enucleation unbeeinflusst, ein krankhafter Process, der in bestimmten Bahnen an das zweite Auge schon herankroch, dasselbe aber zur Zeit der Operation noch nicht erreicht hatte, seinen fatalen Fortgang nahm, oder endlich dass ein derartiges Uebel durch die Enucleation selbst heraufbeschworen wurde. Ist zur Zeit der „sympathischen Irritation" eine substantielle Erkrankung n i c h t vorhanden, so muss ihr ein „Reiz"-zustand der Ciliarnerven, sowie der Netzhaut und des Sehnerven zu Grunde gelegt werden. Es scheint mir, dass d i e P r i m ä r a f f e c t i o n unter solchen Umständen i n d e r N e t z h a u t zu suchen ist, denn die Empfindlichkeit gegen das Licht, die geringe Ausdauer der Netzhaut bei der Arbeit, die vorübergehenden Verdunklungen im

3*

Gesichtsfelde, die subjectiven Lichterscheinungen deuten darauf hin. Dieser reizbare Zustand, diese Hyperästhesie der Netzhaut führt zu Reflexneurose im Gebiete der Ciliarnerven, überhaupt sensitiver Aeste des Trigeminus. Es handelt sich da nicht um ein maskirtes Leiden des Accommodationsmuskels, nicht um asthenopische Beschwerden, wie sie in Folge mangelhafter Leistung des Accommodationsmuskels hervortreten. Das Abrücken der Arbeit ist nicht der Ausdruck für ein primäres Leiden des Ciliarmuskels, aus welchem die übrigen Reizphänomene flössen, sondern vielmehr für die von der Primäraffection der Netzhaut eingeleitete Reflexneurose der Ciliarnerven, in Folge welcher die Contractionen des Ciliarmuskels wegen der Erregung der in ihm enthaltenen sensiblen Ciliarnervenäste schmerzhaft und desshalb möglichst vermieden werden.

Damit soll nicht gesagt sein, dass nicht primäre Ciliarneuralgie dem Bild der sympathischen Krankheit vorangehen könne. Dann sind heftige Schmerzen da, welche zwar durch Arbeit, wenn solche überhaupt noch möglich ist, sowie durch Licht gesteigert werden, aber auch wenn jede Beschäftigung des Auges, wenn jeder Lichteinfall möglichst gemieden wird, doch nicht weichen. Sie hat ihren Sitz in den Ciliar- und Periorbitalästen des Trigeminus. Da kann man ohne dass irgend eine Läsion des Auges nachgewiesen werden könnte, ersehen, dass der Sitz der bulbären Neuralgie vorwaltend im Ciliarkörper (in dem ja auch die Hauptverästelung der Nerven) zu suchen ist, indem Druck auf den Ciliarkörper, ja blosse Berührung desselben die Schmerzen zu hohem, ja unerträglichem Grade steigert. Vollkommen unrichtig ist es jedoch unter solchen Umständen von Kyklitis zu sprechen. Von Entzündungserscheinungen ist zu dieser Zeit im Ciliarkörper keine Spur — es handelt sich nur um dessen heftigste Neuralgie.

Sowie im Gebiete der Ciliarnerven, so kann auch in Netzhaut und Sehnerven der Reizzustand sehr bedeutende Grade annehmen und demnach das für die sympathische Irritation im Allgemeinen entworfene Bild sich ändern. Es kann im sympathisch gereizten Auge zur heftigsten Lichtscheu, in Folge dessen zu continuirlichem Lidkrampf, zu continuirlichem Blepharospasmus kommen. Die Kranken halten sich für blind. Donders wies auf solche Fälle hin. Dass es sich nur um Photophobie und sonst um nichts handle, beweist die Thatsache, dass nach Enucleation des erregenden Auges die Lichtscheu schwindet und normales Sehvermögen wiederkehrt. Aber nicht blos zu hochgradigster Lichtscheu, Photophobie, sondern auch zu heftigster Photopsie, zur Wahrnehmung quälendster subjectiver Lichtempfindungen, kann die sympathische Netzhautreizung ausarten. Dass subjective Lichterscheinungen vorübergehend bei der gewöhnlichen Form sympathischer Irritation vorkommen, ward schon erwähnt. Aber es kann sich ereignen, dass die Photopsie zu erschreckender Höhe ansteigt und ein Leiden schwerster Art constituirt. Ein Auge wird durch ein eingedrungenes Zündhütchenstück verletzt. Ungefähr ein Jahr später enucleirt Alfred Graefe das verletzte Auge, wiewohl das Sehvermögen desselben nur sehr wenig gelitten; aber äusserst quälende Photopsien des zweiten Auges, an welchem ein krankhafter Zustand objectiv nicht nachzuweisen und dessen Functionen auch durchaus nicht gelitten, bestimmen ihn zu diesem Schritte. Leber untersucht das enucleirte Auge. Das Kapselstück haftet fest auf der Innenfläche des fast normal erscheinenden Corpus ciliare. Der unter dem Namen Pars ciliaris retinae den Ciliarkörper überziehende Netzhautrest ist da, wo er dem Fremdkörper anliegt, verdickt. Im intraoculären Ende des Sehnerven Bindegewebswucherung. Die Enucleation hat keinen Erfolg. Die Photopsien dauern fort, und zwar in so heftigem Grade, dass man für das Leben des Kranken zu fürchten beginnt. Gewiss, heftige Photopsien können Ausdruck für einfache Sehnervenirritation sein, schwinden dann aber auch nach der Enucleation. War daher in dem Falle Graefe's nicht schon eine substantielle Erkrankung des zweiten Auges angeregt? Wir werden darüber noch sprechen.

Doch nicht blos durch Photophobie und Photopsie verräth sich die Alteration des Sehnerven und der Netzhaut. Es können deutliche Functionsstörungen, grobe Störungen des Sehvermögens als Ausdruck der Sympathie sich kenntlich machen, ohne dass eine substantielle Erkrankung des lichtempfindenden und lichtleitenden Apparates mit Sicherheit erwiesen werden könnte. So sei zuerst erwähnt, dass sowie momentane Verschleierungen und Verdunklungen des Gesichtsfeldes zum Bilde der sympathischen Irritation gehören. diese Pausen in der normalen Netzhautfunction auch länger andauern können. Liebreich spricht von solchen Zuständen, bei welchen die sympathische Netzhautreizung sich kundgibt durch Lichtscheu und durch rythmisch-periodische Verdunklungen des Gesichtsfeldes, welche sogar eine halbe bis eine

Minute währen. Wichtiger ist jene sympathische Gesichtsstörung, die dem Wesen nach diejenige Krankheit constituirt, welche von von Graefe als Anaesthesia retinae (hervorgebracht durch Hyperästhesie), von Steffan direct als Hyperaesthesia retinae bezeichnet wurde, und für die Schilling den Namen der „Gesichtsfeldamblyopie ohne Befund" oder „Stenopsie ohne Befund" vorschlägt. Das sympathische Leiden characterisirt sich dadurch, dass einerseits die Sehschärfe, also das centrale Sehen herabgesetzt, andererseits das Gesichtsfeld eingeengt und zwar von allen Richtungen ziemlich gleichmässig, concentrisch eingeengt ist. Accommodationsbeschwerden können die Amblyopie begleiten. Der Augenspiegel lässt in Netzhaut und Sehnerven nichts Abnormes entdecken. Das Leiden wurde von Mooren mehrfach gesehen. Ein von Brecht (1874) beschriebener Fall diene als Beispiel. Das verletzte linke Auge ist zur Zeit der Untersuchung sehr weich, aber vollkommen reizlos. Mit dem rechten äusserlich normalen Auge zählt Patient bei gewöhnlicher Beleuchtung nur Finger auf 8 Fuss. Lässt man das Auge in einem Abstand von 9 Zollen einen Punct auf einer schwarzen Tafel fixiren, so vermag derselbe die Bewegung eines weissen Kreidestückes nach keiner Richtung weiter als bis auf eine Distanz von $2^{1}2$ Zollen vom Fixirpuncte zu erkennen. Das Gesichtsfeld ist also in der Art concentrisch eingeengt, dass es, für einen Abstand von 9 Zoll, nur $2^{1}2$ Zoll weit sich rings um den Fixationspunct erstreckt. Der Augenspiegelbefund ist vollkommen negativ. Nach Enucleation des linken Auges entwickelt sich eine Besserung im centralen und peripheren Sehen und zehn Wochen nach vollführter Operation ist das centrale Sehvermögen, das periphere Gesichtsfeld, sowie die Accommodation nahezu normal. Im enucleirten Bulbus ist ein schwarzer Metallsplitter eingeschlossen.

Gehören auch die zwei von Cohn beschriebenen Fälle hierher? Leber möchte es glauben. Der pathologischen Veränderungen der durch Schussverletzung contusionirten Augen wurde schon früher Erwähnung gethan. Die sympathische Sehstörung gab sich durch Herabsetzung der centralen Sehschärfe, durch Accommodationsbeschränkung und in einem der Fälle durch heftige, schon nach kürzester Arbeitsdauer auftauchende Photopsie kund. Darüber, wie das Gesichtsfeld sich verhielt, ob es eingeengt, ob es concentrisch eingeengt war, macht Cohn keine Aussage. Die Enucleation des primär erkrankten Auges macht die Gesichtsstörung vollkommen schwinden. Hyperästhesie der Netzhaut, nicht immer von Lichtsehen und Photopsie begleitet, scheint die Ursache dieser sympathischen Sehstörungen ohne Befund zu sein.

Von den vielgestaltigen Formen der sympathischen Irritation wenden wir uns jetzt dem noch vielgestaltigeren Bilde der sympathischen Entzündung zu. Wie verhält sich die Irritation zur Entzündung? Ist die sympathische Irritation der Vorläufer der sympathischen Entzündung? Unzweifelhaft gilt dies von dem Symptomencomplexe, welcher durch Empfindlichkeit des Auges gegen Licht und Arbeit, zeitweilige leichte Röthung der pericornealen Region, schmerzhafte Empfindung im und um das Auge, periodische schleierartige Verdunklung des Sehfeldes sich charakterisirt. Der Ausbruch einer sympathischen Entzündung steht dann zu erwarten. Ob nicht auch die reine Ciliarneurose, die reine Photophobie und Photopsie, sowie die Functionsstörung der Netzhaut ohne Befund, wiewohl diese Leiden thatsächlich durch lange Zeit als solche fortbestehen können, schliesslich in entzündliche Formen, Kyklitis einerseits, Entzündung des Sehnerven oder der Netzhaut andererseits sich umbilden, muss dahingestellt bleiben. Es wäre aber sehr gewagt, die Therapie auf die Annahme zu stützen, dass solches nicht der Fall sei.

Zu den sympathischen Entzündungen in den einzelnen Theilen des Auges übergehend, müssen wir schon bei der Hornhaut Halt machen. Sympathische Keratitis, einhergehend mit entzündlichen Trübungen der oberflächlichen Hornhautschichten und mächtiger Gefässentwicklung, begleitet von periorbitalen und Kopfschmerzen derselben Seite, verbunden mit intensiver Conjunctivitis, wird von Warlomont beschrieben. Es wurde des Falles schon früher insofern gedacht, als der erregende Bulbus, zehn Jahre vor dem Auftreten der ersten Erscheinungen der Keratitis am anderen Auge durch den Stoss eines Kuhhorns vernichtet und auf einen kleinen Stumpf reducirt, stets schmerzlos gewesen war. Die Keratitis, nunmehr durch Jahre recidivirend, ist durch kein Mittel zu bekämpfen, bis endlich die Enucleation des atrophischen Stumpfes einen „magischen" Erfolg erzielt. Für die sympathische Natur des Leidens spricht auch der Umstand, dass ein nach der Enucleation eingelegtes künstliches Auge zur Entzündung und Infiltration der übrig gebliebenen Conjunctiva und in weiterer Folge zum neuerlichen Ausbruch der vasculären Keratitis im zweiten Auge führte, sowie dass nach Entfernung des künstlichen Auges und mehrtägiger Cataplasmirung des entzündeten Restes die Keratitis ohne jede weitere Behandlung von selbst wieder wich. Eine sympathische, intermittirende Keratitis sah einmal Rossander; eine sympathische Keratitis in Verbindung mit Iritis, eine Iridokeratitis sympathica wird von Galezowski, Rheindorf, Ledoux und Vignaux geschildert; Letzterer begegnete ihr unter 90 Fällen sympathischer Erkrankung sogar acht Mal. „Bei dieser Keratitis", sagt Vignaux (1877), „ist die Hornhaut der Sitz einer sehr ausgedehnten oder umschriebenen Infiltration, die in oberflächliche Geschwürsbildung übergeht; während das eine dieser Geschwüre heilt, tritt ein anderes wieder auf. Die Iris nimmt immer an der Entzündung Theil; bisweilen zeigt sich Eiter in der vorderen Kammer. Der Ciliarschmerz ist lebhaft und die Lichtscheu nähert sich in ihrer Heftigkeit jener, wie sie die scrophulöse Entzündung begleitet". Wohlgemerkt, bei diesen Formen fehlt eine Erkrankung des Ciliarkörpers, sie gehören zu den milderen, sie sind aber andererseits, wiewohl sie von französischen Autoren als nicht selten bezeichnet werden und in der Beobachtungsreihe Vignaux' fast 9 Procent repräsentiren, wenigstens auf deutschem Boden eine grosse Seltenheit. Vielleicht wurde ihnen auch bisher nicht die gehörige Aufmerksamkeit geschenkt! Wie als Keratitis und Keratoiritis soll die sympathische Entzündung auch in Form einer wahren Scleritis ohne Kyklitis sich äussern können. Wenigstens spricht Rossander von zweien solcher Fälle, in denen die Scleritis sympathica durch Enucleation glücklich beseitigt wurde.

Der genannten sympathischen Entzündungsprocesse Bedeutung verschwindet gegen das Gewicht der primären Erkrankungen des Uvealtractus. Sie sind es vornehmlich, die zur Beobachtung kommen; und je häufiger diese Processe, je wichtiger und folgenschwerer, desto mehr ist es geboten, sie genau zu trennen, und nach dem Grade der Verderblichkeit, sowie nach der Verschiedenheit der gegen sie anzuwendenden Therapie zu sondern.

Die leichteste Form der sympathischen Uvealerkrankung ist die Iritis serosa. Es klagt Jemand über den Beginn einer Sehstörung an dem Einen noch erhaltenen Auge; das andere sei durch Verletzung zu Grunde gegangen und noch schmerzhaft, vielleicht nur bei Druck empfindlich. Es liegt nicht das Bild der sympathischen Irritation vor, denn die ganze Klage des Patienten gipfelt darin, dass seit einiger Zeit ein leichter Nebel stets alle Objecte decke. Ist man nicht sorgfältig, so kann der pathologische Process, der vorliegt, unbemerkt bleiben, man denkt vielleicht an eine sympathische Functionsstörung der Netzhaut. Bei genauerer Prüfung jedoch erkennt man im Tageslichte oder bei seitlicher Beleuchtung (der Beleuchtung des Auges durch ein von einer starken Convexlinse entworfenes Bild einer Lampenflamme), an der unteren Hälfte der Hornhaut eine feine granliche Punctirung, und wird die Pupille mit dem Augenspiegel durchleuchtet, so sieht man, mitunter erst bei Abwärtswendung des untersuchten Auges, wie das beleuchtete Pupillargebiet stellenweise gleichsam bestäubt ist, wie innerhalb desselben eine geringere oder grössere Menge äusserst kleiner, dunkler Pünctchen sich differenzirt. Ja, es kann geschehen, dass mit freiem Auge oder bei seitlicher Beleuchtung zunächst nichts gefunden wurde und dass erst nach Constatirung des eigenthümlichen Bildes, das bei Durchleuchtung der Pupille mit dem Spiegel sich kenntlich gemacht, die Punctirung der Hornhaut auch im auffallenden Lichte erkannt wird. Jetzt wird man auch gewahr werden, dass, wenngleich das Auge anfänglich blass gewesen, der durch die Untersuchung gesetzte Reiz schon hingereicht hat, um eine leicht rosenrothe Injectionszone rings um die Hornhaut hervortreten zu machen; jetzt wird man vielleicht darauf aufmerksam, dass die Pupille, wiewohl vollkommen frei, nirgends an die Linsenkapsel adhärirend, auf Licht und Schatten nicht so prompt wie unter normalen Verhältnissen reagirt, dass, wenngleich der Vergleich mit dem zweiten Auge fehlt, doch eine etwas grössere Weite der Pupille und eine grössere Tiefe der Vorderkammer als de norma vorhanden sein dürfte. Empfindlichkeit des Ciliarkörpers bei Druck kann da sein oder auch fehlen. Die Spannung des Bulbus ist normal, erscheint vielleicht etwas erhöht, herabgesetzt nie. Dies sind die gelindesten Manifestationen der Iritis serosa.

Die feine Punctirung sitzt auf der Hinterfläche der Hornhaut. Man stellt sich vor, dass ein vorwaltend seröses Exsudat von der Iris aus in die vordere Kammer gesetzt wird, den Kammerraum durch Zurückdrängung von Iris und Linse vergrössernd — ein Exsudat, zwar serös, aber doch Eiterkörper und gerinnungsfähige Massen enthaltend. Die Eiterkörper und kleinen Fibringerinnungen senken sich und schlagen sich an der hinteren Wand der Hornhaut nieder; kein Wunder daher, dass diese „Präcipitate" an der oberen Hornhauthälfte mangeln. Wo man demnach diese Niederschläge sieht, spricht man von Iritis serosa. Freilich sind es nicht immer

Niederschläge, aber die Diagnose wird dadurch doch nicht alterirt. Man kann sich, indem man die Vorderkammer punctirt und die mit dem Kammerwasser abfliessenden Flocken in einem Uhrgläschen auffängt oder indem man dieselben, falls sie fester an der Hornhaut haften, mit dem punctirenden Lanzenmesser (dadurch dass man es beim Herausziehen an die hintere Hornhautwand andrückt) herausholt — überzeugen, dass diese Flocken wirklich aus einem, Eiterkörper in geringerer oder grösserer Zahl einschliessenden Fibringerinnsel bestehen können, demnach als Präcipitate anzusehen sind — aber andererseits ist es auch durch histologische Untersuchungen festgestellt, dass an diesen punctförmigen Stellen die die Descemet'sche Membran überziehenden Zellen in Wucherung und Zerfall sich finden können, es daher nicht Wunder nehmen darf, wenn die „Niederschläge" nicht blos an der unteren Hornhautpartie, sondern auch, wie so häufig, der Pupille gegenüber und mitunter in der oberen Hälfte der Cornea beobachtet werden. Trotzdem dürfte, wie schon erwähnt, diese wahre Descemetitis oder Keratitis punctata postica doch stets der Ausdruck für eine Iritis serosa sein, indem sie durch den Reiz des entzündlich getrübten Kammerwassers zu Stande gekommen. Diese leichte Trübung des Kammerwassers ist es auch, welche die Ursache des die Objecte deckenden leichten Nebels bildet.

Es ist wichtig darauf hinzuweisen, dass die sympathische Iritis serosa gewöhnlich unter den unscheinbaren Erscheinungen, wie sie beschrieben wurden, auftritt, und dass die Formen von Iritis serosa, die nicht auf sympathischer Grundlage ruhen, viel deutlicher ausgeprägt zu sein pflegen. Da sieht man nicht selten ausgesprochene Pericornealinjection, deutliche Vertiefung der Vorderkammer und statt der feinen Punctirung an der Descemet'schen Membran grössere, bisweilen ganz mächtige stecknadelkopf-, hanfkorngrosse, graue, graugelbliche Knötchen. Es muss ferner ausdrücklich betont werden, dass man nicht, sowie man diese Knötchen sieht, sofort, ohne die übrigen Veränderungen am Auge zu berücksichtigen, mit der Diagnose der Iritis serosa bei der Hand sein dürfe; es ist unrichtig wegen der Existenz dieser Trübungen von Iritis serosa zu sprechen, wenn gleichzeitig Verwachsungen des Pupillarrandes mit der Linsenkapsel da sind. Das ist ja gerade der Unterschied zwischen seröser und plastischer Iritis, dass bei der ersteren das Exsudat nicht Plasticität genug besitzt, um eine Verklebung zwischen dem auf der

Linsenkapsel schleifenden Pupillarrande mit der ersteren herbeizuführen. Andererseits ist es aber nicht merkwürdig, wenn bei einer exquisit plastischen Iritis auch das Kammerwasser Eiterkörper oder Fibringerinnsel enthält und die Zellen der Descemetii in Wucherung gerathen.

Auch unter den Formen der sympathischen Erkrankung muss die Iritis serosa scharf geschieden werden von der Iritis plastica. Die sympathische Iritis plastica gleicht ganz der gewöhnlichen plastischen Iritis, bei der es nur zu Verklebung des Pupillarrandes (oder höchstens des kleinen Iriskreises) mit der vorderen Linsenkapsel, aber nicht zu einer ausgedehnten Flächenverklebung zwischen Iris und Linsenkapsel kommt. Die sympathische Iritis plastica entwickelt sich jedoch sehr gewöhnlich zu einer schweren Iritisform, zu jener nämlich, bei welcher die Verklebung rasch längs des ganzen Pupillarrandes fortschreitet, so dass schliesslich jede Communication zwischen hinterer und vorderer Kammer aufgehoben, dass, wie der technische Ausdruck lautet, Pupillarabschluss, Seclusio pupillae, gesetzt wird. Dabei kann das innerhalb der Pupille gelegene Centrum der Linsenkapsel von Exsudatauflagerung freibleiben oder nur von einer dünnen, den Gang der Lichtstrahlen nicht wesentlich behindernden Exsudatmembran überzogen sein — oder es gestaltet sich die letztere zu einer dichteren Schwarte, welche das Sehloch gänzlich verlegt, es ist Pupillarverschluss, Occlusio pupillae, da. Sowie Pupillarabschluss ohne Pupillarverschluss vorkommt, so gibt es auch häufig genug Pupillarverschluss ohne Pupillarabschluss, denn es kann, wie leicht zu verstehen, eine Membran die Pupille gänzlich decken, ohne dass der Pupillarrand ringsum derart in continuo mit der Linsenkapsel verklebt ist, dass nicht an einer oder der anderen Stelle eine, wenn auch noch so kleine freie Lücke und damit eine Verbindung zwischen hinterer und vorderer Kammer übriggeblieben wäre.

Der Pupillarverschluss ist für die einfallenden Lichtstrahlen ein Hemmniss, aber er schädigt als solcher das Auge nicht. Der Pupillarabschluss stellt als solcher den Lichtstrahlen kein Hinderniss in den Weg, aber er führt sehr häufig zur Vernichtung der Sehkraft des Auges. Wir können uns vorstellen, dass das Kammerwasser von den Ciliarfortsätzen und der Iris (vielleicht nur deren hinterer Fläche) secernirt wird. Es ist erwiesen, dass das Kammerwasser normaler Weise seinen Abfluss in der Kammerbucht, in der

Peripherie der Vorderkammer, und zwar durch Filtration und Diffusion in die daselbst befindlichen venösen Gefässe findet. Ist durch Pupillarabschluss die Hinterkammer von der vorderen abgeschlossen, dann sind dem in der Hinterkammer von den Ciliarfortsätzen und der hinteren Irisfläche normaler Weise abgesonderten Kammerwasser die Abflusswege in die Vorderkammer und von da in die pericornealen Venen (sowie auch nach anderen Richtungen, die vom Ligamentum pectinatum iridis aus nach rückwärts in die Sclerotica weisen sollen) verschlossen. Es kommt zu abnormer Ansammlung normalen Kammerwassers in der Hinterkammer; sobald in Folge dessen der Druck in der Hinterkammer über jenen in der Vorderkammer steigt, wird sich dies dadurch kundgeben, dass die Iris, insoweit sie nicht mit der Linsenkapsel verwachsen ist, nach vorne getrieben wird. Vortreibung der peripheren Irispartien mit kraterförmiger Einsenkung der Iris am Pupillarrande wird daher auf Pupillarabschluss hindeuten; solange dieses Phänomen nicht eingetreten ist, so lange vermögen wir auch den Pupillarabschluss nicht zu diagnosticiren, denn selbst unter Beihilfe des pupillenerweiternden Atropins sind wir nicht im Stande, direct zu erkennen, ob nicht an irgend einer Stelle des adhärirenden Pupillenrandes eine winzige Lücke restirt.

Diese Ansammlung des Kammerwassers hinter der Iris mit Vordrängung der letzteren Membran führt nun sehr constant zu einem Symptomencomplex, welcher unter dem Namen des Secundärglaucoms zusammengefasst wird. Unter mehr oder weniger heftigen Entzündungsanfällen steigt die Spannung des Bulbus und verringert sich das Sehvermögen — oder das letztere nimmt, während der Bulbus hart wird, allmälig bis zum gänzlichen Erlöschen ab, ohne Dazwischenlaufen von Entzündungserscheinungen. Die Erblindung erfolgt durch eine Erkrankung des Sehnerven, die mit dessen Atrophie endigt. Jene Erkrankung des Auges, bei welcher es mit oder ohne Entzündungsanfälle unter dauernder Spannungszunahme des Bulbus zur Erblindung kommt, nennt man Glaucom und man spricht von Secundärglaucom, wenn das Leiden durch eine evident im Innern des Auges gegebene Ursache, wie es z. B. in unserem Falle die Vorwölbung der Iris durch retroiridische Flüssigkeit erfahrungsmässig ist, eingeleitet wird. Es kann demnach auch Secundärglaucom in einem sympathisch erkrankten Auge sich finden, aber es muss scharf hervorgehoben werden, dass das Secundärglaucom als solches mit der sympathischen Erkrankung nichts zu thun hat, dass nur die plastische Iritis Ausdruck der sympathischen Ophthalmie ist und dass durch Pupillarabschluss, wenn dieser durch die Iritis bedingt wurde, Secundärglaucom hervorgerufen werden kann, ganz unabhängig von der sympathischen Entstehungsursache der ringförmigen hinteren Synechie. Wo sympathische Erkrankung da ist, sieht man gern eine Kyklitis und wenn Zeichen plastischer Kyklitis fehlen, sucht man wenigstens solche einer Kyklitis serosa. Es liegt aber kein Grund vor, in der Vorwölbung der peripheren Irispartien bei sympathischer Ophthalmie überhaupt, ebenso wie in dem etwa nachfolgenden Secundärglaucom den Ausdruck für eine Kyklitis zu erblicken, da die gleichen Erscheinungen nach genuiner, nicht sympathischer Iritis sich in gleicher Weise hervorbilden können, ohne dass der Gedanke an eine Kyklitis serosa wach würde. Die Annahme einer serösen Kyklitis ist ebenso unnöthig, als die Möglichkeit des Nachweises ihrer Existenz überhaupt fraglich.

Die leichteste Form der sympathischen Uvealerkrankung ist die Iritis serosa; eine schwerere die Iritis plastica, besonders desshalb, weil sie leicht zu hinterer Ringsynechie führt; unvergleichlich schwerer aber ist die dritte Manifestation der sympathischen Uvealerkrankung, die sogenannte Iritis maligna, die nichts anderes als eine plastische Iridokyklitis ist. Bei der Iritis serosa kommt es überhaupt nicht zu Verwachsung zwischen Iris und vorderer Linsenkapsel; bei der Iritis plastica verwächst die Iris mit der Linsenkapsel, jedoch nur am Pupillarrande; die Iritis maligna endlich ist characterisirt durch die Flächenverwachsung zwischen Iris und Linsenkapsel. Indem zur Iritis maligna, d. i. zur Iridokyklitis plastica sich noch Chorioiditis hinzugesellt und durch diese die Netzhaut bedroht wird, hat die sympathische Uvëitis den Höhepunkt ihrer Gefährlichkeit erlangt. Durch die Iridokyklochorioiditis, die Uvëitis totalis, kann das Auge der Atrophie überliefert werden.

Das Bild der malignen Formen der sympathischen Uvealerkrankung brauchen wir nicht zu entwerfen. Es ist an uns schon vorübergezogen, da wir die Iridokyklitis und Iridokyklochorioiditis des primär erkrankten Auges, wie sie spontan oder nach Verletzung durch stumpfe Gewalt hie und da zur Beobachtung kommt, genau geschildert haben. Und die sympathische Form unterscheidet sich durch nichts, als durch ihre Häufigkeit von der primären, d. h. wir sehen das reine Bild der Krankheitsformen viel häufiger am sympathisch, als am primär erkrankten Auge, in welchem es durch die unmittelbaren Folgen des Traumas verwischt ist.

Wie verhalten sich die einzelnen Formen der sympathischen Iritis zu einander? Wie ist ihr Verlauf, ihr Ausgang? Gewiss ist die Iritis maligna häufiger als die Iritis serosa und plastica, aber doch sind die beiden letzteren Formen nicht so selten, als dies gewöhnlich hingestellt wird. Eine Statistik in dieser Hinsicht, namentlich mit Rücksicht auf die Iritis s e r o s a sympathica zu machen, ist nicht leicht, indem ein grosser Theil der Individuen, bei denen sich seröse Iritis durch Sympathie entwickelt, sicherlich gar nicht in die Beobachtung des Augenarztes kommt. Ja, wird man fragen, wie ist dies möglich? Ist denn die Iritis serosa nicht blos ein Vorläufer der schweren Iritisformen? Kündigt sie nicht die Iritis maligna an? Die Antwort lautet: Nein. Würde die Iritis serosa in die maligne Form übergehen, dann würde man sie als solche vielleicht desshalb selten sehen, weil erst die Folgen der m a l i g n e n Iritis zum Arzte treiben. Dann hätte es aber wenig Werth, die Iritis serosa als eine eigene Form der sympathischen Entzündung hinzustellen. Es ist jedoch wichtig, zu wissen, dass der sympathischen Iritis serosa gar nicht die Neigung innewohnt, sich in schwerere Formen umzugestalten; aus diesem Grunde, und weil sie selbst oft nur von sehr geringfügigen Störungen begleitet ist, dürfte sie häufig nicht Gegenstand ärztlicher Prüfung werden. Wenn Jemand, der wegen sympathischer Iritis serosa das primär erkrankte Auge enucleirt hat, die sympathische Affection einen günstigen Verlauf nehmen sieht und sich in Folge dessen schmeichelt, er habe durch die Operation den Uebergang der serösen Iritis in Iridokyklitis plastica glücklich abgewendet und dadurch das Auge vor dem Verderben gerettet, so ist er sehr wahrscheinlich in einem angenehmen Irrthum befangen. Es soll mit diesen letzten Worten den Indicationen für die Enucleation durchaus nicht vorgegriffen, sondern nur gesagt werden, dass die Iritis serosa mit der Iritis maligna nichts gemein zu haben und auch ohne Enucleation günstig abzulaufen scheint, sowie, dass wenn die Iritis serosa nach der Enucleation sich in schwerere Formen umwandelt, dies darin begründet sein kann, dass durch die Enucleation ein neuer sympathischer Process angeregt wurde.

Auch in Betreff des Verhältnisses der plastischen zur malignen Iritis sei Einiges angemerkt. Man findet allenthalben von der malignen Iritis angegeben, dass es nicht gleich zur totalen Flächenverklebung zwischen Iris und Linsenkapsel zu kommen braucht, sondern dass sich die Verklebung im Beginne auf den Pupillarrand beschränken kann, während die peripheren Iristheile durch seröses Exsudat vorgebaucht sind; dass erst später dieses seröse Exsudat einem plastischen Platz mache, auf diese Art Verklebung, schliesslich Verwachsung der Iris mit der Linsenkapsel und durch den Zug schrumpfender Bindegewebsschwarten Retraction der Iriswurzel eintrete. Ich will darauf kein Gewicht legen, dass ich selbst diesen Uebergang von Vorwölbung zu Retraction der Irisperipherie nicht beobachtet habe, aber offen muss ich gestehen, dass wenn ich bei sympathischer Ophthalmie totale hintere Synechie mit Vorwölbung der peripheren Iristheile sehe, es mir nicht in den Sinn kommt, die Diagnose auf Iridokyklitis seroso-plastica, auf Iritis maligna, zu stellen. Ich kann darin nur eine gewöhnliche plastische Iritis mit Pupillarabschluss erblicken, umsomehr als die Spannung derartig afficirter Bulbi nicht herabgesetzt, sondern normal oder erhöht ist. Tritt nicht Secundärglaucom ein, so kann eine solche Iritis noch relativ günstig ablaufen. Doch möchte ich es darauf nicht ankommen lassen. Die Vorwölbung der Irisperipherie ist für mich ein Signal zu operativem Handeln. Sicherlich handelt es sich übrigens in diesen Fällen bisweilen um einen diagnostischen Irrthum. Die Vorwölbung der Iris wird nämlich nicht blos durch das Wasser der hinteren Kammer bewerkstelligt, sondern kann, wie mich eine Section lehrte, durch massenhaftes plastisches Exsudat in der Hinterkammer bedingt sein. Dann ist auch leicht begreiflich, wie nach Schrumpfung dieser Exsudatmassen, wenn Narbengewebe an ihre Stelle getreten, der Vorwölbung Retraction nachfolgt.

Was den Verlauf der Iritis maligna anlangt, so ist hervorzuheben, dass die Erkrankung zuweilen auf Iris und Ciliarkörper beschränkt bleibt, so dass Glaskörper und Aderhaut, in Folge dessen auch die Netzhaut nur wenig leiden, das vollkommen oder leidlich gut gespannte Auge daher, auch wenn der Process mit einer dichten Pupillarmembran abgeschlossen wurde, prompte Lichtempfindung behält und bei frei gebliebener oder nur durch eine zarte Membran verlegter Pupille ein entsprechendes Sehvermögen spontan wieder erlangt. In der Mehrzahl der Fälle jedoch entwickelt sich, durch

Einbeziehung der Aderhaut in den entzündlichen Process, Atrophie des Bulbus: die Lichtempfindung erlischt gänzlich oder schwindet bis auf einen geringen Rest.

Bei den genannten Formen der sympathischen Uvealerkrankung, namentlich der Iridokyklitis plastica, ist gar nicht so selten das merkwürdige, für die Nosogenie des Leidens hochwichtige (und daher später noch eingehender zu behandelnde) Symptom festzustellen, dass genau entsprechend der beim Druck empfindlichsten oder allein empfindlichen Stelle in der Ciliarkörpergegend des primär erkrankten Auges sich auch im sympathisch erkrankten Auge vorwiegend oder ausschliesslich Druckschmerz kundgibt. Findet sich also z. B. im erregenden Auge der schmerzhafteste Punct am oberen äusseren Hornhautrande, etwa an der Stelle einer Scleralwunde mit Iriseinheilung, so lässt sich möglicherweise nachweisen, dass am zweiten Auge eine genau analoge Stelle am äusseren oberen Hornhautrande gegen Druck allein oder vorwaltend empfindlich ist.

Noch verdient eine andere Erscheinung, die bei Kyklitis einige Mal an den Augenwimpern zur Beobachtung kam, Erwähnung. Schenkl entdeckte einige Wochen, nachdem bei einem neunjährigen Knaben nach Verletzung des linken Auges sympathische Entzündung des rechten ausgebrochen war, am lateralen Ende des Oberlides des sympathisch erkrankten Auges mehrere silberweisse Cilien. Am oberen Lide des primär betroffenen Auges waren alle Cilien weiss, entweder vollständig oder noch dunkel gefärbte Spitzen tragend. In ähnlicher Weise beobachtete Jacobi an einem mit Iridokyklitis sympathica behafteten Auge, wie die Cilien der medialen Hälfte des Oberlides sämmtlich schneeweiss entfärbt waren, während an der lateralen Lidhälfte theils weisse, theils schwarze Cilien standen und am Unterlide nur vereinzelte weisse Cilien sich zeigten.

Sind die Formen sympathischer Uvealerkrankung mit den angeführten erschöpft? Es scheint nicht. Zunächst sei eine Beobachtung Horner's 1873 erwähnt. In einem Auge, das seit langer Zeit einen Fremdkörper birgt, treten Erscheinungen von Iridokyklitis hervor. Im zweiten, bis dahin gesunden, mässig kurzsichtigen Auge entwickelt sich eine rasch zunehmende Schlechtsichtigkeit. Als Grund derselben entdeckt der Spiegel eine eigenthümliche Form herdweiser Erkrankung der Aderhaut in der Gegend der Macula lutea. Sehr zahlreiche, ungemein kleine, weissgelbe, nicht ganz scharf begrenzte Flecken stehen da hinter der Netzhaut.

Ohne Reiz- und Schmerzerscheinungen schreitet das Leiden fort, die Exsudatherde in der Aderhaut vergrössern sich und fliessen an einzelnen Stellen zusammen. Nach einem Jahre ist das Sehvermögen so gesunken, dass mit der centralen Partie der Netzhaut Finger auf 4 Fuss, excentrisch auf 7 Fuss gezählt werden. Hier litt die Netzhaut dadurch, dass die Aderhautexsudate die angrenzende Zapfenschicht der Macula lutea functionsunfähig machten. Ein deutliches Primärleiden der Netzhaut war nicht ausgesprochen. Als Ursache einer sehr bedeutenden sympathischen Sehstörung findet Vignaux (1877) mit dem Augenspiegel den Beginn einer atrophirenden Chorioiditis.

Die Combination von Chorioiditis und Retinitis als Bild sympathischer Erkrankung beschreibt von Graefe (1866), nachdem, wie Laqueur angibt, schon 1864 von Rheindorf eine sympathische Sehnervennetzhautentzündung beschrieben worden war. von Graefe macht die Extraction einer in die Vorderkammer vorgefallenen verkalkten Linse an einem erblindeten Auge, es folgt Kyklitis nach. Sechs Wochen nach der Operation tritt auf dem bis dahin gesunden Auge ohne Schmerzempfindung plötzlich ein Verfall der Sehkraft ein. Der Augenspiegel zeigt eine feine diffuse Trübung der Netzhaut in der Umgebung der Eintrittsstelle des Sehnerven. Bald darauf leichte Zeichen von Iritis serosa in Form vereinzelter punctförmiger Trübungen an der Descemetii. Nachdem die Sehschärfe bis auf ¹⁄₈ gesunken und die Krankheit durch mehrere Wochen auf dem Höhepunkt geblieben, entwickelt sich dann eine continuirliche Besserung der Function. Langsamer als die Functionsstörung gehen die Augenspiegelerscheinungen zurück; im Augengrunde treten verstreut fleckige Veränderungen in der Aderhaut hervor. Am langsamsten schwinden die feinen Beschläge an der Descemet'schen Membran. Die Sehschärfe ist auf ⁴⁄₅ gestiegen, das Gesichtsfeld ist vollkommen frei.

In dem zweiten Fall, der einen 20jährigen Patienten betraf, wird die sympathische Erkrankung dadurch hervorgerufen, dass ein seit Kindheit erblindetes Auge in den letzten Monaten schmerzhaft geworden. Bei der Betastung mässige Empfindlichkeit. Im zweiten Auge, bei geringer Herabsetzung der Sehschärfe, eine leichte diffuse Trübung der Netzhaut, umschriebene Trübungen des Glaskörpers und geringe Aderhautveränderungen. Nach der Enucleation des erregenden Auges langsame Besserung.

Manthner, Vorträge a. d. Augenheilkunde. 4

Noch 1875 meint Schweigger, dass der Nachweis für die sympathische Erkrankung der Netzhaut in Graefe's Fällen nicht erbracht und dass derselbe erst durch Constatirung einer grösseren Reihe solcher Beobachtungen zu erbringen sei. Desshalb ist es nothwendig, die analogen Befunde zu beachten. Pooley (1871) spricht von zwei Fällen sympathischer Netzhautentzündung. Beidemal war das ersterkrankte verletzte Auge noch empfindlich, aber beidemal bestand neben der Netzhauttrübung noch Iritis und Glaskörpertrübung. Galezowski (1871) sieht eine Retinitis sympathica, characterisirt durch weissliche Exsudate und Blutungen in der Netzhaut mit dem Ausgang in Heilung, aber dauernder Obliteration einzelner Gefässe, und beruft sich auf einen analogen Fall Dolbeau's (1867), den er mitbeobachtet. Gosselin (1872) spricht von einer sympathischen Entzündung der Netz- und Aderhaut mit Pigmentflecken, Ecchymosen und Exsudaten bei gleichzeitigem Bestande einer hinteren Synechie. Die Sehstörung trat plötzlich ein, zu einer Zeit, als in dem Stumpfe, auf welchen das verletzte Auge reducirt war, besondere Schmerzhaftigkeit aufloderte. Jacobson beobachtet, wie H. Müller (1873) berichtet, eine sympathische Chorioretinitis im Augengrunde in der Umgebung des Sehnerven localisirt, nachdem der andere Bulbus in Folge einer Staaroperation durch Kyklitis in schmerzhafte Atrophie übergegangen war. Hirschberg (1874) constatirte die Existenz einer Retinitis sympathica (starke Hyperämie der Netzhautvenen nebst zarter diffuser Trübung) in einem Zeitpuncte, als der erblindete phthisische Bulbus bei Betastung der Ciliarkörpergegend noch sehr schmerzhaft war. Pflüger (1875) sah in jenem Falle, dessen wir früher darum erwähnten, weil nicht Kyklitis, sondern entzündliche Infiltration der Iris im primär erkrankten Auge anatomisch nachzuweisen war, die sympathischen Erscheinungen unter der Form einer Entzündung des Sehnerven und der ihn umgebenden Partie der Netzhaut. Unter den 90 Fällen Rossander's (1876) figurirt dreimal die sympathische Chorioretinitis, einmal vom Autor als bezweifelbar hingestellt. In dem Werke Leber's „über die Krankheiten der Netzhaut und des Sehnerven" (1877) ist der Retinitis sympathica ein eigener Paragraph gewidmet. „Die Affection", sagt Leber, „ist gewöhnlich mit Iridokyklitis serosa und Glaskörpertrübungen combinirt; nach Aufhellung der Medien tritt der ophthalmoscopische Befund mitunter ganz klar zu Tage." Die Retinitis sympathica ist gekennzeichnet durch eine diffuse Trübung der

Netzhaut, die sich an den gerötheten Sehnerven anschliesst. Aber nach Leber ist die Retinitis nicht blos combinirt mit Iridokyklitis, sondern von der letzteren abhängig, denn Leber beginnt: „Auch die Iridokyklitis sympathica führt hie und da zum Auftreten einer Retinitis". Endlich beschreibt Vignaux (1877) einige Fälle von Chorioideoretinitis und Retinitis sympathica ohne Iritis und Irido-kyklitis. Wiewohl in einigen der letzteren Fälle die ophthalmosco-pischen Veränderungen so geringfügig beschrieben werden, dass über den Bestand einer Chorioiditis oder Retinitis ein Zweifel erhoben und das sympathische Leiden als Amblyopie ohne Befund aufgefasst werden könnte, so darf doch das Vorkommen von Retinitis in sym-pathisch erkrankten Augen nicht mehr in Frage gestellt werden. Diese Retinitis ist im Allgemeinen characterisirt durch eine diffuse Netzhauttrübung: ob aber Formen, wie die von Galezowski und Gosselin beschriebenen desshalb ihrer sympathischen Natur ent-kleidet werden sollen, weil bei denselben tiefere Veränderungen in der Netzhaut sich aussprechen, kann heute noch nicht entschieden werden.

In Betreff der Retinitis sympathica bleibt allerdings noch eine wichtige Frage zu erörtern übrig. Schnabel hat (1876) darauf hingewiesen (und auch Leber gibt ähnliches an), dass die gewöhn-liche Iritis sich häufig mit diffuser Retinitis complicire. Wenn dem-nach die Retinitis nicht selbstständig als sympathische Erkrankung auftreten, sondern nur zu sympathischer Iritis oder Iridokyklitis sich hinzugesellen würde, so wäre damit die sympathische Natur der Retinitis durchaus nicht erwiesen, so wenig als das Secundärglaucom, das aus dem durch sympathische Iritis erzeugten Pupillarabschluss hervorgeht, ein sympathisches Glaucom ist. Doch kann das Erregt-werden von Retinitis ohne Iritis und Kyklitis durch Sympathie keinem Zweifel unterliegen. Ich gehe weiter und sage: Die Häufig-keit der Iridokyklitis verhindert dadurch, dass sie die Augenspiegel-untersuchung unmöglich macht, die klinische Constatirung der That-sache, dass die Retinitis eine sehr gewöhnliche Erscheinung der sympathischen Erkrankung ist. Es ist dies für die Nosogenie der sympathischen Leiden, über welche wir später handeln werden, von Wichtigkeit.

Wir verlassen die sympathischen Leiden der Netzhaut mit der Bemerkung, dass einmal auch typische Pigmententartung der Netz-haut (Retinitis pigmentosa) von Robertson (1871) als sympa-

thisches Leiden beschrieben wurde, während es sich offenbar um
eine vorbestehende, der Verletzung vorangegangene Erkrankung
beider Augen handelte (Leber), und stellen die Frage nach den
sympathischen Affectionen des Sehnerven. Es ist dies
ein ungemein dunkles Gebiet. Die sympathische Retinitis dürfte
sich, wie wir hier gleich erwähnen wollen, längs der Sehnervenbahnen
in das zweite Auge fortpflanzen, aber wie steht es mit anderen
Affectionen des Sehnerven? Dransart hat darüber (1873) Manches vorgebracht. Wir wollen nur hervorheben, dass er auch eine
sympathische einfache Sehnervenatrophie annimmt. Er schwächt
diese Angabe freilich dadurch ab, dass er erklärt, es sei diese Sehnervenatrophie „häufig von Veränderungen, auch Atrophie der Aderhaut, hinteren Synechien, Cataracta" begleitet. Mooren hat einer
durch Contusion entstandenen Sehnervenatrophie der einen Seite
auch Atrophie des Sehnerven der anderen Seite nachfolgen gesehen.
Es verdient diese letztere Erkrankung gewiss den Namen der sympathischen, da jede Erkrankung als sympathisch aufzufassen ist, an
welcher allein die Erkrankung des zweiten analogen Gebildes Schuld
trägt. Die practisch wichtige Frage ist aber die, ob unter jenen
Bedingungen, unter denen wir sympathische Affectionen gewöhnlich
entstehen sehen, also ob, wenn das ersterkrankte Auge in einem
spontanen oder durch Verletzung herbeigeführten Reiz- oder Entzündungszustande sich befindet, als Ausdruck der Sympathie einfache
Sehnervenatrophie sich kundgeben kann. So gänzlich von der Hand
weisen möchte ich diese Möglichkeit nicht. Ich kann wenigstens,
gestützt auf die Beobachtung zweier, allerdings nach mancher Richtung unklarer, ja räthselhafter Fälle, mich des Gedankens nicht entschlagen, dass das ophthalmoscopische Bild einfacher Sehnervenatrophie, durch Sympathie bedingt, zu Tage treten könnte.

Es ist hier der Ort, noch jene Beobachtungen anzuschliessen,
die man einigemal nach Enucleation des erkrankten Bulbus gemacht hat. Colsmann (1877) entfernt einen verletzten atrophischen
schmerzhaften Bulbus. Wenige Tage nachher ist die Sehschärfe
des noch vorhandenen Auges auf $\frac{1}{7}$ gesunken. Drei Tage später
ist eine deutliche Trübung der Sehnervenscheibe und der angrenzenden Netzhaut, besonders in der Gegend des gelben Fleckes nachzuweisen, dabei ist das Gesichtsfeld stark concentrisch verengt. Unter
entsprechender Therapie hat sich nach einem halben Jahre die Sehschärfe wieder nahe zur Norm gehoben und ist das Gesichtsfeld frei.

Colsmann theilt ausserdem einen zweiten Fall aus Mooren's Clientel mit. Ein paar Monate nach der prophylactischen Enucleation eines verletzten Bulbus erhebt sich die Klage über das Auftreten subjectiver Lichtempfindungen. Die Sehschärfe ist normal. Ein halbes Jahr später aber ist das Sehvermögen ungeheuer gesunken. Es wird nur noch eine Schrift von $1^1/_2$—2 Centimeter Höhe (Nr. 19 der Jäger'schen Schriftproben) gelesen. Der Spiegel entdeckt Entzündung der Sehnervenscheibe mit allseitiger Trübung der Netzhaut. Der Endausgang ist unbekannt. Schon früher (1873) hatte, wie auch Colsmann hervorhebt, Hugo Müller einen Fall beschrieben, in welchem fünf Tage nach der Enucleation eines entarteten, vergrösserten Bulbus, ohne dass zuvor sympathische Anzeichen dagewesen wären, ein periodisch das ganze Sehfeld füllender, blendend weisser Nebel mit subjectiven Feuererscheinungen den Patienten zu belästigen begann. In der Zwischenzeit war ein Defect im Sehvermögen nicht nachweisbar. Der Spiegel ergab Netzhauttrübung rings um die Papille. Ohne dass der Spiegelbefund sich änderte, nahm das Sehvermögen bedeutend ab, stellte sich jedoch nach Blutentziehung und Quecksilbercur wieder her. Es kann nicht unerwähnt bleiben, dass mehrere Monate später bei diesem Kranken Kyklitis mit Druckerhöhung sich entwickelte, ein „sympathisches Glaucom", das durch Iridectomie glücklich bekämpft ward.

Wir werden zur Beantwortung einer wichtigen Frage hinübergeleitet.' Sie lautet: Gibt es ein sympathisches Glaucom? Die Frage ist nicht die, ob wir sympathisch erkrankte Augen unter glaucomatösen Erscheinungen erblinden sehen, sondern ob als Ausdruck der Sympathie sich primäres Glaucom entwickeln kann, also ein Leiden, dessen Symptome, kurz gefasst, darin bestehen, dass unter dauernder Spannungszunahme des Bulbus ein Sehnervenleiden, gewöhnlich durch Aushöhlung des mit dem Augenspiegel zugänglichen intraoculären Sehnervenendes sich characterisirend, hervortritt und mit oder ohne Concurrenz von Entzündungserscheinungen, die, wenn sie da sind, in verschiedenen Theilen des Bulbus ihren Sitz aufschlagen, früher oder später zur Erblindung führt.

Noch eine andere Einschränkung muss gemacht werden. Man hat bisweilen zu beobachten Gelegenheit, dass, wenn man zum Zwecke der Heilung eines Glaucoms eine Operation (Iridectomie) vollführt, bald darauf am zweiten bis dahin anscheinend vollkommen gesunden Auge ein acutes Glaucom in der stürmischesten Weise ausbricht, so dass der Patient, dem man die Operation des ersten Auges vielleicht nur angerathen, um ihn von Schmerzen zu befreien, aber ohne eine Wiederkehr der verlorenen Function mehr ermöglichen zu können — kurz nach dem operativen Eingriff sein einziges Auge unter den heftigsten Schmerzen — sit venia verbo — erblinden sieht. Die Frage, ob da der Ausbruch des Glaucoms am zweiten Auge auf Sympathie beruht, ob analog wie nach der operativen Verletzung eines Bulbus nachträglich sich sympathische Erkrankung entwickeln kann, das Glaucom des zweiten Auges unter den speciellen Umständen Folge der durch die Iridectomie am ersten Auge herbeigeführten Veränderungen ist, sei sofort verneint, ihre genauere Erörterung aber für die Glaucomlehre aufgespart.

Es handelt sich daher nur um Folgendes: Ein Auge geht durch Iridokyklitis zu Grunde. Am zweiten Auge kann als Ausdruck der Sympathie Iritis serosa entstehen. Jede Iritis serosa, wie immer entstanden, kann zu Secundärglaucom führen. Ich habe dies für die sympathische Iritis serosa direct nicht beobachtet; aber wenn es auch vorkäme, so ist dies nicht unser Fall. Statt durch Iritis serosa kann sich die Sympathie auch durch Iritis plastica kundgeben. Diese führt auf dem Wege des Pupillarabschlusses zum Secundärglaucom. Das kommt vor in sympathisch erkrankten Augen, aber berührt uns doch bei unserer Frage nicht, die dahin geht, ob durch Iridokyklitis oder Iridokyklochorioiditis des einen Auges Primärglaucom am zweiten hervorgerufen werden kann.

Das sympathische Glaucom wurde, wie es scheint, durch von Graefe (1857) zuerst beschrieben. Anlässlich eines speciellen Falles weist er darauf hin, dass er „ein ähnliches Vorkommen wiederholentlich vorgefunden: auf dem einen Auge absolute Amaurose durch Ausgänge zerstörender Chorioiditis, auf dem anderen ohne alle Reizerscheinungen eine Amblyopie mit zunehmender Verengung des Gesichtsfeldes und ophthalmoscopisch nachweisbarer Sehnervenexcavation". von Graefe hält es für möglich, dass „durch circulatorische und secretorische Störungen der Chorioidea eine Zunahme des intraoculären Druckes und Sehnervenexcavation erfolgt" — demnach ein wahres Glaucom durch Sympathie sich entwickelt. Es liegen noch manche andere Beobachtungen über sympathisches Glaucom (so von Horner, Mooren, Coccius, Carter, H. Müller, Pomeroy, Rossander, Vignaux) vor und manche Autoren, die das sympathische Glaucom aus eigener Ansehauung vielleicht nicht kennen, lassen es doch auf Grund der ersten Graefe'schen Beobachtungen zu. Aber so recht allgemein anerkannt ist es doch nicht. Maats (1865) will es nicht zugeben und Brecht (1874) meint, dass in von Graefe's Falle eine Verwechslung mit der sympathischen Amblyopie mit Gesichtsfeldeinengung ohne Befund vorliege. Doch der wichtigste Gegner der Graefe'schen Beobachtungen ist in jedem Falle von Graefe selbst, welcher 1866 (nebst der von ihm damals beschriebenen Chorioideoretinitis sympathica) nur zwei Formen von sympathischer Entzündung, die Iritis maligna und die Iritis serosa kennt und ausdrücklich hervorhebt, dass die sympathische Iridokyklitis „gar nicht oder höchst ausnahmsweise eine Neigung zu Drucksteigerung, respective Sehnervenexcavation äussere".

Das als Typus geltende einfache Glaucom ohne Entzündungserscheinungen dürfte, nachdem auch von Graefe, wie es scheint, seine ersten diesbezüglichen Beobachtungen fallen gelassen hat, gegenwärtig nicht unbedingt in die Reihe der sympathischen Affectionen einzufügen sein. Bemerken möchte ich noch, dass es auch nicht angeht, die Existenz eines solchen sympathischen Glaucoms insofern anzunehmen, als man es als Secundärglaucom in Folge von Kyklitis serosa auffasst. Die Anwesenheit der Kyklitis serosa würde sich dann nur durch die Glaucomerscheinungen verrathen; es würde, falls man das Glaucom durch Kyklitis serosa erzeugt sich dächte, dadurch nur dem Wesen des Primärglaucoms überhaupt präjudicirt; das primäre Glaucoma simplex wäre diesem nach nichts anderes als Kyklitis serosa, aber das Primärglaucom wäre doch nicht Secundärglaucom in Folge von Kyklitis serosa.

Dass acutes Glaucom, d. i. Primärglaucom mit den demselben eigenthümlichen acuten Entzündungserscheinungen (über welche wir an dieser Stelle nicht weiter handeln wollen) als Ausdruck sympathischer Erkrankung auftreten könne, muss als im höchsten Grade zweifelhaft und unerwiesen betrachtet werden. Auch dem Falle Jany's (1877), welcher während acuter Scleritis und Iritis des linken Auges acutes Glaucom am rechten ausbrechen sieht und dasselbe für ein sympathisches hält, fehlt die zwingende Beweiskraft. Etwas Anderes ist es, wenn zu jenen Entzündungserscheinungen, wie sie der Iridokyklitis zukommen, Druckerhöhung hinzutritt. Wenn bei Ciliarinjectionen und Empfindlichkeit des Ciliarkörpers, Verklebungen zwischen Iris und Linsenkapsel mit Glaskörpertrübungen die Spannung des Auges zunimmt, so ist dies überhaupt noch lange kein Glaucom, noch weniger ein sympathisches. Druckerhöhung kann bei jeder acuten Entzündung des Auges, von welcher Art sie sei und welche Ursache immer ihr zu Grunde liege, sich zeigen. Wenn es nicht eine dauernde, wenngleich dem Grade nach schwankende Druckerhöhung ist, unter welcher das Auge über kurz oder lang erblindet, so ist dies kein Glaucom. Es wird gerade bei der Iridokyklitis die etwa im Moment vorhandene Druckerhöhung in den meisten Fällen einer Druckerniedrigung weichen; und wenn dies nicht der Fall wäre, wenn wirklich der Bulbus hart bliebe und dabei erblindete, dann hätte man es mit einem evidenten Secundärglaucom nach Iridokyklitis zu thun. Es kann, da die der Iridokyklitis zukommenden Entzündungserscheinungen nicht die entfernteste Aehnlichkeit mit denen des Glaucoms haben, der Fehler in der Diagnose nicht unterlaufen, dass man ein Primärglaucom für Iridokyklitis gehalten hätte. Die Iridokyklitis ist zwar sympathisch, aber das durch sie hervorgerufene Secundärglaucom wäre es nicht.

Eine ganz besondere Form sympathischen Glaucoms beschreibt noch H. Pagenstecher (1871), ein sympathisches Glaucoma haemorrhagicum. Das hämorrhagische Glaucom ist dadurch characterisirt, dass sich an Netzhautblutungen die schwersten glaucomatösen Erscheinungen anlehnen, es wird desshalb auch als Secundärglaucom angesehen. In Pagenstecher's Falle übrigens wurden nach der gegebenen Beschreibung zuerst evidente Glaucomerscheinungen und erst später Hämorrhagien in der Retina bemerkt. Jenes Auge (das linke), welches diesen Zustand (des rechten) verschuldet haben sollte, zeigte zur Zeit, als das rechte Auge vom ersten Glaucomanfalle ergriffen wurde, nichts als ein Hornhautgeschwür, das noch nicht zu Perforation geführt hatte. Später bricht die Hornhaut durch; Phthisis bulbi folgt nach. In dem Momente, da der erblindete linke, als phthisisch bezeichnete Bulbus enucleirt wird, ist seine Spannung erhöht; er selbst auf harten Druck nur wenig schmerzhaft (demnach wohl unempfindlicher als ein normales Auge); es besteht hochgradige Anästhesie der abgeflachten, zum grössten Theile in ein Narbengewebe umgewandelten Hornhaut, sowie der Conjunctiva. Der Enucleation folgt eine entschiedene Besserung im Zustande des rechten Auges: einige Wochen nach der Operation während einer lobulären Pneumonie tritt jedoch wieder

Verschlimmerung ein, die zwar rasch zurückgeht — doch fehlt, wegen zu kurzer Beobachtungsdauer, das Ende vom Liede. Ist hier wirklich, wenn man die Krankengeschichte erwägt, ein ursächlicher Zusammenhang zwischen den Leiden beider Augen? Die Besserung der Spannung und des Sehvermögens nach der Enucleation ist sehr auffallend und spricht dafür: aber hatte nicht vielleicht die Ruhe und die Diät, welche der „wohlbeleibte Sechziger, der den Genüssen der Tafel nicht abhold war", sich doch gewiss nach der Operation durch einige Zeit auferlegen musste, einen Einfluss auf den möglicher Weise doch nur transitorischen Erfolg? Gewiss ist, dass der Zustand des ersterkrankten Auges sowohl zur Zeit des ersten „sympathischen" Glaucomanfalles am rechten Auge, als auch zur Zeit der Enucleation nicht ein solcher war, dass nicht überhaupt die Fähigkeit, das zweite Auge zu erregen, angezweifelt werden könnte.

Um das Maass der sympathischen Leiden voll zu machen, sei noch angeführt, dass Schmidt (1874) einmal einzelne Glaskörpertrübungen in Form schwärzlich-grauer Fädchen ohne eine Spur von Iritis oder anderen Entzündungserscheinungen im Gebiete des Uvealtractus durch Sympathie hervorgerufen beobachtete (man denke dabei auch an die unter neuralgischen Schmerzen zu Stande gekommenen Glaskörpertrübungen jenes Falles, den ich bei Besprechung der sympathischen Erkrankungen nach Staaroperationen an erster Stelle beschrieb) — sowie dass selbst die Beschreibung einer Cataracta sympathica (durch Brière, 1875) nicht fehlt. Die Annahme Brière's in Betreff der sympathischen Natur jener Cataract muss jedoch als willkürlich bezeichnet werden. Wenn es eine Cataracta sympathica wirklich gibt, so bleibt deren Nachweis der Zukunft vorbehalten.

Die schwersten Formen sympathischer Erkrankung sind Entzündungen von Iris, Ciliarkörper und Aderhaut einerseits, des Opticus und der Retina andererseits. Die schweren Folgen der letzteren Leiden werden durch jene der gleichzeitigen Uvealentzündung gewöhnlich verdeckt. Von den Erkrankungen des Uvealtractus macht in Betreff der Gefährlichkeit die Iritis serosa eine bemerkenswerthe Ausnahme. Es klingt paradox und es ist doch so, dass das Vorhandensein einer sympathischen Iritis serosa weniger Bedenken erregt, als das der

sympathischen Irritationserscheinuungen. Denn aus den letzteren
können sich die schwersten Formen, die zur Vernichtung des Auges
führen, entwickeln; der Iritis serosa jedoch (wohlgemerkt, der wahren einfachen Iritis serosa) scheint eine verderbliche Tendenz nicht
innezuwohnen.

Die sympathische Erkrankung wird vornehmlich durch Verletzung des Auges hervorgernfen, weil jene Krankheitsprocesse,
durch welche sie bedingt wird, viel häufiger durch ein Trauma, als
spontan entstehen. Die neueste Ophthalmologie hat die Quellen
der sympathischen Erkrankung, statt sie zu stopfen, vermehrt. Die
Linearextraction der Cataracta ist eine dieser Quellen; doch wenn
man Nutzen und Schaden der Operation gegen einander abwägt,
so überwiegt ersterer den letzteren. Etwas Anderes ist es schon
mit der Iridodesis. Sie erregt bereits gewichtige Bedenken. Noch
mehr aber gilt dies von der neuesten Operation. Die Drainage des
Auges (Durchführung eines Golddrahtes durch die Augenhäute und
Liegenlassen desselben zu dem Zwecke, damit Augenflüssigkeit
längs der Stichcanäle continuirlich abfliessen könne, so dass einmal
die Wiederansammlung von subretinaler Flüssigkeit bei Netzhautablösung, das andere Mal Ansammlung von zu viel Flüssigkeit bei Glaucom verhütet, daher Netzhautablösung und
Glaucom durch dieses Verfahren geheilt werden, indem auf der
einen Seite neue Abhebung der nach dem Abfliessen des subreti-
nalen Fluidums sich anlegenden Netzhaut, auf der anderen Seite
ein abnormes Wiederansteigen des intraocularen Druckes verhindert
wird) — die Drainage des Auges, so geistreich sie ersonnen und so
kunstvoll sie durchgeführt wurde (von Wecker), wird doch dem
Gesetze weichen müssen, dass das Auge eine Verletzung, wie sie
ihm durch die Drainage zugefügt wird, im Allgemeinen nicht verträgt, so dass der etwaige momentane Erfolg in den meisten
Fällen durch eine schleichende Entzündung des Uvealtractus vernichtet werden und das Gespenst der sympathischen Erkrankung
drohend sich aufrichten wird. Ich habe auch ohne besonderes
Staunen vernommen, dass in der That drainirte Augen wegen sympathischer Affection enucleirt werden mussten.

Die sympathischen Augenleiden.

2. Pathogenese, Therapie.

III.

Zuvörderst wollen wir in Betreff der Pathogenie einige allgemeine Betrachtungen anstellen. Die Thatsache der ursächlichen Aufeinanderfolge der Erkrankung symmetrischer Körpertheile ist in jedem Falle etwas Ausserordentliches. Die Pathologie des Menschen kennt bisher kaum ähnliche Erscheinungen. Norris, in seiner Mittheilung über sympathische Erkrankung des Auges, spricht allerdings von vereinzelten analogen Vorkommnissen auf anderen Gebieten. Er berichtet nämlich über eine Beobachtung von Mitchell, Morehouse und Keen, nach welcher bei Schussverletzung an der Aussenseite des Oberschenkels vollständige Anästhesie an der entsprechenden Stelle des anderen Oberschenkels hervortrat — und über eine zweite von Annandale, in dessen Falle nach einer Wunde der Hand, die zu einer schmerzhaften Narbe geführt, an der anderen Hand ein ganz ähnlicher Zustand sich entwickelt haben sollte.

Fragen wir, indem wir beim Auge bleiben, zunächst darnach, in welcher Weise sich Entzündungen von einem Auge zum anderen fortpflanzen können. Diese Frage generaliter beantworten zu wollen, wäre ein Fehler. Gehen wir in's Einzelne, so ergibt sich bald, dass die Erklärung, je nach dem Orte der Entzündung, uns Schwierigkeiten verschiedenen Grades bereitet. Gesetzt, wir fänden im sympathisch erkrankten Auge mit dem Augenspiegel Entzündung der Netzhaut und des Sehnerven, und es wäre die Annahme gerechtfertigt, dass auch im erst ergriffenen Auge, dessen tiefere Gebilde wir (wegen der in der Regel vorhandenen groben Veränderungen im vorderen Augapfelabschnitt) zu untersuchen gewöhnlich nicht in der Lage sind, Retina und Opticus an einem Entzündungsprocesse leiden, dann bedürfte es nicht einer tiefsinnigen Theorie, auch nicht des Herbeiziehens anderer dunkler Erscheinungen aus anderen Gebieten der Pathologie, um solches zu verstehen.

Falls die pathologische Anatomie uns nicht direct eines Anderen belehrt, können wir annehmen, dass der Entzündungsprocess im Sehnerven des erregenden Auges sich centripetal fortpflanzt — sobald das Chiasma erreicht ist, ist auch der Sehnerv des zweiten Auges bedroht. Es ist für die Deutung der Erscheinung ganz gleichgiltig, ob wir zu den Kämpen der Total- oder zu jenen der Partialdurchkreuzung der Sehnerven im Chiasma gehören, ob wir also die Anschauung verfechten, dass im Chiasma sämmtliche Fasern des einen Tractus opticus sich zum Nervus opticus der entgegengesetzten Seite durchschlagen, oder jene, nach welcher ein Theil dieser Fasern, auf der gleichen Seite bleibend, zur Constituirung des Sehnerven der gleichen Seite beiträgt — im Chiasma liegen die Fasern der beiden Nerven in jedem Falle so dicht durcheinander, dass es höchst wunderbar wäre, wenn ein entzündlicher Process (namentlich der bindegewebigen Elemente) bei seiner Verbreitung im Chiasma sich auf die Fasern des einen Nerven beschränken und die enge damit verflochtenen des zweiten Opticus vorsichtig umgehen sollte. Es ist für die gegenwärtige Betrachtung einerlei, ob der Process, nachdem er das Chiasma erreicht hat, sich noch weiter gegen das Centrum des Sehorgans in den entsprechenden Tractus opticus fortsetzt oder nicht; so viel ist gewiss, dass, sobald einmal im Chiasma Fasern des zweiten Opticus ergriffen sind, in diesem der entzündliche Vorgang sich nicht blos gegen den Tractus, sondern auch gegen den Bulbus hin verbreiten und endlich die terminale Ausbreitung des Opticus in der Netzhaut erreichen kann.

Wenn das ersterkrankte Auge deutliche Iridokyklitis zeigt und im zweiten das Bild einer Sehnervenentzündung sich entwickelt, so stört dies den Gang der eben gegebenen Erklärung nicht, denn wir supponiren dann im ersten Auge das gleichzeitige Vorhandensein einer Neuritis oder Neuroretinitis. Wie aber ist die sympathische Entzündung des Chorioidealtractus, in erster Linie die sympathische Iridokyklitis plastica zu erklären, welch' letztere als die hauptsächlichste, von Manchen sogar als die einzige Repräsentantin des sympathischen Leidens angesehen wird? Man könnte auch da an eine

Fortpflanzung der Entzündung per contiguum denken. Im primär-affieirten Auge mag immerhin Iridokyklitis die Primärerkrankung sein, aber Entzündung der Netzhaut kann sich anschliessen. Durch die Sehnervenbahnen würde dann der Process in die Netzhaut des zweiten Auges einfach fortgepflanzt und könnte in diesem von der Netzhaut wieder auf die Aderhaut übergreifen. Das einfache Uebergreifen der Entzündung von Netz- auf Aderhaut ist eine so gewöhnliche Thatsache, dass, wenn eine dem entsprechende Auffassung auch der sympathischen Uvealerkrankung gegenüber gestattet wäre, alles Geheimnissvolle von der letzteren wiche und die sympathische Entzündung einfach als per continuum et contiguum durch das Chiasma von dem erregenden Auge fortgepflanzt angesehen werden könnte.

Allein wenngleich die Affection des Sehnerven im erst- und zweiterkrankten Auge gegenwärtig noch viel zu wenig gewürdigt wird, so steht doch fest, dass die sympathische Iridokyklitis in dieser Weise nicht zu Stande komme. Denn zur Zeit, als deren Anfangssymptome sich zeigen, besteht noch kein oder nur ein unerheblicher Entzündungszustand in der Netzhaut. Und wenn noch in der eigentlichen Aderhaut, die mit der Netzhaut in weitgedehntem Contacte liegt, die hauptsächlichsten Erscheinungen hervortreten würden! So aber ist es der vorderste Abschnitt des Uvealtractus, der Ciliarkörper und die Iris, der zuerst leidet, jener Abschnitt, der, ich möchte sagen, nur von einem theoretischen Reste der Netzhaut, der sogenannten Pars ciliaris retinae, zum Theile überzogen wird. Da demnach von einer Uebertragung der Entzündung auf die Aderhaut des entgegengesetzten Auges durch Mithilfe des Sehnerven-Netzhaut-Apparates abzusehen ist, so muss ein anderer Verbindungssteg gesucht oder eine mysteriöse Fernwirkung angenommen werden.

Es liesse sich allerdings noch eine directe Verbindungsbahn finden, die in der Gegend des Chiasma von einem Auge zum anderen hinüberleiten könnte. An der Basis cranii, dem Türkensattel entsprechend, das Chiasma (sowie das Tuber cinereum und die Corpora mammilaria) umschliessend, liegt bekanntlich der Circulus arteriosus Willisii. Veränderungen im Gefässapparate des Aderhauttractus könnten in den arteriellen Hauptstamm, die Arteria ophthalmica, von da in die Carotis interna und den Willis'schen Cirkel, und längs des vorderen Bogens desselben in die Arteria ophthalmica und weiter in das Chorioidealgefässgebiet des zweiten Auges fortwandern. Welch' wichtige Rolle die Alteration der Gefässwandungen im Entzündungs-

5*

processe spielt, hat Cohnheim erwiesen; ist ja doch nach ihm die „moleculäre Aenderung der Gefässwandung" die unerlässliche Bedingung der Entzündung. Eigenthümlich bliebe dann nur (selbst wenn schon alle nöthigen Voraussetzungen erfüllt wären) in jedem Falle, dass der Process im zweiten Auge sich nicht im ganzen Gebiete des Aderhauttractus, sondern gerade vorwaltend oder ausschliesslich in dessen vorderstem Abschnitte etablirt. Von einer solchen directen Fortpflanzung der Entzündung längs der Gefässe ist auch gegenwärtig in unserer Wissenschaft keine Rede — doch möchte ich damit nicht gesagt haben, dass die Frage nach der Theilnahme der Gefässe endgiltig erledigt sei.

So bleibt uns nichts anderes übrig, als uns an die Nerven zu klammern. Netzhaut und Sehnerv sind hierunter, wie wir wissen, nicht gemeint; dann aber können nur die Ciliarnerven in Betracht kommen. Die kurzen Ciliarnerven enthalten motorische, sensible und sympathische Fasern. Man nimmt an, dass jeder kurze Ciliarnerv Fasern jeder Gattung mit sich führt. Die langen Ciliarnerven, welche direct aus dem Nasociliaris entspringen, führen keine motorischen Fasern, auch ist von einer Aufnahme sympathischer Fasern seitens dieser Nerven nichts bekannt; doch besteht nach dem Experimente Stricker's, dass Reizung sensibler Rückenmarkswurzeln auf centrifugalem Wege Hyperämie erzeugt (d. h. dass durch Reizung sensibler Wurzeln gefässerweiternde Nerven getroffen werden, in denen also die Erregung nicht zum Centrum, sondern zur Peripherie sich fortpflanzt), einem Experimente, das Stricker trotz Cossy's und Vulpian's Widerstreit energisch aufrecht erhält, die Möglichkeit, dass auch die langen Ciliarnerven centrifugalleitende Gefässnerven führen.

Wir sind nicht geneigt, die eigentlich motorischen Nerven der Binnenmuskeln des Auges, also die entsprechenden Fasern des Oculomotorius, die den Sphincter iridis und den Ciliarmuskel, sowie jene des Sympathicus, die den Dilatator pupillae versorgen, an der Vermittlerrolle theilnehmen zu lassen, so dass nur die sensiblen Fasern des Trigeminus und die Gefässnerven des Sympathicus übrig bleiben und sich die Frage stellt, ob, wenn schon die Ciliarnerven die Leiter sind, beiden Fasergattungen die Leitung zukommt oder nur einer von ihnen und dann welcher? In Betreff der motorischen Nerven möchte ich noch bemerken, dass man allerdings auch einfache Accommodationsparese ohne jedwede begleitende Erscheinung als ein-

ziges Symptom sympathischer Erkrankung gefunden hat (P a g e n -
stecher, Mooren, Schiess-Gemuseus), dass aber diese Erscheinung nicht zur Annahme einer Action der motorischen Wurzel
zwingt; sie gestattet vielmehr eine höchst einfache Erklärung. Die
beiden Accommodationsmuskeln contrahiren sich immer synergisch.
Wenn nun die Zusammenziehung des einen Ciliarmuskels wegen
dessen krankhafter Affection im höchsten Grade schmerzhaft ist, so
unterbleibt sie und damit auch die Contraction des Partners, die sofort wieder ungehindert hervortritt, sobald das krankhafte Auge entfernt wird.

Sind es die sensiblen Nerven, welche die Entzündung übertragen, so müssen wir annehmen, dass entweder ein undefinirbarer
Reizzustand, eine ungekannte Molecularveränderung, oder dass ein
wirklicher Entzündungszustand sich längs der Fasern centripetal bis
in's Gehirn, zu den centralen Nervenzellen, aus denen sie hervorgehen, fortsetzt, dass dieser krankhafte Process auf die entsprechenden Nervenzellen der anderen Seite „überspringt" (oder vielleicht
durch Fasern übertragen wird) und von diesen centrifugal wandernd,
die Endausbreitungen im zweiten Auge erreicht. Sind die sympathischen Fasern Vermittler, so muss der Reiz im vasomotorischen
Centrum, d. i. in der Medulla oblongata oder vielleicht auch, wenn
wir den Experimenten Stricker's an Kaninchen Rechnung tragen,
unterhalb des verlängerten Markes auf die andere Seite hinübergehen.

Die Annahme solcher Verhältnisse ist relativ noch sehr einfach.
Wir haben dabei die gefährliche Klippe der „reflectorischen" Wirkungen noch glücklich umschifft. Aber vorausgesetzt, dass all' das
erwiesen ist, so hat die Erklärung der Entstehung der Entzündung
im sympathisch erkrankten Auge noch eine mächtige Schwierigkeit.
Es setzt die Entwickelung der Entzündung die Thatsache voraus,
dass durch Reizung oder Entzündung sensibler Nerven schwerste Entzündung des Gewebes, in welchem sie sich verbreiten, erzeugt, beziehungsweise dass durch Reizung der sympathischen vasodilata-
torischen oder durch Lähmung vasoconstrictorischer Fasern nicht blos
eine Erweiterung der Gefässe, nicht blos Hyperämie, sondern wahre
Entzündung erregt werden kann.

Die allgemeine Pathologie unserer Tage beschäftigt sich wenig
mit dem Einflusse der Nerven auf die Entzündung oder läugnet ihn
geradezu. Es ist ganz merkwürdig, dass von dieser Seite her der
sympathischen Ophthalmie so wenig Aufmerksamkeit gezollt, ja dass

dieselbe in der Regel gar nicht der Erwähnung werth gefunden
wird. Der Herpes zoster, bei welchem eine Dermatitis sich längs der
Verzweigungen sensibler Nervenäste ausbreitet, gilt (indem die sogenannten neuroparalytischen Entzündungen, die Pneumonie nach Vagus-
durchschneidung und die Keratitis bei Trigeminuslähmung mit Recht
in das Bereich der traumatischen Entzündungen verwiesen werden)
für das einzige Beispiel, das auf einen Zusammenhang zwischen
Nervenerkrankung und Entzündung hindeutet, und selbst
vom Herpes zoster meint Cohnheim (1877), dass wir gut
thun werden, auch bei dieser Erkrankung erst eine sorg-
fältige anatomische, resp. experimentelle Prüfung abzu-
warten, ehe wir Schlüsse von so grosser Tragweite auf
diese einzelne Thatsache bauen. Andererseits ist es nicht
gelungen, den Uebergang jener Hyperämien, die durch
Durchschneidung des Sympathicus zu Wege gebracht werden, in Entzündung zu beobachten.

Angesichts der sympathischen Kyklitis bleibt aber doch nichts
Anderes übrig, als einen solchen directen unmittelbaren Einfluss der
Ciliarnerven auf die Hervorrufung der Entzündung anzunehmen. Von
klinischer Seite ist es namentlich ein Moment, welches diese Annahme
stützt. Im Jahre 1866 schreibt v. Gräfe: „Nicht ohne Interesse ist
vielleicht die Mittheilung, dass ich in zwei Fällen von Verletzungen,
in welchen ich nicht enucleïrte, weil das verletzte Auge noch einige
Sehkraft erhalten hatte, beim Ausbruch der sympathischen Affection
genau an der symmetrischen Stelle die Empfindlichkeitsvermehrung
auf dem zweiten Auge constatirte, in welcher sie auf dem ersten
während der ganzen Beobachtungsdauer zugegen war". Schon früher
hatte Bowman eine ähnliche Beobachtung gemacht. Diese merkwürdige Symmetrie gilt den Ophthalmologen allerdings als eine grosse
Seltenheit und selbst Autoren, denen gerade bezüglich der sympathischen Affectionen ein grossartiges Material zu Gebote steht, führen
nur die drei Fälle v. Gräfe's und Bowman's an. Trotzdem muss
ich sagen, dass das genannte Phänomen gar nicht so selten ist;
frappirend bleibt es freilich, so oft man demselben von Neuem begegnet. Ich fand es bei der wahren Iritis maligna, sowie bei
der schweren plastischen Iritis mit Vortreibung der peripheren Irispartien. Es kommt aber auch bei jenem sympathischen Reizzustande
vor, der als Ciliarneuralgie aufzufassen ist (pag. 36). Bei sorgfältiger
Betastung des Ciliarkörpers des sympathisch afficirten Auges gelangt

man in diesen Fällen an einen Druckpunkt, an eine Stelle, deren Berührung ausschliesslich oder vorwaltend empfindlich oder schmerzhaft ist. Prüft man dann das erstafficirte Auge, so kann man fast mit Sicherheit erwarten, dass auch da und zwar an einer genau correspondirenden Stelle vorwaltend oder ausschliesslich Schmerzhaftigkeit oder Empfindlichkeit des Ciliarkörpers sich ausspricht. Wiewohl nun in der That in dem erstafficirten Auge nur an einer einzigen Stelle Schmerzhaftigkeit bestehen, und der übrige Ciliarkörper gegen Berührung oder leichten Druck unempfindlich sein kann, demnach unter solchen Umständen die Eruirung des Druckpunktes am erstafficirten Auge keine Schwierigkeit darböte, so ist es doch im Allgemeinen gerathen, mit der Prüfung der Empfindlichkeit des Ciliarkörpers im zweiterkrankten Auge zu beginnen, weil bei hoher Schmerzhaftigkeit im ersten Auge die ohne näheren Anhaltspunkt unternommene Aufsuchung einer etwa vorhandenen vorwaltenden Schmerzstelle grausam, zumeist überhaupt unthunlich wäre. Der umschriebene Druckschmerz im sympathisch erkrankten Auge bedeutet aber als solcher nicht unbedingt das Wehe, das in einem entzündeten Körpertheile durch Druck hervorgebracht wird, er findet sich vielmehr, wie schon angedeutet, auch da, wo es sich nur um Neuralgie des entsprechenden Ciliarnerven handelt, um eine Neuralgie, die schwinden kann, ohne in Entzündung überzugehen.

Es bleibt im Hinblick auf die eben genannten Thatsachen kaum eine andere Annahme übrig, als dass der Entzündungsreiz von Ciliarnerven der einen Seite auf correspondirende Nerven der anderen Seite übergeht, wodurch schliesslich in den Geweben, in denen die Nerven sich verästeln, Entzündung erregt werden kann. Ob hierbei die offenbar leidenden sensiblen Nerven, ob die sympathischen Fasern die Entzündung vermitteln, lässt sich gegenwärtig absolut nicht entscheiden. Der Herpes zoster spricht allerdings für die active Betheiligung der sensiblen Nerven, aber wir dürfen nicht vergessen, dass sowie das Vorhandensein sympathischer Fasern in den Ciliarnerven thatsächlich bekannt ist, nach den früher erwähnten Experimenten Stricker's das Vorhandensein solcher Fasern in den sensiblen Nervenstämmen überhaupt, nicht ohne weiteres geläugnet werden kann.

Nach diesen Betrachtungen mehr allgemeiner Art wollen wir nunmehr sehen, in welcher Weise sich die Lehre von der Pathogenie der sympathischen Entzündung auf Grund von Hypothesen, klinischen und pathologisch-anatomischen Stützen im Laufe der Zeit entwickelt hat.

Mackenzie, der, wenn er auch nicht der Erste war, der überhaupt die sympathische Entzündung kannte, so doch der Erste von tiefer Erkenntniss des furchtbaren Leidens zeugende Mittheilungen machte (1844), hat auch in Betreff der Pathogenese der Krankheit bereits Hypothesen entwickelt, die beinahe all das enthalten, was heute nach Ablauf mehrerer Decennien in dieser Angelegenheit gedacht werden kann, und einen weiteren Ausblick auf dem dunkeln Gebiete bekundet, als er gegenwärtig, ich möchte sagen, im Allgemeinen gestattet wird. Mackenzie hat bereits alle drei Möglichkeiten der Uebertragung in Betracht gezogen: die Fortleitung der Entzündung durch die Gefässe mittelst deren Verbindung im Gehirn, die Fortleitung durch die Ciliarnerven und endlich jene durch Netzhaut und Sehnerven. Auch über die Art und Weise, wie diese Uebertragung zu denken sei, wissen wir gegenwärtig nicht viel Besseres, als er. „Die Gefässe auf der Seite des verletzten Auges, die in einem Zustand von Congestion, der zu Entzündung ansteigen kann, sich befinden, theilen möglicher Weise den Gefässen der entgegengesetzten Seite, mit welchen sie innerhalb der Schädelhöhle in Verbindung stehen, die Disposition zu gleicher Erkrankung mit.“ „Die Ciliarnerven des verletzten Auges können dadurch Fortpflanzungswege werden, dass sie im dritten und fünften Hirnnervenpaar einen Reizzustand zum Gehirne leiten, der von da auf die entsprechenden Nerven der entgegengesetzten Seite reflectirt wird.“ Und was den Sehnerven anlangt, „so ist es im höchsten Grade wahrscheinlich, dass die Retina des verletzten Auges in einem Zustande der Entzündung sich befindet, welche längs des entsprechenden Sehnerven zum Chiasma fortschreitet, und dass von hier aus jener Reizzustand, der die Entzündung hervorgerufen, zur Retina der entgegengesetzten Seite, längs des Opticus dieser Seite, übergeht“.

So richtig diese letztere Annahme auch gegenwärtig erscheinen muss, so irrte Mackenzie doch insofern, als er die „Verbindung der optischen Nerven“ „für das Hauptmedium“ hielt, durch welches die sympathische Entzündung erzeugt würde. Denn so häufig auch sicherlich die sympathische Neuroretinitis und zwar auf dem von Mackenzie angedeuteten Wege zur Entwickelung kommt, so kann doch, wie wir sahen, die sympathische Uveïtis nicht durch Uebergreifen der Entzündung von Retina auf den Uvealtract erklärt werden. Schon im Jahre 1849 fasste Tavignot, wie ich Mooren entnehme, die sympathische Iritis so auf, als ob die Primäraffection

eine sympathische Ciliarneuralgie wäre, zu welcher sich Hyperämie und schliesslich Entzündung hinzugeselle. Dass die Leitung
durch die Ciliarnerven wahrscheinlicher sei, hat später auch
v. Arlt erklärt. „Ob in solchen Fällen der Sehnerv (dessen Neu-
rilem bis zum Chiasma) das vermittelnde Agens sei, oder der Nervus trigeminus und sympathicus (die Ciliarnerven), lässt sich bei
dem gegenwärtigen Stande unseres Wissens nicht entscheiden; das
Letztere ist das Wahrscheinlichere." Die ophthalmologische Welt
wurde aber auf die Rolle, welche den Ciliarnerven zukommt, erst
durch eine Arbeit Heinrich Müller's (1858) aufmerksam. Dass
von dieser Zeit an sich die Anschauungen über die Pathogenie der
sympathischen Entzündung so radical änderten, ist insofern interessant, als H. Müller's Standpunkt sich von jenem Mackenzie's
sozusagen nicht in qualitativer, sondern nur in quantitativer Richtung unterscheidet. H. Müller lässt geradeso wie Mackenzie sowohl die Ciliarnerven, als auch den Sehnerven in Action treten, er
verwahrt sich sogar dagegen, als ob er die Uebertragung durch den
Sehnerven läugnete. „Wenn ich die Vermuthung ausspreche, dass
die Ciliarnerven wohl häufig in der Lage sein möchten, jene fatale
Sympathie hervorzurufen, so versteht sich wohl von selbst, dass ich
die durch den Sehnerven vermittelte, sich vielfach aussprechende
Sympathie nicht läugnen will." H. Müller schien in der Richtung
seine Vorgänger zu überragen, dass seine Hypothese sich zum
ersten Male auf einen anatomischen Befund stützte. Er fand nämlich in einem, wegen drohender sympathischer Affection enucleïrten
Auge die Ciliarnerven zwar theilweise atrophisch, aber da sie nur
ihr Mark verloren hatten, so möchte die Leitungsfähigkeit solcher
Nerven gegen das Centrum hin noch „mehr oder weniger" erhalten
sein. Dagegen, so fährt H. Müller fort, ist in sehr vielen solcher
Fälle der Sehnerv von der Retina her bis in den Stamm so atrophirt, dass eine Reizung oder irgend ein anderer Process wohl
schwerlich durch denselben vom Auge weiterhin übertragen werden
könne; doch bricht H. Müller dadurch, dass er sich hinzuzufügen be-
eilt, dass man von gewissen Fasern in der Gegend der Lamina
cribrosa kaum sagen kann, ob sie nervös seien oder nicht, seiner
letzten Behauptung eigentlich selbst die Spitze ab. H. Müller
hat — und dies ist wohl zu bemerken — nicht etwa einen Fund
gemacht, nach welchem die Fortleitung durch die Ciliarnerven irgend-
wie erwiesen worden wäre, sondern hat seine Schlüsse nur auf den

Umstand basirt, dass die Ciliarnerven weniger leicht, als der Sehnerv, der vollständigen Atrophie anheimfallen dürften.

Immer mehr befestigte sich die Anschauung, dass die sympathische Entzündung durch Ciliarnervenleitung zu Stande komme, während gleichzeitig die Betheiligung der Sehnerven am sympathischen Processe in Vergessenheit gerieth. Pagenstecher (1862) dürfte in Deutschland der Erste gewesen sein, welcher die Theilnahme des Opticus gänzlich bestritt und die Uebertragung ausschliesslich den Ciliarnerven und zwar deren „nutritiven" sympathischen Fasern zuwies.

Nunmehr blieben die Ciliarnerven eine Zeit lang Alleinherrscher auf dem traurigen Gebiete. Allerdings konnten vielseitigen Beobachtern, wie Mooren, die Thatsachen nicht entgehen, die für eine Leitung durch die Sehnerven sprechen, aber auch da wurde dem Sehnerven nur eine secundäre Rolle zugedacht. So sagt Mooren (1869), dass jede sympathische Störung auf Reizung eines Ciliarnerven beruhe, dass aber der Trigeminus auf den Opticus einwirken könne, so zwar, dass die vom Trigeminus auf den Opticus des erstergriffenen Auges übertragenen Reize durch diesen letzteren, den Opticus, zum zweiten Auge fortgeleitet werden, um in diesem wieder von Opticus auf den Trigeminus zu springen, „so dass die Auslösung der übermittelten Reizvorgänge in den Ganglion ciliare stattfindet". Ausser dieser dunkeln Reflexaction bedarf es aber nach Mooren, um das Zustandekommen der sympathischen Störungen zu erklären, noch eines dritten Factors, „der die Verhältnisse der Nutrition, der Secretion und Accommodation bestimmt", es bedarf der Mitwirkung des Sympathicus, sei es, dass die Ueberleitung auf centralen Bahnen, sei es durch directen Uebergang längs der sympathischen Fasern, die den Opticus angeblich begleiten, erfolgt.

Auf Grund seiner anatomischen Untersuchungen, die einen grossen Procentsatz von Veränderungen in Retina und Opticus des erstafficirten Auges ergaben (wobei allerdings ein grosser Theil derselben, wie die so häufig figurirende Netzhautablösung, nur Folge der Uvealerkrankung ist), hat Alt, der auch drei Fälle von sympathischer Neuroretinitis beobachtete (1876)[1], dem Opticus wieder eine hervorragende Rolle zugewiesen, wobei er aber der merkwürdigen Ansicht huldigt, dass der gesammte Nervenapparat sich promiscue bei der

---

[1] Vergl. pag. 49—51.

Ueberleitung auf das andere Auge betheiligt und dass die einzelnen Arten der sympathischen Affection nur Graduntersehiede darstellen.

Die Theorie Mooren's verlangt leitungsfähige Sehnerven. Es wurde jedoch auch noch unter der Voraussetzung, dass zur Zeit des Eintritts der sympathischen Erscheinungen eine Nervenverbindung zwischen Fremdkörper und Sehnerven nicht bestand, und dass die Unmöglichkeit einer Leitung durch den Sehnerven erwiesen sei, eine Reflexaction anderer Art zwischen Ciliar- und Sehnerven herbeigezogen, um gewisse sympathische Störungen nicht entzündlicher Natur zu erklären. In dem früher (pag. 38) beschriebenen Falle von sympathischer Gesichtsfeldeinengung ohne Befund vermag sich Brecht, indem er die Leitung durch die Sehnerven aus anatomischen Gründen als unmöglich hinstellt, nur eine Leitung durch die Ciliarnerven vorzustellen. Es wäre möglich, meint Brecht, dass der Fremdkörper eine Entzündung irgendwelcher centripetal leitenden Ciliarnerven erregt habe, dass diese discontinuirlich sich fortpflanzend in der Medulla oblongata eine Hyperämie mit Oedem oder leicht entzündliche Processe in der Gegend des vasomotorischen Centrums hervorgerufen; dass dadurch eine Lähmung der Gefässe und Hyperämie der Retina im zweiten Auge entstanden sei, welche die Schuld an der Functionsstörung trage. Brecht stützt sich bei dieser Hypothese auf Experimente Lewisson's an Fröschen (1869), aus welchen der Experimentator den Schluss zog, dass starke Reize sensibler Nerven lähmend auf die reflectorische Thätigkeit, wie auch auf die vom Rückenmark abhängigen willkürlichen Bewegungen wirken; er stützt sich auf die Ansicht Leyden's (1865), dass die im Gefolge von Blasen- und anderen langwierigen Leiden auftretenden sogenannten Reflexlähmungen (Paraplegien, Sphincterlähmung) dadurch entstehen können, dass sensible Nerven des afficirten Organs von einer Neuritis ergriffen werden, die ascendirend sich bis in das Rückenmark fortpflanzt und daselbst eine Myelitis erzeugt; er stützt sich endlich auf die experimentellen Studien Feinberg's (1871), der einige Tage nach Aetzung des Ischiadicus bei Kaninchen Blasenlähmung und Paraplegie eintreten sah und bei der Autopsie als Grund für die Reflexlähmungen eine Myelitis fand, während der centrale Stumpf des gereizten Ischiadicus intact geblieben war — ein Beweis dafür, dass eine derartige Entzündung sich längs des Nerven sprungweise fortpflanzen könne, eine experimentelle

Thatsache, welche den Befund Leyden's am Menschen bestätigt, der in jenen Fällen, in welchen er während des Lebens die Diagnose der bis in's Rückenmark aufgestiegenen Neuritis gestellt, nach dem Tode eine den Eintrittsstellen jener Nerven entsprechende Myelitis, aber keine Zeichen von Neuritis ascendens fand.

Doch auch eine andere Hypothese wäre möglich. Wie der Golz'sche Versuch, nach welchem beim Frosche das Herz still steht, wenn man dem Thiere einigemal auf die Bauchdecken klopft, so zu deuten ist, dass die centripetalleitenden sympathischen Eingeweidenerven die Reizung reflectorisch durch die Medulla oblongata auf den Hemmungsnerven des Herzens, den Vagus, übertragen, so könnte man sich nach Brecht auch denken, dass die Reizung durch den Fremdkörper von den centripetalleitenden sympathischen Fasern der Ciliarnerven (— gibt es denn solche? —) durch die Medulla oblongata einfach reflectorisch auf die centrifugalleitenden Ciliarnerven des anderen Auges übertragen würde, und dass diese analog den Hemmungsnerven die Function in der Retina selbst sistirten!! Dass gegenwärtig, nachdem die reflectorische Lähmung motorischer Nerven sowohl durch klinische Beobachtung, als durch Thierversuche genügend sichergestellt worden ist, auch das Vorkommen einer reflectorischen Lähmung „sensibler Nerven, speciell des Opticus oder der Retina" nicht ohne weiteres in Abrede gestellt werden kann, ist auch Leber's Ansicht (1877).

Die Anhänger der Reflexneurosen auf dem Gebiete der sympatischen Affectionen stellen sich demnach entweder vor, dass der Entzündungsreiz zwar durch die Optici fortgeleitet wird, dass derselbe aber im sympathisch erkrankten Auge vom Opticus auf die Ciliarnerven überspringt und hierdurch erst die Entzündung eingeleitet wird, oder sie nehmen an, dass die von Seite der Netzhaut und des Sehnerven zu Tage tretenden sympathischen Erscheinungen nicht durch directe Fortleitung des Reizes von Opticus zu Opticus, sondern durch Leitung im Gebiete des Ciliarnerven und durch Ueberspringen der Erregung von Ciliarnerven zum Sehnerven im zweiten Auge hervorgerufen werden. Es ist demnach die ganze Reihe der Erscheinungen, welche als Empfindlichkeit gegen das Licht, rasche Ermüdung bei der Arbeit, Verschleierung des Gesichtsfeldes, mitunter sich steigernd zu rythmisch periodischen Verdunkelungen, Lichtscheu, Funkensehen, bisweilen zu heftigster Photophobie und Photopsie ausartend, die Anästhesie der Netzhaut mit concentrischer Einengung des Gesichtsfeldes, endlich auch die wahre Entzündung der Netzhaut (welch letztere allerdings von Leber von den übrigen Erscheinungen getrennt und als ein Folgezustand der sympathischen Iridochorioiditis aufgefasst wird) nur eine Reihe von Reflexneurosen mit primärer Erkrankung der Ciliarnerven.

Wir ersehen daraus, dass wir Recht hatten, als wir unsere allgemeinen Betrachtungen als relativ einfache bezeichneten. Wir wollen aber nunmehr untersuchen, ob die relativ einfachen Vorstellungen nicht genügen, um alle Erscheinungsformen der Sympathie zu erklären, ohne dass das dunkle Gebiet der Reflexneurosen betreten würde. Wenn Mackenzie es für höchst wahrscheinlich hält, dass die Retina des verletzten Auges sich in einem Zustande der Entzündung befindet, so scheint er damit das Richtige getroffen zu haben. Ohne zur Annahme einer mysteriösen Einwirkung der Ciliarnerven auf den Sehnerven greifen zu müssen, ist nunmehr erwiesen, dass durch das Trauma selbst Entzündungsprocesse im Augeninnern angeregt werden, die sehr rasch (manchmal vielleicht wegen unmittelbarer Läsion) den Sehnerven ergreifen können. In dieser Hinsicht besonders interessant ist ein pathologischer Befund von Brailey, der an unscheinbarer Stelle in des Autors „Pathological Report für das Jahr 1876" sich findet. Ein vierjähriger Knabe fällt mit einem Messer in der Hand und bringt sich so eine Schnittwunde bei, die durch das untere Lid, dann quer durch die Cornea und einen Theil der Sclerotica rechts und links von der Hornhaut geht. Vier Tage später wird das Auge enucleirt. Netz- und Aderhaut sind in situ. Die Eintrittsstelle des Sehnerven ist geschwollen und eine weissliche Trübung lagert über und rings um dieselbe, in der Nähe eine feine Capillarhämorrhagie. Die microscopische Untersuchung bestätigt in entscheidender Weise die Sehnervenschwellung. Am internationalen Congresse zu New-York (1876) theilte E. Williams mit, dass er in letzterer Zeit zwei Fälle gesehen, in denen das verletzte enucleirte Auge überraschender Weise von einer sehr entwickelten Neuroretinitis, in dem ersten der Fälle, in welchem die Enucleation einige Wochen nach der Verletzung stattgefunden, sogar von der mächtigsten Sehnervenschwellung, die er je gesehen, ergriffen war. Auch Hirschberg berichtet staunend in demselben Jahre über einen ganz analogen Befund. Auch da handelt es sich, wie bei Brailey, um einen

Messerstich, aber um ein Auge, das erst 9 Monate nach der Verletzung entfernt ward. Die Sehnervenpapille ist hochgradig geschwellt und rings um sie hat sich durch Hyperplasie der inneren Körnerlage und der Radialfasern der Netzhaut noch ein förmlicher Wall formirt. Indem so schon die frühzeitigste Entwicklung von Neuroretinitis im verletzten Auge durch Brailey erwiesen, das Vorkommen derselben auch in späteren Stadien durch Williams und Hirschberg, und die so häufige Betheiligung des Sehnervenapparates am Entzündungsprocesse des verletzten Auges überhaupt durch Alt festgestellt ist, hat man sich vorzustellen, dass Netzhaut und Sehnerv im erstafficirten Auge durch das Trauma selbst oder in Folge der krankhaften Processe, die sich an das Trauma anschliessen, in einen Reiz- oder Entzündungszustand versetzt werden. Worin der „Reiz"-zustand besteht, ist schwer zu sagen; soviel ist gewiss, dass er sich auf das zweite Auge fortpflanzen oder in diesem durch Entzündung im ersten Auge hervorgerufen werden und nach Entfernung der Reizquelle im sympathisch afficirten Auge wieder schwinden kann. Die Empfindlichkeit gegen das Licht, die rasche Ermüdung bei der Arbeit, die Lichtscheu, das Feuer- und Funkensehen sind Manifestationen dieses von Sehnerv zu Sehnerv fortgepflanzten Reizzustandes, sowie auch die Verschleierungen des Sehfeldes nicht minder als die Herabsetzung des centralen Sehens mit concentrischer Einengung des Gesichtsfeldes nicht etwa auf herabgesetzter, sondern auf erhöhter Reizbarkeit der Netzhaut, nicht auf Anaesthesia, sondern auf Hyperästhesia retinae beruhen. Das durch den sympathischen Vorgang überreizte Organ versagt den Dienst periodisch oder dauernd in einzelnen Partien bei Einwirkung eines Reizes, des Lichtes, der für das normal erregbare Organ ein adäquater Reiz ist. Hat doch schon v. Gräfe die Anästhesie der Netzhaut mit concentrischer Einengung des Gesichtsfeldes ohne sympathische Grundlage richtig auf Hyperästhesie zurückgeführt!

Wie aber, wird man fragen, kann eine solche Uebertragung des Auges durch die Sehnervenkette in jenen Fällen möglich sein, in denen der Sehnerv des ersterkrankten Auges vollkommen atrophirt ist. Ein bindegewebiger Strang kann doch einen derartigen sensoriellen Reiz nicht vermitteln! Zugegeben, aber wenn dem so ist, so darf man, wie mir däucht, in allen jenen Fällen, in welchen derartige

Functionsstörungen ohne materielle Grundlage im zweiten Auge sich zeigen, mit apodictischer Bestimmtheit den Rückschluss machen, dass die Sehnervenfasern des ersten Auges doch noch nicht a l l e atrophirt sind. Wie wollte man auf microscopischem Wege entscheiden, ob nicht in dem Bindegewebsstrange, zu dem der Sehnerv umgewandelt ward, noch einzelnen der feinsten Fibrillen die Bedeutung von Nervenelementen, von ihres Marks beraubten Axencylindern, zukomme! Wenn B r e c h t in seinem diesbezüglichen Falle, den Mangel der Leitung längs der Sehnerven als sicher hinstellend, die Ciliarnerven zu Hilfe ruft, so spricht d e r Umstand mit lauter Stimme gegen ihn, dass das primäraffcirte Auge, wie B r e c h t angibt, vollk o m m e n schmerz- und reizlos war, der Annahme eines Reizzustandes in den Ciliarnerven demnach jede Grundlage fehlt.

Es soll durchaus nicht ausgesprochen werden, dass die früher genannten Functionsstörungen der Netzhaut, auch wenn der Spiegelbefund ein negativer ist, nicht eine nachweisbar materielle Grundlage haben könnten; wir werden sogar gröbere materielle Veränderungen dann unbedingt supponiren müssen, wenn der „Reiz"zustand nach Entfernung der Reizquelle nicht schwindet. Wenn in A l f r e d G r ä f e's traurigem Falle (pag. 37) die marternden Photopsien nach Enucleation des verletzten Auges nicht weichen, dann scheint es mir unzweifelhaft, dass sie durch Producte der E n t z ü n d u n g, die sich in der Sehnervenkette bereits etablirt hatten, angefacht und unterhalten wurden. Einen wichtigen Fingerzeig gibt uns nach dieser Richtung in dem genannten Falle die Angabe des Microscopikers, der in dem intraoculären Sehnervenende des herausgenommenen Auges B i n d e g e w e b s w u c h e r u n g fand. Eine solche Wucherung des interstitiellen Bindegewebes in den Sehnervenbahnen war es, durch welche die Sehnervenbündel immer mehr umstrickt und auf mechanische Weise gereizt wurden.

Was die evidenten E n t z ü n d u n g e n von Opticus-Retina im zweiten Auge anlangt, so haben wir schon früher im Allgemeinen betont, dass einer Propagation solcher Processe von einem zum andern Auge kein Hinderniss im Wege stehe; es war nur zu erweisen, dass im ersterkrankten Auge derartige Neuroretinitides thatsächlich vorkommen. Ja, ich möchte glauben, dass wenn man in einzelnen Fällen eine Neuroretinitis für eine sympathische gehalten und nach Enucleation des ersten Auges Netzhaut und Sehnerv dieses Auges intact gefunden hat, dieser Umstand gestattet, die Diagnose in Betreff des sympathischen Ursprungs des Leidens als nicht begründet erscheinen zu lassen.

Man begreift jetzt, warum ich schon früher hervorgehoben, dass Entzündungen des nervösen Apparates im zweiten Auge sicherlich viel häufiger vorkommen, als man bisher anzunehmen geneigt war; dass ihr Vorhandensein durch die gleichzeitige Iridokyklitis häufig gedeckt wird und dass durchaus nicht angenommen zu werden braucht, dass dieselben nur der Ausdruck für die Fortpflanzung des entzündlichen Processes von dem Aderhauttractus des nämlichen Auges seien. Auch vergesse man nicht, dass, wenn überhaupt von Fortpflanzung der Entzündung längs der Sehnervenkette die Rede ist, dieselbe dann auch noch statthaben würde, falls der Sehnerv des erstafficirten Auges wirklich vollkommen in einen Bindegewebsstrang umgewandelt wäre, denn auch in diesem könnte die Entzündung bis zum Chiasma schleichen, um von da aus im erhaltenen Sehnervenstamme der anderen Seite als verhängnissvolle Perineuritis aufzutauchen, die Sehnervenfasern durch Wucherung des Bindegewebes umstrickend und erdrückend (ein Process, der sich schliesslich durch partielle oder totale Atrophie des dem Augenspiegel zugänglichen intraoculären Sehnervenendes kundgeben könnte [1]) — oder um, bis in's intraoculäre Sehnervenende vorrückend, als Neuritis sich dem untersuchenden Auge zu präsentiren.

Halten wir einmal an der Thatsache fest, dass der Sehnerv einen ausgiebigen Boden für die Fortpflanzung der Entzündung abgibt, dann begreifen wir auch das Auftauchen von Neuritis im zweiten Auge nach Enucleation des ersten. Wir haben früher (pag. 52 und 53) drei von Colsmann zusammengestellte Fälle angeführt. Es war da die Entzündung entweder zur Zeit der Operation schon am Wege und wurde durch den operativen Eingriff nur rasch gesteigert, oder aber es trug die Operation selbst Schuld, etwa durch Quetschung des Sehnervenstammes 1 bei dessen Durchschneidung. Eine solche Quetschung wird sogar direct von Mooren in einem Falle zugegeben, den er lange vor den durch Colsmann bekannt gemachten beobachtet hatte (1860). Wenige Wochen nach der Enucleation begannen die Klagen des Patienten über zunehmende Schwachsichtigkeit, Photopsien und leichten Stirndruck. Bei der Behandlung mit Sublimat innerlich und einem Haarseil im Nacken

[1] Vergl. pag. 52.

vergingen viele Monate, ehe die subjectiven Störungen schwanden.
doch das Sehvermögen blieb in Folge atrophischer Veränderungen
des Opticus, welche mit dem Spiegel festzustellen waren, so weit
herabgesetzt. dass Patient sich äusserst glücklich schätzen durfte.
im Sommer 1862 No. 12 der Jäger'schen Schriftscala mit Mühe lesen
zu können. Wer sollte da nicht an eine durch die Operation hervorgerufene Perineuritis, die auf den zweiten Opticus sich fortpflanzend zu dessen particler Atrophie führte, als den einfachsten Erklärungsgrund denken!

Es ist die Fragestellung überhaupt unrichtig, die dahin
geht. ob die sympathische Erkrankung durch die Sehnerven oder durch die Ciliarnerven übertragen werde, und
ob die Uebertragung auf dem einen Wege häufiger als
auf dem anderen sei. Die Uebertragung kann auf beiden
Wegen erfolgen, was aber nicht so zu verstehen ist, als
ob ein und derselbe Krankheitsprocess bald auf die eine,
bald auf die andere Weise hinüberschreiten könnte. Längs
der Sehnerven werden Reiz- und Entzündungszustände von
Opticus-Retina propagirt, während längs der Ciliarnerven
sich jene Entzündungsprocesse fortpflanzen, die in den
von Ciliarnerven versorgten Theilen des Auges, in erster
Linie im Uvealtractus beobachtet werden. Es besteht
kein Zweifel, dass die Ueberleitung auf beiden Wegen
häufig gleichzeitig oder der Zeit nach wenig getrennt erfolgt, so dass manche Erscheinungen bei sympathischer
Uvealerkrankung (namentlich die Functionsstörung) nicht
auf die Uveitis, sondern auf die gleichzeitige Neuroretinitis zu beziehen sind.

Es ist dabei begreiflicherweise nicht ausgeschlossen, dass wenn
das sympathisch erkrankte Auge an Iridochorioiditis leidet, sich zu
dieser Erkrankung Netzhautablösung wie zu jeder Iridochorioiditis
hinzugesellen, sowie dass wenn in diesem Auge auch gleichzeitig
sympathische Neuroretinitis da ist, die endliche Netzhautablösung
nicht durch diese, sondern durch den Aderhautprocess hervorgerufen werden kann.

Und wie durch Reizung des Sehnervenstumpfes ausserhalb des
Auges sympathische Neuroretinitis eingeleitet werden kann, so ist,
wenn einmal eine Uebertragung durch die Ciliarnerven, im weiteren
Sinne durch Aeste des Trigeminus überhaupt zugegeben wird, auch

leicht verständlich, dass nicht blos durch Kyklitis des einen Auges
Erkrankung des Chorioidealtractus des anderen Auges hervorgerufen
wird, sondern dass dieselben krankhaften Processe, welche im Ciliarkörper durch Einwirkung auf die Ciliarnerven das sympathische
Leiden erregen, auch in anderen Theilen des Auges, sowie ausserhalb des Auges zur Causa irritans werden können, sobald die in den
betreffenden Partieen sich verzweigenden Aeste des Trigeminus in
analoger Weise getroffen werden. Es hat dann nichts Merkwürdiges an sich, dass durch Reizung (Einklemmung) oder Entzündung
der Iris oder der eigentlichen Aderhaut, dass durch ein einen Bulbusstumpf irritirendes künstliches Auge, endlich dass durch Einsetzung
eines künstlichen Auges in die Orbita nach Entfernung des Bulbus,
im zweiten Auge ähnliche Symptome wie bei einer deutlichen Kyklitis
des ersten sich entwickeln können. In letzterer Hinsicht (der Einwirkung eines künstlichen Auges) konnte Mooren deutlich nachweisen, wie bei grosser Schmerzhaftigkeit an der ganzen Insertionsstelle des Opticus schon eine leichte Berührung der inneren Orbital-
wand heftigen Schmerz hervorrief, als Beweis dafür, dass der Aus-
breitungsbezirk des Nasociliaris durch die scharfen Kanten des künstlichen Auges irritirt worden war. Ja, wie sehr die Reizphänomene
im zweiten Auge der Reizung der Orbita durch die Glasschale entsprechen können, zeigt ein Fall von Snellen, in welchem die sympathischen Irritationsphänomene nach Belieben angefacht und wieder
beseitigt werden konnten, je nachdem man das künstliche Auge ein-
fügte oder wieder entfernte.

Es ist weiterhin begreiflich, dass die Enucleation selbst durch
Quetschung der Ciliarnerven (wie des Sehnerven) bei deren Durchschneidung der Ausgangspunkt sympathischer Entzündung werden,
und wie der Heilungsprocess nach normal vollführter Enucleation
durch Einbeziehung der Nervenstümpfe in eine constringirende Narbe
eine neue Quelle für das verderbliche Leiden werden kann. Es ist
endlich verständlich, dass, wenn einmal der Process im ersten Auge
den Rubicon überschritten hat und auf den ausserhalb des Auges
gelegenen Bahnen centripetal fortschreitet, die Enucleation dessen
Vordringen bis in das Innere des zur Zeit noch intacten Bulbus
nicht verhüten und wie, wenn auch die Kyklitis (oder Neuroretinitis)
im ersten Auge zur vollkommenen Heilung gekommen, derselbe
Process doch nachträglich im zweiten Auge in schreckhafter Form
erscheinen kann. Der Feind hatte da zwar sein erstes Lager voll-

ständig geräumt, aber er befand sich zu dieser Zeit bereits im
scharfen Vormarsche gegen das zweite Auge.

Sowie ich beobachtet habe, dass nach vollkommen geheilter
Kyklitis, Kyklitis im zweiten Auge entstehen, dass neben einem vollkommen schmerzlos und unempfindlich gewordenen Bulbus schwerste
Kyklitis vom zweiten Auge dargeboten werden kann, so dürfte es
auch nicht in das Bereich der Unmöglichkeit gehören, dass nach
normaler Heilung post enucleationem eine Reizquelle in den orbitalen oder intracraniellen Fasern der betreffenden Nerven zurück-
bleibe. Ich meine: So oft der Enucleation oder der Einlegung des
künstlichen Auges die Schuld an dem Auftreten sympathischer Erscheinungen beigemessen werden musste, beobachtete man bisher
Schmerzhaftigkeit an der Stelle, wo im Grunde der Enucleations-
höhlung die Stümpfe des Sehnerven und der ihn umringenden Ciliarnerven sassen; man fand auch die Conjunctiva, welche die Höhle
zum grossen Theile auskleidet, geschwellt, geröthet, schmerzhaft. Es
schiene aber nicht gerechtfertigt, characteristische, sympathische Erscheinungen desshalb nicht als solche anzuerkennen, weil man dieselben bisher beim Fehlen der Schmerzhaftigkeit in der Orbita und
am Nervenstumpfe nicht beobachtet hat. Ich spiele hiermit auf folgenden Fall an:

Am 25. März 1878 stellte sich mir ein 43jähriger Oeconom aus
Ungarn vor. Vor mehr als einem Jahre wurde sein rechtes Auge
durch den Stoss eines Kuhhorns verletzt. Einige Tage darauf traten
heftige Schmerzen in der entsprechenden Kopfhälfte auf; später
wurde das verletzte Auge enucleïrt, aber die Schmerzen hörten nicht
auf. Seit der Enucleation ist jetzt ungefähr ein Jahr verflossen;
der Kranke ist nie schmerzfrei; die Schmerzen exacerbiren und
remittiren, sie betreffen die rechte Kopfhälfte. Der Kranke sucht
aber nicht sowohl wegen dieser Schmerzen Hilfe, als vielmehr desshalb, weil sein linkes Auge vollkommen gebrauchs-
unfähig ist. Er kann dieses einzige Auge so wenig verwenden,
dass er nicht einmal seiner Oeconomie vorzustehen vermag. Vom
Lesen ist nach des Patienten Angabe keine Rede. Das Auge hat
ein normales Aussehen, auch die Spiegeluntersuchung entdeckt nichts
Abnormes. Ebensowenig hat die Sehschärfe gelitten — es wird noch
Diamantschrift (No. 1 der Jäger'schen Schriftproben) gelesen — das
Gesichtsfeld ist normal. Die einzige Anomalie wäre höchstens die,
dass das Accommodationsvermögen etwas geringer ist, als es in dem

6*

Alter des Patienten gewöhnlich zu sein pflegt. Trotz dieser normalen Verhältnisse aber besteht sozusagen gar keine Arbeitsdauer. Auch ein Convexglas, das die Accommodation unterstützt, vermochte keine Erleichterung zu bringen. Unwillkürlich musste man wohl unter solchen Umständen an eine sympathische Neurose denken. Aber bei der Untersuchung der rechten Orbita findet man die Enucleationshöhle von nicht geschwellter Conjunctiva schön ausgekleidet, und an keiner Stelle, auch nicht in der Tiefe, wo die Nervenstümpfe lagern, vermag der Druck des Sondenknopfs Schmerzhaftigkeit oder auch nur besondere Empfindlichkeit hervorzurufen. Aus diesem Grunde wurde auch von anderen Fachgenossen die Möglichkeit eines sympathischen Leidens in Abrede gestellt. Ich halte dasselbe aber doch nicht für unmöglich. Es kann die irritirende Ursache, wenngleich die peripheren Nervenenden keine erkennbare Anomalie zeigen, irgendwo in den Nervenbahnen, möglicherweise sogar noch in den orbitalen Nervenstücken liegen — und in diesem letzteren Falle wäre das Feld der Therapie noch nicht erschöpft.

Die Pathogenese der sympathischen Erkrankung stellt nun eine weitere Frage an uns. Gut, die Fortleitung geht durch die Nerven. Wissen wir aber etwas Genaueres über den Modus? Dass wir über die molecularen Veränderungen der Nerven bei Fortleitung der Reizzustände beim gegenwärtigen Stande der Wissenschaft „nichts wissen können", darf uns nicht so sehr beunruhigen. Dass uns aber auch über die Art der Fortleitung der Entzündung nichts Genaueres bekannt ist, ist immerhin auffallender. Doch müssen wir auch hierbei die Ciliarnerven vom Sehnerven scheiden.

In Betreff der Ciliarnerven hat Alt ein Material von 110 diesbezüglichen Fällen geprüft. Directe Angaben fanden sich überhaupt nur 43 Mal. Für 34 der betreffenden Augen werden die Ciliarnerven als normal hingestellt. Sonst ergab sich Zerrung und Quetschung der Nerven, jedoch ohne histologische Veränderung, Einheilung in eine Narbe, fettiger Zerfall, Atrophie, Verdickung der Schwann'schen Scheide und einmal Kalkablagerung in ihr.

Goldzieher (1877) glaubte der Sache auf den Grund gekommen zu sein, als er in einem Falle, in welchem ich übrigens das Leiden des zweitafficirten Auges nicht unbedingt als sympathisch ansehen möchte, so ausgedehnte Veränderungen an den Ciliarnerven des enucleirten Auges fand, wie noch kein anderer Forscher vor ihm. In allen Schichten der Aderhaut gab es frische, entzündliche Schwellung und Zellenwucherung. Die Scheiden der Ciliarnerven sind mit Rundzellen dicht infiltrirt. die Kerne im interfibrillären Gewebe gewuchert; an einzelnen Punkten haben sich förmliche, aus sehr dicht gedrängten Rundzellen zusammengesetzte Entzündungsknoten gebildet, welche die Nervenstämme comprimiren. Wäre dieser Befund Goldzieher's ein allgemeinerer, dann würde wenigstens, wenn auch die extraoculären Bahnen des entzündlichen Processes noch nicht festgestellt wären, doch für die intraoculäre Verbreitung der Ciliarnerven der entzündliche Process anatomisch erwiesen sein, wie er es für den Sehnerven ist. Aber der Befund Goldzieher's ist eine grosse Ausnahme, und es ist nicht zu bezweifeln, dass in der Regel die Ciliarnerven des erregenden Auges keine Alteration zeigen. Unter der Voraussetzung der entzündlichen Veränderungen der Ciliarnerven stellt sich Goldzieher vor, dass entsprechend den Thierexperimenten von Tiesler, Feinberg, Klemm und Niedieck die Nervenentzündung nicht continuirlich, sondern sprungweise fortschreitet, dass sie auf das Centralorgan übergreifend auch da discontinuirlich sich weiter verbreitet, um endlich, auf die Nervenbahnen der entgegengesetzten Seite übergehend und in diesen in analoger Weise sich fortpflanzend, das Nervennetz im Innern des zweiten Auges zu erreichen, wodurch die deletäre Entzündung der Membranen, in denen die Nerven sich verzweigen, eingeleitet wird. Doch der Annahme der Neuritis migrans als regelrechter anatomischer Ursache der sympathischen Entzündung fehlt wegen der gewöhnlich ausgesprochenen Intactheit der intraoculären Ciliarnerven gegenwärtig noch die genügende Basis, abgesehen davon, dass, die Neuritis migrans zugegeben, noch immer nicht anatomisch aufgeklärt wäre, wie so die Neuritis Veranlassung der schweren Gewebsentzündungen wird.

So dunkel und complicirt demnach die Art und Weise der Propagation der Entzündungsprocesse längs der Ciliarnerven im Momente noch erscheinen muss, so relativ einfach gestaltet sich die Sache für die Sehnerven. Hier handelt es sich nur um Fortpflanzung der Entzündung von Nerv zu Nerv; hier ist die Entzündung des Sehnerven im verletzten Auge direct anatomisch, im sympathisch erkrankten direct mit dem Augenspiegel erwiesen; hier mögen wir uns bei der Einigung der Sehnerven in Chiasma mit Beruhigung vorstellen, dass es sich um eine continuirlich oder discontinuirlich durch das Chiasma ziehende Neuritis handelt.

Eine wichtige Frage geht dahin, wie lange es dauert, bis der Reizzustand, längs der Nervenbahnen fortschreitend, das zweite Auge erreicht, eine Frage, die identisch ist mit jener, die sich mit der Zeit des Ausbruchs der sympathischen Erkrankung beschäftigt. Vorweg kann sofort erklärt werden, dass man einen spätesten Termin für den Eintritt des Leidens nicht aufzustellen vermag. Ist ein Auge durch Verletzung zu Grunde gegangen, so besteht nicht blos, so lange das Auge schmerzhaft ist, die Möglichkeit der Einwirkung auf das zweite, sondern es kann, wenn ein Fremdkörper im Auge zurück- und zunächst an irgend einer Stelle unschädlich sitzen geblieben ist, nach unbestimmt langer Zeit eine verderbliche Reaction von Seiten des Fremdkörpers hervorgerufen werden (pag. 11 und 12); es kann ferner in einem phthisischen Bulbus, der wegen des Mangels jeglicher Reizsymptome, für das zweite Auge ein gänzlich ungefährlicher Nachbar schien, aus unbekannten Gründen, oder durch die Entwickelung von Knochenplatten in seinem Innern neue Schmerzhaftigkeit entstehen und so eine posthume Reizquelle sich öffnen (pag. 28) und endlich dürfte es kaum einem Zweifel unterliegen, dass auch in einem schmerzlosen Bulbus der Keim für sympathische Erkrankung durch nicht zu bestimmende Zeit ruhen kann (pag. 27, 28, 38). Die Literatur weist auch in der That Fälle auf, in welchen Jahrzehnte, ja ein halbes Jahrhundert und noch längere Zeitperioden seit der Einwirkung der erregenden Ursache verstrichen waren, als die sympathischen Erscheinungen zuerst hervortraten.

Viel wichtiger ist die Feststellung des frühesten Zeitpunktes für die Entstehung der Sympathie. In dieser Hinsicht scheint es, dass ein verhältnissmässig langer Zeitraum zwischen Ursache und Wirkung liegt. A priori lässt sich dieser Zeitraum nicht ermessen; wir haben keine sicheren Anhaltspunkte dafür, wie lange es dauern müsste, bis der krankhafte Zustand in Ciliar- und Sehnerven nach der entgegengesetzten Seite übertragen wird, und während das frühzeitige Auftreten der Neuroretinitis im verletzten Auge erwiesen ist, wissen wir in Betreff der Ciliarnerven auch nicht, wie lange es währt, bis dieselben in dem primär afficirten Auge in den nöthigen Reizzustand versetzt werden. A priori möchte man auch glauben, dass die sympathische Neuroretinitis in kürzerer Zeit zur Entwickelung kommen müsse, als die sympathische Kyklitis, da die Bahnen der letzteren viel weitschweifiger als die der ersteren sind — und doch könnte man nicht behaupten, dass die Erfahrung dieser Erwartung entspräche. Ein bis anderthalb Monate liegen in der Regel zwischen primärer und inducirter Erkrankung. Das hat schon Mackenzie angegeben und ich muss betonen, dass mir selbst kein Fall bekannt ist, in welchem ich sympathische Erscheinungen früher als nachdem vier Wochen seit der Verletzung abgelaufen, hätte hervortreten gesehen. Ich will zugeben, dass die Zeit von vier Wochen vielleicht noch etwas abgekürzt, nicht aber, dass sie auf einige Tage reducirt werden kann. Es sprechen zwar für letzteres einzelne Angaben der Autoren und auch gewisse Beobachtungen nach Enucleation scheinen für die Möglichkeit einer raschen Entwickelung der Sympathie zu plaidiren. Diese letzteren Thatsachen bedürfen einer genaueren Berücksichtigung. Schon früher (pag. 52 und 53) haben wir gehört, dass Colsmann und Hugo Müller je einmal einige Tage nach der Enucleation Neuroretinitis im erhaltenen Bulbus auftreten sahen und analoge Beobachtungen liegen in Betreff von Uvealerkrankungen vor (v. Gräfe, Mooren, Schmidt, Pagenstecher und Genth). Ehe man aber in diesen Fällen die Enucleation der Urheberschaft beschuldigt, muss man nachweisen, dass nicht überhaupt schon seit der Verletzung ein solcher Zeitraum verflossen, dass das Auftreten der sympathischen Entzündung auch ohne Enucleation zu derselben Zeit hätte erfolgen können, die sympathische Erkrankung also zur Zeit der Enucleation schon am Wege und dem Ausbruch nahe war. Wenn in dem Falle der letztgenannten zwei Autoren neun Tage nach der Enucleation die ersten Spuren sympathischer Iritis in dem früher völlig gesunden Auge sich zeigen, so muss bedacht werden, dass seit der Verletzung 36 Tage verstrichen waren, daher ein Zeitpunkt vorlag, in welchem der Ausbruch sympathischer Entzündung nicht befremden und durch eine neun Tage zuvor vollführte Enucleation nicht aufgehalten werden kann. Aehnlich verhält es sich mit Schmidt's Beobachtung. Da bricht die sympathische Entzündung schon vier Tage nach der Enucleation aus, aber seit der Verletzung sind doch auch schon nahezu vier Wochen verflossen. Wenn die Enucleation Augen trifft, die seit längerer Zeit phthisisch und schmerzhaft sind (Colsmann, H. Müller), so kann die einige Tage nach der Enucleation sich kundgebende Sympathie mit um so geringerer Sicherheit auf die Operation bezogen werden. Also, handelt es sich um reine Fälle, d. i. um solche, in denen von zwei früher gesunden Augen das eine verletzt wurde, so wird der Ausbruch eines inducirten Leidens vor der vierten Woche kaum erfolgen, dasselbe allerdings auch, wenn es im Zuge ist, durch die Enucleation nicht aufgehalten werden. Das Moment, dass zwischen Erkrankung des ersten und zweiten Auges ein gewisses Zeitintervall liegen muss, ist nicht unerheblich für die Diagnose eines sympathischen Leidens. Um diese in einem speciellen Falle stellen zu können, wird ausserdem all' das wohl erwogen werden müssen, was über Aetiologie und Erscheinungsform früher ausführlich erörtert ward. Da ferner auch Verlauf und Ausgänge der wichtigsten Formen der Sympathie, in specie der Irritation und der mannigfachen Uvealleiden bereits eine genügende Besprechung gefunden, ist eine specielle Abhandlung über die Prognose der Krankheit entbehrlich, umsomehr, als einzelne bezügliche Punkte noch bei der Therapie zur Sprache kommen werden.

—

IV.

Dieser, der Therapie, gehört zum Schlusse unsere Aufmerksamkeit. Sofort ertönt auch schon der Ruf, bald hätte ich gesagt: der Schlachtruf „Enucleation!" Nicht mehr als 22 Jahre sind es, dass v. Gräfe den Ausspruch that: „Eine vollständige Exstirpation des Bulbus wegen Iridochorioiditis traumatica zu unternehmen, um der sympathischen Affection des zweiten Auges vorzubeugen, würde ich für überflüssig halten und erwähne dieses Vorschlags nur, weil er, wie ich höre, von einigen englischen Fachgenossen ausgeführt wird". Seitdem sind Hekatomben über Hekatomben von Augen geopfert worden, und welcher Ophthalmologe fühlte sich ganz frei von der Schuld, unter dem philanthropischen Deckmantel der prophylactischen Enucleation — irgend ein begehrenswerthes Specimen für seine pathologisch-anatomische Sammlung erworben zu haben?

. Doch gehen wir mit ruhiger Ueberlegung an die Erörterung der wichtigen Angelegenheit. Fragen wir zunächst, ehe wir den Nutzen der Enucleation besprechen, nach dem Schaden, den sie bringt oder bringen kann. Das Schlimmste, was der Enucleatio bulbi (der Ausschälung des Augapfels aus der ihn umgebenden

Tenon'schen Kapsel mit möglichster Schonung der Conjunctiva bulbi und der äusseren Augenmuskeln) — das Schlimmste, was der Enucleation nachfolgen kann, ist — der Tod. v. Gräfe sah das lethale Ende zweimal eintreten, als er in der Periode eitriger Panophthalmitis die Enucleation vollführte, sonst aber nie. Von anderer Seite wurde jedoch der tödtliche Ausgang auch nach Enucleation des nicht panophthalmitischen Bulbus gesehen, so von Mannhardt, Horner, Just, H. Pagenstecher, Verneuil und Vignaux. Es erfolgte der Tod durch Meningitis, die in Horner's, Pagenstecher's und Verneuil's Falle auch durch die Autopsie nachgewiesen wurde, jedoch mit dem Unterschiede, dass in den beiden ersteren Fällen eine directe Fortleitung des Processes von der Orbita aus nicht zu erweisen war, während bei Verneuil's Patienten eine phlegmonöse Entzündung der Orbita das Bindeglied abgab. Auch ich sah einmal den Tod nach Enucleation erfolgen. Es handelte sich um eine alte Frau, deren rechtes Auge enucleïrt werden musste, nachdem es, wegen der Schmerzen bei absolutem Glaucom einer Iridectomie unterzogen, nach derselben noch schmerzhafter geworden war. Die Operation war von sehr starker Blutung gefolgt. Der Tod erfolgte nach einigen Tagen. In der Orbita fand sich Eiterung; von Meningitis aber fand sich keine Spur. Ueberhaupt konnte eine Todesursache nicht ernirt werden. Die Todesfälle nach Enucleation sind sicherlich häufiger beobachtet, als publicirt worden. Wie merkwürdig übrigens der Zufall da mitspielen kann, habe ich in einem Falle erfahren, der nicht leicht meinem Gedächtnisse entschwinden dürfte. Eine alte Frau wird schon Jahre lang durch Schmerzen von Seiten eines erblindeten glaucomatösen Auges gepeinigt; sie ist durch dieselben, durch Schlaf- und Appetitlosigkeit in ihrer Ernährung ganz heruntergekommen. Endlich entschliesst sie sich zur Enucleation und lässt sich in die Klinik aufnehmen. Ich verschiebe die Operation aus äusseren Gründen zum nächsten Tage; doch es kommt nicht zu derselben, denn am Morgen dieses Tages wird die Patientin todt in ihrem Bette gefunden. Hätte ich am Tage zuvor operirt, wer hätte da nicht den Tod mit der Operation in Verbindung bringen müssen? Die Section ergab auch in diesem Falle, wie das schon vorkommt, keine Causa mortis.

Die Enucleation von Bulbis, die zum Schutze des zweiten Auges geopfert worden, läuft ferner, abgesehen von der sehr entfernten Möglichkeit des lethalen Ausganges, nicht immer ganz glatt ab. Es kann, ohne dass im Falle selbst oder in der Operation ein Anhaltspunkt für solchen Verlauf zu finden wäre, heftige eitrige Entzündung des Orbitalgewebes nachfolgen, so dass unter hochgradigen Schmerzen eine mächtige phlegmonöse Geschwulstbildung in Orbita und Lidern Platz greift und dem Eiter durch ausgiebige Incisionen in das Orbital-gewebe und die Lider der Ausweg geschafft werden muss. Dabei ist das Allgemeinbefinden alterirt und man schätzt sich glücklich, wenn der Process local abgelaufen und die Furcht vor Verbreitung dessel-ben in die Schädelhöhle beseitigt ist.

Die Enucleation setzt endlich immer eine locale Entstellung, über deren Höhegrad man allerdings verschiedener Ansicht sein kann, und beeinflusst auch, sofern das entfernte Auge noch ein gewisses Volumen besitzt und die Operation ein kindliches Individuum betrifft, die Configuration der entsprechenden Augenhöhle und Gesichts-hälfte. Was die locale Entstellung anlangt, so kann es fraglich werden, was schöner sei, eine leere Orbita mit eingesunkenen Lidern, die doch Jedermann durch eine Binde verhüllen wird, oder ein missgestalteter Bulbusstumpf, dessen continuirliche Deckung durch-aus weder leicht noch angenehm ist. Ja, wird man einwenden, die Differenz bestehe darin, dass ein künstliches Auge bei vorhandenem Bulbusstumpfe viel vollständiger den kosmetischen Anforderungen genüge, als wenn es in eine leere Orbita eingesetzt werde. Das künstliche Auge, eine hohle Glasschale, mit seiner Concavität auf den convexen Bulbusstumpf in entsprechender Grösse und Krümmung applicirt, täuscht durch die volle Beweglichkeit, welche der mit seinen Muskeln in vollem Zusammenhange stehende Bulbusstumpf ihm ertheilt, ein wirkliches Auge so wahrheitsgetreu vor, dass auch der Kenner, der nicht genau zusieht, hinters Licht geführt werden, ja dass es sogar vorkommen kann, dass man, den Unterschied zwischen beiden Augen erfassend, das künstliche für das natürliche und das natürliche für das künstliche hält. Wird die hohle Schale des künstlichen Auges in eine des Bulbus beraubte Orbita eingesetzt, so ist allerdings nicht, wie man so obenhin glauben möchte, die Beweglichkeit desselben gänzlich aufgehoben, aber doch ist der Rest von Beweglichkeit nur äusserst gering. Bei der Enucleation wird der Bulbus aus der Tenon'schen Kapsel entfernt. Die Augen-muskeln treffen auf ihrem Wege von der Ursprungsstelle zur Bulbus-Insertion auf die Capsula Tenoni; sie müssen sie durchbohren, um zur Sclerotica zu gelangen; da aber, wo sie durch die Kapsel hindurchtreten, sind sie fest mit ihr verwachsen. Die Wandung der Enucleationshöhle wird von der mit der rückgelassenen Conjunctiva bulbi grösstentheils überkleideten Tenon'schen Membran, die in ihren Lücken für den Durchlass der Muskeln die letzteren festhält, gebildet. Bewegt sich das erhaltene Auge, so contrahiren sich auch die entsprechenden Muskeln auf der Seite der Enucleation und man sieht nunmehr, wie kleine Locomotionen in der Höhlungswand vor sich gehen. Diese sind es, welche zum Theile sich auf das von den Lidern in der Tenon'schen Kapsel festgehaltene Kunstauge übertragen.

Wenngleich demnach die Enucleation uns der Möglichkeit beraubt, den Forderungen der Kosmetik so zu genügen, wie bei erhaltenem Bulbus, so muss bemerkt werden, dass dieser Umstand doch gerade für die Fälle, um die es sich jetzt allein handelt, nur von geringer Bedeutung ist. Denn auf den Stumpf, der ja doch fast immer schmerzhaft ist, wenn man sympathische Erscheinungen fürchtet, kann man ohnehin ein künstliches Auge nicht aufsetzen, und wenn es auch gelänge, das Auge schmerzlos und unschädlich zu machen, so wäre die unmittelbare Application des künstlichen Auges doch noch nicht immer gesichert, denn so lange das bedenkliche Auge eine Hornhaut hat, wie das gerade nicht allzuselten vorkommt, wird eine künstliche Schale nicht ertragen, und falls der atrophische Bulbus nicht in einem gewissen Grade verkleinert ist, findet die Glasschale nicht ohne weiteres Platz.

Sowie demnach das von den Gegnern allzufreigebiger Enucleation oder der Enucleation überhaupt vorgebrachte Schlagwort der „Verstümmelung" nicht ohne Erläuterung hingenommen werden darf, so kann auch dem Nachtheile, dass eine leere, kindliche Orbita schrumpft, oder richtiger gesagt, nicht analog der anderen und damit eine Difformität des Gesichtsskelettes sich entwickelt, durch frühzeitiges Einsetzen unzerbrechlicher Schalen zum guten Theile abgeholfen werden, wie andererseits ein Bulbusstumpf, wenn er sehr klein ist, die Eventualität, die man für die leere Orbita fürchtet, nicht fernzuhalten vermag. Ich habe nach Blennorrhoea neonatorum einen so winzigen Stumpf gesehen, dass ich von einer vorangegangenen Enucleation überzeugt war und erst nach der positiven Angabe, dass solches nicht geschehen, im Grunde der Orbita den erbsengrossen Stumpf, dessen Convexität unter der deckenden Conjunctiva nur zu fühlen, nicht zu sehen war, entdeckte. Ob ein solcher oder noch bedeutend grösserer Stumpf in der Orbita ist oder nicht, ist nach jeder Richtung gleichgiltig.

Tod, Phlegmone, starrende Oede der Orbita (sowie andere Nachtheile der Enucleation, als Thränenträufeln, Einwärtswendung der Lider verbunden mit Reizung der Schleimhaut durch die Cilien) haben keine directe Beziehung zur Enucleation wegen sympathischer Erkrankung, nur zur Enucleation überhaupt. Die uns interessirende wichtigste Frage ist aber die, ob die Enucleation nicht dadurch schädlich, ja verhängnissvoll zu wirken im Stande ist, dass sie in dem bis dahin gesunden Auge die sympathische Erkrankung hervorzurufen, dass sie eine schon vorhandene leichte Form des sympathischen Leidens zu einer schweren, ja schwersten zu steigern, dass sie endlich die ohnehin schwerste und bedrohlichste Krankheitsart anzufachen und so dem einzigen Auge den letzten Stoss zu geben vermag. Wir haben ohnehin früher die Enucleation in Schutz genommen für jene Fälle, in denen der Ausbruch des sympathischen Leidens so rasch nach der Operation erfolgte, dass die Möglichkeit der schon zuvor eingeleiteten Uebertragung nicht schlankweg geleugnet und der Enucleation höchstens die Rolle einer Beschleunigerin, aber nicht der einer Erregerin der Sympathie zugemessen werden kann.

Anders verhält es sich in jenen Fällen, in welchen viele Wochen oder Monate vergehen, bis nach der Enucleation sympathische Erscheinungen hervortreten. So war die Enucleation der Ausgangspunkt für die sympathische Neuroretinitis in zwei Fällen Mooren's, die wir früher (pag. 53 u. 74) beschrieben haben; so wurde sie die Ursache für sympathische „Hyperästhesia ciliaris" in einem dritten Falle Mooren's, in welchem die Enucleation des durch eine Schussverletzung vernichteten Auges lange zuvor vorgenommen worden war. „Der Ausgangspunkt des Reizzustandes musste in dem vorliegenden Falle in dem entzündeten Opticusende des enucleïrten Auges gesucht werden."

Wichtiger als diese Thatsachen scheinen mir jene, welche darthun, dass durch die Enucleation leichte Formen sympathischer Entzündung, die als solche vielleicht niemals das Auge ernstlich bedrohen, in schwerste überführt werden können. Mooren (1869) enucleïrt ein kyklitisches Auge, weil am zweiten die Anfänge einer Iritis serosa, „die sich nur durch einige feine Pünktchen auf der hinteren Hornhautwand documentirte", hervorgetreten waren. In der 5. Woche nach der Enucleation macht Mooren (aus nicht

angegebenem Grunde) am erhaltenen reizlosen Auge eine Iridectomie.
Alles verläuft gut, aber einige Wochen später (also etwa 2 Monate
nach der Enucleation) ist eine neue sehr heftige Entzündung da,
die sich schliesslich zur wahren Iridokyklitis plastica herausbildet
und das Auge vernichtet.

Hasket Derby (1874) enucleïrt das Auge eines jungen Mannes,
das noch $\frac{1}{40}$ Sehschärfe besitzt, weil, 3 Monate nach stattgehabter
Verletzung, das andere Auge eine leichte Iritis serosa (schwache
Präcipitate an der hinteren Wand der Hornhaut und leichte Verschleierung des Sehens) zeigt. Die Beschläge weichen nach der
Enucleation und das Auge wird bei normaler Sehschärfe wieder
arbeitsfähig. Aber zwei Monate später entwickelt sich Iridokyklitis. Derby schneidet, von der Ansicht ausgehend, dass die Nervenstümpfe in der Narbe gereizt würden, ein $\frac{1}{4}$ Zoll langes Stück des
Sehnerven sammt Umgebung aus. Jetzt folgt wieder Besserung,
aber sie dauert nicht an. Nach mehreren Monaten neue Iritis, Glaskörpertrübungen, Verfall des Sehvermögens auf $\frac{1}{10}$. Der endliche
Ausgang dürfte sehr traurig geworden sein.

Alt (1877) gibt die Beschreibung eines Auges, das bei einem
9 jährigen Knaben, der sich 7 Jahre zuvor mit einer Nadel in dasselbe gestochen, wegen sympathischer Iritis serosa von Knapp enucleïrt worden war. Uns interessirt nur der Verlauf nach der Enucleation. Die Iritis serosa verschwindet rasch, aber bald entwickelt sich
eine plastische Iridokyklitis, die normale Sehschärfe sinkt auf $\frac{1}{100}$,
um später wieder auf $\frac{1}{10}$ zu steigen, ohne dass jedoch der Endausgang bekannt wäre.

Diese Steigerung einfacher Iritis serosa zur wahren Iridokyklitis
nach Enucleation ist eine höchst bedenkliche Erscheinung. Wir
haben schon früher (pag. 46) darauf hingewiesen, dass die Iritis
serosa, wenn man nur nicht gewaltthätig eingreift, eine solche Tendenz, in die schweren Formen überzugehen, nicht zu haben scheint.
Fast unbegreiflich scheint es aber, wie Mooren selbst (und Andere
nach ihm) den von ihm eben berichteten Fall als Argument gegen die
von v. Gräfe und Donders aufgestellte Behauptung anzuführen vermögen, dass die seröse Iritis nicht in die Iritis maligna übergehe.
Ganz abgesehen, dass an dem Auge mit Iritis serosa ein operativer
Eingriff vorgenommen wurde, gibt doch schon der ominöse Zeitraum
von zwei Monaten, der zwischen Enucleation und schwerer Erkrankung lag, einen hinlänglich deutlichen Fingerzeig, dass nicht die

Iritis serosa sich zur Iritis maligna steigerte, sondern dass die letztere durch die Enucleation hervorgerufen wurde und vielleicht in gleicher Weise hervorgetreten wäre, auch wenn das zweite Auge bis dahin seine Integrität bewahrt hätte.

So verhält es sich auch in Derby's, Alt's und wohl auch noch in manchen anderen Fällen, in denen man die Enucleation bei Iritis serosa „fruchtlos" vollführte, d. h. in denen nach der Enucleation das zweite Auge durch plastische Iridokyklitis zu Grunde ging.

Einen ungemein lehrreichen Gegensatz zu dem Falle Derby's, der, von bester Absicht beseelt und geleitet von den herrschenden Ansichten, ein noch sehendes Auge opferte, um seinen Partner zu retten, der den Verlust beider Augen zu beklagen hat, während ohne operativen Eingriff beide Augen möglicher Weise hätten erhalten werden können — bildet eine Beobachtung Samelsohn's. Hier wurden in einem analogen Falle beide Augen wirklich erhalten, allerdings nicht durch das Verdienst des Arztes, sondern — der Umgebung des Kranken, welche die Enucleation energisch verweigerte. Es braucht nicht besonders gesagt zu werden, dass mit diesen letzten Worten nicht im entferntesten ein Anwurf gegen den Arzt erhoben werden, sondern dass nur ein Verdammungsurtheil über jene Grundsätze ausgesprochen werden soll, nach welchen unter bestimmten Verhältnissen die Enucleation vorgenommen wird.

Der Fall Samelsohn's ist kurz folgender. Ein 14jähriger Knabe verletzt sein linkes Auge durch Anfliegen eines elastischen Reifens. 6 Wochen später zeigen sich feine punktförmige Niederschläge auf der Descemet'schen Membran, dann einige kleine Synechien am Pupillarrande. Das verletzte Auge hatte noch kurz vor dem letzten Entzündungsanfalle, bei dessen Remission die ersten Störungen am anderen Auge bemerkt wurden, noch sehr grosse Schriftproben (Jäger No. 23) mit einer nach aussen von der Macula lutea gelegenen Stelle der Netzhaut entziffert, zuletzt nur Finger mit Mühe gezählt. Nicht ganz 6 Wochen nach dem ersten Auftreten der Iritis sind beide Augen nicht blos entzündungsfrei, sondern reizlos. Das sympathisch erkrankte Auge ist vollkommen normal mit normaler Sehschärfe, das verletzte Auge hat nicht weniger als die Hälfte der normalen Sehschärfe, zeigt nur eine Gesichtsfeldseinengung nach innen.

Die Möglichkeit der Ueberführung von Iritis serosa in Iritis maligna durch die Enucleation scheint mir eine unumstössliche That-

sache. Aber auch in Betreff der leichten Iritis plastica kann die
Enucleation von der Schuld nicht frei gesprochen werden, dass sie
es ist, die den Uebergang der plastischen in die maligne Iritis unter
Umständen fördert. Es erfordert seröse und plastische Iritis
eine Trennung, weil, wenn man vor der Enucleation nur einzelne
Synechien am zweiten Auge findet und nach der Enucleation die
plastische Iridokyklitis sich entwickelt, man mit unvergleichlich grösserem Rechte, als bei der Iritis serosa, sagen kann, dass die hinteren
Synechien den Beginn der plastischen Iridokyklitis anzeigten und
dass die Enucleation eben einfach nicht im Stande war, den Process
aufzuhalten, ohne aber direct schädlich zu wirken. Für viele Fälle
ist dies unzweifelhaft richtig, aber nicht für alle. Gerade in Samelsohn's Falle sehen wir ja zum Beispiele, wie die leichte Iritis plastica heilt, ohne Enucleation heilt, vollständig heilt, ohne in Iridokyklitis überzugehen. Andererseits sehen wir wieder manchmal, wie die
Steigerung des iritischen Processes zum iridokyklitischen sich in
einer solchen Zeitpause nach der Enucleation entwickelt,
dass wiederum kein Zweifel obwalten kann, dass die plastische Iritis
als leichte Erkrankung verlaufen wäre, dass aber durch die Enucleation die Iridokyklitis angeregt wurde. Aus der reichen Erfahrung
Vignaux's passt die folgende hierher. Das „sympathisirende"
blinde Auge ist vollkommen schmerzlos; das „sympathisirte" zeigt
in der Ciliarregion spontanen und Druckschmerz, Iritis mit geringfügiger Adhäsion am unteren Pupillarrande, Sehschärfe $\frac{1}{3}$. Nach der
Enucleation unter Atropinanwendung Heilung der Iritis, nach einem
Monate Sehschärfe mindestens $\frac{1}{2}$. Zwei Monate nach der
Enucleation tritt eine heftige Entzündung ein, die 10 Monate
später das Auge unheilbarer, vollständiger Erblindung überliefert hatte!

Nachdem wir über die Enucleation das verdammende Urtheil
gesprochen, dass sie im Stande sei, in einem früher gesunden Auge
sympathische Erscheinungen hervorzurufen, sowie dass ihr die Fähigkeit zukommt, leichte Entzündungen in schwerste überzuführen oder
richtiger gesagt, die dauernde Heilung leichter Entzündungen zu ver-
eiteln, weil durch sie selbst die schwersten inducirt werden, ist es
eigentlich nur noch von untergeordneter Bedeutung, wenn erklärt
wird, dass nach Ausbruch der unzweifelhaften Iritis maligna die
Enucleation nicht nur nichts nützt, sondern bisweilen, namentlich wenn
das sympathisirende Auge gerade in einem heftigen Reizzustande
sich befindet, geradezu schadet, d. h. den ohnehin verzweifelten Aus-

gang noch beschleunigt. Fälle, in welchen nach Enucleation wahre Iritis maligna zur Heilung kam, beweisen durchaus nicht die Heilkraft der Enucleation, denn Niemand wird behaupten wollen, dass in diesen ausserordentlichen Ausnahms-Beobachtungen auch ohne Enucleation der Process relativ günstig abgelaufen wäre, ganz abgesehen davon, dass bei manchen solcher Heilungen ein Irrthum in der Diagnose unterläuft, dass es sich also gar nicht um Iridokyklitis plastica handelte.

Nachdem wir auf diese Weise die Nachtheile, welche der Enucleation anhaften und den Schaden, den sie möglicherweise anrichten kann, kennen gelernt haben, wird es uns leichter fallen, über die Bedeutung der Enucleation in der Therapie der sympathischen Augenleiden ein Urtheil zu fällen.

Der lethale Ausgang schreckt uns im Allgemeinen nicht bei der Handhabung der Enucleation. Die Fälle sind zu selten, in denen nach Enucleation der Tod erfolgte. Aber nach gewissen Richtungen legen wir uns doch eine diesbezügliche Reserve auf. Zunächst enucleïren fast alle deutschen Aerzte nicht bei flagranter Panophthalmitis, erschreckt durch jene zwei Fälle, die v. Gräfe im Jahre 1863 bekannt gemacht. Es geht dies sogar soweit, dass ein deutscher Operateur sich entschuldigt, dass er zwei panophthalmitische Augen mit bestem Erfolge enucleïrt habe, weil ihm v. Gräfe's Bemerkung nicht gegenwärtig gewesen wäre. Auch ich selbst stehe im Banne des Gräfe'schen Rathschlags, dass man bei ausgesprochener Panophthalmie nicht enucleïren möge; ich habe noch nie ein panophthalmitisches Auge enucleïrt und werde mich auch schwerlich dazu entschliessen. So sehr imponirt auch mir das Schreckgespenst der Gräfe'schen Fälle, dass beim Anblick eines panophthalmitischen Auges und dem Gedanken an Enucleation auch schon die Furcht vor tödtlichem Ausgange heraufbeschworen wird. Ich will damit nicht behaupten, dass diese Abstinenz vollkommen gerechtfertigt sei, denn die Engländer lassen sich in der Enucleation durch Panophthalmitis nicht beirren und von Critchett (von dem, wie er mir lächelnd selbst erzählte, die Sage geht, dass er nicht schlafen gehen könne, wenn er nicht wenigstens eine Enucleation tagsüber vollführt) hörte ich einmal, dass er niemals einen Unfall nach derartigen Enucleationen gehabt. Auch Vignaux preist die Enucleation bei florider Phlegmone. Aber doch endigte unter 19 Fällen einer tödtlich, allerdings der eines 81jährigen Greises.

Wir haben hier übrigens nicht von Indication und Contraindication der Enucleation überhaupt zu handeln, sondern nur von der Enucleation im Dienste der Therapie des sympathischen Leidens, und müssen uns daher rechtfertigen, wesshalb wir an dieser Stelle die Enucleation bei Panophthalmitis besprechen. Es geschieht dies desshalb, weil die Panophthalmitis nicht, wie man im Allgemeinen glaubt, von der Fähigkeit, sympathische Erscheinungen hervorzurufen, gänzlich frei gesprochen werden kann (sie wird aus dem Grunde freigesprochen, weil durch die acute eitrige Entzündung die Nerven alle im Innern des Auges angeblich zerstört werden), vielmehr auch durch die flagrante Panophthalmitis sympathische Entzündung bisweilen eingeleitet wird, so dass einige Wochen nach Beginn der Panophthalmie und zur Zeit, da dieselbe noch nicht abgelaufen ist, die ersten Symptome sich zeigen können. Es geschieht aber auch desshalb, weil, wenn die Panophthalmitis durch einen im Innern des Auges zurückgebliebenen fremden Körper erregt wird, auch nach Ablauf derselben ein dauernder Ruhezustand des atrophirenden Bulbus nicht zu erwarten steht, vielmehr dauernd oder zeitweilig hervortretend spontane oder doch Druckschmerzhaftigkeit und damit die naheliegende Gefahr sympathischer Erkrankung zurückbleibt. Durch Enucleation im Stadium der Panophthalmitis beendigt man daher nicht blos die durch die acute Entzündung hervorgerufenen Leiden des Kranken, sondern stellt ihn auch für die Zukunft sicher. Allein für Den, welchen die Scheu vor tödtlichem Ausgange von der Entfernung des panophthalmitischen Auges abhält, sind diese Gründe nicht zwingend genug, um jene Scheu zu überwinden, denn der Ausbruch der sympathischen Ophthalmie während flagranter Phlegmone ist, wenn auch von Einzelnen beobachtet, eine so ausserordentliche Seltenheit, dass aus dieser Rarität eine allgemeine Indication nicht abgeleitet und daher, wenn die Enucleation des Auges wegen Vorsorge für die Zukunft wünschenswerth erscheint, der Zeitpunkt abgewartet werden kann, bis unter entsprechender Behandlung die Panophthalmitis zurückgegangen — wenn man es nicht vorgezogen hat oder nicht in der Lage war, unmittelbar nach der Verletzung, noch vor Eintritt der Panophthalmie zu enucleïren (vergl. pag. 115).

Bei nicht vorhandener Panophthalmie wird, wie schon erwähnt, die so sehr entfernte Möglichkeit des lethalen Ausganges von der Enucleation, wenn sie sonst indicirt erscheint, eben so wenig zurückhalten, als die Erwägung, dass unangenehme Entzündungserscheinungen in der Orbita auftreten könnten und dass durch die Operation eine „Verstümmelung" gesetzt werde. Dagegen wird die Erfahrung in Betreff der Einflussnahme der Enucleation auf das sympathische Leiden immerhin die für die Ausführung der Operation aufzustellenden Indicationen beeinflussen. Die Erfahrung lehrt, dass wenn der Reizzustand der Nerven sich noch nicht auf ihre extraoculären Verzweigungen fortgesetzt hat, es zu den äussersten Ausnahmefällen gehört, dass durch die Enucleation ein verderblicher Reizzustand in diesen extraoculären Nervenästen gesetzt werde und dass wo dieses geschieht, die unreine Mechanik der Operation, die Quetschung der Nerven beim Durchschneiden, in einem Theile dieser Fälle direct die Schuld trägt, demnach nur noch ein für die Gesammtstatistik ganz verschwindend kleiner Bruchtheil übrig bleibt, in welchem eine von dem Operateur nicht verschuldete Constringirung der Nervenstümpfe in der sich bildenden Narbe zu beinzichtigen ist. Die Rücksicht darauf, dass bei intactem zweiten Auge durch die Enucleation das letztere gefährdet werden könnte, hat demnach zu entfallen, und da ebenso nicht erwiesen ist, dass wenn das sympathische Leiden nur das Stadium der Irritation oder der einfachen Functionsstörung aufweist, durch die Enucleation die Steigerung zur Entzündung in irgend einem in Betracht zu ziehenden Procentsatze angeregt werde, so hat von diesem Gesichtspunkte aus die Enucleation auch in dem letztgenannten Stadium nichts Bedenkliches.

Fassen wir dies mit dem früher über den direct schädlichen Einfluss der Operation Gesagten zusammen, so ergeben sich folgende Anzeigen und Gegenanzeigen für die Enucleation:

Ist das zweite Auge noch vollkommen normal, so kann die Enucleation nur als prophylactische, präventive Methode zur Sprache kommen. Ob eine solche Prophylaxis gestattet sei, darüber haben sich die Augenärzte bis zur Stunde nicht geeinigt. Verloren ist dabei nur ein erblindetes, schmerzhaftes Organ — also im Ganzen nicht viel. Wegen der Bekenntniss zur präventiven Enucleation, welche ein verlorenes Organ stets opfert, um das andere mit Sicherheit oder, wenn das besser klingt, mit an Sicherheit grenzender Wahrscheinlichkeit zu erhalten, kann Niemand getadelt werden. Ich selbst befolge die Regel: wenn das Individuum hinlänglich Intelligenz besitzt, unter günstigen Verhältnissen lebt und jeden Augenblick in der Lage ist, den Rath eines Fachmannes einzuholen, ist die präventive Enucleation nicht nothwendig. Es wird zwar angegeben, dass die sympathische Entzündung urplötzlich ohne jede Vorboten ausbrechen kann; ich glaube es aber nicht. Der intelligente Kranke, auf die ihm drohende Gefahr aufmerksam gemacht und angewiesen, bei der allergeringsten Störung des erhaltenen Auges sich zu melden, wird kaum mit einer ausgesprochenen Iridokyklitis sympathica, sondern beim ersten Auftreten geringster Reizphänomene sich vorstellen. Hat man es dagegen mit Individuen aus jenen Klassen zu thun, bei denen mit mangelhafter Intelligenz Sorglosigkeit und Misstrauen gegen das ärztliche Wirken enge sich verbindet, durch schwere Arbeit das eine Auge überbürdet und die Einholung fachmännischen Rathes auch bei gutem Willen nicht immer leicht zu ermöglichen ist, dann möge man immerhin alle Beredtsamkeit aufwenden, um die präventive Enucleation durchzusetzen; denn trotz der eindringlichsten Ermahnungen, trotz aller Vorstellungen, dass wenn der Kranke den richtigen Zeitpunkt versäume, er unrettbar der vollkommenen Erblindung überliefert sei, trotz aller Versprechungen von Seiten des Kranken, dass er beim Auftreten der leisesten Symptome sofort ärztliche Hilfe suchen werde, sieht man doch solche Leute, wenn überhaupt, so in der Regel dann erst wieder, wenn mit entwickelter sympathischer Iridokyklitis das Todesurtheil über das Sehvermögen gesprochen ist. Was nützt es jetzt den Unglücklichen mit Vorwürfen zu überhäufen, ihn an sein gegebenes Versprechen zu erinnern, und selbst in Zorn aufzubrausen oder in Mitleid zu zerschmelzen bei der Angabe des Patienten, er habe doch geglaubt, es werde von selbst besser werden, oder er habe bei einem alten Weibe Hilfe gesucht!

Für die präventive Enucleation ist der Umstand, dass das gefährdende Auge noch ein gewisses Sehvermögen besitzt, nie und nimmer eine Contraindication gegen die Operation. Wer die präventive Enucleation principiell übt oder wer für einen speciellen Fall das Anrathen derselben für eine Gewissenspflicht hält, der darf durch das Restiren eines gewissen Sehvermögens am zu enucleïrenden Auge sich nicht irre machen lassen. Auf unserem Gebiete kann die Enucleation eines noch sehenden Auges oder eines solchen, das möglicherweise noch etwas Sehvermögen zurückgewinnen kann, eine unverantwortliche That werden — niemals aber einen Grund dafür abgeben, die präventive Enucleation fallen zu lassen. Denn durch die Entfernung dieses Auges wird das zweite sicher gestellt, ein Vorwurf wegen der Operation kann nachträglich

7*

ernstlich nicht erhoben werden — wohl aber ist die stumme An-
klage furchtbar, wenn der Mensch, bei dem wir die präventive
Enucleation für nothwendig hielten, bei dem wir aber so schwach
waren, wegen noch vorhandenen Sehvermögens unserer Ueberzeugung
untreu zu werden — an beiden Augen blind uns wieder vor Augen
tritt. Man lese z. B. bei Vignaux: „Ein 10jähriges Kind hatte
einen Schlag gegen ein Auge erhalten. Gayet hält die Enucleation
für angezeigt, unterlässt sie aber, weil das Auge noch eine gewisse Lichtempfindung hat und es misslich ist, ein so
junges Individuum eines Auges zu berauben, für das
man noch hoffen kann. Nach einiger Zeit kommt das Kind
wieder mit entwickelter sympathischer Entzündung. Das erst afficirte
Auge wird enucleïrt. Doch es ist zu spät. Die Erblindung wird
bald vollständig." Zwei Jahre später, an diesen Fall sich erinnernd,
sagte Gayet: „Das werde ich mein ganzes Leben lang beklagen".
Ich füge hinzu: Hoffentlich war zur Zeit der Enucleation 'die Lichtempfindung des erst afficirten Auges vollständig erloschen, denn sonst
hätte Gayet dem Fehler, die präventive Enucleation unterlassen
zu haben — einem Fehler, für den er bei den schwankenden Anschauungen leicht Absolution finden dürfte — einen zweiten, viel
schwereren und weniger verzeihlichen hinzugefügt, wie dies gleich
näher begründet werden soll. Ich füge weiter hinzu, dass es mir
nicht verständlich ist, wie Vignaux unter dem Eindrucke dieses
Gayet'schen Falles unter den die präventive Enucleation contra-
indicirenden Momenten an erster Stelle anführen kann: „Eine allgemeine Contraindication gegen die präventive Enucleation ist jedesmal
gegeben, so oft das zweite Auge eine vollkommene organische und
functionelle Integrität aufweist (ein Vorbehalt, der, wie ich bemerken
möchte, bei der präventiven Enucleation ja selbstverständlich ist)
und das erst afficirte Auge noch ein gewisses Sehvermögen
bewahrt oder mit Hilfe einer Operation in einem späteren
Zeitpunkt erlangen könnte".

Sind bereits sympathische Reizerscheinungen da,
so muss sofort enucleïrt werden, denn wenn gleich Fälle bekannt
sind, in welchen der sympathische Reizzustand des Auges Jahre, ja
Jahrzehnte bestand, ohne das Auge zu gefährden, so darf der Arzt
für den speciellen Fall eine solche Möglichkeit nicht in den Kreis
seiner therapeutischen Erwägungen ziehen, er muss vielmehr die Reizerscheinungen als Prodrome der sympathischen Entzündung ansehen.

und die Gefahr sich vor Augen haltend, dass in einigen Wochen entwickelte Iridokyklitis da herrschen kann, wo jetzt organische Veränderungen noch nicht nachweisbar sind, jede Verantwortung ablehnen, falls die Enucleation verweigert wird. Es kann der Arzt mit Energie und Zuversicht auftreten, weil, die seltenen Ausnahmefälle abgerechnet, in denen der entzündliche Process schon am Wege ist, auch da die Enucleation sicher wirkt. Im Reizstadium des anderen muss auch ein noch sehendes Auge unbedenklich geopfert werden — der Erfolg ist zu sicher, und zu viel steht am Spiel, als dass man wankend werden dürfte. Wenn in einem solchen Falle das seltene Unglück sich ereignen sollte, dass trotz der Enucleation aus dem Reizzustand Entzündung wird, dann kann der Arzt sagen: „Alles ist verloren, nur die Ruhe des Gewissens nicht". Er durfte nicht anders handeln, und bei der Seltenheit eines solchen tragischen Ereignisses wird der allergrösste Theil der Operateure durch das Leben wandeln ohne solch' eine beklagenswerthe Erfahrung.

Ist am zweiten Auge Iritis serosa, nichts anderes als Iritis serosa vorhanden, dann halte ich die Enucleation für contraindicirt und die Enucleation eines noch nicht ganz erblindeten Auges für unverantwortlich. Ich werde wegen sympathischer Iritis serosa keine Enucleation mehr vornehmen — denn so wie einerseits diese Form der Entzündung keine Geneigtheit hat in Iridokyklitis überzugehen, so wurden früher die Beweise dafür erbracht, wie schädlich der operative Eingriff in solchem Falle wirken kann. Hier wird also durch die Enucleation dem zweiten Auge mit grösserer Wahrscheinlichkeit mehr geschadet als genützt. Ebenso könnte ich mich zur Enucleation nicht entschliessen, wenn einfache plastische Iritis mit einzelnen Synechien oder selbst totaler ringförmiger Synechie vorliegt. Einen Fall Hirschberg's (1874), in welchem einige Stunden nach Ausbruch einer einfachen plastischen Iritis die Enucleation vorgenommen wurde, die Iritis gut verlief, aber circa drei Wochen nach der Enucleation eine schwere Recidive eintrat und das Auge schliesslich zu Grunde ging, möchte ich so auffassen, wie den Fall Vignaux' (pag. 89), allein selbst wenn die Auffassung Hirschberg's die richtige wäre, dass die Enucleation die schon eingeleitete Iridokyklitis nicht aufhalten konnte, so würde die Zweckwidrigkeit der Enucleation doch einleuchtend — sie kann unter solchen Umständen nicht nützen, nur schaden. Dass aber plastische Iritis noch lange nicht gleichbedeutend ist mit beginnender Iridokyklitis, wurde schon früher (pag. 89) auseinandergesetzt und wird später aus anderem Grunde ein derartiger specieller Fall noch seinen Platz finden.

Da, wenn sympathische Iridokyklitis uns entgegentritt, die Enucleation nichts nützt, bei heftigem Auflodern der Entzündung im ersten Auge vorgenommen, den perniciösen Process sogar rasch steigern kann, so folgt, dass man, wenn man da überhaupt noch enucleïren will, wenigstens eine relative Ruhepause des erst afficirten Auges abwarten solle. Eine Indication für die Enucleation bei sympathischer Iridokyklitis liegt jedoch überhaupt nicht vor. Wenn man trotzdem noch immer die Enucleation in diesem Stadium des zweiten Auges vornimmt, so kann die leitende Idee nur die sein, dass, wo Alles ohnehin schon verloren ist, mehr nicht verloren werden kann. Dass bei confirmirter Iridokyklitis sympathica die Enucleation eines Auges, welches noch einen Rest von Sehvermögen hat oder später möglicherweise einen solchen erlangen kann, unter solchen Umständen geradezu ein Verbrechen genannt werden muss, wird Jedem sofort einleuchten. Ein Sichglücklichschätzen, wenn die beabsichtigte Enucleation eines noch nicht ganz erblindeten Auges bei sympathischer Iridokyklitis verweigert wurde und schliesslich, während das sympathisirte Auge gänzlich erblindete, das sympathisirende ein gewisses, ja relativ bedeutendes Sehvermögen wieder erlangte — darf und soll auf unserem Gebiete nicht mehr vorkommen, weil das Unterlassen der Enucleation in solcher Lage nicht vom glücklichen Zufall herbeigeführt, sondern durch die Einsicht des Arztes dictirt sein muss. Der Arzt muss wissen, dass die Enucleation da nichts zu helfen vermag, dass wenn eine Zahl von Fällen bekannt ist, in denen nach der Enucleation die Iridokyklitis nicht zur vollständigen Erblindung führte, dies nicht durch die Enucleation, sondern viel eher trotz der Enucleation erreicht wurde, dass dagegen die Literatur Fälle genug kennt, in denen das sympathisirende Auge die Rettung des Kranken vor ewiger Nacht wurde, indem ihm ein Rest des Sehvermögens blieb, nachdem das sympathisirte gänzlich verloren gegangen war. „Nicht ohne Interesse scheint es mir", sagt v. Gräfe, „dass gerade in diesen beiden Fällen eine Heilung der sympathischen Affection gelang" — in zwei Fällen nämlich, in denen Gräfe von der Enucleation abstand, weil das erste Auge nicht vollkommen erblindet war.

Mein Glaubenbekenntniss in Betreff der Enucleation lautet daher kurz: sie mag als Prophylaxe, sie
muss im Irritationsstadium, sie darf nicht bei Iritis
serosa und plastica, sie kann (wenn das sympathisirende Auge
gänzlich erblindet und nicht im flagranten Reizzustande ist) bei
Iridokyklitis plastica vorgenommen werden.

Es ist für den praktischen Arzt von vorwaltender Wichtigkeit,
dass er die Indication und Contraindication für die Enucleation bei
sympathischer Erkrankung kenne. Ob er nach richtig gestellter Indication die Operation selbst vorzunehmen im Stande ist, oder behufs
der letzteren den Kranken an einen Fachmann verweist, ist von
mehr untergeordneter Bedeutung. Doch mag immerhin die Beschreibung des Operationsverfahrens und der Nachbehandlung jetzt folgen.
August Prichard von Bristol hat als der Erste im Jahre 1851
ein menschliches Auge wegen sympathischen Leidens entfernt. Der
Ausdruck „Enucleatio bulbi" rührt von v. Arlt her, er stellt die
„Enucleation des Auges" entgegen der „Exenteration der Orbita",
die „Auslösung des Bulbus aus der Tenon'schen Kapsel" gegenüber
der vollständigen Ausleerung der Orbita, der Entfernung des Bulbus
mit allem Krankhaften, was noch hinter dem Bulbus in der Augenhöhle enthalten ist. Den Ausdruck „Exstirpatio" reservirt Arlt für
die Ausrottung eines bestimmten Gebildes, also z. B. für die Beseitigung eines Neugebildes aus der Orbita mit Erhaltung des Bulbus.
Die Ausschälung des Auges aus der ihn umhüllenden Kapsel wurde
zuerst von Bonnet (1841) angerathen, und wird nach Arlt in
folgender Weise geübt.

Es sei z. B. das linke Auge zu enucleïren. Die Augenlidspalte
wird durch einen federnden Lidhalter eröffnet oder deren Offenhaltung
besser durch zwei vom Assistenten zu dirigirende Lidhalter (natürlich
je einen für oberes und unteres Lid) besorgt. Der Assistent kann
dabei, indem er die Lidhalter längs der Lider verschiebt, die Lidspalte dort am meisten klaffen machen, wo man es gerade zumeist
braucht. Der Operateur fasst die Conjunctiva über der Insertion
des Rectus externus mit einer Pincette, schneidet sie mit einer
geraden Scheere in verticaler Richtung auf, fährt sofort mit der (an
ihrem Ende) stumpfen Scheerenbranche unter die Conjunctiva bulbi
oberhalb der Cornea, legt die Branche, die Schneide nach abwärts
gekehrt, dem Bulbus möglichst an, und drängt dieselbe, ehe er die
Conjunctiva durchschneidet, möglichst nach abwärts gegen die Cornea.

so dass die Bindehaut ganz nahe der Cornea durchschnitten wird — von der lateralen nach der medialen Seite bis in die Gegend des Internus. Dann wird in analoger Weise die Conjunctiva bulbi am unteren Cornealrande durchtrennt — eine Brücke der Bindehaut bleibt dabei im inneren Augenwinkel stehen. Nun kehrt der Operateur zur Ausgangsstelle zurück. Er fasst mit der Pincette, mit der er bisher die Conjunctiva festgehalten, den Musculus rectus externus der ganzen Breite nach und durchschneidet ihn, jedoch nicht zwischen Sehneninsertion und Pincette, sondern lateralwärts von der letzteren, so dass ein Muskelstumpf stehen bleibt, an welchem, indem die Branchen der Pincette ihn festhalten, das Auge im weiteren Verlauf der Operation dirigirt wird. Sofort geht wieder das eine Scheerenblatt (in ähnlicher Richtung, wie beim Beginne der Operation zur Durchschneidung der Conjunctiva) nach oben, diesmal unter die Sehne des Rectus superior, ihn an seiner Insertion in ähnlicher Manier knapp abtrennend, wie sie zur Durchtrennung der Conjunctiva angewendet wurde. Nach dem Rectus superior kommt der Rectus inferior an die Reihe. Hat der Assistent (bei federndem Lidhalter) die Hände frei, so kann er, wenn mit einer gewissen Dexterität behaftet, das Unternehmen des Operateurs ungemein fördern, indem er rasch mit einem krummen (Schiel-)Haken unter die Sehne des Rectus superior, dann des Rectus inferior fährt, so dieselbe von der Sclera abhebt und es dem Operateur leicht macht, die Scheerenbranche im Momente zwischen Sclera und Sehne zu führen und die letztere mit einem Scheerenschlage abzutrennen. Es versteht sich von selbst, dass der mindergeübte Operateur, im Besitze eines mindergeübten Assistenten, sich selbst dadurch assistiren wird, dass er unter die drei Geraden zum Zwecke ihrer Abtrennung zuerst den Schielhaken einlegt. Die drei geraden Augenmuskeln (nur der Rectus internus steht noch) sammt der Conjunctiva über ihnen sind jetzt durchschnitten, oder richtiger: Muskelsehnen und Conjunctiva sind vom Bulbus abgelöst. Es folgt der wichtigste Theil, der feierlichste Moment der Operation: die Durchtrennung des Sehnerven. Der Sehnerv inserirt sich zwar ungefähr im horizontalen Bulbusquerschnitt, aber nicht im hinteren Pole, nicht am hinteren Endpunkte der sagittalen (von vorn nach rückwärts gehenden) Axe des Auges, sondern nach innen, medianwärts von diesem Pol. Um in die Tiefe der Orbita mit unserer Scheere einzudringen, muss der Bulbus an dem Muskelstumpfe mit der Pincette zunächst medianwärts (gegen die

Nase) geführt werden. Wenn sich aber dabei das Auge um seine
sagittale Axe rollt, der ursprünglich verticale Meridian des Auges
also nicht vertical bleibt, sondern mit seinem oberen Ende entweder
gegen die mediale oder die laterale Seite überneigt, dann bleibt auch
die Insertion des Sehnerven nicht im Querschnitt des Auges, sondern
nähert sich der unteren oder oberen Augenhöhlenwand. Damit wir
jedoch bei der gleich zu nennenden Scheerenführung den Sehnerven
sicher treffen, ist es unbedingt nothwendig, dass der Sehnerv im
Augenquerschnitt bleibe und desshalb unbedingt geboten, dass das
Auge am Muskelstumpfe, ohne Rollung um die Augenaxe, gerade
nach innen gebracht werde. Hierauf ist sehr wohl zu achten, so
dass wenn wir bei der Leitung des Auges gegen die Medianrichtung
eine Rollung desselben bemerken, wir, ehe wir die Scheere in Thätigkeit setzen, den Bulbus zunächst wieder zurück- und dann neuerdings
vorzuführen haben, bis die richtige Stellung erreicht ist. Während
die linke Hand solches vollführt, hat die rechte eine stärkere, an
beiden Enden stumpfe, gerade oder besser flächengekrümmte Scheere
ergriffen, führt dieselbe zunächst geschlossen in der Ebene des horizontalen Augenquerschnittes an der Sclera etwas in die Tiefe, öffnet
hierauf ihre Branchen, so weit als es ohne besonderen Widerstand
angeht, stösst das geöffnete Instrument vor und schliesst es rasch.
Ein gewisser Widerstand beim Schliessen der Scheere, wohl auch
ein deutliches (dem Ohre des Operateurs höchst angenehmes) Geräusch (denn nichts ist bei der Enucleation widerwärtiger, als das
Verfehlen des Sehnerven) und die sofort sich ergebende Möglichkeit,
den ganzen Bulbus vor die Lidspalte zu ziehen, zeigen das glückliche
Gelingen an. Beim Misslingen der Durchschneidung versuche man
ja nicht, durch wiederholtes Oeffnen und Schliessen der Scheere in
der Tiefe der Orbita die Erreichung des Zieles zu erzwingen, denn
der Sehnerv liegt dann ausserhalb der Scheerenbranchen, er
liegt über oder unter der Scheere; man gehe vielmehr mit der
Scheere heraus, führe den Bulbus noch einmal mit Sorgfalt gerade
nach innen und wiederhole dann erst das Scheerenmanöver. Ist der
Opticus durchschnitten und der Bulbus mit der Pincette vor die
Lidspalte gezogen, erfasst man denselben mit der linken Hand, trennt
die Insertionen der beiden Obliqui am oberen lateralen hinteren
Bulbusquadranten, dann zuletzt den Rectus internus und den nach
innen stehenden Rest der Conjunctiva knapp vom Bulbus ab. Bloss
und nackt, ohne Muskelstümpfe und ohne Conjunctiva, liegt jetzt der

Bulbus in unserer Hand, der Sehnerv ist entweder dicht am Bulbus abgeschnitten, oder es steht noch ein kleiner Stumpf desselben.

Soll das rechte Auge enucleïrt werden, so beginnt die Operation am Rectus internus und wird genau so vollführt, als ob man linkerseits operirte, als ob der Internus der Externus wäre. Nur das Eine ist zu bedenken, dass wegen der medialen Insertion des Opticus derselbe sich bei rechtsseitiger Operation in geringerer Tiefe, als bei der linksseitigen, der Scheere präsentirt.

Die Blutung nach der Operation ist in der Regel gering. Man führt am besten ein paar kleine Pfröpfe zuvor auf Eis gelegter Charpie in die Enucleationshöhle, polstert auch über die geschlossenen Lider Charpie und legt einen v. Gräfe'schen Schnürverband (Flanellbinde mit drei oder vier aufsteigenden Touren)- an, der nach 24 Stunden gewechselt und nach 48 Stunden gewöhnlich entfernt wird. Die Heilung erfolgt in der Art, dass die granulirende Capsula Tenoni sich mit der stehen gebliebenen Conjunctiva zum grossen Theile bekleidet, so dass man nach einer Woche nur in der Tiefe an der Eintrittsstelle des Sehnerven und deren Umgebung noch eine kleine, eiternde, granulirende Fläche sieht, die dann auch bald vernarbt.

Bei der Enucleation, wie sie auf dem Gebiete der sympathischen Leiden in Anwendung kommt, ist aber Eines die Hauptsache, und dies ist, dass man das richtige Auge enucleïrt. Das scheint ein müssiger Rath, vielleicht ein Scherz, aber wer wie ich schaudernd dabeigestanden, wie statt des erblindeten Auges bald das noch sehende enucleïrt worden wäre, scherzt nicht bei diesen Worten. Das Versehen ist nicht so unerklärlich, wenn man bedenkt, dass die Enucleation ja so häufig bei schon entwickelter sympathischer Kyklitis ausgeführt wird, dass im Aussehen der beiden Augen nicht immer ein markanter Unterschied bemerkbar ist, und dass der Operateur, sein ganzes Augenmerk auf die Operation richtend, sich willig vom Assistenten leiten lassend, die Operation an jenem Auge beginnt, in welches der Assistent irrthümlich die Lidhalter eingelegt. Der Patient rührt sich nicht, denn er ist — narcotisirt.

Was die Narcose zum Zwecke der Enucleation anlangt, so wurde die Nothwendigkeit derselben aus dem Grunde hervorgehoben, weil die Durchschneidung des Sehnerven. d. h. die gleichzeitig erfolgende Durchschneidung der Ciliarnerven ungemein, ja unerträglich schmerzhaft sei. Auch ich glaubte dies und hätte es kaum gewagt, eine

Enucleation ohne Narcose vorzunehmen, bis ich einmal in dem Falle eines Säufers, der einfach nicht zu chloroformiren war, mich genöthigt sah, im wachen Zustande des Kranken zu operiren. Wie erstaunte ich da, dass die Durchschneidung des Sehnerven mit keiner grösseren Schmerzäusserung verbunden war, als die Durchschneidung der Conjunctiva. Ich habe seitdem häufig ohne Narcose enucleïrt und bei der Anfrage an die Patienten in der Regel die Antwort erhalten, dass die ersten Schnitte (jene in der Conjunctiva) schmerzhafter waren, als die Sehnervendurchschneidung. Die Angabe Mooren's (1869), dass die Enucleation so ausserordentlich rasch vollendet sei, „dass die Anwendung von Chloroform nur dann erfolgte, wenn die Patienten den ausdrücklichen Wunsch äusserten" und dass „sich überdies im Allgemeinen viel leichter ohne Chloroformnarcose operire" — diese Angabe, die mir im festen Glauben an die hohe Schmerzhaftigkeit der Sehnervendurchschneidung kaum verständlich schien, wird jetzt nach der eigenen Erfahrung leicht begreiflich.

Soviel über die Enucleation. Es drängt sich zunächst die Frage auf, ob, da doch die Bedeutung der Operation in der Unterbrechung der Fortleitung des Reizes von den intraoculären Nervenenden auf die extraoculären Verzweigungen gelegen ist, nicht dasselbe Resultat durch einfache Nervendurchschneidung erlangt werden könnte. Die Geschichte der Nervendurchschneidung zur Verhütung oder Heilung der sympathischen Erkrankung ist kurz folgende: 1857 sagt v. Gräfe: „Um darüber in's Klare zu kommen (ob der Sehnerv sich activ an den sympathischen Processen der Amaurose betheiligt), habe ich vorgeschlagen, in ähnlichen Fällen statt der Exstirpatio bulbi die Durchschneidung des Nervus opticus zu machen. Es hätte dies unter geeigneten Umständen zugleich den Vortheil einer Erhaltung des Bulbus. Dieser Vorschlag ist, soviel ich weiss, von Dr. A. Weber in Darmstadt zuerst ausgeführt worden." 1865 berichtet Rheindorf über eine Sehnervendurchschneidung, die er in einem Falle sympathischer Neuroretinitis (dem ersten dieser Art, der publicirt wurde) mit Hilfe einer stark nach der Fläche gebogenen an den Spitzen abgerundeten Scheere unternahm. Vier Tage nach der Operation hatte sich das Sehvermögen um vier Nummern der Jäger'schen Schriftproben gebessert. Die Heilung blieb eine dauernde; der Einfluss der Operation konnte nicht geleugnet werden, denn schon durch Monate bestand die bedeutende Sehstörung und vergeblich war jede Behandlung gewesen. Am operirten Bulbus entwickelte sich eine starke Erweiterung der vorderen Ciliarvenen. 1866 kommt v. Gräfe auf die Frage der Nervendurchschneidung zurück; neun Jahre zuvor hatte er das Verfahren der Sehnervendurchschneidung vorgeschlagen, aber nicht, wie Mooren meint, weil „der berühmte Urheber dieses Verfahrens dabei eine Durchschneidung der Ciliarnerven bezweckte", sondern weil er für jene Fälle eine Leitung durch die Sehnerven für möglich hielt. Diesmal ist es wirklich die Section der Ciliarnerven, die v. Gräfe proponirt, doch erscheint ihm die Durchschneidung sämmtlicher Ciliarnerven ausserhalb des Auges „wegen der ausgiebigen hierzu erforderlichen Umschälung und besonders wegen der gleichzeitigen Durchtrennung der Gefässe" zu bedenklich. Dagegen könnte man bei umschriebener Empfindlichkeit den betreffenden Ciliarnerven ausserhalb des Auges oder vielleicht besser innerhalb des Auges hinter dem flachen Theil des Ciliarkörpers durchschneiden. Ed. Meyer hat eine solche intraoculäre Durchschneidung zuerst 1866 vorgenommen und berichtet 1867 und 1868 über diesen Fall und einige andere, in denen die Enucleation als Prophylaxe oder wegen schon vorhandenen Irritationsstadiums angezeigt gewesen wäre. Es wird mit einem feinen Messerchen durch die Sclerotica in den Glaskörper eingegangen und je nach der Ausdehnung der schmerzhaften Stelle ein dem Hornhautrande paralleler Schnitt von 6—8 Linien Länge einfach durch Contrapunction und Durchschneidung der Brücke vorgenommen. 1868 berichtet auch Secondi unter dem Titel: „Di una nevrosi simpatica guarita radicalmente colla nevrotomia ciliare" über eine intraoculäre Ciliarnervendurchschneidung; der Schnitt wurde von der Insertionsstelle des Rectus externus bis in die Gegend jener des Rectus superior in einer Länge von einem Centimeter und darüber durch sämmtliche Augenhäute geführt. Aus dem Jahre 1868 liegt noch eine analoge Operation Lawrence's vor. Ed. Meyer setzt die intraoculären Neurotomien fort, weiss 1873 22 derartige Operationen anzuführen und hält die Indication für dieselbe (als Präventiv und bei sympathischer Neurose) fest.

Was die extraoculäre Durchschneidung der Ciliarnerven anlangt, so ist bei derselben zu unterscheiden, ob die Ciliarnerven mit Erhaltung des Sehnerven oder ob sie gleichzeitig mit dem letzteren durchschnitten werden sollen. Snellen berichtet 1873 über eine von ihm im Jahre 1871 mit vollem Erfolge vorgenommene retrobulbäre Durchschneidung einiger Ciliarnerven mit

Schonung des Sehnerven an einem vollkommen erblindeten Bulbus mit hochgradiger umschriebener Schmerzhaftigkeit am oberen äusseren Hornhautrande. In seiner Thérapeutique oculaire 1879 empfiehlt v. Wecker dieses Verfahren in jenen Fällen, in welchen das verletzte Auge ein besseres Sehvermögen aufweist, als das sympathisch erkrankte, dessen Sehvermögen bereits fast vollständig verloren ist. Da man unter solchen Umständen nicht enucleïren darf, so möge man die Ciliarnerven rings um den Sehnerven durchschneiden, doch ist aus v. Wecker's Angaben nicht ersichtlich, dass er unter diesen Umständen die Operation wirklich vorgenommen hätte. Die Durchschneidung von Ciliarnerven und Sehnerven hinter dem Bulbus ganz allgemein zur Substituirung der Enucleation wird von Boucheron (1876), dann von Schöler, wie von Schweigger (1878) empfohlen. Schöler hält das Verfahren in allen Fällen einer drohenden sympathischen Entzündung für sicher, Schweigger meint, die Enucleation nütze ja doch nur als präventive Operation und in dieser Hinsicht leiste die Neurotomie dasselbe wie die Enucleation, der von Seiten der Patienten der Abscheu, „welchen die Verstümmelung eines der edelsten Organe erwecken muss", bisher entgegenstand. Hirschberg endlich, gegen die Neurotomie polemisirend, hat sich nachträglich von ihrer Wirksamkeit zur Beseitigung der Ciliarschmerzen in zwei Fällen überzeugt (1878).

Ueber die Nervensectionen möchte ich mir zuvörderst folgende Bemerkungen erlauben. Ich glaube, dass überhaupt nur die extraoculäre Durchschneidung sämmtlicher Ciliarnerven mit gleichzeitiger Durchschneidung des Opticus für unseren Zweck in Frage kommen kann. Dass die intraoculäre Neurotomie, dass die partielle Aufschlitzung des Auges, vielleicht nach einander an mehreren Stellen geübt, ein das geschlitzte Auge dauernd heilendes und das zweite Auge für immer sicherstellendes Verfahren sein solle, muss in hohem Grade zweifelhaft erscheinen. Spencer Watson führt (1874) für einen nach Meyer operirten Fall direct an, dass das unmittelbare Resultat zwar gut, dass es aber nicht von Dauer war und dass die Enucleation daher doch nachgeschickt werden musste. Andererseits gibt es kein Operationsverfahren, durch welches bei Erhaltung des Opticus sämmtliche Ciliarnerven mit Sicherheit durchschnitten werden könnten. Es scheint mir auch die Indication für eine solche Operation zu fehlen, denn in dem von v. Wecker aufgestellten Falle muss nicht blos die Enucleation, sondern überhaupt jedes operative Verfahren (an dem noch rettbaren Auge im Dienste des ohnehin verlorenen zweiten) auf das strengste verpönt werden; und ist das Auge blind, dann ist die gleichzeitige Durchschneidung des Opticus geboten, um die von ihm gelieferte Reizquelle zu stopfen. Was aber überhaupt die Ciliarnerven-Schnerven-Durchschneidung anlangt, so schreibt Mooren 1869: „In keinem Falle möchte ich glauben, dass die Durchschneidung der Ciliarnerven in der Orbita ihren Zweck erreichen kann, denn nach etwa 50—60 Neurotomien der verschiedensten Trigeminusäste habe ich allerdings momentan einen glänzenden, aber nur selten einen dauernden Erfolg gesehen; der beabsichtigte Effect ging verloren, sobald eine Wiedervereinigung der getrennten Nervenenden stattgefunden hatte. Arlt führt in der Zeitschrift der Wiener Aerzte einen Fall an, wo er sich nach einer vorgenommenen Durchschneidung thatsächlich von einer Wiedervereinigung der Ciliarnerven überzeugt hat." Dieser Gesichtspunkt ist ein berechtigter. Ueber die Dauer der günstigen Erfolge der extraoculären Nervensection sind wir, wie ich glaube, bisher noch nicht genügend beruhigt. Dass uns die Durchschneidung sämmtlicher Ciliarnerven gelungen sei, können wir dann annehmen, wenn nach der Operation die Hornhaut und der Ciliarkörper bei Berührung (oder Druck) unempfindlich sind. Die Herstellung der Empfindlichkeit dieser Partien zeigt eine erfolgte Wiedervereinigung von Nervenästen an. Dass eine solche in der That und zwar relativ rasch eintreten könne, hatte ich soeben zu beobachten Gelegenheit.

Ein junger Mann wird vor einiger Zeit durch ein gegen das linke Auge prellendes Holzstück verletzt. Dieses Auge zeigt jetzt geringe Herabsetzung der Spannung, Empfindlichkeit des Ciliarkörpers bei Druck, leichte Ciliarinjection, Hornhaut vollkommen intact, Iris im Gewebe verändert, ihre peripheren Partien buckelförmig vorgetrieben, Pupillarrand an eine dichte die Pupille deckende Schwarte angewachsen, Lichtempfindung erloschen. Patient meldet sich desshalb, weil sein rechtes Auge seit einiger Zeit gegen Licht empfindlich, momentan schmerzhaft, bei der Arbeit nicht mehr ausdauernd sei. Die objective Untersuchung dieses Auges gibt nach jeder Richtung normale Verhältnisse. Da das linke den Keim zur Erregung einer sympathischen Erkrankung in sich trägt und die Klagen des Kranken als erste Prodrome des Leidens gedeutet werden können, wird an Stelle der Enucleation die Neurotomia optico-ciliaris, mit welchem Namen Schöler die in Rede stehende Operation belegt, am 30. October 1878 in der Narcose nach Schöler's Methode ausgeführt. Ich schneide die Conjunctiva über der Sehne des Rectus externus und eine Strecke weit gegen die Insertion des Rectus superior und inferior auf, lade die Sehne auf den Schielhaken, führe einen an jedem Ende mit einer Nadel armirten Catgutfaden No. 0 mit beiden Enden durch Muskelfasern und Conjunctiva, lasse vom Assistenten den Faden (damit Muskel und Conjunctiva) stark gegen den äusseren Augenwinkel hinziehen, gehe dann, indem ich den Bulbus nasenwärts wende, mit einer nach der Fläche gekrümmten Scheere in die Tiefe, durchschneide den Opticus, ziehe die Scheere zurück und gehe mit ihr, die Branchen abwechselnd öffnend und schliessend, nochmals vor, am hinteren Bulbusumfang, soweit es geht, vorbei. Dann erfasse ich statt der Scheere ein concaves Tenotom, schneide mit demselben, soweit ich den hinteren Bulbusumfang bestreichen kann, in wiederholten Zügen und wende dann das Auge noch wiederholt so stark als möglich nach innen. Eine merkbare Blutung tritt nicht ein. Nun wird der Rectus externus vorgenäht, indem die zwei Nadeln durch die an der Hornhaut lateralwärts stehen gelassene Conjunctiva geführt, entfernt und hierauf die Fadenenden zusammengeschnürt werden. Mit der Anlegung eines Druckverbands ist Alles beendigt. Am 2. November Vormittags überzeuge ich mich, dass die Hornhaut vollkommen unempfindlich und dass ebenso der Ciliarkörper bei Druck völlig empfindungslos ist. Dabei besteht bedeutende Ciliarinjection und der Kranke klagt über heftigen Schmerz — die stark geröthete Bindehaut ist auch bei Berührung sehr empfindlich. Die Empfindlichkeit der Hornhaut stellt sich aber in kurzer Zeit nicht blos an der Peripherie, sondern auch im Centrum wieder her, während der Ciliarkörper zunächst empfindungslos bleibt. Jedoch bei der letzten Untersuchung, am 10. December 1878, ist nun wieder deutlich in der oberen lateralen Partie des Ciliarkörpers Druckschmerz nachweisbar. Der Bulbus ist ziemlich blass, weicht nach aussen ab, seine Spannung hat bedeutend abgenommen. Die unbestimmten Klagen über das erste Auge dauern fort. Es wird nunmehr die Enucleation vorgenommen werden. — Ich habe einen interessanten Nachtrag zu liefern. Die Enucleation ist in der That bald darauf von Prof. v. Jäger vollführt worden. Und was stellte sich heraus? Der am Bulbus hängende Sehnervenstumpf bestand aus zwei Theilen. Der Sehnerv war bei der Neurotomie zwar vollständig durchschnitten worden, aber die beiden Nervenenden waren mit Verschiebung der Schnittflächen und noch deutlich erkennbarer Schnittgrenze nunmehr wieder zusammengeheilt.

Man hat aus der Krankengeschichte auch das Operationsverfahren kennen gelernt. Schweigger schneidet den Muskel (und zwar den Internus) in der Mitte durch (woselbst er nach Beendigung der Operation mittelst der zuvor eingelegten Fäden wieder zusammengenäht wird). Nach Durchschneidung des Sehnerven wird der hintere Pol des Auges mit einem in der Nähe des Sehnerven in die Sclera eingeschlagenen kleinen scharfen Haken nach vorn gekehrt, so dass man die Insertionsstelle des Opticus vor Augen hat und rings um denselben die Sclera frei präpariren kann, so dass alle Ciliarnerven sicher durchschnitten werden. Aber ist es auch sicher, dass nicht einzelne Aeste wieder zusammenheilen, wobei man sich durchaus nicht vorzustellen braucht, dass es stets zusammengehörige Stümpfe sind, die mit einander verwachsen? Der eben angeführte Fall spricht nicht für die unbedingte Zuverlässigkeit der Neurotomie. Desshalb muss das Operationsverfahren noch weiter erprobt, wol auch verbessert werden, ehe man es mit vollem Vertrauen der Enucleation substituiren kann. Möge kein Operateur, der vertrauensvoll die Neurotomie als Präventiv vorgenommen hat und damit die Enucleation vollkommen ersetzt zu haben glaubt, die furchtbare Enttäuschung erleben, den Neurotomirten mit entwickelter Iridokyklitis sympathica wiederzusehen!

Unter den sonstigen operativen Methoden, welche die Enucleation ersetzen sollen, wäre zunächst die Hervorrufung eitriger Chorioiditis durch zeitweilige Einlegung eines Fadens in das gefahrdrohende Auge zu erwähnen. Dadurch dass man einen Faden durch die Augenhäute hindurchzieht und denselben so lange liegen lässt, bis eine leichte seröse Schwellung (Chemose) der Conjunctiva den Beginn der eitrigen Chorioiditis, d. i. Panophthalmitis anzeigt, soll ein relativ unempfindlicher Stumpf gesetzt werden, in welchem, da die Ciliarnerven durch die eitrige Entzündung grösstentheils zerstört werden, der sympathischen Affection der Boden entzogen ist. v. Gräfe hat dieser Herbeiführung künstlicher Atrophie, die vergrösserten Bulbis gegenüber schon längst in verschiedener Weise geübt worden war, zu drei verschiedenen Zeiten (1860, 63, 66) gedacht und wurde dieser Gegenstand auch neuerlich von Feuer wieder in Bearbeitung genommen. Wir haben hier nicht zu handeln von der Wirksamkeit dieses Verfahrens zur Verkleinerung vergrösserter Bulbi, sondern von seinem Verhältnisse zur Enucleation. Trotz v. Gräfe's theoretischer Anpreisung des Verfahrens muss doch hervorgehoben werden, dass, wie aus Gräfe's eigenen letzten Worten über diesen Punkt deutlich zu ersehen ist, er dasselbe niemals auf unserem Gebiete praktisch zur Anwendung gebracht hat. „Ebenso wäre es, schreibt v. Gräfe 1866, nach Verletzungen und Operationen, wenn für das betreffende Auge nichts mehr zu hoffen ist, unter Umständen nicht irrationell durch ein- oder zweitägige Anwendung des Fadens, den Process zur Höhe diffuser eitriger Entzündung zu activiren. Der Patient leidet durch eine Panophthalmie (unter Cataplasmen) durchschnittlich jedenfalls weniger als durch eine schleppende Kyklitis, erhält einen unempfindlicheren Stumpf, welcher das Ersatzstück vortrefflich trägt und ist den Gefahren für das zweite Auge enthoben." Warum hat denn aber v. Gräfe das Verfahren, wenn es so grosse Vortheile bietet, wenigstens bis dahin nicht wirklich geübt? Der Grund scheint mir darin zu liegen, dass die Methode doch etwas von einem zweischneidigen Schwert an sich hat, denn abgesehen davon, dass die Panophthalmitis selbst und der „unempfindlichere" Stumpf keine volle Garantie bieten, könnte durch den Faden die Entzündung nicht zur wahren Panophthalmitis, sondern die Kyklitis als solche zu grösserer Höhe und grösserer Bedrohlichkeit gesteigert und so der sympathischen Ophthalmie der Boden nicht entzogen, sondern erst regelrecht für dieselbe bearbeitet werden, wie andererseits, wenn ein Fremdkörper im Augeninnern steckt, ein dauernder Ruhezustand ja gar nicht zu erhoffen ist.

Soll ich noch des alten Barton'schen Verfahrens (Abtragung der Hornhaut, Entfernung der Linse mit nachfolgender Cataplasmirung des einen Fremdkörper bergenden Bulbusrestes), sowie des Vorschlags Verneuil's (1874) gedenken, der nach ungünstigen Erfahrungen bei vier im ganzen von ihm vollführten Enucleationen den operativen Verschluss der Lider durch Vereinigung der Lidränder (Blepharoraphie) empfiehlt und die Wirksamkeit dieses Verfahrens durch Vorführung zweier Fälle illustrirt? Nach Barton findet man den in den Glaskörper eingedrungenen Fremdkörper, wenn der abgekappte Bulbus cataplasmirt wird, stets nach einigen Tagen ausserhalb des Auges im Conjunctivalsacke; doch wegen der Möglichkeit starker Nachblutungen und heftiger langwieriger Panophthalmitis mit schliesslicher Reduction des Bulbus auf einen kleinen

Stumpf wird dieses Vorgehen kaum der Enucleation Concurrenz machen können. In Verneuil's Fällen rührte, wie schon Laqueur bemerkt, die Reizung des sympathisirenden Auges von dem Mangel genügender Bedeckung her und unter solchen exceptionellen Umständen mag immerhin Verneuil's Verfahren in Erwägung gezogen werden.

Das letzte Wort verlangt die Iridectomie. Ist die Iridectomie am sympathisirenden Auge auszuführen? Die Antwort lautet: nur in Einem Falle und der ist, wenn nach einer Verletzung oder Operation, sowie nach spontanem Durchbruch der Hornhaut die Iris in die periphere Hornhautwunde eingeklemmt, das Auge aber sonst erhalten ist. Neuralgie des ersterkrankten, sympathische Erkrankung des zweiten Auges kann entstehen. Hier leistet die Iridectomie, indem durch sie das eingeklemmte Irisstück, mit ihm der gequetschte Ciliarnerv ausgeschnitten wird, Grosses dadurch, dass beide Augen vor Gefährdung bewahrt werden. Wenn jedoch die Iriseinklemmung bereits zur Iridokyklitis geführt hat, oder wenn diese letztere aus was immer für einem Grunde entstanden ist, vermag die Iridectomie nichts zu leisten und kann nach keiner Richtung die Enucleation entbehrlich machen.

Wenn der Enucleation selbst die Hervorrufung sympathischer Erscheinungen durch Quetschung der Nerven während der Operation oder in der sich später bildenden Narbe zuzuschreiben ist, so kann man versuchen, durch nachträgliche Excision der Narbe das irritirende Moment zu entfernen. Aber auch da wird man nur unter jenen Umständen etwas erreichen, unter denen die Enucleation etwas erreicht. Das musste Hasket Derby erfahren, der die schon entwickelte Iridokyklitis durch die Resection der Nervenstümpfe nicht zu heilen vermochte (pag. 87), wogegen Mooren in seinem Falle (pag. 86) die Ciliarhyperästhesie durch ein geeignetes Verfahren (das wohl auch in einer Ausschneidung des Nervenstumpfes bestanden haben dürfte) zu dauernder Heilung brachte. Auch ich habe dem früher (pag. 77) erwähnten Patienten den Vorschlag einer Operation gemacht. Es lag in meiner Absicht, den Sehnervenstumpf mit seiner nächsten Umgebung bis gegen das Foramen opticum hin zu präpariren und in der Nähe des Sehlochs abzuschneiden. Hätte die irritirende Ursache in diesem orbitalen Stücke der Nerven ihren Sitz, dann wäre die Möglichkeit der Heilung des peinigenden Leidens auf diesem Wege nicht ausgeschlossen. Bisher konnte sich jedoch der

Patient, dem man die Sicherheit des Erfolges natürlich nicht zu garantiren vermochte, zu dieser Procedur nicht entschliessen.

Mit der Erörterung der operativen Eingriffe am erstafficirten Auge ist die Besprechung der operativen Therapie der sympathischen Entzündung nicht erschöpft, denn noch steht die Erledigung der Frage aus, ob und welche operative Eingriffe im sympathisch erkrankten Auge gestattet seien. Auch hier ist es wesentlich, die einzelnen Stadien und Formen der Sympathie zu trennen. Nicht blos so lange das zweite Auge intact ist, sondern auch so lange nur Reiz oder einfache Functionsstörung vorliegt, kann von einem operativen Eingriffe in dieses Auge nicht die Rede sein. Von den Manifestationen der Uvealerkrankung kommt zuerst die Iritis serosa in Betracht. Diese wird im Allgemeinen eine eingreifendere Therapie nicht erheischen und man wird sich ihr gegenüber in jedem Falle eine grössere Zurückhaltung auferlegen, als einer auf nicht sympathischer Ursache ruhenden serösen Iritis. Denn die erstere, die sympathische, ist unter evidentem Nervenreiz zu Stande gekommen, einem Reiz, dessen Steigerung wir so sehr fürchten, dass wir die Enucleation des reizenden Auges, wenigstens so lange die Iritis serosa da ist, auf das entschiedenste widerrathen. Wenn eine gewöhnliche Iritis serosa sehr lange währt und den gewöhnlichen therapeutischen Massregeln nicht weichen will, so kann man nichts besseres als eine Iridectomie vollführen. Man wird jedoch gewiss, so lange als nicht durch das Zögern positiver Nachtheil zu befürchten steht, in einem sympathisch erkrankten Auge nicht operativ eingreifen, und daher auch, da Gefahr im Verzuge nicht zu sein scheint, bei der sympathischen Iritis serosa nicht zu rasch zu einer Iridectomie greifen. „Nur zwei Mal sah ich mich", sagt v. Gräfe 1866, „zu Punctionen, einmal wegen besonderer Hartnäckigkeit (bei Iritis serosa) zu Iridectomie nach oben veranlasst, wodurch der Zweck erreicht wurde". Auf gleicher Stufe wie die seröse Iritis steht die einfach-plastische, wenn sich nur ein paar einzelne hintere Synechien finden, während die dazwischen liegenden Irispartien auf Atropin sich gut erweitern.

Als ein besonderer Zustand muss aber jener angesehen werden, in welchem es durch ringförmige hintere Synechie zu totalem Pupillarabschluss kam. Man beachte wohl, was früher (pag. 43—45, 47) über diesen Punkt gesagt wurde. Die Differentialdiagnose zwischen Vortreibung der Iris durch das Wasser der hinteren Kammer einerseits, durch Exsudatmassen der plastischen

8*

Iridokyklitis andererseits liegt vornehmlich in der Spannung des Bulbus. Diese ist in ersterem Falle entweder zweifelhaft oder deutlich erhöht, in letzterem vermindert. Da wo die Iris in ihrer Peripherie buckelförmig vorgetrieben, der Bulbus aber erweicht ist, steht die Sache anders als wenn bei gleichem Ansehen der Iris eine Spannungserhöhung nachgewiesen werden kann. Nur dieser letztere Fall ist es, der im Momente zu besprechen kommt. Man findet gerade nicht überflüssig viele Angaben darüber, wie man beim Drohen dieses „sympathischen" Secundärglaucoms oder bei Zeichen, die seinen Eintritt schon verrathen, sich verhalten solle. v. Wecker meint (1879), dass man „wegen der heftigen Schmerzen, welche der Patient bei einem glaucomatösen Anfalle nach Bildung einer totalen hinteren Synechie zu erleiden hat", sich ausschliesslich auf Paracentesen oder eine Sclerotomie beschränken, niemals aber nur daran denken solle, die Iris anzurühren, eine Iridectomie auszuführen. „Es wird", so meint v. Wecker, „in der Regel nicht gelingen, die an die Kapsel adhärirenden Irisreste loszutrennen, und sollte dies auch in einzelnen Fällen glücken, so wird doch eine Reizung des Auges die Folge sein von solcher Heftigkeit, dass der momentane Gewinn, den man erlangt zu haben glaubt, durch Verschliessung der neuen Pupille und eine Verschlechterung der Function wieder verloren gehen wird." Dieser Auffassung kann ich nicht folgen. Bei leichter Iritis ist die Iridectomie unnöthig, bei Flächenverklebung zwischen Iris und Kapsel, also bei wahrer Iridokyklitis, kaum ausführbar, allein bei dem Zustande, von dem wir im Momente handeln, sind wir sicher, ein Stück Iris ausschneiden zu können, und damit ist die Möglichkeit geboten, die Communication zwischen den beiden Kammern herzustellen, die Entzündungsanfälle des Secundärglaucoms und dieses selbst, durch Behebung des ursächlichen Momentes, zu bekämpfen. Eine nach mancher Richtung lehrreiche Krankengeschichte mag das Gesagte illustriren.

Ein 31 jähriger Zimmermann wird am 30. April 1876 in die Klinik aufgenommen. Am 24. Januar d. J. war ihm eine Eisenklammer gegen das linke Auge gesprungen. Er hatte nach der Verletzung wenig Schmerzen, sah mit dem verletzten Auge zwar schlechter, aber doch noch ziemlich viel, nur zeigte sich das letztere gegen Licht sehr empfindlich und röthete sich im Laufe der nächsten Tage. Nach 14 Tagen war die „Entzündung" vorüber, aber das Sehvermögen hatte abgenommen. Nun arbeitete Patient durch

14 Tage; da jedoch das Auge dabei wieder roth und schmerzhaft wurde, so sah sich der Kranke veranlasst, dasselbe zu verbinden und sich zu schonen. Als wieder 14 Tage, also im Ganzen 6 Wochen nach der Verletzung verstrichen waren, wurde auch das rechte Auge ergriffen, es wurde roth und schmerzte, die Entzündungen wechselten und durch dieselben wurde das Sehvermögen allmälig bis auf die gegenwärtige Stufe heruntergebracht.

Die Untersuchung ergibt: Am linken Auge am äusseren Hornhautrande und etwas nach oben vom horizontalen Hornhautdurchmesser eine drei bis vier Millimeter lange Scleralnarbe, in welche die Iris eingeheilt ist. Die Iris, in Farbe und Faserung verändert, mit zahlreichen Synechien an die Linsenkapsel geheftet, mangelt in der Richtung der Narbe, als wäre eine regelrechte Iridectomie ausgeführt worden. Mit dem Spiegel erkennt man an der Stelle des Irisdefects den Linsenrand (so dass hierdurch das Vorhandensein der Linse an Ort und Stelle — ein hinteres Kapselbild war nicht hervorzurufen — sicher gestellt wird), sowie zahlreiche flottirende Glaskörpertrübungen, die den Augengrund decken. Eine leichte Ciliarröthe umringt die Hornhaut. Die Spannung des Bulbus ist nicht merklich alterirt. Bei Betastung zeigt sich eine äussere obere Partie (nicht gerade der Iriseinklemmung entsprechend) bei Druck empfindlich. Das Sehvermögen dieses Auges ist $\frac{1}{4}$, mit einem ganz schwachen Concavglase $\frac{1}{3}$ des Normalen.

Am rechten Auge leichte Ciliarinjection. Totale hintere Synechie: die peripheren Irispartien vorgebaucht, besonders in der oberen Hälfte der in Farbe und Faserung veränderten Iris; im Pupillargebiete eine in der Circumferenz dichte, im Centrum dünne durchscheinende Membran. Die Spannung des Auges nicht sehr, aber deutlich erhöht. An einer dem empfindlichen Punkte des linken Auges genau correspondirenden Stelle Druckschmerz. Das Sehvermögen auf $\frac{1}{7}$ gesunken.

Was war zu thun? Von einer Enucleation des verletzten Auges hätte keine Rede sein dürfen, auch wenn dasselbe nur einen geringen Rest von Sehvermögen aufgewiesen hätte. Dass man nicht ein Auge mit $\frac{1}{3}$ Sehschärfe enucleïren wird, um ein solches, das im Momente nur noch $\frac{1}{7}$ Sehschärfe darbietet, zu retten — schon vorausgesetzt, dass man überhaupt an irgend eine Wirksamkeit der Enucleation unter solchen Umständen glaubte — ist sonnenklar. Ebenso hielt mich die Scheu, welche Einem vor jedem operativen

Eingriffe im sympathisch erkrankten Auge eingeimpft wird, auch zunächst vor einem solchen zurück.

Patient wird zu Bette gebracht, erhält Einträufelungen von Atropin in das linke Auge, ohne dass sich die Pupille erweitern würde, und wird zu einer Inunctionscur bestimmt. Eine Woche nach der Aufnahme (6. Mai), nach drei Einreibungen (nicht dem Quecksilber, sondern dem zweckmässigen Regimen schreibe ich die Wirkung zu) ist die Ciliarinjection beiderseits geschwunden, wie auch der Ciliarkörper bei Berührung nicht mehr schmerzhaft ist. Doch Tags darauf treten des Morgens Schmerzen im rechten Auge auf, die sich Tags über steigern und bei Nacht zu grosser Heftigkeit ansteigen. Am 8. Mai: Spannung des rechten Auges beträchtlich erhöht, Lider leicht geschwellt, heftige Ciliarinjection, Cornea leicht diffus und ziemlich allseitig getrübt, die Vorwölbung der Iris bedeutend gesteigert, die Schmerzhaftigkeit des Ciliarkörpers an der besprochenen Stelle deutlich (während der analoge Punkt im verletzten Auge nicht mehr schmerzhaft ist), Sehvermögen so weit gesunken, dass nur Finger in 1 Meter Abstand gezählt werden — kurz ein acuter Glaucomanfall in bester Form. Bis zum 12. Mai hat sich das Sehvermögen nicht gebessert. Nun wird Iridectomie nach innen vollführt. Es gelingt, ein grosses Stück der Regenbogenhaut auszuscheiden. Die Wunde heilt, die Kammer stellt sich her, die Iris scheint nicht mehr peripherisch vorgewölbt, sondern in einer Ebene ausgespannt. Blut in der Vorderkammer resorbirt sich, Schmerzen, sowie die Empfindlichkeit des Ciliarkörpers schwinden, die Spannung des Bulbus normalisirt sich, nur Ciliarinjection ist noch am 18. Mai da.

Am 9. Juni: Augen vollkommen reizlos, Spannung normal. Rechts die Cornea in der Nähe der Wundnarbe getrübt, sonst durchsichtig. Die neu gebildete Pupille zum Theile von einer Membran gedeckt, in der peripheren Hälfte für Licht durchgängig; die Iris in normaler Lage. Links flottirende Glaskörpertrübungen in der Abnahme, Netzhautgefässe und die Stelle der Sehnervenpapille ganz undeutlich zu sehen. Das verletzte linke Auge besitzt halbe Sehschärfe, das sympathisch erkrankte rechte Sehschärfe ⅒. „Die Vorwölbung der Irisperipherie ist für mich ein Signal zu operativem Handeln" sagte ich früher bei der Besprechung des durch sympathische Iritis hervorgerufenen Secundärglaucoms. Dieses operative Handeln besteht, wie aus der angeführten Krankengeschichte hervorgeht, in der Iridectomie, deren Leistung eine anerkennenswerthe zu nennen ist. Die Sclerotomie, d. i. die Setzung einer grösseren Scleralwunde am Rande der Hornhaut, ist in derartigen Fällen wegen der mächtigen Vortreibung der peripheren Irispartien ohne Verletzung der Iris nicht ausführbar und entspricht auch nicht der Indication, die Communication zwischen vorderer und hinterer Kammer herzustellen.

Das Secundärglaucom nach sympathischer Iritis scheint mir aber auch der einzige Zustand zu sein, welcher ein operatives Eingreifen gestattet, denn sowie die Iritis serosa und die einfach-plastische Iritis ihn nicht erfordert, so ist er bei der wahren floriden Iridokyklitis plastica nicht zu wagen, indem durch denselben leicht der Krankheitsprocess gesteigert und die Atrophie des Bulbus rapid gefördert werden kann. Die ungünstigen Resultate, die ich von solchen Iridectomien hatte, führen mich auf die Seite jener Fachgenossen — und deren Zahl ist die weitaus überwiegende — welche bei plastischer Iridokyklitis jeden Operationsversuch, jeden Versuch einer Iridectomie zurückweisen. v. Gräfe (1866), welchem gleichfalls die Iridectomie „selbst bei einem noch leidlichen Stande der Dinge vollzogen", die Hilfe versagt hatte, legte sich die Frage vor, ob dieselbe nicht zu spät ausgeführt wird und ob bei dem Umstande, dass so rasch eine Flächenverklebung bis zu den Ciliarfortsätzen hin zu Stande kommt, nicht „eine besonders breite Excision nach der Peripherie hin bessere Dienste leisten könnte", so dass bei einem sehr peripheren Schnitte, analog dem Schnitte, wie bei Gräfe's Staarextraction, die Iris sich für die Pincette besser und in grösserer Breite präsentiren und so überhaupt ein breiteres Irisstück ausgeschnitten werden könnte. Die Empfehlung eines solchen Verfahrens ruht auf dem günstigen Resultate, das Gräfe in einem derartigen Falle — dem einzigen, über den er zur Zeit zu berichten hatte — erhielt. Dass aber die Hoffnung Gräfe's doch eine zu sanguinische war, hat wohl mancher Augenarzt seitdem erfahren und schon 1869 spricht Mooren seinen Zweifel darüber aus, ob bei der malignen Form selbst die frühzeitigste und glücklichste Iridectomie etwas zu leisten vermöge, denn in zwei Fällen, die im allerersten Beginne der Krankheit und unter relativ günstigen Nebenbedingungen operirt wurden, trat doch der perniciöse Verlauf ein. Es muss, wenngleich seitdem einige Fälle von günstiger Einwirkung einer oder wiederholter Iridectomien bei maligner Iritis bekannt gegeben wurden (Hugo Müller, Grossmann, Pflüger), doch bei dem Grundsatze festgehalten werden, dass man erst nach vollständigem Ablauf des Processes, keineswegs vor einem Jahre nach Ausbruch der Sympathie sich entscheiden könne, ob eine Operation vorzunehmen sei oder nicht. Der Zustand des Auges ist nach dieser Zeit nicht selten viel besser, als man im Beginne der Erkrankung für möglich gehalten hätte, und so manches Auge, das einige Wochen nach Ausbruch der malignen Iritis totaler Atrophie verfallen schien, zeigt sich nach Jahresfrist reizlos, verhältnissmässig gut gespannt, hat bei Pupillensperre prompte quantitative Lichtempfindung, oder bietet mit freiem oder nur leicht belegtem Pupillargebiet ein überraschend gutes Sehvermögen dar. In diesem letzteren Falle wird man sich wohlweislich hüten, durch eine Operation das Sehvermögen verbessern zu wollen, im ersteren hingegen nunmehr nicht zaudern, den Versuch zu machen, den Lichtstrahlen einen Weg zur Netzhaut zu bahnen. Die einfache Iridectomie kann jedoch nicht zur Ausführung kommen, weil die Iris flächenhaft mit der Linsenkapsel verwachsen ist, eine Losziehung, Losreissung der Iris sammt den dieselbe an die Kapsel heftenden Schwarten in den Bereich der Unmöglichkeit gehört und man nur durch gleichzeitiges Auf- und Herausreissen der vorderen Linsenkapsel mit Setzung traumatischer Cataract zum Ziele gelangen könnte. Man macht daher „Linsenextraction mit gleichzeitiger Iridectomie und Dislaceration der Schwarten" (v. Gräfe). Ein schmales Messer, das Gräfe'sche Staarmesser, am oberen äusseren Hornhautrande etwas unter der Tangente des höchsten Punktes der Hornhautperipherie in die Sclerotica ein- und sofort durch die Iris durchgestochen, wird hinter der Iris, also durch die Linse zum correspondirenden Ausstichspunkte geführt, die Sclerotica so am oberen Hornhautrande in einem Linearschnitte von 10 Millimetern Länge eröffnet. Dann führt man eine Pincette so ein, dass die eine Branche derselben vor die Iris, die zweite hinter die Iris (eigentlich hinter die mit der Iris verlöthete vordere Linsenkapsel in die Linse) gleitet, sucht hierauf die ganze Schwartenmasse mit der Pincette herauszuziehen, um sie zu excidiren, oder schneidet, falls die Schwarte dem Zuge der Pincette (zu stark darf man nicht anziehen) nicht folgen will, mit einer in das Auge eingeführten feinen Scheerenpincette (v. Wecker) rechts und links von der haltenden Pincette die Schwarte durch, so dass zwischen den Branchen der Pincette nunmehr ein freigewordenes dreieckiges Stück bleibt, das aus dem Auge herausgehoben

wird. Hierauf erfolgt die Enthülsung der während dieser Mani-
pulation in einzelnen Corticalmassen theilweise schon ausgetretenen
Linse. Schliesst sich nach der Operation die Oeffnung in der schwartigen Iris wieder oder betrifft die Iridokyklitis linsenlose Augen, dann
entfällt die Rücksicht auf die Linse und es kann (nachdem man
sich mit einem Lanzenmesser Zugang zur vorderen Kammer ver-
schafft hat) das von der schwartigen Iris gebildeten Diaphragma mit
v. Wecker's Scheerenpincette, von der eine Branche durch die Iris
hindurch hinter dieselbe geführt wird, schlitzförmig aufgeschnitten
werden (Iritomie). In dem früher (pag. 30, 31) beschriebenen Falle
wurde durch beiderseitige Iritomie das erreicht, dass mit entsprechenden Staargläsern im sympathisch erkrankten Auge Finger
auf 6' gezählt wurden, während für das ersterkrankte Auge ein
Sehvermögen von ¹/₁₀ sich ergab.

So wenig die operative Behandlung der einmal ausgebrochenen
sympathischen Entzündung zu befriedigen vermag und so sehr es
wahrscheinlich ist, dass nur durch Beschränkung der operativen Eingriffe befriedigendere Resultate erreichbar sein werden, ebensowenig
hat man Grund, mit den Erfolgen der medicamentösen Therapie
sich zu brüsten. Freilich die Iritis serosa und die einfach-plastische
Iritis, an und für sich keine bedenklichen Krankheitsformen, verhalten sich der Therapie gegenüber wie andere nicht sympathische
Iritiden, allein gegen die wahre Iridokyklitis ist die Therapie gänzlich ohnmächtig und es muss sehr fraglich erscheinen, ob selbst das
energischste Mittel, das man (indem man nicht, Gewehr im Arm,
dabei stehen will, wie ein Mensch gänzlich erblindet) in Anwendung
zieht — es muss sehr fraglich erscheinen, ob die Mercurialisation,
selbst die acute Mercurialisation, irgend ein an sympathischer wahrer
plastischer Iridokyklitis erkranktes Auge, das nicht auch ohne Quecksilber sich retablirt hätte, zu retten vermag.

Der ganze Gang der Therapie ist nach all' dem Gesagten
folgender: Ist ein Auge sehr schwer verletzt, ein grosser Theil des
Augeninhalts ausgetreten, das Sehvermögen gänzlich erloschen, dabei
ein Fremdkörper unzweifelhaft im Augeninnern zurückgeblieben, so
ist es am besten, gleich, noch ehe die zu erwartende Panophthalmitis
eingetreten, die Enucleation vorzunehmen. Bei schwerer umfänglicher
Verletzung, jedoch ohne Zurückbleiben eines Fremdkörpers im Auge,
sowie bei Erhaltung der Form und wenigstens theilweiser Erhaltung
des Sehvermögens auch bei vorhandener Wahrscheinlichkeit, dass

ein Fremdkörper im Auge zurückgeblieben, eile man mit der Enucleation nicht, sondern bringe den Verletzten in die Ruhelage in's verdunkelte Zimmer, lege bei Atropininstillationen, wenn solche noch fruchtbringend sein können, einen Druckverband an und lindere den Schmerz durch subcutane Morphininjectionen. Die noch so häufig geübte Therapie, die in Eisüberschlägen und Blutentziehungen besteht, ist wenig zweckentsprechend. Nur in den Ausnahmefällen, dass der Patient den Druckverband nicht verträgt, versuche man es mit kalten Umschlägen, die man aber, sobald sie dem Patienten unangenehm werden, sofort zu beseitigen und das Auge nur einfach durch ein Läppchen leicht zu decken hat. Tritt Panophthalmitis ein, so lasse man den Druckverband, so lange ihn der Kranke verträgt; dann sind warme Umschläge (in lauen Thee getauchte dünne Compressen oder Cataplasmen von Farina seminum lini oder von in Milch gekochten Semmeln) angezeigt, auch dürften sich vielleicht die neuen durch Fronmüller empfohlenen Cataplasmenkarten Lelièvre's besonders zweckdienlich erweisen. Bei sehr mächtiger eitriger, mit sehr heftigen Schmerzen verbundener Schwellung des Bulbus mag man durch Incisionen in das Auge Erleichterung zu bringen versuchen, sowie man andererseits, sobald die Panophthalmie im Rückgange, möglichst bald wieder die Anlegung des Druckverbands urgiren wird.

Sind einige Wochen nach der Verletzung unter ruhigem Verhalten des Kranken verflossen, ist beziehungsweise die Panophthalmitis abgelaufen, dann fragt es sich, ob das Auge nunmehr vollständig zur Ruhe gekommen oder nicht. Ist das erstere der Fall, dann kann der Betreffende wieder der gewohnten Beschäftigung nachgehen, mit der Ermahnung, sein Augenmerk darauf zu lenken, dass nicht neu erwachende Schmerzhaftigkeit im verletzten Organe unbeachtet bleibe. Ist dagegen das Auge zwar nicht mehr spontan schmerzhaft, aber gegen alle leichten Schädlichkeiten empfindlich, sowie gegen Druck schmerzhaft oder empfindlich geblieben, dann enucleïre man, falls weder Schonung des Auges möglich, noch auf die Intelligenz des Kranken zu bauen ist, selbst ein noch nicht erblindetes Auge, während der intelligente Kranke auf jene Momente aufmerksam zu machen ist, die ärztliche Hilfe erheischen.

Sobald das Irritationsstadium sich ausgesprochen hat, ist die Enucleation auch eines noch sehenden Auges vorzunehmen. Bei Iritis serosa (wie bei Iritis mit einzelnen Synechien) unterbleibt die Enu-

cleation, aber der Kranke kommt in das strengste Regimen: Bett-
lage, verdunkeltes Zimmer, Regelung der Diät, Sorge für leichte
Stuhlentleerung, local: Atropin und bei Schmerzen und starker circum-
cornealer Injection (die jedoch bei Iritis serosa kaum vorkommen)
Blutentziehung an der Schläfe und Cataplasmen. Erst Wochen oder
Monate, nachdem die Iritis gänzlich abgelaufen, mag man, falls das
erregende Auge nicht vollkommen schmerzlos geworden, die Enu-
cleation, als Prophylaxis für die Zukunft, ausführen. Ist es zu totaler
hinteren Synechie mit Vortreibung der peripheren Irispartien und in
Folge dessen zu Secundärglaucom gekommen, dann ist auf die locale
Therapie, auch auf die Antiglaucomatica: Eserinum sulfuricum und
Pilocarpium muriaticum (in 1°/o Lösung angewandt) kein Verlass;
durch Iridectomie ist vielmehr die Communication zwischen beiden
Kammern herzustellen.

Die wahre Iridokyklitis plastica verlangt, wie selbstverständlich,
das oben besprochene strenge Regimen und von Seite des Arztes wie
des Patienten — Geduld. Blutentziehung und Atropin scheinen bei
dieser Form eher zu schaden als zu nützen. Cataplasmen und wenn
nöthig Morphininjectionen sind noch das beste. Wenn der Patient
darauf eingeht, mag man die acute Mercurialisation versuchen,
deren Zweck es ist, in möglichst kürzester Zeit Salivation als Ausdruck der Sättigung des Organismus mit Quecksilber herbeizuführen.
6—8—10 Gramm graue Quecksilbersalbe sollen täglich verrieben und
dabei innerlich Calomel in Dosen von 1—2 Decigrammen zweistünd-
lich verabreicht werden, bis Salivation eintritt. Da jedoch die Iridokyklitis durchaus nicht so jäh zum üblen Ausgang führt, erscheint
mir eine gewöhnliche regelrechte Inunctionscur angezeigter. An diese
halte man sich, um sein Gewissen rein zu halten. Zu viel erwarte
man von ihr nicht. Vereinzelte rasche vollständige Heilungen, bewirkt durch acute Mercurialisation nach vorausgeschickter Enucleation,
wie solche berichtet werden, analysire man genau. Wahre plastische
Iridokyklitis lag kaum vor — diese Form wurde also durch das
Quecksilber nicht geheilt, so wenig als der Enucleation irgend ein
günstiger Einfluss zuzuschreiben ist. Die Unterlassung dieser Operation unter den vorliegenden Verhältnissen kann mit gutem Gewissen
empfohlen werden. Das sympathisch erkrankte Auge wird, wenn
nicht erblindet, später einer Operation unterzogen werden können.

Indem wir bei der Besprechung der Therapie der sympathischen
Entzündung vorerst die der wichtigsten Form, der Entzündung des

Uvealtractus geschildert haben, erübrigt noch die Erörterung der Therapie der zweiten Hauptart der sympathischen Entzündung. Die sympathische Retinitis und Neuroretinitis, wenn sie als Begleiterin der Uvealentzündung auftritt, vermag, indem die seltene sympathische Keratitis und Scleritis nach Angabe der Autoren durch Enucleation beseitigt wird (pag. 39, 40), die operativen Indicationen nicht zu ändern. Sie selbst erfordert Ruhe, Dunkelheit, Blutentziehung, Quecksilberinunctionen, Jodkalium. Soll man, wenn sie allein ohne Uvealerkrankung da ist, enucleïren? Da ich mir die sympathische Neuroretinitis durch den gleichen Process im Sehnerven der anderen Seite hervorgerufen denke und die Durchschneidung eines entzündeten Nerven mir durchaus nicht verführerisch erscheint, da andererseits eine relativ grosse Zahl derartiger Fälle gerade nach Enucleation zur Beobachtung kam, daher der schädliche Einfluss des traumatischen und Narbenreizes auf den Sehnerven kaum geleugnet werden kann, möchte ich, trotz der publicirten günstigen Erfolge, bei Neuroretinitis sympathica die Enucleation nicht vornehmen. Wenn auf dem internationalen ophthalmologischen Congress zu New-York (1876), auf welchem die Lehre der sympathischen Retinitis durch casuistische Mittheilungen von Seiten Alt's, Derby's und Risley's erweitert wurde, Alt in einem der drei von ihm beschriebenen Fälle nach Enucleation rasche Besserung und Heilung eintreten sieht, so scheint mir gerade für diesen Fall die sympathische Natur nicht mit Sicherheit erwiesen, da der Sehnerv des enucleïrten staphylomatösen Auges eine sehr tiefe glaucomatöse Excavation und Atrophie zeigte. Dass aber andererseits eine Retinitis bei einem zweckmässigen Verhalten, wie es die Enucleation mit sich bringt, auch von selbst zurückgehen könne, hat nebst mir wohl Mancher beobachtet.

Die Functionsprüfung des Auges.

Es bedarf, im Grunde genommen, keiner ausgedehnten und tief-
greifenden Vorkenntnisse, um bei zweckmässiger Anleitung unter
Beihilfe der nöthigen Instrumente und Gläser eine Prüfung der
Functionen des Auges regelrecht vorzunehmen. Allerdings ist nicht
zu übersehen, dass die Resultate einer solchen Untersuchung nur
auf den subjectiven Angaben des zu Prüfenden ruhen, und dass
Derjenige, welcher im Stande ist, mit dem Auge das objective
Examen vorzunehmen, der in erster Linie den Augenspiegel practisch
zu handhaben versteht, Jenem überlegen sein wird, der zwar eine
vollständige Vertrautheit mit den subjectiven Prüfungsmethoden sich
erworben, dem jedoch die Fähigkeit mangelt, die objective Controle
mit Hülfe des Augenspiegels und etwa des Ophthalmometers (jenes
Instrumentes, das zur Messung der Krümmung der brechenden Flächen
im lebenden Auge bestimmt ist) zu üben.

Um aber die Bedeutung dieser objectiven Controle sofort auf
das richtige Maass zurückzuführen und den Argwohn zu verscheuchen,
als wäre eine erfolgreiche subjective Functionsprüfung nicht denkbar,
sei gleich bemerkt, dass der Augenspiegel uns nur die Bestimmung
der Lage des Fernpunktes erleichtert, dass hingegen die Bestimmung
der Lage des Nahepunktes, der centralen und peripheren Sehschärfe,
der Ausdehnung des Gesichtsfeldes, des Lichtsinnes und des Farbensinnes nur auf subjectiven Angaben fusst.

Centrale Sehschärfe. (Centraler Raumsinn.)

An jener Stelle, an welcher sich die centrale Partie der Netzhaut, die sogenannte Macula lutea, der gelbe Fleck, auf's Stärkste
verdünnt, so dass ungefähr in der Mitte des Fleckes eine rundliche
oder etwas querelliptische centrale Grube, die Fovea centralis, zu

Stande kommt — durch jene den Grund dieses Grübchens be-
deckenden, stark verschmächtigten und verlängerten Netzhautzapfen
wird unsere schärfste, ja überhaupt eine scharfe Gesichtswahrnehmung
vermittelt. Das ganze Gebiet, auf dem wir die Details der Aussenwelt zu erfassen vermögen, hat einen Durchmesser von ⅕ und bei
elliptischer Gestaltung der Grube nach der Richtung deren grosser
Axe, wenn es hoch kommt, von ⅓ Millimeter; und da der Durchmesser eines Zapfeninnengliedes, des sogenannten Zapfenkörpers, nach
übereinstimmenden Messungen 3 Micromillimeter (dreitausendstel
Millimeter) beträgt, ja dieser Werth, wenn man mehrere Zapfenkörper zugleich misst und die erhaltene Grösse durch die Zahl der
in die Messung einbezogenen Elemente theilt, noch etwas grösser
ausfällt, so folgt, dass in einem Diameter der Fovea centralis circa
60 Zapfen Platz finden, und nur in der Richtung des längsten
Durchmessers des Ovals ihre Anzahl möglicherweise bis auf 100 steigt.

Die centrale Sehschärfe des Auges wird bestimmt von der Summe
der getrennten Sehempfindungen, die durch Lichterregung der Fovea
centralis gleichzeitig zum Bewusstsein kommen können; ihr Höhegrad
ist also abhängig von der Summe der Netzhautbilder, die, gleichzeitig auf der Fovea entworfen, gesondert zur Wahrnehmung gelangen, und da diese Netzhautbilder Objecten der Aussenwelt entsprechen, abhängig von der Summe der Objecte, die in einem bestimmten Raume der Aussenwelt gleichzeitig gesondert unterschieden,
oder von der Anzahl der Details, die in einem Objecte von bestimmter
Entfernung erkannt werden. Betrachtet man die Zapfen als diejenigen
Gebilde, deren Erregung zur Hervorrufung der Lichtempfindung
nothwendig ist, so lässt sich aus dem anatomischen Verhalten der
Fovea ein beiläufiger Schluss auf den Grad der centralen Sehschärfe
ziehen. Nehmen wir den Zapfenkörper mit seinen drei Micromillimetern Durchmesser als Scheinheit an, so will das so viel sagen,
dass, wenn auf diesem Zapfen ein Bild entworfen wird von verschiedener Ausdehnung, stets der ganze Zapfen in Erregung geräth,
so dass es nach dieser Richtung hin gleichgiltig erscheint, ob das
Netzhautbild einen Durchmesser von ½, von 1, von 2 oder von
3 Micromillimetern besitzt — jedesmal wird der ganze Zapfen erregt
werden, nur die Intensität der hervorgerufenen Gesichtsempfindung
wird von der Summe des Lichtes, das den Zapfen trifft, abhängig sein.

Lagert sich das Netzhautbild auf zwei unmittelbar nebeneinander
gelegene Zapfen, so vermögen wir doch noch keine Details desselben

zu erkennen. Nehmen wir z. B. an, das Object bestehe aus zwei leuchtenden Punkten mit einem dunklen Zwischenraum, und der Abstand der Bilder der beiden Leuchtpunkte auf der Retina sei 2 Micromillimeter. Es kann nun geschehen, dass diese beiden Bildpunkte noch auf einen und denselben Zapfen fallen; und da dann jedes der beiden Bilder den ganzen Zapfen erregt, so kann von einer gesonderten Wahrnehmung zweier Lichtpunkte nicht die Rede sein. Aber auch wenn die beiden Bilder nicht auf einen Zapfen fallen, so werden sie doch nicht gesondert wahrgenommen, denn da ihr Abstand nur 2 Micromillimeter ausmacht, so müssen, wenn schon je ein Bild auf einen besonderen Zapfen fällt, die beiden erregten Zapfen unmittelbar nebeneinander liegen. Indem jeder derselben in Gänze afficirt wird, entstehen zwei gleichartige Lichtempfindungen, die desshalb zusammenfliessen, weil sie nicht durch eine ungleichartige räumlich getrennt sind. Erst wenn die Netzhautbilder der beiden Lichtpunkte so weit von einander abstehen, dass sie nicht auf zwei unmittelbar benachbarte Zapfen fallen müssen, wird die Möglichkeit der gesonderten Wahrnehmung geboten. Es betrage die Distanz der beiden Bilder z. B. 4 Micromillimeter; dann kann eine Scheinheit, ein Zapfen, der zwischen den von den beiden Lichtquellen erregten Zapfen liegt, durch diese Lichtquellen unerregt bleiben. Denken wir also (Fig. 1) zwei weiss leuchtende Punkte

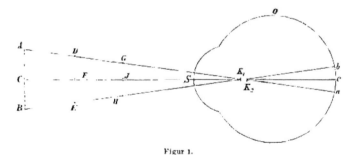

Figur 1.

A und B mit einem schwarzen Zwischenraume, so wird von dem einen Leuchtpunkte der Zapfen a, von dem zweiten der Zapfen b getroffen werden können; zwischen diesen beiden Zapfen bleibt aber, wenn der Bilderabstand 4 Micromillimeter beträgt, der Zapfen c mit seinem Durchmesser von 3 Micromillimetern übrig, auf welchem ein Bild des schwarzen Zwischenraumes der Leuchtpunkte entworfen wird.

9*

Die Erregung der drei Zapfen wird isolirt zum Centralorgane fortgeleitet; es entstehen drei isolirte Empfindungen, zwei Empfindungen
weissen Lichtes, räumlich getrennt durch eine Schwarzempfindung —
und nunmehr werden die beiden Lichtpunkte isolirt wahrgenommen.
Die Grösse des Zapfendurchmessers setzt dem Unterscheidungsvermögen, der Sehschärfe des Auges eine Grenze. Allerdings haben
wir bisher nur von dem Durchmesser des Zapfeninnengliedes, des
Zapfenkörpers gesprochen; auf den Zapfenkörpern aber sitzen
nach aussen, gegen die Aderhaut hin, durch dunkles Pigment von
einander getrennt, die conischen Zapfenstäbe mit ihrer geschichteten
Structur, die Zapfenstäbe, die sich gegen ihre Spitze hin ungemein
verschmälern, so dass der Durchmesser dieser Spitzen von Max
Schultze anfänglich mit $\frac{1}{2}$, später freilich mit 1 Micromillimeter
taxirt wurde. Schon die Grenzfläche zwischen Innen- und Aussen-
glied hat einen bedeutend geringeren Durchmesser als der Zapfenkörper; aber trotzdem ist es, wenn die Zapfen parallel nebeneinander
stehen, für das Maass der Sehschärfe ganz gleichgiltig, ob man das
innere oder äussere Ende des Zapfens oder die Grenzfläche zwischen
Körper und Stab als den Ort des Netzhautbildes annimmt. Nur
wenn die Zapfen mit ihren Stabspitzen zusammenneigten, dann
würde ein Netzhautbild von gleicher räumlicher Ausdehnung um so
mehr Seheinheiten überdecken, je tiefer gegen die Aderhaut hin es
in der Zapfenschicht gelegen wäre; und wenn es, falls die Object-
strahlen auf der Innenfläche der Zapfenschicht sich vereinigen,
eines Abstandes der Netzhautbilder a b zur gesonderten Wahrnehmung
von A und B bedürfte, so würde bei Formirung der Bilder auf den
Stabspitzen, da der Durchmesser der Seheinheit dann nicht 3, sondern nur 1 Micromillimeter betrüge, a b und damit auch A B einen
viel kleineren Werth erlangen können, ohne dass die getrennte
Wahrnehmung von A und B aufhörte; es könnte demnach das Auge
aus unverändertem Abstande viel näher aneinander liegende Punkte
differenziren, sein Unterscheidungsvermögen, seine Sehschärfe wäre
viel grösser. Ist b a die kleinste Distanz, welchen die Bilder a
und b (der Leuchtpunkte A und B) auf der Netzhaut von einander
haben müssen, damit A und B gesondert wahrgenommen werden,
würden also A und B sofort in einen Punkt verschmelzen, sowie
der Abstand a von b sich verringerte, dann stellt uns a b das kleinste
Netzhautbild dar. Bleiben wir dabei, dass der Abstand der
Mittelpunkte zweier angrenzenden Seheinheiten 3 Micromillimeter

beträgt, dann ergibt sich, dass der früher als Beispiel aufgestellte Werth von 4 Micromillimetern uns beiläufig den Werth des kleinsten Netzhautbildes repräsentirt, d. h. dass die centrale Sehschärfe des Auges vermöge des Baues seiner lichtpercipirenden Schichte so weit reichen kann, dass Punkte der Aussenwelt, deren Bilderabstand auf der Netzhaut 4 Micromillimetern gleichkommt, unterschieden werden.

Ein absoluter Werth für die Grösse des Abstandes A B der Objectpunkte ist natürlich nicht angebbar, denn ein Blick auf die Figur 1 zeigt, dass sowohl A B mit dem Abstand C S vom Auge, als auch das kleinere D E in der Distanz F S und das noch kleinere G H im Abstande J S das kleinste Netzhautbild b a entwerfen und dass ebenso zwei Objectpunkten, die auf den über A und B hinaus verlängerten Schenkeln des Winkels A K₁ B analog wie A und B gelegen sind, auch stets, wiewohl ihr gegenseitiger Abstand immer mehr und mehr bis in's Unendliche wachsen kann, ein Netzhautbild von der Grösse b a entspricht. Die Sehschärfe eines Auges wird daher erst definirt, wenn ausser dem gegenseitigen Abstande (A B) der noch getrennt wahrgenommenen Punkte, deren Abstand (C S) vom Auge gegeben ist. Es wird dasjenige Auge die grössere Sehschärfe haben, welches auf den gleichen Abstand weniger distante Punkte isolirt zu erkennen vermag. Wenn ein Auge im Abstand C S nur noch Punkte mit der Distanz A B, ein zweites aber Punkte mit der Distanz D E nicht blos im Abstande F S, sondern auch noch im Abstande C S zu trennen im Stande ist, dann hat das letztere die grössere Sehschärfe. Es hat ein kleineres „kleinstes Netzhautbild" als das erstgenannte Auge, denn aus dem Abstande C S muss von D E, von welchem aus der Entfernung F S das Bild b a entworfen wird, ein Bild erzeugt werden, das kleiner als b a.

Die Sehschärfe, ruhend auf der Grösse des kleinsten Netzhautbildes, kann also ihren Ausdruck finden durch die äusserste Distanz, in welcher zwei Punkte von bestimmtem gegenseitigem Abstande noch getrennt werden, sie kann aber auch noch in anderer Weise bestimmt werden. Das Netzhautbild b a des Objectes A B kommt in folgender Weise zu Stande. Ist das Auge überhaupt fähig, die von den Punkten A und B ausgehenden Strahlen auf der percipirenden Netzhautfläche zu sammeln, also von A und B Punktbilder auf der Netzhaut zu entwerfen, dann findet man die Lage dieser Bilder, wenn der Abstand der Fovea centralis von dem Punkte, wo

die Gesichtslinie C c die vordere Hornhautfläche schneidet, also wenn
S c, und ausserdem die Lage der beiden Knotenpunkte K_1 und K_2
gegeben ist. Dann braucht man, um den Ort des Bildes von A zu
finden, nur von A nach dem ersten Knotenpunkte, also $A K_1$, und
von K_2 eine mit dieser Parallele $K_2 a$ bis zur Netzhaut zu ziehen;
und sowie a als Bild von A, so wird in ganz gleicher Weise b als
Bild von B construirt. Es ist klar, dass in dem vorliegenden Auge
der Werth b a abhängig ist von dem Werthe des Winkels b K_2 a.
Ist uns der Abstand des zweiten Knotenpunktes von der Fovea, K_2 c,
bekannt, nehmen wir denselben für ein mittleres Normalauge mit
15 Millimetern, so lässt sich unter der gewiss gestatteten Annahme,
dass b c und c a geradlinig sind und mit K_2 c bei c einen rechten
Winkel bilden, der Winkel b K_2 a berechnen, falls b a, das kleinste
Netzhautbild, 4, demnach b c = c a 2 Micromillimeter beträgt. Es
ergibt sich dann für den genannten Winkel ein Werth von 1 Minute
(genau von 56 Secunden). Der Winkel b K_2 a ist aber dem Winkel
$A K_1$ B gleich, denn die Schenkel beider Winkel sind der Construction
gemäss mit einander parallel. Es beträgt demnach auch der letztere
Winkel 1 Minute. Zieht man von den Endpunkten A und B eines
Objectes A B Grade zum ersten Knotenpunkte K_1 des Auges, also
die Linien $A K_1$ und $B K_1$, dann ist der von diesen Linien eingeschlossene Winkel der Gesichtswinkel. Für das vorliegende Auge,
in welchem der Abstand des zweiten Knotenpunktes von der Fovea
15 Millimeter und das kleinste Netzhautbild 4 Micromillimeter beträgt, ist demnach der Werth des kleinsten Gesichtswinkels, unter
welchen noch zwei Punkte discret unterschieden werden können,
eine Minute.

Wenngleich demnach in einem und demselben Auge die Grösse
des Netzhautbildes stets der Grösse des Gesichtswinkels proportional
ist, so gilt doch durchaus der Satz nicht allgemein, dass in verschiedenen Augen ein gleicher kleinster Gesichtswinkel einem gleichen
kleinsten Netzhautbilde entspricht, also die Sehschärfe von Augen
mit gleichen kleinsten Gesichtswinkeln dieselbe sei. Wir können
uns vorstellen, und es ist dies thatsächlich der Fall, dass die einzelnen
normal sehenden Augen eine verschiedene Axenlänge haben. Wir
verlangen von einem normal sehenden Auge, dass es Strahlen, die
von einem sehr weit entfernten Leuchtpunkte kommen, auf der erregbaren Netzhautschicht zu vereinigen vermag. Die Lage der Netzhaut hinter der Hornhaut wird daher in einem solchen Auge ab-

hängig sein von der Brechkraft des optischen Systems des Auges. Je stärker dasselbe das Licht bricht, in einem desto geringeren Abstande werden sich die Strahlen hinter der Hornhaut sammeln, desto kürzer wird daher der Raum zwischen Hornhaut und Netzhaut, welche ja dem Postulate gemäss am Orte der Strahlenvereinigung liegen muss, ausfallen, desto kürzer die Augenaxe sein. Es wird auch die Lage der Knotenpunkte in den einzelnen Augen differiren, der zweite Knotenpunkt wird in dem Auge, dessen dioptrisches System die geringste Brechkraft darbietet, am weitesten von der Netzhaut abstehen. Wenn diese normal sehenden Augen verschiedener Brechkraft und verschiedener Axenlänge die zwei entfernten Lichtpunkte A und B betrachten, so ist der Gesichtswinkel, unter welchem A B erscheint, für alle Augen derselbe. Der Umstand, dass der erste Knotenpunkt K_1 in diesen Augen nicht genau an derselben Stelle liegt, dass also $C K_1$ in den verschiedenen Augen, damit die Grösse des Gesichtswinkels variirt, muss in Anbetracht des verschwindenden Werthes von $S K_1$ gegen $S C$ gänzlich vernachlässigt werden — aber die Grösse des Netzhautbildes ist doch immerhin eine verschiedene. Für einen Gesichtswinkel von 1 Minute ist die Grösse des Netzhautbildes, wenn der Abstand der Fovea vom zweiten Knotenpunkte 15 Millimeter beträgt, gleich 4,4 Micromillimeter, während dieser Werth für $K_2 c$ = 16 Millimeter, auf 4,7; für $K_2 c$ = 17 Millimeter, auf nahezu 5 Micromillimeter steigt; woraus folgt, dass wenn die Anordnung und die Durchmesser der Zapfen in der Fovea, mithin der Werth des kleinsten Netzhautbildes für alle drei Augen gleich ist, der Gesichtswinkel von 1 Minute nicht in allen Augen gleichwerthig sein kann. Wenn derselbe für ein kleinstes Netzhautbild von 4,4 Micromillimeter im Auge 1 den Grenzwerth repräsentirte, so wird dies bei der gleichen Grösse des kleinsten Netzhautbildes nicht für das Auge 2, noch weniger für das Auge 3 der Fall sein, d. h. es wird, wiewohl oder vielmehr weil das kleinste Netzhautbild in allen drei Augen denselben Werth hat, der entsprechende kleinste Gesichtswinkel verschieden ausfallen, am kleinsten für das Auge 3 (im speciellen Falle mit 54 Secunden). Noch weniger sind die Werthe der Gesichtswinkel a priori zu identificiren, wenn es sich um Augen mit verschiedenem Fernpunkt handelt, und beim Brillen tragenden Auge ist die Aenderung zu berücksichtigen, welche die Lage der Knotenpunkte durch die Gläser erfährt.

Durch die Summe der durch Lichterregung der Fovea gleichzeitig zur Wahrnehmung gelangenden differenten Lichtempfindungen wird die centrale Sehschärfe cerebral bestimmt, physicalisch von Seiten der Netzhaut durch die Zapfenbreite und den davon abhängigen Werth des kleinsten Netzhautbildes, in der Aussenwelt durch die Grösse des kleinsten Gesichtswinkels oder durch die äusserste Distanz, in welcher zwei Punkte von bestimmtem gegenseitigem Abstande noch getrennt werden. Damit ist aber nicht gesagt, dass (bei normalen Verhältnissen des nervösen Sehapparates) das Unterscheidungsvermögen des Auges wirklich stets soweit reicht, als es der Netzhautbau gestattet. Zwei Dinge kommen da wesentlich in Betracht, erstens der mehr oder weniger vollkommene Bau des optischen Systems des Auges, und zweitens die Beschaffenheit und die Beleuchtung des Sehobjectes.

Im Auge O habe der optische Apparat eine grosse Vollkommenheit, so dass die Bilder a und b der Leuchtpunkte A und B wieder als Punkte auf der Netzhaut erscheinen. Ihr gegenseitiger Abstand beträgt 4 Micromillimeter, eine ganze Zapfenbreite liegt zwischen ihnen, sie werden gesondert gesehen. Ein zweites Auge habe dieselbe Vollkommenheit des nervösen Apparates, aber von Natur aus ein unvollkommeneres — nicht etwa ein pathologisch verändertes — optisches System. In diesem wird das Bild des Punktes A, sowie des Punktes B, auf der Netzhaut nicht einen Punkt, sondern irgend eine Zerstreuungsfigur, z. B. einen Kreis von gewissem Durchmesser darstellen. Von a und von b aus kann jetzt das leuchtende Bild auf den Zwischenzapfen c übergreifen, so dass demnach die drei neben einander liegenden Zapfen a c b erregt werden und eine confluirende Empfindung entsteht. A und B werden nicht mehr als discrete Punkte, sondern als eine kleine leuchtende Scheibe gesehen.

Dass die Beschaffenheit, in erster Linie die Beleuchtung der Objecte unsere Sehschärfe influencirt, dass diese mit der Beleuchtung abnimmt, dass wir, um uns populär auszudrücken, im Finstern nichts sehen, scheint eine selbstverständliche Thatsache zu sein. Aber nicht Jeder weiss, wie sehr man sich in der Beurtheilung der Beleuchtung irren kann, so dass gewisse Objecte, die wir a priori gerade als sehr geeignet für die Prüfung der äussersten Leistung des Sehorgans ansehen möchten, offenbar wegen der eigenthümlichen Helligkeitsverhältnisse die allerungünstigsten sind und unsere Sehschärfe, an ihnen geprüft, sich als so gering erweist, dass die Leistung des Auges weit hinter der theoretisch-physicalischen Anforderung zurückbleibt. Solche Objecte sind die Sterne. Man möchte glauben, dass wenn man zwei nahe bei einander stehende Sterne von gleicher Grösse, d. i. von gleicher Lichtstärke, als Objecte für die Prüfung der Sehschärfe wählt, dies eine glückliche Wahl sei, hat man doch zwei helle und gleich starke überaus kleine Lichtquellen mit einem tiefdunklen Zwischenraume. Und doch gelingt es fast keinem Auge, den Doppelstern ε in der Leier, dessen beiden Sterne von gleicher Lichtstärke sind und nicht viel weniger als 3½ Minuten von einander abstehen, also unter einem Gesichtswinkel von 3½ Minuten gesehen werden, in zwei Sterne zu zerlegen; kein Auge ist mir speciell bekannt, das gegenwärtig die beiden Sterne bei den günstigsten atmosphärischen Bedingungen dauernd zu trennen vermöchte. Vor einigen Jahren (jetzt nicht mehr für die Dauer) war dies dem Professor der Astronomie, v. Oppolzer, möglich, der im Beginne seiner astronomischen Studien den Doppelstern sogar wahrnahm, ohne von dessen Existenz anderweitige Kenntniss erhalten zu haben.

Die Sterne müssen in der That sehr ungünstige Prüfungsobjecte sein, denn wenn ein Auge den Doppelstern ε Lyrae nicht trennt, so besteht doch kein Hinderniss, dass es an terrestrischen Gegenständen unter günstigen Bedingungen geprüft, noch unter einem Gesichtswinkel von 1 Minute zu unterscheiden vermag; und ein Auge, das den gleich zu besprechenden gewöhnlichen Sehproben gegenüber die Bedingung, unter einem Gesichtswinkel von 1 Minute zu sehen, zu genügen scheint, wird unter den günstigsten Verhältnissen nur Sterne von 5 Minuten Abstand zu trennen vermögen, also den Sternen gegenüber eine fünfmal geringere Sehschärfe zeigen.

Wir müssen noch ein Wort darüber sagen, warum denn zwei getrennte Objecte zur Prüfung der Sehschärfe zu verwenden sind, warum man nicht die Sehschärfe so bestimmen könne, dass man die grösste Entfernung angibt, in welcher ein Object von bestimmtem Durchmesser noch gesehen wird. Es sei z. B. A B der Durchmesser einer weissen Papierscheibe; die Entfernung C S sei die äusserste, in welcher ich die Scheibe überhaupt noch sehen kann, die Scheibe erscheine dabei unter einem Gesichtswinkel von 1 Minute, d. h. A K1 B betrage 1 Minute; ist die Angabe, dass die Scheibe mit dem Durchmesser A B auf den Abstand C S gesehen oder dass sie unter einem Gesichtswinkel von 1 Minute noch erkannt wird, nicht ein Ausdruck für das Maass der Sehschärfe? Die Antwort lautet: nein, weil das

Wahrnehmen eines Objectes nicht vom Gesichtswinkel, sondern von der Lichtintensität, bezüglich von der Erregbarkeit der Netzhaut abhängt und wir erklären können, dass jedes Auge in diesem Sinne unter einem unendlich kleinen Gesichtswinkel zu sehen im Stande ist, denn jedes Auge wird noch einen mathematischen Punkt, der unter einem Winkel: Null erscheint, wahrnehmen, falls er so viel Licht aussendet, dass sein durch das optische System erzeugtes Punktbild einen Zapfen zu erregen vermag.

Die Frage „nach der Beziehung zwischen dem kleinsten Sehwinkel und der Lichtintensität", wie sie neuerdings (1877) Riccò geprüft hat, ist nicht die Frage nach der Sehschärfe und auch eine neuerliche Behandlung dieses Gegenstandes durch Javal (1879) hat wenig Belang. Die Wahrnehmung eines Leuchtpunktes ist nur abhängig von dem Grade der Erregbarkeit eines Zapfens; die Differenzirung zweier Leuchtpunkte, d. h. die Fähigkeit, zwei in einer gewissen Entfernung von einander stehende Leuchtpunkte nicht als einen, sondern als zwei zu sehen, ist dagegen, einen gewissen Grad der Lichtintensität vorausgesetzt, nur abhängig von dem Durchmesser, der Breite eines Zapfens. So sehen wir die Fixsterne, deren scheinbarer Durchmesser unmessbar klein, wenn sie nur lichtstark genug sind; so sehen wir bei Nacht Lichtflammen auf ungeheure Entfernung. So kann das Auge unter günstigen Umständen Objecte mitunter auf eine ganz unglaubliche Distanz noch wahrnehmen. Das merkwürdigste Beispiel dieser Art ist jenes, das ich den Angaben Alexander v. Humboldt's entnommen. Als Humboldt's Gefährte Bonpland den Vulcan Pichincha besuchte, wurde er (B.) als ein weisser, vor den schwarzen Basaltfelsen sich fortbewegender Punkt von den Indianern gesehen — und zwar vom Standpunkte Humboldt's aus, der nicht weniger als 3 7/10 geographische Meilen vom Vulcan entfernt war. Auch Humboldt und dessen Gastfreunde gelang dasselbe, allerdings erst nachdem sie Bonpland zuvor mit dem Fernrohr aufgesucht hatten. Die Bedingungen für diese ausserordentliche Wahrnehmung waren allerdings sehr günstig: zu der wunderbaren Durchsichtigkeit der Atmosphäre gesellte sich der Umstand, dass Bonpland in den landesüblichen Poncho, einen weissen Mantel, gehüllt war, der gegen die schwarzen Felsen stark abstach. Humboldt berechnete die Grösse des Gesichtswinkels, in welchem Bonpland, um dessen Schultern der Poncho bald enge anlag, bald lose flatterte, so dass

die Schulterbreite mit 5—3' angenommen werden konnte — die
Grösse des Gesichtswinkels berechnete Humboldt auf zwölf bis
sieben Secunden!

Es ist gewiss gut, wenn man alles bisher Gesagte erwogen, ehe
man sich mit der Frage, in welcher Weise denn die Sehproben zu
practischen Zwecken hergestellt werden, beschäftigt. Man hat schon
etwas in Betreff der Art der Probeobjecte gelernt, sowie dass Stern-
prüfungen zu solchen Bestimmungen nicht taugen. Nachdem Eduard
Jäger (1854) seine bekannten Schriftscalen, welche zwanzig der
Grösse nach abgestufte Leseproben von feinster Diamantschrift bis
zu einer Buchstabenhöhe von 20 Millimetern (und darüber) enthielten, veröffentlicht hatte; nachdem Smee (1854) seiner Schrift
„über das gesunde und kranke Auge" Probebuchstaben beigefügt
und auch v. Stellwag (1855) seiner berühmten Arbeit über „die
Accommodationsfehler des Auges" eine Tafel mit 18 abgestuften
Sehproben angehängt hatte, wurden durch Giraud-Teulon und
Snellen Proben zur Bestimmung der Sehschärfe construirt, welche
es gestatteten, einen numerischen Ausdruck für die Sehschärfe zu
finden.

Snellen (1862) huldigt der Anschauung, dass ein normal-
sichtiges Auge unter einem Winkel von einer Minute differenziren
könne. Construirt man daher lateinische Buchstaben, in welchen
alle Striche gleiche Dicke haben, so wird ein Auge mit normaler
Sehschärfe dieselben noch in einem Abstande erkennen, aus welchem
die einzelnen Buchstabenstriche unter einem Winkel von 1 Minute
erscheinen. Die Höhe und Breite der quadratischen Lettern wählt
Snellen so, dass dieselbe das Fünffache der Breite eines Buch-
stabenstrichs beträgt, so dass demnach in jener Entfernung, in
welcher jeder einzelne Buchstabenstrich unter einem Gesichtswinkel von 1 Minute erscheint, der ganze Buchstabe unter einem
Winkel von 5 Minuten gesehen wird. Ein quadratischer Buchstabe
Snellen's z. B. mit einer Höhe und Breite von 4,2 Pariser Linien
erscheint auf einen Abstand von 20 Pariser Fuss unter einem Winkel
von 5 Minuten, jeder einzelne Buchstabenstrich unter einem Winkel
von 1'; folglich kann an ein Auge mit normaler Sehschärfe die Anforderung gestellt werden, dass es den genannten Buchstaben noch
auf einen Abstand von 20 Pariser Fuss erkenne. Snellen hat
damit eine thatsächlich richtige Anforderung an die Leistung des
Auges gestellt. Jedes Auge muss, damit wir von demselben mit

Beruhigung erklären dürfen, dass seine Sehschärfe nicht abnorm gering sei, Snellen's Buchstaben unter einem Winkel von 5 Minuten erkennen; manche Augen werden dieselben unter einem kleineren, einzelne sogar unter einem viel kleineren Winkel sehen; ein Maass für die Sehschärfe kann aber immer nur so aufgefasst werden, dass es das normale Minimum darstellt, höheren Leistungen des Sehorgans vollkommen freien Spielraum lassend. Die Thatsache, dass Snellen's Schriftproben volle Brauchbarkeit zukommt, ist jedoch eine rein empirische und nicht in den Vorstellungen begründet, von welchen sich Snellen bei Construction seiner Buchstaben leiten liess. Snellen glaubte, dass man als normales Minimum der Leistungsfähigkeit des Auges die Fähigkeit, unter einem Winkel von 1′ zu unterscheiden, beanspruchen dürfe und dass dieses Postulat durch das Erkennen seiner Buchstaben unter einem Winkel von 5′ erreicht werde. Keines von beiden ist jedoch der Fall. Man nehme ein Quadrat, in welches Snellen's Buchstaben z. B. von der früher angeführten Höhe von 4,2 P. L. eingetragen sind. Ein solches Quadrat ist durch ein Netz von horizontalen und verticalen Linien in 25 kleine Quadrate getheilt. Jedes dieser letzteren hat ⅕ der Breite oder Höhe des Ganzen, bestimmt daher die Breite der einzelnen Buchstabenstriche, erscheint unter einem Winkel von 1 Minute, wenn das ganze Quadrat (der ganze Buchstabe) unter einem solchen von 5′ sich gibt. Man trage nun in dieses Quadrat eine schachbrettartige Figur ein. Ein Auge, das wirklich unter einem Winkel von 1′ Minute differenzirt, wird in der Entfernung von 20 P. F., in welcher der Abstand zwischen zwei schwarzen Quadraten unter einem Winkel von 1′ Minute erscheint, die Schachbrettfelder unterscheiden und die Zahl der schwarzen Quadrate zählen können. Man kann sich nun leicht überzeugen, 1) dass ein Auge, das auf 20 P. F. (und auf keine grössere) die entsprechenden Buchstaben Snellen's von 4,2 P. L. Höhe erkennt, das beschriebene Schachbrett nicht aufzulösen vermag, und 2) dass, wenn man an Stelle der Snellen'schen Buchstaben die Schachbrettfigur setzt, mit der Absicht, vom Auge die Auflösung derselben im Abstande von 20 P. F. als Normalleistung zu verlangen, nur ein relativ kleiner Theil gesunder und allem Anscheine nach normaler Augen diese Aufgabe zu erfüllen vermag. Es folgt daraus, dass ein Unterscheidungsvermögen von 1 Minute nicht nothwendig ist, um die Snellen'schen Buchstaben unter einem Winkel von 5′ zu erkennen,

und andererseits, dass man für das normale Minimum der Sehschärfe
ein Unterscheidungsvermögen von 1' nicht verlangen darf. Wenn
demnach die Forderung Snellen's, dass ein Auge mit minimaler
Normalsehschärfe seine Buchstaben, wohlgemerkt die lateinischen
quadratischen Buchstaben, unter einem Winkel von 5' erkenne, berechtigt ist, so ist dies nicht theoretisch begründet — sondern ein
glücklicher Zufall. Dieser glückliche Zufall ist wirklich vorhanden.
Je mehr Sehprüfungen ich vornehme, desto mehr komme ich zur
Ueberzeugung, dass ein höheres Maass, als das Snellen'sche, an
das Minimum der Normalsehschärfe nicht gelegt werden kann.

Numerisch wird die Sehschärfe nach Snellen in folgender
Weise bestimmt. Die Probelettern stehen (mit Ausnahme des grössten
Buchstaben, der vereinzelt ist) zu zweien oder mehreren je in einer
Reihe. Ueber jeder Reihe ist die Zahl angeschrieben, die uns angibt, in welchem Abstande die betreffenden Buchstaben unter einem
Winkel von 5 Minuten erscheinen. Der Abstand war in den ersten
Ausgaben der Probetafel in Pariser Fussen, jetzt ist er in Metern
ausgedrückt. Wenn diese Zahlen früher 200, 100, 70, 50, 40, 30, 20
hiessen und wenn sie jetzt als 60, 36, 24, 18, 12, 9, 6 stehen, so
bedeutet das, dass die Buchstabenreihen der früheren Probetafel je
auf 200, 100 bis 20 Pariser Fuss unter einem Winkel von 5'
erscheinen, während für die Reihen der neuen Tafel der entsprechende
Abstand 60, 36 bis 6 Meter beträgt. Als Zeichen für Sehschärfe
wird V (Visus) oder S (Sehschärfe) gesetzt. Wiewohl ich mich selbst
bisher stets des Zeichens S bediente, so dürfte es doch geeigneter
scheinen, V als internationales Zeichen für Sehschärfe allgemein zu
acceptiren. Dieses V nun kann in doppelter Art bestimmt werden.
Es kann bestimmt werden durch einen Bruch, in dessen Nenner jene
Zahl, D, kommt, die uns ansagt, in welchem Abstande die Letternreihe,
an welcher geprüft wird, unter einem Winkel von 5 Minuten erscheint,
und dessen Zähler durch jene Zahl, d, gegeben wird, welche uns den
Abstand lehrt, in welcher das in Prüfung stehende Auge die bewusste
Buchstabenreihe thatsächlich erkennt. Es ist also $V = \frac{d}{D}$. Wir prüfen
z. B. an der Meter-Letternreihe: 6. Wir stellen den zu Untersuchenden
auf einen Abstand von 6 Metern von Snellen's Tafel. Gesetzt,
es würden auf diesen Abstand die sämmtlichen Buchstaben der
Reihe 6 — es sind dies die Lettern A, P, O, R, F, D, Z — gelesen. Dann ist $V = \frac{6}{6}$, denn der Nenner sagt uns, in welchem

Abstande die Reihe unter einem Winkel von 5′ erscheint, und der Zähler, in welchem sie thatsächlich vom geprüften Auge gelesen wird. Es ist übrigens klar, dass die genannte Prüfung uns nicht angibt, dass $V = \frac{6}{6}$, sondern vielmehr dass V wenigstens $=$, vielleicht aber grösser als $\frac{6}{6}$. Um die wahre Sehschärfe in einem solchen Falle zu bestimmen, ist die Distanz zwischen Auge und Tafel zu vergrössern, um zu erfahren, welches die äusserste Distanz ist, bei welcher Reihe 6 noch gelesen wird. Reicht die Distanz nicht über 6 Meter hinaus, dann bleibt es bei $V = \frac{6}{6}$, würde aber 6 z. B. noch auf 7,5 Meter erkannt, dann wäre $V = \frac{7,5}{6} = \frac{5}{4}$, dann würde V in der durch den Bruch angezeigten Höhe das normale Minimum überschreiten. Würde hingegen das Auge nicht im Stande sein, 6 auf 6 Meter zu lesen, müsste es sich, um dies zu können, etwa auf 4,5 Meter annähern, dann würde $V = \frac{4,5}{6} = \frac{3}{4}$, die Sehschärfe wäre nur drei Viertel des normalen Minimums. Für eine solche Art der Sehschärfebestimmung würde eine Letternreihe, also z. B. die Reihe 6 genügen, und es wäre nur der Abstand zu bestimmen, in welcher 6 gelesen wird. Der Nenner des V-Bruches wäre dann stets der gleiche, nämlich 6, und nur der Zähler würde variiren. Eine solche Sehschärfebestimmung würde factisch die genaueste sein, aber sie setzt voraus, dass, wenn ein Auge die Reihe 6 nicht auf 6 Meter, sondern nur auf eine geringere oder sehr geringe Distanz, etwa auf 2, 1 oder ½ Meter Abstand erkennt, blos Herabsetzung der Sehschärfe daran Schuld tragen könne. Dies ist aber nicht der Fall. Es kann sein, dass ein Auge die Reihe 6 auf ½ Meter Abstand noch nicht erkennt, und seine Sehschärfe doch vollkommen normal ist. Eine fehlerhafte Lage des Fernpunktes kann dies verursachen. Die gefundenen Werthe für die Sehschärfe gewinnen erst dann eine Bedeutung, wenn die Fehlerquelle ausgeschlossen ist, dass das Auge aus einer bestimmten Entfernung die Normalreihe von Snellen desshalb nicht sieht, weil die Strahlen, die von Objectpunkten aus jener Entfernung ausgehen, wegen abnormer Lage der Netzhaut auf derselben überhaupt nicht zur Vereinigung kommen, daher kein scharfes Bild auf der letzteren entsteht. Ein kurzsichtiges Auge z. B., das seinen Fernpunkt in ⅙ Meter (6 Zollen) hat, wird trotz normaler Sehschärfe die Reihe 6 kann auf $\frac{1}{2}$ Meter lesen können.

Es ist daher ganz in der Ordnung, dass die Bestimmung der Sehschärfe mit der Bestimmung des Fernpunktes einhergeht und dass man desshalb die Sehschärfe im Allgemeinen so bestimmt, dass der Zähler des V-Bruches constant bleibt und man den Nenner variiren lässt. Man stellt den zu Prüfenden auf einen Abstand von 6 Metern und ergründet, welche Letternreihe in diesem Abstande gelesen wird. In den Zähler des Sehschärfebruches kommt 6 und in den Nenner jene Zahl, die über der kleinsten noch gelesenen Letternreihe steht. Man lässt auf den Abstand von 6 Metern die Lettern von den grössten angefangen herablesen. Der Untersuchte lese z. B. E (60), T, B (36), D, L, N (24), P. T, F, R (18), könne aber die kleineren, die mit 12, 9 und 6 bezeichnet sind, nicht mehr lesen. Hat man sich überzeugt, dass nicht eine fehlerhafte Lage des Fernpunktes Schuld an dieser Herabsetzung der Sehschärfe sei — wie man zu dieser Ueberzeugung gelangt, davon werden wir an einem späteren Orte ausführlich handeln —, dann ist $V = \frac{6}{18}$, d. h. das Auge erkennt auf einen Abstand von 6 Metern nur Buchstaben, welche von einem normalsehenden Auge auf 18 Meter erkannt werden, also im Abstande von 18 Metern unter einem Winkel von 5 Minuten erscheinen.

Die Sehschärfe ist der Grösse des kleinsten Netzhautbildes oder der Grösse des kleinsten Gesichtswinkels umgekehrt proportional. Wenn demnach ein Auge ein Object (18) auf eine dreimal geringere Distanz (6 Meter) erkennt, als ein zweites Auge mit normaler Sehschärfe, so bedarf das erstere Auge zum deutlichen Sehen eines dreimal so grossen Netzhautbildes, eines dreimal so grossen Gesichtswinkels wie das zweite; die Sehschärfe ist demnach $\frac{1}{3}$ der Sehschärfe des zweiten Auges, wie dies durch den Bruch $\frac{6}{18}$ ausgedrückt ist.

Wenn V stark herabgesetzt ist, so verringere man die Prüfungsdistanz auf 3 Meter. Wenn auf 6 Meter Abstand auch der Buchstabe 60 nicht erkannt wird, dann muss man, falls die Angabe $V < \frac{6}{60}$ nicht befriedigt, das Auge nähern lassen. Aber auch, wenn 60 auf 6 Meter noch gelesen wird, 36 aber nicht mehr, dann begnüge man sich nicht mit der Angabe $V = \frac{6}{60} = \frac{1}{10}$, denn daraus, dass 36 auf 6 Meter nicht erkannt wird, folgt, dass $V < \frac{6}{36}$, d. i.

$< \frac{1}{6}$, aber nicht, dass $V = \frac{1}{10}$. Man erhält Einen interpolirten Werth, wenn man in solchen Fällen auf 3 Meter Abstand prüft. Für den Abstand von 6 Metern prüft man folgende Abstufungen der Sehschärfe: $\frac{1}{10} \left(\frac{6}{60}\right)$, $\frac{1}{6} \left(\frac{6}{36}\right)$, $\frac{1}{4} \left(\frac{6}{24}\right)$, $\frac{1}{3} \left(\frac{6}{18}\right)$, $\frac{1}{2} \left(\frac{6}{12}\right)$, $\frac{2}{3} \left(\frac{6}{9}\right)$, $\frac{1}{1} \left(\frac{6}{6}\right)$. Prüft man auf 3 Meter Abstand, so kann man ergründen:

$V \frac{1}{20} \left(\frac{3}{60}\right)$, $\frac{1}{12} \left(\frac{3}{36}\right)$, $\frac{1}{8} \left(\frac{3}{24}\right)$, $\frac{1}{6} \left(\frac{3}{18}\right)$, $\frac{1}{4} \left(\frac{3}{12}\right)$, $\frac{1}{3} \left(\frac{3}{9}\right)$, $\frac{1}{2} \left(\frac{3}{6}\right)$.

Liest ein Auge auf 6 Meter Abstand 60, aber nicht 36, so stelle man es auf 3 Meter. Ist es jetzt im Stande, Reihe 24 zu lesen, so ist $V = \frac{1}{8}$; bei der Prüfung aus 6 Meter Abstand hätte man V fälschlich für nur $\frac{1}{10}$ gehalten. Die Aenderung der Distanz kann, wenn man V möglichst genau bestimmen will, begreiflicher Weise beliebig viele interpolirte Werthe schaffen. Ist z. B. $V = \frac{6}{9} = \frac{2}{3}$, aber nicht gleich $\frac{6}{6}$, dann wird sich vielleicht ergeben, dass Reihe 6 auf 4,5 Meter Abstand gelesen wird, woraus $V = \frac{4.5}{6} = \frac{3}{4}$, also in Wahrheit grösser als $\frac{2}{3}$ resultiren würde.

Der Umstand, dass wir, wiewohl wir im Allgemeinen auf den Abstand von 6 Metern prüfen, die Distanz variiren lassen können, um interpolirte Werthe für die Sehschärfe zu erlangen, lässt auch den Fehler der Snellen'schen Tafel vergessen, der daraus resultirt, dass die Buchstaben der einzelnen Reihen nicht in einer bestimmten Proportion an Grösse fortschreiten. Dieser Principmangel wird am besten dadurch ersichtlich, wenn man die Differenzen der Sehschärfe berechnet, die sich bei dem Erkennen zweier unmittelbar aufeinander folgenden Reihen ergeben. Um auf 6 Meter Abstand nicht blos 60, sondern auch 36 zu erkennen, bedarf es (da V im ersteren Falle $= \frac{1}{10}$, im letzteren $= \frac{1}{6}$) eines Zuwachses an V von $\frac{1}{6} - \frac{1}{10} = \frac{1}{15}$. Dagegen müssen die Zunahmen der Sehschärfe, damit von Reihe 36 zu 24, dann von 24 zu 18, von 18 zu 12, von

12 zu 9 und endlich von 9 zu 6 vorgeschritten werden könne, der

Reihe nach betragen: $\frac{1}{12}$, $\frac{1}{12}$, $\frac{1}{6}$, $\frac{1}{6}$, $\frac{1}{3}$. John Green glaubte

diesem Uebelstande dadurch abzuhelfen, dass er (1867,68), unter Wahrung von Snellen's Princip, eine Tafel construirte, deren einzelne Buchstaben in einer bestimmten geometrischen Progression an Grösse abnehmen. Für jede Grösse nahm Green nur Einen Buchstaben, sodass seine Tafel 14 horizontal neben einander stehende Lettern enthält, welche durch die Unterschrift 200, 159, 126, 100, 80, 63, 50, 40, 32, 25, 20, 16, 12$\frac{1}{2}$, 10 angeben, auf welche Entfernung in Fussen der betreffende Buchstabe von einem Auge mit normaler Sehschärfe erkannt werden soll. Ein Buchstabe für jede Grösse ist zu practischen Sehproben sicherlich unzureichend — und andererseits erhält man auch mit Snellen's Tafel, wie schon erwähnt, durch Variirung des Abstandes beliebige Abstufungen.

Snellen hat auch eine Probetafel mit deutschen (gothischen) Lettern, sowie eine Zeichentafel für Solche, die keine Buchstaben kennen, construiren lassen. Diese Tafeln sind der mit den quadratischen lateinischen Lettern eo ipso nicht gleichwerthig; die gothischen Buchstaben sind auch in der That viel schwerer zu erkennen, als die lateinischen; die Zeichentafel, bestehend aus lauter $\mathbf{E}_b^a$ mit verschieden gestellter offener Seite, bei welcher der Untersuchte nur anzugeben hat, nach welcher Richtung das Zeichen offen sei, erfordern theoretisch eigentlich ein sehr geringes Unterscheidungsvermögen, da der Abstand a b in der entsprechenden Entfernung unter einem Winkel von drei Minuten erscheint; in praxi ergibt sich jedoch, dass diese Zeichen den gleich hohen lateinischen Buchstaben in der Erkennbarkeit kaum vorangehen.

Für das Zählen vorgehaltener Finger, das Erkennen der Handbewegung, das Vorhandensein quantitativer Lichtempfindung und endlich das gänzliche Erloschensein des Sehvermögens kann man nach Snellen folgende Termini einführen. Die Finger, vor einem dunkeln Hintergrunde ausgespreizt, entsprechen ungefähr dem Buchstaben 60. Erkennt also ein Auge die Finger der vom Arzte vor seinem dunkeln Rocke gehaltenen Hand auf 2 Meter, so besteht ungefähr $V = \frac{2}{60}$. Da ferner von einem Auge mit $V = \frac{6}{6}$ Bewegung der Hand vor dunkler Fläche noch auf einen Abstand von 300 Meter erkannt wird, die bewegte Hand also einem Prüfungsobjecte mit der

Ueberschrift 300 gleichkommt, so kann ein Auge, das zwar Finger nicht mehr zählen, die Bewegung der Hand aber noch auf $\frac{1}{2}$ Meter unterscheiden kann, als mit $V = \frac{1{,}2}{300} = \frac{1}{600}$ behaftet angesehen werden. Ist nur noch quantitative Lichtempfindung da, vermag das Auge nur noch gegen das Licht gestellt eine Differenz in der Intensität der Lichtempfindung durch abwechselndes Verdecken und Freilassen des Auges wahrzunehmen, dann heisst es nach Snellen $V = \frac{1}{\infty}$; „der Gesichtswinkel ist unendlich gross". Ist endlich jede Lichtempfindung erloschen, dann ist $V = 0$ (Null).

Dass die Construction der Snellen'schen Buchstaben nicht gestattet, aus deren Erkennen einen Rückschluss auf die wahre Grösse des kleinsten Gesichtswinkels zu ziehen, wurde schon früher angegeben. Bei dem Erkennen von Buchstaben, sowie auch von Zeichen, die nicht aus Punkten zusammengesetzt sind, walten manche noch nicht genügend aufgeklärte Verhältnisse ob. In jedem Falle spielt bei dem Erkennen der Buchstaben das „Errathen" eine wichtige Rolle; es ist, wie Aubert sich ausdrückt, sehr schwierig sich dessen bewusst zu werden, was man bei der Wahrnehmung eines Buchstaben wirklich sieht und was man aus der Vorstellung ergänzt. Auch den Augenbewegungen schreiben Aubert und Helmholtz eine wichtige Vermittlung zu. Indem bei Bewegungen des Auges das Bild des Buchstaben sich nach einander auf verschiedenen Zapfengruppen und in relativ verschiedener Lage zu den einzelnen Zapfen sich abbilden kann, so eine grössere Zahl von Zapfen erregt wird, als dem Netzhautbilde des Buchstaben bei ruhendem Auge zukäme, werden die Buchstaben einerseits relativ leicht erkannt, während andererseits aus ihrer leichten Erkennbarkeit kein Schluss auf die Grösse der percipirenden Netzhautelemente gezogen werden kann.

Die Buchstaben sind um so leichter zu erkennen, je mehr die ausgesprochene Richtung der sie zusammensetzenden Striche das Errathen unterstützt und unter je grösseren Winkelabständen die constituirenden Striche von einander stehen. A priori möchte man übrigens kaum mit Sicherheit festzustellen vermögen, welcher Buchstabe in einer Snellen'schen Reihe der schwerst erkennbare sei; die Erfahrung lehrt z. B., dass unter den früher genannten Buchstaben der Reihe 6 das F fast durchgehends am schwersten erkannt wird, indem es, während die übrigen Buchstaben gelesen werden, entweder gar nicht genannt oder für ein kleines lateinisches r gehalten wird.

Sämmtliche, ihrer Erkennbarkeit nach nicht gleichwerthige Buchstaben der Reihe 6 müssen auf 6 Meter gelesen werden, wenn $V \frac{6}{6}$ im Snellen's Sinne besteht; und von demjenigen Auge, welches diese Aufgabe zu lösen vermag, ist man nicht berechtigt anzunehmen, dass seine Sehschärfe pathologisch herabgesetzt sei, ausser man hätte bei einer früheren Untersuchung desselben Auges unter übrigens gleichen Umständen eine grössere Sehschärfe constatirt. Eine ähnliche Forderung, wie für Snellen's Probebuchstaben, ist für Schweigger's (1876) lateinische Probebuchstaben und arabische Probeziffern zu stellen.

Will man den einzeln stehenden quadratischen Buchstaben Snellen's zusammenhängende Schrift substituiren, so darf man nicht vergessen, dass das Lesen der letzteren nicht blos von der Höhe der einzelnen Buchstaben, sondern auch vom gegenseitigen Abstande ihrer einzelnen Striche, vom Abstande der einzelnen Buchstaben eines Wortes, vom Abstande der Worte, sowie der Zeilen untereinander abhängig ist, ganz abgesehen davon, dass sowie schon unter den einzeln stehenden Lettern die verschiedenartigen, z. B. lateinische und gothische, nicht gleichwerthig sind, ebenso bei zusammenhängender Schrift die Beschaffenheit der verwendeten Lettern Unterschiede begründet. Die Jäger'schen Schriftscalen, zu deren ursprünglich erschienenen 20 Nummern v. Jäger später noch vier grössere (21—24) hinzufügte, können für die Sehschärfeprüfung, wenn man Snellen's Maass zu Grund legt, nicht etwa so verwendet werden, dass man die Höhe der Buchstaben misst und daraus den Abstand berechnet, in welchem die Schrift unter einem Winkel von 5′ erscheint. Die Erfahrung lehrt, dass ein Auge mit $V = \frac{6}{6}$ Snellen durchaus nicht im Stande ist, die grossen Leseproben v. Jäger's, die der Reihe 6 und den aufsteigenden Reihen Snellen's in Höhe ungefähr entsprechen, unter einem Winkel von fünf Minuten zu lesen. Die Erfahrung ergibt, dass z. B. die Jäger'sche deutsche Schrift 18, die vermöge ihrer Buchstabenhöhe auf mehr als 9 Meter gelesen werden müsste, von einem Auge mit $V = \frac{6}{6}$ doch nur auf sehr wenig mehr als 6 Meter Abstand voll-

10 *

kommen gelesen wird, daher dieselbe für Solche, denen die lateinischen quadratischen Buchstaben Snellen's nicht geläufig sind, an Stelle der Reihe 6 Snellen's treten kann. Schnabel (1875) hat über die Erkennbarkeit der Schriftproben Jäger's genauere Prüfungen angestellt und gefunden, dass sein Auge mit $V \frac{24}{20}$ (No. 20 der alten lateinischen Tafel Snellen's auf 24 Pariser Fuss) die Schriften 17, 18, 19 und 20 Jäger, die auf 23, 30, 35,9, 42,7 Pariser Fuss unter einem Winkel von 5′ erscheinen, nur auf die Abstände von 16,5 21,3, 23,3 und 35 Fuss, d. i. nur unter einem Winkel von 7,1, 7, 8,9, 6,1 Minuten zu erkennen im Stande ist. Aber auch diese Werthe sind noch für die Abstände zu gross, für die Gesichtswinkel zu klein, weil nicht ein Auge mit $V = 1 \left(\frac{20}{20}\right)$, sondern ein solches mit $V = \frac{6}{5} \left(\frac{24}{20}\right)$ das messende war. v. Jäger hat übrigens für seine Proben kein Maass aufgestellt.

Statt der einzeln stehenden Lettern und zusammenhängender Schrift können auch Punktgruppen zur Sehprobe verwendet werden. Striedinger (1860) und nach ihm Burchardt (1870) haben diese Proben principiell vertreten. Burchardt hat seine „internationalen Sehproben" aus schwarzen runden Tüpfeln (bis zu sieben in einer Gruppe) von bestimmtem gleichgrossen Durchmesser und ebenso grossem gegenseitigen Abstande in Abstufungen zusammengesetzt, die auf photographischem Wege hergestellt wurden.

Wir haben früher gesagt, dass ein Auge mit $V \frac{6}{6}$ durchaus nicht im Stande ist, die Punktproben Snellen's unter einem Winkel von 1′ zu unterscheiden. Eine Snellen'sche Punkttafel, deren Punkte auf 54′ unter einem Winkel von 1 Minute erscheinen, wird von einem Auge mit $V = 1$ blos auf 35′ aufgelöst. Snellen hat diese Tafel auch nur zum Zwecke vergleichender Untersuchungen beigegeben und sie nicht den quadratischen Buchstaben parallelisirt. Burchardt hat, den Unterschied zwischen Buchstaben und Punkten erkennend, nicht das zu geringe Maass eines Gesichtswinkels von 1′ gefordert, ist aber in den entgegengesetzten Fehler verfallen, indem er als kleinsten Gesichtswinkel einen solchen von 2,15 Minuten aufstellte. Die Auflösung seiner grossen Punktproben erheischt (wiewohl der Umstand, dass das Papier glänzt, die Erkennbarkeit etwas erschwert)

eine geringere Sehschärfe als $V \frac{6}{6}$. Die Punktgruppen 5 (aufzulösen auf 5 Meter 500 Centimeter, von Burchardt als 500 bezeichnet) werden von einem Auge mit $V \frac{6}{6}$ Sn. noch auf 6,25 Meter
sicher gezählt, sodass das Auge mit $V \frac{6}{6}$ 1 Snellen, $V \frac{6,25}{5}$
$\frac{5}{4}$ Burchardt hätte. Burchardt's Anforderung an die
normale Sehschärfe ist eine allzu geringe; noch geringer ist jene,
welche Böttcher in seinen geometrischen Sehproben (1870) stellt,
denn, wiewohl Böttcher auch einen Gesichtswinkel von 2,15'
zu Grunde legt, so sind seine Gruppen, die aus 3—5 zusammen-
stehenden Quadraten und Rechtecken auf mattem Papier
bestehen, noch leichter zu erkennen, als die gleichbezeichneten
Burchardt's. So wird Böttcher's Gruppe 5 (bezeichnet als
50, i. e. 50 Decimeter) auf mehr als 6¼ Meter Abstand leicht
erkannt.

Die Sehschärfe des Auges wird auf grösseren Abstand bestimmt;
bei der Untersuchung wird jedes Auge für sich geprüft, indem man
das zweite mit einem Läppchen verhängt; als Probe dient die
Snellen'sche Tafel mit lateinischen, quadratischen Buchstaben,
dann für Solche, die lateinische Lettern nicht kennen, die Snellen'sche
Zeichentafel und als Ersatz für Reihe 6 der Snellen'schen Tafel
die gothische Schrift 18 v. Jäger's.

Der Sehschärfebruch wird nicht abgekürzt. Man schreibt
$V = \frac{7,5}{6}, \frac{6}{6}, \frac{4,5}{6}, \frac{6}{9}$ u. s. f. und nicht schlechtweg $V = \frac{5}{4}, 1, \frac{3}{4}, \frac{2}{3}$.
Die ungekürzten Brüche sagen uns durch ihren Nenner, an wel-
cher Reihe geprüft wurde, und durch ihren Zähler, auf welchen
Abstand gelesen wurde. Freilich ist es verzeihlich, wenn man jetzt
zu Brüchen, wie $\frac{7,5}{6}, \frac{4,5}{6}$ in Klammer den gekürzten Werth beisetzt,
damit der Leser sofort den Vergleich mit $V = 1$ vor Augen habe.
Man sieht, dass die Einführung des Metermaasses uns hier keinen
Vortheil gebracht hat. Wir haben nicht etwa Decimalbrüche, sondern
womöglich noch gemeinere Brüche wie früher für V erlangt. Früher,
als Snellen's Tafel nach dem Fussmaass gefertigt war, schrieb
man für die eben genommenen Beispiele $\frac{25}{20}, \frac{20}{20}, \frac{15}{20}, \frac{20}{30}$. Das war

eleganter und auch durchsichtiger. Brüche im Zähler kamen nicht
vor; Bruchtheile eines Fusses kann man vernachlässigen, nicht aber
alle eines Meters. Dem kann freilich auch jetzt abgeholfen werden.
Burchardt hat in Centimetern, und Böttcher in Decimetern seine
Proben bezeichnet. Nach Burchardt hiesse der grösste Buchstabe
Snellen's 6000, die Buchstaben der Reihe 6 wären gleich 600;
nach Böttcher wäre z. B. für Snellen 60 und 6 : 600 und 60
zu setzen. Die letztere Ausdrucksweise möchte ich auch entschieden
für die Tafel Snellen's (und Schweigger's) empfehlen, dann
würden die Brüche aus dem Zähler verschwinden. Ja, wer hindert
uns jetzt schon $V \frac{75}{60}, \frac{45}{60}$ statt $\frac{7,5}{6}, \frac{4,5}{6}$ zu schreiben? Es hindert
uns der Umstand, dass, wenn wir einfach so schrieben, man annehmen
müsste, wir hätten an Probe 60 auf 75, beziehungsweise 45 Meter
Abstand geprüft.

Centraler Lichtsinn.

An die Prüfung der centralen Sehschärfe, des centralen Raumsinnes schliesst sich die Prüfung des centralen Lichtsinnes, der
Fähigkeit der Macula lutea, bei einer bestimmten Helligkeit bestimmte Lichtdifferenzen zu unterscheiden. Der Raumsinn der centralen Partie nimmt mit der Beleuchtung ab. Wir haben gesehen,
wie gering wegen der ungünstigen Beleuchtungsverhältnisse unsere
Sehschärfe gegenüber den Sternen sich erweist und zwar ist dies
nach Aubert desshalb der Fall, weil die Helligkeit selbst eines
Sternes erster Grösse absolut genommen eine sehr unbedeutende ist
und sich desshalb die mit der Abnahme der absoluten Helligkeit
einhergehende Abnahme des Distinctionsvermögens geltend macht.
Es ist selbstverständlich, dass auch unsere Proben an Snellen's
Tafel nur für eine bestimmte Beleuchtung gelten. Wir setzen volles
Tageslicht oder eine äquivalente künstliche Beleuchtung voraus. Als
Maassstab dafür, dass die Beleuchtungsstärke eine genügende ist,
dient die Controle mit dem eigenen Auge. Hat der prüfende Arzt
bei voller Tages- oder einer bestimmten künstlichen Beleuchtung
z. B. $V \frac{7,5}{6}$, so wird er bei Vornahme von Sehproben keine irrthüm-
lichen Resultate erhalten, wenn er vor Beginn derselben die eigene
V als $\frac{7,5}{6}$ constatirt. Er müsste dagegen die Stärke der künstlichen

Lichtquelle steigern, oder falls dies nicht möglich wäre, sowie bei Tagesbeleuchtung die gefundenen Werthe richtig stellen, wenn die eigene V nicht als $\frac{7,5}{6}$, sondern kleiner sich ergäbe. Würde in Folge der herabgesetzten Beleuchtung 6 nicht mehr auf 7,5, sondern auf 6 Meter vom Prüfer erkannt, dann würde für den zu Untersuchenden 6 Meter den Werth von 7,5 haben; wenn die Probe auf 6 Meter Abstand ausgeführt wird, ist der gefundene Werth mit $\frac{7,5}{6} = \frac{5}{4}$ zu multipliciren; eine gefundene V $\frac{6}{9} = \frac{2}{3}$ z. B. wäre gleich $\frac{6}{9} \times \frac{5}{4} = \frac{30}{36} = \frac{5}{6}$. Schweigger (1876) möchte den störenden Einfluss der Beleuchtung bei den Sehprüfungen dadurch eliminiren, dass er die Sehschärfe durch einen Bruch ausdrückt, in dessen Zähler die Nummer der kleinsten Schrift steht, die er auf einen gewissen Abstand bei einer gegebenen Beleuchtung noch zu lesen vermag, und dessen Nenner die Nummer der kleinsten Schrift enthält, die der Untersuchte auf den gleichen Abstand und bei der gleichen Beleuchtung sieht. Schweigger erkenne also auf irgend einen Abstand bei der gegebenen Beleuchtung noch Reihe 9, der Untersuchte hingegen Reihe 12, dann hätte der letztere V $= \frac{9}{12}$. Wiewohl Schweigger ebenso sarkastisch als richtig bemerkt, dass so manches therapeutische Resultat, aus dem eine Besserung der Sehschärfe des Patienten ersichtlich werden soll, nicht eine Besserung der Sehschärfe, sondern eine Besserung des — Wetters anzeigen dürfte, so kann doch die Schweigger'sche Schreibweise nur dann Platz greifen, wenn, V $= \frac{6}{6}$ als Normale festgehalten, der Untersucher selbst V $= \frac{6}{6}$, keine grössere und keine kleinere besitzt. Dies trifft aber speciell für Schweigger nicht zu, der von sich angibt, dass seine Sehschärfe bei hellem Wetter $\frac{4}{3}$ betrage. Schweigger thäte demnach im früher angeführten Falle unrecht, bei dem Untersuchten V $= \frac{9}{12}$ anzunehmen; auch bei der Schweigger'schen Schreibweise müsste eine Richtigstellung des Werthes erfolgen und jenes Auge hätte nicht V $\frac{9}{12}$, sondern V $\frac{9}{12} \times \frac{4}{3} = \frac{36}{36} = 1$, also volle

Normalsehschärfe. Für den Fall aber, dass V des Prüfers $= \dfrac{6}{6}$, ist die Schweigger'sche Bestimmungsart gewiss entbehrlich. Denn dann braucht der Prüfer. falls er wegen Herabsetzung der Beleuchtung 6 nicht mehr auf 6 Meter erkennt, sich soweit der Tafel zu nähern, bis 6 erkannt ist; stellt man den zu Prüfenden auf diesen Abstand, so ist die jetzige Entfernung 6 Metern gleichwerthig. Wird von dieser Stelle aus z. B. 9 gelesen, dann ist $V = \dfrac{6}{9}$.

Das Gesetz, nach welchem die Sehschärfe mit der Beleuchtungsstärke steigt, scheint nach den Untersuchungen, welche Aubert (1865) bei geringen, und Posch in Innsbruck (1873) bei grösseren und relativ grossen absoluten Helligkeiten (Letzterer bei Lampenlicht und Sonnenlicht) angestellt haben, so formulirt werden zu können, dass die Sehschärfe in arithmetischer Progression (genau genommen, ein wenig rascher) wächst, wenn die Beleuchtungsstärke in geometrischer Progression zunimmt, oder dass der Gesichtswinkel, sowie die Grösse des kleinsten Netzhautbildes in arithmetischer Progression abnimmt, wenn die Lichtintensität in geometrischer Progression steigt. So lange das Steigen, also auch das Fallen der Sehschärfe mit der Beleuchtung sich ungefähr innerhalb des Rahmens dieses Gesetzes bewegt, ist der Lichtsinn des Auges normal. Wenn aber die centrale Sehschärfe, der Raumsinn, in deutlich stärkerer Progression, als das Gesetz anzeigt, mit der Beleuchtung sinkt, ist der Lichtsinn herabgesetzt. Die Richtigstellung der Sehschärfewerthe bei mangelhafter Beleuchtung setzt also voraus, dass zwar möglicherweise der Raumsinn des Prüfers und des Geprüften differire, dass aber der Lichtsinn beider der gleiche sei, denn wäre diese Voraussetzung nicht richtig. dann könnte es geschehen, dass sich bei schlechter Beleuchtung V des normalscharfsehenden Prüfers als $\dfrac{1}{2}$, jene des Geprüften als $\dfrac{1}{4}$ ergäbe, demnach die letztere als die Hälfte des Normalen erschlossen würde, während bei starker Beleuchtung V Beider gleich gross sein, also, allgemein gesprochen, bei gleichem Raumsinn, d. h. bei der gleichen Leistungsfähigkeit der Fovea centralis unter günstigen Beleuchtungsverhältnissen, wegen differirenden Lichtsinns eine grosse Differenz des Raumsinns wegen zu geringer absoluter Helligkeit des Prüfungsobjects sich zeigen könnte.

Ich sage gleich, dass wir uns hier nicht auf das weitgedehnte

Gebiet der Physiologie des Lichtsinns verirren, dass wir vielmehr
der Sache soweit nachgehen, als sie für den Ophthalmologen eine
practische Bedeutung hat.

Um eine pathologische Herabsetzung des Lichtsinns festzustellen
und auch numerisch auszudrücken, kann man sich des Förster'schen
„Lichtsinnmessers" (1857, 1871) (Fig. 2) bedienen. Derselbe besteht

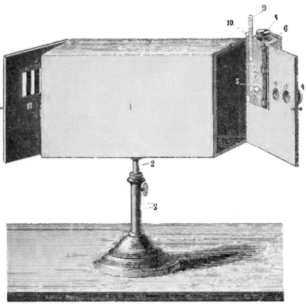

Figur 2.

aus einem Kasten (1) (rechtwinkliges Parallelopiped) von ⅓ Meter
Länge und um die Hälfte, resp. ein Drittel geringere Höhe und
Breite, mittelst einer Stange (2) in einem Fussgestell (3) höher und
tiefer zu stellen, letzteres um der verschiedenen Körpergrösse der zu
Untersuchenden zu genügen. An der vorderen Schmalwand des
Kastens (die übrigens im Apparate nicht zu eröffnen ist) sind zwei
kurze Hohlröhren (4) angebracht, durch welche die zu prüfenden
Augen in das Innere des Kastens blicken. Dieses Innere wird von
einer Lichtquelle beleuchtet, die zur Seite der Gucköffnungen sich
befindet, und die dargestellt wird durch ein quadratisches Stück (5)
weissen Schreibpapiers, das seine Beleuchtung von einer Kerze
empfängt, die in dem nach oben offenen Kästchen (6) steckt. Soll

ein bestimmt grosses Quadrat des weissen Papiers stets eine gleich grosse Lichtquelle repräsentiren, so muss die verwendete Kerze stets die gleiche Leuchtkraft haben und es muss die Flamme stets in gleichem Abstande vom Papierfenster, also stets in gleicher Höhe stehen. Das erstere sucht man zu erreichen, indem man zur Beleuchtung sog. Normalkerzen verwendet — Wachskerzen, Astralkerzen, wie letztere jetzt von den Gasgesellschaften häufig als Normalkerzen gebraucht werden —, das letzere dadurch, dass die Kerze durch eine unter ihr befindliche Spiralfeder in die Höhe gedrückt und so die Flamme, indem der Docht aus einer oberen Oeffnung des die Kerze und die Spiralfeder enthaltenen Hohlcylinders hervorschaut, trotz des Herabbrennens der Kerze — man denke an die Wagenlaternen — stets an dem gleichen Orte brennt. Um nun das Innere des Kastens mit verschieden starken und messbaren Lichtquantitäten zu erhellen, kann das quadratische Papierfenster grösser und kleiner gemacht werden. Es geschieht dies mit Hilfe eines vor dem Papierblatt angebrachten Diaphragmas, das aus zwei rechtwinklig ausgeschnittenen geschwärzten Metallplatten (7) besteht, deren beiden Ausschnitte, sobald das Diaphragma geöffnet ist, stets eine quadratische Oeffnung zwischen sich lassen. Durch eine Schraube (8), die in ihrer oberen Hälfte entgegengesetzt gewunden ist, wie in ihrer unteren, können die beiden Platten gegen- und von einander bewegt werden. Es kann so die Oeffnung gänzlich geschlossen und andererseits durch eine entsprechende Drehung der Schraube bis auf einen gewissen Diagonalabstand erweitert werden, wobei die Mitte des Quadrats stets an derselben Stelle bleibt. An der oberen Platte ist ein in Millimeter getheilter Maassstab (9) befestigt, dessen Nullpunkt, wenn das Diaphragma vollkommen geschlossen ist, mit

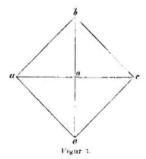

Figur 3.

einem als Index dienenden Striche eines zweiten Stabes (10) zusammenfällt, so dass, sobald das Diaphragma sich öffnet, die am Millimeterstabe mit dem Index des zweiten Stabes correspondirende Zahl die jeweilige Diagonale (be, Fig. 3) des nunmehr eröffneten Papierfensters angibt. Aus der Diagonale ist der Flächeninhalt des beleuchteten Quadrats leicht zu berechnen, wenn man bedenkt, dass die beiden

Diagonalen eines Quadrats gleich gross sind, im Durchschnittspunkte
sich halbiren und aufeinander senkrecht stehen. Ist im Quadrate
a b c d (Fig. 3) a c = b c = d die Diagonale, daher b o senkrecht auf

a c und $= \frac{1}{2}$ d, dann ist der Flächeninhalt des Dreiecks a b c (das

halbe Product aus der Grundlinie d, in die Höhe, $\frac{1}{2}$ d) $= \frac{1}{2} \cdot$ d $\cdot \frac{1}{2}$ d

$= \frac{1}{4}$ d ^{2}, und der Flächeninhalt des Quadrats, das zwei derartige

Dreiecke enthält, $F = 2 \cdot \frac{1}{4}$ d $^2 = \frac{1}{2}$ d ^{2}. Der Flächeninhalt des

Quadrats gibt uns die Grösse der Lichtquelle an. Zeigt also z. B.

der Index auf 2, so heisst das: d ist = 2 Mm. und mithin $F = \frac{1}{2} \cdot 4$

= 2 □-Mm. Zeigt der Index auf 38, ist also d = 38 Mm., dann

ist $F = \frac{1}{2} \cdot 38^2 = 722$ □-Mm.

Förster bestimmt nun den Lichtsinn, das Lichtempfindungsvermögen, in folgender Weise. Im Innern des Kastens, an der den
Augenausschnitten entgegengesetzten Wand, wird, um an den Raumsinn eine möglichst geringe Anforderung zu stellen, eine sehr leicht
erkennbare Sehprobe (11), z. B. eine kleine Tafel Snellen's, welche
(mit 60 überschrieben und äquiparirend den auseinandergehaltenen
Finger der Hand) 5 verticale, circa 2 Centimeter breite (und ebenso
weit von einander abstehende), circa 9 Centimeter lange, schwarze
Striche enthält, angebracht. Das Lichtempfindungsvermögen wird
umgekehrt proportional sein zu der Grösse der kleinsten Lichtquelle,
welche nothwendig ist, damit das in den Kasten guckende Auge im
Stande sei, das Probeobject, als aus verticalen Strichen bestehend,
zu erkennen und auch die Zahl der schwarzen Striche anzugeben.
Wenn also für ein Auge die Lichtquelle mindestens = 8 □-Mm.,
für ein anderes mindestens = 32 □-Mm. sein muss, damit die Striche
Snellen 60 gezählt werden, so besitzt das letztere Auge, das einer
grösseren Lichtquelle bedarf, einen geringeren Lichtsinn, und

zwar ist der Lichtsinn des letzteren $\frac{8}{32} = \frac{1}{4}$ des ersteren. Will

man den Lichtsinn in ähnlicher Weise wie den Raumsinn ausdrücken, so muss man zuvörderst die Grösse der Lichtquelle bestimmen, die für ein Auge mit normalem Lichtsinn nöthig ist, um die
Probe zu bestehen. Diese Aufgabe ist aber, glaube ich, ebenso zu

fassen, wie die analoge bei Bestimmung des Raumsinns. Die Frage ist: Welches ist der grösste Werth der Lichtquelle im Förster-schen Photometer, der nicht überschritten werden darf, wenn der Lichtsinn nicht als pathologisch gering angesehen werden soll? Wenn wir darauf antworten, dass dieser grösste Werth 2 Quadrat-Millimeter betrage, so ist damit gesagt, dass, sowie die Grösse der Lichtquelle diesen Werth überschreite, der Lichtsinn pathologisch herabgesetzt sei, aber nicht, dass es nicht Augen gäbe, welche im Stande wären, bereits bei einer kleineren Lichtquelle als einer solchen von 2 □-Mm. die Striche im Hintergrunde des Apparates zu zählen. Wenn Förster in diesem Sinne das Quadrat von 2 □-Mm. Fläche als Normale ansieht, so mag es seine Geltung be-halten, wiewohl die Mehrzahl der Augen schon bei d = 1½ Mm., also bei F = ⅔ □-Mm. die Striche zu zählen vermag, viele es ver-mögen, wenn d zwischen 1¼ und 1½ Mm. beträgt und manche bei d > 1, aber < 1¼. Kein Auge habe ich jedoch gefunden, das schon bei einer Diagonale von 1 □-Mm., also bei einer Fläche von ½ □-Mm., Licht genug gehabt hätte, um das Probeobject zu erkennen.

Der Lichtsinn eines derartigen Auges wäre das Vierfache des Normalen. Denn der Lichtsinn L wird ausgedrückt durch einen Bruch, in dessen Zähler die Maximalgrösse, h, der Lichtquelle steht, die für ein Auge mit normalem Lichtsinn nicht überschritten werden darf, und dessen Nenner die Grösse, H, der kleinsten Lichtquelle enthält, bei welcher ein zu prüfendes Auge das Probeobject im Apparate erkennt. Es ist also $L = \frac{h}{H}$. Wird h = 2 gesetzt, so ergibt sich der Ausdruck: $L = \frac{1}{\frac{1}{2}H}$. Genügt also ein Auge der Aufgabe, wenn H (F) = 2, so ist $L = \frac{1}{\frac{1}{2} \cdot 2} = \frac{1}{1}$; der Licht-sinn ist normal. Für d = 1½, also H (F) — $\frac{1}{2} \cdot \left(\frac{3}{2}\right)^2 = \frac{9}{8}$ ist $L = 1 : \frac{1}{2} \cdot \frac{9}{8} = \frac{16}{9} = 1\frac{7}{9}$; der Lichtsinn ist grösser als normal, er ist mehr als 1⅔ des normalen Minimums. Für d — 1, also H (F) — $\frac{1}{2}$, wäre $L = 1 : \frac{1}{2} \cdot \frac{1}{2} = 1 : \frac{1}{4}$ — 4, das Vierfache des Normalen. Dagegen ist, wenn ein Auge die Striche erst bei d = 3, mithin H — 4½ erkennt, $L = \frac{1}{2\frac{1}{4}}$; für d = 20, H — 200: $L = \frac{1}{100}$; für d — 45, H — 1012½ : $L = \frac{1}{605}$. Damit man bei

Benützung des F ö r s t e r'schen Lichtsinnmessers nicht erst immer für jeden Werth von d die Werthe von H (F) und von L berechnen müsse, diene die beifolgende Tabelle, die unter Anwendung der Formel $L = \frac{h}{H}$, und unter der Annahme, dass $h = 2$ ☐-Mm., berechnet ist.

d in Millimetern.	H (F) in Quadratmillimetern.	$L = \frac{1}{\frac{1}{2} H}$.	d in Millimetern.	H (F) in Quadratmillimetern.	$L = \frac{1}{\frac{1}{2} H}$.
1	$\frac{1}{2}$	4	26	338	$\frac{1}{169}$
$1\frac{1}{4}$	$\frac{25}{32}$	$2\frac{1}{2}$ $(2^{14}/_{25})$	27	$364\frac{1}{2}$	$\frac{1}{182}$
$1\frac{1}{2}$	$\frac{9}{8}$	$1\frac{2}{3}$ $(1\frac{7}{9})$	28	392	$\frac{1}{196}$
2	2	1	29	$420\frac{1}{2}$	$\frac{1}{210}$
3	$4\frac{1}{2}$	$\frac{1}{2}$ ¹⁾	30	450	$\frac{1}{225}$
4	8	$\frac{1}{4}$	31	$480\frac{1}{2}$	$\frac{1}{240}$
5	$12\frac{1}{2}$	$\frac{1}{6}$	32	512	$\frac{1}{256}$
6	18	$\frac{1}{9}$	33	$544\frac{1}{2}$	$\frac{1}{272}$
7	$24\frac{1}{2}$	$\frac{1}{12}$	34	578	$\frac{1}{289}$
8	32	$\frac{1}{16}$	35	$612\frac{1}{2}$	$\frac{1}{306}$
9	$40\frac{1}{2}$	$\frac{1}{20}$	36	648	$\frac{1}{324}$
10	50	$\frac{1}{25}$	37	$684\frac{1}{2}$	$\frac{1}{342}$
11	$60\frac{1}{2}$	$\frac{1}{30}$	38	722	$\frac{1}{361}$
12	72	$\frac{1}{36}$	39	$760\frac{1}{2}$	$\frac{1}{380}$
13	$84\frac{1}{2}$	$\frac{1}{42}$	40	800	$\frac{1}{400}$
14	98	$\frac{1}{49}$	41	$840\frac{1}{2}$	$\frac{1}{420}$
15	$112\frac{1}{2}$	$\frac{1}{56}$	42	882	$\frac{1}{441}$
16	128	$\frac{1}{64}$	43	$924\frac{1}{2}$	$\frac{1}{462}$
17	$144\frac{1}{2}$	$\frac{1}{72}$	44	968	$\frac{1}{484}$
18	162	$\frac{1}{81}$	45	$1012\frac{1}{2}$	$\frac{1}{506}$
19	$180\frac{1}{2}$	$\frac{1}{90}$	46	1058	$\frac{1}{526}$
20	200	$\frac{1}{100}$	47	$1104\frac{1}{2}$	$\frac{1}{552}$
21	$220\frac{1}{2}$	$\frac{1}{110}$	48	1152	$\frac{1}{576}$
22	242	$\frac{1}{121}$	49	$1200\frac{1}{2}$	$\frac{1}{600}$
23	$264\frac{1}{2}$	$\frac{1}{132}$	50	1250	$\frac{1}{625}$
24	288	$\frac{1}{144}$	55	$1512\frac{1}{2}$	$\frac{1}{756}$
25	$312\frac{1}{2}$	$\frac{1}{156}$	60	1800	$\frac{1}{900}$

¹) Sollte eigentlich heissen $\frac{1}{2\frac{1}{4}}$, doch werden die $\frac{1}{4}$ überall im Nenner weggelassen. Unter Umständen ist eine gewisse Ungenauigkeit wissenschaftlicher als eine übergrosse Genauigkeit.

Der Gang der Untersuchung ist folgender: Der Lichtsinnmesser ist in einem Zimmer aufgestellt, das durch Fensterläden oder dichte Vorhänge stark verdunkelt werden kann. Der zu Untersuchende hat sich, ehe die Prüfung beginnt, wenigstens fünf Minuten im dunklen Zimmer aufzuhalten, damit die Netzhaut der herrschenden Lichtintensität sich adaptire. Wir wissen, dass, wenn wir aus einem hellen Raum in einen dunkeln treten, wir für den ersten Moment gar nichts sehen, gar keine Objectsumrisse zu unterscheiden im Stande sind. Würden wir im ersten Momente nach dem Eintritt in's dunkle Zimmer unseren Lichtsinn mit dem Förster'schen Apparate prüfen können, so würden wir eine colossale Herabsetzung desselben, aber auch constatiren, dass vom ersten Momente der Prüfung angefangen, das Lichtempfindungsvermögen beständig und auffallend durch die ersten Minuten wächst. Ist auch nach 5—10 Minuten noch nicht eine vollständige Adaptation der Netzhaut erreicht, so nimmt doch das Lichtempfindungsvermögen später nur noch so wenig zu, dass wir diese Zunahme für practische Zwecke vernachlässigen können. Nach erfolgter Adaptation lässt man, während das Diaphragma noch vollkommen geschlossen ist, die Augen an die Oeffnungen des Apparats anlegen, wobei man entweder den Lichtsinn beider Augen gleichzeitig oder den jedes Auge für sich (bei Verhängung des anderen durch ein dichtes Läppchen) untersucht. Nachdem man den zu Prüfenden belehrt hat, es werde bei steigender Beleuchtung im Grunde des Kastens irgend ein Sehobject sichtbar werden, und ihn auffordert, dasselbe, sowie es hervortritt, sofort zu bezeichnen, beginnt man die Schraube langsam zu drehen, damit das Diaphragma allmälig zu eröffnen, so lange, bis angegeben wird, es scheine sich um schwarze Striche zu handeln, und weiter, bis die Striche richtig gezählt werden. Damit ist die Untersuchung beendigt. Man liest die Diagonale des Quadrates ab und berechnet daraus oder entnimmt aus der Tabelle den Werth für den Lichtsinn.

Zwei practische Uebelstände haften dem Lichtsinnmesser in seiner gewöhnlichen Construction an. Der erste ist der, dass das Diaphragma nicht weit genug eröffnet werden kann. Es kommen nämlich Fälle vor, in welchen auch bei maximaler Eröffnung des Diaphragmas die Striche (aber nicht etwa wegen zu geringer V) noch immer nicht gesehen werden. Man kann dann nur sagen: L ist kleiner als $\frac{1}{r_2\,\Pi}$, wobei H die bei der grössten Erweiterung der

Diaphragmaöffnung hergestellte Lichtquellenfläche bedeutet. Der zweite Mangel ist der, dass die schmelzende Masse der Normalkerze die Flamme in dem metallenen Hohlcylinder erstickt, verkleinert, so dass, wenn der Versuch nicht rasch beendet ist, man die Laterne öffnen und die Kerze erst wieder in Ordnung bringen muss — eine sehr unangenehme Procedur, während welcher man übrigens den Patienten die Augen schliessen lässt, damit er nicht neuerdings zu adaptiren brauche. Der erste Uebelstand ist durch eine Aenderung der mechanischen Construction leicht, der zweite wohl nur dadurch zu beseitigen, dass man an Stelle der Kerze ein Lämpchen setzt, dessen Flamme eben von selbst in gleicher Höhe bleibt. Vor Beginn des Versuches wird die Flamme des Lämpchens so regulirt, dass der Prüfer bei derselben kleinsten Diaphragmaöffnung die Striche sieht, wie bei Anwendung der Normalkerze.

Das Erkennen der Striche 60 auf einen Abstand von $\frac{1}{3}$ Meter erfordert eine $V = \frac{1/3}{60} = \frac{1}{180}$. So lange also V nicht unter $\frac{1}{180}$ gesunken ist, kann der Förster'sche Apparat mit der betreffenden Probe in Anwendung kommen.

Die Förster'sche Ausdrucksweise $L = \frac{h}{H}$ hat viel Bestechendes für sich, und wir möchten dieselbe im Momente noch nicht umzustossen wagen, aber unwillkürlich drängt sich uns folgende Erwägung auf. Bei einer Lichtquelle von 2 Quadratmillimetern durch eine Normalkerze beleuchteten weissen Papiers, die $\frac{1}{3}$ Meter von dem Probeobject absteht, ist eine bei voller Tagesbeleuchtung vorhandene Sehschärfe 1 auf $\frac{1}{180}$ gesunken — falls der Lichtsinn des Auges normal ist. Wenn daher von zwei Augen, welche bei voller Tagesbeleuchtung $V = 1$ haben, das eine die Striche 60 bei $H = 2$ erkennt, das andere aber nicht, so hat dieses letztere bei $H = 2$ eine geringere Sehschärfe als $\frac{1}{180}$, sein Raumsinn ist in Folge der Herabsetzung des Lichtsinns geringer als jener des ersten Auges — und für diese Herabsetzung des Lichtsinns bekommen wir im vorliegenden Falle auch das richtige Maass, wenn wir die Grösse von H bestimmen, welche die V dieses Auges bis auf $\frac{1}{180}$ hebt. Je grösser H sein muss, um dieses Ziel zu erreichen, desto geringer ist der Lichtsinn. L ist gleich $\frac{h}{H}$.

Wenn aber ein Auge unter günstigsten Beleuchtungsverhältnissen die Striche 60 z. B. nur auf 6 oder 3 oder 2 Meter erkennt und dieselben doch schon bei $H = 2$ im Förster'schen Photometer sieht, ist dessen L gegeben durch den Ausdruck $L = \dfrac{h}{H} = \dfrac{2}{2} = 1$? Bei normalem Lichtsinn wird durch $H = 2$ die Sehschärfe auf $\dfrac{1}{180}$ herabgesetzt; in dem angeführten Beispiele aber ist V bei $H = 2$ nur auf $\dfrac{1}{18}$, beziehungsweise $\dfrac{1}{9}$, $\dfrac{1}{4}$ gesunken, da bei bester Beleuchtung V nur $\dfrac{1}{10}$, $\dfrac{1}{20}$, $\dfrac{1}{30}$ und bei $H = 2$ doch noch immer $V = \dfrac{1}{180}$ ist. Es möchte daher der Schluss nicht zu gewagt erscheinen, dass, wenn ein Auge mit $V = 1$ bei $H = 2$ $V \dfrac{1}{180}$ zeigt und ein zweites Auge mit $V = \dfrac{1}{10}$ bei $H = 2$ dieselbe Sehschärfe wie das erstgenannte Auge darbietet, der Lichtsinn, das Lichtempfindungsvermögen des Auges mit $V = \dfrac{1}{10}$ nicht 1, sondern wesentlich grösser ist.

Es muss andererseits fraglich erscheinen, ob ein Auge, dessen V bei bester Beleuchtung $\dfrac{1}{10}$ ist und dessen Lichtsinn sich bis zu einem gewissen Grade herabgesetzt erweist, nicht eigentlich einen normalen Lichtsinn hat, denn, wenn bei $H = 2$ der Raumsinn auf $\dfrac{1}{180}$ herabgesetzt wird, so wird das genannte Auge bei $H = 2$ nur $V = \dfrac{1}{1800}$ haben und die Beleuchtung wird trotz normalen Lichtsinns zunehmen müssen, damit die Sehschärfe auf $\dfrac{1}{180}$ steige. Es ist also im Förster'schen Apparate Raum- und Lichtsinn von einander nicht gänzlich unabhängig gemacht — wie das auch von anderer Seite, z. B. schon von Snellen und Landolt hervorgehoben wurde. Snellen und Landolt (1873) ziehen es desshalb vor, statt der Strichprobe blos eine in eine schwarze und eine weisse Hälfte abgetheilte Wand im Grunde des Förster'schen Apparates anzubringen, und den Untersuchten aufzufordern, dass er den Moment angebe, wann der Unterschied zwischen Hell und Dunkel sichtbar würde. Eine solche Probe taugt aber nicht für die Masse der Individuen. Um das genau zu beantworten, bedarf es einer gewissen Intelligenz, und wenn der durch die Frage gedrängte Patient einen Unterschied zu sehen angibt, sind wir nicht sicher, dass es die Wahrheit sei; auch die Angabe der helleren und dunkleren Seite könnte richtig — errathen sein. Bei der Strichprobe lässt Einem das Zählen der Striche nicht im Zweifel; man kann sich daher zu practischen Bestimmungen von derselben kaum emancipiren.

Durch den Apparat sind wir auch nicht im Stande, jene Alteration des Lichtsinns zu prüfen und zu messen, die darin besteht, dass für kranke Augen mitunter bei Ansteigen der Beleuchtungsstärke und zwar bei einer solchen Höhe der letzteren, bei welcher für Augen mit normalen Lichtsinn noch ein Steigen von V erfolgt, eine factische Verminderung der centralen Sehschärfe eintritt, dass derartige Augen also eine entschieden grössere Sehschärfe zeigen, wenn man ein rauchgraues oder blaues Glas vorhält. Bei herabgesetzter Beleuchtung, z. B. am Förster'schen Apparate, können derartige Augen sich sehr verschieden, gerade entgegengesetzt verhalten. Das eine Mal, wie bei Retinitis pigmentosa, kann sich hierbei eine bedeutende, ja colossale Herabsetzung des Lichtsinns ergeben, das andere Mal, wie bei Sehnervenatrophie und Amblyopie der Trinker, kann derselbe nach der Auffassung Förster's normal sein.

Die für den Ophthalmologen wichtige Frage geht dahin, wie sich in den verschiedenartigen Erkrankungszuständen der Netzhaut die Sehschärfe bei geänderter Beleuchtung verhält, ob dieselbe mit dem Sinken der hellen Tagesbeleuchtung stärker oder weniger stark abnimmt, als bei normaler Retinafunction, und ob sie, bei Ansteigen der Beleuchtung über das Maass der durch diffuses Tageslicht erzeugten Helligkeit im Vergleiche zum Verhalten des Normalauges Abweichungen zeigt. Durch den Förster'schen Lichtsinnmesser wird nur ein absolutes Maass gefunden, nämlich ein Maass für die Beleuchtungsstärke, die nothwendig ist, um das Sehvermögen des untersuchten Auges, ohne Rücksicht auf den wahren Werth seines Raumsinnes, auf $\frac{1}{180}$ zu heben. Wenngleich demnach, bei verschiedener Grösse des Raumsinnes, aus den Werthen von L nicht der verschiedenartige Einfluss der Herabsetzung der Beleuchtung auf die Sehschärfe numerisch ersichtlich werden kann, so wird doch eine cardinale Verschiedenartigkeit der Processe in der Netzhaut durch die Prüfung mit dem Förster'schen Apparate leicht entdeckt. Denn wenn z. B. das eine Mal, während $V = \frac{1}{2}$ bei guter Beleuchtung, $L = 1$ sich erweist, das andere Mal bei $V = \frac{1}{6}$ $L = \frac{1}{60}$ oder $= \frac{1}{600}$ gefunden wird, so kann, wiewohl der Raumsinn des letzteren Auges unter allen Umständen kleiner ist, als der des ersteren, doch kein Zweifel obwalten, dass der Lichtsinn in dem Auge mit $V \frac{1}{6}$ bedeutend herabgesetzt sei.

Der Förster'sche Lichtsinnmesser bleibt also zu dem Zwecke, um einen Einblick in die Verschiedenheit des Einflusses der diversen Krankheitsprocesse auf den Lichtsinn zu erhalten, ein sehr brauchbares Instrument. Man hat andererseits versucht, die pathologische Sehstörung, wie sie bei Aenderung der Beleuchtung hervortritt, unter Beibehaltung der gewöhnlichen Sehproben dadurch zu prüfen, dass man die Beleuchtung von jenem Grade, bei welchem ein normales Auge seine Maximalsehschärfe aufweist, herabsetzt und erhöht, und nun die Aenderung, welche die Sehschärfe kranker Augen bei diesen Aenderungen der Beleuchtung eingeht, vergleicht mit der Aenderung der Sehschärfe, welche das normale Auge bei den gleichen Aenderungen der Beleuchtung erfährt. Man könnte hierzu sich des diffusen Tageslichts bedienen, wenn man, wie dies Aubert zu physiologischen Zwecken, jedoch mit zu kleiner Lichtquellenoberfläche (1865) gethan hat, in den Ausschnitt eines Fensterladens eines möglichst verdunkelten Zimmers eine Scheibe matten, weissen, gleichmässig geschliffenen, sehr sorgfältig gereinigten Glases von solcher Grösse anbrächte, dass die von diffusem Tageslichte beschienene Glasfläche Licht genug liefert, um die Sehschärfe eben so hoch erscheinen zu lassen, als wenn diffuses Tageslicht ohne Beengung einfällt. Diese Glasfläche wird dann durch ein Diaphragma, wie es Förster in seinem Photometer verwendet, und in derselben Weise wie dieses verkleinert. Ist es ganz geschlossen, fällt kein Licht in den Raum; wird es eröffnet, so ist die jeweilige Grösse der Lichtquelle ganz in derselben Weise, wie im Förster'schen Apparate zu berechnen. Bei hellem Tageslichte bestimmen der Prüfer A und der zu Prüfende B ihre Sehschärfe an Snellen's Tafel. In der dunkeln Kammer, bei ganz eröffnetem Diaphragma, bleibt V unverändert. Nun wird das Diaphragma um ein bestimmtes Maass verkleinert; A und B adaptiren durch ein paar Minuten und bestim-

men neuerdings V. Das Diaphragma und somit die Lichtquelle
wird absatzweise immer mehr verkleinert. Jedesmal wird die jeweilige V von A und B festgestellt. Man erhält so eine Reihe von
Werthen von H (Grösse der Lichtquelle) und der entsprechenden
V von A und B. Sinkt V bei A und B in gleicher Weise (falls
V von A und B bei grösster Diaphragmaöffnung gleich gross ist),
oder in proportionaler Weise (falls V von A und B ungleich
ist), dann ist der Lichtsinn des B normal. Sinkt dagegen V des B
mit der Beleuchtung disproportional, dann ist L herabgesetzt und
umsomehr, in je rascherer Progression die Sehschärfe des Geprüften
sinkt. Einen numerischen Ausdruck für die Herabsetzung des Lichtsinns erhält man jedoch auf diese Weise durchaus nicht. Man
könnte allerdings für einen bestimmten Moment der Untersuchung einen Ausdruck für L finden, aber dieser hätte keine allgemeine Geltung. Z. B.: Es wäre bei Verkleinerung der Lichtquelle
(der matten Glasscheibe) auf 6 Quadratcentimeter die Sehschärfe
des Prüfers auf $\frac{1}{6}$ gesunken. d. h. der Prüfer, der bei volleröffnetem
Diaphragma V $\frac{6}{6}$ besitzt, erkennt jetzt auf 6 Meter nur noch
Buchstaben 36. Um die Sache nicht allzusehr zu compliciren, wollen wir annehmen, auch V des Untersuchten sei bei voller Beleuch-
tung $\frac{6}{6}$, jetzt aber $\frac{3}{60} = \frac{1}{20}$ (60 wird nur auf 3 Meter erkannt).
Aus dieser Thatsache allein erfahren wir nichts über den Werth
von L. Um L zu bestimmen, muss die Lichtquelle nun so lange
vergrössert werden, bis auch der Untersuchte 36 auf 6 Meter zu erkennen vermag. es geschähe dies z. B. bei einer Diaphragmaöffnung
von 48 □-Centimeter (ein Werth, den wir in dem Falle nicht besonders zu bestimmen brauchen, wenn in der Versuchsreihe zufällig
notirt ist. dass für H = 48, V des B = $\frac{1}{6}$ sei). Jetzt ergibt sich
für den Lichtsinn des Geprüften L = $\frac{h}{H} = \frac{6}{48} = \frac{1}{8}$. Wenn wir
jedoch die Beleuchtung unter 6 □-Centimeter herabsetzen, so mag es
geschehen, dass der Prüfer bei H = 0,30 □-Centimeter V = $\frac{6}{60} = \frac{1}{10}$
hätte, also auf 6 Meter immer noch den Buchstaben 60 erkennen
würde, während der Geprüfte jetzt 60 nur noch auf 1 Meter Abstand
sieht. also V = $\frac{1}{60}$ hat. und das Diaphragma auf 10 □-Centimeter

11*

Fläche vergrössert werden müsste, damit von B No. 60 auf 6 Meter erkannt würde. Nach dieser Bestimmung wäre also $L = \frac{0{,}3}{10} = \frac{1}{33}$.

Dieselben Erwägungen greifen selbstverständlich Platz, wenn man sich, da doch die Herstellung eines Dunkelzimmers mit dem beschriebenen Diaphragma keine allgemeinere Anwendung finden kann, einfacherer Mittel bedient, um die Beleuchtung zum Zwecke der vorliegenden Untersuchungen in gewisser Weise zu graduiren. Zu gradueller Abdämpfung des Tageslichtes bedienten sich Schnabel (1875), Schmidt und Carp (1876) rauchgrauer Gläser, der Erstere, indem er das zu prüfende Auge durch einen gut an den Orbitalrand passenden Hohlcylinder, in dessen Lichtung 1—4 dunkle Glasplatten eingelassen werden konnten, nach der Snellen'schen Tafel sehen liess, die Letzteren, indem sie die Rauchgläser (bis 6) mit Hilfe eines dem Gesichte dicht anzulegenden Blechkastens unter Ausschluss fremden Lichtes vor das nach Snellen's Zeichentafel blickende Auge brachten.

Apparate mit künstlicher Beleuchtung, bei welcher die Abdämpfung durch ein System von Milchglasplatten herbeigeführt wird, machten v. Hippel und Weber (1871) bekannt. In v. Hippel's Apparate werden die in dünnes, geschwärztes Messingblech transparent eingeschnittenen Snellen'schen Buchstaben vor die Milchglasplatten geschoben, die im Ganzen 6 an der Zahl je ½ Millimeter dick sind und von rückwärts beleuchtet werden, während in Weber's Apparate die durch Einschiebung von 1—10 Platten regulirbare Beleuchtung die Snellen'schen Buchstaben von vorn trifft. v. Hippel prüft, wie viele von den 6 Platten, bei deren Anwendung ein normales Auge noch V 1 besitzt, weggenommen werden müssen, damit der Untersuchte dieselbe Sehschärfe habe, wie im Tageslichte. Die Sehschärfe des normalen Auges wird durch 6 Platten noch nicht herabgedrückt: muss man bei einem kranken Auge 1, 2, 3, 4 Platten wegnehmen, damit V auf die Höhe wie im Tageslicht steige, so zeigt dies die Herabsetzung des Lichtsinnes an. Weber bestimmt die Herabsetzung der Sehschärfe, wie sie sich durch Vorsetzung der Platten ergibt. Als 1 bezeichnet er die schwächste Beleuchtung, bei welcher die Sehschärfe nicht leidet. Diese kann durch Vorschieben oder Wegnehmen von Platten vor das normale Auge gefunden werden. Indem Weber ferner weiss, wie viel Licht jeder Plattensatz wegnimmt, so vermag er anzugeben, wie gross die Herabsetzung der Belenchtung und wie gross bei einer bestimmten Belenchtung die Sehschärfe.

Die Bestimmung der relativen Lichtquellengrösse ist da, wo die Lichtmenge durch das veränderliche Diaphragma gegeben ist (Förster, Aubert), eine sehr einfache. Es würde nur noch erübrigen, anzugeben, in welcher Weise man die Aenderung, welche die Lichtmenge bei der Anwendung von rauchgrauen oder Milchglasplatten erfährt, numerisch ausgedrückt werden könnte. Ich enthalte mich bei der Erörterung der Lichtsinnprüfung mit Vorbedacht von dem Betreten schwierigen Terrains, aber ich glaube doch, jene einfache Methode angeben zu sollen, mit Hilfe deren jeder Practiker das Lichtabsorptionsvermögen der genannten Platten mit hinlänglicher Genauigkeit selbst bestimmen kann, eine Methode, deren sich auch Aubert zu physiologischen Zwecken bedient hat.

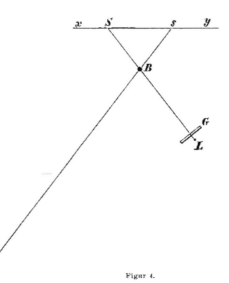

Figur 4.

Man stellt sich einfach ein Rumford'sches Photometer her, indem man (Fig. 4) einen Bogen weissen Papiers x y an einer Wand befestigt und in einem Abstande von etwa 10 Centimetern einen dicken Bleistift B vertical vor dem Papier aufstellt. Der Stift wirft von zwei Lichtquellen, den Flammen zweier Normalkerzen, L und l die Schatten S und s auf das Papier x y. Sind die Lichtquellen gleich stark, so werden auch, falls L und l von B gleich weit abstehen, die Schatten S und s gleich dunkel sein. Nun schiebt man vor eine Flamme, z. B. vor L das zu prüfende rauchgraue oder Milchglas G. Der Schatten S wird lichter. Hierauf entfernt man l solange, bis die beiden Schatten keinen Unterschied der Intensität mehr erkennen lassen. Die Gleichheit der Schatten beweist, dass die Lichtstärken der durch ein dunkles Glas geschwächten Flamme L und der vom Papier abgerückten Flamme 1 nunmehr gleich sind. Da die Lichtintensität in demselben Verhältnisse abnimmt, in welchem das Quadrat der Entfernung wächst, so lässt sich leicht berechnen, um wie viel die Lichtintensität von 1 durch die Entfernung der Flamme und daher auch, um wie viel die Lichtintensität von L durch das Vorsetzen des dunkeln Glases abgenommen hat. Gesetzt, es stehe L 20 Centimeter, 1 aber nunmehr 40 Centimeter, also doppelt so weit vom Papier ab, und es bezeichne J die Lichtintensität von 1, da 1 20 Centimeter vom Schirme abstand, und i die Lichtintensität, welche 1 zukommt, wenn es 40 Centimeter von x y absteht, so verhält sich J : i = $40^2 : 20^2 = 1600 : 400 = 4 : 1$. Demnach ist i = $^1/_4$ J. Die Lichtstärke von 1 hat also auf ein Viertel abgenommen und daher ist auch die Lichtstärke der durch das dunkle Glas geschwächten Flamme L nur $^1/_4$ derjenigen, welche die Flamme hatte, als noch kein Glas vorgeschoben war.

Es ist durchaus nicht nothwendig, dass die einzelnen dunkeln Platten die gleiche und gleichmässige Dicke, sowie eine genau gleiche Färbung haben. Das wäre ungemein schwer und kostspielig, sich solche Plattensätze zu verschaffen. Es genügt vielmehr vollständig, Combinationen der mit Nummern bezeichneten Platten auf ihr Absorptionsvermögen in der genannten Weise empirisch zu prüfen. Man wird dann angeben können, wie sich V bei verschiedenen Augen, z. B. bei voller Tagesbeleuchtung, und wie es sich verhält, wenn man das Lichtquantum auf $^1/_4$, $^1/_2$, $^1/_{20}$ u. s. f. herabgesetzt hat.

Die Bestimmung des Lichtsinns geschieht am besten mit Hilfe des Förster'schen Lichtsinnmessers, wenn als Object eine schwarz-weisse Tafel gewählt wird. Doch kann man, da auf die Intelligenz des Patienten nicht zu rechnen ist, im Allgemeinen eines groben Probeobjects (Strichtafel) nicht entrathen. Das Förster'sche Instrument gibt uns numerische Werthe für den Lichtsinn, dem allerdings bei Ungleichheit des Raumsinns, sobald ein den Raumsinn in Anspruch nehmendes Probeobject vorliegt, volle Richtigkeit nicht zukommt. Bei der Prüfung des Lichtsinns auf dem Wege der Untersuchung, welche Herabsetzung der Raumsinn, die Sehschärfe, bei wechselnder Beleuchtung erfährt, erhalten wir keinen numerischen Ausdruck für den Lichtsinn, sondern nur eine Reihe von Daten darüber, welche Aenderungen die Sehschärfe verschiedener Augen bei gleicher Beleuchtungsänderung eingeht.

Gesichtsfeld.

An die Methoden, wie man in praxi den Raumsinn und den Lichtsinn der centralen Netzhautpartie zu prüfen habe, sollte sich folgerichtig die Beschreibung jener Methoden anschliessen, durch welche wir die Sehschärfe und den Lichtsinn der peripheren Netzhautregionen zu bestimmen vermöchten. Allein derartige Methoden für die Prüfung pathologischer Fälle anzugeben, hat keine practische Bedeutung, weil hierbei hohe Intelligenz und Uebung von Seite des Untersuchten vorausgesetzt werden muss und den bezüglichen Prüfungen auch an und für sich so mächtige Schwierigkeiten sich entgegenstellen, dass nicht einmal die betreffenden physiologischen Untersuchungen geübter Experimentatoren eine hinlängliche Uebereinstimmung zeigen. Bezüglich des Lichtsinns freilich scheint sich die Sache unter physiologischen Verhältnissen sehr einfach zu gestalten, indem man mit Aubert annehmen kann, „dass der Lichtsinn in der ganzen Ausbreitung der Netzhaut keine irgend erheblichen Verschiedenheiten darbietet" — eine Thatsache, die jedoch unser Interesse nicht abschwächen würde für die Frage, wie sich bei Alteration des centralen Lichtsinns der Lichtsinn auf den peripheren Theilen der Netzhaut verhält. Allein die Untersuchung des Raumsinns, der Sehschärfe, des Distinctionsvermögens auf diesen peripheren Theilen stösst schon unter physiologischen Verhältnissen auf mächtige Hindernisse, denn über das Wort Purkinje's (1825), dass „es kaum auszusprechen sei, wie schwierig es bei diesen Versuchen erscheint, die Umrisse des Gegenstandes bei grösserer Entfernung vom Centrum des directen Sehens genau zu fassen" — sind wir, da sich unser Auge in einem halben Jahrhundert nicht geändert hat, auch heute nicht hinausgekommen. Ueber die Bestimmungen der Sehschärfe auf den peripheren Netzhauttheilen liegen Untersuchungen von Hueck (1840), Volkmann (1846), E. H. Weber (1846, 1852), Aubert und Förster (1857). Dor und Jeanneret (1873), Landolt und Ito (1874). Dobrowolsky und Gaine (1876), Königshöfer und Michel (1876), Charpentier (1877) und Hirschberg (1878) vor. Um sich eine Vorstellung darüber zu machen, wie rasch die Sehschärfe mit der Entfernung der percipirenden Netzhautstelle vom Centrum der Fovea centralis abnimmt, mögen die Resultate

D o r's, die bei Anwendung der S n e l l e n 'schen Probebuchstaben gewonnen wurden, dienen. Ist die Sehschärfe im Centrum $\frac{1}{1}$, so ist sie 5° vom Centrum $= \frac{1}{4}$, in einem Abstande von 10° $= \frac{1}{15}$, von 15° $\cdot \cdot \frac{1}{30}$, von 20° $= \frac{1}{40}$, von 25° $\frac{1}{50}$, von 30° $\frac{1}{70}$, von 35° $= \cdot \frac{1}{100}$, von 40° $= \frac{1}{200}$, d. h. ein Auge, das im directen Sehen den Buchstaben S n e l l e n's, der mit 200 überschrieben ist, auf 200 Fuss zu erkennen vermag, ist mit einer Stelle des Netzhautsystems, die 40° vom Centrum absteht, nur im Stande, den genannten Buchstaben auf einen Abstand von 1 Fuss zu sehen. Es hat sich bei diesen Untersuchungen auch ergeben, dass im gleichen Abstande vom Centrum die Sehschärfe nicht in allen Meridianen der Netzhaut die gleiche ist. So stellte sich z. B. nach den Versuchen von L a n d o l t und I t o an ihren eigenen Augen heraus, dass die Netzhaut den besten Raumsinn hat in der Richtung nach o b e n, so dass nach u n t e n gelegene Objecte im indirecten Sehen am besten erkannt werden, während der Raumsinn in den u n t e r e n und ä u s s e r e n Partien der Netzhaut am wenigsten entwickelt ist, so dass das Distinctionsvermögen für Objecte, die nach o b e n, sowie für jene, die nach i n n e n vom Fixationspunkte gelegen sind, den grössten Höhegrad aufweist. H i r s c h b e r g (der übrigens eine bessere Function der excentrischen Netzhautpartien fand, als D o r) hat für ein Auge die „Isopteren", d. h. die Curven gleicher excentrischer Sehschärfe mit Hilfe des F ö r s t e r '-schen Perimeters zu bestimmen gesucht. Er fand z. B., dass, bei normaler centraler Sehschärfe, V $\frac{1}{50}$ sich findet vom Fixationspunkt 30° nach aussen, 28° nach innen, 18° nach oben, 30° nach unten, dann 22° nach aussen oben, 20° nach aussen unten, 18° nach innen oben, 22° nach innen unten.

Eine Aufgabe, die viel leichter lösbar, als die Bestimmung der Sehschärfe auf den peripheren Netzhauttheilen, ist jene, welche sich damit beschäftigt, zu ergründen, wie weit auf der Peripherie der Netzhaut das Vermögen, L i c h t z u e m p f i n d e n, überhaupt reicht. Diese Aufgabe handelt also von der Feststellung der Grenzen der Wahrnehmbarkeit des Lichts auf den peripheren Netzhautpartien, sie handelt von der Feststellung der Ausdehnung des Gesichtsfelds.

Die Prüfung des Gesichtsfeldsbereichs ist praktisch von hoher Wichtigkeit; sie ist im Vergleiche zur Bestimmung des peripheren Raumsinns relativ leicht auszuführen, wiewohl auch da genaue Bestimmungen Geduld von Seite des Prüfers, und von Seite des Geprüften nicht blos Geduld, sondern auch eine gewisse Intelligenz erfordern.

Die einfachste Methode, um sich von der Ausdehnung des Gesichtsfelds im Grossen und Ganzen zu überzeugen, ist folgende: Der Prüfer lässt den zu Prüfenden vom Lichte abgekehrt sich gegenüber setzen, so dass der Abstand der beiden Antlitzflächen etwa 1½ Meter beträgt. Will man das Gesichtsfeld des linken Auges examiniren, so wird das rechte verdeckt und der Geprüfte angewiesen, in das gegenüberstehende (rechte) Auge des Prüfers oder auf dessen Nase unverwandt zu blicken, wobei der Prüfer beständig die Controle übt, ob die richtige Fixation auch eingehalten wird. Nun bewegt der Untersucher in halber Distanz zwischen den beiden sich anblickenden Augen zunächst die rechte Hand schläfenwärts auf und ab und fragt, ob deren Bewegung wahrgenommen wird. Der dabei nach rechts ganz ausgestreckte Arm wird möglichst ruhig gehalten und nur die Hand im Handgelenk bewegt. Die Bewegung der Hand wird, bei normalem Gesichtsfeld nach aussen, nicht blos bei ganz ausgestrecktem Arm, sondern würde noch in viel grösserer Entfernung gesehen. Trotzdem besteht keine grobe Einschränkung nach aussen, wenn Patient bei diesem Versuche anzugeben weiss, ob die Hand ruhig steht oder nicht. Ebenso ist von einer wesentlichen Einengung nach unten keine Rede, wenn bei möglichst gesenktem Arme noch Bewegung der Hand wahrgenommen wird. Nach oben, sowie nach innen ist die Prüfung genauer, denn bei ganz gehobenem Arme wird die herabgebogene, sich bewegende Hand nicht wahrgenommen; man muss zwischen den beiden Köpfen die Hand langsam in Hin- und Herbewegung herunterlassen, bis das Weiss der Fingerspitzen sichtbar wird. Ebenso muss von innen, von der Nase her die Hand (hierzu wird bei dem vorliegenden Versuche die linke verwendet) bis zu einem gewissen Grade nach rechts herüber bewegt werden, bis sie sichtbar wird. Der Untersucher, indem er das nicht controlirende Auge schliesst, hat in dem Sichtbarwerden der Hand für sein eigenes Auge den besten Anhaltspunkt für die Leistungen des untersuchten Auges. Es lassen sich grobe, auch characteristische Einschränkungen auf diese Weise sehr gut nachweisen. Man kann z. B. feststellen, dass Bewegung der Hand für das linke Auge nach aussen, für das rechte nach innen erst wahrgenommen wird, wenn die bewegende Hand nahe oder bis in den Fixationspunkt gelangt; man hat damit Fehlen der beiden Gesichtsfeldhälften nach links, linksseitige Hemiopie nachgewiesen. In einem anderen Falle kann man sich überzeugen, dass, man mag die Hand von welcher Seite immer hereinbewegen, die Bewegung erst nahe an der Gesichtslinie erblickt wird. Man kann daraus auf eine allseitige, concentrische Einengung des Gesichtsfelds, mit Wahrscheinlichkeit auf Retinitis pigmentosa schliessen. In einem dritten Falle werde die Bewegung der Hand im oberen Theile des Gesichtsfeldes nicht gesehen; Ablösung der unteren Partie der Netzhaut ist dann nicht unwahrscheinlich. Indem man sich nicht damit begnügt, die Hand nach den vier Hauptrichtungen zu bewegen, sondern dies auch in den Diagonal- und anderen Meridianrichtungen thut, lassen sich sectorenförmige Ausfälle des Sehfelds, lassen sich quer- und schiefschlitzförmige Formen desselben schon bei diesem groben Versuche nachweisen. Indem man ferner, wenn die Prüfung im vollen Tageslichte eine Abweichung gegen das gesunde, prüfende Auge nicht ergibt, die gleiche Prüfung im verdunkelten Zimmer bei einer Kerzen- oder herabgeschraubten Lampenflamme vornimmt, kann man mitunter jetzt Ausfälle des Gesichtsfelds erkennen, die bei heller Beleuchtung nicht nachweisbar waren.

Der Handversuch lässt auch eine oberflächliche Probe auf die periphere Sehschärfe zu. Forscht man nämlich nicht blos nach dem excentrischen Erkennen der Handbewegung, sondern prüft auch, wie weit vom Fixationspunkte entfernt die auseinandergespreizten Finger der Hand noch gezählt werden, so kann man, auch wenn ein Gesichtsfeldsausfall nicht nachgewiesen wäre, eine Herabsetzung der excentrischen Sehschärfe feststellen, falls an einer Stelle, an welcher der Prüfer die Finger noch zu zählen vermag, der Geprüfte es nicht mehr im Stande ist.

Die Aufschlüsse, welche man durch die genannte Untersuchung mit der Hand in praxi erhält, sind durchaus nicht gering zu achten. Genaueres über Ausdehnung und Form des Gesichtsfelds erfährt man, wenn dasselbe auf einem Bogen Papier verzeichnet wird. Man befestigt einen grossen Bogen Papier, am besten einen Bogen schwarzen, matten (sog. Natur-)Papiers mit ein paar Stecknadeln an einer gut beleuchteten Thüre, so dass ein in der Mitte des Bogens mit Kreide verzeichnetes weisses Kreuz mit dem zu prüfenden Auge in gleicher Höhe steht. Man wählt einen Abstand zwischen Kreuz und Auge von 30 Centimetern. Ist jedoch das Auge kurzsichtig, und zwar so, dass sein Fernpunkt wesentlich näher als 30 Centimeter dem Auge liegt, so hat man dementsprechend auch das Auge dem Kreuze anzunähern. Nun wird ein geschwärztes, oder mit schwarzem Papier umwickeltes Kreidestück mit weisser Spitze ganz nahe vor dem schwarzen Bogen von der Peripherie her, unter leichter Hin- und Herbewegung gegen das weisse Kreuz angenähert. Sobald das die Mitte des weissen Kreuzes fixirende Auge das Eintreten von etwas Weissem in das periphere Gesichtsfeld bemerkt, wird mit der Kreide auf dem schwarzen Bogen markirt. Dadurch, dass man die Kreide zunächst in den vier Hauptrichtungen, dann noch in anderen Meridianen, zum Mindesten in der Richtung der beiden Diagonalen (von oben und unten her), in das Sehfeld bringt, erhält man eine Anzahl von äussersten Grenzpunkten des Gesichtsfelds, die man dann durch eine krumme Linie aus freier Hand vereinigt. Bei normalem Sehfeld wird dessen äussere, auch dessen untere Grenze den Rand des Papiers überschreiten; nach diesen Richtungen hin bleibt also dann die Curve offen. Bei irgendwie namhafter Einengung wird das ganze Bild des Gesichtsfelds am Papier gegeben sein. Man muss für solche Gesichtsfeldaufnahmen begreiflicher Weise die Distanz anschreiben, für welche sie erfolgten; denn die scheinbare Ausdehnung des auf eine ebene Fläche projicirten Sehfelds wächst mit dem Abstand dieser Fläche. Ist z. B. (Fig. 1, pag. 121) G H die verticale Oeffnung des Sehfelds auf den Abstand J S, so wächst der verticale Durchmesser auf die Grösse von A B, wenn die Prüfung auf die Distanz: C S vorgenommen wird. Bei der Prüfung stark Kurzsichtiger erscheint daher auf der Fläche des Papiers, wegen dessen starker Annäherung an das Auge, das Gesichtsfeld in grösserer Vollständigkeit, als bei der Prüfung auf 30 Centimeter Abstand.

Unter besonderen Umständen, bei der Untersuchung Hemiopischer, erscheint es von hervorragendem Interesse, zu erforschen, ob die Trennungslinie zwischen erhaltenem und fehlendem Theile des Sehfelds genau vertical verläuft. Zur Prüfung solcher Fälle habe ich eine an der Zimmerdecke befestigte, durch ein freihängendes Gewicht vertical gespannte Schnur verwendet, auf welcher in der Höhe des zu untersuchenden Auges ein Wachskügelchen als Fixationsobject angebracht ward.

Die bisher angeführten Methoden zur Prüfung des Sehfelds sind höchst einfach und jedem Practiker ohne Anwendung irgend eines Instrumentenapparates zugänglich. Will man sich eine einfache Vorrichtung construiren, durch welche bei Projection des Gesichtsfelds auf eine ebene Fläche die Haltung des Kopfes fixirt und der Abstand der Tafel vom Auge bequem regulirt, so die ganze Bestimmung genauer gemacht wird, so bringe man an einem Tische eine höher und tiefer stellbare Stütze für das Kinn des zu Unter-

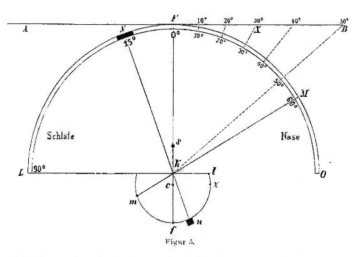

Figur 5.

suchenden und eine zur Tischplatte lothrechte vor- und zurückschiebbare Tafel an, welch' letztere in die gewünschte Entfernung senkrecht auf die Gesichtslinie des untersuchten Auges gebracht und auf der der schwarze Papierbogen mit Nadeln befestigt wird. Der schwarze Papierbogen wird aufbewahrt und zu wiederholten Prüfungen des Sehfelds desselben Auges immer wieder verwendet, so dass etwaige Aenderungen in der Gesichtsfeldausdehnung leicht hervortreten. Wir werden später sehen, wie eine solche Vorrichtung uns jedes Perimeter entbehrlich zu machen im Stande ist.

Das Gesichtsfeld reicht in bestimmten Richtungen (schläfenwärts) bis zu 90 Graden und darüber. Es kann daher, wenn die Gesichtslinie fF (Fig. 5) senkrecht auf jene ebene Fläche AB steht, welche die Projection des Gesichtsfelds aufnehmen soll, die Grenze des Sehfelds, wie aus dem Verlauf der mit AB parallelen Linie KL

ersichtlich ist, nach den genannten Richtungen auf einer ebenen
Tafel nicht gefunden werden; theoretisch müsste die Tafel für eine
Grenze von 90° unendlich gross sein, für ein Gesichtsfeld von mehr
als 90° würde auch die unendliche positive Grösse nicht ausreichen.
Dass man eine so grosse Sehfeldausdehnung auf eine ebene Tafel
überhaupt nicht entwerfen könne, ist übrigens nicht richtig. Man
braucht nur die Gesichtslinie schief auf die Projectionsfläche
zu stellen. Will man also z. B. das Gesichtsfeld nach aussen
prüfen, so blicke man um 30—35° nach innen, lasse f F auf X
oder auf einen noch weiter nasenwärts gelegenen Punkt richten,
dann reicht das Sehfeld, bei einer Ausdehnung von 90° nach aussen,
nur 60—55° nach aussen vom Fusspunkte F des vom Auge zur
Fläche gezogenen Lothes — und das lässt sich auf einer Tafel von
nicht übermässiger Ausdehnung entwerfen. Die Rechnung gibt, dass
wenn das Auge von der Projectionsfläche 12 Zoll (12 Zoll ist der Radius
des Förster'schen Perimeterbogens) absteht, eine Tafel von 26 Zoll
Breite genügt, um ein Sehfeld von 90° zu projiciren. Wenn man einen
um 8,4 Zoll nach innen vom Fusspunkte F des vom Auge zur Tafel
gezogenen Lothes fixirt, dann blickt das Auge um 35° nach innen;
und 55° von F nach aussen entsprechen einem linearen Werthe von
etwas über 17 Zoll. Folglich weiss man, dass wenn das Gesichtsfeld,
während das Auge den 8,4 Zoll nach innen gelegenen Punkt fixirt,
17 Zoll nach aussen von F reicht, dasselbe sich im Horizont nach
aussen vom Fixationspunkte durch 90° erstreckt.

Um allen Schwierigkeiten zu entgehen, hat man es für das einfachste gehalten, das Gesichtsfeld auf einer der Netzhautsphäre concentrischen Hohlkugel zu verzeichnen. Beschreibt man mit einem
beliebigen Radius K F den Halbkreis L F O und postirt das Auge so,
dass sein erster Knotenpunkt in das Centrum des Kreises zu stehen
kommt (in der Figur sind beide Knotenpunkte in einen, K, vereinigt), dann erhält man das Bild des Kreisbogens L F M, indem man
(s. pag. 121) von L durch K bis zur Netzhaut nach l und von M
durch K bis zur Netzhaut nach m zieht, in m f l das Bild von L F M.
Würde nun thatsächlich, während die Gesichtslinie f F des linken
Auges auf den Nullpunkt des Kreisbogens gerichtet ist, der Schein
einer schläfenwärts in L, andererseits nasenwärts in M aufgestellten
Lichtflamme noch wahrgenommen, würde er aber nicht mehr empfunden, sobald die Flamme über L (über 90° nach aussen) oder
über M (über 60° nach innen) hinaus bewegt wird, so könnte man

sagen: es reicht das Gesichtsfeld des Auges in dem durch den Bogen L F O angezeigten Meridian schläfenwärts bis zu 90, nasenwärts bis zu 60 Graden. Die Grade des Gesichtsfelds entsprechen, wenn wir schon annehmen, dass die Netzhaut genau sphärisch gekrümmt sei, nicht Graden dieser Netzhautsphäre. Denn das optische Centrum des Auges, das bei der Construction der Ausdehnung des Gesichtsfelds allein in Betracht kommt, ist nicht das mathematische Centrum der Netzhauthohlkugel. Dieses letzere, c. liegt vielmehr in einem normal gebauten Auge ungefähr 4 Millimeter hinter den Knotenpunkten. Es ist desshalb, wie ein Blick auf die Zeichnung lehrt, der Bogen der empfindenden Netzhaut grösser, als der entsprechende Gesichtsfeldbogen, denn fl z. B. entsprechend dem Gesichtsfeldbogen F L von 90° beträgt mehr als 90° der Netzhautsphäre, da fz den Viertelkreis derselben anzeigt.

Die Gesichtsfeldmesser, Perimeter (nach Förster), bestehen entweder aus einem Bogen, welcher um die Axe f F gedreht werden kann, so dass es möglich wird, demselben die Lage jedes Meridians eines Hohlkugelsectors mit dem Radius K F zu geben und so die Ausdehnung des Gesichtsfelds in den entsprechenden Meridianen zu bestimmen — oder aber sie werden wirklich durch den Theil einer Hohlkugel dargestellt, in deren Centrum das Auge mit seinem Knotenpunkte gestellt ist.

Das einfachste Perimeter, zugleich das beste für die Bestimmung des Gesichtsfelds in der Horizontalebene namentlich bei Kurzsichtigen, dazu die beste Untersuchungsmethode, sowie die zur Erlangung richtiger Resultate nöthigen Cautelen hat bereits Purkinje (1825) angegeben. Purkinje war myopisch, und zwar lag sein Fernpunkt in 7 Zollen. Seinen „Gradmesser zur Bestimmung der Weite des Gesichtsfeldes" machte er sich so. Auf einem Blatt Pappendeckel wurde mit einem Radius von 7 Zollen ein Kreisbogen beschrieben und von der so verzeichneten Kreisfläche ein Segment von 140° Peripherie ausgeschnitten, an welchem vom Mittelpunkte aus nach beiden Seiten hin noch entsprechende Ausschnitte angebracht wurden, damit das Papierstück bequem an die Wange oder an die Nasenwurzel angelegt werden könne. Mit der unteren Fläche der Papierscheibe ist ein Handgriff unter einem rechten Winkel befestigt, so dass also die Perimeterscheibe (analog einer Tischplatte) horizontal, der Handgriff (analog dem Fusse des Tisches) vertical steht, wenn man, um das Sehfeld in der Horizontalebene zu messen,

die kleine Vorrichtung an die Mitte des unteren Augenlides anlegt.
Der Rand des Kreissegments, in Grade getheilt, trägt von 10 zu 10
Graden als Marken kleine aufgesetzte Stiftchen von Wachs (an deren
Stelle man auch schwarze Stecknadeln vertical einstecken kann). Das
Auge fixirt „eines der gerade vorwärtsliegenden Wachsstiftchen", ge-
nauer: einen in gleicher Höhe mit der horizontal gerade nach vorne
gerichteten Gesichtslinie stehenden Stecknadelkopf (oder bei grösserem
Radius der Perimeterscheibe, sowie bei herabgesetzter centraler Seh-
schärfe ein am Stecknadelkopf angebrachtes kleines Wachskügelchen).

Nun wird bei festgehaltener Fixation von der Peripherie her,
z. B. zuerst von der Schläfe, dann von der Nase her ein Sehobject
längs des Randes der Perimeterscheibe vorgeschoben und die Stelle
bestimmt, an welcher zuerst die Wahrnehmung des Objects gelingt.
Welcher Art soll dieses Prüfungsobject sein? Wir wollen nicht die
qualitative Lichtempfindung, den Grad des Unterscheidungs-
vermögens oder der Empfindlichkeit der peripheren Netzhauttheile
prüfen, sondern nur feststellen, wie weit die quantitative Lichtempfindung, d. h. das Vermögen, Licht überhaupt zu empfinden,
auf der Peripherie der Netzhaut reicht. Man wird daher als Probeobject am besten eine Lichtflamme wählen, und so hat es auch
Purkinje gethan. Von der äussersten Grenze des Gesichtsfelds,
wo die Lichtflamme noch nicht sichtbar ist, wird in einem verdunkelten Zimmer das Flämmchen eines Wachsstocks am Rande
der Perimeterscheibe gegen den Fixationspunkt allmälig vorgeschoben. Auch das weiss Purkinje schon, dass man, um die wahre
äusserste Grenze des Gesichtsfeldes zu finden, das Flämmchen nahe
dieser Grenze ruckweise hin und her bewegen muss, „um es stets
auf neue, noch nicht erschöpfte Stellen der Retina einwirken zu
lassen, wodurch seine Sichtbarkeit erhöht wird". Purkinje fand auf
diese Weise, dass das Sehfeld sich schläfenwärts bis zu 100° (bei
artificieller Pupillenerweiterung sogar bis 115°), nasenwärts jedoch
nur bis 60° erstreckt, dass es nach unten bis zu 80°, nach oben bis
zu 60° reicht. Er führt auch die Maasse an, welche Young (1801)
angegeben; es sind dies: 90° nach aussen, 60° nach innen, 70° nach
unten und 50° nach oben. Erst 44 Jahre nach Purkinje, im Jahre
1869, nachdem 1856 v. Gräfe auf die Wichtigkeit der Sehfeld-
messung für die Pathologie der Netzhaut hingewiesen und das Aus-
messen des Sehfelds auf ebener Tafel angegeben hatte, gibt Möser
in seiner Inauguraldissertation die Beschreibung des Förster'schen

Perimeters, welches, wie dasjenige Purkinje's, das Gesichtsfeld direct in Graden ausmisst. Zu Bestimmungen der excentrischen Seh - schärfe hatten sich Aubert und Förster eines solchen Bogens schon 1857 bedient. Das Förster'sche Perimeter besteht aus einem geschwärzten Halbkreis-Metallbogen von 2½ Centimeter Breite und circa ½ Meter (12″) Krümmungsradius. In der Mitte des Bogens ist eine Axe (in der Richtung von f F, Fig. 5) angebracht, um die derselbe drehbar ist. Von dem Nullpunkt, der in der Axe liegt, ist der Bogen nach beiden Seiten in 90° getheilt. Ein Zeiger auf einem Zifferblatt

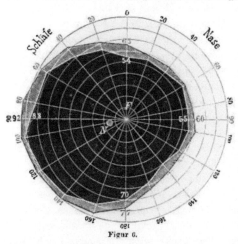

Figur 6.

gibt an, welche Neigung der Bogen bei jeder Axendrehung gegen die Verticale einnimmt. In einem schwarzen Schlitten ist ein kleines weisses Quadrat als Prüfungsobject angebracht. Durch Drehung einer Kurbel wird mittelst einer entsprechenden Vorrichtung der Schlitten mit dem weissen Quadrate im Perimeterbogen gegen den Nullpunkt oder nach den Bogenenden hin bewegt. Der Kopf des Untersuchten ruht auf einer Kinnstütze so, dass der Knotenpunkt des Auges (der circa 7 Millimeter hinter dem Hornhautscheitel steht) im Mittelpunkt des Gradbogens sich befindet. Als Fixationspunkt dient eine weisse Elfenbeinkugel, welche auf den Nullpunkt, aber auch, indem sie an einem gekrümmten eisernen Stäbchen beweglich ist, 15° und darüber seitlich, auch höher und tiefer vom Nullpunkt festgestellt werden kann. Während die weisse Kugel fixirt wird, wird zuerst von dem einen, dann von dem anderen äussersten Ende des Bogens der Schlitten nach vorwärts bewegt, bis etwas Weisses im Sehfeld auftaucht. Die äusserste Grenze wird durch ruckweise kleine Hin- und Herbewegungen festgestellt. Die in den verschiedenen Meridianen gewonnenen Werthe werden dann in ein vorgedrucktes Schema eingetragen (Fig. 6). Der Abstand zwischen je zwei concentrischen Kreisen beträgt 10°, der äusserste Kreis ist daher 90° vom Centrum entfernt. Die Richtung der Meridiane ist unmittelbar durch Zahlen gekennzeichnet. Die auf den einzelnen Meridianen bestimmten Punkte werden durch Linien verbunden und so wird der ganze Umkreis des Gesichtsfelds zur Anschauung gebracht. In Figur 6 sehen wir zwei Gesichtsfeldcurven eingezeichnet. Die innere Linie gibt uns die Ausdehnung des Sehfelds, wie sie in einem speciellen Falle für ein normales Auge mit Förster's Perimeter bestimmt wurde, während der Nullpunkt (die auf Null gestellte Kugel) fixirt ward.

Ehe wir auf die Resultate der perimetrischen Messung normaler Augen näher eingehen, sei noch Einiges über die perimetrische Messung selbst gesagt.

Man hat Aenderungen am Fixations- und am Probeobjecte angebracht. In Betreff der Elfenbeinkugel des Förster'schen Perimeters ist in der That zu bemerken, dass sie für Augen, die nicht sehr amblyopisch sind, wegen ihrer Grösse einen zu wenig markirten Fixirpunkt abgibt. Misst man das Gesichtsfeld von der Fovea centralis als Centrum, dann bedarf es keiner besonderen Fixationsvorrichtung; man klebt vielmehr auf den Nullstrich oder einen anderen Gradstrich des Perimeters ein kleines Kügelchen weissen Wachses zum Zweck der Fixation. Damit die stärkere Accommodation bei der Fixation nicht in's Spiel komme, verwendet Carter eine durchbohrte Scheibe, durch deren Oeffnung man ohne Anstrengung der Accommodation ein am entgegengesetzten Ende des Untersuchungszimmers gelegenes Object fixiren kann.

Aenderungen an der Form des Perimeters wurden nach zwei Richtungen vorgenommen. Man ersetzte einerseits den Förster'schen Halbzirkel durch einen drehbaren Viertelkreis (Carter), andererseits wurde an die Stelle eines drehbaren Bogens einfach die volle hohle Halbkugel gesetzt (Scherk, Schweigger). Scherk's Perimeter kann, um eine genügende Beleuchtung zu ermöglichen, in zwei seitliche Hälften getheilt werden, von denen die eine zurückgeklappt wird, wenn man auf der anderen das Sehfeld mit einem von der Peripherie in den verschiedenen Meridianen hereingeführten Kreidestück absteckt.

Man darf sich, so gerne man dies thäte, nicht verhehlen, dass die Perimeter mit dem Bogenhalbmesser von 12 Zoll, wie sie allgemein construirt werden, bei der Untersuchung stark myopischer

Augen, besonders wenn man als Probeobject nicht eine Lichtflamme, sondern Quadrate oder Streifen von weissem Papier verwendet, keine halbwegs genauen Resultate liefern, indem das Bild des weissen Papierquadrats auf den sehr peripheren Netzhauttheilen, selbst wenn die günstigsten optischen Bedingungen zum Zustandekommen eines deutlichen Netzhautbildes vorhanden sind, ja doch nur sehr schwer wahrgenommen wird, aber gar nicht zur Wahrnehmung gelangt, wenn es wegen des zu grossen Abstandes des Objects ganz undeutlich wird, verschwimmt, eine viel grössere Netzhautfläche einnimmt und daher jedes einzelne Sehelement viel schwächer erregt. Durch Vorsetzen gewöhnlicher Concavbrillen, durch welche in einem Abstand von 12 Zoll deutlich gesehen würde, wird nicht abgeholfen, da ein Abstand zwischen Glas und Auge besteht und daher gerade von der äussersten Peripherie, von der Schläfe her der Lichteinfall nicht durch's Glas, sondern zwischen Glas und Auge erfolgt, indem nur noch bis zum 65., höchstens 70. Grade das Licht durch die Brille einfällt, das Sehfeld aber bis 90° und darüber reicht. Für solche Kurzsichtige sind die mit einem dem Grade der Kurzsichtigkeit entsprechenden Radius so leicht herstellbaren Purkinje'schen Bogen, mittelst deren man das Sehfeld bei zweckmässiger Verwendung in allen Meridianen bestimmen kann, auch heute noch zu empfehlen.

Bei stark Kurzsichtigen wird man mit grossem Vortheile die perimetrische Messung auf ebener Tafel vornehmen. Man kann nämlich, wie ein Blick auf die Figur 5 zeigt, perimetrische Werthe auf einer ebenen Tafel verzeichnen, wenn man eine solche Tafel A B tangentiell an den Nullpunkt F des Perimeterbogens anlegt und die vom Mittelpunkte K des Bogens zu bestimmten Stellen der Peripherie gezogenen Radien so lange verlängert, bis sie die Tafel treffen. Es ist begreiflich ganz dasselbe Maass, ob das Gesichtsfeld im Perimeterbogen bis zu 50° oder ob es auf der ebenen Tafel bis zu B reicht, jenem Punkte, dessen Abstand von F einem Bogen von 50° entspricht.

Das Fatale ist nur, dass der Abstand der einzelnen Kreise von einander um so mehr zunimmt, je weiter man von 0° gegen 90° geht (so dass z. B., wie aus der Figur 5 ersichtlich wird, schon die Distanz zwischen 40° und 50° auf F B ungefähr doppelt so gross ist, wie zwischen 0° und 10°), sowie dass die Distanzen um so mehr wachsen, je grösser K F wird, d. h. auf einen je grösseren Abstand die Prüfung vorgenommen wird, je weiter die ebene Tafel absteht.

Bei stärkerer Kurzsichtigkeit, bei welcher die Ausmessung des Gesichtsfeldes mit dem Förster'schen Perimeter auf Schwierigkeiten stösst, kann man aber gerade desshalb, indem die Projectionstafel, dem Fernpunktsabstande des zu untersuchenden Auges entsprechend, dem Auge stark genähert wird, das Gesichtsfeld auf einer Tafel von nicht übermässiger Grösse bis zum 70., 80. Grade leicht erhalten; 90⁰ können allerdings so lange die Gesichtslinie auf der Tafel senkrecht steht, nicht erreicht werden.

Man kann sehr leicht berechnen, welchem linearen Werthe der Tafel die Bogen entsprechen, wenn der Abstand des Auges von der Tafel bekannt ist. Fragen wir: Wie gross ist (Fig. 5) F B, wenn der Winkel F K B 50⁰ und F K 12 Zolle beträgt? Allgemein ist F B = F K tang. F K B, daher speciell F B = 12 × tang. 50⁰ = 14,3 Zoll. Um also auf 12 Zoll Abstand z. B. im Horizont vom Fixationspunkt nach rechts und links ein Gesichtsfeld von je 50⁰ zu verzeichnen, muss die Tafel eine Breite von 2 × 14,3 = 28,6 Zoll haben. Hat das Auge seinen Fernpunkt ungefähr in 10 Centimetern (circa 4 Zoll), dann kann man auf diesen Abstand das Gesichtsfeld bis zu 80⁰ aufnehmen, wenn die Tafel nach der entsprechenden Richtung 57 Centimeter weit vom Fixirpunkt reicht.

Man kann ein Perimeter überhaupt entbehren, wenn man die linearen Werthe kennt, welche auf einen bestimmten Abstand bestimmten Gradewerthen entsprechen. Auf einer Tafel von 75 Centimetern (circa 28 Zoll) Breite und Höhe lassen sich bei der Prüfung auf 10 Centimeter Abstand vom Fixationspunkt aus 75⁰, auf 20 Centimeter Abstand 60⁰ und auf 30 Centimeter Entfernung 50⁰ nach allen Richtungen verzeichnen.

Es entsprechen auf 10 Centimeter = 100 Millimeter Abstand:

10⁰	18 Millimetern.	50⁰	119 Millimetern.
20⁰	36 »	60⁰	173 »
30⁰	58 »	70⁰	275 »
40⁰	84 »	75⁰ . . .	373 »

Es entsprechen auf 20 Centimeter = 200 Millimeter Abstand:

10⁰	35 Millimetern.	40⁰	168 Millimetern.
20⁰	73 »	50⁰	238 »
30⁰ . . 115	»	60⁰ . . .	346 »

Es entsprechen endlich auf 30 Centimeter = 300 Millimeter
Abstand:

10°	. 53 Millimetern.	40°	252 Millimetern.
20°	. 109 »	50°	. . . 358 »
30°	. 173 »		

Die Art der Verwendung der angegebenen Zahlen ist einleuchtend. Man prüft Kurzsichtige, deren Fernpunktsabstand in
100 Millimetern oder näher (oder auch etwas weiter gelegen ist) auf
100 Millimeter Abstand; Kurzsichtige, deren Fernpunkt ungefähr in
200 Centimetern liegt, auf die genannte Entfernung, während bei
geringerer Kurzsichtigkeit, sowie bei normaler Fernpunktslage und
bei Uebersichtigkeit die Untersuchung im Allgemeinen auf 300 Millimeter Abstand geschieht. Man verzeichnet also z. B. bei einem
Hochgradigkurzsichtigen die Gesichtsfeldgrenzen auf dem schwarzen
Papier mit weisser Kreide nach verschiedenen Richtungen hin auf
100 Millimeter Abstand. Man kann nun überall, soweit das Gesichtsfeld überhaupt bei der Fixation von F Platz findet, die Grenzen in
Graden anschreiben, indem man mittelst eines angelegten Maassstabes
den linearen Abstand des Fixationspunktes von der Gesichtsfeldgrenze abliest und aus der Tabelle den Werth in Graden entnimmt,
den man dann an dem betreffenden Orte ansetzt. Man fände beispiels-
weise, dass das Gesichtsfeld gerade nach oben sich 100 Millimeter
erstrecke; das würde nach der ersten Tabelle einer Ausdehnung von
ca. 45° entsprechen. Nach innen reiche das Gesichtsfeld bis 170,
nach unten bis 270 Millimeter, es würde dies Ausdehnungen des
Sehfelds von 60 und von 70 Graden gleichkommen. Wem es um
volle Genauigkeit zu thun ist, der möge sich die Tabellen von Grad
zu Grad berechnen, eine Mühe, die nicht sehr gross ist, da sie nur
ein für alle Mal gefordert wird. Man kann begreiflicher Weise
auch auf einer schwarzen Tafel ein System von durch den Fixationspunkt gehenden Meridianen verzeichnen, auf jedem Meridiane die
Werthe von 10 zu 10° oder von 5 zu 5°, den berechneten Tabellen
entsprechend auftragen und in drei verschiedenen Arten markiren,
wie sie den drei verschiedenen Versuchsabständen entsprechen. Man
kann dann, indem man das Kreidestück in der Richtung der einzelnen
Meridiane hereinführt, die Grenzen des Gesichtsfelds abstecken und
auf dem gleichen Schema, wie es zur Verzeichnung der mit dem
Perimeter gewonnenen Resultaten dient (Fig. 6), fixiren.

Auch Gesichtsfeldsausdehnungen, welche, wenn die Gesichtslinie senkrecht zur Tafel steht, weit über die Grenzen der Tafel hinausreichen, können auf der ebenen Tafel bestimmt werden, wenn man sich jenes Manövers bedient, das man auch am Perimeter einschlägt, wenn man die wahren Grenzen des Gesichtsfelds erfahren will. Fixirt z. B. das linke Auge den um 30° nach innen gelegenen Punkt X (Fig. 5), so lässt sich, wie schon erwähnt, nach aussen ein Gesichtsfeld von 90°, und fixirt es einen noch weiter nach innen gelegenen Punkt, auch von mehr als 90° ermitteln. Will man die wahre Sehfeldgrenze nach innen kennen, so lässt man einen 30° von F gegen A hin gelegenen Punkt fixiren; und in der gleichen Weise lässt sich in jedem der anderen Meridiane vorgehen.

Auf diese Art kann jeder Practiker am einfachsten genaue Gesichtsfeldbestimmungen vornehmen (Dor), sich von den theuern, complicirten, in ihrem Mechanismus oft versagenden Perimetern befreiend.

Wir haben schon gesagt, dass in Figur 6 die innere Curve uns die Grenzen des Gesichtsfelds in einem speciellen Falle gibt, wenn die Gesichtslinie den Nullpunkt des Perimeters fixirt. Es fällt uns hierbei auf, wie ungleichmässig weit das Sehfeld nach den verschiedenen Richtungen reicht. So erstreckt es sich vom Fixationspunkt lateralwärts (gegen die Schläfe zu) bis zu 88°, medialwärts gegen die Nase bis 55°, nach oben hin nur 54°, nach unten hingegen wieder bis zu 70°. Diese Differenzen erscheinen hier noch nicht in Maximalwerthen, denn wenn wir uns an Purkinje's Angabe erinnern, dessen Sehfeld nach aussen 100°, bei weiter Pupille 115°, nach innen hingegen auch bei weiter Pupille nur bis 60° sich dehnte, so erkennen wir, dass die Differenz der Sehfeldbogen im Horizont vom Fixationspunkt nach aussen und nach innen 40, ja 55 Grade betragen kann. Es liegt nahe anzunehmen, dass die Ursache dieser verschiedenen Erstreckung des Sehfelds darin liegt, dass durch die das Auge umgebenden Theile überhaupt der Einfall des Lichts über eine gewisse Grenze hinaus nicht erfolgen kann, dass namentlich nach innen die Nase, nach oben die Augenbraue, resp. der Augenhöhlenrand die periphere Aussicht des Auges verdeckt. Was die Nase anlangt, so muss man sie, wie es scheint, um so sicherer beschuldigen, als nach innen unten (Meridian 140 Nase, Fig. 6) constant eine auffallende Einkerbung des Gesichtsfelds, der Nasenspitze entsprechend, sich findet. Schon Thomas Young hat die Beschränkung des Sehfeldes nach oben, unten und nach innen in dem behindernden Einflusse der umgebenden Gesichtstheile gesucht und Dobrowolsky hat in neuerer Zeit aufmerksam gemacht, dass durch stärkeres Eröffnen der Lidspalte, durch das Auseinander- und Zurückziehen des äusseren Augenwinkels das Sehfeld auch nach aussen sich etwas erweitert.

Das einfachste Mittel, um sich von den Hindernissen der Augenumgebung zu befreien, besteht darin, dass man am Perimeter nicht den Nullpunkt fixirt, sondern ein um 30° davon abstehendes Gesichtszeichen, so zwar, dass wenn z. B. die wahre Ausdehnung des Gesichtsfelds nach innen für das linke Auge geprüft werden soll, man am Perimeterbogen ein kleines Wachsstückchen fixirt, das am Gradstrich 30 im äusseren Quadranten (von F gegen L, Fig. 5) angebracht ist. Wenn bei Fixation des Nullpunkts die Nase eine Erstreckung des Sehfelds bis zu 60° nach innen gestattet, so wird jetzt vom Fixationspunkte aus das Gesichtsfeld sich unbeeinflusst von der Nase durch 30 + 60 = 90° nach innen ausdehnen können. Analog fixirt man einen um 30° nach oben gelegenen Punkt, wenn man die wahre Ausdehnung des Gesichtsfelds nach unten messen will. Um dasselbe für den oberen Gesichtsfeldquadranten zu erreichen, genügt es in der Regel nicht, nach abwärts zu schauen, sondern es muss, da das obere Lid sich dabei senkt, dasselbe künstlich gehoben werden. Um endlich auch noch Controle darüber zu üben, ob das periphere Sehen nach aussen durch den äusseren Augenwinkel beschränkt wird, blicke man nach innen. Die äussere kreisförmige Contour in Figur 6 ist in dieser Weise gewonnen. Die wirkliche Ausdehnung des Sehfelds wurde in jedem Meridian durch Fixation eines um 30° nach der der Bestimmung entgegengesetzten Richtung gelegenen kleinen weissen Flecks festgestellt. Die Differenz zwischen den beiden Kreiscontouren ist also der Ausdruck für die Beschränkung des Sehfelds durch die das Auge umgebenden Theile mit Einschluss der Lider, falls die Fovea centralis als Centrum des Gesichtsfelds dient. Man ersieht, dass die Grenzen des Sehfelds sich allseitig mehr oder weniger erweitern. So gewinnt dasselbe gerade nach innen 5°, nach aussen 4°, nach unten 7°, nach oben, wenn man einfach abwärts blickt, nur zwei Grade (es erweitert sich da von 54° auf 56°), dagegen 9° (bis zu 65°), wenn man gleichzeitig das Oberlid mit dem Finger in die Höhe hebt. Die Einkerbung nach innen unten (im nasalen Meridian 140) verschwindet allerdings, aber es zeigt sich, dass nach innen und unten (im Meridian 120 und 140) das Gesichtsfeld von der Fovea centralis ans am wenigsten weit reicht, nämlich nur bis zu 58°. Die totale wahre Ausdehnung des Sehfelds beträgt im Horizont in dem vorliegenden Falle 92 + 60 = 152°, in der Verticalen 65 + 77 = 142°. Die Ausdehnung des Gesichtsfelds variirt bei verschiedenen Individuen, wenngleich ihre Augen in Betreff des Fernpunkts und der centralen Sehschärfe gleich sind, nicht unerheblich. Im Allgemeinen muss man ein Sehfeld als normal ansehen, das sich a b s o l u t nach aussen 90°, nach innen 60°, nach oben 60°, nach unten 70° erstreckt. D o n d e r s und einige seiner Schüler haben neuerlich (1877) die Sehfeldgrenze nach aussen an ihren Augen bis zu 100° und darüber gefunden, doch ist eine so grosse Ausdehnung, wie sie schon P u r k i n j e für sein Auge be-stimmte, nicht als Normalmaass anzusehen.

Trotzdem, wie aus Figur 6 ersichtlich ist, die absoluten Gesichts-feldgrenzen weiter reichen, als die Grenzen, aufgenommen bei gerade nach vorne gerichteter Gesichtslinie, so wird doch an der Thatsache dass von der Fovea centralis als Mittelpunkt aus gerechnet das Gesichtsfeld in den verschiedenen Meridianen sich sehr verschieden weit ausdehnt, nichts geändert. Auch dadurch wird das ganze Ver-hältniss nicht alterirt, dass bei einzelnen Beobachtern in gewissen Meridianen die absoluten Grenzen des Sehfelds mit den relativen zusammenfallen. So fand A u b e r t sein Sehfeld gerade nach innen 55° reichend, ob er geradeaus, oder ob er lateralwärts blickte. So hat namentlich D o n d e r s (1877) für sein Auge eine nahezu voll-kommene Uebereinstimmung der absoluten und relativen Grenzen seines Sehfelds gefunden — mit Ausnahme der Richtungen nach oben und nach innen unten, in welchen das Oberlid einerseits, die Nasenspitze andererseits das Gesichtsfeld wirklich einengen.

Die Untersuchung von D o n d e r s war um so wichtiger, als kurz vorher (1876) S c h w e i g g e r die Ansicht aufgestellt hatte, dass die Auffassung, als ob das Sehfeld von der Fovea aus sich sehr un-gleichmässig ausdehne, eine irrige sei, indem die Prüfung am Peri-meter mit einem von der Peripherie hereingeführten kleinen weissen Quadrate nur die Grenzen für die Sichtbarkeit dieses Objectes, aber nicht die Grenzen der Lichtempfindung feststelle. Es sei richtig und merkwürdig, dass die excentrische Erregbarkeit in den ver-schiedenen Meridianen variire, aber ebenso richtig, dass wenn man die Grenzen des Sehfelds mit einer Lichtflamme im Dunkeln prüft, man zu dem Resultate gelangt, dass die Lichtempfindung in der medialen, nasalen Hälfte des Gesichtsfelds sich ebensoweit erstreckt, wie lateralwärts, nach aussen.

Diese letztere Angabe Schweigger's lässt sich nicht bestätigen. Auch ich habe die Versuche im horizontalen Meridian wiederholt und mich leicht überzeugt, dass auch bei der Verwendung einer Lichtflamme im dunkeln Zimmer mein Gesichtsfeld nach innen nicht weiter als bis zu 64⁰ reicht. Es folgt daraus, dass die empfindende Netzhaut von der Fovea centralis aus nach innen um 30 bis 40⁰ weiter reicht als nach aussen, wird doch das Gesichtsfeld nach aussen durch die Ausdehnung der empfindenden Netzhaut nach innen und umgekehrt bestimmt. Die Asymmetrie wird etwas geringer, wenn wir vom hinteren Pol des Auges ausgehen, denn die Fovea liegt in normal gebauten Augen nicht im hinteren Augenpol, sondern weicht im Mittel um 5⁰ davon nach aussen ab. Denken wir uns, in Figur 5 sei f nicht die Stelle der Fovea, sondern des hinteren Augenpols, dann würde die Fovea um einige Grade von f nach aussen, also gegen m hin gelegen sein. Erstreckt sich demnach die empfindende Netzhautschicht von der Fovea aus gegen m bis zu 60⁰, so würde sie vom hinteren Augenpol bis zu m 65⁰ reichen, dagegen von diesem nach innen nur 85⁰, wenn das Gesichtsfeld von der Fovea aus 90⁰ nach dieser Richtung reicht. Die Differenz der beiden Netzhautbogen würde jetzt statt 30⁰ nur 20⁰, beziehungsweise (wenn das Gesichtsfeld lateralwärts 100⁰ beträgt) statt 40⁰ nur 30⁰ ausmachen. Eine Differenz von 30 Graden entspricht unter den Annahmen, die man für den Bau des Auges gewöhnlich macht, einem Werthe von $5\frac{1}{2}$ Millimetern, so dass nicht blos von der Fovea, sondern sogar vom hinteren Augenpole aus die Differenz in der Ausdehnung der empfindenden Netzhautschicht nach aussen und nach innen der Rechnung gemäss $5\frac{1}{2}$ Millimeter betragen kann. Durch directe Experimente am Lebenden hat Donders gefunden, dass die Lichtempfindung auf der äusseren, Schläfenseite der Netzhaut in einem um 4 Millimeter grösseren Abstande von der Hornhaut beginnt, als auf der inneren, Nasenseite, die Lichtempfindlichkeit also in der medialen Netzhautpartie 4 Millimeter weiter nach vorne sich erstreckt, als in der lateralen.

Was die Ursache für dieses Verhalten der ungleichmässigen Grenzen der Lichtempfindung anlangt, so läge die einfachste Erklärung darin, dass die empfindenden Schichten der Netzhaut sich eben ungleich weit gegen den Ciliarkörper nach vorne erstrecken.

In der That hat Uschakoff angegeben, dass „wir aus der Anatomie der Netzhaut wissen", dass der Rand der Netzhaut auf der Nasenseite um 1 Millimeter weiter nach vorne reicht, als auf der Schläfenseite — und Donders bestätigt dies. Aber selbst die Richtigkeit dieser Thatsache ganz allgemein zugegeben, würde die grosse Differenz im Verhalten der Gesichtsfeldsgrenzen doch nicht erklärt, sowie es andererseits bisher nicht gelungen ist, in jenen peripheren Partien der Netzhaut, die gegen Licht unempfindlich sind, einen anderen histologischen Bau zu entdecken, als in denen, die Lichtempfindung haben. Ebensowenig ist es möglich, auf physiologischer Grundlage eine Erklärung der Erscheinung zu geben.

Die von Purkinje gegebene Erklärung, dass jene Partien der Netzhaut, zu denen wegen der umgebenden Gesichtstheile kein Licht gelangen kann, „ausser Erregung und Uebung bleiben und daher in einem lähmungsartigen Zustande sind", taucht immer, wenngleich mit Darwinismus verbrämt, von neuem wieder auf, so dass nicht der „Nichtgebrauch" des Individuums, sondern jener der vorangegangenen Generationen die Schuld tragen soll. Eine solche Theorie wäre überhaupt nur dann discutirbar, wenn die Augen unbeweglich im Kopfe gerade nach vorne starren würden und jede Aenderung der Blickrichtung ausschliesslich durch Drehung des Kopfes zu erzielen wäre. Da aber bei jeder seitlichen Blickrichtung, die bis zu 30° reicht, die äussere Netzhautpartie Eines Auges (beim Blicke nach rechts jene des rechten, beim Blicke nach links jene des linken Auges) am peripheren Sehen gerade so Antheil nimmt, wie die innere Netzhautpartie beim Blicke gerade nach vorne; da also, falls die Nase wirklich einen Einfall des Lichts über 60° hinaus beim Blicke geradeaus nicht gestattete, bei einer Schläfenwendung des Auges von 30° das Licht nunmehr zu einem temporalen Netzhautbogen von 90° Zutritt hat, und solche seitliche Blickrichtungen ohne Zahl tagtäglich nach rechts und links stattfinden, so wird den nach aussen gelegenen Netzhautpartien jedes der beiden Augen hinlänglich Gelegenheit geboten, am peripheren Sehen Theil zu nehmen. Andererseits gibt es Netzhautpartien, die wirklich nie am peripheren Sehen Theil nehmen, aber doch Lichtempfindung besitzen. Es gilt dies von den unteren Netzhautpartien, die dem Gesichtsfeld nach oben vorstehen. Durch das Oberlid wird das Sehfeld verengt, auch wenn man nach abwärts blickt, weil das Lid sich mitsenkt. Hebt man aber dasselbe künstlich, so erweitert sich

sofort das Gesichtsfeld nach oben. Die Netzhaut hat also noch
Empfindlichkeit an Stellen, die nur unter so forcirten Bedingungen,
unter gewöhnlichen Umständen also nie vom Lichte getroffen werden.

Blinder Fleck.

Das Gesichtsfeld hat eine Lücke. Fixirt ein Normalauge den
Nullpunkt F des Perimeters (Fig. 5) und stellt man das als Probeobject dienende kleine weisse Quadrat mit seinem Centrum auf den
Gradstrich 15 temporalwärts vom Nullpunkt, so kann das weisse
Quadrat jetzt gänzlich unsichtbar geworden sein. Sollte das Auge
doch noch etwas davon sehen, so bleibe es zwar mit der Fixation
auf dem verticalen Nullstrich, fixire aber nicht den Mittelpunkt
des Strichs, sondern hebe die Blicklinie allmälig längs des Null-
strichs nach oben, dann wird bei einer bestimmten Erhebung, die
circa 3 Graden entspricht, das weisse Quadrat sicher vollständig
verschwinden. Indem man nun das weisse Quadrat einerseits nach
innen, gegen den Nullpunkt, andererseits nach aussen, gegen 90° hin,
laufen lässt, wird der Moment zu constatiren sein, wann wiederum
etwas von demselben sichtbar wird. Es wird z. B., sobald einerseits der innere Rand des Quadrats den 12. Grad, andererseits der
äussere Rand den 18. Grad überschreitet, ein weisser Streifen wieder
erscheinen, so dass demnach, so lange das Quadrat zwischen dem
12. und 18. Grade temporalwärts vom Fixationspunkte sich aufhält,
dasselbe vollständig unsichtbar ist. Das weisse Quadrat hat hierbei
den (von Mariotte 1668 entdeckten) blinden Fleck der Quere
nach durchschnitten. Zieht man vom Centrum N des blinden Flecks
eine Linie durch den Knotenpunkt zur Netzhaut (Fig. 5), so trifft
dieselbe auf das Centrum n der Eintrittsstelle des Sehnerven.
Das Bild eines Objectes, das auf die Eintrittsstelle des Sehnerven
fällt, wird daher nicht wahrgenommen, und wenn diese Wahr-
nehmungslosigkeit vom 12. bis zum 18. Grade sich erstreckt, so ist,
falls diese 6 Grade die grösste Breite des blinden Flecks darstellen,
der Schluss zu ziehen, dass der Sehnerveneintritt in seinem grössten
Horizontaldurchmesser 6 Graden der Netzhaut gleich kommt und
dass sein Centrum 15° von der Fovea centralis nasalwärts gelegen
ist. Indem aber die Fovea centralis und das Centrum des Sehnervenquerschnitts nicht in einer Horizontalen liegen, das letztere
vielmehr in der Regel um den halben Durchmesser des Sehnervenquerschnitts, also um 3° höher steht, ergibt sich, dass das Centrum

des dem Sehnerveneintritt entsprechenden blinden Flecks um circa 3° tiefer liegt, als der Fixationspunkt. Die Lage und Ausdehnung des blinden Flecks N im Vergleiche zum Fixationspunkte F ist aus Figur 6 ersichtlich.

Um die Grenzen des blinden Flecks genau abzustecken, dazu ist das durch einen drehbaren Kreisbogen dargestellte Perimeter weniger geeignet als das Scherk'sche Perimeter oder eine ebene Tafel. Auf einer mattschwarzen, der Angesichtsfläche parallelen, in der deutlichen Sehweite stehenden Tafel, wie sie früher zur Bestimmung der Sehfeldgrenzen besprochen wurde, bringt man, während ein kleiner weisser Fleck auf der Tafel fixirt wird, die kleine weisse Spitze eines langen, mit schwarzem Papier beklebten Bleistifts zunächst im Bereiche des blinden Flecks zum Verschwinden und schiebt dann die Spitze nach allen Richtungen vor, bis sie eben sichtbar wird. Diese Stellen werden markirt und zu einer geschlossenen Figur verbunden. Da das Centrum des blinden Flecks im Allgemeinen 15° nach aussen und 3° tiefer als der Fixationspunkt gelegen ist, so ist nach dem Ergebnisse der Rechnung sicher darauf zu zählen, dass bei einem Prüfungsabstand von 300 Millimetern die Spitze verschwindet, sobald dieselbe um 80 Millimeter temporalwärts und um 16 Millimeter tiefer als der Fixationspunkt eingestellt wird, und dass die zwei in Rede stehenden Werthe für einen Prüfungsabstand von 200 und 100 Millimetern 53 und 10 Millimeter, resp. 27 und 5 Millimeter betragen. In dieser Weise projicirt, erhält man die Grenzen des blinden Flecks analog der Form der Eintrittsstelle des Sehnerven im untersuchten Auge. Der Fleck hat fast durchgehends eine Kreisform oder die Form einer aufrecht stehenden Ellipse, entsprechend der Thatsache, dass der Sehnervenquerschnitt kreisrund oder längs elliptisch ist, während anatomisch quer elliptische Papillen zu den grössten Seltenheiten gehören. Man kann auch einzelne bandförmige Fortsetzungen des blinden Flecks mitunter nachweisen; es entsprechen diese den Ursprungsstücken der Centralgefässe nach ihrem Uebertritte aus dem Sehnerven in die Netzhaut. Auf solche kleine Lücken des Sehfelds, die der Ausbreitung der (das Licht von der empfindenden Netzhautschicht abhaltenden) Centralgefässe in] der Netzhaut correspondiren, stösst man auch sonst noch, wenn man einen ganz kleinen weissen Kreis in den verschiedenen Meridianen des Perimeters aufmerksam passiren lässt. Der Kreis verschwindet stellenweise, um beim Weiterrücken wieder aufzutauchen.

Man kann endlich dadurch, dass man nach Donders mit Hilfe des Augenspiegels ein kleines Flammenbild auf den Sehnerven und dessen Umgebung wirft, festzustellen versuchen, wie weit der blinde Fleck reicht, d. h. ob die den Sehnerven umgebende Partie der Lichtempfindung beraubt ist, ob sie in den blinden Fleck einbezogen wird oder nicht.

Wird eine grössere Zahl von Normalaugen geprüft, so ergibt sich, dass der Abstand des Centrums des blinden Flecks vom Fixationspunkt an beiden Augen desselben Individuums gleich ist, dass dieser Abstand in der Regel 15⁰ beträgt, dass derselbe aber auf 14⁰ sinken, sowie auf 16⁰ steigen kann, dass der grösste Horizontaldurchmesser des blinden Flecks fast constant 6⁰ gleich kommt, selten kleiner (5⁰), noch seltener grösser ist.

Im Beginne der perimetrischen Messungen hatte der blinde Fleck eine grosse Bedeutung, indem Förster empfahl, für die Aufnahme des Gesichtsfelds nicht den Fixationspunkt, sondern die Mitte des blinden Flecks als Centrum anzunehmen. Es wurde daher die perimetrische Messung damit begonnen, dass man die Fixationskugel 15⁰ nasenwärts stellte. Jetzt rückte das Centrum des blinden Flecks dem Nullpunkt des Perimeters gegenüber. Während die Fixation für die kleine Elfenbeinkugel stets festgehalten wurde, erfolgte die Aufnahme des Sehfelds in der gewöhnlichen Weise. Man ist von dieser Methode jetzt ziemlich abgekommen.

Recapituliren wir die Resultate der bisher besprochenen Functionsprüfungen, um einen Anhaltspunkt für pathologische Abweichungen zu gewinnen, so ergibt sich für ein gesundes Auge von normalem Bau:

1) Das Minimum der normalen centralen Sehschärfe beträgt $\frac{6}{6}$ (Snellen).

2) Das Minimum des normalen centralen Lichtsinns ist gleich $\frac{2}{2}$ (Förster).

3) Die absolute Ausdehnung eines normalen Sehfelds beträgt circa 150⁰ im Horizont (90⁰ nach aussen, 60⁰ nach innen), und circa 130⁰ in der Verticalen (60⁰ nach oben, 70⁰ nach unten).

4) Der blinde Fleck hat einen grössten Horizontaldurchmesser von 6⁰. Dessen Centrum steht 15⁰ vom Fixationspunkte ab, und 3⁰ unter dem letzteren.

Farbensinn.

Ausser den Grundempfindungen von Weiss und Schwarz gibt es noch vier Grundempfindungen, jene des Roth, Grün, Gelb und Blau, und demgemäss ausser Weiss und Schwarz die vier Grundfarben: Roth, Grün, Gelb, Blau (Hering). Wenn wir eine Farbe als Grundfarbe bezeichnen, so muss das Postulat erfüllt werden, dass kein menschliches Auge in derselben zwei verschiedene Farben sieht, empfindet; und dieses Postulat wird nur von den genannten Farben erfüllt. Dagegen verdient eine Farbe den Namen der Grundfarbe nicht, wenn dieselbe zwar in einem individuellen Auge eine einheitliche Empfindung hervorruft, wenn aber ein anderes Auge zwei Grundfarben in ihr zu empfinden vermag. Wenn demnach Leber erklärt, „dass er sich gegen das Nebeneinanderbestehen verschiedener Empfindungen in einem Farbenton erklären müsse, dass für sein Gefühl die Farben eine continuirliche, in sich zurücklaufende Reihe bilden, dass beispielshalber Orange für sein Auge eine ebenso einheitliche und einfache Empfindung sei, als Roth oder Gelb“, so muss dagegen bemerkt werden, dass für die überwiegende Mehrzahl der Augen diese Empfindungsweise nicht zutrifft, dass ich selbst und mit mir wohl die Meisten im Orange eine so ausgesprochene gleichzeitige Empfindung von Gelb und Roth haben, dass der Ausdruck Orange einfach durch Rothgelb ersetzt werden kann. Wenn andererseits Leber z. B. unter den partiellen Farbenblindheiten eine „Roth-Blaugrün“-Blindheit anführt, so ist nicht abzusehen, wie Leber dieses Blaugrün empfindet, und wie er es als Blaugrün benennen kann, wenn er, da das Nebeneinanderbestehen verschiedener Empfindungen in einem Farbenton von ihm geleugnet wird, das Blau und das Grün in diesem Blaugrün nicht sieht.

Die Grundempfindungen Roth, Grün, Gelb und Blau können sich in verschiedener Weise mischen, und zwar kann sich das Roth mit Gelb, sowie mit Blau, es kann sich ebenso Grün mit Gelb, sowie mit

Blau, es kann sich aber nicht die Empfindung von Roth mit jener des Grün mischen. Andererseits mischt sich (es ist dies blos eine Umschreibung des eben Gesagten) sowohl Gelb als Blau mit Roth, sowie mit Grün, aber die Empfindung des Gelb kann sich nicht mit jener des Blau mischen. Es kann eben so wenig Roth und Grün gleichzeitig empfunden werden, wie Gelb und Blau. Es gibt gewiss, wenn man überhaupt von Objectivität der Farben sprechen will, eine ebenso schöne rothgrüne und blaugelbe Farbe, als es eine rothgelbe und blaugrüne Farbe gibt — und es mag auch Geschöpfe geben, die solche rothgrüne und blaugelbe Farben unter allen Umständen zu empfinden vermögen — aber im menschlichen Hirn heben sich die gleichzeitigen Empfindungen von Roth und Grün, sowie jene des Blau und Gelb bei gleicher Intensität vollständig auf. Es war eine der schöpferischesten Ideen Hering's, dass er jene Farben, die man bisher als Complementärfarben bezeichnete, als Gegenfarben charakterisirte, so dass sich nach Hering die Empfindungen derselben nicht einfach mischen, nicht zur Weissempfindung mischen, sondern dass sie sich gegenseitig aufheben. Der Angabe Hering's, dass es ihm dennoch bei gewissen Nachbildversuchen öfters vorgekommen sei, als ob in einzelnen Phasen des Nachbildes wirklich zwei Gegenfarben zugleich gesehen würden, würde ich an dieser Stelle nicht erwähnen, wenn es mir nicht schiene, dass einzelne der sogenannten Farbenblinden in der That zu jenen Geschöpfen gehören, die auch in objectiv gefärbten Objecten zwei Gegenfarben wahrzunehmen vermögen.

Wenn wir von den Grundempfindungen Weiss und Schwarz zunächst absehen, so haben wir es demnach entweder mit der Empfindung einer Grundfarbe oder einer Mischfarbe zu thun, und da doch die Farben nur insofern für uns existiren, als wir sie empfinden, so müssen wir aus der Reihe der Mischfarben die Mischung der Gegenfarben Roth-Grün, sowie Blau-Gelb streichen, und es bleiben demnach folgende Farben übrig:

Roth, Rothgelb, Rothblau,
Grün, Grüngelb, Grünblau,
Gelb, Gelbroth, Gelbgrün,
Blau, Blauroth, Blaugrün.

Der Unterschied zwischen Rothgelb und Gelbroth liegt darin, dass man unter Rothgelb eine Mischung von Roth und Gelb mit überwiegendem Roth, unter Gelbroth jedoch die Mischung derselben Grundfarben mit überwiegendem Gelb zu verstehen hat, und die Differenz, die für diese beiden Farbentöne Geltung hat, greift ebenso Platz für Rothblau und Blauroth, Grüngelb und Gelbgrün, Grünblau und Blaugrün.

Ich glaube nicht, dass man für die Qualität der Farben ganz allgemein den Ausdruck: „Farbenton" gebrauchen solle. Ein „rother Farbenton" z. B. würde dann ebenso die Grundfarbe Roth, wie die Mischfarben bezeichnen. Es ist vielmehr die Farbe zunächst zu charakterisiren als „Grundfarbe" oder als „Ton einer Grundfarbe". Ich sehe daher entweder „Roth" oder einen „rothen Farbenton", womit ich sage, dass ich die Grundfarbe Roth oder eine Mischfarbe des Roth sehe.

Weiss und Schwarz sind sicherlich ebenso Grundfarben, wie Roth und Grün, oder wie Gelb und Blau, aber sie sind, wiewohl sie unserer Empfindung als Gegenfarben imponiren, doch keine Gegenfarben in jenem Sinne, in welchem es die beiden anderen Farbenpaare sind, denn sie lassen sich mischen. Wenn wir ihnen wirklich die Bezeichnung der „Gegenfarben" lassen, dann müsste man sie — freilich mit einer Contradictio in adjecto — „mischbare Gegenfarben" nennen. Sie geben gemischt Grau. Wenn eine Mischung gleicher Mengen von Weiss und Schwarz als mittleres Grau bezeichnet wird, so wird durch Zumischung von Schwarz zu diesem mittleren Grau ein immer dunkleres Schwarzgrau und durch Zumischung von Weiss ein immer helleres Weissgrau zu Stande kommen, bis endlich Schwarz und Weiss an den Enden der Reihe stehen.

Jede Abstufung, jedes Glied dieser schwarzweissen Reihe kann nun wieder mit den Grundfarben, sowie mit den Farbentönen des Roth, Grün, Gelb und Blau gemischt werden. Eine Farbe oder ein Farbenton, welchem kein Glied der schwarzweissen Reihe beigemischt ist, befindet sich im Zustande der vollkommensten „Sättigung" oder „Reinheit". Indem aber jede Farbe und jeder Farbenton der rothgrünen und der blaugelben Reihe mit jeder Abstufung der schwarzweissen Reihe gemischt werden kann, entsteht für jede Grundfarbe, sowie für alle Töne jeder Grundfarbe eine ununterbrochene Reihe von Schattirungen oder Nuancen (Hering). Die dunkelste Nuance jeder Farbe oder jedes Farbentons der genannten Reihen geht in Schwarz, die hellste in Weiss über.

An jeder Farbe, die nicht der schwarzweissen Reihe angehört,

13*

die also nicht Schwarz, Weiss oder Grau ist, ist demnach zu unterscheiden die Qualität und die Sättigung. Die Qualität ist gegeben durch die Grundfarbe oder den Farbenton, den Grad der Sättigung bestimmt die Nuance, d. h. er ist abhängig von der grösseren oder geringeren Beimischung von Abstufungen der schwarzweissen Reihe.

Wie soll man übrigens die Abstufungen der schwarzweissen Reihe selbst nennen? Da wir die Mischung zweier Grundfarben als „Farbentöne" bezeichnen, so kann man die Abstufungen der schwarzweissen Reihe „graue Farbentöne" heissen. Da aber andererseits durch Beimischung von Schwarz und Weiss zu den Gliedern der rothgrünen und gelbblauen Reihen die „Nuancen" der Grundfarben und Farbentöne zu Stande kommen, so kann man auch von „Nuancen des Grau" sprechen.

Alle Farben, die vermöge der Construction unserer Augen und unseres Hirns für uns existiren können, sind demnach folgende:

1) Die Grundfarben Weiss und Schwarz mit allen Tönen oder Nuancen des Grau.

2) Die Grundfarben Roth und Grün mit allen Tönen des Roth (Rothgelb und Rothblau) und allen Tönen des Grün (Grüngelb und Grünblau), sowie alle Nuancen der Grundfarben Roth und Grün, und ihrer Farbentöne.

3) Die Grundfarben Gelb und Blau, mit allen Tönen des Gelb (Gelbroth und Gelbgrün) und allen Tönen des Blau (Blauroth und Blaugrün), sowie alle Nuancen der Grundfarben Gelb und Blau und alle Nuancen ihrer Farbentöne.

Diese Darstellung der Farbenlehre nach Hering's Grundsätzen erfordert noch einen kleinen Nachtrag. Eine Theorie der Farbenempfindung werde nicht entwickelt, aber es muss die Frage beantwortet werden, wie so es kommt, dass wenn Grün und Roth, sowie Gelb und Blau Gegenfarben sind, die sich vernichten, durch gleichzeitige Einwirkung von Grün und Roth, sowie von Gelb und Blau nicht Empfindungslosigkeit, sondern eine weissliche Lichtempfindung entsteht. Es rührt dies nach Hering daher, weil alles κατ' ἐξοχήν farbige Licht immer auch gleichzeitig die Weissempfindung hervorruft. Daraus folgt erstens, dass es keine gesättigte Farbe gibt, und zweitens, dass wenn Roth und Grün, oder Gelb und Blau gleichzeitig das Nervensystem erregen, die Roth- und Grünempfindung, ebenso wie die Gelb- und Blauempfindung sich gegenseitig vernichten, dass aber, da sowohl Roth als Grün auf der einen, Gelb und Blau auf der anderen Seite die Empfindung des Weiss nebenher hervorrufen, sie sich in diesen Componenten nicht aufheben, sondern unterstützen. Statt der Empfindung einer nicht gesättigten Rothgrünen und Blaugelben Farbe haben wir daher nur eine weissliche Lichtempfindung.

Ein farbentüchtiges Auge wird begreiflicherweise nicht schwanken, wenn man ihm eine der vier Grundfarben vorhält. Aber um all' die verschiedensten Farbentöne und Farbennuancen zu unterscheiden und sie halbwegs richtig zu benennen, dazu bedarf es grosser Uebung und des Unterrichts. Um den Farbensinn schon bei den Kindern methodisch zu üben, hat Magnus jüngst (1879) eine Farbentafel zur methodischen Erziehung des Farbensinns, der noch 72 Farbenkärtchen beigelegt sind (in Kern's Verlag, Breslau, 6 Mark) erscheinen lassen. Die Kinder werden da über verschiedene Nuancen von Rosa (Purpur), Roth, Orange, Gelb, Grün, Blau, Violett, Braun und Grau belehrt.

Im gewerblichen Verkehr haben viele Farbentöne und Farbennuancen bestimmte Namen; ja ein Fabrikant unterscheidet z. B. eine Anzahl von blauen Farbentönen, sowie blauen Farbennuancen, in denen der Laie kaum einen Unterschied sieht, nicht blos als gewaltig von einander abstehend, sondern weiss auch jede derselben mit einem besonderen Namen zu benennen. Die Kenntniss gewisser Farbennuancen und Farbentöne ist wichtig. So ist es wichtig zu wissen, dass Fleischfarbe eine sehr weissliche Nuance der Grundfarbe Roth, dass dagegen Rosa eine weissliche Nuance eines rothblauen Farbentons ist. Mischt man nämlich zu Roth Blau, so erhält man zunächst Carminroth, mischt man mehr Blau dazu, so entsteht Purpur und eine stark weissliche Nuance dieses Purpur ist Rosa. Mischt sich dagegen dem Blau Roth zu (oder was dasselbe ist, mischt sich zum Purpur noch mehr Blau), so entsteht die Empfindung des Violett. Die rothblauen Farbentöne sind Carmin und Purpur; die blaurothen hingegen Violett, dessen weissliche Nuancen man gewöhnlich Lila nennt, wiewohl ich als Lila auch sehr dunkle Nuancen des Violett bezeichnet finde. Die dunklen Nuancen von Roth, Gelb und Grün heissen Braun; dabei nennt man das dunkle Roth Rothbraun, das dunkle Gelb schlechtweg Braun und das dunkle Grün gewöhnlich Olivengrün.

Um sich über Farbentöne und Farbennuancen vollständig zu verständigen, wird aber schliesslich nichts anderes übrig bleiben, als eine grosse Reihe von Farbentönen und Farbennuancen auf Farbentafeln herzustellen und durch Ziffern und Buchstaben Farbenton und Farbennuance, um die es sich handelt, zu bezeichnen. Das wird sicherer sein, als wenn man durch Ausdrücke wie Ultragelb, Hochgelb, Gelb, Citron; oder Wiesengrün, Grün, Smaragdgrün, Spangrün, Grüner Ultramarin u. s. w. sich zu verständigen sucht. Eine solche Farbentafel, die internationale Farbentafel Radde's, ist in der That von der Société sténochromique in Paris (Verlag Otto Radde, Hamburg, 6 Mark) hergestellt worden. Die Taschenausgabe dieser Tafel ist in einem handlichen Futteral von 25 Cm. Länge und 3½ Cm. Höhe und Breite eingeschlossen. Sie enthält 42 Streifen. Die ersten 30 Streifen enthalten je eine Grundfarbe oder einen Farbenton und auf jedem Streifen finden sich 21 Nuancen der entsprechenden Farbe, beginnend mit Schwarz und mit Weiss endigend; jede Farbennuance ist dargestellt durch ein Rechteck von circa 2 Cm. Basis und 1 Cm. Höhe. Reihe 1 ist Roth (Zinnober); dann folgen (2 und 3) durch Beimischung von Gelb 2 Farbentöne als Uebergang zu Orange (4), durch Zunahme des Gelb zwei Uebergänge (5 und 6) vom Orange zum Gelb (7); folgen 5 Gelbgrün (Gelbgrün und Grüngelb, 8—12); dann kommt als Repräsentant des reinen Grün: Grasgrün (13); 5 Blaugrün und Grünblau (14—18) schliessen sich an. Hierauf erscheint Blau (19) und nun reihen sich in sehr schönen Stufen durch eine immer stärkere Beimischung von Roth die blaurothen und rothblauen Farbentöne an: als zwei Uebergänge zu Violett (20, 21), Violet (22), zwei Uebergänge zu Purpur (23, 24), Purpur (25), zwei Uebergänge zu Carmin (26, 27), Carmin (28) und endlich zwei Uebergänge zu Zinnober (29 und 30). Damit ist die Reihe der Farbentöne geschlossen, indem Reihe 30 wieder in Reihe 1 (Zinnober) übergeht.

Columne 31 enthält die schwarzweisse Farbenreihe, überschrieben als Neutralgrau. Man wird fragen, was denn noch die Streifen 32 bis 42 enthalten können. Es sind ja doch die Farbentöne mit ihren Nuancen im Kreise geschlossen. Diese Streifen führen die Namen Zinnobergrau, Braun, Orangegrau, Gelbgrau, Gelbgrüngrau, Grüngrau, Blaugrüngrau, Blaugrau, Violettgrau, Purpurgrau und Carmingrau, und haben jede wieder 21 Abstufungen. Es sind dies offenbar nur Nuancen der Nuancen. Denn während jede der ersten 30 Columnen in der Mitte den gesättigtesten Farbenton, Columne 31 daselbst das mittlere Grau zeigt, findet sich auf den letzten 11 Farbenreihen in der Mitte eine bestimmte Farben n n a n c e, d. h. eine Mischung von mittlerem Gran mit einem Farbenton, dem nach oben immer mehr schwarz, nach unten immer mehr weiss zugemischt wird. 882 verschiedene Töne und Nuancen enthält die Tafel. Ein Index gibt uns eine Zusammenstellung der 42 Columnen, es finden sich da die ge - sättigten Farbentöne der 30 ersten

Reihen; das mittlere Gran und die Mischungen der Farbentöne mit mittlerem
Grau. Der Vorwurf, dass man die
Tafel zur Farbenprüfung nicht verwenden könne, weil sich über jeder
Columne die Ueberschrift befindet, ist
nicht sehr schwerwiegend, da man diese
Ueberschriften — mit Papier überkleben
kann, und zwar um so gefahrloser, als
ein den Index erklärender Streifen eine
genaue Reproduction dieser Ueberschriften enthält. Sowie man einerseits jede
einzelne Columne vorlegen kann, so wird
es auch durch ein beigegebenes Lineal
mit rechteckigen Ausschnitten ermöglicht, in jeder Columne einzelne Farbennuancen isolirt zur Ansicht zu bringen.
Findet sich einmal diese oder eine noch
vollkommenere Farbentafel in den Hän-
den Aller, dann wird es sehr leicht sein,
sich über Farbentöne und Farbennuancen zu verständigen. 15, p der Tafel
R a d d e's ist eine bestimmte weissliche
Nuance des Grünblau; 28, u eine bestimmte Nuance des Carmin. Die Farben-
sprache wird dann durch Ziffern und
Buchstaben geführt werden.

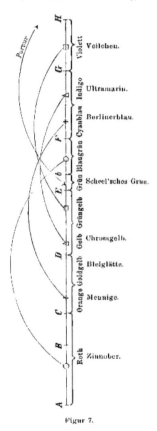

Figur 7.

Wenn man Störungen des Farbensinns prüfen will, muss man zunächst wissen, was ein farbentüchtiges Auge bei den verschiedenen Prüfungsmethoden leistet.

Ein durch einen verticalen Spalt in Form eines horizontalen Bandes entworfenes Sonnenspectrum zeigt (Fig. 7) eine Reihe von

verticalen dunkeln Linien, die Fraunhofer'schen Linien, von denen
die auffallendsten durch die grossen lateinischen Buchstaben A, B, C,
D, E, F, G, H und durch ein kleines b (zwischen E und F gelegen)
bezeichnet sind. Das Auge, das im Sonnenspectrum die Farben des
Regenbogens sieht, kann sich nach diesen Linien orientiren. Nach
Helmholtz reicht das Roth von A bis C; zwischen C und D folgt
Orange (Rothgelb) und Goldgelb (Gelbroth); zwischen D und E zunächst ein Streifen von reinem Gelb, dann Grüngelb; zwischen E und
b reines Grün, das zwischen b und F breites Blaugrün geworden ist;
von F bis G dehnt sich das Blau, welches Helmholtz in Cyanblau
und Indigo unterscheidet, bis dieses bei G in Violett übergeht, das
als solches H erreicht. Jenseits H folgt das Ultraviolett, welches
nach Abblendung des leuchtenden Sonnenspectrums als ein Bläulichgrau sichtbar wird; diesseits A gibt es noch etwas Roth, das sichtbar wird, wenn man das einfallende Licht durch eine Fuchsinlösung,
die nur rothes Licht durchlässt, hindurchgehen lässt. Helmholtz
hat auch den Eindruck der Spectralfarben mit jenem verglichen, den
wir empfangen, wenn wir gewisse farbige Pigmente anschauen. Demnach wäre Spectral-Roth = Zinnober; Orange und Goldgelb: Mennige
und Bleiglätte; Gelb = Chromgelb; Grün: Scheel'sches Grün; die
beiden Blau: Cyanblau und Indigo hätten ihre Repräsentanten im
Berlinerblau und Ultramarin, während die Farbe der Veilchen uns
das Violett des Spectrums veranschaulicht. Statt des Sonnenlichtes
kann man zur Erzeugung des Spectrums eine Flamme, Gas- oder
Petroleumflamme verwenden. Diese Spectra zeigen die Fraunen-
hofer'schen Linien nicht.

Aus Figur 7 ist auch ersichtlich, welche Farben des Spectrums
nach Helmholtz Complementärfärben sind. Der erste Bogen (jederseits in einen kleinen Kreis endigend) bezeichnet als complementär:

	Roth und Blaugrün . . . 1,
der zweite (mit Kreuzen) .	Orange und Cyanblau . . 2,
der dritte (mit Dreiecken) .	Gelb und Indigo 3,
der vierte (mit Quadraten) .	Grüngelb und Violett . 4.
der fünfte (mit Pfeilen) .	Grün und Purpur . 5.

Die Complementärfarbe des Grün, das Purpur, findet sich nicht
im Spectrum; Purpur ist ein rötherer Ton des Blau, als das Violett.

Nach Hering fassen wir die Complementärfarben als Gegenfarben auf. Nun hat nach Hering jede einfache Farbe nur eine,

jede Mischfarbe aber zwei Gegenfarben. Die Helmholtz'sche Complementär-(Gegen-)Reihe ist daher verständlich für die Reihen 3 und 4, denn Gelb und Indigo sind einfache Farben, und dass Violett die Gegenfarbe von Grüngelb ist, wird daraus erklärlich, weil Violett Roth (als Gegenfarbe des Grün) und Blau (als Gegenfarbe des Gelb) enthält. Wenn aber die Reihen 1, 2 und 5 Gegenreihen sind, dann muss im Roth (dessen Gegenfarbe Blaugrün) noch Gelb, im Cyanblau (Gegenfarbe Orange = Rothgelb) noch Grün und im Grün (Gegenfarbe Purpur = Rothblau) noch Gelb enthalten sein. Das wird auch so sein.

Zur Untersuchung mit Spectralfarben kann man eines Spectralapparates kaum entrathen. Das Eine Rohr (1, Fig. 8) des Apparates enthält an einem Ende eine Metallplatte mit dem verticalen Spalt a, der das Licht einlässt, am anderen Ende eine Convexlinse b, in deren Brennpunkt der Spalt sich findet, so dass die von jedem Punkte des Spaltes ausgehenden Strahlen nach ihrem Durchtritte durch die Linse parallel sind und nunmehr auf ein Flintglasprisma ABC fallen, das sie zur Basis AC des Prismas ablenkt und gleichzeitig in ihre farbigen Be-

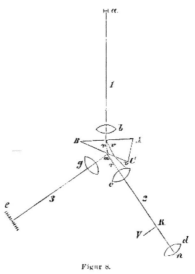

Figur 8.

standtheile zerlegt. Die am schwächsten abgelenkten Strahlen sind die rothen rr, die stärkstbrechbaren die violetten vv. Das so erzeugte Spectrum wird durch das zweite Rohr (2) des Apparates, ein astronomisches Fernrohr, angesehen, d. h. die auf das Fernrohrobjectiv fallenden Strahlen werden durch dasselbe zu einem im Rohre liegenden objectiven umgekehrten Bilde VR vereinigt, das durch das vergrössernde Fernrohr-Ocular d nunmehr betrachtet wird. Um sich über bestimmte Partien des Spectrums zu verständigen, ist es nothwendig, dass eine getheilte Scala über dasselbe läuft. Dazu dient das dritte Rohr (3) des Spectralapparates, dessen vom Prisma abgekehrtes Ende durch eine, jene horizontale Scala c mit sehr feiner

Theilung tragende Glasplatte geschlossen ist. Das Rohr 3 bildet mit der Prismenfläche BC den gleichen Winkel, wie das Rohr 2. Wenn man die Strahlen, die von der durch eine schwache Flamme beleuchteten Scala kommen, durch die Convexlinse g parallel austretend, auf die Prismenfläche fallen, werden sie in der Richtung der Fernrohraxe reflectirt. Man sieht demnach durch das Fernrohr das durch das Prisma erzeugte Spectrum, z. B. dessen rothen Theil und zugleich das von der Prismenfläche BC zurückgeworfene Spiegelbild der Scala e. Das Spectrum wird nicht auf einmal übersehen, sondern man muss das Fernrohr um eine verticale Axe drehen, um vom rothen zum violetten Ende desselben zu wandern. Man hat in den Apparaten auch Spaltvorrichtungen angebracht, um immer nur einen kleinen Theil des Spectrums zur Anschauung zu bringen. Man hat ferner auch zwei Spectra übereinander erzeugt, in deren einem das rothe, in deren anderem das violette Ende z. B. rechts steht, und eines dieser Spectra beweglich gemacht, so dass man jeden Theil des einen Spectrums über (oder unter) jeden Theil des zweiten stellen kann (Hirschberg). Ein solcher Spectralapparat ist auch dem „Rose'-schen Farbenmesser" vorzuziehen, der zwar theoretisch richtig, dessen vollkommene Ausführung aber mehr wünschenswerth, als leicht erreichbar ist. Es werden in diesem Apparate zu gewissem Zwecke dem Auge gleichzeitig stets zwei Gegen-(Complementär-)Farben vorgeführt. Solche Farben kann man in dem Spectralapparate Hirschberg's in viel vollkommenerer Reinheit (Sättigung) zusammenstellen.

Um das Sonnenspectrum herzustellen, muss man directes Sonnenlicht mittelst eines Spiegels auf den Spalt werfen. Die Sonne wandert rasch und dementsprechend muss der Spiegel beständig richtig gestellt werden. Das kann man allerdings ersparen, indem man sich einen Heliostaten anschafft, der durch ein Uhrwerk die dem Gange der Sonne entsprechende Drehung eines Spiegels vornimmt. Aber leider ist mit der Anschaffung und richtigen Aufstellung des Heliostaten nicht immer Alles gethan. Die Sonne verschwindet doch vom Spalt. Es liegt das aber, wie ich vermuthe, nicht an der Sonne, sondern an — dem Uhrwerk des Instruments. Man erhält das Sonnenspectrum übrigens auch, wenn man Himmelslicht von einem Spiegel reflectiren lässt, oder wenn man den Apparat gegen eine von der Sonne beschienene weisse Wand richtet, für die Farbenprüfung kann man das Licht einer Petroleum- oder Gasflamme verwenden.

Wichtig für die Farbenprüfung sind die Spectren farbiger

Flammen. Es ist bekannt, dass wenn man in einer Spiritus- oder einer schwach leuchtenden Gasflamme Metallverbindungen verbrennt, die Spectra der Flamme, discontinuirlich, aus einem oder mehreren, durch dunkle Zwischenräume getrennten farbigen Streifen bestehen, sowie dass alle Verbindungen derselben Metalle (richtiger derjenigen, von welchen gleich die Rede sein wird) stets dasselbe Spectrum geben. Rubidium (rubidus, dunkelroth, durch Spectralanalyse entdeckt von Bunsen) ist ausgezeichnet durch zwei dunkelrothe Linien im äussersten Roth, noch diesseits von A (und zwei lichtstarke Linien im Violett zwischen G und H, nahe an G). Kalium (jedes Kalisalz) zeigt einen isolirten bandartigen Streifen im äussersten Roth bei A (nebst einem ziemlich continuirlichen, lichtschwachen mittleren Theil des Spectrums, das auch dem Rubidium und Caesium zukommt, und einer isolirten Linie im Violett); Lithium (z. B. Chlorlithium) einen herrlich leuchtenden Streifen im Roth zwischen B und C (und einen kaum sichtbaren im Orange); Natrium (Chlornatrium, Kochsalz) einen leuchtenden gelben Streifen bei D; Thallium (Θαλλός, Zweig, entdeckt durch Crookes 1861) einen prächtigen grünen Streifen zwischen D und E, nahe bei E; Caesium (caesius, blau, Bunsen) zwei glänzende scharf begrenzte ganz nahe an einander stehende blaue Linien in der Mitte zwischen F und G; Indium (Ἰνδία, tiefblaue Farbe, Indigo, entdeckt durch Reich und Richter 1864) einen tiefblauen Streifen, zwischen den Caesiumlinien und G. Zwischen F und den Caesiumlinien liegt auch noch ein blauer Streifen; er ist ein Theil des Strontium-spectrums, das ausserdem noch mehrere Linien im Roth und Orange zeigt. Repräsentanten von violetten Linien sind die schon erwähnten zwei Streifen des Rubidium. Der Zweck dieser Untersuchung ist: die vier Grundfarben Roth, Grün, Gelb und Blau in der Lithium-, Thallium-, Natrium- und Indium-(oder Caesium-)Linie in ihrer Reinheit zu prüfen und gleichzeitig zu untersuchen, ob die Netzhaut des betreffenden Auges noch von allen Lichtsorten überhaupt erregt wird. Denn wenn Jemand die rothen Rubidium- oder nebst diesen auch noch die rothe Kaliumlinie, etwa auch noch die rothe Lithiumlinie überhaupt nicht sähe, oder wenn einem Auge die violetten Streifen des Rubidium, oder nebst diesen auch noch der blaue Streifen des Indium, dazu auch noch vielleicht die blauen Caesium- und Strontiumlinien unsichtbar blieben, so müsste man daraus schliessen, dass gewisse Lichtsorten in jenen Augen nicht blos keinen farbigen, sondern überhaupt keinen Lichteindruck hervorrufen. Die Sichtbarmachung der verschiedenen Linien ist übrigens verschieden schwer und verschieden kostspielig. Die gelbe Natriumlinie ist eigentlich immer da, weil Kochsalz in der Natur ungemein verbreitet ist, also auch im Zimmerstaub sich findet; auch ist es nicht besonders kostspielig, in dem Oehr des Platindrahtes, in das man die zu verbrennenden Substanzen bringt, etwas Kochsalz aufzufassen. Die Lithium- und Thalliumlinie kommt schon theurer zu stehen, doch sind diese Linien mit den käuflichen Präparaten sehr schön herzustellen. Am theuersten ist das Indium und die Linie verschwindet rasch bei den meisten Indiumpräparaten. Sie ist aber so prägnant, dass auch die kurze Dauer ihrer Erscheinung zu ihrem Erkennen genügt. Prof. Cohn macht aufmerksam, dass man ein empfehlenswerthes Indium aus der chemischen Fabrik von Schering in Berlin (½ Grm. Chlorindium für 12 Mark) beziehen könne.

Wem ein Spectralapparat nicht zur Verfügung steht, dem leistet der Index der Tafel Radde's die ausgezeichnetsten Dienste. Der Index enthält von 1 bis 22 die Spectralfarben von Roth bis Violett, dazu aber noch, was für Farbenprüfungen sehr erwünscht ist, von 23 bis 30 die Purpurtöne bis zum Uebergang in Roth.

Will man sich objectiv überzeugen, wie Jemand die Farben des Spectrums oder des Radde'schen Index sieht, so kann man dieselben durch farbige Papiere, farbige Wollen, farbige Pulver feststellen lassen.

Die Spectraluntersuchung lehrt, welche Farbenempfindungen die Strahlen verschiedener Brechbarkeit in dem Auge des zu Prüfenden hervorrufen. Durch Versuche mit dem sogenannten Simultancontrast sind wir im Stande, die Kenntnisse über die Farbenempfindungen wesentlich zu erweitern. Denn so wie wir im Spectrum und in den Spectrallinien der Metalle einerseits die Grundfarben, andererseits die Reihe der Farbentöne (mit Ausnahme der purpurigen) kennen lernen, so sind andererseits die Versuche mit Simultancontrast geeignet, zu zeigen, welche Grundfarben oder Farbentöne antagonistisch sind, welche sich also bei gleichzeitiger Einwirkung auf die Netzhaut aufheben.

Der einfachste, schönste, überraschendste Versuch, der für die Diagnose der sogenannten Farbenblindheit auch von hoher Bedeu-

tung ist, ist der Seidenpapierversuch von H. Meyer (1855). Man
bedient sich dazu des Heidelberger Farbenbuches (Julius Wett-
stein's Nachfolger, Heidelberg, 2 Mark). Dieses Büchlein, im be-
quemen Taschenformat, enthält eine Reihe (28) farbiger Blätter,
zwischen je zweien ein Blättchen Seidenpapier (Florpapier). Die farbigen Blätter sind für Farbenprüfungen insofern gut verwendbar, als
sie mit Ausnahme von dreien (1 Goldbraun, 2 Dunkelblau) nicht
glänzen, die ganze Auswahl und Reihenfolge der Farben ist jedoch
keine sehr glückliche. Es finden sich aber einzelne Blätter darunter,
mit deren Hilfe der Seidenpapiercontrast in ausgezeichneter Weise
hervorzurufen ist. Es wird erzeugt mit Hilfe eines Ringes aus grauem
Pappendeckel. Zwei solcher Ringe, 5 Mm. breit (der Durchmesser
des äusseren Kreises beträgt bei dem einen 58, bei dem anderen
48 Mm.), sind dem Büchlein beigegeben. Man schlage Blatt 2 des
Buches auf, es ist dies ein lichtes Purpur (Rosa). Man lege einen
der grauen Ringe oder auch beide (sie passen genau ineinander) auf
das farbige Blatt. Ich sehe hierbei (wiewohl auch schon da für
manche Augen die Contrastwirkung hervortritt) keine Aenderung an
der Farbe des Ringes. Nun aber bedecke man das Rosapapier, auf
dem der Ring liegt, mit dem Blatt Florpapier, das vor jedem farbigen
Blatt eingeschaltet ist — und sofort erscheint auf dem schwach rosa
durchschimmernden Grunde die Farbe des grauen Ringes in ein präch-
tiges Dunkelgrün geändert. Bei Blatt 1 (gleichfalls Rosa) ist die
Contrastfarbe auch dunkelgrün, doch nicht so schön; bei Blatt
3 und 4, Violett und Purpur: Grüngelb und Lichtgrün. Im
Dunkelpurpur als Contrastfarbe erscheint dagegen der Ring, wenn
man ein Lichtgrün (Blatt 19, es ist gut die farbigen Blätter auf
dem sie deckenden Florpapier zu numeriren) zum Versuche verwendet. Die relativ reinste Gelbe Contrastfarbe erhält man, wenn
man das Blau von Blatt 8 zu Grunde legt; dagegen eine Dunkelblaue Gegenfarbe, wenn man das gelbe Blatt 20 benutzt. Bei
Prüfung der übrigen Blätter des Farbenbuches sind schöne Contrastfarben nicht hervorzurufen, doch genügen die Contraste auf Grün,
Blau, Gelb, Violett, Rosa, Purpur, die sich als Purpur,
Gelb, Blau, Grüngelb, Dunkelgrün, Lichtgrün darstellen,
um sich von der Farbentüchtigkeit oder -Untüchtigkeit des Auges
zu überzeugen.

Ein zweiter Versuch, weniger einfach, wenngleich auch prächtig,
ist der Spiegelcontrastversuch, am besten nach der Angabe des

Italieners Ragona Scina (1847) anzustellen. Man nimmt einen Bogen weissen Briefpapiers (Octavformat), breitet denselben auseinander und klebt ihn, damit er Halt gewinne, auf einen dünnen Pappendeckel, den man dann in der Richtung des Buges des Papierbogens wieder zusammenbricht, so dass die beiden Blätter (Fig. 9) CA und CB in einen rechten Winkel gegen einander gestellt werden können. Sowohl auf Blatt CA, als auf Blatt CB klebt man ein quadratisches Stück schwarzen matten Papiers, oder besser schwarzen Sammets (Cohn). Die Quadrate, deren Seite 20 Mm. beträgt, stehen vom Buge C ungleich weit ab, und zwar a 20, b 50 Mm. Halte ich jetzt, am Fenster stehend, ein rechteckiges Stück rothen Glases CD so zwischen die beiden Blätter, dass CD den rechten Winkel BCA halbirt und blicke ich von oben her in der Richtung EF auf das rothe Glas, so sehe ich auf dem roth beleuchteten Theile des Blattes CA zwei Quadrate nebeneinander, von welchen, indem mein Blick sich bald auf a, bald auf b' richtet, das Quadrat b' in einer intensiv rothen Farbe, das Quadrat a dagegen dunkelbläulichgrün erscheint. In mein bei E befindliches Auge fällt rothes Licht vom rothbeleuchteten Blatt CA und andererseits weisses Licht, das vom Blatt CB an der Vorderfläche des Glases CD in der Richtung FE zurückgeworfen wird. Nur von dem schwarzen Quadrat b wird kein weisses Licht reflectirt; jene Stelle der Netzhaut, auf welcher das Bild des Quadrats b liegt, wird daher nur von rothem Lichte getroffen und es entsteht daher an dieser Stelle ein intensiverer Farbeneindruck, die Farbe ist gesättigter, als an den übrigen Stellen der Netzhaut. Wir sehen die Objecte immer in der letzten Richtung des einfallenden Lichts. Daher wird das Bild des Quadrats b in der Verlängerung von EF bei b' und wie eben erwähnt, in intensiv rother Farbe auf röthlichem Grunde erscheinen. Von dem schwarzen Quadrat a geht kein rothes Licht aus, daher fällt, wenn ich in der Richtung von E a nach a blicke in mein Auge nur das weisse Licht, das von o nach G geworfen und von G nach E' reflectirt wird. Man sollte also, wie es gewöhnlich heisst, das Quadrat a weiss sehen, richtiger grau, da das Schwarz von a sich mit dem Weiss von o mischt; man sieht es aber weder schwarz, noch grau, sondern bei richtiger An-

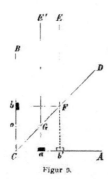

Figur 9.

stellung des Versuches in der Gegenfarbe jenes Roth, mit welchem das Glas gefärbt ist. Bewegt man das Blatt BC ein wenig hin und her, so verschiebt sich das Spiegelbild von b, also das in der Farbe des Grundes gefärbte Quadrat b′, während das antagonistisch gefärbte a unbeweglich bleibt.

Mit den farbigen Gläsern, die mir zu Gebote stehen (die Farben sind bestimmt nach der durch die Gläser bewirkten Färbung des Tageslichts) sehe ich

bei Glasfarbe:	das „Grund"-Quadrat b′:		das „Contrast"-Quadrat a:
1) Rosa	Rosa		Grün
2) Roth	Roth	(Grünblau)	Bläulichgrün
3) Grün	Grün		Dunkelpurpur
4) Blau	Blau		Hellbraungelb
5) Gelb	Gelb		Dunkelblau.

Um, da das Bläuliche im Bläulichgrün bei Probe 2 leicht übersehen wird, den Unterschied zwischen der Contrastfarbe von 1 und 2 deutlich kenntlich, und ebenso, um das vom Schwarz kaum unterscheidbare Blau bei 5 deutlich hervortretend zu machen, empfehle ich Folgendes. Das farbige Glas (CD) hat nur eine Breite von circa 2 Cm. Auf dem horizontal liegenden Blatt Papier (CA) ist also Platz genug, um während CD unter einem Winkel von 45° gegen CA gehalten wird, ausserhalb des Bereiches von CD ein farbiges Glas auf CA aufzulegen. Bei Versuch 1 und 2 legt man ein grünes Glas auf die weisse Fläche des Papiers, bei Versuch 5 ein gelbes. Blickt man nun bei den ersten Versuchen abwechselnd auf die Quadrate und das grüne Glas, so bleibt in Versuch 1 das Contrastquadrat grün, in Versuch 2 wird aber sofort das Blau deutlich und die Farbe von a ändert sich in ein gesättigtes Blaugrün. Indem man bei Versuch 5 ein gelbes Glas hinlegt und abwechselnd auf die Quadrate und das gelbe Glas blickt, tritt die Farbe im Contrastquadrate rasch deutlich hervor, als die eines „schön" dunkelblauen Sammets.

Die Erzeugung der „Contrast"-Farben mit Hilfe der farbigen Schatten ist complicirter, als der Florpapierversuch, der an Einfachheit nicht mehr übertroffen werden kann. Construirt man dann gar noch eigene Apparate, um die farbigen Schatten zu zeigen, so complicirt man den Versuch noch mehr in unnöthigster Weise. Unerfindlich ist mir auch, wesshalb man in neuerer Zeit statt der zwei Lichtquellen, die man, wie wir aus den physiologischen Vorlesungen wissen, zur Anstellung der Versuche verwendet, sich auf einen beschränken wollte, d. h. die zweite durch Reflexion des Lichts an den Wänden des Zimmers, an der Hand- oder Antlitzfläche u. s. w. unbewusst herstellte. Bei Verwendung zweier Lichtquellen hat man nicht blos den Vortheil, die inducirte (Contrast-, Gegen-)Farbe deutlicher hervortreten, sondern auch die inducirende (Grund-)Farbe in ausgezeichneter Weise ausgesprochen zu sehen, was zum Zwecke eines leichten Vergleichs zwischen inducirender und inducirter Farbe angezeigt erscheint. Ich kann auch den Versuch von Ragona Scina blos mit Einem Blatt Papier, auf dem sich ein schwarzes Quadrat befindet, machen, wenn ich zum Fenster tretend das Blatt horizontal und das farbige Glas unter 45° gegen das Papier halte. Sofort erscheint das schwarze Quadrat in der Gegenfarbe. Das zum Gelingen des Versuchs nöthige weisse Licht wird von dem seitlich befindlichen weissen Fensterladen geliefert, indem es an der oberen Fläche des Glases gespiegelt, gleichzeitig mit der Farbe des Glases in mein Auge fällt. Aber so wie der genannte Versuch viel prägnanter wird, wenn man das „Grund"- und das „Contrast"-Quadrat neben einander stehen hat, so gilt dies auch von den farbigen Schatten.

Den Schattenversuch stellt man am besten so an. Auf einem an der Wand stehenden Tisch wird ein auf Pappendeckel geklebter Bogen weissen Papiers, an die Wand lehnend, vertical aufgestellt. In einem Abstande von 25 Cm. vom Papier stehen die beiden Lichtquellen, von denen die eine durch eine hellbrennende Petroleumflamme, die zweite (20 Cm. seitlich von ihr und in gleicher Höhe mit ihr stehend) durch die Flamme einer Stearinkerze dargestellt wird.

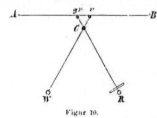

Figur 10.

Das Zimmer ist verfinstert. Unmittelbar vor die Petroleumflamme (zwischen ihr und dem Papier) wird mit der einen Hand das farbige Object gehalten, während die andere Hand einen Bleistift von 1 Cm. Dicke in einem Abstand von 2 Cm. vor dem Papierbogen vertical so aufstellt, dass er sich in gleicher Distanz von beiden Lichtquellen befindet. Nunmehr erscheinen zwei Schatten, parallel und vertical neben einander, auf dem Papier. Der Bogen AB (Fig. 10) werde beleuchtet durch das weisse Licht der Kerzenflamme W (eigentlich ist W rothgelb, kann aber im Vergleich zu der Flamme R als weiss

angesehen werden), sowie durch das rothe Licht der durch eine
Fuchsinlösung hindurchsehenden Strahlen der Flamme R. Der
Papierbogen ist demnach jetzt in eine helle Nuance des Roth ge-
taucht. Durch den Bleistift C wird das Licht W von r abgehalten,
r wird daher nur von R beleuchtet und darum erscheint der Schatten
r als ein gesättigtes Roth auf dem weissröthlichen Grunde.
Andererseits wird durch C das rothe Licht der Flamme R von gr
abgeschnitten; auf gr fällt nur das weisse Licht von W; der Schatten
gr sollte daher weiss erscheinen, erscheint aber in der Gegenfarbe
des Roth, d. i. Grün. Als farbige Objecte nimmt man gewöhnlich
farbige Gläser. Diese lassen aber nicht blos die Farbe des Glases,
sondern daneben auch noch Strahlen von anderer Brechbarkeit durch.
Um den „Grund"- und den „Contrast"-Schatten möglichst charakteristisch hervortreten zu lassen, scheint es erwünscht, die eine
Flamme durch möglichst gleichfarbiges Licht zu färben. Dazu kann
man sich für gewisse Farben gefärbter (in geschliffene Gläser von
rechteckigem Durchschnitt eingeschlossener) Flüssigkeiten und zwar
für Roth einer Fuchsinlösung, für Grün einer Lösung von Nickelchlorür und für Blau einer Lösung von schwefelsaurem Kupferoxydammoniak bedienen. Allein die Versuche haben mich gelehrt, dass
für diese Farben ein rothes, grünes und blaues Glas besser zu verwerthen ist. Ich besitze wenigstens solche Gläser, die die Contrastschatten: Grün, Roth und Gelb in schönster Weise zeigen. Was die
Herstellung eines gelben Grund- und eines blauen Contrast-
schattens anlangt, so habe ich keine gelbe Lösung gefunden, bei
deren Anwendung ein blauer Contrastschatten (freilich war auch kein
gelber Grundschatten da) hervorgetreten wäre. Die gelben Lösungen
lassen immer noch viel rothes Licht durch, so dass der Grundschatten
Roth und der Gegenschatten Grün wird. Unter den vielen gelben
Gläsern, mit denen ich experimentirte, habe ich aber doch Ein
Stück, welches einen deutlich, wenn auch nicht reingelben Grund-
und einen deutlich, wenn auch nicht reinblauen Gegenschatten hervorruft. Es ist übrigens bekannt, dass man den blauen Gegenschatten
auch ohne Anwendung eines farbigen Objectes dadurch erzeugen kann,
dass man als die beiden Lichtquellen: Tageslicht und Kerzenlicht
verwendet. Schliesse ich in meinem Zimmer die Fensterläden, so
dass nur ein schmaler Spalt geöffnet bleibt und entferne die Petroleumlampe, dann fällt von der Kerze gelbrothes Licht, durch den
Ladenspalt weisses Tageslicht ein. Den Grundschatten (da wo das

Mauthner, Vorträge a. d. Augenheilkunde.   14

Tageslicht durch den Stift abgehalten wird) sehe ich jetzt schön gelb, den Constrastschatten dunkelblau, allerdings so dunkel, dass er für schwarz gehalten werden kann. Am schönsten sehe ich den blauen Schatten, wenn ich einerseits Tageslicht durch den Ladenspalt eintreten lasse, andererseits die hellbrennende Petroleumlampe, vor die ich das gelbe Glas halte, als zweite Lichtquelle verwende. Nun erscheint ein schön indigo-blauer Gegenschatten, während der Grundschatten, zu schwach, auf dem Grunde verschwindet. (Sowie ich die Flamme herabdrehe. tritt zwar der Grundschatten sofort auf, aber derselbe ist jetzt roth und der Gegenschatten ändert sofort seine Farbe aus Blau in Grün (Grünblau). Darauf basirt ein schöner Versuch mit Farbenblinden.)

Also: stehe ich vor dem Blatt Papier und steht die Petroleumflamme zu meiner Rechten, das Kerzenlicht zur Linken, dann sieht jedes farbentüchtige Auge

bei Glas, vor die Petroleumflamme gehalten:	Grundschatten rechts:	Contrastschatten links:
Roth	Roth	Grün
Grün	Grün	Roth
Blau	Blau	Gelb
Gelb	Gelblich	Bläulich.

Bei den drei ersten Gläsern sind die Farben der beiden Schatten prächtig, kein farbentüchtiges Auge kann die Gegenschatten anders bezeichnen als wie Grün, Roth, Gelb. Der blaue Gegenschatten ist zwar unwiderleghar bläulich, schön reinblau tritt er aber erst bei der früher erwähnten Versuchsmodification hervor.

Die Gegenfarben bei den genannten Versuchen: dem Seidenpapiercontrastversuch, dem Spiegelcontrastversuch und dem Schattencontrastversuch sind so lebhaft, dass das farbentüchtige Auge sie nicht blos richtig benennen, sondern auch leicht durch objectiv gefärbte Objecte characterisiren wird. Für den ersten der Versuche habe ich aus mattem Papier verschiedenster Farbe Ringe ausgeschnitten ganz von der Form des grauen Rings, der in der inducirten Farbe erscheint. Es ist leicht aus diesen Ringen jene herauszusuchen, die wenn auch nicht die ganz gleiche Farbennuance, so doch den gleichen Farbenton haben, wie der in der Contrastfarbe sich bietende graue Ring. Beim Spiegelcontrastversuch kann man die Farben des Grund- und des Contrastquadrats durch farbige Papiere, Wollen oder Pulver erörtern lassen: und ein gleiches ist, wenngleich manche

Farben im gelben Lichte der künstlichen Lichtquellen sich ändern, doch im Grossen und Ganzen auch beim Schattencontrastversuch möglich.

Farbige Papiere, farbige Wollen, farbige Pulver können auch als solche zur Farbenprüfung verwendet werden. Das farbentüchtige Auge wird die Farben richtig benennen und die Proben richtig sortiren, höchstens zu einer Grundfarbe nahestehende Farbentöne legen. Niemals wird aber ein solches Auge einer Grundfarbe eine andere Grundfarbe oder einen Farbenton, in welchem die zweite Grundfarbe über die vorgelegte überwiegt, zugesellen. Auch farbige Gläser kann man in Anwendung ziehen, indem man prüft, in welcher Farbe Tages- und Lampenlicht durch sie erscheint. Höchst interessant ist es für das farbentüchtige Auge durch ein farbiges Glas nach dem Spectrum oder nach farbigen Objecten zu blicken. Ich empfehle hierzu, weil am leichtesten zugänglich, den schon wiederholt genannten Index von Radde's internationaler Farbentafel. Blicke ich nach diesem, während er durch Tageslicht hell beleuchtet wird, durch mein rothes Glas, so sehe ich die Töne 1 bis 6 (Roth und Orange) in einem immer weisser werdenden Röthlichweiss, bis ich bei 7 (Gelb) einen beinahe reinweissen Streifen sehe; dann beginnt bei 8 (Gelbgrün) ein Grauviolett, das im gleichen Farbenton, nur immer dunkler werdend, durch alle Töne von Gelbgrün, Grüngelb, Grün, Grünblau, Blaugrün sich hindurcherstreckt, bis es bei 19 (Blau) beinahe ganz schwarz wird, um dann im Violett, Purpur und Carmin bis 29 wieder lichter und immer lichter, endlich bei 30, dem letzten Uebergang von Carmin zu Zinnober (1) fast weiss zu werden. Gewisse Farbentöne, wie z. B. Gelbgrün und Purpur (10 und 26) erscheinen mir nunmehr nahezu identisch, sie erscheinen nahezu als gleiche Nuancen des Violett. Wer auch nur einmal einen solchen Versuch angestellt hat, dem werden Perversionen des Farbensinus nicht mehr wunderbar erscheinen. Das Phänomen erklärt sich dadurch, dass das rothe Glas nur rothes, gelbes und sehr wenig blaues Licht durchlässt; daher erscheint Roth bis Gelb hell, Gelbgrün bis Carmin durch das rothe und blaue Licht, das von den Pigmentfarben (die ja nicht rein sind) ausgestrahlt wird, grau violett; Blau am dunkelsten, da es am wenigsten Roth enthält und das Glas nur sehr wenig Blau passiren lässt.

14*

Wenn derartige Zustände, wie sie jedes Auge durch Vorsetzen eines farbigen Glases hervorrufen kann, selbstständig vorkommen, so wird man sie dadurch zu erkennen vermögen, dass man farbige Felder in verschiedenen Farbentönen herstellt, dass man verschieden farbige Wollmuster in Reihen ordnet, dass man über eine Wollspule einzelne Fäden andersfarbiger Wolle hinüberführt, dass man auf farbigem Grunde Buchstaben in anderen Farben druckt, oder Grund und Buchstaben in verschiedenen Farben stickt. Wenn z. B. Jemanden ein Gelbgrün und ein Purpur in solcher Art gleich erschiene, wie mir durch ein rothes Glas, so würde er keinen Unterschied finden zwischen zwei farbigen Feldern, die in diesen Farben hergestellt wären; er würde, wenn ich Wollproben von gelbgrüner und Purpurfarbe bestimmte Nuance auf Canevas befestigte, die Verschiedenheit der Farben nicht merken; er würde nicht sehen, dass Fäden andersfarbiger Wolle über eine Wollspule hinlaufen, wenn Faden und Spule die genannten zwei Farben in gleicher Helligkeit trügen; er würde endlich Buchstaben nicht lesen, die mit gleicher Helligkeit Gelbgrün in Purpur (oder vice versa) gedruckt oder gestickt wären.

Nun sind wir soweit, um an die Frage heranzugehen, wie Störungen des Farbensinns zu entdecken sind. Diese Frage kann jedoch ohne eine Darstellung dieser Störungen nicht in gehöriger Weise erörtert werden. Die sog. Farbenblindheit ist entweder angeboren, oder sie ist die Folge gewisser Erkrankungen des Hirns oder Auges. Wir besprechen zunächst

Die angeborene Farbenblindheit.

Das Sonnenspectrum ist für das farbentüchtige Auge, wie wir gesehen haben, ein polychromatisches. Die Abweichungen könnten nun nach den bisherigen Erfahrungen die sein, dass das Spectrum dichromatisch, monochromatisch oder achromatisch wird, d. h. die Störung des Farbensinns kann darin bestehen, dass das Auge ausser Schwarz und Weiss nur noch zwei Farben (dichromatisches System, Donders), oder blos eine Farbe oder gar keine Farbe sieht. Im letztern Falle, beim achromatischen System, könnten im Spectrum nur Abstufungen der schwarzweissen Reihe gesehen werden — und das Vorkommen einer solchen wahren

Farbenblindheit wird auch mehrfach behauptet. Auch dass es ein monochromatisches System gibt, d. h. dass es Augen gibt, welche das Spectrum nicht schwarzweiss, sondern farbig, aber nur in Einer Farbe sehen, wäre möglich. Allerdings sind wir geneigt anzunehmen, dass wo Farbe ist, auch Gegenfarbe sein muss, und daher ein monochromatisches Spectrum nur insofern denkbar wäre, als die Gegenfarbe ausserhalb des Spectrums läge. Aber aus physiologischen Verhältnissen ist auf pathologische nicht mit Sicherheit zu schliessen, wie schon das dichromatische Spectrum zeigt.

A. Das dichromatische Spectrum

lenkt unsere ganze Aufmerksamkeit auf sich, denn die gewöhnliche Farbenblindheit beruht auf der Umwandlung des polychromatischen Spectrums in ein dichromatisches. Zwei Formen dieser Dichromasie werden beschrieben; die eine wie die andere der Formen besteht darin, dass das Spectrum statt der vier Grundfarben und allen möglichen Farbentönen, nur zwei Grundfarben, aber gar keine Farbentöne zeigt. Die beiden Grundfarben sind bei der einen Form Gelb und Blau, bei der anderen (die ich aus eigener Erfahrung nicht kenne) sollen sie Roth und Grün sein. Jene Form der Dichromasie, bei welcher das Spectrum nur aus den beiden Farben Gelb und Blau zusammengesetzt ist, ist in jedem Falle die bei weitem häufigere. Sie wird als Rothblindheit oder als Grünblindheit oder als Roth-Grünblindheit beschrieben. Diese Ausdrücke bedürfen aber eigentlich einer Correctur. Der richtige Ausdruck für die Anomalie wäre (nur ist das Wort nicht deutsch) Gelbblausichtigkeit, mit einer wirklich griechischen Wortbildung könnte man dafür Xanthokyanopie setzen.

1) Die Xanthokyanopie (Gelbblausichtigkeit).
(Rothblindheit, Grünblindheit, Roth-Grünblindheit.)

(Anerythropsie, Achloropsie, Aneryrthrochloropsie.)

Die Erscheinungen derselben zu erklären, ist keine der bisher diesbezüglich aufgestellten Theorien, über die wir zum Schlusse handeln wollen, im Stande. Wir stellen hier auch keine Theorie auf, sondern constatiren nur Thatsachen. Die Hauptthatsache ist die: Sowohl das rothe, als das grüne Licht ruft in derartigen Augen eine sehr entschieden farbige Empfindung hervor, aber die gänzliche Abweichung von dem physiologischen Verhalten liegt darin, dass Roth und Grün aufgehört haben, Gegenfarben zu sein, dass sie vielmehr Nebenfarben geworden sind und einer der zwei erhaltenen Grundfarben, dem Gelb, coordinirt. Die unzweifelhafte Thatsache lehrt, dass die Netzhaut von allen Strahlen des Spectrums, welche vom Roth bis zum Blau reichen, in einer und derselben Farbe, und zwar in Gelb erregt wird, so zwar, dass derartige Augen im Gelb die reinste, gesättigste Empfindung des Gelb haben, in den anderen Theilen dieser Spectrumhälfte jedoch Nuancen des Gelb sehen. Roth, Grün und Gelb sind daher für derartige Netzhäute qualitativ vollkommen identisch und daraus folgt auch, dass das Spectrum nur aus zwei Theilen bestehen kann, einem gelben und einem blauen. Kein Auge dieser Kategorie kann Blau von Violett unterscheiden, indem das Violett durch eine geringe Beimischung von Roth zu Blau entsteht. Roth hat aber für das „farbenblinde" Auge die Qualität des Gelb und Gelb ist auch für dieses Auge die Gegenfarbe von Blau. Das Roth im Violett wird einen Theil des Blau vernichten, das übrig bleibende Blau des Violett wird aber eine vom reinen Blau im Farbenton nicht unterscheidbare blaue Farbenempfindung hervorrufen. Wenn dies richtig ist, so muss durch weitere Zumischung von Roth zu Blau schliesslich das Roth überwiegen und eine bestimmte Purpurfarbe einem solchen Auge wieder Gelb erscheinen.

Es wird daher, da sich im Spectrum die Purpurfarben nicht finden, das Spectrum nur zwei Farben zeigen können, Gelb und Blau; es kann das Spectrum nirgends eine Lücke haben und es ist kein Grund abzusehen, warum, wenn das farbentüchtige Auge im Gelb die hellste Stelle des Spectrums sieht, nicht auch das blaugelbsichtige sie dort haben sollte. Wir wissen einfach nicht, warum im Gelb die hellste Partie des Spectrums liegt; wir sehen aber, wenn wir nicht mangelhaften Theorien huldigen, keinen Grund, warum der Gelbblausichtige, dessen Netzhaut nicht etwa gegen rothe und grüne Strahlen blind ist, sondern von diesen Strahlen nur qualitativ verschieden erregt wird, als die Normalnetzhaut, nicht auch im Gelb die hellste Stelle des Spectrums sehen sollte. Es folgt weiter, dass wenn ein solches Auge ein Spectrum betrachtet, in welchem an das Violett sich noch Purpurtöne im Uebergang zu Roth anschliessen, wie z. B. den Index der Radde'schen Tafel, das Spectrum dreigetheilt erscheint, in der Mitte Blau, rechts und links von Gelb flankirt. Beim

Gelbblausichtigen ist daher Licht und Farbe niemals getrennt. Wenn ein farbiges Licht die Netzhaut überhaupt erregt, so ruft es auch bei einer bestimmten Intensität eine Farbenempfindung hervor; die Ausnahmen, die hierbei gelten, sind den Verhältnissen angepasst genau dieselben, wie für das farbentüchtige Auge. Auch die Empfindung des Gelb und Blau ist für diese Augen genau dieselbe, wie für ein Normalauge. Kein Hierhergehöriger wird im mindesten im Zweifel darüber sein, was ein reines, gesättigtes Gelb oder Blau ist, er wird unter Hunderten von farbigen Papieren, Pulvern, Wollen das reinste Gelb sofort herausfinden, schneller sogar als der nicht Farbenblinde, er wird ebenso über das reinste und intensivste Blau keinen Moment im Zweifel sein.

Der Farbenblinde kennt nur zwei Farben und deren Nuancen, er kennt ausser Schwarz, Weiss und Grau nur gelbe und blaue Farben. Ist eine Farbe nicht grau und nehmen wir an, dass der Farbenblinde eine gelbblaue Empfindung ebensowenig haben könne wie wir, so kann eine Farbe für diesen „Blinden" nur Gelb oder Blau sein. Die Art und Weise, wie man noch immer mit Farbenblinden verfährt, scheint nicht sehr wissenschaftlich und nicht sehr zweckdienlich, um den Farbenblinden selbst Klarheit über seinen Zustand zu verschaffen. Es ist ganz und gar verfehlt, Farbenblinde auszuforschen, wie sie diese oder jene Farbe benennen und bei der in Rede stehenden Kategorie auf Ausdrücke, wie Roth, Grün, Violett irgend welchen Werth zu legen. Man weiss doch, oder sollte doch wissen, dass diese Worte für den Gelbblausichtigen jedes Sinnes entbehren, dass es Worte ohne Begriffe sind, dass man an einen Solchen nur Eine Frage stellen kann, und d a s ist die, ob die vorgelegte Farbe (wenn nicht schwarzweiss) Gelb oder Blau sei. Der intelligente Farbenblinde belächelt auch in der That die Art und Weise, wie er untersucht wird und empfängt keinen grossen Respect von der Intelligenz, ja nicht einmal von dem Farbensinn seines Prüfers. Sobald Jemand bei der Untersuchung mit dem Spectrum oder beim Anschauen des Radde'schen Index (1 bis 24) erklärt hat, dass er nur zwei Farben, Gelb und Blau, sehe, ist er gelbblausichtig. Aufgefordert, die Farben des Spectrums durch farbige Papiere, farbige Wollen, farbige Pulver zu bezeichnen, wird er begreiflicherweise nur zwei Farben, Gelb und Blau (oder Violett), herauslegen. Wenn man ihn nunmehr zwingt, noch andere ähnliche Farben herauszusuchen, so wird er, was ebenso begreiflich, das ganze Heer von farbigen Mustern (mit Ausnahme der

rein schwarzweissen und ihm so erscheinenden) in die zwei grossen
Lager der gelben und blauen Farben theilen. Aber dies ist ja gar
nicht der Zweck des Versuchs, der uns lehren soll, welche zwei
Farben im Spectrum gesehen werden. Ebenso ist es klar, dass wenn
der Farbenblinde (mit seinem ausgezeichneten Farbenunterscheidungsvermögen für Gelb, Blau und Schwarzweiss) beim Ueberblick über
den ganzen Theil des Spectrums von Roth bis Blau erklärt,
dass dies ein und dieselbe Farbe und zwar Gelb sei, es ein ganz und
gar nutzloses Beginnen ist, ihm noch die isolirten Theile dieses
Spectrumabschnittes vorzulegen und nun diese isolirten Theile wieder
benennen und durch objective Farben bestimmen zu lassen. Denn
Gelb bleibt, wie für uns, so auch für den Gelbblausichtigen, Gelb,
nämlich das was wir Gelb und das was er Gelb sieht. Auch ist es,
nachdem das ganze Spectrum durch die zwei Farben, Gelb und Blau,
einmal characterisirt worden ist, ganz gleichgiltig, welche „gelben"
Farben für die einzelnen Theile des gelben und welche „blauen" für
die einzelnen Theile des blauen Spectrums herausgelegt werden. Auch
wenn man die Spectralfarben durch Spectralfarben nachlegen lässt
(pag. 188), kann man höchstens erfahren, welches Roth, Grün, Orange
die gleiche Helligkeit haben, denn dass sie dieselbe Farbe haben,
wissen wir ja ohnehin schon. In Gleichem ist es (ausser man will
die Grenzen des Spectrums bestimmen) eigentlich nur eine Spielerei
(wenngleich eine amusante), wenn man den als Gelbblausichtig Erkannten noch mit den Metalllinien prüft. Denn das wissen wir wiederum, dass wenn Jemand im Spectrum von Roth bis Blau nur Gelb
und von da bis an's Ende des Spectrums nur Blau sieht, er auch die
rothen Rubidiumlinien und die rothe Kaliumlinie (wenn er sie überhaupt sieht) doch wieder nur gelb sehen kann, wie die rothe Lithium-,
die gelbe Natrium- und die grüne Thalliumlinie, und dass ihm ebenso
die blauen Strontium-, Caesium- und Indiumlinien, sowie die violetten
Rubidiumlinien blau erscheinen müssen. Desshalb behält die Prüfung
mit den isolirten Metalllinien dennoch ihre hohe Bedeutung, aber
nur, so lange der Xanthokyanops nicht erkannt ist. Denn ein Solcher
kann ja (und es kommt dies thatsächlich vor) die Farben im Spectrum der Reihe nach hersagen, wie er sie in der Schule gelernt
hat — über das rothe und violette Ende ist er ja doch nie im Zweifel!
Wenn es richtig ist, dass der Gelbblausichtige nicht rothgrünblind ist, sondern dass die Anomalie darin besteht, dass die rothen
und grünen Strahlen die Empfindung des Gelb hervorrufen, so wird

sich dies durch die Contrastversuche erweisen lassen. Bei dem Schattencontrastversuch z. B. wird der rothe, grüne und gelbe Grundschatten Gelb, der grüne, rothe und blaue Contrastschatten hingegen Blau erscheinen müssen. Und so ist es auch. Es ist ein capitaler Irrthum, dass die Farbenblinden, von denen wir jetzt sprechen, keine farbigen Schatten haben. Es ist dies aber auch ganz und gar unmöglich. Wenn ich vor eine der beiden weissen Lichtquellen ein Spectralgrün gefärbtes Glas setzen würde, so wird jetzt der Grundschatten Spectralgrün sein. Soll der Contrastschatten farblos sein, dann muss es auch der Grundschatten sein, und müsste also der Grundschatten schwarz, weiss, oder grau sein. Wenn das der Fall wäre, müsste im Spectrum an Stelle des Grün ein schwarzer, weisser oder grauer Streifen sich finden. Das trifft aber für das dichromatische Spectrum absolut nicht zu. Da erscheint an Stelle des Grün eine lebhafte Farbe, eine deutliches Gelb. Mithin muss auch der spectralgrün gefärbte Grundschatten farbig, gelb sein und daher der Contrastschatten, falls für den Gelbblausichtigen die physiologischen Axiome Geltung haben, Blau. Ganz dasselbe Raisonnement gilt für den rothen Grundschatten. Wenn trotzdem ein grosser Theil der Farbenblinden die objectiven Schatten, die wir roth und grün sehen, farblos sieht, so beweist dies einfach nichts anderes, als dass diese Schatten nicht roth und grün sind — in spectralem Sinn.

Es ist eine hochinteressante und bedeutsame Thatsache, dass der Gelbblausichtige die objectiven Farben, die wir Roth und Grün sehen, Gelb sieht, dass er aber dieselben Farben, wenn sie subjectiv, durch Contrast hervorgerufen werden, Blau empfindet, so dass unter den objectiven Farben Roth, Grün und Gelb, unter den subjectiven hingegen Roth, Grün und Blau coordinirt sich zeigen.

Die bisherigen Erörterungen über den Dichromatismus gehen nicht in's Detail, sie sind principiell. Eine principielle Erörterung erfordert noch die Empfindung des Grau von Seite des Gelbblausichtigen. Was das wahre reine neutrale Grau ohne jegliche Beimischung ist, weiss ein Solcher nicht bloss ebensogut, sondern entschieden besser, als der Polychromatiker. Für ihn ist das Prototyp des Grau das Grau der Haut der Maus oder des Elephanten. Wenn ein Gelbblausichtiger zu einer Reihe gelber oder blauer Farben grau legt, dann herrscht eitel Jubel ob dieser Verwechselung. Aber da ist von einer Verwechselung gar keine Rede. Er sieht nämlich

das eine Mal das Blau, das andere Mal das Gelb dem Grau beigemischt, das der meisternde Prüfer entweder gar nicht oder erst dann
erkennt, wenn ihn der Farben„blinde“ belehrt, dass die eine Farbe
Blaugrau, die andere Gelbgrau sei. Nach meinen Erfahrungen
möchte ich aber kaum daran zweifeln, dass der Xanthokyanops
wirklich Objecte farbig sieht, die wir neutralgrau sehen müssen.
Denn ein Papier, ein Wollbündel, ein Pulver, das eine rothgrüne
Farbe hat, müssen wir grau sehen; der Gelbblausichtige aber, für
den Roth und Grün keine Gegen-, sondern Neben farben sind, kann
dieses für uns thatsächlich neutrale Grau gelblich oder gelb sehen,
und muss desshalb ein uns thatsächlich neutrales Grau dem Gelb bei-
ordnen. Der Unterschied gegen die gewöhnliche Auffassung ist nur
die, dass ein solches Auge die Grundfarbe Roth oder Grün nicht desshalb mit Reingrau verwechselt, weil es Roth oder Grün wie Grau,
sondern umgekehrt, weil es Grau wie Roth oder Grün sieht.

Sowie es also einerseits scheint, als ob bei Farbenblindheit Grau
farbig gesehen werden könne, so ist andererseits unzweifelhaft und
aus der ganzen Darstellung von selbst sich ergebend, dass der Gelbblausichtige unter bestimmten Umständen dort Reingrau sieht, wo
für uns eine lebhafte Farbe existirt. Jede Grundfarbe sieht er
farbig, aber die Mischungen gewisser Grundfarben, die uns
farbig sind, Grau. Denn wenn Roth und Grün dem Gelb qualitativ entsprechen, so ist, wie schon ausgeführt, nicht blos Gelb,
sondern auch Roth und Grün die Gegenfarbe von Blau, und ein
gewisses Blaugrün, sowie ein gewisses Purpur (Rothblau) wird
als vollkommen neutralgrau erscheinen. Daher begreift man auch,
warum der Farbenblinde farblose Grund- und Contrastschatten sehen
kann und thatsächlich häufig sieht, wenn wir Roth oder Grün im
Grundschatten sehen. Die Unreinheit der Lichtquelle und der Gläser
ist die Schuld, dass jene Farben im Grundschatten, die uns für ein
entschiedenes Roth und Grün imponiren, eigentlich Rothblau und
Grünblau sind in Tönen, die dem Farbenblinden grau oder an und
für sich nur sehr schwach gefärbt erscheinen können und um so
schwächer, als die Beleuchtung schwach ist. Endlich kann ich die
Bemerkung nicht unterdrücken, dass es mir scheint, als ob der
Farbenblinde eine gelbblaue Farbe sehen könnte (pag. 180), aber
auch wohl (wie Hering beim Nachbilde) nur in der Art, dass er
das Gelb und Blau abwechselnd sieht, wenn sie sich nicht für
Momente vernichten. So kann es kommen, dass ein Blaugrün oder

Purpur dem Reingrau zugezählt, dass es aber im nächsten Momente wieder als bläulich, hierauf als gelblich und dann vielleicht wieder als grau bezeichnet wird.

Der Gelbblausichtige wird demnach (wenn wir vom Reinweiss und Reinschwarz absehen, in welchem übrigens der Farbenblinde häufig noch einen Stich in's Blaue sieht, den wir nicht mehr erkennen) alle farbigen Objecte in drei Reihen theilen:

Erste Reihe, die Reihe der gelben Farben: Roth, Rothgelb, Gelbroth, Gelb, Gelbgrün, Grüngelb, Grün; ferner jenes Blaugrün, in welchem das Grün das Blau, und jenes Purpur, in dem das Roth das Blau überwiegt: endlich Grau, das thatsächlich noch einen Stich in's Rothe, Gelbe oder Grüne hat; und Neutralgrau, wenn es Rothgrün ist.

Zweite Reihe, die Reihe der blauen Farben: Blau, Violett; jenes Blaugrün und jenes Purpur, in welchem das Blau überwiegt; Grau, wenn es factisch blaugrau ist.

Dritte Reihe, die Reihe der grauen Farben: Grau; jenes Blaugrün und jenes Purpur, welche das betreffende Auge mit gleicher Intensität der sie constituirenden Grundfarben treffen; individuell auch ein Grau, dem eine gelbe Farbe von bestimmter Wellenlänge oder in sehr geringer Menge beigemischt ist (wovon gleich später).

Es ist eine characteristische Eigenschaft der Gelbblausichtigkeit, dass verschiedene Töne von Blaugrün wie von Purpur, die uns als nahezu identisch erscheinen, als ganz antagonistische Farben bezeichnet werden. Eine Purpurwolle wird blau genannt und etwa ein gleichfarbiges Purpurpulver gelb. Wir können dann sicher sein, dass für das betreffende Auge im Purpur der Wolle das Blau, in jenem des Pulvers das Roth überwiegt, und dass sie sich das Gleichgewicht halten, wenn eine Purpurfarbe für grau gehalten wird.

Im Spectrum ist kein Purpur, aber Blaugrün ist darin. Es wäre daher gar nichts Wunderbares, wenn dem Farbenblinden im Spectrum an einer Stelle des Blaugrün ein grauer Streifen erschiene, wenn ein grauer Streifen den gelben Theil des Spectrums vom blauen schiede. Das kommt in der That vor. Dass es nicht immer vorkommt, dass im dichromatischen Spectrum Gelb und Blau ohne Zwischenstreifen sich hart berühren, kann nur aus der Thatsache erklärt werden, dass, um einen Hering'schen Ausdruck zu gebrauchen, das Gewicht der Empfindung für die einzelnen Theile des Spectrums bei verschiedenen Gelbblausichtigen verschieden ist. So gibt es eine Zahl derselben, bei denen das Gewicht der Blau- und Gelbempfindung an einer Stelle des Spectrums sich gegenseitig vollständig aufhebt, Andere, bei denen dies nirgends der Fall ist. Erstere sehen einen grauen Streifen, letztere nicht.

Diese Verschiedenheit des Gewichtes der Farbenempfindungen bei den einzelnen in Rede stehenden Farbenblinden müssen wir als Thatsache hinnehmen. Sie äussert sich auch noch in anderen Erscheinungen. Ein Theil der genannten Augen sieht nämlich Roth heller als Grün, ein anderer Grün heller als Roth. Diese Letzteren sind es auch, für die das rothe Ende des Spectrums eine wirkliche oder scheinbare Verkürzung haben kann, indem Strahlen gewisser Wellenlänge entweder gar keine Licht- und Farbenempfindung oder eine solche erst bei einer viel grösseren Intensität hervorrufen, als sie für das farbentüchtige Auge nothwendig ist. Sobald aber überhaupt Lichtempfindung mit diesem farbigen Lichte hervorgerufen wird, ist auch die Farbe da. Es sehe z. B. ein solcher „Roth"blinder das Roth im Spectrum nicht bis zur Linie A, sondern nur bis zur Linie B. Man erzeuge die Kaliumlinie, die bei A liegt. Er sieht sie vielleicht gar nicht, auch wenn wir ihre Helligkeit stark steigern. Es kann aber auch sein, dass wenn wir die Kaliumlinie sehr leuchtend machen, nunmehr die leuchtende Linie wahrgenommen wird. Bei einer gewissen Lichtstärke erscheint sie dann sicher auch farbig, gelb. Die Mähre, dass man die Farbenblindheit dadurch entdeckt hat, dass ein Schneiderlein eine schwarze Hose mit rothem Tuche flickte, characterisirt sehr schlecht das Wesen der „Rothblindheit". Jener Schneider hatte ein verkürztes Spectrum oder flickte die Hose bei schlechter Beleuchtung. Wenn es finster ist, halten auch wir Roth für Schwarz. Der Gelbblausichtige, bei dem das Gewicht der Rothempfindung herabgesetzt sein kann, kann allerdings einen rothen Fleck in Schwarz einsetzen bei einer Beleuchtung, bei der wir noch Roth von Schwarz unterscheiden. Der Gelbblausichtige, bei welchem das Gewicht der Empfindungen für die eine oder andere der gelben Farben herabgesetzt ist, kann auch ein Weiss oder ein Grau, dem eine geringe Menge dieser Farbe beigemischt ist, für Weiss oder Grau halten. Aber das Wesen der Xanthokyanopie liegt nicht darin, dass das Spectrum verkürzt oder dass das Gewicht der Rothempfindung herabgesetzt ist — denn Beides kann fehlen.

Die allgemeinen Betrachtungen mögen in der Vorführung eines 36jährigen Gelbblausichtigen ihre Erläuterung finden. Es wird sich dabei auch Gelegenheit bieten, die einzelnen Methoden der Farbenprüfung genauer zu besprechen.

I. Spectraluntersuchung.

Das Spectrum des Tageslichtes, sowie einer Gasflamme ist rein dichromatisch. Gelb und Blau; die grösste Helligkeit im Gelb; zwischen Gelb und Blau auch bei starker Vergrösserung des Spectrocops keine graue Linie; die Grenze liegt beim Uebergang von Grün in Blaugrün, ungefähr entsprechend der Frauenhofer'schen Linie b. Das Spectrum ist am violetten (blauen) Ende nicht verkürzt, dagegen zeigt es eine Verkürzung am rothen Ende. Es wird das spectrale Roth zwar wahrgenommen, aber nur bis etwa zur Linie B. Es erscheint demnach Roth, Orange, Gelb und Grün — Gelb oder „Feuerfarben", „Farbe der untergehenden Sonne"; Blau und Violett = Blau. Um festzustellen, ob die Verkürzung des rothen Endes eine wirkliche oder scheinbare sei, wird die im äussersten Roth bei A liegende Kaliumlinie (durch Verbrennen von Jodkalium in der schwach leuchtenden Gasflamme) erzeugt. So lange die Kaliumlinie nicht intensiv ist, wird sie nicht wahrgenommen; sobald sie sehr lichtstark wird, wird sie gesehen und als „Feuerfarben" bezeichnet. Das Spectrum hat daher gegen Ultraroth hin keine Verkürzung. Das ganze Spectrum wird nur durch zwei farbige Wollen nachgelegt, ein reines Gelb und ein reines Blau (oder Violett). Isolirt man die einzelnen Theile des Spectrums, so erhält man immer die Bezeichnung: Gelb oder Blau. Lässt man die einzelnen Theile durch Wollproben nachlegen (Magnus, Cohn), so erhält man, wenn man sich nicht mit dem Gelb begnügt, einfach eine Farbenprobe auf Wolle, da zu Gelb alle gelben, zu Blau alle blauen Farben gelegt werden, aber keine Spectralprobe.

Macht man die rothe Lithium-, die gelbe Natrium- und die grüne Thalliumlinie, jede für sich, sichtbar, so wird die Linie sofort als gelb und als identisch mit den anderen bezeichnet. Lässt man gleichzeitig die Natrium- und die Thalliumlinie erscheinen, so ist Thallium mehr weissgelb, Natrium mehr braungelb. Lässt man dann Natrium und Lithium gleichzeitig aufleuchten, so ist wieder Natrium im Vergleiche zu Lithium mehr weissgelb in dem gleichen Verhältnisse, als Thallium zu Natrium weissgelb erschien.

II. Index von Radde's Farbentafel.

Nummer 1 bis Nummer 15 incl. ist dieselbe Farbe . . . .   Gelb,
und zwar 1 bis 6: Zinnoberroth . . . . ⎫
        Zwei Uebergänge zu ⎪
        Orange . . . ⎪
        Orange . . . . . . ⎬ = Gelbbraun.
        Zwei Uebergänge zu ⎪
        Gelb . ⎭
        7: Gelb . . . .   = schön Gelb.
Dagegen wieder 8 bis 15: Zwei Uebergänge nach ⎫
        Gelbgrün . . . ⎪
        Gelbgrün . . . . . ⎪
        Zwei Uebergänge nach ⎪
        Grasgrün . . . ⎬ = Gelbbraun.
        Grasgrün . . . . . ⎪
        Zwei Uebergänge nach ⎪
        Blaugrün . . . ⎭
Identisch sind 2 und 13: 1. Uebergang von Zinnober nach Orange
        und Grasgrün;
      3 und 12: 2. Uebergang von Zinnober nach Orange,
      und 2. » » Gelbgrün nach Grasgrün.
      4 und 11: Orange
      und 1. Uebergang von Gelbgrün nach Grasgrün.

Nummer 16 bis Nummer 24 incl. ist wieder eine und
dieselbe Farbe, und zwar Blau:
    No. 19: Blau ist das reinste Blau,
während die übrigen minder gesättigten blauen Farben durch
    16 bis 18: Blaugrün,
        Zwei Uebergänge zu Blau,
und 20 bis 24: Zwei Uebergänge zu Violett,
        Violett,
        Zwei Uebergänge zu Purpur
gegeben sind.
    Endlich constituiren Nummer 25 bis Nummer 30
wieder dieselbe Farbe und zwar wieder ein immer
lichter werdendes Gelbbraun, so dass z. B. 30 (2. Uebergang

von Carmin zu Zinnober) und 14 (1. Uebergang von Grasgrün zu Blaugrün) identisch sind. 25 bis 30 sind in der Tafel bezeichnet als:

> Purpur,
> Zwei Uebergänge nach Carmin,
> Carmin,
> Zwei Uebergänge nach Zinnober.

Es sei noch erwähnt, dass 31 und 32 (Neutralgrau und Zinnobergrau) als Grau, 33 bis 37 (Braun, Orangegrau, Gelbgrau, Gelblichgrüngrau, Grüngrau) als Gelbgrau und 38 bis 42 (Blaugrüngrau, Blaugrau, Violettgrau, Purpurgrau, Carmingrau) Bläulichgrau genannt werden.

Schöner kann das Wesen der Gelbblausichtigkeit unmöglich hervortreten als bei dieser Prüfung. Das für uns reinste Gelb und reinste Blau ist es auch dem Xanthokyanops; alle anderen Farben sind nur Nuancen von Gelb und Blau. Die gelben Farben gehen von Roth durch Orange, Gelb und Grün bis in jenes Blaugrün, in welchem das Grün noch überwiegt; dann wieder von jenem Purpur, in dem das Roth überwiegt bis zum Roth. Die blauen Farben beginnen im Blaugrün mit überwiegendem Blau und endigen, durch Blau, und Violett hindurchgehend, in jenem Purpur, in dem noch Blau überwiegt. Die vollkommene Identität gewisser Farben in der gelben, wie in der blauen Reihe beruht nur auf Gleichheit der Nuance. Wie im Spectrum findet sich für Herrn X. auch im Radde'schen Index kein Blaugrün, in dem sich Blau und Grün so vollsändig die Waagschale hielten, dass es Grau erschiene und ebensowenig enthält der Index ein graues Purpur, d. i. ein Purpur mit gleichem Gewicht von Blau und Roth.

III. Simultancontrastversuche.

a) H. Meyer's Florpapier-Versuch, durch Adolf Weber 1875 zur Farbenprüfung empfohlen, dadurch zu vervollständigen, dass man die inducirte Farbe nicht blos nennen, sondern durch farbige Papierringe (oder Wollen, Pulver) kennzeichnen lässt. Die Probe wird mit dem Heidelberger Farbenbuche in der Art angestellt, dass ehe man den Contrast erzeugt, nach der Farbe des inducirenden Papiers (ob Gelb oder Blau) geforscht wird. Die eingeklammerten Namen gelten für das farbentüchtige Auge.

Blatt 2 . . . (Rosa)   Blaugrau,   wird dazu gelegt ein Rosapulver (Krapprosa).

Contrast . . (Dunkelgrün) Braun.   »   »   »   ein brauner Ring.
Chromgrünpulver.

Blatt 3 . . . (Violett)   Blau,   »   »   »   eine dunkelblaue Wolle.

Contrast . . (Gelbgrün)   Gelb,   »   »   »   ein gelber Ring.

Blatt 4 . . . (Purpur)   Indigo,   »   »   »   eine dunkelblaue Wolle.

Contrast . . (Lichtgrün)   Lichtgraubraun »   »   »   ein brauner Ring.

Blatt 7—9 . (Blau)   Blau,   »   »   »   eine violette Wolle.

Contrast . . (Gelb)   Gelb,   »   »   »   gelber Ring. Chrom-
gelbpulver.

Blatt 19 . . (Lichtgrün)   Gelb,   »   »   »   lichtgrüne Wolle, orange-
farbenes Pulver.

Contrast . . (Dunkelroth) Indigo,   »   »   »   Indigo (Pulver).

Blatt 20 . . (Gelb)   Gelb,

Contrast . . (Dunkelblau) Indigo,   »   »   »   Indigo.

Die „blauen" Farben: Blau, Violett, Purpur, Rosa,
deren Contrastfarben Gelb, Grüngelb, Lichtgrün, Dunkelgrün sind, haben einen gelben oder gelbbraunen Contrast; die
„gelben" Farben: Grün und Gelb einen blauen (Indigo-)Contrast.
Ein reines Roth, das eine sichtbare Contrastfarbe geben würde, findet
sich nicht im Farbenbuch.

b) Spiegelversuch von Ragona Scina, durch Cohn zur
Farbenprüfung empfohlen (1878). Nach Minder und Pflüger
(1878) ist die Grund- und Contrastfarbe durch Wollen nachzulegen.

Bei Farbe des Glases erscheint:	Grundquadrat:	Contrastquadrat:
1. Rosa . .	Schönbraungelb	Lichtblau
2. Purpur	Gelbbraun	Dunkelblau
3. Roth . .	Schmutzigbraun	Schwarzblau, Indigo
4. Grün .	Gelbbraun	Lichteres Indigo
5. Gelb . . .	Eidottergelb	Indigo
6. Blau	Blau	Schönbraun

Rosa und Purpur (in denen offenbar Roth überwiegt), Roth und
Grün, bei denen das Grundquadrat dem farbentüchtigen Auge in
den herrlichsten Farben: Rosa, Roth und Grün erscheint, erscheinen
dem Gelbblausichtigen als nahezu gleiche Nuancen des Gelb,
als Gelbbraun und geben demnach wie das Gelb, alle einen
blauen Contrast. Die lichtblaue Contrastfarbe (1) wird durch
ein lichtviolettes Pulver (Ultramarinviolett), die dunkelblaue (2) durch
ein kobaltblaues Pulver, die schwarzblauen Contrastfarben (3 bis 5)

durch Indigo nachgelegt, während der Contrast auf Blau, übereinstimmend mit dem Eindruck auf ein normales Auge, durch eine braune Wolle (unter den Pulvern keine geeignete Farbe) bezeichnet wird. Die herrlichen blauen Contrastschatten lassen den Gedanken gar nicht aufkommen, als ob dies nur der Contrast auf jenes gelbe Licht wäre, das die rothen und grünen Gläser durchlassen.

c) Farbige Schatten, schon von Leonardo da Vinci beobachtet, von Stilling (1875) zur Prüfung des Farbensinnes empfohlen. Nach Cohn und Hock (1879) ist es auch hier besser, die Farben der Grund- und Contrastschatten nicht blos nennen, sondern auch durch Wollen bezeichnen zu lassen. Da dies bei künstlicher Beleuchtung nicht gut gehe, so meint Hock, man könne die Schattenprobe auch bei einfallendem Tageslichte machen, müsse aber bei Untersuchung der Rothgrünblinden dafür sorgen, dass das Tageslicht nicht auf die Papierfläche falle, „eine Anordnung, welche sehr leicht herzustellen", mir aber unverständlich ist.

Sieht Herr X. durch die Gläser, mit denen der Schattenversuch anzustellen ist, gegen den Himmel, sowie gegen die Petroleumflamme, so sieht er durch das rothe, grüne und gelbe Glas den Himmel feuerfarben, durch das blaue Glas blau. Die Lampenflamme erscheint feuerfarben durch das rothe und grüne, gelb durch das gelbe, blau durch das blaue Glas.

Der Grundschatten erscheint bei Anwendung des blauen Glases blau, der Contrastschatten gelb. Dagegen ist der Grundschatten für das rothe, grüne und gelbe Glas gelb, der Contrastschatten blau. Es ist eine ungemein frappante Erscheinung, dass während bei rothem Glase Roth rechts, Grün links, und bei grünem Glase Grün rechts, Roth links steht, vom Farbenblinden beidemale der Schatten rechts gelb, der Schatten links blau gesehen wird (ganz wie beim Spiegelcontrastversuche). Bei Anstellung des früher (pag. 196) beschriebenen Versuches, bei welchem unter Zuziehung des Tageslichtes der blaue Contrastschatten erzeugt wird, bleibt der Contrastschatten blau, wenn er sich für das Normalauge in Grün geändert hat.

Man könnte sagen, dass wenn Rothgrünblindheit besteht, nur die gelben Strahlen empfunden werden, welche das rothe, wie das grüne Glas durchlässt, dass der Grundschatten beidemale gelb, demnach der Contrastschatten beidemale blau erscheinen muss. Desshalb wird noch mit einer (rothen) Fuchsinlösung und einer (grünen) Nickelchlorürlösung geprüft. Durch jede der Lösungen erscheint die Flamme wieder fenerfarben, der Grundschatten ist auch hier gelb, der Contrastschatten blau.

Alle drei Arten der Contrastversuche erhellen deutlich das Wesen der Einen Art des Dichromatismus, der Xanthokyanopie. Selbst bei wirklicher Rothgrünblindheit, d. h. bei einem Zustande, bei welchem rothes und grünes Licht überhaupt keine farbige Empfindung hervorbrächte, würde man bei den Contrastversuchen farbige Contraste bekommen können, weil es keine reinen Farben auf Papier und im Glase gibt und daher das beigemischte Blau oder Gelb eine farbige Grund- und Contrastempfindung erzeugen könnte. Um so weniger können die Contraste farblos sein, d. h. können die farbigen Contraste fehlen, da das Wesen der Dichromatopie nicht in einer Blindheit gegen rothe und grüne Strahlen, sondern in einer qualitativen Aenderung des durch diese Strahlen hervorgerufenen Farbeneindrucks besteht. Fehlen die farbigen Contraste wirklich, und sie fehlen wirklich häufig, dann kann dies, wenn nicht mangelnde Intelligenz des Untersuchten oder Mangelhaftigkeit des Versuchs Schuld trägt, wie früher (pag. 204) schon erwähnt, nur darin begründet sein, dass die Grundfarbe ein gewisses Blaugrün oder Purpur ist, das dem Gelbblausichtigen grau erscheint. Es gibt dann keinen farbigen Grund- und daher auch keinen farbigen Gegenschatten. Die Grundfarben Roth und Grün dagegen sind bei unverkürztem Spectrum stets farbig und haben farbige Contraste. Es ist unverständlich, wie Stilling, der die Erscheinungen der Dichromatopie sehr genau kennt und beschreibt, die Diagnose derselben noch immer (1879) auf die Farblosigkeit der Schatten (eintretend das einemal bei Anwendung von Roth und Grün, das anderemal bei der von Gelb und Blau) basiren kann.

IV. Pseudoisochromatische Proben.

Dem Farbenblinden erscheinen gewisse unserem Auge differente Farben „fälschlich gleichfarbig" (pseudoisochromatisch, Donders). Darauf gründen sich zwei verschiedene Erscheinungen. Das einemal wird nämlich der Farbenblinde eine Reihe von Farben als gleich bezeichnen, die es nicht sind, das anderemal wird er, wenn es sich um Erkennen von Buchstaben oder Zeichen auf einem farbigen Grunde handelt, dieselben überhaupt nicht sehen, wenn die Farben des Grundes und der Buchstaben (Ziffern, Zeichen u. s. w.) pseudoisochromatisch und gleich hell sind.

a) Pseudoisochromatische Wollmuster.

Die Farbentafel von Dr. A. Daae in Kragerö (Norwegen). Hirschwald,
Berlin, 5 Mark.

Die Tafel enthält zehn horizontale Reihen, in jeder Reihe sieben
Muster farbiger Wollen, (sodass also sieben Verticalcolonnen existiren), jedes Muster bestehend aus drei senkrecht nebeneinander
stehenden Wollfäden von 13 Millimeter Länge. Nach Dr. Sänger,
welcher die deutsche Ausgabe dieser ganz vortrefflichen Tafel be-
sorgte, tragen die Horizontalcolonnen die arabischen Zahlen 1 bis 10
an ihrem Anfang, die Verticalcolonnen die Buchstaben A bis G an
ihrer Spitze. Dadurch kann jede einzelne Probe gekennzeichnet
werden. Probe 4C z. B. ist die dritte Probe in der vierten Horizontal-
reihe. Die Reihen 8 und 10 sind isochromatisch (oder wie ich mich
hinzuzufügen beeilen will, für das farbentüchtige Auge isochromatisch),
und zwar enthält Reihe 8 nur grüne Wollen, von denen A die hellste,
G die dunkelste Nuance des Grün darstellt. Reihe 10 enthält nur rothe
Wolle, beginnend mit der dunkelsten Nuance bei A, und bei G mit
der hellsten endigend. Die anderen acht Reihen sind für das
farbentüchtige Auge anisochromatisch (ungleichfarbig). Dem farbenblinden Auge jedoch könnten, wenn sein Spectrum monochromatisch oder achromatisch wäre, alle diese Reihen pseudoisochromatisch erscheinen; für das Auge mit dichromatischem
Spectrum wird eine gewisse Zahl dieser Reihen pseudoisochromatisch
sein, die anderen aber anisochromatisch, wie dem Auge mit poly-
chromatischem Spectrum. Reihe 1 sowohl als Reihe 2 enthält
jede gelbe und blaue (oder rosa) Farbentöne. Reihe 3: Roth,
Orange, Grün und Braun; Reihe 4: Rosa, Purpur, Blaugrün, Blaugrau,
Grau; Reihe 5: Grün, Braun, Roth; Reihe 6: Blau, Violett, Purpur;
Reihe 7: Grün und Braun; Reihe 9: Blau, Rosa, Violett — einzelne
der Farben, da jede Reihe 7 Muster enthält, in verschiedenen Nuancen.
Auf die Frage, ob Herr X. die einzelnen Reihen (ohne Rücksicht, ob die eine Probe heller oder dunkler sei wie die andere)
gleichfarbig oder ungleichfarbig sehe, erfolgt die Antwort: Bei
Reihe 1 und 2 scheine ihm die Frage scherzhaft gestellt — (natürlich, denn Blau und Gelb sind seine Leibfarben und die Aniso-
chromasie ist schreiend). Dagegen erscheinen ihm alle übrigen factisch anisochromatischen Reihen 3, 4, 5, 6, 7, 9 gleichfarbig, von
den zwei (uns) gleichfarbigen Reihen 8 und 10 jedoch nur Reihe 8

15*

gleich-, Reihe 10 aber ungleichfarbig. Reihe 3 ist braun (mit Ausnahme von C, Fleischfarbe, welches bläulich ist). Reihe 4 durchwegs blau; Reihe 5 durchwegs braun; Reihe 6 durchwegs blau; Reihe 7 braun (alle Proben sind ganz gleich bis auf D, welches „lebhafter" ist — in der That ist D die gesättigste grüne Farbe der Reihe); Reihe 8 braun; Reihe 9 blau. Die vollkommenste Identität zeigt die blaue Reihe 6 und die blaue Reihe 9.

Dieses Resultat stimmt im Allgemeinen mit dem, was wir über das Wesen der Xanthokyanopie bereits wissen. Drei scheinbar unklare Angaben geben nur den Beweis von dem ausgezeichneten Farbenunterscheidungsvermögen der Farbenblinden auf ihrem Gebiete, und zeigen zugleich die Fehler der Tabelle an, die uns mit unserem superioren Farbensinn entgehen.

3C, welches roth sein soll und uns so erscheint, ist es sicher nicht, da es für bläulich und als in die braune Reihe nicht passend erklärt wurde. Dies ist auch der Grund, warum die gleichfarbige, rothe Reihe anisochromatisch erscheint, denn „A, B, C sind allerdings dunkelbraun und D, E schön braun, aber F und G sind bläulich". Und in der That ist Muster 10 G dieselbe Wolle, wie 3 C. (10 F kommt in den pseudoisochromatischen Reihen der Xanthokyanopie nicht vor). Endlich, dass die Reihe 4 für isochromatisch gehalten wird, rührt nicht daher, weil die blaugrünen und Purpurmuster grau (4 G) erscheinen (was nicht unmöglich wäre), sondern weil das Grau (4 G) bläulich ist, daher die ganze Reihe als blaue Reihe gekennzeichnet wird.

Es soll hier auch gleich bemerkt werden, dass von jenen Autoren, welche die Xanthokyanopie als Grünblindheit und als Rothblindheit trennen, Reihe 3 und 4 als die Verwechslungsreihen der Grün-, Reihe 5, 6, 7, 9 als jene der Rothblinden angesehen werden. Unser Xanthokyanops sieht aber alle diese Reihen gleichfarbig.

In practisch vollkommenerer Weise würde die Probe Daae's so angestellt, dass man die Tafel in ihre 10 Horizontalreihen zerschneidet und nun den zu Prüfenden auffordert, die gleichfarbigen Reihen herauszusuchen, dann aber die gleichfarbigen Reihen wieder zu sortiren. So erhält man neben den ungleichfarbigen Reihen gleichfarbige gelbe (braune) und gleichfarbige blaue Reihen. v. Reuss hat die Reihen auf gesonderte Täfelchen sticken lassen und namentlich die der gleichfarbigen vermehrt. Wir werden hören, wie mit Hilfe solcher passend hergestellter Täfelchen ein treffliches Mittel der Diagnose geliefert wird.

b) Pseudoisochromatische Wollrollen.

Donders (28. Dezember 1878) lässt durch Roth- und Grünblinde je das „Wollenpaar" heraussuchen, das identisch erscheint, und gelangt so auf demselben Wege wie Daae zur Sammlung von Proben für Farbenblinde, nur mit dem Unterschiede, dass Daae in seiner Tafel drei gelbe Verwechslungsfarben: roth, grün, braun, und drei blaue Verwechslungsfarben: purpur, blau, violett zusammenstellt. Jedes der pseudoisochromatischen Paare wird auf ein Holzbrettchen aufgerollt, so dass eine der Farben den Grund bildet, während die andere nur unter der Form von zwei oder mehreren, aus je zwei Wollfäden zusammengesetzten Streifen auf dem farbigen Grunde erscheint. „Derjenige, welcher auf einer dieser Proben die Zahl der Streifen nicht anzugeben und zu zählen vermag, hat einen mangelhaften Farbensinn". In dieser Art sind jedoch derartige Proben nur in sehr mühseliger Weise oder gar nicht zu verwenden, da, wie ja Donders natürlich auch weiss, „die Zahl der Streifen" auch von dem Prototyp eines Gelbblausichtigen „angegeben und gezählt werden kann" trotz der vollkommensten Gleichheit des Farbentons wegen Ungleichheit der Helligkeit. Es kann sich, wenn man auch eine grosse Zahl nicht blos pseudoisochromatischer, sondern auch gleich hellerscheinender Muster empirisch bestimmt hat, doch ereignen, dass in einem neuen Falle kein Muster sich findet, in dem die Streifen der gleichfarbigen Wolle nicht durch differente Helligkeit erkannt würden — so sehr schwankt (denn darauf führe ich die Erscheinung zurück) für den Farbenblinden das Gewicht der Empfindungen für die durch Strahlen verschiedener Wellenlänge hervorgerufenen Farbeneindrücke.

Dagegen könnten die pseudoisochromatischen Wollrollen Donders' in der Art Verwendung finden, dass man unter die dem Xanthokyanops pseudoisochromatischen Proben auch solche gibt, die wirklich gleichfarbig in zwei verschiedenen Nuancen und solche, die es auch ihm nicht sind; und dass man den Farbenblinden nunmehr anweist, die gleichfarbigen Muster ohne Rücksicht auf etwa differirende Helligkeit herauszusuchen. Man erläutert dies zuerst an einer wirklich gleichfarbigen Rolle. Es ist ein Fehler von Daae's Tafel, dass sie nur Roth und Grün, die der Gelbblausichtige nicht unterscheiden kann, und nicht auch Gelb und Blau, die er unterscheidet, in gleichfarbigen Reihen enthält. Man nimmt also eine Rolle, welche als Grundfarbe Blau und als Streifen ein helleres Blau oder eine solche, die Gelb auf Gelb in zwei verschiedenen Nuancen enthält. Der Polychromatiker sowohl wie der Dichromatiker mit gelbblauem Spectrum begreift vollkommen, dass es sich um dieselbe Farbe in zwei verschiedenen Nuancen handelt. Das farbentüchtige Auge wird nun die rothen, grünen, blauen, gelben u. s. w. Rollen als gleichfarbig herauslegen, der Gelbblausichtige aber mit der grössten Gemüthsruhe ausserdem noch Rollen als gleichfarbig heraussuchen, die Roth auf Braun, Grün auf Braun, Roth auf Grün, Blau auf Violett, Rosa (Purpur) auf Blau, Rosa (Purpur) auf Violett, Rosa auf Blaugrün, auch vielleicht Rosa oder Blaugrün auf Grau und vice versa gewickelt sind. Er wird dagegen Rollen bei Seite liegen lassen, in welchen eine gelbe Farbe (Roth, Orange, Gelb, Grün) über eine blaue (Blau, Violett) hinzieht.

c) Pseudoisochromatische Pulverproben.

Statt verschiedenfarbiger Wollen, die auf Streifen neben einander stehen, oder auf Rollen über einander gewickelt werden, kann man auch pseudoisochromatische Pulverproben zusammensetzen. Sie haben vor den Wollobjecten den sofort greifbaren Vortheil, dass sie nicht wie letztere durch Abnützung zu Grunde gehen, andererseits bei längerer Nichtbenützung nicht ein Raub der Motten werden, wie dies den Wollen passiren kann. Das Princip dieser Pulverproben liegt darin, dass man in einzelnen Gläschen einerseits Pulver gleicher Farbe, jedoch in zwei Nuancen über einander schichtet, andererseits verschiedenfarbige nimmt und dabei die Verwechslungsfarben berücksichtigt. Es enthält also eine Sammlung solcher Proben Gläschen mit: zwei Blau; zwei Gelb; zwei Roth; zwei Grün; Roth und Braun; Carmin und Braun; Grün und Braun; Roth und Grün; Blau und Violett; Rosa und Violett; Blaugrün und Rosa; Blaugrün, sowie Rosa und Grau; dann noch Combinationen von Roth, Orange, Gelb und Grün einerseits mit Blau und Violett andererseits. Welche Pulver hierzu zu wählen sind, darüber werden wir später sprechen. Analog der Prüfung mit den Wollrollen wird der zu Prüfende belehrt, dass sich in den Gläsern gleich- und ungleichfarbige Pulver befinden, und wird die Gleichartigkeit an den Gläsern mit zwei blauen, gelben, rothen, grünen Pulvern demonstrirt. Aufgefordert, die Gläser mit zwei gleichfarbigen, wenn auch vielleicht ungleich hellen Pulvern herauszusuchen; wird sich der Xanthokyanops durch die bekannten Verwechslungen ungemein rasch verrathen.

d) Pseudoisochromatische Farbenfelder.

Man kann die Verwechslungsfarben malen lassen. Holmgren hat als Leitfaden für den Prüfer eine Verwechslungstafel publicirt, welche als Probe- oder Musterfarben Lichtgrün, Purpur, Roth enthält; als Verwechslungsfarben für Lichtgrün: Graugrün, Braun, Gelblich, Fleischfarbe (Weisslichroth), Rothgrau; für Purpur einerseits Dunkelblau und Violett, andererseits Grau und Grün; für Roth einerseits ein dunkleres, andererseits ein helleres Grün und Braun.

Herr X. erklärt das Lichtgrün der ersten Probe mit den fünf Verwechslungsfarben identisch. Das Purpur der zweiten Probe ist Blaugrau, wogegen die Verwechslungsfarben Dunkelblau und Violett als „Hochblau" bezeichnet werden. Das Grau ist dem Purpur identisch (wiederum nicht etwa, weil Purpur grau erscheint, sondern weil das Grau Blaugrau ist); Grün hingegen ist bräunlich. Das Roth der dritten Probe ist mit den Verwechslungsfarben identisch, die Farbe ist Braun. Der Helligkeit nach folgen: als dunkelstes Braun: Roth und Dunkelbraun, heller ist Dunkelgrün, noch heller das lichtere Braun, am hellsten das lichtere Grün.

Stilling hat die entsprechenden Verwechslungsfarben zum Theile von einem farbenblinden Maler herstellen lassen. Zuerst (1878, Prüfung des Farbensinns) hat er für den Rothgrünblinden in an einanderstossenden Quadraten dargestellt: 1. Dunkelroth und Dunkelbraun; 2. Rothbraun und Dunkelgrün; 3. Grün und Braun; und ausserdem noch 4. eine Probe mit drei Quadraten: Grüngrau, Grün, Dunkelviolett. Diese letztere hat Stilling später (1879, Knapp's Archiv VIII, 1) weggelassen, dafür eine Verwechslungsreihe Blaugrün, Grau, Purpur gegeben.

Herr X. erklärt die Proben 1, 2, 3 der erstgenannten Tafel für gleichfarbig: Braun; 1 enthält zwei vollkommen identische Quadrate; in 2 und ebenso in 3 ist das eine Braun (beidemal das factische Grün) lichter. Die Reihe Blaugrün, Grau, Purpur ist Grau, doch ist nur Grau wirklich Grau, während Blaugrün Gelblichgrau und Purpur Bläulichgrau erscheint.

Wenngleich durch die Erklärung, dass das brennende Roth

auf Holmgren's Tafel in Ton und Nuance identisch ist mit der
Verwechslungsfarbe Braun und auch identisch mit dem Dunkelgrün
der Xanthokyanops sich unwiderleglich documentirt und jede weitere
Prüfung überflüssig erscheint, so wird man doch, um unzweifelhafte
Resultate zu bekommen, auch diese pseudoisochromatischen Farben-
proben, falls man sie zur Diagnose verwenden will, so anstellen,
dass man farbige Papiere (oder Stoffe) etwa in quadratischen Stücken
je zwei und zwei nach den früher besprochenen Principien auf einzelne Blätter aufklebt, und dann ebenso verfährt, wie mit den Rollen
oder den Pulvern.

c) Pseudoisochromatische Zeichentafeln.

Um dem Farbenblinden, so zu sagen, jeden activen Einfluss auf
das Maskiren seines Fehlers zu benehmen, hat Stilling auf eine
Grundfarbe Buchstaben oder Zeichen in der Verwechslungsfarbe
drucken lassen. Wer die Buchstaben nicht lesen, die Zeichen nicht
erkennen kann, ist farbenblind. Stilling hat zuerst (1876. Beiträge
zu der Lehre von den Farbenempfindungen) eine Tafel (I) erscheinen
lassen, bedruckt mit vier rechteckigen farbigen Feldern, in jedem Felde
andersfarbige Buchstaben. Die drei ersten Felder sind zur Entdeckung der Rothgrünblindheit bestimmt: Dunkelgrüner Grund mit
rothen Buchstaben; Brauner Grund mit grünen; Rothbrauner mit
rothen Buchstaben.

Herr X. erklärt, dass in der That in allen drei Feldern Grund
und Buchstaben dieselbe Farbe: Braun haben. Aber in allen
drei Feldern werden die Buchstaben prompt gelesen, im ersten Feld,
weil sie viel dunkler, im zweiten, weil sie bedeutend lichter sind
als der Grund; im dritten endlich, weil sie, wiewohl sie sich weder
in Farbe noch in Helligkeit vom Grunde unterscheiden — glänzen;
wesshalb sie auch unsichtbar werden, sobald bei einer gewissen
Haltung der Tafel der Glanz verschwindet. Das vierte Feld, zur
Entdeckung der Gelbblaublindheit bestimmt und grüne Buchstaben
auf dunkelviolettem Grunde enthaltend, wird als „Braun auf Indigo",
also als verschiedenfarbig bezeichnet.

Stilling hat die Tafeln (II) dann (1877) in der Art verbessert,
dass er den Grund aus Quadraten von derselben Farbe, aber verschiedener Helligkeit herstellte und nun die Form des Buchstaben
auf diesem Grunde durch andersfarbige, nicht zusammenhängende

Quadrate characterisirte. In dieser Ausgabe: „Die Prüfung des Farbensinns beim Eisenbahn- und Marine-Personal, mit 3 Tafeln" enthält die erste Tafel vier rothe Buchstaben auf grünem Grund, die zweite vier rothe Buchstaben auf braunem Grund, die dritte ein blaugrünes Kreuz auf violettem und einem violetten Stern auf blaugrünem Grund. Hält man die Tafeln so, dass sie nicht glänzen, so wird das farbentüchtige Auge auch ohne besondere Intelligenz seines Trägers die Tafel 1 leicht entziffern; die Buchstaben auf Tafel 2 sind wirklich schwer zu erkennen, doch schliesslich muss sie der nicht Farbenblinde doch entdecken; auf Tafel 3 werden die verschiedenfarbigen Quadrate herausgefunden werden müssen.

Herr X. sieht zuerst auf der grünen Tafel 1 absolut keinen Buchstaben; dann, bei genauerem Zusehen findet er doch die einzelnen rothen Quadrate wegen differirender Helligkeit heraus, aber immer nur eines nach dem andern; endlich, nach langer Mühe, nennt er alle Buchstaben richtig, erklärt aber gleichzeitig, dass er sie factisch nicht sehe, dass er sie nur aus einer Ecke, einem „Zipfel" u. s. w., errathen habe. Auf Tafel 2 und 3 wird von Buchstaben und Zeichen absolut Nichts erkannt.

In einer späteren Ausgabe: „Die Prüfung des Farbensinns Neue Folge, 1. Lieferung, 1878" sind die Tafeln (III) für die Rothgrünblindheit von gelblichem Grunde. Auf diesem ist die eine Verwechslungsfarbe, helleres und dunkleres Braun in lauter isolirten Quadraten aufgetragen, zwischen denen in isolirten rothen Quadraten die Buchstaben oder Zeichen erscheinen. Die erste Tafel enthält die Buchstaben T, L, F, H; die zweite: D, O, E, B. Die Buchstaben der ersten Tafel sind für das Normalauge leichter zu erkennen, als die der zweiten. Herr X. liest sofort die Buchstaben T, L, H der ersten Tafel, „weil sie dunkler sind"; das F erkennt er nicht. Auf der zweiten liest er D, hält O für P, liest auch E und B, erklärt jedoch, dass er die beiden letzten Buchstaben nur errathen habe.

Um Stilling's Princip besser zu verwirklichen, hat sich Cohn (1878) Buchstaben und Ziffern auf pseudoisochromatischem Grunde mit Wolle sticken lassen. Die Farben der Wollen, welche für Grund und Inhalt hier in Betracht kommen, sind uns hinlänglich bekannt, sie werden vollkommen ersichtlich aus den Reihen 3, 4, 5, 6, 7, 9 der Tafel Daae's. Damit aber die Buchstaben und Ziffern wirklich nicht erkannt werden, müssen die beiden Farben genau dieselbe Helligkeit haben. Cohn macht ferner darauf aufmerksam, dass die Wolle für den Buchstaben dieselbe Stärke haben solle wie für den Grund, sowie dass es, damit nicht Niveauunterschiede die Zeichen kenntlich machen, nöthig sei, die Proben nach dem Sticken gut pressen und plätten zu lassen. Cohn lässt seine Buchstaben und Ziffern mit 2 Centimeter Höhe auf Canevasstücke von 4 Centimeter Seite sticken.

V. Die Wahlproben.

Indem man den zu Prüfenden auffordert, farbige Papiere, Wollen, Pulver zu sortiren oder zu einer ihm vorgelegten Farbe die analogen herauszusuchen, überlässt man es der freien Wahl, uns über den Farbensinn Kunde zu geben. Die Untersuchung mit dem Spectrum, den Metalllinien und den Simultancontrasten ist, sobald man sich nicht auf die Angaben des Geprüften verlässt, sondern diese Angaben durch Wahl farbiger Objecte controlirt, einfach eine Combination der einen mit der anderen Probe.

a) Holmgren's Probe mit farbigen Stickwollen, anzustellen an einer Auswahl von Wollen mit den Grundfarben und zahlreichen Farbentönen, sowie von Nuancen des Grau (für 5,50 Mark zu beziehen durch P. Dörffel, Unter den Linden 46, Berlin). Zuerst wird ein lichtgrünes Wollbündel vorgelegt. Derjenige, welcher zu diesem Muster ausser grünen Wollen eine oder mehrere der früher (pag. 217) erwähnten Verwechslungsfarben, also graugrün, braun, gelblich, fleischfarben, grauroth hinzulegt, ist farbenblind. Da Holmgren Roth- und Grünblindheit unterscheidet, so ist noch festzustellen, ob der Farbenblinde rothblind oder grünblind ist. Dazu wird ein purpurfarbiges Wollbündel (in Daae's Tafel 6c) verwendet. Wer zu Purpur ausser Purpur Blau und Violett legt, ist Rothblind; wer aber ausser Purpur Grün und Grau dazu legt, ist Grünblind. Die dritte Probe, „lediglich Controlprobe", besteht darin, dass man ein lebhaft rothes Wollbündel vorlegt. Der Rothblinde wählt (ausser Roth) Nuancen von Grün und Braun, die dem Normalsehenden dunkler, der Grünblinde Nuancen derselben Farben, die dem Normalsehenden heller erscheinen, als das Proberoth.

Herr X. besteht die Probe in folgender Weise:

Zu Lichtgrün legt er einfach alle gelben Wollen, also rothe,

rothbraune, grüne, braune, da alle diese Wollen wie die Musterfarbe
Nuancen von Gelb sind. In Betreff der rothen Wollen macht er
die interessante Angabe, dass er ganz gut wisse, dass diese Wollen
roth seien, wie wohl sie dieselbe gelbe Farbe wie die anderen Wollen
hätten, aber er erkenne sie an der Eigenheit des Materials, indem
alle rothen Wollen stärker glänzen, als die anderen.

Zu Purpur legt er drei andere Purpur, aber auch Violett und
Blaugrün.

Die Probe mit Roth weist er zurück, da es ja dieselbe Probe
wie mit Lichtgrün sei und er doch wieder nur die gelben Wollen
zusammenlegen könne.

Holmgren sagt: Der Rothblinde verwechselt Purpur mit Blau
und Violett, ein Farbenblinder aber, „welcher Purpur mit Grau oder
Grün (Blaugrün) oder beide verwechselt, ist grünblind, er mag
sich sonst verhalten wie er will". Da Herr X. Purpur mit Violett,
verwechselt, wäre er eigentlich rothblind; da er aber Purpur auch
mit einem gewissen Blaugrün verwechselt (was er ja selbstverständlich
thun muss, da Purpur und Blaugrün für ihn dieselben Farben, einerseits Blau, andererseits Gelb enthalten), so ist er nach Holmgren
doch nicht rothblind, sondern grünblind, „weil es gleichgiltig ist,
wie er sich sonst verhält".

Cohn betrachtet die „Lichtgrünprobe" als überflüssig, empfiehlt
dagegen die „Purpur"probe als vortrefflich zur Voruntersuchung.
Purpur enthält Roth und Blau; der Rothgrünblinde wird nur das
Blau, der Gelbblaublinde nur das Roth sehen und so durch diese
Vorprobe schon die verschiedene Art der Farbenblindheit entdeckt
werden. Das ist nun allerdings theoretisch unrichtig, da der Rothgrünblinde, der ja bei unverkürztem Spectrum für Roth nicht blind
ist, das Purpur ebenso Roth (Gelb) sehen kann, wie der Gelbblaublinde, der das Blau im Purpur Roth sieht.

b) Zur eigentlichen Wahlprobe bedient sich Cohn nicht der
farbigen Wollen, sondern „unveränderlicher farbiger Pulver,
deren Ton und Nuance immer wieder aller Orten unter dem bestimmten Namen gekauft werden kann, und die in Fläschchen von
rechteckigem Durchschnitt aufzubewahren sind". Cohn hat sich
hierbei nicht an die Farben gehalten, die Helmholtz als den
Spectralfarben entsprechend angegeben hat. Man kann seine Proben
der Farbe nach eintheilen, wie folgt:

Rosa: Krapprosa,

Purpur: Purpurlack, Cochenillecarmin,

Roth: Zinnober

(es sei hier bemerkt, dass nach Brücke nicht Zinnober, sondern Cochenillecarmin Repräsentant des spectralen Roth ist),

Orange: Mennige,

Goldgelb: Chromgelb,

Grün: Schweinfurter Grün,

Graugrün: Chromgrün,

Blau mit einem Stich in's Grüne: Bergblau,

Blau: Kobaltblau,

Schwarzblau: Indigo,

Lichtviolett: Ultramarinviolett,

Dunkelbraun: Kasseler Braun,

Weiss: Bleiweiss,

Grau und zwar:

a) Hellgrau: 100 Theile weisse Schlemmkreide (Weiss),
  3 Theile Ebur ustum (Schwarz),
  1 Theil Eisenoxyd (Roth),
  1 Theil Ultramarin (Blau),

b) Mittelgrau: 75 Theile Kreide,
  das Uebrige unverändert,

c) Dunkelgrau: 50 Theile Kreide,
  das Uebrige unverändert,

Schwarz: Pariser Schwarz (Knochenkohle).

Unter den angeführten Namen sind all' diese Farbstoffe in jeder Farbwaarenhandlung käuflich, nur die drei verschiedenen Grau liess Cohn in der Droguenhandlung von J. Hutstein, Schuhbrücke 54, Breslau (woselbst auch die Collection für 3 Mark zu haben), in den angegebenen Mischungen herstellen.

Von jeder Farbe enthält die Sammlung zwei Fläschchen. Cohn stellt die Probe so an, dass jede einzelne Farbe vorgelegt und der zu Prüfende angegangen wird, den Namen der Farbe zu nennen und die gleichfarbigen Pulver aus der Sammlung herauszusuchen.

Herr X. gibt folgenden Bescheid. Zunächst war es wichtig zu hören, was er von den drei Grau halte, da ja doch auf die Verwechslung der Farben mit Grau so viel Werth gelegt wird. Da belehrt uns denn der „Farbenblinde", dass das hellste Grau bläulichgrau, das dunkelste hingegen gelblichgrau sei. also eine ganz entgegengesetzte Farbe habe, und dass nur das mittlere Grau allenfalls für Neutralgrau angesehen werden könnte. Er erkennt das Weiss und Schwarz. Alle übrigen Farben sind gelb oder blau.

Er bezeichnet: Purpurlack als Dunkelbraun,

Kasseler Braun als Braun, ⎫
Carmin als Braun, ⎭ vollkommen identisch,

Zinnober ⎫
Mennige ⎬ als gelbe Farbe,
Schweinfurter Grün ⎭

Chromgrün als Gelbgrau,

Chromgelb als das einzige reine Gelb.

Es ist natürlich ganz gleichgiltig, welche von diesen Farben man als Musterfarbe wählt; stets werden die anderen gelben Farben dazugelegt. Aber als schöne Abstufungen derselben Farbe mit dem Uebergang in Schwarz werden bezeichnet: Schwarz, Purpurlack, Kasseler Braun, Carmin, Chromgrün, Schweinfurtergrün; eine andere Reihe, auch schön, wenngleich nicht ganz so schön, ist: Chromgelb, Zinnober, Mennige, Kasseler Braun, Carmin, Purpurlack, Schwarz. Im Purpurlack und Cochenillecarmin wird offenbar das Blau vom Roth überwogen, sonst könnten diese Farben nicht als Braun bezeichnet werden.

Dagegen gehört das Krapprosa zu den blauen Farben. Für die blaue Farbenreihe gibt es folgende Abstufung und Bezeichnung:

Weiss wird genannt . .	Weiss,
Hellgrau	Bläulichweiss, ⎫ fast
Krapprosa	⎰ Bläulichweiss (mit einem ⎱ identisch, ⎰ Stich mehr in's Blaue) ⎱
Ultramarinviolett	Schön Blau,
Kobaltblau . . .	Wunderbar Blau,
Bergblau	Schmutzig Blau,
Indigo	Dunkelblau.

Man weiss nicht, was für den Xanthokyanops mehr characteristisch ist, die Sicherheit, mit welcher Carmin, Braun und Grün, oder jene, mit welcher Krapprosa, Ultramarinviolett und Blau als dieselbe Farbe bezeichnet werden. Herr X. lobt übrigens die farbigen Pulver als Prüfungsmittel sehr gegenüber den Wollen, denn die Gleichheit der Oberfläche nehme bei den farbigen Pulvern jene Behelfe weg, welche die Wollen wegen der Ungleichheit der Oberfläche bei den verschiedenen Farben zulassen. So erkenne er die rothe Wolle sofort, aber für die Röthe eines Pulvers habe er gar keine Anhaltspunkte.

e) Seebeck hat bereits 1837 farbige Papiere zu Wahlproben verwendet, indem er dieselben sortiren liess. Man kann in der That statt Wollen und Pulvern zur Probe z. B. die 72 Farbenkärtchen nehmen, welche Magnus seiner Tafel zur Erziehung des Farbensinns (1879) beigegeben hat. Sie enthalten doppelte Exemplare von Purpur, Roth, Orange, Gelb, Grün, Blau, Violett, Braun, Grau in je vier verschiedenen Nuancen. Da die Kärtchen glänzen, muss man den zu Untersuchenden so sehen lassen, dass der Glanz nicht hervortritt. Schon beim Betrachten der Tafel von Magnus kann sich die Farbenblindheit sofort verrathen. Herr X. erklärt Gelb für Gelb, Blau und Violett für Blau. Braun, Roth, Orange sind Braun; dagegen erscheinen Purpur, Grün (offenbar Blaugrün) und Grau: Grau.

VI. Farbige Gläser.

Cohn empfiehlt, die Farbenblinden durch farbige Gläser nach den verwechselten Farben blicken, ebenso die pseudoisochromatischen Buchstaben Stilling's durch farbige Gläser ansehen zu lassen. Diese Versuche haben ein dreifaches Interesse: 1) wird es mit ihrer Hilfe möglich, dem Farbenblinden Behelfe zu geben, durch welche er Farben zu unterscheiden vermag, die er früher zu unterscheiden nicht vermochte; 2) werden Anhaltspunkte gewonnen, um Simulation der Farbenblindheit aufzudecken; 3) führen sie zur Entscheidung der Frage, ob (wie dies in neuerer Zeit behauptet wurde) Farbenblindheit heilbar sei.

Die Wirkung, welche das Betrachten der pseudoisochromatischen Pulver durch ein farbiges Glas für den Xanthokyanops haben muss, ist leicht verständlich. Ich nehme ein rothes und ein grünes Pulver und zwar Carminzinnober und helles Victoriagrün. Die beiden Farben haben, soweit man bei Verschiedenfarbigkeit über Helligkeit urtheilen kann, ungefähr die gleiche Helligkeit. Sehe ich jetzt durch mein rothes Glas nach den Pulvern, so tritt ein gewaltiger Unterschied hervor. Roth erscheint fast weiss, Grün fast schwarz (dunkelgrau). Das rothe Glas lässt die gelben und rothen Strahlen des Carminzinnober, aber nicht die grünen des Victoriagrün hindurch. Gesetzt, es würde ein Farbenblinder Carminzinnober und Victoriagrün als die gleichen Farben in gleicher Nuance sehen, könnte dieselben also absolut nicht unterscheiden, so wird er sie doch sofort trennen, sobald er durch ein rothes Glas hindurch sieht, da für sein Auge ein analoger Helligkeitsunterschied auftritt. Andererseits wird Jemand, der behauptet, dass er Carminzinnober und Victoriagrün als die gleiche Farbe sehe und dass er auch bei Vorsetzung eines rothen Glases noch immer keinen Unterschied zwischen den beiden Pulvern finde, als Simulant erkannt sein. Endlich wird uns der Farbenblinde darüber Aufschluss geben können, ob er, durch ein farbiges Medium durchsehend, neue, bisher nicht gekannte Farbenempfindungen gewinne, denn dies müsste der Fall sein, falls, wie Delbeouf behauptet, auf solche Weise die Farbenblindheit geheilt, d. h. ein dichromatisches Spectrum in ein polychromatisches umgewandelt werden könnte.

Herr X. ist erstaunt, welche Aenderung die gelbe Reihe erfährt, wenn er sie durch ein rothes oder gelbes Glas oder durch eine Fuchsinlösung betrachtet, denn Purpurlack und Carmin, früher so ähnlich, scheiden sich jetzt deutlich als „Braun“ und „Ockergelb“; und Kasseler Braun und Carmin, früher ganz identisch, sind jetzt mächtig differirend, indem Carmin viel heller erscheint, so hell wie Mennige ohne Glas. Braun und Grün sind sehr dunkel, Roth und Gelb heller.

Die blaue Reihe erfährt durch das (dunkel) rothe Glas einen qualitativen Unterschied, denn Rosa erscheint jetzt schwefelgelb, die anderen Farben dunkel. Durch das gelbe (lichtere) Glas ist Rosa: Gelb, Ultramarinviolett: Kaffeefarben (Braun), die anderen bläulich.

Weder durch das rothe, noch durch das gelbe, ebensowenig durch grüne und blaue Gläser, auch nicht durch farbige Lösungen (Fuchsin, Nickelchlorür, Kupferoxydammoniak) erhält Herr X. eine neue Farbenempfindung.

Wenn man die pseudoisochromatischen Tafeln Stilling's durch bestimmte farbige Gläser ansieht, so treten in Folge analoger Veränderungen die Buchstaben deutlicher hervor, indem sie entweder heller oder dunkler werden als der Grund. Sehe ich z. B. durch ein rothes Glas nach den rothen Buchstaben auf gelblichem Grunde

(III, pag. 219), so werden die Buchstaben weiss und werden also auffallend kenntlich durch die Lücken im dunklen Felde. . Viel schöner treten sie jedoch für mich hervor, wenn ich durch ein grünes Glas hindurchsehe, denn nun sind die Lettern dunkel auf hellem Grunde.

Herr X. erkennt durch ein rothes Glas die dritte Reihe I (Roth auf Rothbraun, pag. 218), die er, wenn die Buchstaben nicht glänzen, absolut nicht sieht. In II liest er durch ein rothes Glas sowohl die rothen Buchstaben auf grünem, wie auf braunem Grunde, ebenso in III die rothen auf gelbem Grunde. Er zieht das Hellwerden der Buchstaben durch ein rothes Glas dem Dunkelwerden durch ein grünes vor.

Wenn Cohn ausspricht, dass jeder Farbenblinde, der die Stilling'schen Tafeln (vor Allem III) durch ein rothes Glas nicht erkennen zu können erklärt, Simulant sei, so stimme ich ihm hierin vollkommen bei.

VII. Sehschärfe für farbige Buchstaben.

Snellen hat der englischen Ausgabe seiner Probebuchstaben eine Tafel mit fünf farbigen Reihen auf schwarzem Grunde beigegeben. Die Lettern haben die Höhe jener, welche Snellen später mit 6 Meter bezeichnet hat. Die Reihen haben die Farben: Purpur (Rosa), Gelb, Grün, Blau, Grau. Nur Gelb wird auf die gleiche Entfernung erkannt, wie Schwarz auf Weiss, die anderen Reihen aber erst in grösserer Nähe, und zwar auf 5 Meter Abstand, falls die gelben auf 6 Meter gelesen werden. Dabei ist es sehr frappant, dass die blauen Buchstaben aus der Entfernung grün erscheinen und erst bei stärkerer Annäherung auf 6 Meter bläulich zu werden beginnen.

Herr X. hält die Buchstabenreihen: Rosa für Grau, Gelb für Gelb, Grün für Braun, Blau für Blau, Grau für Gelbgrau. Er liest (mit $V \frac{6}{6}$) die rosafarbenen auf 4, die gelben auf 7, die grünen auf 5½, die blauen auf 5, die grauen auf 4½ Meter.

Auch Stilling hat (1875) vier Tafeln mit farbigen Lettern: Roth, Grün, Braun (soll Gelb sein) und Blau auf schwarzem Grunde nach Analogie der Snellen'schen Probetafel, also mit Buchstabengrössen, die von einem Auge mit $V \frac{1}{4}$ auf 200 bis 20 Fuss gelesen werden sollen, herstellen lassen. Die Ausführung lässt viel zu wünschen übrig; schon der schwarze Untergrund ist auf allen vier Tafeln verschieden. Ein Auge mit V⁶⁄₆ liest die braunen und blauen Buchstaben No. 20 (20 Fuss) auf 6, die rothen und grünen jedoch auf 5 Meter Abstand.

Herr X. erklärt die rothen, braunen und grünen Buchstaben für braun (wobei Roth das dunkelste, Grün das hellste Braun darstellt), die blauen für Blau. Er liest die braunen und blauen auf 5, die grünen auf 4, die rothen auf 2½ Meter.

Ehe wir die allgemeinen Regeln für die Diagnose der Xanthokyanopie aufstellen, wollen wir zunächst die übrigen angeborenen Störungen des Farbensinns besprechen.

2) Die Erythrochloropie (Rothgrünsichtigkeit)

(Blaublindheit, Gelbblindheit, Blaugelbblindheit)

(Akyanopsie, Axanthopsie, Akyanoxanthopsie)

würde, wenn sie vorkommt, und eine der Xanthokyanopie analoge Anomalie darstellt, dadurch bedingt werden, dass sowie bei der Xanthokyanopie die Gegenfarben: Roth und Grün dem Gelb coordinirte Nebenfarben geworden sind, nunmehr Gelb und Blau aufgehört haben, Gegenfarben zu sein, dass sie Nebenfarben geworden sind und zwar, soweit man aus den bisherigen Untersuchungen ersehen kann, dem Roth coordinirt. Eine Verkürzung des Spectrums läge demnach ebensowenig im Wesen dieser Anomalie, wie in dem der Gelbblausichtigkeit. Das Spectrum müsste zweifarbig erscheinen, aber dreigetheilt. Die Strahlen, welche im farbentüchtigen Auge die Empfindungen Roth, Orange und Gelb einerseits, Blau und Violett andererseits hervorrufen, werden im Auge des Erythrochlorops die qualitativ gleiche Empfindung des Roth erzeugen, so dass das Sonnenspectrum an beiden Enden in rother, am Orte des Grün in grüner Farbe erscheinen wird. Diese Dreitheilung des dichromatischen Spectrums ist nicht etwa gegen die Zweitheilung des dichromatischen Spectrums des Gelbblausichtigen essentiell verschieden, denn würde im Spectrum an das Violett sich noch Purpur anschliessen, d. h. würden die ultravioletten Strahlen in unserem Auge die Empfindung des Purpur hervorrufen, dann wäre auch das dichromatische Spectrum des Gelbblausichtigen dreitheilig (pag. 209).

Eine solche Form der wahren Erythrochloropie (oder Gelbblaublindheit der gewöhnlichen Terminologie) scheint in der That vorzukommen. Wenigstens hat Stilling (1878, Maiheft des Hirschberg'schen Centralblattes) einen solchen Fall beschrieben. Das Spectrum war unverkürzt. Die Farben waren vom rothen zum violetten Ende im Spectrum des Tageslichts: Roth, Grün, Grau. Wenn man jedoch ein lichtstarkes Spectrum herstellte, wurde Blau und Violett immer als Roth bezeichnet. Auch Cohn hat (1879) fünf Fälle als der reinen Gelbblaublindheit mit unverkürztem Spectrum zugehörig beschrieben. Ich vermag aber aus den confusen Angaben der Untersuchten nichts Bestimmtes zu entnehmen.

Stilling hat ferner und zwar, als er zuerst (1875) die Anomalie beleuchtete, bei den von ihm als Blaugelbblind Bezeichneten eine ganz colossale Verkürzung des violetten Endes des Spectrums bis zur Thalliumlinie, also bis weit in's Grün hinein, gefunden. Er äussert sich (1878) über die in Rede stehende Störung im Allgemeinen, wie folgt: „Blaugelbblindheit (Akyanopsie, Axanthopsie), Das Farbensystem besteht nur aus Roth und Grün, das Spectrum erscheint nur in diesen beiden Tönen, farbige Stoffe erscheinen Grün, Roth oder Grau, je nach dem Mengenverhältniss der reflectirten Lichtstrahlen. Das Spectrum kann so hochgradig verkürzt sein, dass selbst ein Theil der grünen Strahlen nicht einmal eine Lichtempfindung hervorruft. Es kann jedoch auch von normaler Länge sein, und erscheint in diesem Falle das spectrale Blau und Violett roth. Mit Grau identisch erscheint ein in's Grüne spielendes Gelb und ein röthliches Blau, wenn das Spectrum nicht verkürzt ist. Ist dasselbe hochgradig verkürzt, so erscheint auch ein ziemlich intensives Grün und Indigoblau identisch mit dunklem Grau. Im Vergleich zu der Blindheit für Roth und Grün ist die letzte Abart selten und bis jetzt auch noch nicht so genau untersucht worden". Stilling hat die Verwechslungsfarben für Blaugelbblinde auch durch Farbendruck ersichtlich gemacht (1879). Es sind dies Roth und Gelb einerseits, Blau (mit in einem Stich in's Rothe), Gelbgrün, Grau andererseits. Eigentlich ist nur die letzte Verwechslung charakteristisch. Roth und Gelb erscheint auch dem Rothgrünblinden als dieselbe Farbe, nur dass der Letztere beides Gelb, der Gelbblaublinde beides Roth sieht. Für eine identische Farbe erklärt aber der Rothgrünblinde das Stilling'sche Muster doch nicht, sowenig als wir reines Gelb und

Braun für identisch halten. Zuerst (1878) hat Stilling auch ein Feld: Blau, Grün, Schwarz als Verwechslungsfarben des Blaugelbblinden gemalt. Dies kann nur einen Sinn haben für Farbenblinde welcher Art immer mit einem von Violett bis in's Grün verkürztem Spectrum, denn ein Blaugelbblinder kann doch nicht vermöge der Qualität seiner Anomalie die beiden Gegenfarben Grün und Blau i. e. Roth mit einander verwechseln. Auch pseudoisochromatische Buchstaben, zuerst Roth und Gelb, dann Bläulich und Gelblich, hat Stilling für die Erkenntniss der Erythrochloropie herstellen lassen.

Die Verwechslungsfarben werden am deutlichsten ersichtlich aus Daae's Tafel. Hier sind in der letzten Ausgabe die zwei ersten Reihen der Blaugelbblindheit gewidmet. Die erste Reihe enthält: Weissgelb, Grau (Blaugrau), Grau (Gelblichgrau), Rosa, Blau, Orange, Violett; die zweite gelbe, rothe, braune, rosa Farbentöne. Jeder Rothgrünblinde wird mit Entrüstung die Zumuthung zurückweisen, dass er die Farben der ersten Reihe sollte verwechseln können. Die zweite wird der Rothgrünblinde im Allgemeinen auch als nicht isochromatisch bezeichnen, weil ihm 2 B und 2 D (Rosa) in der Regel blau erscheinen werden. Möglich wäre es aber doch, dass er sie für eine „gelbe Farbe" hielte und dann erschiene ihm diese Reihe gleichfarbig.

Die Besprechung der Akyanopsie (Stilling) können wir nicht schliessen, ohne der von Goethe beschriebenen Akyanoblepsie zu gedenken. Jene Anomalie, die Goethe, der darüber entwickelten Anschauung Schiller's sich anschliessend, als Blaublindheit auffasste, ist eine exquisite Anerythroblepsie — Rothgrünblindheit. Die Erscheinungen der letzteren sind nicht bloss in characteristischer Weise beschrieben, sondern es hat Goethe, was sicher interessant ist, in den „Sechszehn Tafeln nebst der Erklärung zur Farbenlehre" (1810) der Erste die Verwechslungsfarben der Rothgrünblinden dargestellt. Da finden sich auf Tafel 1, Fig. 8, in farbigen Kreisen und Fig. 2 in concentrischen Ringen sowohl die blauen Verwechslungsfarben: Rosa, Violett und Blau (dieselben, wie sie Reihe 9 der Daae'schen Tafel zeigt) dargestellt, als auch die gelben durch Orange und Grün vertreten. Herr X. erklärt die blauen Farben für Blaugrau, Hell- und Dunkelblau; die gelben für Orange und Braun.

16*

B. Das achromatische Spectrum,

wenn es wirklich ein solches ist, bedingt die vollständige Farben-blindheit. Diese Achromatopie ist von der Dichromatopie principiell verschieden, denn letztere besteht darin, dass durch gefärbtes Licht, wenn überhaupt, so eine farbige Empfindung hervorgerufen wird, nur eine qualitativ andere, wie bei der Polychromatopie, während bei der Achromatopie das farbige Licht überhaupt keine farbige, sondern nur eine schwarzweisse Empfindung erzeugt. Achro-matopen sehen demnach die Welt, um ein beliebtes Gleichniss zu wählen, Grau in Grau, wie einen Kupferstich.

Fälle von Achromatopie wurden beschrieben: von Huddart (1777), beobachtet an einem Schuster, Harris, in Mary-Port; von Schopenhauer (1815), dem sein Verleger Hartknoch von einem Herrn v. Zimmermann in Riga berichtete, der „Alles nur weiss, schwarz und in Nuancen von Grau" sah; von d'Hombre-Firmas (1849), der die Anomalie an einem Herrn D. von Anduze beobachtete: Der Unterschied zwischen colorirten und gewöhnlichen Kupferstichen bestand nur darin, dass erstere ein wenig heller wie die letzteren erschienen; von Rose (1860), unter dessen Fällen von Farbenblindheit sich Einer befindet, der hierher zu rechnen wäre, wiewohl Rose selbst (wovon später) die Achromatopie als Mono-chromatopie auffasst; von Galezowski (1868), dessen Totalfarben-blinder an Nystagmus litt; von Donders (1871), der sein Exem-plar mit dem Spectrum prüfte und dabei fand, dass zwischen D und E, ganz nahe an E, also im Grüngelb die grösste Helligkeit sich zeigte und dass nach der rothen Seite hin das Spectrum schnell sehr licht-schwach, nach der violetten anfangs langsam, dann schnell licht-schwach wurde, so dass es bei mässiger Helligkeit nach der violetten Seite viel weniger verkürzt war als nach der rothen; von A. Gräfe (1875), der Mangel allen Farbensinns bei einem 19jährigen Mädchen sah, das während seiner ganzen Kindheit an sehr lebhaftem Nystag-mus (der jedoch im Laufe der letzten Jahre bis auf Spuren allmälig verschwunden war) gelitten hatte; von Rählmann (1876), der bei zwei totalfarbenblinden Brüdern das Spectrum als einen (in der Mitte am hellsten) Lichtstreifen fand; von demselben Forscher (1878), der noch zwei Fälle von totaler Farbenblindheit in Verbindung mit Nystagmus hinzufügte. Ueber einen dieser Fälle finden sich auch die Spectralangaben. „Das Spectrum erscheint als Lichtstreifen, weiss, ist in der Mitte am hellsten. Alle Farben isolirt eingestellt, werden als weiss bezeichnet, grün wird dabei immer „am hellsten" empfunden". Auch ein Bruder der Patientin, der, wie sie, an Nystagmus leidet, vermag nach deren Angabe keine Farben zu unterscheiden.

Endlich hat Cohn (1879) nicht weniger als zwölf Fälle von totaler Farbenblindheit (sonderbar ist seine Angabe, dass „Fälle von totaler Farbenblindheit bisher noch nirgends beschrieben worden sind") bei Untersuchung von Schülern aufzufinden gemeint. Da mir jedoch aus den sonderbaren Angaben der jugendlichen Individuen so viel mit Klarheit hervorzugehen scheint, dass sie Alle, wenngleich die Reihenfolge der Farben im Spectrum von Keinem richtig ange- geben wurde, verschiedene Farben im Spectrum sahen, so glaube ich, dass diese Fälle nicht der totalen Farbenblindheit, und vielleicht eher einer hochgradigen quantitativen Schwächung des normalen Farbensinns (wovon später) beizuzählen sind.

In neuester Zeit (1879) hat O. Becker einen Fall von ein- seitiger totaler Farbenblindheit bekannt gemacht. Während das rechte Auge alle vorgelegten „Farbennuancen" (Farben„töne" in der Sprache dieser Schrift — denn „Nuancen" unterscheidet das farben- blinde Auge stets ebensogut oder besser, wie das farbentüchtige), geradezu mit Virtuosität unterscheidet, sieht das linke Alles nur grau und zwar heller und dunkler grau. Nur Braun erscheint dem Auge „farbig". Alle Schatten beim Schattencontrastversuche (sowie beim Florpapierversuche) sind rein grau; sie unterscheiden sich nur durch ihre „Dunkelheit". Das Spectrum (über dessen Aussehen sonst nichts angegeben ist) ist nicht verkürzt (höchstens ein klein wenig am violetten Ende). Die grösste Helligkeit ist im Gelb, fast genau in der Natriumlinie.

Dem monochromatischen Spectrum, der Monochroma- topie, wollen wir keine eigene Ueberschrift widmen. Ich habe schon oben die Rose'sche Ansicht erwähnt, dass die Achromatopen ihren Namen mit Unrecht verdienen, dass sie nämlich nicht nur Hell und Dunkel, sondern dass sie Alles in Einer Farbe sehen; dass man eher sagen kann, dass sie nur Hell- und Dunkel-Gelb unterscheiden und mit diesem Gelb die anderen Farben verwechseln.

Auch Donders, der später zu erörternden Young-Helm- holtz'schen Theorie folgend, meint, dass sein Totalfarbenblinder, der ungefähr im Grün des Spectrums die hellste Stelle sah, noch die durch Grün erregbaren Elemente und diese allein in seiner Netzhaut besass. Der gute Mann sah also eigentlich (da auch vom weissen Licht, das man sich ja aus den verschiedenen Lichtsorten gemengt denkt, nur die grünen Strahlen eine Erregung in der Netzhaut hervorrufen konnten) die ganze Welt spinatfarben. Leider konnte er sich aber, weil er eben Alles mehr oder minder spinatfarben sah, dieser angenehmen Eigenschaft nicht bewusst werden.

Wenn, wie in Becker's Falle, nur Ein Auge farbenblind ist, müsste es unbedingt klar werden, ob die Achromatopen Monochromatopen sind. Becker's Patientin sah alles grau, also achromatisch. Dass sie aber dennoch Braun „farbig" (es ist nicht angegeben, wie?, aber wahrscheinlich braun) und die Schatten grün sah, — das allein beweist, wie viel Unergründetes sich noch in der Farbenlehre findet.

Herabsetzung des Farbensinns

(Dyschromatopie).

Herabsetzung des Farbensinns ist von den bisher abgehandelten Anomalien total verschieden. Die Farbenblindheit ist eine qualitative, die Herabsetzung des Farbensinns eine quantitative Störung des Farbensinns. Das eine ist mit dem andern nicht zu vergleichen. Ich begreife auch nicht, wie man durch Methoden, welche sich mit der quantitativen Bestimmung des Farbensinns befassen, irgend etwas in Betreff der Qualität des Farbenempfindungsvermögens erfahren kann. Allerdings sagt Donders 1877: „Absoluter Mangel des Farbenunterscheidungsvermögens für eine oder andere Farbe kommt sehr selten vor: gesättigte Farben, gut erleuchtet und unter ziemlich grossem Gesichtswinkel gesehen, werden auch von den Meisten derer, die für farbenblind gelten, unterschieden". Dann möchte man glauben, dass die meisten Farbenblinden überhaupt wissen müssten, was Grün und Roth ist, denn wahrlich Grün und Roth unter hinlänglich grossen Gesichtswinkeln bei guter Beleuchtung zu sehen, hatten sie wohl alle Gelegenheit. Eine solche Anschauung, qualitative Störungen im Allgemeinen auf quantitative zurückführen zu wollen, hat sicherlich keine Berechtigung. Die Polychromatopie ist von der Dichromatopie essentiell verschieden und man kann höchstens untersuchen, ob der Farbensinn bei der Polychromatopie einerseits, bei der Dichromatopie andererseits normal oder herabgesetzt ist, ob also bei Polychromatopie einerseits, bei Dichromatopie andererseits Euchromatopie oder Dyschromatopie besteht. Den Ausdruck Dyschromatopie, welcher bisher für die qualitativen Störungen des Farbensinns gebraucht wurde, beschränke ich demnach (mit Landolt) auf die quantitativen Störungen.

Was die quantitative Bestimmung des Farbensinns anlangt, so gibt es, wenn man die Höhe des Farbensinns in der Art messen will, dass man den Gesichtswinkel sucht, unter welchem noch farbige Objecte in ihrer Farbe erkannt werden, ebensowenig eine Grenze für die Kleinheit dieses Gesichtswinkels, als es eine solche Grenze gibt, wenn wir den Raumsinn messen wollten durch den kleinsten Gesichtswinkel, unter welchem ein leuchtendes Object noch gesehen wird (pag. 128). Es kommt nur auf die Lichtstärke der Farbe an. In der That sehen wir ja einzelne Fixsterne, die uns unter einem unmessbar kleinen Gesichtswinkel erscheinen, farbig.

Für terrestrische Versuchsobjecte wurden von den Physiologen manche diesbezügliche Versuche angestellt; für die quantitative Bestimmung des Farbensinns hat Donders angegeben, dass man trotz mancher Schwankungen als allgemeine Regel annehmen könne, dass runde Stücke Blumenpapiers in hellen gesättigten Farben auf schwarzem Sammetgrunde unter guter Beleuchtung im auffallenden Licht bei einem Durchmesser von 1 Millimeter von einem Auge mit normaler Sehschärfe auf einen Abstand von 5 Metern erkannt werden. Für durchfallendes Licht hat Donders farbige Gläser benutzt, die von rückwärts durch eine in einem bestimmten Abstande befindliche Normalkerze beleuchtet und mit einem Durchmesser von 1 Millimeter dem zu prüfenden Auge dargeboten werden. Eine Herabsetzung des Farbensinns wird gefunden, wenn ein Auge sich der Farbe stärker als ein Normalauge nähern muss, und der Grad der quantitativen Farbensinnstörung drückt sich in der Verminderung des Normalabstandes aus.

Die Forderung von Donders, dass ein Auge alle Farben von 1 Millimeter Durchmesser unter den angegebenen Bedingungen auf 5 Meter erkennen solle, ist sicherlich eine viel zu hohe. Dor, Ad. Weber und Cohn, die sich mit der gleichen Frage beschäftigten, sind zu folgenden Resultaten gelangt. Nach Dor soll man bei Tageslicht auf 5 Meter Abstand Roth bei einem Durchmesser von 3, Grün bei einem solchen von 2, Gelb bei 2½, Blau hingegen erst bei 8 Millimeter

Diameter erkennen; Dor hat auch nach diesen Grundsätzen Tafeln zur quantitativen Bestimmung des Farbensinns anfertigen lassen. Der Apparat Ad. Weber's (zu beziehen von Ehrhardt & Metzger in Darmstadt), den Cohn Chromoptometer nennen möchte, wird so verwendet. Das Fenster des Untersuchungszimmers hat ein Vorfenster aus mattem Glas. Die dem Fenster gegenüberliegende Wand ist mit schwarzem Stoff überzogen. Auf diesem schwarzen Grunde wird die Farbentafel angebracht. Auf schwarzem Sammet finden sich die farbigen Papiere: Roth, Orange, Gelb, Grün, Blau, Violett und Grau in Reihen. Die gleichwerthigen Durchmesser der Farben sind in jeder Reihe so gewählt, dass sie auf die ersichtlich gemachte Distanz von dem Normalauge erkannt werden. Damit jede Farbe dem Beobachter isolirt dargeboten werde, kann man mit Hilfe eines mit einem Loch versehenen Schiebers alle Farben bis auf die gewünschte verdecken. Um sich vor seitlichem Lichteinfall zu schützen, blickt man durch einen dem Gesicht sich genau anlegenden innen geschwärzten Kasten nach der Farbentafel. Für abgedämpftes Tageslicht setzt Weber auf 5 Meter Abstand die Durchmesser von Roth und Grün wie Dor, auf 3 und 2 Millimeter; für Gelb nimmt er den doppelten Durchmesser wie Dor, nämlich 5, und ebenso auch für Blau 5 Millimeter (gegen die 8 Millimeter Dor's). Cohn fand bei seinen Untersuchungen mit dem Weber'schen Chromoptometer, dass selbst bei mittelmässigem Tageslicht der dritte Theil der von ihm untersuchten Augen Roth auf grössere Distanz erkannte, als es nach Weber sein sollte; dass jedoch für Grün das entgegengesetzte der Fall war, indem der Grünsinn der meisten Augen sich kleiner ergab, als nach dem Weber'schen Maass. Dasselbe war für Blau der Fall; bei Gelb verhielt sich die Sache jedoch entgegengesetzt, sie verhielt sich wie bei Roth. Cohn prüfte auch den Einfluss des Gas-, sowie jenen des electrischen Lichtes auf das Farbenunterscheidungsvermögen. Er fand, dass Gaslicht die „Sehschärfe" für Roth, Grün, Gelb und Blau meist vergrössert, wenn dieselbe bei Tage < 1, dieselbe dagegen verringert, falls sie bei Tage > 1. Er fand ferner, dass das electrische Licht fast stets den Farbensinn gegenüber dem Tageslicht bessert und zwar am meisten den Rothsinn, der nach Cohn's Auffassung in einem Falle auf das Sechsfache stieg, dann den Gelbsinn, weniger den Grün- und Blausinn.

Cohn untersuchte auch die Grösse des Farbenempfindungsvermögens bei einem Rothgrünblinden und fand, dass nicht bloss dessen

Gelb- und Blausinn durch electrisches Licht gegenüber dem Tageslicht gebessert wurde, sondern dass auch eine Verbesserung der „Sehschärfe" betreffs der Erkennung von Roth und Grün als einer Farbe („wahrscheinlich Gelb", wie Cohn sagt — sicher Gelb, wie ich hinzufüge) eintrat.

Die Untersuchungen über das Farbenunterscheidungsvermögen sind gewiss physiologisch sehr interessant; practisch haben sie, wenn nicht ganz gewaltige Herabsetzungen des „Farbensinns" da sind, keine Bedeutung. Dies erhellt schon aus dem überraschenden Umstande, welch' ungeheure Verschiedenheit in dem Erkennen der einzelnen Pigmentfarben besteht und wie das Urtheil über die Farbe in gewissen Abständen von den farbigen Objecten schwankt. Die physiologischen Resultate schwanken; um die Grenzen zu gewinnen, ist es gewiss wichtig, die günstigsten Verhältnisse für die Versuche herzustellen; für practische Zwecke jedoch, bei denen es sich nur um vergleichende Resultate handelt, ist dies nicht nöthig. Nur freilich muss man, da die Pigmentfarben nicht rein sind, wenigstens trachten, recht grelle (reine, gesättigte, lichtstarke) Farben zu den Versuchen zu wählen. Ich stelle die Probeobjecte aus farbigen Wollen her, indem ich einen Wollfaden von 5 Millimeter Länge auf Pappendeckel horizontal klebe und mit diesem Faden parallel so viele Fäden derselben Farbe, bis ein Quadrat von 5 Millimeter Seite fertig ist. Dieses farbige Quadrat wird auf einem schwarzen Sammetfleck und dieser wieder auf einem grossen Bogen schwarzen Papiers befestigt. Auf 15 Meter Abstand sehe ich bei guter Tagesbelenchtung das gelbe Quadrat bereits gelblich. Blau sehe ich farbig bei 12 Meter Distanz, allein ich sehe es nicht blau, sondern grün und zwar bei weiterer Annäherung als ein sehr gesättigtes Grün. Erst bei der erstaunlich geringen Distanz von 3 Meter wird das Quadrat (von dem ich noch dazu weiss, dass es blau ist) blau. Roth erscheint farbig bei 15 Meter Abstand und zwar bald gelb bald roth; roth wird es erst in einer Distanz von 11 Meter. Grün endlich erscheint farbig und zwar grün bei ca. 11 Meter Abstand. Man sieht, welch' grosse Schwankungen in dem Erkennen von Pigmentfarben existiren. Trotzdem wird man sich im practischen Leben gar nicht bewusst, wie schwer man Blau im Vergleiche zu Gelb auffasst.

Als Beweis dafür, dass „Farbenblindheit" und quantitative Störung des Farbensinns essentiell verschiedene Dinge sind, also dass auch ein Dichromatop euchromatopisch sein kann, diene der Befund an Herrn X. Auf 15 Meter Abstand erkennt er sofort das Gelb. Blau sieht er schon in 14 Meter Abstand farbig und zwar Gelb (meinem Grün entsprechend); blau wird es erst in grosser Nähe, ungefähr dort, wo es auch mir Blau erscheint. Roth erscheint auf 10 Meter Abstand farbig, gelb und bleibt bei der Annäherung gelb. Grün endlich erscheint bei 10 Meter bläulich und erst bei 2½ Meter braun. Von einer wesentlichen quantitativen Störung des Farbensinns kann daher bei diesem Farbenblinden nicht die Rede sein. Natürlich, falls man ein Roth nehmen würde, für welches Herr X. mit seinem verkürzten Spectrum im Tageslichte blind ist, dann wäre die quantitative Störung für Roth unendlich gross. Es darf uns auch nicht Wunder nehmen, wenn Herr X. die dunkelrothen Buchstaben Stilling's nur auf 2½ Meter (pag. 227) erkennt. Gewisse rothe Buchstaben würde er vom schwarzen Grunde gar nicht unterscheiden.

Eine quantitative Störung des Farbensinns wird erst dann von Bedeutung, wenn die Farbe kleiner farbiger Quadrate von 5 bis 1 Millimeter Seite in der gewöhnlichen Arbeitsdistanz nicht mehr erkannt wird. Es ist für solche Proben begreiflicher Weise nicht vom Vortheil, die günstigsten Bedingungen zu setzen. Statt farbiger Wollquadrate auf schwarzem Sammetgrunde bediene ich mich daher zu diesen Proben farbiger Papierquadrate auf schwarzem nicht glänzenden Papiergrunde. Besonders bei erworbenen Farbenstörungen kann man constatiren, wie Jemand, der an grossen Papierstücken oder an Wollbündeln die Farbe noch zu erkennen vermag, die kleinen Quadrate nicht mehr in der richtigen Farbe sieht.

———

Nachdem wir eine Reihe von Methoden zur Bestimmung der qualitativen Farbenstörungen kennen gelernt und auch die Prüfung der quantitativen Störungen des Farbensinns besprochen, bleibt uns noch übrig, Kritik zu üben und jene Methode zu bezeichnen, durch welche die Störungen am leichtesten erkannt und auch etwaige Simulation von Farbenblindheit am sichersten entlarvt wird. Der intelligente Farbenblinde, den nur das wissenschaftliche Interesse leitet, wird sich enthüllen, mag man welche der genannten Methoden immer in Anwendung ziehen. Wir müssen aber einerseits auf nicht erwachsene und nicht intelligente Individuen Rücksicht nehmen, andererseits bedenken, dass die Farbenblinden häufig aus Scham, indem sie ihr Gebrechen nicht eingestehen wollen, zumeist aus wohlbegründetem Eigennutz zu dissimuliren versuchen. Kein Geschäftsmann, der mit Farbstoffen, Modewaaren u. s. w. handelt, kein Che-

miker, Maler, Tapezierer, Decorateur, Schneider u. s. w. wird seine
Farbenblindheit eingestehen wollen. Vor allem aber hat das Eisen-
bahn- und Marine-Personal allen Grund, den Fehler zu verheimlichen,
denn das nicht Kennen der Signalfarben macht zum Dienste un-
tauglich. Roth und Grün sind die wesentlichen Signalfarben. Es ist
eine fast unglaubliche, für die Civilisation unseres Jahrhunderts tief
beschämende Thatsache, dass nachdem die relative Häufigkeit der
Rothgrünblindheit einmal erkannt war, nicht die Menschen, sondern
die Signalfarben in Ehren erhalten wurden und die ersteren den
letzteren weichen mussten. Nur die Amerikaner scheinen eingesehen
zu haben, dass nicht bloss die Sicherheit von Millionen Reisender,
sondern dass auch der einzelne Mensch höher stehe als ein Stück
Glas. Sie haben die Signalfarben geändert. Um die Rothgrünblindheit
im genannten Dienste unschädlich zu machen, braucht man sogar
nur Eine Signalfarbe zu ändern, indem man statt Roth oder Grün
Blau nimmt. Roth oder Grün verwechselt kein Xanthokyanops mit
Blau — auf Distanzen, auf welche es der Polychromatops unterscheidet.
Die Anwendung gelber und blauer Gläser kann keinem Anstande
unterliegen, denn wenngleich es sehr schwer ist, reingelbes Glas zu
erhalten, so hat dies doch nicht die geringste Bedeutung. Von
Blau wird es vom Farbentüchtigen immer unterschieden und für
den Xanthokyanops ist es gleichgiltig, ob das gelbe Glas rothgelb
oder grüngelb ist, für ihn bleibt es immer gelb.

Es ist in jedem Falle misslich, sich darauf zu verlassen, wie
der Untersuchte die Farben im Spectrum, der Metalllinien und des
Radde'schen Index nennt, ebenso darauf, welchen Namen er der
Contrastfarbe bei den Simultancontrastversuchen beilegt. Wenn
man die Farben durch Wollen u. s. w. nachlegen lässt, dann enthüllt sich freilich die Farbenblindheit, aber dann sind diese Versuche
ganz überflüssig, indem wir lieber gleich eine Wahlprobe vornehmen.
Wir erfahren ja doch dabei nicht, w i e der Untersuchte die Spectral-
und Contrastfarben sieht, sondern allenfalls nur, welche Farben er
v e r w e c h s e l t. Es sei hier bemerkt, dass wenn man
wissen will, wie der als Xanthokyanops Erkannte
die Farben sieht, man ihm die Streifen 7, 19 und 31
des Radde'schen Index, welche alle Nuancen des
Gelb, Blau und Grau enthalten, oder analog abgestufte
Reihen gelber, blauer und grauer Wollen, Papiere,
Pulver vorlegen muss. Dann wird der Xanthokyanops
in der Lage sein, anzugeben, wie er die Farben wirklich sieht; dann werden auch wir in die Lage kommen
zu erfahren, wie der Farbenblinde die Farben sieht.

Was die Wahlproben selbst anlangt, so sind sie entschieden noch zu schwerfällig. Bei den Wollen hat der Farbenblinde noch dazu allerhand Anhaltspunkte; Pulver sind vorzuziehen. Ich glaube, dass den pseudoisochromatischen Proben der erste Rang gebührt, und ich glaube nicht zu viel zu sagen, wenn ich erkläre, dass dieselben, in zweckmässiger Weise modificirt, in kurzer Zeit alle anderen verdrängt haben werden. Freilich, die pseudoisochromatischen Buchstaben sind es nicht, denen die Zukunft gehört. Wiewohl ihr Princip ein richtiges ist und wiewohl ich selbst erfahren habe, dass beginnende pathologische Farbenblindheit sich zuerst dadurch kundgeben kann, dass einzelne Stilling'sche Tafeln nicht mehr gelesen werden, muss doch festgehalten werden, dass es wegen der Verschiedenheiten im Gewichte der farbigen Empfindungen bei den einzelnen Farbenblinden nicht möglich ist, solche Farbentafeln zu construiren, die von keinem der in eine bestimmte Kategorie von Farbenblindheit Gehörenden gelesen würden — ganz abgesehen von der Intelligenz, die zum Lesen der Buchstaben, selbst zum Erkennen der Zeichen nöthig ist. Durch das Sticken der Buchstaben auf andersfarbigen Grund wird die Sache nicht besser. Ich hätte nicht den Muth aus dem Umstande, dass ein Individuum einen oder anderen der Buchstaben, falls die beiden Farben nicht stark contrastiren, nicht liest, die Farbenblindheit für unzweifelhaft zu erklären.

Buchstaben und Zeichen sind ja aber auch für solche Proben ganz überflüssig. Wenn man die pseudoisochromatischen Proben so einrichtet, dass Differenzen der Helligkeit dem Untersuchten keinen Anhaltspunkt liefern, dann erfüllen sie ihren Zweck jedesmal. Wie dies zu machen ist, wurde früher (pag. 215) bei Besprechung der Donders'schen Wollrollen angegeben. Die Wollrollen sind jedoch nicht die bequemste Form für diese Proben. Bleibt man bei Wolle, so lässt man nach dem Princip Daae's auf einzelne Täfelchen (v. Reuss) die Wollmuster in folgender Form, Wahl und Zahl befestigen.

Jedes Täfelchen enthält 10 verticale Wollfäden von je zwei Centimeter Länge, sämmtlich in gleichem, geringem Abstand von einander stehend. Die Farben sind nach Daae's Tafel angegeben, so dass Jedermann mit Hilfe dieser Tafel sich die Proben herstellen kann. Der isochromatischen Täfelchen gibt es 8 und zwar:

No. 1 . . Sämmtliche 10 Streifen Roth in gleicher Nuance (5 F),
» 2 . » 10 » Grün » » » (5 A),
» 3 . » 10 » Blau » » » (1 E),
» 4 . . » 10 » Gelb » » » (2 E).

Die Tafeln 5 bis 8 sind isochromatisch mit 2 Nuancen der Farbe. Auf allen Täfelchen, wo Ton oder Nuance verschieden sind, gehören je 5 nebeneinanderstehende Fäden zusammen.

No. 5 . Roth (5 F) und Roth (5 G),
» 5a . . . Roth (10 A) und Roth (10 C),
» 6 . . . Grün (5 A) und Grün (3 D),
» 6a . . . Grün (5 A) und Grün (8 C),
» 7 . . . Blau (9 A) und Blau (9 C).
» 8 . . . Gelb (2 E) und Gelb (2 C).

Die Täfelchen 9 bis 20 enthalten die pseudoichromatischen Farben der Xanthokyanopen, wie sie mit Hilfe Solcher aufgesucht worden. Es gibt sechs Proben in „gelber" und sechs in „blauer" Farbe. Die „gelben" Tafeln enthalten:

No. 9 . . . Roth (5 F) und Braun (5 C),
» 10 . . . Grün (5 A) und Braun (5 E),
» 11 . Roth (5 G) und Grün (5 A),
» 12 . . . Grün (3 D) und Orange (3 G),
» 13 . . Braun (3 E) und Orange (3 G),
» 14 . . . Lichtgrün (7 A) und Lichtbraun (7 C).

Die „blauen" Tafeln sind:

No. 15 . . . Blau (9 A) und Violett (9 F),
» 16 . . . Blau (9 A) und Purpur (9 E),
» 17 . Lichtblau (9 C) und Rosa (9 B),
» 18 . Purpur (6 C) und Violett (6 A),
» 19 . . Rosa (9 B) und Violett (9 D),
» 20 . . . Blaugrün (4 B) und Blaugrau (4 E).

In Betreff der Erythrochloropie (Gelbblaublindheit) besitze ich keine Erfahrung. Man kann hierfür nach Daae's Tafel 1 und 2 zusammenstellen:

No. 21 Lichtgelb (1 A) und Rosa (1 D),
» 22 . . Orange (1 F) und Violett (1 G),
» 23 . . . Roth (2 F) und Gelb (2 E),
» 24 . . Braun (2 G) und Purpur (2 D).

Dieser 4 letzten Tafeln bedarf man unbedingt, auch wenn man bloss die Xanthokyanopen im Auge hat; denn es muss in der Sammlung eine Reihe von Mustern geben, welche für die Rothgrünblinden evident anisochromatisch sind. Nur 23 könnte ein Xanthokyanops für isochromatisch halten, wiewohl das Roth (2 F) bläulich ist. Für die allgemeine Prüfung müssen diese anisochromatischen Muster noch vermehrt werden:

No. 25 . . . Roth (5 F) und Blau (9 A),
» 26 . . . Grün (8 C) und Blau (1 E),
» 27 . . . Grün (8 B) und Violett (9 F),
» 28 . . . Gelb (2 E) und Grau (4 G),
» 29 . . . Gelb (2 E) und Blaugrün (4 B),
» 30 . . . Dunkelgrün (8 F) und Weissgelb (1 A).

Mit diesen 32 Täfelchen, die einen geringen Raum einnehmen, kann die Farbenprüfung getrost vorgenommen werden. Der zu Prüfende oder die zu Prüfenden werden belehrt, dass sich in der Sammlung Täfelchen von gleicher und ungleicher Farbe finden, sowie dass die gleichfarbigen theils die gleiche, theils eine verschiedene Helligkeit zeigen. Es wird dies einerseits an den Tafeln 1 bis 8, andererseits an den Tafeln 25 bis 30 demonstrirt. Sämmtliche Täfelchen werden hierauf durcheinander gemischt; und es wird dann die Forderung gestellt, die Tafeln mit der gleichen Farbe, wenngleich dieselbe auch zwei Nuancen enthalten sollte, herauszusuchen.

Wer die Reihen 1 bis 4 und alle oder einen Theil der Reihen 5 bis 8 für gleichfarbig, alle anderen für ungleichfarbig erklärt, ist Polychromatop (nicht farbenblind, farbentüchtig).

Wer die Reihen oder einen Theil der Reihen 1 bis 4 und alle oder einen Theil der Reihen 5 bis 8, ausserdem aber noch alle oder einen Theil der Reihen 9 bis 14, sowie alle oder einen Theil der Reihen 15 bis 20 für gleichfarbig auswählt, ist Dichromatop und zwar Xanthokyanop (Rothgrünblind).

Wer die Reihen 1 bis 4, sowie 5 bis 8 alle oder zum Theile, ausserdem noch (indem ich Daae's Angaben folge) die Reihen 21 bis 24 für isochromatisch hält, ist Dichromatop und zwar Erythrochlorop (Blaugelbblind).

Wer alle 32 Reihen oder doch ausser Reihe 1 bis 8 noch einen Theil der Reihen 9 bis 14, 15 bis 20, 21 bis 24, 25 bis 30 gleichfarbig sieht, ist Achromatop.

Für die Dissimulation der Xanthokyanopie, d. h. das Bestreben, bestehende Rothgrünblindheit zu verheimlichen, hätte man folgende Anhaltspunkte. Der sehr versirte Xanthokyanops weiss, dass Alles, was ihm Braun erscheint, ebenso Alles, was ihm Blau erscheint, verschiedenfarbig sein kann. Er traut daher selbst den isochromatischen Proben nicht, denn es könnten doch die Reihen 1, 2, sowie die Reihen 5, 5a, 6, 6a verschiedene „gelbe", die Reihen 3 und 7 verschiedene „blaue" Farben enthalten, und man könnte ihn mit der Angabe, dass es viele gleichfarbige Reihen in der Sammlung gebe, getäuscht haben. Nur bei 4 und 8 ist er sicher, denn das reine Gelb kennt er. Wer demnach nur die Reihen 4 und 8 für gleichfarbig, alle anderen aber für ungleichfarbig erklärt, dissimulirt Xanthokyanopie. Das Bestreben, zu dissimuliren, muss auch dann angenommen werden, wenn durch das Gleichfarbigerklären von Gliedern der Reihen 9 bis 14 und 15 bis 20 die Rothgrünblindheit verrathen, gleichzeitig aber behauptet wird, dass die Reihen 1, 2, 5, 5a, 6, 6a ungleichfarbig seien. Eben den Dissimulanten der Xanthokyanopie zu Liebe oder zum Trotz sind drei isochromatische rothe, wie grüne Reihen vorhanden.

Die Simulation von Farbenblindheit ist anzunehmen, wenn in Betreff der gleichfarbig erscheinenden Muster crasse Widersprüche vorgebracht werden. Wenn Jemand z. B. erklären würde, dass er einzelne der Reihen 25 bis 30 gleichfarbig, die Reihen 9 bis 24 aber ungleichfarbig sieht, so wäre er Simulant. Bei weniger augenfälligen Angaben und bei Simulation von totaler Farbenblindheit kann ein rothes Glas zur Aufdeckung der Simulation beitragen. Wenn Jemand z. B. erklärte, dass das Täfelchen 11 die gleiche Farbe habe, und bei dieser Angabe bliebe, auch wenn er durch ein rothes Glas hindurchsieht, so ist er Simulant, denn durch das rothe Glas erscheint das Grün jetzt Schwarz, das Roth fast Weiss. Durch mein rothes Glas erscheinen auf Daae's Tafel die Farben: Purpur, Roth, Orange, Gelb: Hell, dagegen Grün, Blau, Violett: Dunkel. Diesem Verhalten gemäss wird demnach bei Betrachten der pseudoisochromatischen Proben durch ein rothes Glas ein gewaltiger Unterschied zwischen den beiden Farben eintreten. Natürlich, wer all' das, worauf es ankommt, genau kennt, der wird freilich Farbenblindheit mit Erfolg simuliren können. Ich möchte mich wohl getrauen, Rothgrünblindheit zu simuliren, und brauchte nicht zu fürchten, durch irgend eine Probe ertappt zu werden.

Ich habe schon früher erklärt, wesshalb ich farbige Pulver farbigen Wollen vorziehe. Ausser der Dauerhaftigkeit und Gleichheit der Oberfläche eignen sich die Pulver durch die Reichhaltigkeit der Farbentöne und Nuancen vortrefflich zur Zusammenstellung pseudoisochromatischer Proben. Mit den Pulvern Cohn's würde man allerdings hierzu nicht auslangen.

Den Wolltäfelchen ungefähr entsprechend, können folgende Pulverproben zusammengestellt werden. Sie finden sich in homöopathischen Fläschchen, bei zwei Pulvern füllt je eines die Hälfte des Fläschchens.

Isochromatische Pulver.

No. 1 . . Carminzinnober: Roth.
» 2 . . Schweinfurtergrün hell: Grün.
» 3 Kobaltblau: Blau.
» 4 Chromgelb Citron: Gelb.
» 5 Zinnober 4mal gemahlen ⎰ Roth
      Carminzinnober ⎱ 2 Nuancen.
» 6 . . Seidengrün hell ⎰ Grün
      Victoriagrün hell ⎱ 2 Nuancen.
» 6a . . Schweinfurtergrün hell ⎰ Grün
      » dunkel ⎱ 2 Nuancen.
» 7 Ultramarinblau hell ⎰ Blau
      » dunkel ⎱ 2 Nuancen.
» 8 . Chromgelb Citron ⎰ Gelb
      Zinkgelb ⎱ 2 Nuancen.

Pseudoisochromatische Pulver:

A) der Xanthokyanopen.

No. 9 . . . Carminzinnober: Roth,
      Rehbraun: Braun.
» 9a . . . Neuzinnober: Roth,
      Terra di Siena: Braun.
» 10 . Seidengrün hell: Grün.
      Rehbraun: Braun.
» 11 . Carminzinnober: Roth,
      Seidengrün hell: Grün.
» 11a Zinnober 4mal gemahlen: Roth,
      Seidengrün mitteldunkel: Grün

No. 12 .   Seidengrün hell: Grün,
             Chromgelborange: Orange.

» 13 . .   Carminzinnober: Roth,
             Chromgelborange: Orange.

» 14 .   Carmin: Carmin (Rothblau),
             Terra di Siena: Braun.

» 15 .   Kobaltblau: Blau,
             Ultramarinviolett: Lichtviolett.

» 16 .   Ultramarinblau dunkel: Blau,
             Violetter Lack: Violett.

» 17 .   Brillantroth: Purpur,
             Ultramarinviolett: Violett.

» 18 . . .   Krapprosa: Rosa,
             Cohn's Hellgrau: Grau.

» 19 . . .   Scheel'sches Grün: Grünblau,
             Cohn's Dunkelgrau: Grau.

» 20 . . .   Krapprosa: Rosa.
             Scheel'sches Grün: Grünblau.

No. 9 bis 14 sind „gelbe" (braune) Farben, No. 15 bis 17 blaue und No. 18 bis 20 graue. Bei Probe 20 erscheint allerdings Rosa gegen Scheel'sches Grün, wie Bläulichgrau gegen Gelblichgrau, aber doch kann man die Pulver nach Aussage von Xanthokyanopen als pseudoisochromatisch ansehen.

B) Für Gelbblaublinde habe ich nach Analogie der Wollproben folgende Proben zusammengestellt:

No. 21 . . .   Zinkgelb: Lichtgelb,
             Krapprosa: Rosa.

» 22 . . .   Chromgelborange: Orange,
             Violetter Lack: Violett.

» 23 . . .   Chromgelbcitron: Gelb,
             Carmin: Rothblau.

» 24 . . .   Rehbraun: Braun,
             Krapprosa: Rosa.

Anisochromatische Pulver,

d. h. solche, welche auch dem Dichromatops ungleichfarbig erscheinen werden, enthält die Sammlung folgende:

No. 25 . . .   Carminzinnober: Roth,
             Kobaltblau: Blau.

No. 26 .   Schweinfurtergrün hell: Grün,
                Kobaltblau: Blau.

» 27 .   Schweinfurtergrün dunkel: Grün,
                Violetter Lack: Violett.

» 28 . . Chromgelbeitron: Gelb,
                Cohn's Hellgrau: Grau.

» 29 . . Chromgelbeitron: Gelb,
                Scheel'sches Grün : Grünblau.

» 30 . . Seidengrün dunkel: Dunkelgrün,
                Zinkgelb: Hellgelb.

Diese 33 Fläschchen (dazu ein rothes Glas), in einer entsprechenden Schachtel untergebracht, bilden einen dauerhaften und compendiösen Apparat zur leichten Diagnose der Farbenblindheit.

Alle Prüfungen des Farbensinns, von denen bisher die Rede war, beziehen sich auf die Leistungen des Netzhautcentrums. Was das Farbenempfindungsvermögen in der Peripherie der Netzhaut anlangt, so wurden über diesen Gegenstand schon von Purkinje (1825) ganz zweckentsprechende Versuche angestellt, indem er farbige Quadrate an seinem Perimeter von der Peripherie gegen den vom Auge fixirten Nullpunkt bewegte. Auch seine diesbezüglichen Angaben sind vortrefflich. Die Fragen, wie weit unter übrigens gleichen Umständen und wie die Farben in der Peripherie empfunden werden, wie gross die Empfindlichkeit für die einzelnen Farben in der Peripherie sei, wie die Farben beim Vorrücken von der Peripherie gegen das Centrum oder vice versa ihren Ton ändern, wurden später für physiologische und pathologische Fälle noch vielfach (von Aubert, Schelske, Woinow, Landolt, Rählmann, Brisewitz, Schirmer, Reich, Krückow, Charpentier, Chodin, dann Leber, Schön, Pötschke, Treitel) geprüft und wurden zu den Prüfungen theils Pigmente, theils Spectralfarben verwendet. Was das physiologische Verhalten der Farbenwahrnehmung auf der Netzhautperipherie anlangt, so sind die einzelnen Beobachter nicht zu übereinstimmenden Resultaten gelangt. Ich nehme eine Purkinje'sche Perimeterscheibe (pag. 164), welche dem Grade meiner Kurzsichtigkeit entsprechend einen Radius von 26 Centimeter (6") hat, lege dieselbe horizontal an, fixire den in gleicher Höhe mit meinem

Auge befindlichen Kopf einer auf den Nullstrich senkrecht ein-
gesteckten schwarzen Nadel, und bewege von der äussersten Peripherie von der Schläfe her ein schwarzes, von vorne einfallendem Lichte gut beleuchtetes Sammetstück, in dessen Mitte, in
gleicher Höhe mit meinem Auge, sich ein farbiges Quadrat von
5 Millimeter Seite, aus Wollfäden hergestellt, befindet. Mit dem
Sammetstück werden beim langsamen Vorbewegen kleine ruckweise
Bewegungen nach vorn und rückwärts vorgenommen. Sowohl das
b l a u e, wie das g e l b e Quadrat erkenne ich sofort in seiner Farbe,
sowie es an die Grenze des Gesichtsfeldes auf 90° eingestellt wird.
Das r o t h e Quadrat wird als farbig wahrgenommen bei 75° und
erscheint von 75° bis 50° g e l b; erst bei 50° wird es r o t h. Das
g r ü n e Quadrat vermag ich erst bei 65° farbig zu sehen, aber sowie
es hervortritt, erscheint es mir auch g r ü n, nur anfänglich etwas
blaugrün. V i o l e t t endlich wird bei 65° sichtbar, als ein tiefes
schönes B l a u; v i o l e t t wird es erst, wenn die Excentricität sich
auf 45° vermindert hat. Ich erkenne daher bei gleicher Grösse der
Farbenquadrate die wahre Farbe des Blau und Gelb bei 90°, die
des Grün bei circa 60°, des Roth bei 50° und des Violett bei 45°
Excentricität. Es scheint mir bemerkenswerth, dass das Verhalten
von Blau in der Peripherie wesentlich abweicht von dem Verhalten
desselben Farbenobjects, wenn man es mit dem Centrum der Netzhaut unter einem kleinen Gesichtswinkel ansieht (pag. 235).

Diese Angaben stimmen am besten mit den von P u r k i n j e gemachten. Auch P u r k i n j e fand, dass Blau und Gelb sich gleich
bei ihrem ersten Eintreten in's Gesichtsfeld als solche präsentiren;
dass dann Grün und zwar gleich in seiner Farbe hervortritt; dass
Zinnober, erst blass fahlgelb, dann orange, „allmälig gegen das
Centrum in seine reine Farbenqualität übergeht"; dass endlich
Violett, zuerst Blau, bei nur relativ geringer Excentricität hervortritt. (Nur für Roth ist die Zahl nicht angegeben — die Zahlen
haben keinen absoluten Werth, da P u r k i n j e die Grösse der
Farbenquadrate nicht bezeichnet hat und die Grösse der Farben-
fläche von Einfluss ist auf die Entfernung, in welcher die Farbe
kenntlich wird.)

Was die Resultate der Forscher n a c h P u r k i n j e anlangt, so will
ich nur einige nach der Zusammenstellung von A u b e r t hierher
setzen. Alle finden, dass Blau auf schwarzem Grunde am weitesten
in der Peripherie erkannt wird. Die Reihenfolge der Farben ist

17*

nach Aubert: Blau, Roth, Gelb, Grün;

  » Schirmer: Blau, Gelb, Violett, Roth, Grün;

  » Landolt: Blau, Gelb, Roth, Grün, Violett.

Meine Reihe wäre: Blau und Gelb, Grün, Roth, Violett.

Auch in Betreff der Farbenübergänge herrscht keine Ueberein-stimmung.

Aubert (und nach ihm Andere) hat auch genauer geprüft, wie sich die einzelnen Meridiane der Netzhaut verhalten und hat gefunden, dass die Grenzwerthe der Abstände vom Centrum, in denen Farben noch erkannt werden, in den verschiedenen Meridianen verschieden sind. Am weitesten reicht das Farbenunterscheidungsvermögen im Gesichtsfelde nach innen, am wenigsten weit nach oben.

Statt des Perimeters empfiehlt Weber, die farbigen Gesichtsfelder auf ebener schwarzer Fläche mit Hilfe von Scheiben von 15 Millimeter Durchmesser, die auf schwarzen Sammet geklebt und in schwarze Stiele eingeklemmt sind, zu untersuchen.

Die Prüfung des peripheren Farbensinnes ist für die Diagnose der angeborenen Farbenblindheit ohne Bedeutung, dagegen könnten derartige Untersuchungen, deren Schwierigkeit man sich jedoch nicht verhehlen darf, Anhaltspunkte für die Farbentheorie geben.

Um die Methoden zur Prüfung des Farbensinns zu erörtern, konnten wir nicht umhin, die angeborene Farbenblindheit überhaupt abzuhandeln. Wir haben noch Einiges über die Angaben der Farbenblinden und über die Statistik der Farbenblindheit nachzutragen. Wir sprechen zunächst nur von den Xanthokyanopen.

Dem Rothgrünblinden sind von früher Jugend an gewisse Aussprüche ihrer Mitmenschen unbegreiflich. Sie begreifen nicht, warum man von Abend- und Morgen„röthe" spricht, da es doch nur eine Abend- und Morgen„gelbe" gibt; sie verstehen auch nicht, wie man das Feuer roth nennen kann, da es doch gelb ist. Ebensowenig wissen sie nicht, was die Menschen mit der Vielfarbigkeit des Regenbogens haben wollen, da derselbe doch nur und zwar überaus deutlich aus zwei farbigen Streifen, einem gelben und einem blauen, zusammengesetzt ist. Gegenüber diesen gewöhnlichen Erscheinungen bewähren sie sich klar als gelbblausichtig. Den Objecten der Natur

und Kunst gegenüber, welche nicht in einem gesättigten oder
wenigstens lichtstarken „gelben" Ton und die ihnen daher braun
erscheinen, haben sie nicht die Stärke der Ueberzeugung. Sie
wissen, dass solche Objecte von anderen Menschen entweder roth
oder grün oder braun genannt werden. Sie wissen, dass die Wälder
im Sommer grün und dass das Blut roth ist; sie wissen aber auch,
dass sie die rothen Erdbeeren im grünen Grase nicht sehen und dass
das Grün der Nadelwälder und das Roth des Blutes für sie genau
die gleiche Farbe, ja in der Regel sogar die gleiche Farbennuance
hat. Würden die Xanthokyanopen belehrt, dass sie Roth, Grün
und Braun genau so sehen, wie wir das Braun, so würden sie, um
den Farbeneindruck befragt, stets antworten: Braun; so aber wissen
sie nur — wir sprechen begreiflich von intelligenten Individuen —,
dass es sich um jene verrätherische Farbe handelt, die sie nicht
kennen und desshalb wollen sie nicht mit der Sprache heraus. In
einer farbenblinden Familie (die gleich später unser Interesse noch
in anderer Beziehung erregen wird) haben sich die farbenblinden
Brüder geeinigt, jene verdächtige Farbe „Rax"farbe — ein Wort,
über dessen Etymologie die Erfinder selbst keinen · Aufschluss zu
geben vermögen — zu nennen. Bei der Farbenprüfung erhält man
dann zur Antwort: Blau, Gelb, Grau, allenfalls Gelbblau und Rax.
Dass das „Rax"papier oder die „Rax"wolle für uns roth oder grün
oder braun ist, aber auch grau (pag. 204) sein kann, braucht nicht
erst besonders versichert zu werden.

Auf der anderen Seite ist es den Xanthokyanopen vollständig
unbegreiflich, wie man von Rosen„roth" oder von Wangen„roth"
sprechen kann, denn die Rose wie die Wange der blühenden Jung-
frau, sie sind doch so — blau, wie der wolkenlose Himmel. Dem
innersten Herzenszuge folgend, hätte gewiss schon manch' farbenblinder Dichter die „blauen" Wangen seiner Geliebten besungen,
wenn er sich nicht der (in den Augen der Farbenblinden) die Farben
nicht kennenden Majorität, die an der „Röthe" der Wangen zäh
festhält, einfach gebeugt hätte. Schon Goethe hat die Frage erörtert,
wie die „Akyanoblepsen" (unsere Xanthokyanopen), die einerseits
gelbe und grüne, andererseits rosa, blaue und violette Farbentöne
verwechseln, die Farben sehen. Er ist nach seiner Theorie in Betreff
der einen Farbe zu richtigen Schlüssen gekommen, jedoch zu unrich-
tigen in Betreff der zweiten. Wenn Goethe sagt, dass der „Akyano-
bleps" „alles Grün in Tönen vom Gelben bis zum Braunrothen

sieht, ungefähr wie es uns im Herbste erscheint", so ist dies (wenn wir nur statt Braunroth Braungelb, d. i. schlechtweg Braun setzen) vollkommen richtig, und in jener historisch interessanten Landschaft (Goethe's Tafel I, Fig. 11), welche Angelika Kauffmann über Goethe's Wunsch ohne Blau gemalt (zu dem Zwecke, dass man sich eine Vorstellung machen könne, wie der Akyanoblops die Welt sieht), sind die Farbentöne des „grünen" Waldes ganz zutreffend. Dagegen konnte Goethe nicht der Ansicht sein, dass das Purpur der Rose und der Wangen dem Xanthokyanopen blau wie der Himmel erscheine, sondern er musste nach seiner Theorie im Gegentheil meinen, dass der Farbenblinde den Himmel rosafarb sieht wie die Rose. So findet man auch in jener Landschaft einen Himmel mit rosa Anstrich und noch einige purpurfarbene Objecte; jedoch ist die Purpurfarbe, nebenbei bemerkt, derartig, dass sie der Farbenblinde meistens gar nicht für blau, sondern für grau oder blaugrau hält.

Der Farbenblinde besitzt schwarzweissen Objecten gegenüber normales Sehvermögen, d. h. beim Xanthokyanopen wenigstens steht eine etwaige Herabsetzung von V nicht im Zusammenhange mit der Farbenblindheit. Er besitzt ferner nicht bloss ein ausgezeichnetes Helligkeitsunterscheidungsvermögen, sondern er empfindet auch die Farben mitunter mit grösserer Intensität als das Normalauge. Je leichter ein Auge die Contrastfarben im Simultancontrast erzeugt, um so intensiver — können wir annehmen — ist die Empfindung der inducirenden Farben. Wenn ich (und das Gleiche ist bei vielen Anderen, die ich prüfte, der Fall) auf ein farbiges Blatt des Heidelberger Farbenbuchs den grauen Ring einfach auflege, so sehe ich absolut nichts von der Contrastfarbe; sie tritt erst prächtig hervor, sobald ich das Florpapier darüber decke. Es gibt aber Rothgrünblinde, die nicht bloss auf Gelb und Blau, sondern auch auf jenen Farben, für die sie nach den gangbaren Theorieen blind sind, die Contrastfarbe sofort empfinden, sobald nur der graue Ring auf die farbige Unterlage einfach aufgelegt wird. Sie sehen also nicht bloss den Ring gelb, sobald er auf Blau, und blau, sobald er auf Gelb gelegt wird, sondern er erscheint auch sofort in der Contrastfarbe, nämlich dunkelblau, sobald er auf Grün und sogar und zwar bräunlich, sowie er auf Rosa aufgelegt wird. Dies ist der klarste Beweis dafür, mit welch' hohem Gewicht die Farbenblinden jene Farben, die sie angeblich gar nicht empfinden, empfinden können, und wie ihrer Behauptung, dass sie nicht bloss Helligkeiten, sondern auch Farben wenigstens ebenso intensiv empfinden, wie die „angeblich" Farbentüchtigen, eine gewisse Berechtigung zukommt.

Da sich Xanthokyanopen thatsächlich in der eben beschriebenen Weise verhalten können, so kann begreiflicher Weise von der allgemeinen Anwendung einer pseudoisochromatischen Methode nicht die Rede sein, welche sich darauf stützt, dass wenn Roth und Grün für den Farbenblinden Grau sind, ein aus grauem Papier geschnittener, auf die farbige Fläche von gewisser Helligkeit gelegter und mit Florpapier gedeckter Buchstabe überhaupt nicht gelesen werden wird, weil er Grau auf Grau und durch das Deckpapier verhüllt erscheint. Eine solche Methode zur Erkenntniss der Farbenblindheit hat in der That Pflüger (1878, 1879) dringend empfohlen.

Die Verkürzung des Spectrums am rothen Ende ist eine eigenthümliche Complication der Xanthokyanopie. Dass diese Verkürzung, wo sie vorkommt, nicht einfach durch „Roth"blindheit erklärbar ist, geht daraus hervor, dass das Spectrum fast bis zur Linie D verkürzt sein kann. Das Auge ist daher dann auch zum guten Theile der Gelbempfindung unzugänglich — eine Thatsache, die in Rothblindheit ihre Begründung nicht findet.

Man hat bei Farbenblinden gewisse Defecte im Hirnbau und damit im Zusammenhange eine Verringerung des Augenabstandes finden wollen (Niemetschek), allein Cohn, sowie Holmgren haben gezeigt, dass diese Annahme jeder Basis entbehre.

Die Statistik der Farbenblindheit wurde durch Massenuntersuchungen in vieler Herren Ländern in den letzten Jahren sehr wesentlich gefördert. Man kann aus den Angaben von Holmgren, Daae, Fontenay, Hansen, Cohn, Magnus, Stilling, v. Reuss, Dor, Wilson, Joy Jeffries u. A. den Schluss ziehen, dass auf 10,000 männliche Individuen wenigstens 300 Farbenblinde, auf 10,000 weibliche Individuen hingegen höchstens 30 Farbenblinde kommen, so dass demnach die Farbenblindheit als eine Eigenheit des männlichen Geschlechts angesehen werden muss.

Die Farbenblindheit ist erblich. In farbenblinden Familien kann Rothgrünblindheit und totale Farbenblindheit vorkommen, dagegen weiss man über die Erblichkeitsverhältnisse der Gelbblaublindheit vorläufig noch nichts. Die Farbenblindheit kann eine Generation überspringen, wobei der Fehler nicht durch die nicht farbenblinden

Söhne, sondern durch die nicht farbenblinden Töchter von Grossvater auf Enkel übertragen wird (Horner). O. Becker meint, im Hinblick auf die von ihm beobachtete einseitige Farbenblindheit eines weiblichen Individuums, dass vielleicht die genauere Untersuchung der angeblich nicht farbenblinden, aber die Farbenblindheit ihren Kindern einimpfenden weiblichen Mitglieder farbenblinder Familien einseitige Farbenblindheit häufiger entdecken liesse.

Ich kenne eine hochadelige Familie, deren Stammbaum also sehr genau verfolgt werden kann — jene Familie, der die Erfinder der Raxfarbe angehören — in welcher mütterlicherseits durch Generationen Blindheit erblich war, so dass ein Theil der Mitglieder blind geboren wurde oder später erblindete (sicherlich in Folge von Sehnervenleiden). Die Amaurose ist nun erloschen, aber die gegenwärtigen erwachsenen männlichen Sprossen sind zum Theile farbenblind — Xanthokyanopen. Ein junger Sprössling des einen Xanthokyanopen jedoch zeigt nach einer mir vor Jahren gewordenen Mittheilung auch keine Zeichen von Farbenblindheit mehr. Für den Darwinianer exaltirter Richtung läge hier eine Wiederholung der Entwickelungsgeschichte vor, wie nämlich aus blinden Geschöpfen sich endlich sehende entwickelten, die aber noch einen defecten Farbensinn hatten, bis es endlich durch weitere Entwickelung und Uebung des Sehorgans zur Ausbildung des normalen Farbensinns kam.

Eine Entwickelung des Farbensinns in historischer Zeit wurde in der That von Geiger, Magnus, Gladstone (der schon früher die Farbenblindheit Homer's zu beweisen versucht hatte), Weise angenommen: eine solche Auffassung ist aber durch Philologen, Philosophen und Ophthalmologen (Schuster, Jordan, Steinthal, Krause, Marty, dann Dor, Cohn) auf's Gründlichste widerlegt.

. Die Farbenblindheit ist unheilbar, d. h. es gelingt in keiner Weise, ein dichromatisches oder achromatisches Spectrum in ein polychromatisches umzuwandeln. Dagegen ist, wie mir scheint, noch viel zu wenig Gewicht darauf gelegt, dass mit Hilfe farbiger Gläser die Farbenblindheit wenigstens bei vielen Beschäftigungen unschädlich gemacht werden könne. Der Farbenblinde unterscheidet pseudo-isochromatische Farben insolange, als eine constante Differenz in der Helligkeit derselben besteht. Hat z. B. ein Xanthokyanop es stets nur mit einem gewissen Roth und Grün zu thun, wobei das Roth ihm etwa dunkler als das Grün erscheint, so wird er dieses Roth mit diesem Grün niemals verwechseln und daher kommt es auch, dass wenn nicht Sturm und Wetter die Anhaltspunkte verwischen, ein xanthokyanopischer Eisenbahnbediensteter die rothen und grünen Signalzeichen richtig unterscheidet. Ist aber die Helligkeit der beiden pseudoisochromatischen Farben gleich, dann ist es mit diesem Auskunftsmittel vorbei. Damit ist nicht gesagt, dass alle Finten des Xanthokyanopen hiermit erschöpft wären; er wird sich noch an andere physicalische Eigenschaften klammern und wenn die verschieden gefärbten Objecte etwa constante Differenzen in Consistenz oder Beschaffenheit der Oberfläche (Glanz, Rauhigkeit) zeigen, dieselben gewiss zu seinem Vortheil ausnützen. Allein mit alledem reicht er begreiflicher Weise im Allgemeinen nicht aus. Die Farben erlernen zu wollen, ist für den Farbenblinden ein vergebliches Bemühen. In jenem Brief des farbenblinden Dr. Brandis aus Kopenhagen vom Jahre 1811, den Goethe als „Aelteste aufmunternde Theilnahme" in seinen Nachträgen zur Farbenlehre abgedruckt hat, ist schon drastisch dargestellt, wie ein gleichfalls xanthokyanopischer Neffe Brandis' als Lehrling einer Seidenhandlung dieselbe verlassen musste, weil er „den Käufern Himmelblau für Rosenroth verkaufte" und weil, nachdem er an Farbentafeln mit grösster Ausdauer die Farben studirt hatte, „das Resultat der Gelehrsamkeit das war, dass der nächste Käufer Rosenroth für Himmelblau erhielt". Hätte man aber diesem Knaben ein rothes Glas gegeben, so hätte er nie mehr die beiden Farben verwechselt.

Sowohl die gelben, als auch die blauen und grauen Verwechslungsfarben erleiden nämlich durch ein rothes Glas ganz characteristische Veränderungen in der Helligkeit. Mit Hilfe eines rothen Glases wird weder Roth, Grün und Braun, noch Purpur, Violett und Blau, noch Grau, Blaugrün, Purpur mit einander verwechselt werden können. Nehmen wir für jede Farbenreihe ungefähr gleiche Helligkeit, so wird durch ein rothes Glas: Roth am hellsten, Grün am dunkelsten, Braun steht in der Mitte; Purpur am hellsten, Blau am dunkelsten, Violett in der Mitte; Purpur am hellsten, Blaugrün am dunkelsten, Grau in der Mitte. Eine „gelbe" (braune, „Rax") Farbe, die durch ein rothes Glas viel heller wird (gesättigtes Roth wird fast weiss), ist Roth, eine solche Farbe, die dabei viel dunkler wird (gesättigtes Grün wird fast schwarz), ist Grün, während jene, die ihre Helligkeit nur wenig ändert, Braun ist. Eine „blaue" Farbe, die durch das rothe Glas viel heller wird (fast weiss), ist Purpur; eine

solche, die viel dunkler wird (fast schwarz), ist Blau, und jene, die
ihre Helligkeit wenig verändert, ist Violett. Eine graue Farbe endlich, die durch ein rothes Glas fast weiss wird, ist Purpur; jene, die
fast schwarz wird, Blaugrün, und jene, die ihre Helligkeit wenig
ändert, Grau. Ich bin überzeugt, dass die Farbenblinden, in dieser
Weise geübt, in der Unterscheidung der Farben eine hohe Vollkommenheit erlangen werden. Dass Roth und Grün, Rosa und Blau,
Purpur und Blaugrün überhaupt, auch ohne weitere Uebung, durch
ein rothes Glas nicht verwechselt werden, liegt auf der Hand —
denn nur der, der Weiss und Schwarz nicht unterscheiden könnte,
könnte die Farben auch jetzt nicht sondern. Ein Stück rothen Glases
oder eine Lorgnette (Nasenzwicker) mit rothen Gläsern wird daher
Xanthokyanopen, wenn sie entsprechend belehrt und geübt sind, im
kaufmännischen und gewerblichen Berufe die ausserordentlichsten
Vortheile gewähren. Für den Eisenbahn- und Marinedienst ist der
Behelf, wiewohl auch hier von Delboeuf ein rothes und grünes
Glas empfohlen wurde, der Natur der Sache gemäss, ohne Werth,
denn bei Wind und Wetter möchte ich mich keinem Locomotiv-
führer anvertrauen, der erst durch ein rothes, sowie durch ein grünes
Glas (das letztere ist übrigens ganz überflüssig) durchsehen muss,
um Roth und Grün an der Helligkeitsdifferenz zu unterscheiden.
Dem Erythrochlorops (Gelbblaublinden) würde ein blaues Glas
analoge Dienste leisten.

Die erworbene Farbenblindheit

ist ein hochinteressantes Capitel der Gehirn- und Netzhautpathologie.
Die Prüfung vereinfacht sich insofern, als die Patienten früher die
Farben kannten und häufig noch mit Einem Auge kennen. Wenn
man daher einfach einerseits grössere farbige Muster (Papiere,
Wollbündel), andererseits kleine Farbenquadrate auf schwarzem
Grunde vorhält, erhält man leicht einen beiläufigen Einblick in die
qualitative oder quantitative Störung. Allein gerade bei erworbener
Farbenblindheit ist es von ausgezeichnetem Interesse, die Prüfung
mit allen jenen Hilfsmitteln, die uns bei der Untersuchung der angeborenen Farbenblindheit zu Gebote stehen, vorzunehmen. Von
derartigen fortgesetzten Untersuchungen ist zu hoffen, dass sie uns
noch manche Aufschlüsse über noch so viel Dunkles in den Erscheinungen namentlich der erworbenen Farbenblindheit liefern

werden. Von nicht zu unterschätzendem Werth ist auch die Prüfung des Farbensinns in der Netzhautperipherie.

An dieser Stelle war es nur unsere Aufgabe, die Methoden zur Prüfung des Farbensinns zu erläutern. Diese Aufgabe haben wir beendigt. Es erübrigt nur noch zur Erläuterung von Manchem, was früher angedeutet wurde, die Theorieen der Farbenblindheit zu erörtern.

Theorieen der Farbenblindheit.

Wir berücksichtigen nur jene Anschauungen, welche einerseits auf der Farbenlehre von Young-Helmholtz, andererseits auf der von Hering basiren.

Die von Helmholtz acceptirte Theorie Thomas Young's lautet: Es gibt im Auge drei Arten von Nervenfasern: roth-, grün- und violettempfindende — ungefähr ein Decennium vor Young hatte schon Wünsch 1792 den Satz ausgesprochen, dass nur Roth, Grün, Violett einfache Farben seien.

Das einfache Roth (d. h. Licht jener Wellenlänge, welches in unserem Auge die Empfindung von Roth hervorruft) erregt stark die rothempfindenden, schwach die beiden anderen Faserarten; Empfindung: Roth.

Orange erregt sehr stark die rothen (rothempfindenden), stark die grünen, schwach die violetten Fasern; Empfindung: Orange.

Das einfache Gelb erregt mässig stark die rothen und grünen, schwach die violetten Fasern; Empfindung: Gelb.

Das einfache Grün erregt sehr stark die grünen, relativ schwach die rothen und violetten Fasern; Empfindung: Grün.

Das einfache Blau erregt die violetten Fasern sehr stark, die grünen etwas weniger stark, schwach die rothen; Empfindung: Blau.

Violett (nach Wünsch-Young-Helmholtz: Das einfache Violett) erregt die violetten Fasern stark, die grünen schwach, die rothen sehr schwach; Empfindung: Violett.

Erregung aller Fasern von ziemlich gleicher Stärke gibt die Empfindung von Weiss oder weisslicher Farben.

In Figur 11 sind diese Vorstellungen nach der Helmholtz'schen Figur graphisch veranschaulicht.

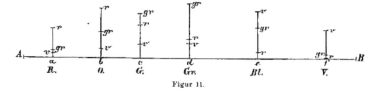

Figur 11.

Auf der Abscisse AB zeigen die rechtwinkeligen Ordinaten an, in welcher Stärke an jedem Orte des Spectrums die drei Faserarten erregt werden. Im Roth (R.) ist die Grösse der Erregung der rothen Fasern durch ar, die der grünen durch agr, jene der violetten durch av gekennzeichnet. Im Gelb (G.) zeigt uns egr die Erregungsstärke der grünen, er jene der rothen und ev die der violetten Fasern an u. s. w.

Die partielle Farbenblindheit ist bedingt durch das Fehlen oder die Paralyse Einer, die totale durch das Fehlen (die Paralyse) zweier Faserarten. Helmholtz selbst bespricht eingehend nur die Rothblindheit (Anerythropsie).

Holmgren stellt sich vollständig auf den Standpunkt der eben entwickelten Theorie. Die Farbenblindheit ist nach ihm zu classificiren:

I. Totale Farbenblindheit — es wird keine Farbe gesehen.

II. Partielle Farbenblindheit und zwar:

1) Vollständige partielle (der Ausdruck: „vollständig partiell" scheint mir doch etwas misslich) Farbenblindheit, die, je nachdem das eine oder das andere der drei farbenempfindenden Netzhautorgane fehlt, sein kann:

    a) Rothblindheit,
    b) Grünblindheit,
    c) Violettblindheit,

wofür man mit griechischen Worten Anerythropsie, Achloropsie, Aniauthinopsie (Warlomont) gesetzt hat.

2) Unvollständige partielle Farbenblindheit, „bei der ein oder alle drei Elemente an Reizbarkeit oder Zahl schwächer sind als die des normalen Farbensinns".

Um nach der Dreifaserntheorie die Symptome der „vollständigen" partiellen Farbenblindheit zu deduciren, braucht man nur in Figur 11 auf allen Ordinaten r (für Rothblindheit) oder gr (für Grünblindheit) oder v (für Violettblindheit) wegzustreichen und dabei festzuhalten, dass da die Erregung sämmtlicher Faserarten im Normalauge die Weissempfindung erzeugt, auch bei Mangel Einer Faserart die Erregung sämmtlicher Faserarten, d. i. der zwei übriggebliebenen zur Weissempfindung führt, so dass also bei Rothblindheit die gleich starke Erregung der grünen und violetten, bei Grünblindheit jene der rothen und violetten und bei Violettblindheit die der rothen und grünen Fasern die Weissempfindung bedingt und demnach im Spectrum an jener Stelle, an welcher die gleichstarke Erregung der noch vorhandenen zwei Faserarten nach der graphischen Darstellung zu Stande kommt, ein weisser (grauer) Streifen sich findet. Im Spectrum müsste der Rothblinde nur Grün und Violett, getrennt durch einen farblosen Streifen im Blaugrün; der Grünblinde nur Roth und Violett, getrennt durch einen farblosen Streifen im Grün; und der Violettblinde nur Roth und Grün, ungefähr im Gelb durch Grau getrennt, sehen. Bei der Grünblindheit könnte das Spectrum nicht verkürzt sein; bei der Rothblindheit eigentlich auch nicht oder nur sehr wenig, da schon bei R. die grünen und violetten Fasern mit der Stärke av und agr erregt werden. vgr ist ausschlaggebend für die Grünempfindung, die Ordinaten av für Violett und Grün mischen sich zu Weiss. Es muss also im Roth ein weissliches Grün empfunden werden. Ebensowenig könnte strenggenommen eine wesentliche Verkürzung eines lichtstarken Spectrums bei der Violettblindheit vorkommen. Die grösste Helligkeit, welche im Spectrum des Normalauges im Gelb liegt wegen der starken Erregung aller drei Faserarten, wird für die Rothblinden gegen das Blau hin, im Grünblau, sich finden. „Wenn", sagt Helmholtz, „die Erregung der grünempfindenden Nerven im Grün am stärksten ist, wird für die Rothblinden das Maximum der gesammten Erregung etwas nach der Seite des Blau fallen, weil hier die Erregung der violettempfindenden Nerven steigt". Bei der Grünblindheit wird dem entsprechend die grösste Helligkeit des Spectrums im Gelb oder gegen das Orange hin liegen.

Gegen die Suppositionen der Dreifaserntheorie spricht:

1) Die Thatsache, dass die „Roth"blinden weder Grün noch Violett und die Grünblinden weder Roth noch Violett kennen. Von allen Farben des Spectrums, von Roth bis Blau kennen sie nur und unter allen Bedingungen das Gelb. Darüber, was gelb ist, täuscht sich kein Roth- und kein Grünblinder. Gelb erkennt er immer richtig, niemals aber das Grün oder Roth. Nun sagt man freilich, dass der Farbenblinde das Gelb grün, beziehungsweise roth sehe und es nur Gelb nenne. Ich gestehe offen, dass mir dies immer als eine der stärksten Zumuthungen an die menschliche Glaubenskraft erschien. Jemand, der unter hunderten von farbigen Wollen sofort das reinste Gelb herauswählt, niemals aber im Stande ist, auch die gesättigste grüne Wolle herauszufinden, — der sollte keine Ahnung davon haben, was Gelb ist und nur wissen, was Grün ist? Ebenso erkennt der Roth- und Grünblinde immer das reinste Blau. Mit Kobaltblau verwechselt er kein Violett und kein Purpur.

2) Liegt beim Rothblinden, selbst mit stark verkürztem Spectrum, die hellste Stelle des Spectrums nicht im Blaugrün, sondern gewöhnlich dort, wo sie für das Normalauge liegt, im Gelb. Interessant ist auch die Angabe Becker's, dass in seinem Falle von einseitiger totaler Farbenblindheit die hellste Stelle fast genau in der Natriumlinie, also im reinsten Gelb lag. Wenn die totale Farbenblindheit ihren Grund darin hat, dass nur die rothen oder grünen oder violetten Fasern noch vorhanden sind, so muss dabei die hellste Stelle des Spectrums im Roth oder Grün oder Violett zu finden sein, kann aber niemals im Gelb liegen;

3) endlich ist eine hochgradige Verkürzung des Spectrums, wie sie bei Rothblindheit durch das ganze Roth bis in's Orange, ja bis nahe zur Linie D (Stilling) beobachtet wurde (so wenig wie ein Fehlen des ganzen blauen Endes bei Violettblindheit) durch die Young'sche Theorie zu erklären.

Leber und Fick (und mit ihnen Andere) erkennen, dass durch Fehlen oder Lähmung eines der Young'schen Elemente die Farbenblindheit nicht erklärt werden könne. Es wird vielmehr angenommen, dass alle drei Elemente vorhanden sind, dass nur ihre Erregbarkeit verändert sei und für gewisse Theile des Spectrums auch vollkommen aufgehoben sein könne. Mit dieser Aenderung im Verlaufe der Erregbarkeitscurven für die drei Fasergattungen hat es, genauer genommen, folgendes Bewenden. 1867 sagt Helmholtz selbst (bei Gelegenheit der Besprechung der Rose'schen Versuche über die durch Santonin zu erzeugende Farben-(Violett-)Blindheit), man könnte daran denken, dass sowohl im Santoninrausch, als auch bei den natürlich Farbenblinden nicht die Leistungsfähigkeit einer Fasergattung aufgehoben, sondern die Art der Erregbarkeit der drei Netzhautelemente durch die Strahlen verschiedener Wellenlänge (Farbe) geändert würde, „wobei dann eine viel grössere Veränderlichkeit in dem Verhalten der objectiven Farben gegen das Auge eintreten könnte". 1873 hat Leber diese Hypothese für die Erklärung der Erscheinungen der Farbenblindheit als unumgänglich nothwendig erklärt. Bei Fehlen der rothen Nervenfasern müsste der Rothblinde im Spectrum Grün und Violett, und im Grünblau die hellste Stelle sehen. Nehmen wir aber an, dass die rothen Fasern nicht fehlen, sondern dass die Erregbarkeitscurve für Roth nur geändert sei, dass sie nämlich ähnlich verliefe wie für Grün, dann wird im Gelb wirklich durch die Erregung von Roth und Grün die Gelbempfindung zu Stande kommen und kein Grund vorhanden sein, warum nicht im Gelb die hellste Stelle da sein sollte. 1874 entwickelt A. Fick, im Hinblick auf die Aenderung der Farben in der Netzhautperipherie des Normalauges, die Anschauung, dass nicht etwa gewisse Fasergattungen in der Peripherie der Netzhaut fehlten, sondern dass auf der ganzen Netzhaut die drei farbenempfindenden Elemente vorhanden seien, aber durch das verschiedenfarbige Licht nicht an allen Stellen in gleicher Weise erregt würden, so zwar, dass im Netzhautcentrum die Erregbarkeitscurven für die drei Fasergattungen am unähnlichsten verlaufen (siehe Figur 11), sich aber gegen die Peripherie hin immer ähnlicher würden, die Unterschiede in der Erregbarkeit der drei Fasergattungen durch das Licht verschiedener Wellenlänge sich also verringerten. Die Farbenblindheit wäre so zu erklären, dass sich das Netzhaut centrum so verhielte, wie unter normalen Verhältnissen die Peripherie. Dieselbe Aenderung der Young'schen Theorie für die Erklärung der Farbenblindheit hat dann in Rählmann (1876) ihren Verfechter gefunden. Er zeichnet die Curven für die Grünblindheit und für die totale Farbenblindheit. Bei der Grünblindheit verläuft die Curve für Grün, gerade so, wie jene für Roth. Die physiologisch subjective Farbenmischung aus drei Componenten bleibt bestehen, aber es existiren dann nur zwei Grundfarben: Gelb und Blau. Bei der totalen Farbenblindheit verlaufen alle drei Curven übereinstimmend. Liegt das Maximum der Helligkeit dabei im Grün, so werden alle drei Curven im Grün ihre grösste Höhe erreichen und dann zu beiden Seiten gleichmässig abfallen. An allen Stellen des Spectrums werden demnach die drei Fasergattungen gleich stark erregt werden und daher muss das ganze Spectrum farblos (weiss) sein.

Diese Modification der Young-Helmholtz'schen Theorie setzt — wenn wir den Kern der Sache erfassen — nichts mehr und nichts weniger voraus, als dass z. B. bei der Grünblindheit die grünempfindenden Fasern nicht durch Grün, sondern durch Roth am stärksten zur Empfindung des Grün; dass bei der Rothblindheit die rothempfindenden Fasern nicht durch Roth, sondern durch Grün am stärksten zur Empfindung des Roth, dass bei der totalen Farbenblindheit die rothen Fasern am stärksten durch Grün zur Empfindung des Roth, und die violetten Fasern durch dasselbe Grün am stärksten zur Empfindung des Violett erregt werden.

Ich muss ganz offen gestehen, dass die Vorstellung von rothempfindenden Fasern, die durch Roth nur schwach, durch Grün aber stark zur Empfindung des Roth erregt werden, sowie von analog sich verhaltenden grün- und violettempfindenden Fasern mein Begriffsvermögen übersteigt.

Leber, welcher an der Anschauung festhält, dass die partielle Farbenblindheit darin bestehe, dass ein Paar dem Normalauge complementärer Farben gleich weiss oder grau erscheint, ändert die Nomenclatur insofern, als er für Roth- und Grünblindheit: Roth-Blaugrünblindheit und Grün-Purpurblindheit setzt, indem entweder die Complementärfarben Roth und Blaugrün, oder Grün und Purpur farblos erscheinen. Leber ist, wie er überdies selbst gesteht, kein unbedingter Anhänger der Young'schen Theorie, sonst könnte er nicht an die Roth- und Grünblindheit eine Blaublindheit anreihen.

Delboeuf's Theorie der Farbenblindheit gründet sich auch auf eine Aenderung in der Erregbarkeit der Netzhaut durch Licht verschiedener Farbe, und wiewohl Delboeuf selbst die anfänglich festgehaltene Young'sche Theorie später verlassen hat, so lässt sich doch seine Theorie an der Hand der Dreifaserntheorie ganz gut erläutern. Die Rothblindheit entsteht dadurch, dass die rothempfindenden Fasern zwar normal-, die grün- und violettempfindenden hingegen überempfindlich sind. Sieht Delboeuf, der selbst rothblind ist, durch eine (rothe) Fuchsinlösung von bestimmter Dicke, so geschieht es, dass nunmehr sehr viel rothes, aber wenig grünes und violettes Licht hindurehgeht, und dass nunmehr, indem die überempfindlichen Fasern schwächer erregt werden, als die normalempfindlichen rothen, jene Gleichmässigkeit in der Erregung der drei Faserarten zu Stande kommt, wie sie im Normalauge existirt und wie sie den normalen Farbensinn begründet. Wenn andererseits ein Normalauge durch eine (grüne) Nickelchlorürlösung von bestimmter Concentration und Dicke hindurchschaut, so wird durch die Uebererregung der grünempfindenden Fasern Rothblindheit erzeugt werden können. Als Spring, der normalen Farbensinn besitzt, letzteres that, verhielt er sich wie ein Rothblinder; andererseits bildete sich Delboeuf ein, dass er durch eine Fuchsinlösung hindurch (und später sogar ohne Fuchsinlösung!) die Farben des Normalauges sehe. Dass wir uns durch farbige Medien in gewissem Sinne farbenblind machen können, wurde schon oft auseinandergesetzt; dass es sich aber bei Delboeuf um einen Irrthum und nur um die schon so oft besprochenen Helligkeitsunterschiede handelt, liegt umsomehr auf der Hand, als Delboeuf selbst gesteht, dass es ihm durchaus nicht gelungen ist, sein dichromatisches Spectrum durch eine Fuchsinlösung in ein polychromatisches umzuwandeln. Damit fällt aber auch seine Theorie.

Hering's Farbenlehre haben wir unseren einleitenden Erörterungen über den Farbensinn zu Grunde gelegt. Die Physiologie der Farbenempfindung stellt sich Hering so vor. Die Sehsubstanz ist gleichsam ein Gemisch dreier chemisch verschiedener Substanzen, von welchen die eine als die schwarzweissempfindende oder schwarzweisse, die zweite als rothgrünempfindende oder rothgrüne, die dritte endlich als die blaugelbempfindende oder blaugelbe bezeichnet werden kann. Jede dieser drei chemischen Substanzen kann wenigstens innerhalb gewisser Grenzen verbraucht werden und sich wieder erzeugen, jede derselben vermag unabhängig von den beiden anderen „zu dissimiliren und zu assimiliren". Die Dissimilirung der schwarzweissen Sehsubstanz ruft die Empfindung des Weiss, die Assimilirung derselben jene des Schwarz hervor. Für die rothgrüne und blaugelbe Substanz lässt Hering vorläufig unentschieden, welche Farbe die D-(Dissimilirungs-)Farbe und welche die A-(Assimilirungs-)Farbe sei. Nehmen wir z. B. an, Roth und Blau seien D-Farben, so heisst das: Durch Verbrauch der rothgrünen Substanz wird die Rothempfindung, durch deren Regenerirung die Grünempfindung erzeugt; durch Verbrauch der blaugelben Substanz entsteht die Blau-, durch deren Wiederersatz die Gelbempfindung. Alle Strahlen des sichtbaren Spectrums wirken dissimilirend auf die schwarzweisse Substanz, aber die verschiedenen Strahlen in verschiedenem Grade, d. h. alle Strahlen des Spectrums würden, wenn es keine rothgrüne und keine blaugelbe

Sehsubstanz gäbe, eine weisse Lichtempfindung hervorrufen; das Spectrum der schwarzweissen Substanz ist am weissesten und hellsten im Gelb und nimmt nach beiden Seiten an Helligkeit ab. Auf die rothgrüne und blaugelbe Substanz wirken jedoch nur gewisse Strahlen dissimilirend, gewisse andere assimilirend und gewisse Strahlen gar nicht. Die rothgrüne Substanz wird weder durch blanes, noch durch gelbes Licht, die blaugelbe weder durch rothes noch durch grünes Licht afficirt. Es hat daher jede der drei Substanzen gleichsam ihr besonderes Spectrum. In das Spectrum der schwarzweissen Substanz sind die Spectra der rothgrünen und blaugelben Substanz eingelagert. Nur das Spectrum der farblosen Substanz ist continuirlich, die Spectra der farbigen Substanzen sind dagegen discontinuirlich. Das Spectrum der rothgrünen Substanz zeigt in der Mitte Grün, rechts und links davon (im reinen Gelb und reinen Blau) eine lichtlose Lücke, worauf an beiden Enden Roth folgt. Das Spectrum der blaugelben Substanz zerfällt in einen blauen und gelben Abschnitt, welche durch eine dem reinen Grün entsprechende Lücke getrennt sind. Das Totalspectrum der Sehsubstanz hat vier physiologisch ausgezeichnete Punkte, nämlich diejenigen, wo ausser Weiss nur Eine Grundfarbe sichtbar ist, das ist im reinen Roth, Gelb, Grün, Blau. H e r i n g spricht übrigens nur von drei solchen Stellen, indem er das Roth weglässt, weil das eigentliche Roth im Spectrum äusserst schmal, und sonst mit viel Gelb gemischt sei. An den übrigen Stellen des Spectrums finden sich ausser Weiss zwei Grundfarben: Rothgelb (Orange), Gelbgrün, Grünblau, Blauroth (Violett).

Findet in der schwarzweissen Substanz gleichzeitig Dissimilirung und Assimilirung statt, so mischt sich die Weiss- und Schwarzempfindung zur Empfindung von Grau. Findet dagegen in der rothgrünen oder blaugelben Substanz gleichzeitig durch rothes und grünes, beziehungsweise durch blaues und gelbes Licht gleichstarke Dissimilirung und Assimilirung statt, so heben sich beide Momente gegenseitig auf und es tritt die Wirkung der farbigen Strahlen nur durch Dissimilirung der schwarzweissen Substanz als reine Weissempfindung hervor. Die sogenannten complementären Lichtarten sind also nicht complementär, sondern antagonistisch; sie mischen sich nicht zu Weiss, sondern lassen nur das Weiss hervortreten, weil sie sich aufheben.

In Betreff der Farbenblindheit wendet H e r i n g seine Theorie bloss auf die Rothgrünblindheit an. Im Allgemeinen muss man nach H e r i n g sagen: Fehlen der rothgrünen und der gelbblauen Substanz bedingt totale Farbenblindheit. H e r i n g 's Theorie erklärt die wahre Achromatopie, während nach der Y o u n g 'schen Theorie der Achromatop eigentlich ein Monochromatop ist. Fehlt die rothgrüne Substanz allein, dann entsteht Rothgrünblindheit; eine gesonderte Roth- und Grünblindheit gibt es nicht. Fehlt die blaugelbe Substanz, so ist Blaugelbblindheit gesetzt.

So sehr ich im Allgemeinen der H e r i n g 'schen Theorie huldige, so bedarf sie doch für die Erklärung der Dichromatopie einer wesentlichen Modification, denn einfach durch das Fehlen der rothgrünen Substanz kann die Rothgrünblindheit nicht erklärt werden. Es müsste im Spectrum des Rothgrünblinden sowohl im äussersten Roth, als auch im ganzen Grün ein weisser (grauer) Streifen sein. Thatsächlich aber kann beim Rothgrünblinden vom äussersten Roth durch Gelb und Grün bis zum Blau eine sehr ausgesprochene Farbenempfindung vorhanden sein und überhaupt jede Lücke im farbigen Spectrum fehlen, so dass das Gelb hart und unmittelbar an Blau grenzt. Andererseits würde die mitunter sehr bedeutende Verkürzung des Spectrums durch einfaches Fehlen der rothgrünen Substanz nicht erklärt, da, damit dies möglich sei, nicht bloss ein Defect in der schwarzweissen Substanz, sondern auch ein Defect in der gelbblauen Substanz da sein müsste, indem Theile des Spectrums, die schon viel Gelb enthalten, unsichtbar sind.

<hr />

Ich erkläre die Farben„blindheit" nach Hering so. Bei der Achromatopie findet sich in der Netzhaut nur eine schwarzweisse Sehsubstanz. Dieselbe kann entweder durch alle Strahlen des Spectrums dissimilirt werden, oder aber nur durch Strahlen bestimmter Brechbarkeit, während andere ohne jede Wirkung auf die Substanz sind. Das Spectrum zeigt demnach nur verschiedene Nuancen von Weiss, ist entweder unverkürzt, oder an dem einen oder andern Ende oder an beiden Enden verkürzt.

Bei der Dichromatopie findet sich in der Netzhaut eine schwarzweisse und Eine farbige Sehsubstanz. Auf diese farbige Substanz wirkt bei der Xanthokyanopie (Rothgrünblindheit) das rothe, gelbe und grüne Licht dissimilirend, das blaue assimilirend. Die Dissimilirungsfarbe ist Gelb, die Assimilirungsfarbe ist Blau. Am stärksten dissimilirend wirkt das gelbe Licht, weniger stark das rothe und das grüne; in der einen Reihe der Xanthokyanopen das rothe wieder stärker als das grüne, in einer zweiten Reihe das grüne stärker wie das rothe. Gegen Strahlen von gewisser Wellenlänge (des rothen Spectrumendes) kann sowohl die farbige als die schwarzweisse Substanz unempfindlich sein. In analoger Weise würde sich in der Netzhaut des Erythrochloropen (Gelbblaublinden) ausser der schwarzweissen Substanz Eine farbige Substanz finden, welche durch rothes, gelbes und blaues Licht dissimilirt, durch grünes Licht assimilirt würde. Die D-Farbe ist Roth, die A-Farbe ist Grün. Strahlen von gewisser Wellenlänge (vom blauen Spectrumende) vermögen mitunter weder die farblose noch die farbige Substanz des Erythrochlorops zu erregen.

Gleichzeitige gleichstarke Dissimilation und Assimilation der Einen farbigen Substanz hebt sich gegenseitig auf und nur die Wirkung auf die farblose Substanz tritt hervor. Es wird demnach der Xanthokyanops nicht bloss bei Einwirkung von Gelb und Blau, sondern auch bei Einwirkung von Roth und Blau, sowie von Grün und Blau unter Umständen Grau sehen. Es wird ihm demnach ein gewisses Purpur und ein gewisses Blaugrün Grau erscheinen. Da aber die Dissimilirungsfähigkeit der farbigen Substanz bei verschiedenen Xanthokyanopen verschieden ist, so wird ein und dasselbe Purpur und ein und dasselbe Blaugrün dem einen Xanthokyanopen Grau, dem zweiten Blau, dem dritten endlich Gelb erscheinen. Dies entspricht vollkommen der Erfahrung, und von einer regel- und planlosen Verwechslung der Farben bei Xanthokyanopie, wie Solches noch neuestens behauptet wurde, kann hier keine Rede sein. Auf das verschiedene Erscheinen der genannten Mischfarben, je nach ihrem Gehalte an Blau und „Gelb", hat schon Stilling aufmerksam gemacht. Es gibt demnach, „wenn man die Farbenblindheit, wie dies schon Helmholtz angedeutet hat, nach denjenigen Farben eintheilt, welche mit reinem Weiss oder Grau verwechselt werden" (Leber). weder eine Rothbliudheit, noch eine Grünblindheit (Helmholtz, Holmgren u. A.); es gibt weder eine Roth-Blaugrün-, noch eine Grün-Purpurblindheit (Leber): es gibt aber auch keine Roth-Grün-Blindheit (Hering, Stilling), — sondern es gibt nur eine Purpur-Blaugrün-Blindheit. Ebenso wäre die Gelb-Blau-Blindheit als Gelbgrün-Blaugrün-Blindheit aufzufassen. denn das reine Gelb und Blau sieht der Erythrochlorops Roth, sowie der Xanthokyanops das reine Roth und Grün Gelb sieht.

In der Peripherie der normalen Netzhaut scheint sich auch nur Eine farbige Substanz zu finden, die sich der farbigen Substanz des Xanthokyanopen analog verhält.

Von allen Theorieen abgesehen, würde es im Interesse der Sache vielleicht liegen, die von mir gewählte Nomenclatur anzunehmen, weil sie eben keiner Theorie präjudicirt. Aus diesem Grunde hat auch Delboeuf neuerlich vorgeschlagen, das Wort „Daltonismus" wieder in die Wissenschaft einzuführen. Das Wort rührt bekanntlich davon her, dass Dalton (der englische Physiker) „rothblind" war und die Erscheinungen der Farbenblindheit, so vor Allem die der Dichromasie des Spectrums zuerst (1794) beschrieb. Damit wäre freilich wenig gedient, wenn man einfach alle Arten der sogenannten Farbenblindheit Daltonismus nennen würde. Wenn man aber den Erscheinungen Rechnung trägt, so gelangt man ohne Rücksicht auf irgend eine Theorie zu der von mir gewählten Eintheilung der Störungen des Farbensinns.

Der nach Qualität und Quantität normale Farbensinn ist characterisirt durch die Ausdrücke: Polychromatopie[1]) und Euchromatopie (Poly-Euchromatopie). Der Farbensinn kann qualitative und quantitative Aenderungen erfahren.

Die bisher sicher erkannten qualitativen Aenderungen sind:

1) Achromatopie: Das Spectrum erscheint farblos.
2) Dichromatopie: Das Spectrum erscheint zweifarbig. Die Dichromatopie selbst scheidet sich in:

---

[1]) Es heisst im Griechischen zwar: μυώψ und ἀμβλώψ, aber nicht μυωπία, ἀμβλωπία, sondern μυωπία, ἀμβλωπία.

a) Die Xanthokyanopie ($\xi\alpha\nu\theta\delta\varsigma$, gelb; $\kappa\nu\acute{\alpha}\nu\epsilon o\varsigma$, blau). Das Spectrum ist Gelb und Blau.

b) Die Erythrochloropie ($\dot{\epsilon}\rho\nu\theta\rho\delta\varsigma$, roth; $\chi\lambda\omega\rho\delta\varsigma$, grün). Das Spectrum ist Grün und Roth.

Die quantitativen Störungen des Farbensinns sind als Dyschromatopie zu bezeichnen. Sowohl das poly-, als das dichromatopische Auge kann eu- und dyschromatopisch sein.

—

Es wird vielleicht Wunder nehmen, dass in der ganzen Abhandlung über die practische Prüfung der Störungen des Farbensinns der Masson-Maxwell'schen Scheiben nicht gedacht wurde. Es sind dies Scheiben, welche aus Sectoren von beliebigen Farben und wechselnden Grössen zusammengesetzt werden können. Indem das Auge nach der in rasche Rotation versetzten Scheibe blickt, erhält es den Eindruck der Mischfarbe der auf den Sectoren enthaltenen Farben. Wenn man z. B. von gewissen farbigen Papieren Roth, Grün und Blau nimmt, so wird man bei einer bestimmten Grösse der drei farbigen Sectoren die rasch rotirende Scheibe Grau sehen. Damit man dieses Grau näher, d. h. durch ein aus Weiss und Schwarz gewonnenes Grau definiren könne, behält man das Centrum der Scheibe für eine durch weisses und schwarzes Papier in Sectoren verschiedener Grösse zu bildende Kreisfläche vor. Die Scheibe enthält also einen peripheren, aus farbigen Sectorenabschnitten bestehenden Ring und eine centrale, aus Schwarz und Weiss zusammensetzbare Kreisfläche. Indem man nun durch Aenderung der Sectorengrössen empirisch feststellt, wie viel Grade der schwarze und wie viele der weisse Sector haben muss, damit das bei der Rotation aus Weiss und Schwarz entstehende Grau identisch sei mit jenem Grau, das durch Mischung der den peripheren Ring der Scheibe constituirenden Farben zu Stande kommt, erhält man eine sogenannte Farbengleichung.

Eine solche Gleichung ist z. B. nach Aubert (natürlich für bestimmtes rothes, blaues, grünes, schwarzes und weisses Papier):

$$165^0 \text{ Roth} + 73^0 \text{ Blau} + 122^0 \text{ Grün} = 100^0 \text{ Weiss} + 260^0 \text{ Schwarz,}$$

d. h. wenn von den 360 Graden des peripheren Ringes 165 Grade durch rothes, 73 durch blaues und 122 durch grünes Papier ausgefüllt werden, so erhält man bei der Rotation der Scheibe ein Grau, welches identisch ist mit einem Grau, das die innere Kreisfläche bei der Rotation zeigt, wenn diese Kreisfläche aus einem weissen Sector von 100° und einem schwarzen von 260° zusammengesetzt wird. Man kann auch peripher und central verschiedene Farben anbringen und untersuchen, durch welche Farbenzusammenstellungen man die gleichen Mischfarben erhält.

Für die Farbenblindheit wurde die Prüfung mit den Maxwell'schen Scheiben gleichfalls wiederholt vorgenommen. Ich will zur Illustration einige

Gleichungen hersetzen, welche der xanthokyanopische Dr. Hochecker, dessen Spectrum stark verkürzt ist, für sich selbst gefunden hat. Mit reinem Grau wurden u. A. verwechselt:

$$326^\circ \text{ Roth } + \quad 34^\circ \text{ Blau} \qquad 20^\circ \text{ Weiss } + 340^\circ \text{ Schwarz,}$$
$$215^\circ \text{ Grün } + 145^\circ \text{ Blau } = 215^\circ \text{ Weiss } + 145^\circ \text{ Schwarz.}$$

Auch alle anderen Grau-Gleichungen enthalten links eine „gelbe" Farbe (Orange, Gelbgrün, Grün) und eine „blaue" Farbe (Blau, Violett, Purpur). Die beiden in specie angeführten Gleichungen könnten höchstens zeigen, dass Dr. Hochecker Purpur-Blaugrünblind ist, wie nach meiner Ansicht alle Xanthokyanopen, und nicht Roth-Blaugrünblind, wie Leber meint. Die erste Gleichung beweist als solche übrigens gar nichts, da Dr. Hochecker für das ganze Roth und einen Theil des Orange im Spectrum blind ist; sie sagt uns also eigentlich nur, dass das rothe Papier so viel gelbes, von Hochecker wahrnehmbares Licht reflectirt, dass es mit Blau Grau gibt.

Dieses Beispiel zeigt, wie vorsichtig man bei dem Umstande, als die Farben der Papiere nicht rein sind, beim Ziehen der Schlüsse aus den Farbengleichungen sein muss. Man kann ruhig sagen, dass das überaus mühevolle, langwierige, namhafte Intelligenz erheischende Verfahren mit den Maxwell'schen Scheiben nicht im Stande ist, uns irgend weitere Aufschlüsse über Symptome und Wesen der Farbenblindheit zu geben, als dies die relativ einfachen Methoden, die wir besprochen haben, zu thun vermögen.

Fernpunktsbestimmung und Brillenlehre.

Wenn ich (Fig. 12) hinter eine Convexlinse L von bestimmter Brennweite f in einem bestimmten Abstande *a* einen Schirm SS' aufstelle und die Frage aufwerfe, in welcher Entfernung vor der Linse ein leuchtender Punkt A liegen muss, damit sein Bild auf

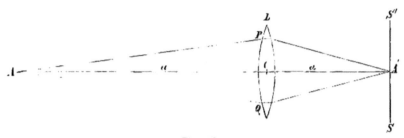

Figur 12.

den Schirm falle, d. h. damit die vom Leuchtpunkte A ausgehenden Strahlen nach ihrer Brechung durch die Linse auf dem Schirme wieder zu einem Punkte A' vereinigt werden, — so gibt mir die Formel:

$$\frac{1}{a} = \frac{1}{f} - \frac{1}{\alpha}$$

vollkommenen Aufschluss. In dieser Gleichung bedeutet a die gesuchte Objectweite AC, *α* die Bildweite CA' und f die Brennweite der Linse. Wenn ich also z. B. eine Convexlinse von 6" Brennweite nehme und den Schirm 9" hinter der Linse (hinter deren optischem Mittelpunkt C) anbringe, so finde ich den Abstand jenes Objectes vor der Linse, von welchem ein deutliches umgekehrtes Bild auf dem Schirme 9" hinter der Linse erzeugt wird, durch die Gleichung:

$$\frac{1}{a} = \frac{1}{6} - \frac{1}{9} = \frac{1}{18}.$$

Ich erfahre so, dass a = 18", dass die Strahlen eines 18" vor der Linse gelegenen Leuchtpunktes A nach ihrem Durchgang durch die

Linse von 6" Brennweite in einem Abstand von 9" hinter derselben wieder zu Einem Punkte gesammelt werden. Der Schirm steht in diesem Falle 3" hinter dem Brennpunkt. Immer muss der Schirm hinter dem Brennpunkt, weiter als der Brennpunkt von der Linse stehen, wenn der Leuchtpunkt in endlicher Entfernung vor der Linse gelegen ist.

Den Punkt A will ich den Fernpunkt des aus der Linse L und dem in unbeweglichem Abstande befindlichen Schirme SS' bestehenden Apparates nennen.

Einen analogen Apparat stellt das Auge dar. Die Linse ist hier dargestellt durch das aus Hornhaut, Kammerwasser und Krystalllinse bestehende dioptrische System; der von diesem brechenden System in unbeweglichem Abstande befindliche Schirm, auf dem die Bilder der Objecte entworfen werden sollen, ist die Netzhaut. Der Unterschied zwischen dem künstlichen Apparate und dem Auge liegt nur darin, dass das Licht aus Luft kommt und nach der Brechung durch die Linse wieder in Luft austritt, während beim Auge das erste Medium vor der ersten Brechung des Lichts allerdings auch Luft, das letzte Medium aber, in welchem das Licht nach der letzten Brechung weitergeht, nicht Luft, sondern Glaskörper ist. Jedes Auge, einfach als optischer Apparat genommen, ohne Rücksicht auf etwa in ihm wirkende, lebendige Muskelkräfte, muss daher einen Fernpunkt im Sinne des Punktes A haben; es muss einen Leuchtpunkt ausserhalb des dioptrischen Systems des Auges geben, dessen Strahlen nach ihrem Durchgang durch das genannte System auf der Netzhaut zur Vereinigung kommen, der demnach vom Auge deutlich gesehen wird. Je nach der Beschaffenheit des dioptrischen Systems und je nach der Lage des Netzhautschirmes wird die Lage dieses Fernpunktes die verschiedenartigste sein können.

Bezeichnen wir die Lage der vor dem Auge gelegenen Fernpunkte als positiv, so ist denkbar, dass der Fernpunkt sehr nahe vor dem Auge, also in sehr geringem positiven, endlichen Abstande gelegen ist. Indem der Fernpunkt in anderen Augen weiter abrückt, kann er alle möglichen positiven, endlichen Abstände durchlaufen, um zuletzt in die „positive Unendlichkeit" zu fallen. Dieser letztere Ausdruck scheint sehr gelehrt, ist aber ganz einfach so zu verstehen. Die randständigsten Strahlen, welche vom leuchtenden Punkte A auf die Linse treffen können, seien A P und A Q, sie schliessen bei A einen Winkel von bestimmter Grösse ein. Für einen entfernteren Leuchtpunkt B ist dieser Winkel offenbar kleiner, noch kleiner für einen noch weiter abstehenden. Indem der Winkel immer mehr abnimmt, je weiter sich der Leuchtpunkt entfernt, können wir denselben schliesslich für Null ansehen, d. h. die Strahlen, die von einem in sehr grosser Entfernung gelegenen Leuchtpunkt ausgehen, können, insoweit sie auf die Linse fallen, als untereinander parallel betrachtet werden — sie sind „quasi parallel", wie schon Kepler sagt. Wirklich paralleles Licht erhält man übrigens dadurch, dass man einen Leuchtpunkt in den Brennpunkt einer Convexlinse bringt. Nach ihrem Durchgang durch die Linse sind die Strahlen parallel; verlängert schreiten sie stets parallel weiter oder sie durchschneiden sich, wie man sagt, in unendlicher Entfernung. Wenn demnach ein Auge parallele oder quasi parallele Strahlen, die es treffen, auf seiner Netzhaut zu einigen vermag, so liegt sein Fernpunkt in positiver Unendlichkeit; die Netzhaut steht dabei im hinteren Brennpunkt des dioptrischen Systems. Fällt paralleles Licht auf eine Linse, so wird der Objectsabstand a unendlich, und da $\frac{1}{\infty}$ = Null, so wird aus der Linsenformel:

$$0 = \frac{1}{f} - \frac{1}{a},$$

daher $\frac{1}{a} = \frac{1}{f}, \ a = f,$

d. h. die Bildweite wird der Brennweite gleich. Die Strahlen vereinigen sich in Brennpunkte.

Allein mit dieser Wanderung, welche der Fernpunkt durch alle endlichen Entfernungen bis zur positiven Unendlichkeit eingeschlagen, ist das Gebiet seines möglichen Ortes noch nicht umgrenzt. Die auf die Convexlinse L' (Fig. 13) auffallenden parallelen Strahlen würden in deren Brennpunkt f vereinigt; Strahlen, die nicht von einem unendlich weiten, sondern von einem in endlicher, positiver

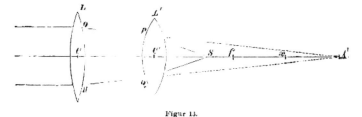

Figur 13.

19*

Entfernung gelegenen Punkte herkommen, finden ihre Einigung jenseits des Brennpunktes, z. B. in x, denn da ist α immer grösser als Cf. Gibt es zwischen Brennpunkt f und Linse L', also innerhalb der Brennweite der Linse keine Vereinigungspunkte des Lichts? Denke ich, ich hätte paralleles Licht auf eine Convexlinse L von 6″ Brennweite auffallen lassen; die Strahlen convergiren nach dem Durchgange gegen einen 6″ entfernten Punkt A'. Allein ehe sie diesen Punkt erreichen können, stelle ich ihnen, etwa in einem Abstande von CC″ = 2″ von der ersten Linse, eine zweite Convexlinse L' und zwar von 2″ Brennweite in den Weg; sie fallen also nicht parallel, nicht divergent, sondern convergent in der Richtung von OP und RQ auf diese Linse, und solche Strahlen sind es, die nicht im Brennpunkt f, nicht jenseits, sondern diesseits desselben, zwischen Brennpunkt und Linse, zwischen f und L' ihre Vereinigung finden. Die Strahlen vereinigen sich daher in jedem Falle in einem geringeren Abstand als 2″ hinter der Linse. Wir können, wenn wir wollen, den Ort der Vereinigung mit Hilfe der Formel $\frac{1}{a} = \frac{1}{f} - \frac{1}{\alpha}$ leicht finden. Doch welches Zeichen müssen wir dem Objectsabstande a geben? Die Strahlen gehören einem Leuchtpunkte A' an, der hinter der Linse, im speciellen Falle 6″ hinter der Linse L, also da der Abstand der beiden Linsen = 2″, 4″ hinter der Linse L' gelegen ist. Nennen wir die Objectsabstände vor der Linse positiv, so müssen wir jene hinter der Linse als negativ bezeichnen. Wir müssen daher die Formel für diesen Fall schreiben: $-\frac{1}{a} = \frac{1}{f} - \frac{1}{\alpha}$; und indem für $-a = -4$ und $f = 2$ die Werthe einsetzen, erhalten wir:

$$-\frac{1}{4} = \frac{1}{2} - \frac{1}{\alpha},$$

daher
$$\frac{1}{\alpha} = \frac{1}{2} + \frac{1}{4} = \frac{3}{4}$$

und
$$\alpha = \frac{4}{3} = 1\tfrac{1}{3}''.$$

Die Strahlen, welche auf eine Convexlinse von 2″ Brennweite so convergent auffallen, dass sie sich, wenn die Linse nicht da wäre, 4″ hinter dem Orte der Linse vereinigen würden, finden durch die Linse ihre Sammlung in einem Abstande von 1⅓″ im Punkte S. Wenn ich daher hinter einer Linse von 2″ Brennweite einen Schirm in einem Abstande von 1⅓″ aufstelle, so können auf diesem weder

parallele, noch weniger divergente, es können nur convergente Strahlen von bestimmter Convergenz zur Sammlung kommen.

So wird auch ein Auge, falls der Schirm, die Netzhaut, innerhalb
der hinteren Brennweite des dioptrischen Systems liegt, seinen Fernpunkt weder in positiv endlicher, noch in unendlicher Entfernung haben
können, sondern in negativ endlicher Entfernung haben müssen.

Ein Auge, dessen Netzhaut im hinteren Brennpunkt des
dioptrischen Systems steht, vereinigt paralleles Licht. Sein Fernpunkt liegt, da sich die Strahlen vor dem Auge in unendlicher Entfernung kreuzen, in positiver Unendlichkeit, aber auch, wenn
man will, in negativer Unendlichkeit, da ja die Strahlen auch
hinter dem Auge, wenn das Auge nicht da wäre, parallel fortschreiten, also in unendlicher Entfernung hinter dem Auge sich
durchschneiden. Rückt die Netzhaut hinter den hinteren Brennpunkt, wird ihr Abstand vom dioptrischen System grösser, als die
hintere Brennweite, dann rückt der Fernpunkt in die positive
Endlichkeit und um so näher an das Auge, je weiter die Netzhaut hinter dem hinteren Brennpunkt des Auges steht. Rückt die
Netzhaut vor den hinteren Brennpunkt, zwischen Brennpunkt und
brechenden Apparat, dann können, wie wir eben erörtert haben, nur
convergente Strahlen auf der Netzhaut zur Sammlung kommen,
der Fernpunkt des Auges liegt hinter dem Auge, er liegt in negativer endlicher Entfernung und rückt um so mehr an das Auge
heran, je näher die Netzhaut der Linse steht.

So kann der Fernpunkt des Auges alle möglichen positiven
endlichen Lagen durchwandern, in die positive Unendlichkeit
gelangen und aus dieser gleichsam in die negative Unendlichkeit
überspringend nunmehr in negativ endlicher Entfernung sich
wieder immer mehr, aber von rückwärts, dem Auge nähern.

Will man die Augen nach der Lage ihres Fernpunktes eintheilen, so wird man sie naturgemäss in drei Lager theilen. In
dem einen finden sich jene, deren Fernpunkt in positiver endlicher; in dem zweiten jene, deren Fernpunkt in unendlicher
Entfernung gelegen ist; in dem dritten endlich diejenigen, die ihren
Fernpunkt in negativer endlicher Entfernung haben.

Augen mit einem Fernpunkte in positiv endlicher Entfernung
nennt man kurzsichtig, myopisch; Augen mit unendlich
grossem Fernpunktsabstande: normalsichtig, emmetropisch;
Augen endlich, deren Fernpunkt in negativ endlicher Entfernung

gelegen ist, heissen übersichtig, hypermetropisch, auch hyperopisch. Der Ausdruck Myopie, hergenommen von der Erscheinung, dass Kurzsichtige beim Bestreben, möglichst deutlich in die Ferne zu sehen, blinzeln, die Augenlider schliessen (μύειν, schliessen) — sie thun dies, um die Pupille von aussen her und damit die Zerstreuungskreise zu verkleinern — ist ein sehr alter, er findet sich schon bei Aristoteles. Die Ausdrücke: Emmetropie („das Sehen im richtigen Maasse") und Hypermetropie („das Sehen über das richtige Maass hinaus") rühren von Donders her. Die beiden letzteren Bezeichnungen haben darin ihre Begründung, dass dasjenige Auge, welches vermöge seines Baues noch von den entferntesten Objecten deutliche Bilder auf der Netzhaut entwirft (und vermöge seiner Accommodation auch noch nahe gelegene Gegenstände deutlich zu sehen vermag) den an das Sehorgan vom physicalischen Standpunkte aus zu stellenden Anforderungen Genüge leistet, in den nöthigen Grenzen sieht, daher emmetropisch ist, während das Auge, dessen Fernpunkt in negativem Abstande, also hinter dem Auge und gleichsam jenseits der Unendlichkeit gelegen ist, jedenfalls über das richtige und nöthige Maass hinaussieht, indem selbst die entferntesten Objecte ja doch nur höchstens paralleles Licht ausstrahlen, convergente Strahlen aber von keinem Leuchtpunkte herkommen, sie wären denn zunächst durch ein brechendes optisches System hindurchgegangen. So wenig wie das hypermetropische Auge, so wenig entspricht auch das myopische den äussersten Anforderungen. Denn letzteres hat seinen Fernpunkt in einer endlichen Entfernung. Jenseits derselben gelegene Objecte erzeugen kein deutliches Bild mehr auf der Netzhaut, das Auge kann in bestimmten Distanzen nicht mehr deutlich sehen; das Maass, in dem es sieht, ist zu kurz, es sieht unter dem richtigen Maasse, man könnte es desshalb auch brachymetropisch oder hypometropisch nennen; aber auf das Wort: Myopie sehen Jahrtausende herab, und so wird es auch in seinem Rechte bleiben. Hypermetropie und Myopie sind also der Emmetropie entgegenzustellen; im Vergleiche zur Emmetropie constituiren sie beide die Ametropie. Indem wir daher für ein individuelles Auge die Frage nach der Lage des Fernpunktes stellen, schliessen wir die Fragen ein: Ist das Auge emmetropisch oder ametropisch? und wenn ametropisch, ist es hypermetropisch oder myopisch und in welchem Grade?

Zur Beantwortung dieser Fragen sind uns die sphärischen
Gläser des Brillenkastens behilflich. Sie waren bis vor kurzer Zeit
so numerirt, dass die Nummer die Brennweite des Glases in Zollen
angab. No. 10 convex soll also ein Sammelglas vorstellen, durch
welches paralleles Licht, das von einem Leuchtpunkte kommt, so
convergent gemacht wird, dass es sich 10 Zoll hinter dem
Glase wieder zu einem Punkte vereinigt; No. 10 concav ein
Zerstreuungsglas, durch welches paralleles Licht so divergent
gemacht wird, als ob es von einem 10 Zoll vor der Linse gelegenen
Punkte herkäme. Das Zollmaass, nach welchem die Brennweiten,
also die Nummern der Gläser angegeben sind, ist für verschiedene
Länder ein verschiedenes; vor allem ist es der Pariser, Wiener,
preussische und englische Zoll, der in Betracht kommt. Die Grösse
der Zolle nimmt in der angeführten Reihenfolge ab. Der erste
Einwurf, welcher gegen die alte Brillenconstruction und Numerirung
erhoben wurde, war gegen diese Ungleichheit der Zollmaasse gerichtet.
„Schon wegen der verschiedenen Zollmaasse können wir keine
Uebereinstimmung in den Brillenkasten erlangen", so klagte man.
Es handelt sich aber hierbei um eine rein practische Frage; und
da möchte ich allerdings wissen, ob jemals der Fall vorgekommen
ist, dass eine Brille desshalb als nicht passend sich erwies, weil sie,
während die Probegläser z. B. nach Wiener Maass geschliffen
waren, in Berlin, Paris oder London, also nach preussischem oder
französischem oder englischem Maasse angefertigt wurde. · Selbst
wenn die Nummern der Gläser ihren Brennweiten entsprächen,
würde practisch kaum ein Nachtheil erwachsen; da dies aber nicht
der Fall ist, konnte die Klage über die Ungleichheit des Maasses
überhaupt nicht als berechtigt gelten. Die sphärischen Gläser der
Brillenkasten sind biconvex oder biconcav, man ritzt ihnen als
Brennweite jene Zahl ein, welche dem Radius der Schleifschale
zukommt und dies aus folgendem Grunde. Für eine Biconvexlinse,
deren beide Flächen mit demselben Radius, r, geschliffen sind,
ergibt sich die Brennweite, f, aus der Gleichung: $\frac{1}{f} = (n-1) \cdot \frac{2}{r}$,
wobei n den Brechungsindex des Glases bedeutet. Nimmt man
diesen Brechungsindex $= 1\frac{1}{2}$, dann wird $n - 1 = \frac{1}{2}$, und daher
$\frac{1}{f} = \frac{1}{2} \cdot \frac{2}{r} = \frac{1}{r}$, also f = r, d. h. die Brennweite biconvexer
und biconcaver Gläser ist durch den Radius der Schleifschale

gegeben. Nun aber ist der Brechungsindex n stets grösser als $1\frac{1}{2}$,
und daher die Brennweite kürzer als der Radius, dann aber — und,
dies ist das entscheidende Moment — der Index des Glases variirt,
und die Forderung, für die Brillenfabrikation stets Glas von demselben Brechungsindex zu verwenden, vom practischen Standpunkte
aus nicht erfüllbar. In Anbetracht der thatsächlichen Verhältnisse
ist es daher eher möglich, dass eine z. B. nach Wiener Maass aus-
gesuchte Brille, in Paris angefertigt, vollkommen dem Probeglase
entspricht, als wenn sie in Wien angefertigt wird. Denn da der
Index variirt, so könnte es geschehen, dass durch das Differiren
desselben die Differenz im Längenmaasse aufgewogen wird, während
bei gleichbleibendem Längenmaasse nur dann, wenn der Index auch
vollkommen der gleiche wäre, die Brille den Probegläsern entsprechen
könnte. Die Umwandlung des Zollmaasses in das Metermaass
ist eigentlich auch kein dringendes Bedürfniss, denn in Frankreich,
dem Lande des Meters, hat man bisher thatsächlich die Brillen nach
dem Zollmaass numerirt und anderseits ist in England und Amerika
das Metermaass überhaupt nicht eingeführt. Aber wenn man die
Brennweiten statt in Zollen in Centimetern und Millimetern ausdrücken wollte, dann stände dem nichts im Wege; man könnte da
den Zoll z. B. = 27 Millimeter setzen und die Unterschiede in den
einzelnen Zollmaassen bei der Umrechnung nach dem Gesagten
einfach vernachlässigen.

Aber indem man das Metermaass in die Oculistik eingeführt
hat, hat man es nicht dabei bewenden lassen, die Gläser wie zuvor
einfach nach der Brennweite, nur jetzt in Centimetern zu numeriren,
sondern man hat die Numerirung der Gläser und die Einrichtung
der Brillenkasten nach einem anderen Princip vorgenommen.

Die Linse, welche dem alten Zoll-Systeme gleichsam zu Grunde
liegt, ist eine solche von 1″ Brennweite mit der Brechkraft 1. Sie
selbst findet sich nicht im Brillenkasten vor, aber mit ihrer Brechkraft werden die Brechkräfte aller im Brillenkasten befindlichen
Gläser verglichen. Die Brechkraft einer Linse ist der reciproke
Werth ihrer Brennweite, also jene der Linse von 1″ Brennweite
$= \frac{1}{1} = 1$, die einer Linse von 10″ Brennweite $= \frac{1}{10}$; die letztere
Linse besitzt nur $\frac{1}{10}$ der Brechkraft der Grundlinse 1, ich brauche
zehn solcher Linsen, um eine Linsencombination zu erhalten, die der

Linse 1 gleichwerthig ist, denn $10 \times \frac{1}{10} = \frac{1}{1}$. Will man wissen, welche Wirkung einer bestimmten Linsencombination zukommt, braucht man nur die Brechkräfte der Linse zu addiren. Die Sammelwirkung einer Combination z. B. von convex 24 und convex 8 wird gefunden, indem man $\frac{1}{24}$ und $\frac{1}{8}$ summirt. Da $\frac{1}{24} + \frac{1}{8} = \frac{1}{6}$ ist, so ist die Brechkraft der Linsencombination $\frac{1}{6}$, ihre Brennweite 6″, sie kann demnach durch convex 6 ersetzt werden. Lege ich convex 8 auf concav 24, so ist die Brechkraft der Convexlinse $+ \frac{1}{8}$, jene der Concavlinse $- \frac{1}{24}$, die Summe: $\frac{1}{8} - \frac{1}{24} = \frac{1}{12}$ sagt, dass ich statt dieser beiden Linsen convex 12 nehmen kann. Würden die Gläser nicht nach ihren Brennweiten, sondern nach ihren Brechkräften numerirt, dann wären die Nummern der Gläser echte Brüche; da alle Gläser eine geringere Brechkraft, als die Grundlinse 1, haben. Statt mit 2, 3, 4 .. 6 .. 8 ... 12 .. 24 .... 80 wären die Gläser mit $\frac{1}{2}$, $\frac{1}{3}$, $\frac{1}{4}$ ... $\frac{1}{6}$ ... $\frac{1}{8}$ ... $\frac{1}{12}$ ... $\frac{1}{24}$ ... $\frac{1}{80}$ numerirt. Es ist unbequem, die Brechkräfte der Linsen zu summiren, weil man immer gemeine Brüche zu addiren hat. Das könnte man allerdings sich sehr erleichtern, wenn man die gemeinen Brüche in Decimalbrüche umwandelte. Hätte man also nicht besondere Gründe dafür, dass man nicht blos die Brechkräfte, sondern auch die Brennweiten der Linsen stets vor Augen haben will, dann brauchte man nur die Linsen durch ihre Brechkräfte und diese in Decimalbrüchen auszudrücken. Es wäre also No. 2 überschrieben mit $\frac{1}{2} = 0,5$; No. 3 mit $\frac{1}{3} = 0,333$; No. 4 $= \frac{1}{4} = 0,25$; No. 6 $= \frac{1}{6} = 0,167$; No. 8 $= \frac{1}{8} = 0,125$; No. 12 $= \frac{1}{12} = 0,083$; No. 24 $= \frac{1}{24} = 0,042$ .... No. 80 $= 0,013$. Hat man früher wissen wollen, wie viel die Summe zweier Convexlinsen, die mit 24 und 8 überschrieben waren, leistet, musste man die Addition der Brechkräfte $\frac{1}{24}$ und $\frac{1}{8}$ vornehmen; jetzt würden diese Linsen die Nummern 0,042 und 0,125 führen, die Summe ihrer Brechkräfte wäre sehr rasch gefunden; $0,042 + 0,125 = 0,167$; das entsprechende

Glas (0,167) steht im Brillenkasten, es ist die alte Nummer 6. Um den Werth der Combination von convex 8 und concav 24 zu erfahren, muss man rechnen: $\frac{1}{8} - \frac{1}{24}$. Dann würde es sich darum handeln 0,042 von 0,125 zu subtrahiren, und diese einfache Subtraction würde ergeben: 0,125 — 0,042 = 0,083. Das Glas im Brillenkasten, mit der Nummer 0,083 (jetzt No. 12), würde der Combination entsprechen. Wollte man also bei den Rechnungen mit Gläsern statt der „complicirten" Bruchrechnungen nur die einfachsten Additionen und Subtractionen ausführen und wäre es einem ganz gleichgiltig, die Brennweiten der Gläser zu kennen, dann brauchte man nur, ohne das Längenmaass des Glas-Radius oder sonst etwas an der Einrichtung des alten Brillenkastens zu ändern, die Gläser nach ihrer in einem Decimalbruche ausgedrückten Brechkraft zu bezeichnen.

Die Brillenkasten, welche die nach dem Zollmaass geschliffenen Gläser enthalten, sind auch nicht „wissenschaftlich" eingerichtet, d. h. die Gläser sind nicht nach einem „wissenschaftlichen" Princip geordnet, was wieder so viel sagen will, dass die optische Differenz zwischen je zwei unmittelbar aufeinanderfolgenden Nummern variirt. Die Concav- und Convexgläser, welche in den gewöhnlichen Brillenkasten enthalten sind, haben folgende Nummern: 80, 60, 50, 40, 36, 30, 24, 20, 18, 16, 14, 13, 12, 11, 10, 9, 8, 7½, 7, 6½, 6, 5½, 5, 4½, 4, 3¾, 3½, 3¼, 3, 2¾, 2½, 2¼, 2. Die optische Differenz zwischen 40 und 36 z. B. ist: $\frac{1}{36} - \frac{1}{40} = \frac{1}{360}$, die optische Differenz zwischen No. 2 und 2¼ dagegen $\frac{1}{18}$, weil $\frac{1}{2} - \frac{1}{2\frac{1}{4}} = \frac{1}{18}$.

Wenn ich zu Convex 40 ein Glas Convex 360 füge, erhalte ich No. 36; zu 2¼ muss ich dagegen ein 20 Mal stärkeres Glas, d. i. ein Glas von 20 Mal grösserer Brechkraft, also 20 Mal kleinerer Brennweite, ich muss Convex 18 hinzufügen, um das nächst stärkere Glas des Brillenkastens zu erhalten. So wie demnach die optische Differenz zwischen zwei Gläsern an den einzelnen Stellen des Brillenkastens ganz gewaltig schwankt, so folgt diese Aenderung der Differenz auch nicht einem bestimmten Gesetze. Man kann nur sagen, dass die optische Differenz bei den schwächeren Gläsern geringer ist, als bei den stärkeren. Es entspricht dies auch vollkommen den practischen Verhältnissen. Man kann nämlich durch Verschiebung

schwacher Gläser vor dem Auge nur sehr geringfügig die Wirkung
derselben abändern und muss daher, falls man eine irgend in's Gewicht fallende Aenderung der Glaswirkung benöthigt, andere Gläser
nehmen. Ganz anders gestaltet sich die Sache für starke. Ich
will dies an den beiden Endgläsern der convexen Reihe erläutern.
Wenn ich convex. 80, das vor meinem Auge steht, um 1″ weiter
vom Auge entferne, so wirkt es wie ein Convexglas von einer um
1″ geringeren Brennweite, also wie convex 79. Die Differenz
zwischen $\frac{1}{79}$ und $\frac{1}{80}$ ist $\frac{1}{6320}$, also ganz verschwindend. Wenn 80
zu schwach ist, kann ich es nicht dadurch stärker machen, dass
ich es vom Auge abschiebe, sondern ich muss ein stärkeres Glas
nehmen. Wiewohl die optische Differenz zwischen 80 und dem
nächsten Glase des Brillenkastens, 60, nur $\frac{1}{240}$ beträgt, so ist sie
doch unvergleichlich stärker als die letztgenannte. Wenn ich dasselbe Manöver mit convex 2 ausführe, dann wirkt auch jetzt das
Glas wie eine Convexlinse, die eine um 1″ geringere Brennweite
hat, also wie convex 1. Die Differenz der Wirkung der Linse in
der ersten und zweiten Stellung beträgt nicht weniger als wie
$\frac{1}{1} - \frac{1}{2}$ $\frac{1}{2}$, d. h. wenn ich Convex 2 allmälig um 1″ abrücke,
so verstärke ich die Wirkung der Gläser der Reihe nach um alle
Gläser des Brillenkastens, da ja das stärkste Glas im Kasten convex 2 ist. Wenn ich convex 2 um 1″ vorschiebe, erhalte ich eine
optische Wirkung, die mehr als dreitausend Mal so gross ist, wie
jene, die ich erhalte, wenn ich convex 80 um einen Zoll in der
gleichen Richtung verschiebe. Dieses crasse Beispiel mag erläutern,
wesshalb wir viel weniger starke als schwache Gläser brauchen,
indem wir bei starken Gläsern durch Verschiebung derselben nun
1 oder 2 Linien optische Wirkungen erzielen, die wir bei schwachen
Gläsern nicht erzielen können. Dass die Brillenkasten aber sonst
nach keinem wissenschaftlichen Principe geordnet zu sein brauchen,
d. h. dass zwischen den Gläsern nicht ein bestimmtes optisches Intervall zu existiren braucht, ist klar, denn wir haben den Brillenkasten
nicht, um physicalische Experimente mit demselben vorzunehmen
oder theoretische Erörterungen zu erläutern, sondern um für die
Augen diverser Individuen Brillen auszusuchen. Diese individuellen
Augen werden sich aber nicht nach der optischen Differenz zu unter-

scheiden brauchen, die man einem wissenschaftlich geordneten Brillenkasten gerade zu Grunde legte.

Die Reform, welche man an der Einrichtung der Brillenkasten
in den letzten Jahren vorgenommen hat, ist eine radicale. Man hat
1) das Metermaass dem Zollmaass substituirt; 2) als Grundlinse nicht eine Linse von so hoher Brechkraft genommen, dass die
Brechkräfte aller im Kasten enthaltenen Gläser wie bisher Bruchtheile der Brechkraft der Grundlinse darstellen, wie dies z. B. bei
Zugrundelegung einer Linse von 1 Centimeter Brennweite der Fall
wäre, auch nicht eine so schwache Linse, dass die Brechkräfte aller
Gläser grösser sein würden, als die Brechkraft der Grundlinse,
sondern eine Linse von 1 Meter Brennweite circa 37 Zoll.
Da wir nicht blos Gläser brauchen, die stärker, sondern auch solche,
die schwächer sind als eine Linse von 37" Brennweite, so wird der
Kasten Gläser enthalten, deren Brechkraft theils kleiner, theils
grösser ist, als die Brechkraft der Grundlinse von 1 Meter Brennweite. Man hat 3) die Gläser nicht nach ihrer Brennweite, sondern
nach ihrer Brechkraft numerirt. Brennweite und Brechkraft
sind reciproke Werthe. Hiess es (bei der Zolllinse als Einheit): die
Brechkraft einer Linse ist $\frac{1}{7}$, so wusste man, die Brennweite der
Linse ist 7". Heisst es jetzt (bei der Meterlinse als Einheit): die
Brechkraft einer Linse ist 7, so folgt: die Brennweite der Linse ist
$\frac{1}{7}$ Meter. Im Zollmaass sagte uns die Nummer 3¼, dass die Linse
eine Brennweite von 3¼", also eine Brechkraft $\frac{1}{3¼}$ $\frac{4}{13}$ habe.
Jetzt bedeutet die Nummer 3,25 die Brechkraft; die Brennweite der
betreffenden Linse ist daher $\frac{1}{3,25}$ $\frac{4}{13}$ Meter. Früher erfuhr man
aus der Nummer Brennweite und Brechkraft, jetzt erfährt man die
Brennweite nicht, in Anbetracht der erstaunlichen Thatsache, dass
trotz der Einführung des Metermaasses in die Brillenlehre die Brennweiten nicht in Centimetern, Decimetern, Millimetern, sondern in
gemeinen Brüchen des Meters, d. i. in einem sozusagen nicht exi-
stirenden Maasse angegeben werden. Denn was $\frac{1}{7}$ oder was $\frac{1}{3¼}$
Meter ist, das weiss man nicht und kann es auch nicht am Meter-
maassstab ablesen. Man kann allerdings berechnen oder in einer
Tabelle nachsehen, was diese Werthe bedeuten, und so allmälig

erfahren, dass $\frac{1}{4}$ Meter 142.8 Millimeter und dass $\frac{1}{3^{1}4}$ Meter 307.7 Millimeter vorstellen, und nunmehr wird man erst am Maassstab diese Werthe ersehen können; 4) endlich hat man die Reihe der Gläser nach wissenschaftlichen Principien geordnet, d. h. eigentlich, man wollte es thun, unterliess es aber, nachdem man rechtzeitig erkannt hatte, dass es unmöglich sei, an allen Stellen des Brillenkastens dasselbe optische Intervall zu verwenden, indem man mehr schwache Gläser braucht als mittelstarke, von diesen aber wieder mehr als von den starken: so brachte man in der Reihe der Gläser die verschiedensten Intervalle an, indem man zwischen zwei aufeinanderfolgenden Gläsern bald einen optischen Unterschied von einer Linse von 4 Meter   circa 150‴ Brennweite, also einen Unterschied von $\frac{1}{4}$ Meterlinse (Nagel) oder $\frac{1}{4}$ Dioptrie (Monoyer), bald einen solchen von $\frac{1}{2}$ Meterlinse (2 Meter Brennweite), bald von 1 Meterlinse und bald von 2 Meterlinsen ($\frac{1}{2}$ Meter Brennweite), also zwischen je zwei auf einanderfolgenden Gläsern Unterschiede setzte, die bis um das Achtfache differirten, wie solches auch im früheren Brillenkasten der Fall war. Die Ordnung der Gläser ist demnach gegenwärtig geradeso principienlos, wie früher, und wenn es mir beliebte, an irgend einer Stelle Linsen einzuschalten, die nicht um $\frac{1}{4}$ oder $\frac{1}{2}$, sondern um $\frac{1}{3} \cdot \frac{1}{7} \cdots \frac{1}{x}$ Dioptrie differiren, so hätte ich das Princip nicht im Mindesten alterirt. Würde Eine bestimmte Refractionseinheit herrschen, so wäre jede Einschiebung ein Bruch des Princips. Da aber die Bruchtheile $\frac{1}{2}, \frac{1}{4}$, das Multiplum 2 keine Zahlen von irgend welcher principieller Bedeutung sind, so würden sich Linsen, die z. B. um $\frac{1}{3}$ oder um 3 Dioptrien von ihren Nachbarn differirten, in ihrer Umgebung ganz heimisch fühlen.

Dem metrischen Brillenkasten ist also eine Linse von 1 Meter Brennweite mit der Brechkraft 1 zu Grunde gelegt. Die Brechkraft 1 heisst 1 Meterlinse oder 1 Dioptrie. Die Gläser sind nicht nach der Brennweite, sondern nach der Brechkraft numerirt, d. h. die Nummern geben an, wie viel Meterlinsen oder Dioptrien im Glase enthalten sind. Das optische Intervall zwischen je zwei auf einander folgenden

Gläsern ist nicht ein und dasselbe, sondern variirt beträchtlich zwischen ¼ und 2 Meterlinsen oder Dioptrien.

Hat man nun wirklich bei Herstellung der neuen Brillenkasten neue Schleifschalen und mit ihrer Hilfe neue Gläser hergestellt und hat man die alten Schleifschalen und Gläser als unbrauchbar beseitigt? Es beschleicht mich immer ein eigenthümliches Gefühl, wenn ich neben dem in Ruhestand versetzten, bestäubten Zoll-Brillenkasten den neuen Meter-Brillenkasten in siegreicher Pracht prangen sehe. Ja, weiss denn der glückliche Besitzer der beiden Kasten wirklich nicht, dass er in seinem neuen Kasten entweder dieselben Gläser, nur anders numerirt besitzt, oder dass, falls wirklich die metrischen Gläser von den zölligen etwas differiren sollten, er doch unter jeder Bedingung mit dem Zoll-Brillenkasten die Brillen nach metrischem System mit eben derselben Sicherheit aussuchen kann, wie mit dem Meter-Brillenkasten? Indem ich die Linsen durch die Brechkräfte bezeichne und durch die Beisätze Z. (Zoll) und M. (Meter) noch genauer kenntlich mache, soll an einigen Beispielen die Sache klar werden. Es passe für ein individuelles Auge ein Glas 4,5 (M.). also ein Glas von 4,5 Brechkraft und von

$\frac{1}{4,5}$ Meter = 22 Centimeter Brennweite. 22 Centimeter sind etwas mehr als 8 Pariser Zoll und ungefähr 8½ preussische Zoll. Im Zoll-kasten gibt es $\frac{1}{8}$ und $\frac{1}{9}$, also Gläser von 8 und 9″ Brennweite. Da die Brechkraft stets grösser als die angeschriebene Brennweite, so wird das Glas $\frac{1}{9}$ stärker als $\frac{1}{9}$, d. h. seine Brennweite etwas kürzer als 9″ sein. Wie gross sie genau ist, das können wir so ohne weiteres nicht wissen, da wir den Brechungsindex des Glases nicht kennen. Es kann also geschehen, dass ein Glas von 4,5 (M.) (vorausgesetzt, dass nicht auch die metrischen Gläser falsch numerirt sind) dem Glase $\frac{1}{9}$ (Z.) genau entspricht. Dann versteht es sich (wenn ich das erfahren könnte) von selbst, dass ich $\frac{1}{9}$ (Z.) mit 4,5 (M.) numeriren kann. Allein wenn ich auch nicht erfahren kann, ob 4,5 (M.) genau ¹⁄₉ (Z.) entspricht, so kann ich doch, den ausschliesslich practischen Zweck des Brillen-kastens im Auge haltend, $\frac{1}{9}$ (Z.) mit 4,5 (M.) numeriren.

denn es ist klar, dass, wenn ich einen metrischen Brillenkasten hätte, ich in dem speciellen Falle das dem Glase $\frac{1}{9}$ (Z.) nächststehende Glas als das passendste finden müsste — und dies ist 4,5. Denn es steht im metrischen Kasten zu der einen Seite von 4,5 Glas 5 und zur andern Glas 4. Glas 5 (M.) mit der Brennweite von $\frac{1}{5}$ Meter $= 20$ Centimeter $=$ circa $7\frac{1}{2}''$ entspricht ungefähr dem Glase $\frac{1}{7}$ (Z.); Glas 4 (M.) (Focaldistanz 25 Centimeter $=$ circa $9\frac{1}{2}''$) dem Glase $\frac{1}{10}$ (Z.). Es kann demnach unmöglich einem Auge, dem $\frac{1}{9}$ passt, 4 (M.) oder 5 (M.) passen, sondern es kann sich unter den Gläsern der metrischen Reihe nur 4,5 als das passendste erweisen. Ich kann demnach, wenn ich blos einen Zollkasten zur Verfügung habe, aber im metrischen Maasse verschreiben will, für jenes Auge mit apodictischer Sicherheit das Glas 4,5 verschreiben und deshalb kann ich auch mit der Seelenruhe des Gerechten und Weisen das Glas $\frac{1}{9}$ (Z.) mit 4,5 (M.) numeriren.

Von diesem Gesichtspunkte aus und von der Ueberzeugung durchdrungen, dass die praktischen Gläserfabrikanten den gleichen Gesichtspunkt theilen, so dass ihnen die Reform des Brillenkastens weniger Mühe gemacht haben dürfte, als den Ophthalmologen — braucht man sich über diese Reform, deren Haltbarkeit mir noch nicht ausser jedem Zweifel zu stehen scheint, nicht zu sehr zu beunruhigen, was man allerdings müsste, wenn sie mit grossen Kosten verbunden gewesen wäre. So aber können wir ruhig sein. Sollte man, was allerdings nicht anzunehmen ist, wieder zum Zollmaass zurückkehren, dann werden die jetzigen metrischen Gläser uns wieder mit den alten Zollnummern entgegentreten — sie werden sich aber auch anderen Reformbestrebungen, wie z. B. der Bezeichnung nach der Brennweite in Centimetern nicht widersetzen.

Es gewährt mir übrigens eine besondere Genugthuung, dass Nagel, von welchem die Einführung der Meterlinse in die Brillenlehre herrührt, genau genommen gegenwärtig auf demselben Standpunkte steht wie ich. Er sagt (Gräfe-Sämisch, Augenheilkunde, Bd. VI, pag. 307): „Es zeigt sich, dass die alte seit Jahren eingebürgerte Scala, wie auch zufolge ihrer Entstehung aus dem thatsächlichen Bedürfnisse nicht anders zu erwarten war, sich als im Ganzen durchaus zweckentsprechend erweist. Ich habe es daher am zweckmässigsten gefunden, die empirisch bewährte Serie im Wesentlichen beizubehalten, sie einfach in's Metrische zu übersetzen und nur unbedeutende Correcturen anzubringen. . . . . Die Reihe ist keine geschlossene, sondern verbesserungsfähig nach jeder Richtung. Nach oben, unten, in der Mitte kann man Stufen fortlassen oder einfügen, wie man es für nöthig hält, an dem System wird dadurch nicht das Geringste geändert" — das letztere desshalb, weil, wie ich mir zu bemerken erlauben möchte, ein System (es kann doch nur ein System in Betreff eines bestimmten optischen Intervalls gemeint sein) nicht existirt und durch den letzten Satz Nagel's die wünschenswerthe Systemlosigkeit gestattet wird.

Nagel gibt auch den Schlüssel an, wie man aus der alten, die Brennweite in Zollen angebenden Nummer die neue, die Brechkraft unter Zugrundelegung der Meterlinse anzeigende Bezeichnung zu finden vermag. Man kann nämlich das Product aus der alten (Z) und der neuen (M) Nummer gleich 40 setzen. Es ist also $ZM = 40$, $M = \dfrac{40}{Z}$ und $Z = \dfrac{40}{M}$, d. h. man findet die eine Bezeichnung aus der andern, wenn man die letztere in 40 dividirt. Welchem metrischen Glase entspricht demnach Nummer 80 (Z)? Antwort: $M = \dfrac{40}{80} = \dfrac{1}{2}$ 0,5. Welchem Glase Nummer 16 (Z)? $M = \dfrac{40}{16}$ 2,5. Die Nummer 10 (M) ist Nummer 4 (Z), denn $Z = \dfrac{40}{10}$ 4. Die Nummer 20 (M) $= \dfrac{40}{20}$ 2 (Z). Die gleiche Nummer in beiden Systemen ist 6,3, denn wenn $Z^2 = M^2 = 40$, so wird $Z = M = \sqrt{40} = 6,3$. Den Umstand, dass die verschiedenen Zollmaasse nicht gleichwerthig sind, kann man bei den Fehlern, die der Brillenfabrikation anhaften, vernachlässigen.

Ehe wir besprechen, wie man die Gläser zur Bestimmung des Fernpunkts anwendet, sei noch die Meterscala einen Moment der Gegenstand unserer Aufmerksamkeit. Die Sammelwirkung zweier oder mehrerer Gläser ist sehr einfach zu bestimmen, da die zu addirenden Brechkräfte in ganzen Zahlen oder in Decimalbrüchen gegeben sind. Wie wirken die beiden Convexgläser 1,5 und 5 zusammen genommen? Wie $1,5 + 5$, also wie 6,5. Wie wirkt convex 5

in Verbindung mit concav 1,5? Es wirkt die Combination als
+ 5 — 1,5 + 3,5. Die Combination von + 1,75 und + 6,5 ergibt
8,25 — ein Glas, das sich allerdings in der Reihe gerade nicht
findet, dessen Brennweite in Metern sich durch den Bruch $\frac{1}{8,25}$ aber
berechnen lässt. Brüche, wenngleich in der Form der Decimalbrüche,
sind daher in der Meterreihe nicht vermieden. Es kommt dies daher,
weil man eine optische Einheit, die Meterlinse oder Dioptrie, zu
Grunde legte, die zu gross ist und die man daher wieder theilen
musste — was, wie schon v. Hasner hervorhebt, insofern misslich
ist, als es eigentlich nicht angeht, eine optische Einheit zu theilen,
weil es nicht verständlich wird, warum denn nicht der kleinste optische
Intervall, der in der Reihe vorkommt, als Einheit und alle grösseren
Intervalle als Vielfache dieser Einheit angesehen werden. Wenn wir
das metrische Maass adoptiren, folgt daraus noch durchaus nicht,
dass gerade eine Linse von 1 Meter Brennweite zu Grunde gelegt
werden muss, es kann ebensogut eine Linse von 1 Decimeter, oder
1 Centimeter, oder 10 Meter, oder am Ende auch von 3 oder 4 Meter
Brennweite als Grundlinse gewählt werden. Die ersten Nummern
der Meterreihe heissen jetzt: 0,25; 0,5; 0,75; 1. Die optische Differenz
zwischen je zwei Gläsern beträgt da: $0,25 = \frac{1}{4}$, d. h. eine Linse
von 4 Meter Brennweite. Dies ist der kleinste optische Intervall,
der in der Reihe überhaupt vorkommt und also die eigentliche
ungetheilte Einheit. Wenn man also eine Linse von 4 Meter Brennweite zu Grunde legt, und die Brechkraft dieser Linse mit 1 bezeichnet, dann verschwinden alle Decimalbrüche aus der Reihe und
1 steht nicht, wie jetzt, mitten in der Reihe darin, sondern wie es
in einer nach den Brechkräften geordneten Serie sein soll, als
schwächstes Glas an der Spitze der Reihe. Die Linse, welche jetzt
nach ihrer Brechkraft als 0,25 bezeichnet ist, heisst dann 1, folglich
erhalten wir überhaupt die Nummern der 4-Meterreihe aus den
Nummern der 1-Meterreihe, wenn wir die letzteren mit 4 multipliciren. Es lauten demnach die ersten 4 Nummern einfach: 1, 2, 3, 4.
Eine solche Transscription der Meterreihe hat in der That der Optiker
Karl Fritsch in Wien (Gumpendorferstrasse 31) empfohlen. Er
nennt die zu Grunde gelegte Linse von 4 Meter Brennweite eine
Monie. Eine Meterlinse (Nagel) oder 1 Dioptrie (Monoyer)
enthält demnach 4 Monien (Fritsch). Die Brennweiten der

nach Fritsch numerirten Gläser erhält man dadurch, dass man die Nummer des Glases in 4 dividirt. Die Brennweite von No. 1 ist demnach $\dfrac{4}{1}$, 4 Meter, von No. 4 $\dfrac{4}{4}$ 1 Meter, von No. 20 $\dfrac{4}{20}$ $\dfrac{1}{5}$ Meter 20 Centimeter, von No. 80 $\dfrac{4}{80}$ $\dfrac{1}{20}$ Meter 5 Centimeter. Es muss bemerkt werden, dass solche Divisionen in 4 auch bei der 1-Meterreihe vorkommen. Die Brennweite von 1,75 ist $\dfrac{1}{1,75}$ $\dfrac{1}{1^3/_4}$ $\dfrac{1}{7/_4}$ $\dfrac{4}{7}$ Meter. Es wird bequemer sein, diesen Bruch $\dfrac{4}{7}$ in Decimalien zu verwandeln, als $\dfrac{1}{1,75}$ zu rechnen. In dem früher gewählten Beispiele, wo als Summe der Gläser 1,75 und 6,5, ein Glas 8,25 mit der Brennweite $\dfrac{1}{8,25}$ sich ergab, findet man diese Brennweite durch den Bruch $\dfrac{1}{8,25}$ — $\dfrac{1}{8^1/_4}$ $\dfrac{1}{^{33}/_4}$ $\dfrac{4}{33}$. In der 4-Meterreihe entspricht dem Glase 1,75 das Glas $4 \times 1,75 = 7$, dem Glase 6,5 das Glas $4 \times 6,5$ 26, die Summe beider Gläser ist daher 33 und die Brennweite des letzten Glases $\dfrac{4}{33}$, die Rechnung also eine entschieden einfachere. Es ist ebenso klar, dass, wenn Nagel's Angabe richtig ist, dass ZM 40, für die Numerirung nach Fritsch die Gleichung gilt: ZM 160. Wenn Z z. B. — 4, d. h. wenn es sich um eine Linse von 4″ Brennweite handelt, so entspricht dieses Glas in der Monienreihe von Fritsch der Nummer 40, da $\dfrac{160}{40}$ 40.

Die beifolgende Tafel enthält in der ersten Rubrik die Gläser des alten Brillenkastens, wie wir sie früher angeführt haben. Die Nummern geben, wie wir wissen, die Brennweiten an. In der zweiten Rubrik finden sich die Brechkräfte, in Decimalien ausgedrückt; es sind nur die Decimalstellen angeschrieben (es steht also z. B. statt 0,013 nur 013). Die dritte Rubrik enthält die entsprechenden Gläser der 1-Meterreihe; die vierte die Brennweiten der Gläser in Centimetern, wobei ich die Zahlen auf ganze und halbe Centimeter abgerundet habe. In der fünften Reihe endlich stehen die Nummern bezeichnet nach der 4-Meterreihe.

I. Nummer der Zollgläser, gegeben durch die Brennweite in Zollen.	II. Brechkraft derselben in Decimalien.	III. Nummer der Metergläser, gegeben durch die Brechkraft, in Meter-linsen oder Dioptrien.	IV. Brennweite derselben in Centimetern.	V. Nummer derselben Gläser, ausgedrückt in Monien (4-Meterlinsen).
(160)	—	0,25	400	1
80	013	0,5	200	2
60	017	(0,67)	(150)	(2,7)
50	020	0,75	133	3
40	025	1	100	4
36	028	(1,11)	(90)	(4,4)
30	033	1,25	80	5
24	042	1,5	67	6
(22)	(045)	1,75	57	7
20	050	2	50	8
18	056	2,25	44	9
16	063	2,5	40	10
14	071	2,75	36	11
13	077	3	33	12
12	083	3,25	30	13
11	091	3,5	$28\tfrac{1}{2}$	14
10	100	4	25	16
9	111	4,5	22	18
8	125	5	20	20
$7\tfrac{1}{2}$	133	(5,25)	(19)	(21)
7	143	5,5	18	22
$6\tfrac{1}{2}$	154	6	$16\tfrac{1}{2}$	24
6	167	6,5	15	26
$(5\tfrac{3}{4})$	(177)	7	14	28
$5\tfrac{1}{2}$	182	7,5	13	30
5	200	8	$12\tfrac{1}{2}$	32
$4\tfrac{1}{2}$	222	9	11	36
4	250	10	10	40
$3\tfrac{3}{4}$	267	10,5	$9\tfrac{1}{2}$	42
$3\tfrac{1}{2}$	286	11	9	44
$3\tfrac{1}{4}$	308	12	8	48
3	333	13	$7\tfrac{1}{2}$	52
$2\tfrac{3}{4}$	364	14	7	56
$2\tfrac{1}{2}$	400	16	6	64
$2\tfrac{1}{4}$	444	18	$5\tfrac{1}{2}$	72
2	500	20	5	80

20*

Ich muss noch einmal darauf zurückkommen, in welch' ausserordentlicher Weise die Rechnung mit den Gläsern der Zollreihe durch die Rubrik II erleichtert wird. Welcher Linse entspricht die Summe von 60 und 36? Man müsste rechnen $\frac{1}{60} + \frac{1}{36} = \frac{1}{6 \times 10}$ $+ \frac{1}{6 \times 6} = \frac{10 + 6}{360} = \frac{16}{360} = \frac{1}{360 : 16} = \frac{1}{22,5}$, d. h. jenes Glas in der Reihe, welches dieser Summe am nächsten steht, ist No. 24. Will ich also das der Wirkung der beiden Gläser $\frac{1}{60} + \frac{1}{36}$ nächststehende Glas verschreiben, so muss ich $\frac{1}{24}$ geben. Mit Hilfe der Rubrik II habe ich die Addition 017 + 028 = 045 auszuführen, und finde in der Reihe 042 als Brechkraft des nächststehenden Glases, des Glases $\frac{1}{24}$. Welche Linse bleibt übrig, wenn ich von der Linse $\frac{1}{3^{1}/_{4}}$ die Linse $\frac{1}{12}$ wegnehmen soll? Die Differenz ist

$$\frac{1}{3^{1}/_{4}} - \frac{1}{12} = \frac{1}{13/_{4}} - \frac{1}{12} = \frac{4}{13} - \frac{1}{12} = \frac{48 - 13}{13 \times 12} = \frac{35}{156} = \frac{1}{156 : 35}$$

$= \frac{1}{4^{16}/_{35}}$; das nächststehende Glas ist demnach, nach einer wirklich unangenehmen Rechnung, mit 4½ bestimmt. Mit Hilfe der Rubrik II vollführe ich die Subtraction 308 — 083 = 225 und finde 4½ (dessen Brechkraft 222) als das nächststehende Glas. Ich führe dies nur an, um zu zeigen, wie man sich von den ominösen Bruchrechnungen bei der alten Zollscala hätte befreien können und wie, dieser schwerfälligen Rechnungen wegen, eine Aenderung der ganzen Sache nicht nothwendig gewesen wäre. Jetzt kann man freilich mit Hilfe der Rubrik III noch leichter rechnen. Diese enthält die Nummern der neuen Reihe, die jenen der alten Reihe ungefähr entsprechen. Ich bin den Angaben Nagel's, soweit es ging, gefolgt, doch nicht bei allen Nummern. Die eingeklammerten Nummern finden sich nicht in der betreffenden Reihe. Es fehlen also ausser dem Glase 160 [nach der Gleichung ZM = 40 entsprechend dem Glase 0,25 (M)] die Nummern 22 und 5¾ in der Zollreihe, also Gläser, die sich Jeder, der es für nöthig hält, auch im Zollmaass schaffen kann. Es fehlen in der 1-Meterreihe die $\frac{1}{60}$, $\frac{1}{36}$, $\frac{1}{7^{1}/_{2}}$ entsprechenden Gläser. $\frac{1}{7^{1}/_{2}}$ lässt sich durch 5,25 ausdrücken. „passt" daher in den Rahmen. Die (nach der Gleichung ZM = 40) gewonnenen metrischen Nummern 0,67 $\left(\frac{1}{60}\right)$ und 1,11 $\left(\frac{1}{36}\right)$ sind ausgeschlossen, weil sie nicht passen, d. h. weil sie nicht um eine 4-Meterlinse gegen ihre Nachbarn differiren. Ich glaube aber, dass das Princip nicht leidet, ob ein Glas mit 0,75 oder mit 0,67 bezeichnet wird. In die 4-Meterreihe (der Rubrik V) wären allerdings die Gläser nicht einfügbar, indem durch sie das Princip der ganzen Zahlen aufgehoben würde. Da aber das practische Bedürfniss die alten Gläser 60 und 36 verlangt, so können wir sie nicht opfern. Nagel hat ausserdem in die metrische Reihe die Nummern 8,5 und 9,5 $\left(\text{entsprechend } \frac{1}{4^{3/4}} \text{ und } \frac{1}{4^{1/4}}\right)$, sowie zwischen $\frac{1}{3}$ und $\frac{1}{2}$ (Z), also 13 und 20 (M), noch drei Gläser: 15, 17, 19 aufgenommen. Mit Hilfe der Rubrik III, wenn man in ihr die Brechkräfte der Reihe I ausgedrückt findet, lassen sich, wie erwähnt, die Rechnungen mit den Zollnummern ebenfalls leicht vollführen. Wie viel ist $\frac{1}{60} + \frac{1}{36}$? Antwort: 0,67 + 1,11 = 1,78, also ein Glas zwischen 1,5 $\left(\frac{1}{24}\right)$ und 2 $\left(\frac{1}{20}\right)$. Wie viel ist $\frac{1}{3^{1}4} - \frac{1}{12}$? Antwort: 12 — 3 = 9, d. i. $\frac{1}{4^{1/2}}$ (Z). Die Rubrik IV enthält die Brennweiten der metrischen Gläser in Centimetern. Indem man es mit den Millimetern und Bruchtheilen von Millimetern nicht genau nimmt, begeht man durchaus keinen practischen Fehler. Denn wenn z. B. die Brennweite von 1,5 theoretisch 66 Centimeter und 6,6... Millimeter betragen sollte, so kann man doch im Hinblick auf die grossen Schwankungen bei der Brillenfabrication mit vollem Recht sagen, dass die Brennweite 67 Centimeter betrage; denn auf ein paar Millimeter mehr oder weniger kommt es nicht an, indem die Brennweiten der einzelnen Gläser 1,5 eben ungefähr 67 Centimeter betragen, ohne aber genau übereinzustimmen.

Jetzt endlich, nachdem wir uns in die Mysterien der Brillenkasten vertieft haben, können wir (und müssen sogar, um die nöthige Kritik zu ermöglichen) zur Erörterung der Frage übergehen, wozu die Brillengläser gut sind. Zunächst ist zu zeigen, wie wir uns der Gläser zum Zwecke der Bestimmung des Fernpunkts zu bedienen haben.

Ein emmetropisches Auge hat seinen Fernpunkt in der Unendlichkeit und sieht unendlich entfernte Objecte deutlich. Wenn wir aber in praxi prüfen wollen, ob ein Auge emmetropisch sei, begnügen wir uns damit, festzustellen, dass es in einer bestimmt grossen, endlichen Entfernung deutlich sehe. Wir bleiben zunächst beim alten Maasse. Wir prüfen an der Snellen'schen (oder einer analogen) Tafel auf einen Abstand von 20 Fuss = 240 Zoll. Ein Auge, das bis auf diesen Abstand deutlich sieht, wird als ein solches betrachtet, das auch in die unendliche Entfernung deutlich sieht. Das ist theoretisch nicht richtig, aber practisch kann es gelten. Das wirklich emmetropische Auge, das nur parallele Strahlen auf der percipirenden Netzhautschichte zu vereinigen im Stande ist, kann thatsächlich nicht Strahlen vereinigen, die aus dem endlichen Abstande von 240 Zoll kommen. Der Vereinigungspunkt dieser Strahlen muss hinter der Netzhaut liegen, und der jedem einzelnen Leuchtpunkte entsprechende Strahlenkegel bildet auf der Netzhaut einen Zerstreuungskreis, aber der Durchmesser der Zerstreuungskreise ist so klein, dass doch die Deutlichkeit des Bildes nicht merklich alterirt wird. Es wird ein solches Auge im Abstande von 240″ deutlich sehen. Andererseits wird ein Auge, dessen Fernpunkt in 240″ gelegen, das also eigentlich kurzsichtig ist, auch in die unendliche Entfernung deutlich sehen, indem die aus der Unendlichkeit kommenden Strahlen nun zwar factisch vor der Netzhaut sich sammeln, der Zerstreuungskreis aber, welchen der jedem einzelnen Punkte des unendlich entfernten Objectes entsprechende Strahlenkegel nach der Strahlenkreuzung auf der Netzhaut bildet, wiederum so klein ist, dass er die Deutlichkeit des Bildes nicht merklich stört. Ein Auge demnach, dessen Accommodation ausser Spiel ist und das auf 20′ Abstand deutlich sieht, das also, normale Sehschärfe vorausgesetzt, Snellen XX auf 20′ liesst, wird als emmetropisch angesehen, wiewohl es leicht kurzsichtig sein kann. (S. pag. 131).

Ist die Myopie höhern Grades, so wird, weil die Strahlen nunmehr noch weiter vor der Netzhaut zur Vereinigung kommen, der Durchmesser der Zerstreuungskreise eine störende Grösse erlangen. Die Zerstreuungskreise überdecken sich zum Theile, das Bild auf der Netzhaut und das Sehen wird undeutlich. Diese Zerstreuungskreise

können schon bei einem Fernpunktsabstande von 8″ so störend
werden, dass trotz normaler Netzhautfunction auf den Abstand von
20′ nicht einmal der Buchstabe CC (200) Snellen mehr erkannt
wird. Durch Concavgläser aber kann das Sehen in die Ferne
wieder deutlich gemacht und aus dem Werthe jenes Concavglases,
durch welches dies bewirkt wird, auch die Lage des Fernpunkts
erschlossen werden. Hinter die Convexlinse $\frac{1}{2}$ stelle ich (Fig. 14)

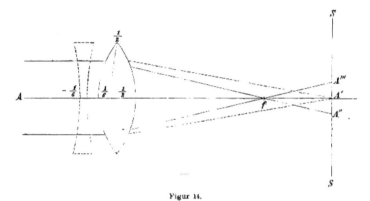

Figur 14.

einen Schirm SS in dem Abstande von 3″ auf. Parallel auffallende
Strahlen vereinigen sich im Brennpunkte f, also 2″ hinter der Linse.
Auf dem Schirme entsteht von dem Leuchtpunkte A, von dem die
parallelen Strahlen ausgehen, ein Zerstreuungskreis von dem Durchmesser A″A‴. Ich kann den Abstand zwischen Linse und Schirm
nicht ändern, verlange aber, dass die Vereinigung der parallelen
Strahlen auf dem Schirme durch ein optisches Hilfsmittel erreicht
werde. Die Linse $\frac{1}{2}$ kann ich mir bestehend denken aus den Linsen
$\frac{1}{6}$ r $\frac{1}{3}$, da $\frac{1}{6} + \frac{1}{3} = \frac{1}{2}$. Könnte ich die Linse $\frac{1}{6}$ wegnehmen,
dann würden die Strahlen durch die übriggebliebene Linse $\frac{1}{3}$ 3″
hinter ihr, also auf dem Schirme in A′ geeinigt. Die Linse $\frac{1}{6}$ kann
ich direct nicht wegnehmen, aber ich kann es dadurch, dass ich auf
die Convexlinse $\frac{1}{2}$ die Concavlinse $\frac{1}{6}$ (ohne Zwischenraum) lege. Da

die Brechkraft der Linsen $+ \frac{1}{6} - \frac{1}{6} = 0$, so bleibt nur noch die Linse $\frac{1}{3}$ übrig und die Aufgabe ist gelöst. Der Fernpunkt des Apparats (pag. 264) lag $\Big[$ nach Formel $\frac{1}{a} = \frac{1}{\alpha} - \frac{1}{f} = \frac{1}{3} - \frac{1}{2} = \frac{1}{6}$, also $a = 6''\Big|$ in $6''$, d. h. die von einem $6''$ vor der Linse $\frac{1}{2}$ befindlichen Punkte ausgehenden Strahlen wurden durch die Linse in einem Abstande von $3''$ hinter der Linse vereinigt. Ich sehe daher, dass wenn der Fernpunktsabstand $6''$ beträgt, ich denselben durch eine Concavlinse $\frac{1}{6}$ in die Unendlichkeit rücke, denn durch Hinzusetzen dieser Linse werden ja jetzt parallele Strahlen auf dem Schirme vereinigt. Mithin kann ich daraus, dass durch die Concavlinse $\frac{1}{6}$ der Fernpunkt in die Unendlichkeit rückt, den Schluss ziehen, dass der Fernpunktsabstand in $6''$ gelegen ist. Wenn demnach ein Auge auf den Abstand von $20'$ nicht deutlich sieht, nicht einmal No. CC Snellen erkennt und wenn dieses Auge, falls ich ihm $- \frac{1}{6}$ vorsetze, nunmehr $V \frac{20}{20}$ hat, so erschliesse ich, dass es durch $- \frac{1}{6}$ emmetropisch gemacht wurde, d. h. dass es durch $- \frac{1}{6}$ im Stande ist, parallele Strahlen auf der Netzhaut zu vereinigen, und dass es daher, indem ich vorläufig vom Abstande des Glases vom Auge absehe, myopisch ist mit einem Fernpunktsabstande von $6''$.

Man kann die Wirkung der Concavgläser bei Myopie noch in anderer Weise erklären. Wenn ein Auge nur Strahlen auf der Netzhaut vereinigen kann, welche aus der Entfernung von $6''$ ausstrahlen, so wird es parallele Strahlen an demselben Orte sammeln, wenn diesen Strahlen eine solche Richtung gegeben wird, wie sie jene Strahlen besitzen, die von $6''$ herkommen. Dies geschieht durch das Concavglas $\frac{1}{6}$. Denn ein Glas von $6''$ negativer Brennweite wirkt auf parallele Strahlen so, dass sie nach ihrem Durchgange durch die Linse so divergiren, als ob sie von einem $6''$ vor der Linse gelegenen Punkte herkämen. Derartige Strahlen werden ja aber auf der Netzhaut des Auges gesammelt.

Da das vor das Auge gesetzte Glas factisch in einem bestimmten Abstand von der Hornhaut stehen muss, so kann wegen dieses Abstandes aus jenem Glase, durch welches das myopische Auge emmetropisch gemacht wird, der Grad der Kurzsichtigkeit nicht direct, sondern erst mit Rücksicht auf diesen Abstand erschlossen werden. Wenn (Fig. 15) das Concavglas L' 1" vor der Convexlinse L steht,

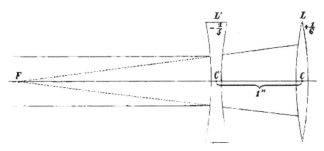

Figur 15.

so dass der Abstand der Linsen contra C"C = d = 1", so muss L' eine Zerstreuungsweite von fünf Zoll haben, damit die Richtung der parallelen Strahlen so abgeändert wird, dass sie aus einem sechs Zoll vor der Convexlinse L gelegenen Punkte herzukommen scheinen, in welchem Falle erst die Strahlen auf dem Schirme SS (Fig. 14) zur Vereinigung kommen können. Denn durch die Linse $-\frac{1}{5}$ werden parallele Strahlen so divergent gemacht, als ob sie aus dem Brennpunkte F der Linse, also, da die Brennweite F'C 5" beträgt, aus einem Punkte herkämen, der 5" vor der Concavlinse und in Anbetracht, dass der Abstand der Concav- von der Convexlinse 1" gleich ist, 6" von dieser letzteren absteht. Würde ich demnach aus der Brennweite der Concavlinse, mit deren Hilfe parallele Strahlen auf dem Schirme SS zur Vereinigung gebracht werden, direct die Lage des Fernpunkts erschliessen wollen, so würde ich einen Fehler begehen. Wie gross dieser ist, geht aus folgendem hervor.

Aus Fig. 14 ist ersichtlich, dass auf dem Schirme SS, auf dem mit Hilfe der Linse $\frac{1}{9}$ nur von einem 6" entfernten Objecte ein deutliches Bild entworfen werden kann, parallele Strahlen dann zur

Vereinigung kommen, wenn ich von der Linse $\frac{1}{2}$ eine Linse $\frac{1}{6}$ wegnehme. Die Myopie kommt auch dadurch zu Stande, dass der
Schirm, die Netzhaut hinter dem hinteren Brennpunkte des Auges
steht. Welches auch die Brechkraft des dioptrischen Apparates und
welches auch die Länge der Augenaxe, absolut genommen, in einem
speciellen Falle von Myopie sei, soviel steht fest, dass für diesen
speciellen Fall das Auge desshalb von der Emmetropie abweicht,
weil für die vorhandene Axenlänge die vorhandene Brechkraft des
dioptrischen Apparates zu gross ist — und sowie ich in dem durch
Fig. 14 dargestellten Beispiele durch Wegnehmen einer Linse $\frac{1}{6}$
die Vereinigung paralleler Strahlen auf dem von der Linse um

3″ entfernten Schirme SS erwirke und so wie ich, falls $\frac{1}{x}$ die

Brechkraft der Linse L allgemein darstellt, stets, so lange $\frac{1}{x} > \frac{1}{3}$,

durch die Gleichung $\frac{1}{y} \cdot \frac{1}{x} - \frac{1}{3}$, jene Linse $\frac{1}{y}$ finde, die ich weg-

nehmen muss, um den gleichen Zweck zu erreichen (weil durch die

Wegnahme von $\frac{1}{y}$ dann immer eine Linse $\frac{1}{3}$ übrig bleibt, durch

welche die parallelen Strahlen auf SS vereinigt werden); — ebenso
kann ich aus jedem myopischen Auge ein emmetropisches machen,
wenn ich die Brechkraft des dioptrischen Apparates um so viel verringere, dass dadurch dessen hinterer Brennpunkt auf die Netzhaut
fällt. Im Vergleiche zur Emmetropie ist also die Myopie stets bedingt durch ein Plus von Brechkraft des dioptrischen Apparates. In
diesem Plus kann ich das Wesen der myopischen Einstellung sehen,
und durch dieses Plus den Grad der Myopie ausdrücken. Wenn

demnach ein myopisches Auge z. B. durch $-\frac{1}{5}$ emmetropisch ge-

macht wird, und wenn ich den Abstand d = C′C, d. h. den Abstand
des optischen Centrums des Glases vom optischen Centrum des

Auges zunächst vernachlässige, so hat, weil ich durch $\frac{1}{5}$ eine

Linse $+\frac{1}{5}$ wegnehme, die Brechkraft des dioptrischen Apparates

ein Plus, das gleichwerthig ist einer von Luft umgebenen Linse $+\frac{1}{5}$.

Ein Auge, das durch $-\frac{1}{5}$ emmetropisch gemacht wird, hat seinen

Fernpunkt in 5''; und ein emmetropisches Auge kann man durch Vorsetzen einer Linse $+\frac{1}{5}$ (den Werth von d immer vernachlässigend) in denselben Grad von Myopie versetzen. Denn das Auge, welches sonst nur parallele Strahlen auf der Netzhaut zu vereinigen vermag, kann jetzt, nach Vorsetzen der Linse $\frac{1}{5}$, nur Strahlen auf der Netzhaut vereinigen, die aus dem 5'' abstehenden Brennpunkte der Linse kommen, denn diese Strahlen werden, weil aus dem Brennpunkte kommend, durch die Linse parallel gemacht und daher in jener Richtung auf das Auge fallen, die deren Sammlung auf der Netzhaut ermöglicht.

Die Myopie (M) ist daher ausdrückbar durch den Werth einer Convexlinse (Donders). $M\frac{1}{6}$ bedeutet ein Auge, das im Vergleiche zu einem emmetropischen Auge mit der gleichen Axenlänge eine Linse $+\frac{1}{6}$ zu viel und in Folge dessen einen Fernpunkt besitzt, welcher im positiven endlichen Abstande von 6'' vor dem optischen Centrum des Auges gelegen ist. Dieses optische Centrum ist im Auge durch die beiden Knotenpunkte gegeben. Man kann daher alle Abstände auf die Knotenpunkte beziehen, die Fernpunktsabstände von dem, ungefähr ¼'' hinter dem Hornhautscheitel liegenden ersten Knotenpunkte K₁ rechnen. Ein Auge mit $M-\frac{1}{6}$ würde corrigirt durch $-\frac{1}{6}$, d. h. würde durch $-\frac{1}{6}$ emmetropisch gemacht, falls ich das Centrum des Glases in den ersten Knotenpunkt setzen könnte und davon absehe, dass der erste Knotenpunkt nicht in Luft gelegen ist. Setze ich aber einen Abstand d = 1'', dann wird M ⅙ nicht durch — ⅙, sondern durch — ⅕ (pag. 287 und Fig. 15) neutralisirt. Würde ich den Werth von d nicht berücksichtigen, sondern einfach aus dem Werthe der corrigirenden Concavlinse den Werth der Convexlinse, welche das Auge zu viel hat, also den Grad der Myopie ersehen wollen, so würde ich die Myopie mit $+\frac{1}{5}$, daher, indem $\frac{1}{5}-\frac{1}{6}=\frac{1}{30}$, um $\frac{1}{30}$ zu hoch annehmen. Ist, für d = 1'', das corrigirende Glas $-\frac{1}{4}$, dann besteht $M\frac{1}{5}$: die optische Differenz zwischen Glaswerth und Myopiewerth steigt auf $\frac{1}{20}$. Sie steigt, für d $= 1''$, auf $\frac{1}{12}$, wenn $-\frac{1}{3}$ corrigirt; auf $\frac{1}{6}$, wenn $-\frac{1}{2}$ corrigirt, und sie würde auf nicht weniger als $\frac{1}{9}$ steigen, falls Concav 1, 1'' vor K₁, das Correctionsglas wäre. Ist $-\frac{1}{f}$ die Brechkraft der corrigirenden Concavlinse und d der Abstand zwischen dem optischen Centrum des Glases und dem ersten Knotenpunkte, dann ist M nicht gegeben durch $\frac{1}{f}$, sondern durch $\frac{1}{f+d}$. Ist also d $= 1$, dann ist für die Werthe von

f $= 5$, 4, 3, 2 der Reihe nach $M = \frac{1}{5+1} = \frac{1}{6}$, $= \frac{1}{4+1} = \frac{1}{5}$,

$= \frac{1}{3+1} = \frac{1}{4}$, $= \frac{1}{2+1} = \frac{1}{3}$, $= \frac{1}{1+1} = \frac{1}{2}$.

Sind also die Concavgläser nach ihrer Brennweite numerirt, so ist ungemein leicht aus der Nummer des corrigirenden Glases den wahren Werth der Myopie zu bestimmen, indem man zum Werthe von f nur den jeweiligen Werth des Abstandes des Glases vom ersten Knotenpunkte, d, hinzuzählen und die Summe f + d in 1 zu dividiren braucht. Es ist hierbei ganz gleichgültig, ob die Brennweiten nach Zollen oder nach Centimetern gerechnet werden. Wenn statt der Zoll-Gläser 5, 4, 3, 2, 1 Gläser mit Brennweiten von 12½, 10, 7½, 5, 2½ Centimeter im Kasten ständen und der Abstand d z. B. mit 2 Centimeter gerechnet wird, so erhält man als Werthe der

Myopie: $M = \frac{1}{12\frac{1}{2}+2} = \frac{1}{14\frac{1}{2}}$, $= \frac{1}{10+2} = \frac{1}{12}$, $= \frac{1}{7\frac{1}{2}+2}$

$= \frac{1}{9\frac{1}{2}}$, $= \frac{1}{5+2} = \frac{1}{7}$, $= \frac{1}{2\frac{1}{2}+2} = \frac{1}{4\frac{1}{2}}$. Die $\frac{1}{2}$ Brüche im

Nenner sind nicht etwa Eigenheiten des Centimetermaasses, da ja Bruchtheile des Centimeters, der viel kleiner als 1'' ist, viel leichter vernachlässigt werden können, als Bruchtheile des Zolls, sondern sie ergeben sich nur in den speciellen Fällen, weil wir absichtlich die den zum Exempel gewählten Zollgläsern entsprechenden Centimeterwerthe setzten.

Der Grad der Hypermetropie wird in folgender Weise bestimmt. In Fig. 13 (pag. 265) kann uns die Linse L' (von 2'' Brennweite) mit einem durch S gehenden (also 1½'' hinter C'' stehenden) Schirme ein hypermetropisches Auge vorstellen, denn parallele Strahlen würden erst $^2/_3''$ hinter dem Schirme in f vereinigt. Wenn ich jedoch eine Linse L $\left(\frac{1}{6}\right)$ 2" vor L' setze, dann werden parallele Strahlen nunmehr in S gesammelt. In einem hypermetropischen Auge ist das dioptrische System im Vergleiche zur Lage der Netzhaut immer zu schwach brechend. Wenn ich dessen Brechkraft immer mehr und mehr verstärke, so wird endlich ein Moment kommen müssen, in welchem der hintere Brennpunkt in die Netzhaut fällt. Im Vergleiche zu einem emmetropischen Auge von gleicher Axenlänge fehlt dem dioptrischen Apparate eine Convexlinse, man kann daher die Hypermetropie auffassen als einen negativen Linsenwerth. Denn sowie man in einem emmetropischen Auge durch Vorsetzen einer Convexlinse Myopie erzeugt, so erzeugt man durch Vorsetzen einer Concavlinse Hypermetropie; man nimmt dadurch eine Linse weg, der dioptrische Apparat wird schwächer brechend und die früher auf der Netzhaut sich sammelnden parallelen Strahlen kommen jetzt erst hinter der Netzhaut zur Vereinigung.

Ist also durch $+\frac{1}{f}$ der Werth der Myopie angegeben und ist $-\frac{1}{f}$ das Correctionsglas, so bezeichnet anderseits $-\frac{1}{f}$ den Werth der Hypermetropie und $+\frac{1}{f}$ das Correctionsglas — falls wir d vernachlässigen. In Figur 13 liegt für die Linse L' und den Schirm in S der negative Fernpunkt A' in einem Abstande von 4". Nur Strahlen, welche so convergent auf die Linse L' auffallen, dass sie sich, wenn die Linse nicht da wäre, 4" hinter C' vereinigen würden, durchkreuzen sich in S. Parallele Strahlen müssten erst durch eine der Linse L' hinzugefügte Linse $\frac{1}{4}$ hindurchgehen, damit sie nach einem 4" entfernt gelegenen Punkte convergent gemacht und so durch L' in S zur Vereinigung gebracht würden. Es fehlt demnach dem dioptrischen Apparate eine Linse $\frac{1}{4}$, falls der Fernpunkt 4" hinter dem optischen Centrum gelegen ist; und andererseits kann ich daraus, dass ich zur Correction eines Falles von Hypermetropie convex $\frac{1}{4}$ brauche, erschliessen, dass der Fernpunkt in 4" hinter dem ersten Knotenpunkte des Auges gelegen ist. H $\frac{1}{4}$ bedeutet

demnach, dass dem Auge eine Linse $\frac{1}{4}$ fehlt und dass daher sein
Fernpunkt $+''$ hinter K_1 gelegen ist (Donders) — falls wir d vernachlässigen. Sofern wir dies aber nicht thun, so wird durch die
vor das Auge gesetzte corrigirende Convexlinse der Werth der
Hypermetropie nicht direct angegeben. Aus Fig. 13 wird ersichtlich, dass wir die nöthige Convergenz der Strahlen (nach einem $4''$
hinter C' gelegenen) Punkte erreichen, wenn wir die parallelen
Strahlen auf $+\ \frac{1}{6}$, $2''$ vor C', fallen lassen. Im Allgemeinen ist
der Werth der corrigirenden Convexlinse grösser als der Werth der
Hypermetropie. Bezeichnet $\frac{1}{f}$ den Brechwerth der corrigirenden
Convexlinse und d den Abstand des optischen Centrums des Glases
vom ersten Knotenpunkt des Auges, so ist $H = \frac{1}{f-d}$. Für $d = 1''$
ist, wenn $f = 5^{1}{}_{2}''$, $H = \frac{1}{5^{1}/_{2}-1} = \frac{1}{4^{1}/_{2}}$; für $f = 4^{1}/_{2}''$, $H = \frac{1}{4^{1}/_{2}-1}$
$= \frac{1}{3^{1}/_{2}}$. Für $d = 2$ Centimeter ist, wenn die Linsen $5^{1}/_{2}$ und $4^{1}/_{2}$
in Centimetern mit 13 und 11 bezeichnet sind, in dem einen Falle
$H = \frac{1}{13-2} = \frac{1}{11}$, in dem zweiten $H = \frac{1}{11-2} = \frac{1}{9}$.

Bezeichnet R den Abstand des Fernpunkts vom ersten Knotenpunkt des Auges, so ist $+\frac{1}{R}$ der Werth der bestehenden Myopie,
$-\frac{1}{R}$ der Werth der bestehenden Hypermetropie. Es ist demnach
$M = +\frac{1}{R} = +\frac{1}{f+d}$, $H = -\frac{1}{R} = -\frac{1}{f-d}$, falls f die Brennweite des Correctionsglases ohne Rücksicht auf das Vorzeichen
bedeutet. Wenn man statt $+\frac{1}{R}$ und $-\frac{1}{R}$ bei der in Rede stehenden Ausdrucksweise einfach M und H schreibt, so ist dies eine Con-
venienzsache. M und H sind echte Brüche. M mit einem positiven,
H mit einem negativen Vorzeichen, man sollte richtiger $\frac{1}{M}$ und $\frac{1}{H}$
schreiben.

Die Bestimmung des Fernpunkts des Auges, also die Bestimmung,
ob Emmetropie oder Ametropie, und wenn Ametropie, ob Myopie

oder Hypermetropie und in welchem Grade herrscht, ist demnach unter der Voraussetzung, dass das Auge accommodationslos ist, eine einfache.

Man stellt den zu Prüfenden auf 20′ Abstand von der Snellen'schen Tafel. Man prüft ein Auge nach dem andern, indem man immer eines verhängt. Das eben in Prüfung stehende Auge habe z. B. $V \frac{20}{50}$. Es kann emmetropisch sein mit herabgesetzter Sehschärfe, oder ametropisch, etwa mit normaler V. Ist es emmetropisch, so wird seine V noch geringer oder es werden wenigstens die Lettern 50 auf 20′ undeutlicher, sowohl wenn ich $+ \frac{1}{80}$, als wenn ich $- \frac{1}{80}$ vorsetze, denn durch ersteres Glas wird M $\frac{1}{80}$, durch letzteres H $\frac{1}{80}$ (von d abgesehen) erzeugt. Ein Auge demnach, das sowohl durch $+ \frac{1}{80}$ als durch $- \frac{1}{80}$ schlechter sieht, ist als emmetropisch anzusehen. Besteht Myopie, so wird in dem speciellen Falle durch $- \frac{1}{80}$ etwas, durch $- \frac{1}{60}$ entschieden besser gesehen werden. Etwa durch $- \frac{1}{30}$ werde $V \frac{20}{20}$ erreicht, durch $- \frac{1}{24}$ wäre das Sehen wieder schlechter. Dann besteht M $\frac{1}{30}$ und $V \frac{20}{20}$. Durch $- \frac{1}{24}$ wird das Sehen wieder schlechter, weil ja dieses Glas eine stärkere Linse wegnimmt, als das Auge zu viel hat, demnach einen leichten Grad von H erzeugt. Wäre statt $- \frac{1}{30}$ ein Glas $+ \frac{1}{30}$ nöthig, um V auf $\frac{20}{20}$ zu heben und würde durch $+ \frac{1}{24}$ das Sehen wieder schlechter, dann bestände H $\frac{1}{30}$ und $V \frac{20}{20}$.

Hat die Ametropie höhere Grade, dann ist die Sehstörung für die Ferne eine bedeutendere. Ein Auge sehe auf den Abstand von 20′ nicht einmal 200 Snellen. V ist dann $< \frac{20}{200}$. Soll Ametropie Schuld an einem solchen Verhalten sein, so wissen wir, dass ein höherer Grad von Ametropie vorliegen muss. Wenn daher durch schwache Concav- oder Convexgläser nicht besser gesehen wird, so darf uns dies nicht zu dem Glauben verleiten, dass keine Ametropie vorliege, indem die Correction derselben durch das schwache Glas so mangelhaft sein kann, dass eine wesentliche Verkleinerung des Durchmessers der Zerstreuungskreise nicht erzielt wird. Erst bei Gläsern von gewisser Stärke tritt Besserung des Sehens ein, die Sehschärfe steigt dann beim Uebergang zu stärkeren Gläsern und erreicht endlich bei einem bestimmten Glase ein Maximum.

Z. B.: Ein Auge hat $V < \frac{20}{200}$. Halte ich Concavgläser, von schwachen zu stärkeren übergehend, der Reihe nach vor: 60, 50, 40, 36, 30, 24, 20, 18, 16, 14, 12, 11, so vermag das Auge noch immer nicht den Buchstaben 200 auf 20′ zu erkennen. Bei 10 wird der Buchstaben errathen, aber erst bei 9 mit Sicherheit erkannt, wenngleich noch nicht ganz deutlich gesehen. Durch Vorhalten stärkerer Concavgläser steigt nun die Sehschärfe und erreicht ihr Maximum bei $-\frac{1}{5}$ mit $\frac{20}{30}$. Indem ich das Probeglas ganz nahe vor das Auge halte, ist der Abstand d mit $\frac{1}{2}''$ anzunehmen, da das Glas dann $\frac{1}{4}''$ vor der Hornhaut (und der erste Knotenpunkt $\frac{1}{4}''$ hinter dem Hornhautscheitel) steht. Es besteht demnach in diesem Falle M $\frac{1}{5\frac{1}{2}}$, mit $\frac{1}{5}$ V $\frac{20}{30}$.

Ein anderes Auge, dessen V gleichfalls $< \frac{20}{200}$, würde durch Concavgläser überhaupt nicht, auch nicht durch schwache Convexgläser, wohl aber durch starke Convexgläser verbessert. Die grösste Sehschärfe wird erzielt durch $+\frac{1}{4} \cdot \frac{1}{4}''$ vor der Hornhaut. Mit diesem Glase steige V auf $\frac{20}{50}$. Dann besteht H $\frac{1}{3\frac{1}{2}}$, mit $\frac{1}{4}$ V $\frac{20}{50}$. Ein Auge, dem die Linse fehlt, kann sich so verhalten.

Gehen wir jetzt über zur Fernpunktsbestimmung mit Hilfe des metrischen Brillenkastens. In einem Falle von Myopie sei — 7 das Correctionsglas. Was erfahre ich aus dem Werthe dieses Correctionsglases — 7? Kann ich daraus den Fernpunktsabstand ersehen? Nein. Oder erfahre ich wenigstens, welche Linse, in Meterlinsen oder Dioptrien ausgedrückt, das Auge zu viel hat? Auch nicht.

Den Fernpunktsabstand kann ich nicht entnehmen, denn ich erfahre nur, dass er $\frac{1}{7}$ Meter vom Glase beträgt. Diesen Werth muss ich erst berechnen, oder in einer Tabelle nachsehen. So ersehe ich, dass der Fernpunkt 14 Centimeter (eigentlich 14 Centimeter und 2,8 Millimeter) vor dem Glase liegt, und nehme ich den Abstand des Glases vom Auge mit 13 Millimeter, daher den Abstand des Glases vom ersten Knotenpunkte (der 7 Millimeter hinter der Hornhaut liegt) mit 20 Millimeter = 2 Centimeter, so ergibt sich endlich der Fernpunktsabstand mit $14 + 2 = 16$ Centimeter. Indem ich den Abstand des Glases vom Knotenpunkte nicht vernachlässige, ergibt sich demnach, dass das Auge eine Linse von 16 Centimeter Brennweite zu viel hat, und will ich daher den wahren Werth der Myopie in Meterlinsen oder Dioptrien ausdrücken, so muss ich erst wieder rechnen, welche Nummer einem Glase von 16 Centimeter Brennweite zukommt. Dazu muss ich die Brennweite in Metern, also mit 0,16 Meter nehmen und diesen Werth in 1 dividiren. Die Nummer eines solchen Glases ist demnach $\frac{1}{0,16} = \frac{100}{16} = 6,25$. Ein solcher Werth findet sich gerade nicht in der Brillenreihe, zum Glücke passt er aber wenigstens. Die optische Differenz zwischen dem Correctionsglase und dem wahren Werthe der Myopie ist $7 - 6,25$ 0,75 Dioptrien.

Da die Myopie eine Linse vorstellt, welche das Auge im Vergleiche zur Emmetropie zu viel hat und da die Linsenwerthe in Dioptrien ausgedrückt werden, so ist es nur consequent, wenn auch die Myopie in Meterlinsen oder Dioptrien bezeichnet wird. M ist also im Allgemeinen kein echter Bruch mehr. $M = + R$, wobei R die Brechkraft jener Meterlinse bezeichnet, welche in einem emmetropischen Auge einen Fernpunktsabstand $+ \frac{1}{R}$ bewirkt. Ist also —7 (2 Centimeter vor K₁), das Correctionsglas, so ergibt die Rechnung, dass $+ R = M$ 6,25 und dass der Fernpunktsabstand $+ \frac{1}{R} = + \frac{1}{6,25}$ Meter $= + 16$ Centimeter.

Ein staaroperirtes Auge werde durch $+ 11$, 2,5 Centimeter vor K₁ corrigirt. (Der erste Knotenpunkt liegt in einem solchen Auge circa 8 Millimeter hinter der Hornhaut, das Centrum des dicken Biconvexglases stehe circa 17 Millimeter vor der Hornhaut, also d 25 Millimeter 2,5 Centimeter.) Wir wissen wiederum zunächst weder etwas über den Fernpunkt, noch über den wahren Werth der dem Auge fehlenden Linse. Den negativen Fernpunktsabstand finden wir, wenn wir von der Brennweite der Correctionslinse, f, den Abstand d abziehen. Die Brennweite der Linse wird bestimmt durch $\frac{1}{11}$ Meter = 9 Centimeter (genauer 9 Centimeter 0,9 Millimeter). Der Fernpunktsabstand beträgt demnach $9 - 2,5 = 6,5$ Centimeter. Wie gross ist also factisch der Werth der Hypermetropie, d. h. welche Linse fehlt dem Auge gleichsam in seinem Knotenpunkte? Da 6,5 Centimeter $= 0,065$ Meter, ist die Brechkraft der gesuchten Linse

$$= \frac{1}{0,065} = \frac{1000}{65} = 15,38.$$ Die Hypermetropie ist auszudrücken

durch $-R$, der Fernpunkt durch $-\frac{1}{R}$; es besteht demnach, wenn das Auge durch $+11$, 2,5 Centimeter vor K_1, corrigirt wird, $-R$ $= H\ 15,38$ und der Fernpunkt $-\frac{1}{R}$ liegt in $-\frac{1}{15,38}$ Metern, d. i. in 6,5 Centimeter hinter dem Augenknotenpunkte. Wollten wir uns erlauben, einfach den Werth des Glases, ohne Rücksichtnahme auf den Werth von d, für den Werth von H zu setzen, so wäre der Fehler $-15,38 - 11$, also nicht weniger als 4,38 Meterlinsen. Die Brennweite, welche dieser optischen Differenz von 4,38 Meterlinsen zukommt, beträgt $\frac{1}{4,38}$ Meter $= \frac{10000}{438}$ Centimeter $=$ circa 23 Centimeter. Der Fehler entspräche also einer Linse von 23 Centimeter (oder circa 9 Zoll) Brennweite.

Vergleichen wir, wie sich die Rechnung stellt bei der Bezeichnung der Gläser nach ihrer Brennweite. Ein Glas von 9 Centimeter Brennweite corrigire im Abstande von 2,5 Centimeter von K_1. H ist dann nach der Formel $H = \frac{1}{f-d} = \frac{1}{9-2,5} = \frac{1}{6,5}$. Damit weiss man, was man wissen will. Der Fernpunkt liegt 6,5 Centimeter hinter K_1 und die dem Auge fehlende Linse ist (auf den Knotenpunkt bezogen) $= \frac{1}{6,5}$. Eine Rechnung wäre erst zu führen, wenn man die optische Differenz zwischen dem Correctionsglas und der Hypermetropie wissen wollte. Die Differenz wäre $\frac{1}{6,5} - \frac{1}{9} = \frac{90-65}{585}$

$= \frac{25}{585} = \frac{1}{23,4}$, d. h. eine Linse von 23,4 Centimeter Brennweite.

In dem zuerst angeführten Beispiele von Myopie, corrigirt durch -7, hätte man, falls das Glas mit 14 (Brennweite in Centimetern)

numerirt wäre, für d = 2, gefunden: $M \dfrac{1}{14+2} = M \dfrac{1}{16}$. Der Fernpunkt liegt 16 Centimeter vor dem Auge, das Auge hat im Knotenpunkte eine Linse $\frac{1}{16}$ zu viel. Die optische Differenz zwischen
Glas und Myopie ist $= \dfrac{1}{14} - \dfrac{1}{16} = \dfrac{1}{112}$.

Man kann derartige Bruchrechnungen begreiflicher Weise ver-
meiden, wenn man zum Behuf der Rechnung die Brechkräfte
aus einer Tabelle zu Hilfe zieht, wie ich ja gezeigt habe, dass auch
die Rechnung mit der Zollscala sich durch die Rubrik II der Tabelle
(pag. 281) sehr vereinfacht. Verwendet man die Brechkräfte des
neuen Kastens, so sind dieselben nicht complicirte Zahlen, ja nach
der 4-Meterreihe stets ganze Zahlen, vorausgesetzt, dass die gesuchten Werthe sich in der Tabelle überhaupt finden. Also z. B.:
Wie gross ist die optische Differenz zwischen $\dfrac{1}{6,5}$ und $\dfrac{1}{9}$. Wir
finden in Rubrik IV grade kein Glas von 6^{1}_{2} Centimeter Brennweite. Die Dioptriennummer dieses Glases wäre aber 15. Einem
Glase $\frac{1}{9}$ entspricht die Brechkraft 11, wie aus der Tabelle hervorgeht. Da 15 — 11 = 4; 4 aber, wie aus der Tabelle ersichtlich, die
Brechkraft einer Linse $\dfrac{1}{25}$ ist, so ist die optische Differenz $\dfrac{1}{6,5} - \dfrac{1}{9}$
$= \dfrac{1}{25}$. Bei dem Beispiele mit den Concavgläsern $\dfrac{1}{14}$ und $\dfrac{1}{16}$ ist die
Differenz der Brechkräfte, indem wir für $\dfrac{1}{16}$ das nächststehende Glas
$\dfrac{1}{16^{1}_{2}}$ nehmen, 7 — 6 = 1, also eine Linse $\dfrac{1}{100}$. Die Werthe sind
nur approximativ, da nicht alle factischen Grössen der Ametropie
sich in der Reihe finden. Aber für practische Zwecke findet man so,
wenn es sich darum handeln würde, derartige Differenzen optisch
auszugleichen, das thatsächlich existirende nächststehende Glas.

Wenn wir den Gläsern des Brillenkastens eine
Linse von so kurzer Brennweite zu Grunde legen,
dass alle im Gebrauche stehenden Gläser eine geringere Brechkraft haben als die Grundlinse — was
der Fall ist, falls wir von einer Linse von 1 Centimeter Brennweite ausgehen — dann ist der Werth
der Ametropie angedeutet durch $\dfrac{1}{f}$, wenn f die Brenn-

21*

weite des Correctionsglases ohne Rücksicht auf das
Vorzeichen bedeutet. Es steht uns dann immer frei,
den Abstand d des Glascentrums von dem 7 Millimeter hinter der Hornhaut stehenden ersten Knotenpunkte (oder wie dies Andere thun, von dem circa
2 Millimeter hinter der Hornhaut liegenden ersten
Hauptpunkte) des Auges zu vernachlässigen, falls
uns die optische Differenz zwischen dem Werthe des
Glases und jenem der Ametropie zu geringfügig erscheint. Wir finden aber andererseits sofort den genauen Ausdruck für den Werth der Ametropie bei
jedem Werth von f und d, wenn wir berücksich-
tigen, dass $M = \dfrac{1}{f + d}$ und dass $H = \dfrac{1}{f - d}$ — und daher
mit Leichtigkeit den wahren Werth der Ametropie
in jenen Fällen, in denen wir bei hoher Brechkraft
der Linse den Abstand d nicht vernachlässigen
dürfen. Erinnern wir uns in dieser Hinsicht an Zahlen, die wir
früher (pag. 273) zu andern Zwecken angeführt haben. Eine Myopie
corrigirt durch $-\dfrac{1}{79}$ (Z), 1″ vor K, hat den Werth $M = \dfrac{1}{79 + 1}$
$\dfrac{1}{80}$; eine Myopie corrigirt durch -1 (Z), 1″ vor K, hat den
Werth $M = \dfrac{1}{1 + 1} = \dfrac{1}{2}$. Die optische Differenz zwischen den Werthen
des Glases und der Ametropie beträgt im ersten Falle $\dfrac{1}{6320}$; im
zweiten Falle ist sie mehr als 3000 Mal so gross, sie beträgt $\dfrac{1}{2}$.
Wo die Grenze zu ziehen ist, bei welchem Werthe von M und H
man d vernachlässigen kann, darüber hat man sich noch nicht geeinigt, ja diese Frage kaum einer Erwägung gewürdigt. Ich habe
einmal vorgeschlagen, dass man den Werth von d nicht mehr vernachlässige, sobald die optische Differenz zwischen dem Werthe der
Ametropie und des Glases $\dfrac{1}{120}$ (Z) $\dfrac{1}{300}$ (Centimeter) erreicht. Aber
wie man auch diese Grenze fixire, durch die Brennweite des Glases
ist immer sofort der wahre Werth der Ametropie gekennzeichnet.

Sind die Nummern der Gläser in Meterlinsen oder
Dioptrien angegeben, so wird (abgesehen davon, dass

man aus der Nummer des Glases die Lage des Fernpunkts nicht erfährt) die bestehende Ametropie durch
die Nummer des Glases nur dann (in Meterlinsen oder
Dioptrien) angegeben, falls der Abstand zwischen Glas
und Auge (genauer zwischen Glas und erstem Knoten-
oder erstem Hauptpunkte des Auges) vernachlässigt
werden kann. Wo dies nicht angeht — und bei starken
Gläsern geht es absolut nicht an — erfährt man den
wahren Werth der Ametropie erst nach umständlicher
Rechnung. Ja, selbst wenn man denselben für einen
bestimmten Werth von d für die verschiedenen Gläser
berechnet, so sind doch wieder neue Rechnungen nöthig,
sobald sich d ändert.

Bezeichnet F die Nummer des metrischen Glases und d den
Abstand zwischen den optischen Centren von Glas und Auge in
Metern (so dass d = 2 Centimeter zu schreiben ist: d = 0,02 Meter),
dann muss, um den wahren Werth der Ametropie in Dioptrien ausgedrückt zu erhalten, zunächst die Lage des Fernpunkts gerechnet
werden und zwar für M durch die Gleichung: $\frac{1}{R} = \frac{1}{F} + d$, und
für H durch die Gleichung $\frac{1}{R} = \frac{1}{F} - d$, und aus diesen Werthen
wird der wahre Werth der Myopie und Hypermetropie in Dioptrien
erst gefunden durch die Gleichungen:

$$M = 1 : \left(\frac{1}{F} + d \right)$$
$$\text{und } H = 1 : \left(\frac{1}{F} - d \right).$$

Je grösser der Werth von d ist, destoweniger darf er ignorirt
werden. d wird aber grösser, als bei der subjectiven Prüfung,
wenn wir die Fernpunktslage in objectiver Weise mit Hilfe
des Augenspiegels bestimmen. Die Verhältnisse, um welche
es sich hierbei handelt, sind so einfach und ihre Besprechung müsste
ohnehin erfolgen, so dass wir ohne Scheu auf dieselben jetzt gleich
eingehen können. Ein emmetropisches Auge vereinigt paralleles
Licht auf seiner Netzhaut. Andererseits sind die Strahlen, welche
von einem Punkte X' der Netzhaut zurückgeworfen werden, nach
ihrem Austritte aus dem Auge parallel. Wenn nun diese parallelen

Strahlen auf ein zweites emmetropisches Auge fallen, so werden sie wieder von diesem auf seiner Netzhaut in X vereinigt. In X entsteht demnach ein deutliches Bild von X'. Ein emmetropischer Beobachter, der den Augengrund eines anderen Emmetropen mit dem Augenspiegel beleuchtet, sieht demnach diesen Augengrund deutlich und daher kann der emmetropische Beobachter aus der Thatsache, dass er den Grund eines zweiten Auges ohne Zuhilfenahme einer Concav- oder Convexlinse deutlich sieht, den Schluss ziehen, dass dieses zweite Auge emmetropisch sei.

Wie aber verhält sich die Sache bei Myopie des Untersuchten?

Wenn (Fig. 16) das Auge O' auf seiner Netzhaut in A' nur

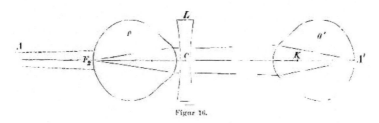

Figur 16.

Strahlen zu vereinigen vermag, welche aus einem 12,5 Centimeter vor K in positiv endlicher Entfernung gelegenen Punkte A kommen (die Zeichnung zeigt nur die dem Punkte A angehörenden Strahlen), wenn also $M \frac{1}{12^{1}{}_{2}}$ (Centimeter) circa $\frac{1}{5}$ (Z) besteht, dann werden auch die Strahlen, welche vom Punkte A' des Augengrundes zurückgeworfen werden, durch die optischen Medien des Auges so gebrochen, dass sie, nach ihrem Austritt aus dem Auge, convergiren und sich in A, also $12^{1}{}_{2}$ Centimeter vor K durchschneiden. In O befinde sich ein emmetropisches Auge, also ein solches, das nur parallele Strahlen auf seiner Netzhaut, welche durch den hinteren Brennpunkt F₂ geht, zu vereinigen vermag. Soll es dem Auge O überhaupt möglich gemacht werden, den Punkt A' im Grunde des Auges O' deutlich zu sehen, so müssen die von A' kommenden aus dem Auge O ausgetretenen Strahlen parallel gemacht werden. Vor dem Auge O steht der Augenspiegel, durch welchen der Grund des Auges O' beleuchtet wird und hinter dem Spiegel (d. i. zwischen Spiegel und beobachtendem Auge O) das Correctionsglas. Beträgt der Abstand des Centrums C des Concavglases L vom Knotenpunkte K des Auges O', also CK 3,5 Centimeter, dann muss die Concavlinse eine Brennweite von 9 Centimeter haben, damit die aus O' ausgetretenen Strahlen parallel gemacht und so in F_2 des Auges O vereinigt werden. Denn die Strahlen convergiren nach einem Punkte, der 12,5 Centimeter vor K, also, da CK 3,5 Centimeter, 9 Centimeter vor C gelegen ist. Strahlen, die auf eine Concavlinse so convergent auffallen, dass sie nach dem Brennpunkt der Linse zielen, werden durch die Linse parallel gemacht. Mithin bedarf es im vorliegenden Falle einer Concavlinse von 9 Centimeter Brennweite. Braucht also der emmetropische Beobachter in einem bestimmten Falle — $\frac{1}{9}$ (Centimeter), 3,5 Centimeter vor K des untersuchten Auges, um den Augengrund deutlich zu sehen, so ergibt sich die Myopie des untersuchten Auges mit $\frac{1}{9+3,5} = \frac{1}{12,5}$. ganz allgemein mit $\frac{1}{f+d}$, wenn f die Brennweite des Concavglases und d den Abstand des Glases vom Knotenpunkte des untersuchten Auges bedeutet. Wollte man, nach dieser Messung, dem Untersuchten eine corrigirende Brille verschreiben, so wird, da die Brillengläser gewöhnlich 2 Centimeter vor dem Augenknotenpunkte stehen, ein Glas — $\frac{1}{12,5-2}$ — $\frac{1}{10,5}$ nöthig sein, denn ein solches corrigirt ja, wenn d 2 Centimeter, ein M $\frac{1}{12,5}$.

Da ich mit meinem hinter dem Spiegel stehenden Correctionsglase nicht so nahe heran kann, als sich der Untersuchte das Glas vor's Auge zu setzen vermag, so ergibt sich, dass ich — $\frac{1}{9}$ zum deutlichen Sehen des Augengrundes brauche, während der Untersuchte — $\frac{1}{10,5}$ braucht, um deutlich in die Ferne zu sehen. Der Abstand, in welchem man sich dem Auge des Untersuchten nähern kann, variirt nicht blos nach dem Gesichtsbau, sondern auch nach der Individualität des Letzteren. Würde in einem anderen Falle etwa auf einen Abstand von 4,5 Centimeter von K, mit — $\frac{1}{8}$ (Centimeter) deutlich gesehen, so würde der Werth der Myopie wieder mit $\frac{1}{12,5} \left(\frac{1}{8+4,5} \right)$ erschlossen und die Differenz zwischen dem

Correctionsglase — $\frac{1}{8}$ des Beobachters und dem Correctionsglase

— $\frac{1}{10,5}$ des Beobachteten wäre noch grösser, aber immer leicht zu finden.

Ganz anders gestaltet sich die Sache, wenn die Correctionsgläser des Spiegels als Meterlinsen oder Dioptrien bezeichnet sind. Wenn ein Emmetrop mit —11, bei CK 3,5 Centimeter, deutlich sieht, kennt er da die Myopie des Beobachteten? Ja, darf er, wenn er auch schon auf die Kenntniss der Myopie verzichtet, selbst nur sein Correctionsglas als das des Untersuchten ansehen? Keines von beiden. Erst durch Rechnung (s. pag. 295) mit oder ohne Zuhilfenahme von Tabellen muss er finden, dass factisch M 8 besteht und dass das Auge ein Correctionsglas — 9,5, 2 Centimeter vor K, braucht.

Ganz ähnlich, wie der Grad der Myopie, kann der Grad der Hypermetropie mit dem Spiegel untersucht werden. Ein emmetropisches Auge untersuche ein staaroperirtes Auge. In einem solchen besteht, wenn es vor der Operation emmetropisch war, hochgradige Hypermetropie. Das Auge vermag auf der Netzhaut in A'. Fig. 17, etwa nur Strahlen zu vereinigen, die so convergent auf-

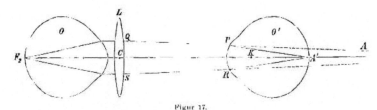

Figur 17.

fallen, dass sie sich, wenn das Auge nicht da wäre, in A 8 Centimeter hinter dem Knotenpunkte K vereinigen würden. (A liegt dort, wo sich die Strahlen PQ und RS durchschneiden würden.) Da der negative Fernpunkt 8 Centimeter hinter K liegt, so besteht H $\frac{1}{8}$

(Centimeter) $\frac{1}{3}$ (Par. Z.). Diesen Werth kann ein emmetropisches accommodationsloses Auge O bestimmen, indem es das Convexglas sucht, mit welchem bei Beleuchtung von O' mit dem Augenspiegel der Augengrund bei A' deutlich gesehen wird. Da die von A' kommenden Strahlen in der Richtung von PQ und RS austreten, und PQ und RS nach rückwärts verlängert sich in A schneiden würden, d. h. da die Strahlen aus dem Auge so divergent austreten, als ob sie von einem Punkte, 8 Centimeter hinter K, herkämen, so braucht man nur noch den Abstand KC, den Abstand des Knotenpunkts des Auges O' vom Linsencentrum zu kennen, um den gesuchten Glaswerth in Erfahrung zu bringen. Beträgt KC z. B. 4 Centimeter, dann ist CA 12 Centimeter und die Linse L muss also eine Brennweite von 12 Centimeter haben, damit die vom Punkte A (der dann dem Brennpunkt der Linse entspricht) kommenden Strahlen durch L parallel gemacht und so auf der Netzhaut des beobachtenden Auges O zur Sammlung in F_2 gebracht werden. Daraus folgt, dass wenn man mit einem Glase $\frac{1}{12}$ (Centimeter), das circa 4 Centimeter vom Knotenpunkte des untersuchten Auges absteht, den Augengrund des letzteren deutlich sieht, nach der Formel H $\frac{1}{f-d}$, eine Hypermetropie $\frac{1}{12-4} = \frac{1}{8}$ (Centimeter) eruirt wird. Mit demselben Glase $\frac{1}{12}$ kann man aber sehr differente Grade von H bestimmen. Denn wenn man in einem zweiten Falle mit $+\frac{1}{12}$ auf 5 Centimeter von K zurückweichen muss, um A' deutlich zu sehen, so folgt, dass H $\frac{1}{12-5} = \frac{1}{7}$ besteht, während andererseits die Nothwendigkeit, sich auf 3 oder 2 Centimeter anzunähern, für die Hypermetropie des Auges O' den Werth von $\frac{1}{12-3} = \frac{1}{9}$, bezüglich $\frac{1}{12-2} = \frac{1}{10}$ (Ctm.) ergeben würde.

Wenn aber die Gläser meines Spiegels in Dioptrien numerirt sind, dann ist von einer so leichten Bestimmungsweise keine Rede mehr. Wenn ich z. B. mit + 8 D (dies ist, wiewohl Nagel an dem Ausdruck: Meterlinsen (Ml) festhält, der allgemein eingeführte Ausdruck, um kenntlich zu machen, dass man Nummern der neuen, in Dioptrien (D) ausgedrückten Gläserreihe meine) — wenn ich als Emmetrope mit + 8 D deutlich sehe, kann ich vielleicht die Hypermetropie des untersuchten Auges mit + 8 D annehmen? Durchaus nicht. Nun, dann muss ich rechnen. Je nachdem der Abstand CK z. B. der Reihe nach 4,5, 4, 3, 2 Centimeter beträgt, berechnet sich (s. pag. 296) der Werth der Hypermetropie, mit demselben Glase $+ 8$ D bestimmt, (nach den früheren Formeln) der Reihe nach mit H 12,5, 11,76, 11, 10.

Wenn mit $+ \frac{1}{12}$ (Ctm.) der Werth der Hypermetropie je nach dem Werth von CK der Reihe nach mit $\frac{1}{7}, \frac{1}{8}, \frac{1}{9}, \frac{1}{10}$ bestimmt wird, so lässt sich auch sofort angeben, welches Correctionsglas das untersuchte Auge braucht, falls das Glascentrum 2 Centimeter vor K gestellt wird. Das Glas ist der Reihe nach $\frac{1}{9}, \frac{1}{10}, \frac{1}{11}, \frac{1}{12}$ (Ctm.). Wenn ich mit $+ 8$ D in verschiedenen Distanzen deutlich sehe, kenne ich weder den Werth der Hypermetropie unmittelbar, noch kann ich ohne Rechnung angeben, welches das Correctionsglas in den verschiedenen Fällen für einen bestimmten Abstand des Glases vom Auge ist.

Ich habe bisher angenommen, dass bei der Prüfung mit dem Augenspiegel der Untersucher emmetropisch sei. Ich will die verschiedene Art der Bestimmung noch an einem Beispiele erläutern, wenn der Untersucher ametropisch ist. Ich selbst habe meinen Fernpunkt in 16 Centimetern (6 Z.). Wenn ich ein Auge ohne Glas untersuche, so kann ich den Augengrund nur dann deutlich sehen, falls dessen virtuelles Bild, d. i. falls A (Fig. 17) nicht weiter als 16 Centimeter von meinem Augenknotenpunkte liegt. Sehe ich z. B. in einem linsenlosen Auge deutlich, falls ich mich so stark annähere, dass der Knotenpunkt C meines Auges vom Knotenpunkte K des untersuchten Auges 2,5 Centimeter beträgt, dann liegt A 16 — 2,5 13,5 Centimeter hinter K, es besteht demnach H $\frac{1}{13,5}$ Centimeter $\left(\text{H } \frac{1}{5} \cdot \text{Z.} \right)$. Wenn ich dagegen den Augengrund noch deutlich sehe, falls CK 9 Centimeter beträgt, dann liegt A 16 — 9 = 7 Centimeter hinter K, es besteht H $\frac{1}{7}$ Centimeter $\left(\text{H } \frac{1}{2^{3}/_{4}} \text{ Z.} \right)$. Das Correctionsglas für das untersuchte Auge kann ich im ersteren Falle, falls das Glas 2 Centimeter vor K stehen soll, mit $\frac{1}{15,5}$ Centimeter, im letzteren Falle mit $\frac{1}{9}$ Centimeter bezeichnen. Kann ich aber die Resultate der Untersuchung direct in Dioptrien ausdrücken? Das kann ich nicht. Ich muss sie erst berechnen, oder die Werthe oder Nährungswerthe aus der Tabelle entnehmen. Thue ich das letztere, so erfahre ich, dass $II \frac{1}{13,5}$ — circa $II\ 7,5\ D$ und dass das Correctionsglas $+ \frac{1}{13,5}$ circa $+ 6,5\ D$; dass $II \frac{1}{7}$ circa $II\ 14\ D$ und dass das Correctionsglas $+ \frac{1}{9}$ $+ 11\ D$.

Wir haben gesehen, wie wir mit Hilfe von Gläsern, welche nach der Brennweite in Centimetern (oder Zollen) numerirt sind, die Lage des Fernpunktes in subjectiver und objectiver Weise mit Leichtigkeit bestimmen können. Wir haben ebenso gelernt, wie bei Anwendung von Gläsern, die nach der Brechkraft in Meterlinsen numerirt sind, die subjective und objective Bestimmung der Ametropie vorzunehmen sei. Uns sind nunmehr beide Arten der Bestimmung klar und geläufig. Aber aus der Kritik, welche wir an den beiden Methoden übten, ist ersichtlich geworden, wie schwerfällig die Bestimmung mit Dioptrien-Gläsern aus dem Grunde wird, weil wir den Abstand des Glases vom Auge weder bei der subjectiven, noch bei der objectiven Bestimmung der Ametropie im Allgemeinen vernachlässigen können — ganz abgesehen davon, dass wir, auch wenn wir das Letztere könnten, aus der Nummer des Glases die Lage des Fernpunkts nicht direct erfahren. Ehe die Dioptrienrechnung sich noch allzulange eingebürgert hat, will ich laut meine Stimme erheben, dass man dieselbe aufgebe und die Gläser wieder nach ihrer Brennweite und zwar in Centimetern numerire — ein Vorschlag, den v. Hasner schon vor mir gemacht hat. Will man mit den Brechkräften rechnen, so kann man die Werthe derselben verwenden, und werden die jetzigen Gläser des metrischen Brillenkastens beibehalten, so sind die Brechkräfte durch die einfachen Zahlen, welche die Gläser jetzt tragen, gegeben. Ja, man kann, damit das Nachsehen in einer Tabelle entfalle, die Brennweite und die Brechkraft auf dem Papierzettelchen ersichtlich machen, welches den Ort der Gläser im Kasten angibt. Man könnte auch beides auf dem Glase anbringen, etwa so, dass die Nummer der Brennweite in der Richtung des Radius des Glases, die Nummer für die Brechkraft senkrecht auf dem Radius und diametral gegenüber stände. 57 in der Richtung des Radius und $\frac{15}{7}$ am entgegengesetzten Glasrande würde sagen: Ein Glas von 57 Centimeter

Brennweite und 1,75 Brechkraft. 30 und $\frac{3,25}{\infty}$ gibt uns ein Glas von 30 Centimeter Brennweite mit der Brechkraft 3,25. Ein Glas bezeichnet mit 7 und $\stackrel{\sim}{\sim}$ hat Brennweite 7 Centimeter und Brechkraft 14. Da der Optiker Fritsch, der die Monienreihe aufgestellt, technische Beschwerden erhebt gegen das Einritzen der Decimalbrüche mit dem nöthigen Punkt zwischen Ganzen und Decimalien, so kann man ganz gut die Brechkräfte nach Fritsch einschreiben. Die angeführten Gläser wären dann numerirt mit 57 ⌒; 30 ∷; 7 ∺.

Brauche ich etwa zu wissen, wie viel ist ein Glas $\frac{1}{57}$ + einem Glase $\frac{1}{30}$, so addire ich die Brechkräfte 1,75 + 3,25 = 5 (Nagel) oder 7 + 13 20 (Fritsch). Diese doppelte Numerirung der Gläser ist aber ganz überflüssig; es genügt, wenn das Glas nur die Brennweite trägt, die Papiernummer aber beide Nummern enthält, also 57 (1,75 D), 30 (3,25 D), 7 (14 D) oder 57 (7 M), 30 (13 M), 7 (56 M), wobei durch D und M die Brechkraft in unzweifelhafter Weise in Dioptrien oder Monien angegeben ist. In dem eben gewählten Beispiele suche ich nun das Glas 5 D oder 20 M im Brillenkasten und finde 20 (5 D) oder 20 (20 M) und weiss so, dass $\frac{1}{57} + \frac{1}{30} \quad \frac{1}{20}$, dass die Summe der Gläser 57 und 30 einem Glase 20 gleichkommt. Freilich ist, weil 1,75 D und 3,25 D nicht genau Gläsern von 57 und 30 Centimeter Brennweite entsprechen, die Summe $\frac{1}{57} + \frac{1}{30}$ nicht $\frac{1}{20}$, sondern $\frac{1}{19,7}$, allein diese Differenz ist nicht blos practisch, sondern auch theoretisch vollständig zu vernachlässigen.

Sollte in einem andern Falle von $\frac{1}{7}$ der Brechwerth $\frac{1}{30}$ weggenommen werden, so erhalte ich $\frac{1}{7} - \frac{1}{30} = 14 \, \text{D} - 3,25 \, \text{D} = 10,75 \, \text{D}$ oder 56 M — 13 M 43 M. Ein solches Glas findet sich nicht im Brillenkasten. Brauche ich es zu practischen Zwecken, so muss ich eines der beiden nächsten Gläser 9,5 (10,5 D) oder 9 (11 D) nehmen. Für die Theorie rechne ich da lieber einfach $\frac{1}{7} - \frac{1}{30} \quad \frac{23}{210}$ $\frac{1}{9\frac{3}{23}}$. Sind die Gläser nur nach Brechkraft numerirt, so ist die Berechnung der Brennweite für 10,75 D oder 43 M auch nicht angenehm, denn ich habe in Centimetern $\frac{100}{10,75}$ oder $\frac{400}{43}$.

Indem die Gläser nach ihrer Brennweite in Centimetern numerirt werden, ist es möglich, bei der hergebrachten wissenschaftlichen Bestimmung der Ametropie zu bleiben, und indem gleichzeitig die Brechkräfte der Gläser ersichtlich gemacht werden, ist alles, **was möglich ist,** gethan, um die practischen Zwecke zu erfüllen und auch für die Theorie die Rechnungen zu erleichtern.

Accommodationsbreite und Nahepunktsbestimmung.

Die subjective Fernpunktsbestimmung mit Gläsern ging von der Anschauung aus, dass der zu Prüfende keine Accommodation besitze, und die objective Fernpunktsbestimmung mit dem Augenspiegel von der Ansicht, dass wie der Geprüfte, so auch der Prüfer accommodationslos sei.

Das Auge besitzt aber die Fähigkeit zu accommodiren, d. h. durch willkürliche Verstärkung der Brechkraft des djoptrischen Systems, seinen Fernpunkt momentan dem Auge anzunähern. Durch die Contraction des Accommodationsmuskels wird die Linse convexer gemacht. Wenn die Linse bei Ruhe des Accommodationsmuskels jene Form hätte, wie die Linse $\frac{1}{3}$ (Z) (in Fig. 14, pag. 285) und wenn dieselbe durch die Contraction des Muskels, wenigstens in ihren centralen Theilen, um so viel convexer würde, dass ihre Oberflächen jetzt die Krümmung der Linse $\frac{1}{2}$ annähmen, so würde ihr (da sie jetzt wie eine Linse $\frac{1}{2}$ wirkt) gegen früher (da sie wie $\frac{1}{3}$ wirkte), wie die Rechnung ergibt, und wie die Fig. 14 direct zeigt, eine Linse $\frac{1}{6}$ zugelegt worden sein. In diesem Momente hätte das Auge, falls es bei Accommodationsruhe emmetropisch war, eine Linse $\frac{1}{6}$ im Vergleiche zum emmetropischen Auge zu viel, es bestände daher im Momente M $\frac{1}{6}$ (Z). Der Fernpunkt läge im Momente in 6″, derselbe wäre demnach durch successive Contraction des Accommodationsmuskels aus der Unendlichkeit bis in die positiv endliche Entfernung von 6″ hereingerückt. Allein hiermit wäre vielleicht die Leistungsfähigkeit des Accommodationsmuskels und die Formveränderlichkeit der Linse noch nicht erschöpft. Bei äusserster Contraction des Accommodationsmuskels läge der Punkt, von welchem das Auge deutliche Bilder entwirft, nicht 6″, sondern 4″ vor K. Dann ist dies die geringste Entfernung, in welcher das emmetropische Auge vermöge seiner Accommodation deutlich zu sehen vermag, der 4″ vor K gelegene Punkt der absolute Nahepunkt des Auges. Ein emmetropisches Auge, das nicht accommodirt, wird für 4″ Abstand dann eingerichtet sein, wenn, unter Nichtbeachtung des Abstandes des Glascentrums vom Augenknotenpunkte, eine Convexlinse $\frac{1}{4}$ vor das Auge gesetzt wird. Die Accommodationsanstrengung bringt also in dem genannten Falle eine Leistung hervor, wie sie von einer Convexlinse $\frac{1}{4}$ geliefert wird, die man sich in den (in Luft stehend gedachten) Knotenpunkt gesetzt denkt. Es kann demnach die accommodative Leistung, die Accommodationsbreite, durch einen Linsenwerth ausgedrückt werden. Derjenige Linsenwerth, welcher gleich ist dem Werthe der stärksten Linse, die sich ein Auge durch Accommodation überhaupt zuzulegen im Stande ist, heisst die absolute Accommodationsbreite. Sie wird nach Donders durch $\frac{1}{A}$ bezeichnet. In dem gesetzten Falle wäre $\frac{1}{A}$ $\frac{1}{4}$ (Z) $\frac{1}{10,5}$ (Centimeter).

Die Accommodation ist von der Convergenz abhängig. Je stärker die inneren geraden Augenmuskeln sich zusammenziehen, desto mehr contrahirt sich der Ciliarmuskel. Emmetropische Augen sind bis zu einem gewissen Convergenzwinkel für den Convergenzpunkt accommodirt. Bei den stärksten Convergenzen jedoch folgen die Accommodationsmuskeln den inneren Geraden nicht mehr nach. Bei der stärksten Convergenz, für 8 Centimeter z. B., sei das Auge nicht mehr im Stande, sich eine Linse $\frac{1}{8}$, sondern nur, sich eine Linse $\frac{1}{10,5}$ (Centimeter) zuzulegen. Die Augen, die für 8 Centimeter convergiren, sehen im Convergenzpunkte nicht mehr deutlich. Lässt die Convergenz der Augen allmälig nach, so wird bei einer bestimmten Verringerung derselben wieder für den Convergenzpunkt accommodirt werden können. Es finde dies statt bei einer Convergenz für 12 Centimeter. Dadurch wird der nächste Punkt gegeben, welcher, wenn beide Augen zusammenwirken, noch deutlich gesehen wird. Der 12 Centimeter abstehende Punkt ist der binoculare Nahe-

punkt; und $\frac{1}{A_2}$, die binoculare Accommodationsbreite,
beträgt in dem vorliegenden Falle $\frac{1}{12}$ (Centimeter). Im Allgemeinen
ist die binoculare Accommodationsbreite jene Linse, welche das Auge
bei der Einstellung für den binocularen Nahepunkt mehr hat,
als bei der Einstellung für den binocularen Fernpunkt.

Verzichten die Augen auf gemeinsames Wirken, dann wird noch
mit jedem Auge bei steigender Convergenz in einem näheren Punkte
gesehen, denn wenn in dem angeführten Beispiele der Convergenzpunkt auf 8 Centimeter Abstand heranrückt, dann sieht jedes Auge
für sich zwar nicht in 8 Centimeter, aber doch in 10,5 Centimeter
Entfernung, im absoluten Nahepunkte, deutlich.

Wenn ein Paar emmetropischer Augen z. B. auf 30 Centimeter
Abstand convergirt, so sieht es deutlich auf 30 Centimeter Abstand,
d. h. jedes Auge hat sich eine Linse $\frac{1}{30}$ (Centimeter) zugelegt. Kann
nun bei gleichbleibender Convergenz die Accommodation variiren,
oder ist mit einer Convergenz auf 30 Centimeter auch eine Accommodation $\frac{1}{30}$ untrennbar verknüpft? Man kann sich darüber durch
Vorsetzen von Concav- und Convexgläsern Aufklärung verschaffen.
Falls eine Aenderung der Accommodation bei gleich bleibender Convergenz nicht möglich ist, so wird im Convergenzpunkte sofort
schlechter gesehen werden müssen, sobald Convex- oder Concavgläser vor die Augen gestellt werden. Denn setze ich vor jedes
Auge ein Glas $+\frac{1}{50}$, dann hat jedes Auge eine Linse $+\frac{1}{30}$ durch
Accommodation und nebstdem (wenn ich CK vernachlässige) noch
eine Linse $+\frac{1}{50}$, also in Summa $+\frac{1}{30}+\frac{1}{50}$ $+\frac{1}{18\frac{3}{4}}$ (Centimeter), im Vergleiche zum emmetropischen Ruhezustande zu viel.
Der Fernpunkt läge demnach im Momente in $18\frac{3}{4}$ Centimeter und
die Augen könnten in dem Convergenzpunkte, der 30 Centimeter
absteht, nicht deutlich sehen. Ebensowenig könnte die Deutlichkeit
der Wahrnehmung erhalten bleiben, wenn die Augen sich mit Concavgläsern bewaffneten. Hätten diese Gläser eine negative Brennweite von 50 Centimeter, dann würde in jedem Auge von der durch
Accommodation zugelegten Linse $\frac{1}{30}$ eine Linse $\frac{1}{50}$ weggenommen. Im

Vergleiche zum emmetropischen Zustande besässen die Augen nur noch je eine Linse von $+\frac{1}{30}-\frac{1}{50}+\frac{1}{75}$ zu viel; sie würden jetzt nicht in 30 Centimeter, sondern in 75 Centimeter deutlich sehen. Falls jedoch thatsächlich die Augen bei einer Convergenz für 30 Centimeter fortfahren würden, im Convergenzpunkte deutlich zu sehen, trotzdem dass Convex- und Concavgläser bis zu einer gewissen Stärke vorgesetzt werden, so würde dies beweisen, dass der Linsenwerth, um welchen die Brechkraft der Augen bei einer Convergenz für 30 Centimeter vermehrt werden kann, nicht constant ist, sondern innerhalb gewisser Grenzen variirt, d. h. dass bei einer Convergenz für 30 Centimeter noch eine gewisse Accommodationsbreite besteht. Denn in 30 Centimeter Abstand kann nur dann deutlich gesehen werden, wenn die Wirkung $\frac{1}{x}$ jener Linse, welche sich das Auge durch Accommodation zugelegt hat, plus der Wirkung $\frac{1}{y}$ jener Linse, die etwa vor's Auge gesetzt wird, gleich ist $\frac{1}{30}$, d. i. der Wirkung einer Convexlinse von 30 Centimeter Brennweite. Steht keine Linse vor dem Auge, dann ist $\frac{1}{y}=$ Null, daher $\frac{1}{x}=\frac{1}{30}$, das Auge legt sich eine Linse $\frac{1}{30}$ zu. Setze ich $+\frac{1}{50}$ vor und wird das deutliche Sehen in 30 Centimeter nicht gestört, dann ist $\frac{1}{x}+\frac{1}{50}=\frac{1}{30}$, daher $\frac{1}{x}=\frac{1}{30}-\frac{1}{50}=\frac{1}{75}$, d. h. das Auge hat sich gegenwärtig durch Accommodation nur eine Linse $\frac{1}{75}$ beigelegt und hat demnach von seiner Accommodation um $\frac{1}{50}$ $\Big($ entsprechend dem vorgesetzten $+\frac{1}{50}\Big)$ nachgelassen. Würde $-\frac{1}{30}$ das Scharfsehen in der oft genannten Entfernung noch nicht ändern, dann wäre jetzt $\frac{1}{x}-\frac{1}{30}=\frac{1}{30}$, daher $\frac{1}{x}=\frac{1}{30}+\frac{1}{30}=\frac{1}{15}$. Die Accommodation der Augen hat sich bei gleichgebliebener Convergenz von $\frac{1}{30}$ auf $\frac{1}{15}$ verstärkt, das Auge hat sich zu der Linse $\frac{1}{30}$ noch eine Linse $\frac{1}{30}$ zugelegt, um die

vorgesetzte Concavlinse $-\frac{1}{30}$ zu neutralisiren. Jene Accommodationsbreite, welche den Augen bei einer bestimmten Convergenz zukommt, ist die relative Accommodationsbreite, $\frac{1}{A_1}$ (Donders). Der fernste Punkt, für welchen sich die Augen bei einer
bestimmten Convergenz einstellen können, ist der relative
Fernpunkt; und der relative Nahepunkt der nächste
Punkt, für welchen die Einstellung der Augen bei der gegebenen
Convergenz erfolgen kann. Es sei nebenher bemerkt, dass, wenngleich,
wie es in der Wesenheit der Sache liegt, die Convergenz thatsächlich
dieselbe bleibt, doch mit der Aenderung der Innervation des Ciliarmuskels auch eine Aenderung in den Innervations- und Contractions-
verhältnissen der inneren und äusseren geraden Augenmuskeln eintritt.

Die allgemeinen Ausdrücke für die Werthe von $\frac{1}{A}$, $\frac{1}{A_2}$, $\frac{1}{A_1}$
ergeben sich aus Folgendem. $\frac{1}{A}$ gibt uns als absolute Accommodationsbreite die stärkste Linse an, welche ein Auge durch Accommodation sich zulegen kann. Ob ein Auge vermöge seines Baues,
die Emmetropie als Ausgangspunkt genommen, eine Linse weder
zu viel noch zu wenig hat, also emmetropisch ist, oder ob es
eine Linse zu viel besitzt, demnach myopisch ist, oder endlich ob
es eine Linse zu wenig hat, demzufolge einen hypermetropischen
Bau aufweist, braucht die Grösse von $\frac{1}{A}$ nicht zu beeinflussen. Aber
einfach aus der Lage des Nahepunktes können wir die Grösse von
$\frac{1}{A}$ nicht beurtheilen; es muss uns hierzu noch die Lage des Fernpunktes bekannt sein.

Ein Auge habe Myopie $\frac{1}{25}$ (Centimeter), d. h. es hat im
Vergleiche zu E (Emmetropie) eine Linse $\frac{1}{25}$ (4 D) zu viel. Der
absolut nächste Punkt, den das Auge noch deutlich sehen könnte,
liege in 10 Centimetern vor dem Knotenpunkte. Dann hat das Auge
bei seiner Accommodation für den nächsten Punkt im Ganzen eine
Linse $\frac{1}{10}$ (10 D) mehr als ein emmetropisches Auge. Aber diese
Linse $\frac{1}{10}$ kommt nicht allein auf Rechnung der Accommodation, denn
schon vermöge seines Baues besitzt das Auge ein Plus von einer

Mauthner. Vorträge a. d. Augenheilkunde.　22

Linse $\frac{1}{25}$. Durch die Accommodation wurde diese Linse $\frac{1}{25}$ zu einer Linse $\frac{1}{10}$ verstärkt. und will man demnach den Einfluss der Accommodation allein und damit $\frac{1}{A}$, die absolute Accommodationsbreite, kennen, so hat man von jener Linse, die das Auge bei stärkster Accommodation im Vergleiche zu E zu viel hat. jene Linse wegzunehmen, die es vermöge seines Baues zu viel hat. Es ist also

$$\frac{1}{A} \quad \frac{1}{10} - \frac{1}{25} \quad 10\,D - 4\,D \quad 6\,D \quad \frac{1}{16,7}.$$

10 Centimeter ist der Abstand des nächsten, 25 Centimeter der Abstand des fernsten Punktes vom Knotenpunkte des Auges. Bezeichnet R im Allgemeinen den Fernpunkts-, P den Nahepunktsabstand, vom Knotenpunkte aus gerechnet, dann ist der Ausdruck für die absolute Accommodationsbreite bei Myopie:

$$\frac{1}{A} \quad \frac{1}{P} - \frac{1}{R}.$$

Wollte man die Accommodationsbreite in Dioptrien ausdrücken. dann wäre für $\frac{1}{A}$ zu setzen A, da die Linsenwerthe ganze (oder gemischte) Zahlen ausdrücken. Die Formel

$$A \quad P - R$$

würde sagen, dass die Linse. welche sich das myopische Auge durch Accommodation zulegen kann, gefunden wird, wenn man von jener Linse P, welche das Auge im Zustande stärkster Accommodationsanstrengung mehr hat als das emmetropische Auge, die Linse R wegnimmt, die es vermöge seines Baues zu viel besitzt. $\frac{1}{P}$ und $\frac{1}{R}$ sind dann die Ausdrücke für den Nahepunkts- bezüglich den Fernpunktsabstand.

Die allgemeine Giltigkeit der Formel $\frac{1}{A} \quad \frac{1}{P} - \frac{1}{R}$, ihre Giltigkeit also auch für Emmetropie und Hypermetropie leuchtet aus Folgendem ein. Im emmetropischen Auge ist R ∞. daher $\frac{1}{R} = 0$. Für Emmetropie wird daher $\frac{1}{A} \quad \frac{1}{P}$. und dies ist richtig, denn durch den Nahepunktsabstand P ist auch die Accommodationsbreite gegeben. Ein emmetropisches Auge. dessen Nahepunkt in 10 Centimetern liegt, hat sich durch Accommodation eine Linse $\frac{1}{10}$ zugelegt. Bei Hypermetropie wird R negativ.

Die Formel lautet daher jetzt:

$$\frac{1}{A} = \frac{1}{P} - \left(-\frac{1}{R}\right) = \frac{1}{P} + \frac{1}{R}.$$

Bei einem hypermetropischen Auge erfahren wir, wie immer, aus dem Nahepunktsabstande nur den Werth $\frac{1}{P}$ jener Linse, welche das Auge im Vergleiche zur Emmetropie sich zugelegt hat. Allein das hypermetropische Auge, welchem eine Linse fehlt, muss sich diese fehlende Linse bereits durch A c c o m m o d a t i o n zulegen, um zunächst (ehe es noch daran gehen kann, für p o s i t i v e e n d l i c h e Entfernungen sich einzustellen), e m m e t r o p i s c h zu werden, d. h. die Fähigkeit zu gewinnen, in u n e n d l i c h e r Entfernung deutlich zu sehen. Die Linse, welche sich das Auge aber zu diesem letzteren Zweck zulegen muss, ist $\frac{1}{R}$, wenn — R den negativen Fernpunkts-abstand, $\frac{1}{R}$ also die Linse bedeutet, die dem Auge fehlt. Der wahre Ausdruck für die Accommodationsgrösse ist also gegeben durch die Summe der Linsen $\frac{1}{P} + \frac{1}{R}$, ein Resultat, zu welchem, wie wir sehen, auch die allgemeine Formel führt.

In Dioptrienwerthen ist für E: A P, d. h. die absolute Accommodationsbreite ist gegeben durch die stärkste Linse, die sich das Auge zuzulegen vermag. Bei Hypermetropie sagt die Formel A = P + R: Die absolute Accommodationsbreite ist die Summe zweier Linsenwerthe, von denen der eine angibt, welche Linse sich das Auge zulegen musste, um aus der unendlichen Entfernung für den nächsten Punkt zu accommodiren, der zweite hingegen, welche Linse sich das Auge zulegen musste, um seine Hypermetropie zu decken.

Die Formel $\frac{1}{A} = \frac{1}{P} - \frac{1}{R}$ sagt ganz allgemein: Man findet für jegliche Lage des Fernpunkts die absolute Accommodationsbreite durch die Differenz der reci-proken Werthe des Nahepunkts- und Fernpunktsab-standes (Donders).

Die binoculare Accommodationsbreite wird durch die der Formel für die absolute ganz analoge Gleichung:

$$\frac{1}{A_2} = \frac{1}{P_2} - \frac{1}{R_2}$$

22*

ausgedrückt, wobei P_2 den Abstand des binocularen Nahe-, R_2 jenen des binocularen Fernpunkts bedeutet. Die Differenz zwischen P und P_2 haben wir schon früher besprochen. Unter Umständen ist aber auch R von R_2 zu unterscheiden. Bei Emmetropie fällt zwar der binoculare Nahepunkt nicht mit dem absoluten zusammen, aber binocularer und absoluter Fernpunkt sind identisch. Ob der Emmetrope mit Einem oder mit beiden Augen sieht — der Fernpunkt liegt in dem gleichen Abstande, in der Unendlichkeit; $R_2 = R$. Nicht so braucht dies aber bei myopischen Augen der Fall zu sein. Man fände z. B., indem man in einem bestimmten Falle jedes Auge für sich auf den Fernpunkt prüft, dass $-\frac{1}{13}$ Centimeter ($-$ 7,5 D), 2 Centimeter vor K_1 corrigire. Es ergibt sich daraus M $\frac{1}{15}$. In der That, wenn man dem unbewaffneten Auge, während das zweite verhängt ist, eine feine Druckschrift annähert, vermag es, genügende Sehschärfe vorausgesetzt, die Schrift in seinem absoluten Fernpunkte, d. i. im Abstande von 15 Centimeter von seinem Knotenpunkte zu lesen. Sowie aber das zweite Auge freigegeben wird und nunmehr binocularer Schaet eintritt, so kann die in unverändertem Abstande gehaltene Schriftprobe etwa gar nicht mehr oder nur errathend gelesen werden und es bedarf einer gewissen Annäherung des Sehobjects, etwa um 1 Centimeter, damit das scharfe Sehen von früher wieder eintrete. Hier fällt also der absolute Fernpunkt mit dem binocularen nicht zusammen, denn während R 15 Centimeter beträgt, hat R_2 den Werth von 14 Centimetern.

Die relative Accommodationsbreite ist ausgedrückt durch die Formel:

$$\frac{1}{A_1} = \frac{1}{P_1} - \frac{1}{R_1},$$

wobei P_1 den Abstand des nächsten Punktes angibt, für welchen die Augen bei einer bestimmten Convergenz sich accommodiren können, R_1 den Abstand des fernsten Punktes, in welchem bei ungeänderter Convergenz durch Nachlassen der Accommodation noch deutlich gesehen wird. Die relative Accommodationsbreite setzt sich aus zwei Theilen zusammen, einem negativen, und einem positiven. Der negative Theil ist jene Linse, um welche die Accommodation bei gegebener Convergenz verringert, der positive Theil jener, um den sie gesteigert werden kann. Im früher angeführten Beispiele ist $+\frac{1}{50}$ die stärkste Convexlinse, $-\frac{1}{30}$ die stärkste Concavlinse, durch welche bei einer Convergenz für 30 Centimeter im Convergenzpunkte noch deutlich gesehen wird. Es stellt demnach $\frac{1}{50}$ den negativen, $\frac{1}{30}$ den positiven Theil, $\frac{1}{50}+\frac{1}{30}$ $\frac{1}{18^3{}_4}$ die ganze relative Accommodationsbreite für die besagte Convergenz dar. Man findet diese Werthe auch durch die Formel. Der relative Fernpunktsabstand R_1 ist 75 Centimeter, denn wenn $+\frac{1}{50}$ vor den Augen steht, sind dieselben für 75 Centimeter Abstand eingestellt, der relative Nahepunktsabstand dagegen beträgt, weil beim Vorsetzen von $-\frac{1}{30}$ die Augen für 15 Centimeter Entfernung accommodirt sind, 15 Centimeter. Es ist demnach:

$$\frac{1}{A_1} = \frac{1}{15} - \frac{1}{75} \quad \frac{5-1}{75} = \frac{1}{18^3{}_4}.$$

Auch die Werthe des negativen $\left(\frac{1}{\alpha_1}\right)$ und des positiven $\left(\frac{1}{a_1}\right)$ Theils von $\frac{1}{A_1}$ lassen sich durch die Formel ausdrücken, denn für den negativen Theil ist R_1 der Fernpunktsabstand und der Nahepunkt der Convergenzpunkt (der im speciellen Falle 30 Centimeter absteht), während für den positiven Theil der Convergenzpunkt den Fernpunkt und der relative Nahepunkt den Nahepunkt darstellt. Wird die Linse, die sich jedes Auge für den Convergenzpunkt zugelegt hat, durch $\frac{1}{C}$ ausgedrückt, dann ist:

$$\frac{1}{\alpha_1} = \frac{1}{C} - \frac{1}{R_1} = \frac{1}{30} - \frac{1}{75} = \frac{1}{50}$$

$$\frac{1}{a_1} = \frac{1}{P_1} - \frac{1}{C} = \frac{1}{15} - \frac{1}{30} = \frac{1}{30}$$

$$\frac{1}{A_1} = \frac{1}{\alpha_1} + \frac{1}{a_1} = \frac{1}{50} + \frac{1}{30} = \frac{1}{18^3{}_4}.$$

Es erübrigt noch, etwas näher auf die Bestimmung der für die Formeln nöthigen Werthe R, R_2, R_1, sowie P, P_2, P_1 einzugehen. Wie der absolute Fernpunkt (damit R) mit Hilfe von sphärischen Gläsern bestimmt wird, darüber wurde früher gehandelt. Von der Einflussnahme der Accommodation auf die genannten Bestimmungen sehen wir noch immer ab. Der binoculare Fernpunkt kann vom absoluten abweichend gefunden werden bei Myopie, die $\frac{1}{30}$ (Centimeter) übersteigt. Wie man dessen Abweichung vom absoluten controlirt, das wurde früher angedeutet. Der relative Fernpunktsabstand wird durch die stärkste Convexlinse bestimmt, welche die Augen bei einer bestimmten Convergenz durch Relaxation des Accommodationsmuskels für das Scharfsehen unschädlich machen können.

Was die Bestimmung von P, P₂, P₁ anlangt, so sei hierüber an dieser Stelle Folgendes bemerkt. Um den absoluten Nahepunkt zu finden, lässt man ein feines Object, die kleinste Schrift der üblichen Schriftproben, oder noch besser die feinsten der Burchardt'schen Punktproben (siehe pag. 138) dem zu prüfenden Auge (bei Verschluss des zweiten) so weit annähern, als die kleinste Schrift noch fliessend gelesen oder als die Zahl der Punkte in den einzelnen Quadraten der feinsten Punktproben sicher gezählt wird. Man misst nun diesen Abstand mit einer Messschnur so ab, dass man das freie Ende der Messschnur an den äusseren Augenwinkel, etwa 7 Millimeter (¼'') hinter der Hornhaut, der Lage des Knotenpunktes entsprechend, anlegt. Findet man etwa in einem Falle, dass diese kürzeste Distanz, aus welcher noch deutliche Bilder auf der Netzhaut entworfen werden, 9 Centimeter beträgt, dann ist P = 9 Centimeter. Der binoculare Nahepunktsabstand, P₂, wird in derselben Weise gefunden, nur dass man bei möglichster Annäherung des Objectes beide Augen geöffnet lässt. Vorausgesetzt wird dabei begreiflicher Weise, dass wirklich beide Augen am Sehact sich betheiligen, also für den Nahepunkt convergiren. Aus dem Werthe der stärksten Concavlinse, welche jedes Auge bei einer gegebenen Convergenz durch Accommodation noch zu überwinden vermag, ergibt sich die Lage des relativen Nahepunkts. Es sei hier gleich bemerkt, dass man zwar die Prüfung der absoluten und binocularen Accommodationsbreite in das Bereich der (abgesehen von unausweichlichen Fehlerquellen) verhältnissmässig leicht ausführbaren Bestimmungen einreihen kann, dass dies jedoch keineswegs für die Feststellung der relativen Accommodationsbreiten gilt. Hierzu bedarf es, abgesehen von gewissen Vorrichtungen, grosser Sorgfalt von Seite des Prüfers, und guten Willens, einer gewissen Intelligenz und Uebung im Experimentiren mit den Muskelkräften der Augen von Seite des zu Prüfenden. Hier an diesem Orte, wo wir ja nicht das ganze weitgedehnte Feld der dioptrischen Physiologie und Pathologie zu entrollen, sondern nur die Grundprincipien für die physicalische Untersuchung des Auges festzustellen haben, genüge das Gesagte.

Bei der Methode zur Bestimmung des absoluten und binocularen Nahepunktes wird vorausgesetzt, dass der Nahepunkt wirklich nahe am Auge gelegen sei. Nahepunktsbestimmungen für unbegrenzte Entfernungen des Nahepunkts sind in dieser Art nicht durchführbar. Man kann, wenn der Nahepunkt weiter als 30 Centimeter vom Auge abliegt, denselben unter Zuhilfenahme einer Convexlinse auf 30 oder 25 oder 20 Centimeter heranbringen, und aus dem Werthe der hierzu nöthigen Linse den wahren Werth von P oder P₂ bestimmen.

Ich müsste z. B. einem Auge eine Linse $\frac{1}{30}$ Centimeter $(+ 3,25 \text{ D})$ vorsetzen, um den Nahepunkt auf 20 Centimeter heranzubringen. Die Summe $\frac{1}{P'}$ aus der Linse $\frac{1}{P}$, die sich das Auge im Vergleiche zum emmetropischen Zustande zuzulegen vermag, und der vor das Auge gesetzten Glaslinse $\frac{1}{\Pi}$ $\frac{1}{30}$ $(+ 3,25 \text{ D})$ beträgt, falls ich den Abstand zwischen $\frac{1}{\Pi}$ und K vernachlässige, $\frac{1}{P'}$ $\frac{1}{20}$ $(+ 5 \text{ D})$, da ja das Auge mit seinem Glase in 20 Centimeter Abstand als dem nächsten Punkte deutlich sieht. Da also $\frac{1}{P} + \frac{1}{\Pi}$ $\frac{1}{P'}$, so ist

$$\frac{1}{P} \quad \frac{1}{P'} - \frac{1}{\Pi} \quad \frac{1}{20} - \frac{1}{30} = \frac{1}{60}$$

und $\quad$ P $\quad$ 60 Centimeter.

Der absolute Nahepunkt liegt factisch in 60 Centimeter. Der der Accommodation für den Nahepunkt entsprechende Linsenwerth $\frac{1}{P}$ wird daher in diesen Fällen bestimmt durch die Differenz der reciproken Werthe des mit Hilfe der vorgesetzten Convexlinse erzielten Nahepunktsabstandes $\frac{1}{P'}$ und der Brennweite der vorgesetzten Linse $\frac{1}{\Pi}$.

Die Rechnung mit Dioptriewerthen bei der Bestimmung der Accommodationsbreiten bietet sehr wenig Erfreuliches dar. Bei der Bestimmung der absoluten Accommodationsbreite erhält man für den

Fernpunktsabstand einen Dioptriewerth, der Nahepunktsabstand aber wird in Centimetern gefunden. Will man die
Accommodationsbreite in Dioptrien ausdrücken, so muss man den
Dioptrienwerth des Fernpunktsabstandes erst aus der Nummer des
corrigirenden Glases und aus dessen Abstande vom Augenknoten-
punkt, und dann den Dioptrienwerth des Nahepunktsabstandes durch
den reciproken Werth der in Metern auszudrückenden Grösse rechnen.
Da man, wie sich v. Hasner in analoger Weise ausdrückt, den
Untersuchten nicht zwingen kann, einen Nahepunktsabstand zu
haben, welcher der Brennweite eines Dioptrienglases gerade entspricht, so wird auch der reciproke Werth dieses Nahepunkts-
abstands sich durchaus nicht in der Tabelle zu finden brauchen, er
wird gerechnet werden müssen und durchaus nicht stets durch
ganze und viertel Dioptrien ausdrückbar sein. Bei der Bestimmung
der binocularen Accommodationsbreite ist die Lage des Fernpunkts
und des Nahepunkts in Centimetern gegeben und will es das
günstige Geschick nicht, dass die entsprechenden Dioptrien sich in
der Tabelle finden, dann ist wieder eine umständliche Rechnung
nöthig, um ein Resultat zu erlangen, das, da der Dioptriewerth uns
die Brennweite nicht ersehen lässt, erst nicht Klarheit gibt. Die
relative Accommodationsbreite lässt sich zwar durch die Summe der
überwindbaren stärksten Convex- und Concavlinse direct in Dioptrien ausdrücken, jedoch auch nur dann, wenn der Abstand der
Gläser vom Auge vernachlässigt wird.

Einfluss der Accommodation auf die Fernpunktsbestimmung.

Der Umstand, dass die Augen nicht accommodationslos sind, ist
Schuld daran, dass die Fernpunktsbestimmung nicht so einfach und
sicher sich gestaltet, als sie es bei Accommodationslosigkeit des
Auges wäre. Wenn wir von jenen Contractionen des Accommodationsmuskels, welche nicht im Dienste des Sehactes, sondern vielmehr demselben abträglich auftreten können, zunächst absehen, so
erfordert das Vorhandensein der Accommodation bei Myopie folgende Vorsicht in der Bestimmung des Fernpunkts.

Wenn das Auge z. B. eine Linse $\frac{1}{20}$ Centimeter ($+ 5$ D) zu viel
hat, also M $\frac{1}{20}$ (M 5) besteht, so wird das vollkommenste Deutlich-

sehen für die Ferne erst möglich sein, wenn eine Linse $-\frac{1}{20}$ (— 5 D), unter Nichtberücksichtigung des Abstandes von Glas und Auge, vorgesetzt wird, denn bei schwächeren Concavlinsen bleibt immer ein Rest von Myopie noch uncorrigirt. Wenn aber jetzt stärkere Gläser als $-\frac{1}{20}$ vorgehalten werden, so verschlechtert sich das Sehen zunächst nicht. Durch die stärkeren Gläser wird freilich eine stärkere Linse als eine solche von 20 Centimeter Brennweite weggenommen, aber das Auge kann sich ja, indem es accommodirt, in einen Zustand versetzen, dass es eine Linse $\frac{1}{18}, \frac{1}{16}, \frac{1}{14} \cdots$ im Vergleiche zur Emmetropie zu viel hat, mithin durch eine Linse $-\frac{1}{18}, -\frac{1}{16}, -\frac{1}{14} \cdots$ fortfährt deutlich in die Ferne zu sehen. Schon das eben Gesagte genügt, um verständlich zu machen, dass bei der Bestimmung der Myopie als maassgebend das schwächste Concavglas angesehen werden muss, durch welches die grösste Sehschärfe erzielt wird.

Bei Hypermetropie — es wäre denn Hypermetropie in Folge des Fehlens der Linse — gelingt es andererseits, wenn die Individuen nicht schon ein höheres Alter erreicht haben, überhaupt nicht, den Fernpunkt mit Hilfe von Convexgläsern zu bestimmen. Wenn die Augen auf einen unendlich entfernten Punkt sich einrichten könnten, dann wäre der Winkel, welchen die Blicklinien im Convergenzpunkt mit einander einschliessen, Null; die Blicklinien wären parallel. Sowie man aber bei den Prüfungen schon einen Abstand von 20′ oder 6 Meter der Unendlichkeit gleich stellt, so vernachlässigt man auch die Grösse des Convergenzwinkels für die genannten Entfernungen und spricht von parallelen Blicklinien, wenn man die Fernpunktsprüfung vornimmt. Die Hypermetropen, deren Augen ja doch, im Vergleiche zu den emmetropischen, eine Linse fehlt und die daher selbst in unendlicher Entfernung nicht deutlich sehen, lernen schon bei parallelen Blicklinien zu accommodiren. Auch den emmetropischen Augen kommt bei parallelen Blicklinien Accommodationsvermögen zu. Es gibt für einen Convergenzwinkel von Null Graden auch eine relative Accommodationsbreite, wie wir eine solche speciell für einen Convergenzwinkel, der einem Objectsabstande von 30 Centimeter entspricht, besprochen haben. Emmetropische Augen können begreiflich beim Blick in die

Ferne keinen negativen Theil von $\frac{1}{A_1}$ haben, sie müssten ja sonst durch Convexgläser deutlich in die Ferne sehen und wären daher, nach den gegebenen Definitionen, nicht em-, sondern hypermetropisch. Wohl aber kann ihnen ein positiver Theil relativer Accommodationsbreite eigen sein, der sich auch wirklich durch die Thatsache enthüllt, dass nicht jede vorgesetzte Concavbrille das Sehen für die Ferne verschlechtert. Es können Emmetropen noch durch Concavgläser $\frac{1}{30}$ bis $\frac{1}{25}$ Centimeter (— 3,25 bis — 4 D) bei parallelen Blicklinien, deutlich in die Ferne sehen, sich also entsprechende Convexlinsen zulegen. Im Dienste des Sehactes werden unbewaffnete emmetropische Augen beim Fernsehen nicht accommodiren, da sie sich ja dadurch myopisch machen würden und das deutliche Sehen in die Ferne litte. Die Hypermetropen machen aber beim Fernsehen von der relativen Accommodationsbreite, die ihnen zur Verfügung steht, weitgehenden Gebrauch, um die ihren Augen fehlende Linse durch Accommodation, wenn es geht, vollständig, oder doch so viel wie möglich zu ersetzen. Allerdings, wenn den Augen Convexgläser vorgesetzt werden, wird die Accommodationsanstrengung überflüssig, allein die Hypermetropen sind durch die fortgesetzte Uebung so gewohnt, bei der Fixation eines entfernt gelegenen Objectes zu accommodiren, dass sie hierbei, trotz des Vorsetzens von Convexgläsern, entweder gar nicht oder doch nur in einem gewissen Grade mit der Accommodation nachzulassen im Stande sind. Es können demnach bei der Prüfung der Sehschärfe und der Fernpunktslage mit Convexgläsern bei Hypermetropen folgende Fälle eintreten.

Die hypermetropischen Augen haben bei parallelen Blicklinien sich durch Accommodation je die ganze Linse zugelegt, die ihnen im Vergleiche zur Emmetropie fehlt. Es tritt deshalb, da die Augen für den Convergenzpunkt sich accommodiren können, die Hypermetropie eigentlich nicht als solche in die Erscheinung, sie ist, wie man sagt, facultativ. Setze ich ein Convexglas vor ein solches Auge mit facultativer Hypermetropie, so kann es geschehen, dass schon durch ein sehr schwaches Convexglas $\frac{1}{200}$ Centimeter (+ 0,5 D) das Sehen für die Ferne etwas undeutlicher wird und dass diese Undeutlichkeit bei Vorsetzen etwas stärkerer Gläser ganz entschieden sich kundgibt. Das Auge vermag daher auch beim Blick in die Ferne nichts von seiner Accommodation aufzugeben, auch wenn diese durch ein Convexglas unnöthig gemacht wird. Die facultative Hypermetropie ist in diesem Falle vollständig latent; es gibt keinen Theil derselben, der bei der Gläserprüfung hervortreten, der manifest würde.

In einem anderen Falle wäre die Hypermetropie auch facultativ, allein beim Vorsetzen von Convexgläsern wird dem Werthe des Glases entsprechend mit der Accommodation bis zu einer gewissen Grenze nachgelassen. Dies wird sich dadurch kundgeben, dass die Sehschärfe bei Vorsetzen eines Convexglases sich nicht verringert. Steigern kann sie sich nicht, denn die Hypermetropie ist ja facultativ, d. h. es wird ja ohnehin die fehlende Linse durch Accommodation gedeckt und daher von dem fernen Objecte ein deutliches Bild auf der Netzhaut erzeugt. Allein der Umstand, dass durch Convexgläser noch immer ebenso deutlich gesehen wird, wie früher, beweist, dass um denselben Linsenwerth, welchen die dem Auge vorgesetzte Linse besitzt, die Accommodation nachgelassen hat. Das stärkste Convexglas, durch welches das Sehvermögen nicht sinkt, ist der Ausdruck für den manifesten Theil der Hypermetropie, welcher aber noch durchaus nicht der totalen H entspricht, da ein mehr oder minder grosser Linsenwerth, der latente Theil von H, noch immer durch Accommodation gedeckt bleibt.

Wenn bei parallelen Blicklinien die Hypermetropie durch Accommodation überhaupt nicht ganz gedeckt werden kann, dann fehlt dem Auge, trotz der Accommodation, eine Linse im Vergleiche zur Emmetropie; die von entfernten Leuchtpunkten kommenden Strahlen werden hinter der Netzhaut vereinigt, entfernte Objecte undeutlich gesehen. Durch Vorsetzen von Convexgläsern rückt der Vereinigungspunkt paralleler Strahlen nach vorn, endlich bei einer entsprechenden Stärke des Glases auf die percipirende Netzhautschichte, und nunmehr, wo die durch Accommodation nicht bedeckte Linse durch die Convexlinse ersetzt erscheint, erreicht die Sehschärfe ihr Maximum. Diejenige Hypermetropie, bei welcher die Sehschärfe durch vorgesetzte Convexgläser steigt, ist demnach nichtfacultativ und zum Theile wenigstens — es liegt dies im Begriffe des Wortes: nichtfacultativ — immer manifest. Nachdem bei der nichtfacultativen Hypermetropie die Sehschärfe durch ein bestimmtes Glas die grösste Höhe erreicht hat, kann sie bei einer weiteren Verstärkung des Glases bis zu einer gewissen Grenze auf der gleichen Höhe bleiben, indem nunmehr die durch Accommodation zugelegte (aber zur vollständigen Deckung der Hypermetropie nnzureichende) Linse durch Nachlass der Accommodation bis zu einer gewissen Grenze abgeschwächt wird. Das stärkste Convexglas, durch welches die erlangte grösste Sehschärfe noch auf gleicher Höhe erhalten wird, ist daher der Ausdruck für die ganze manifeste Hypermetropie, welche selbst sich zusammensetzt aus jenem Theile, welcher gar nicht gedeckt wurde und aus der relativen negativen Accommodationsbreite, wenn wir unter dieser die stärkste Convexlinse verstehen, um welche das Auge bei einer bestimmten Convergenz mit der Accommodation nachzulassen vermag. Bei der facultativen, in toto latenten Hypermetropie können wir demnach durch die Gläserprüfung das Vorhandensein von Hypermetropie überhaupt nicht nachweisen; bei der facultativen, zum Theile manifesten, sowie bei der nichtfacultativen Hypermetropie erfahren wir durch das stärkste Convexglas, durch welches die Sehschärfe nicht alterirt wird (beziehungsweise, nachdem sie durch Convexgläser bis zu einer bestimmten Höhe gehoben wurde, auf dieser Höhe erhalten wird) den Werth der manifesten Hypermetropie; — aber der Werth der latenten bleibt uns unbekannt und daher sind wir, so lange ein gewisser Grad von Accommodation besteht, mit Hilfe der subjectiven (Gläser)-Prüfung nicht im Stande, die wahre Lage des negativen Fernpunkts, den wahren Werth der Hypermetropie zu ergründen.

Wollen wir dies, so muss der Accommodationsmuskel zuvor durch ein Mydriaticum gelähmt, oder es muss der Grad der Hypermetropie in objectiver Weise, mit Hilfe des Augenspiegels bestimmt werden. Die Contraction des Accommodationsmuskels bei Hypermetropie, von welcher jetzt die Rede ist, weicht in der Regel auf eine ein- oder mehrmalige Instillation einer 1 % Lösung von Atropinum sulfuricum oder Duboisinum sulfuricum. Nur manchmal gelingt es nicht, selbst nach wiederholter Anwendung eines Mydriaticums, durch die Glasprüfung einen so hohen Grad von Hypermetropie nachzuweisen, als der Augenspiegel schon vor Atropinisirung des Auges constatiren half. Diese Entspannung der Accommodation bei der Augenspiegeluntersuchung kann man daraus erklären, dass der Hypermetrop zwar, sowie er ein Object, ob ferne oder nahe gelegen, deutlich sehen will und es daher fixirt, accommodiren muss, dass er aber, wenn er im verdunkelten Augenspiegelzimmer angewiesen wird, nach einer gewissen Richtung die Augen zu lenken, ohne dass sich in dieser Richtung ein augenfälliges Fixationsobject fände, seinen Accommodationsapparat nicht in Thätigkeit setzt, wie er ihn sicher auch im Schlafe, und im Wachen überhaupt beim gedankenlosen Blick entspannt.

Auch in jenen Fällen, in welchen die Contraction des Accommodationsmuskels nicht im Dienste des Sehactes, sondern ein den Sehzwecken abträglicher Accommodationskrampf eingeleitet wird, also wenn bei Hypermetropie durch die Accommodationsanstrengung nicht blos die fehlende Linse gedeckt, sondern in zweckloser, pathologischer Weise übercorrigirt wird, so dass der Hypermetrop bei Prüfung mit Gläsern für die Ferne als Myop sich erweist; oder falls durch solchen Accommodationskrampf Emmetropie in scheinbare Myopie umgewandelt, und Myopie durch denselben gesteigert wird — auch in diesen Fällen bewährt sich der Spiegel als Diagnosensteller, da bei der Spiegeluntersuchung in der Regel der Krampf aufhört. Genauer, als es schon pag. 299 u. ff. geschehen, auf die Fernpunktsbestimmung mit Hilfe des Spiegels einzugehen, wäre hier nicht am Platze. Wir erörtern hier einerseits nicht die Lehre vom Augenspiegel, andererseits kann diese Bestimmungsart nicht ohne practische Anleitung und Uebung durch theoretisches Auseinandersetzen allein erlernt werden. Wir haben schon in den einleitenden Worten zur „Functionsprüfung des Auges" (pag. 119) gesagt, dass nur bei der Fernpunktsbestimmung die subjective Prüfung nicht immer verlässlich ist. Sie würde viel verlässlicher — wenn auch nicht immer sicher — falls man zur Bestimmung des Fernpunkts Mydriatica stets anwenden dürfte. Wer daher auf dem Gebiete der Fernpunktsbestimmung wirklich zu Hause sein will, der kann von einer gründlichen Erlernung der Ophthalmoscopie nicht enthoben werden, umsoweniger, als von einer subjectiven Bestimmung des Fernpunkts bei Kindern und Schwachsinnigen nicht die Rede sein kann.

Es scheint mir nicht unpassend, einige Beispiele von regelrechter Contraction des Accommodationsmuskels bei Hypermetropie anzuführen, um zu zeigen, wie die Prüfung mit Gläsern durch die Augenspiegeluntersuchung controlirt wird.

Ein 12jähriger Knabe klagt über Ermüdung der Augen bei der Arbeit. Bei der Fernprüfung ergibt sich, dass sowohl Concav- als Convexgläser verworfen werden. Schon durch $+ \frac{1}{60}$ Z ($+ 0{,}67$ D) wird schlechter in die Ferne gesehen. Demnach müssten die Augen nach der Gläserprüfung für emmetropisch gehalten werden. Die Spiegeluntersuchung zeigt H $\frac{1}{5}$ Z (H 8 D). Es liegt demnach ein Fall von facultativer, in toto latenter hochgradiger Hypermetropie vor.

Ein 20jähriges Mädchen hat V $\frac{20}{20}$ Snellen, mit Convexgläsern bis $\frac{1}{36}$ Z (+ 1,11 D) wird die Sehschärfe auf gleicher Höhe erhalten. Der Spiegel zeigt H $\frac{1}{14}$ Z (H 2,75 D). Es ist dies also ein Fall von facultativer, zum Theile manifester Hypermetropie. Die bei der Gläserprüfung zu constatirende Hypermetropie $\frac{1}{36}$ (oder wenn d 1″ H $\frac{1}{35}$) ist nicht die wahre H. Diese ist, wie der Spiegel zeigt, mehr als doppelt so gross. Dem Auge fehlt nicht eine Linse $\frac{1}{35}$ Z, sondern eine Linse $\frac{1}{14}$ Z. Der Fernpunkt liegt nicht 35″, sondern 14″ hinter dem Knotenpunkt des untersuchten Auges.

Ein 21jähriges Mädchen hat ohne Glas V $\frac{20}{200}$. Durch Convexgläser bessert sich das Sehen und $+ \frac{1}{18}$ Z (+ 2,25 D) ist das stärkste Convexglas, durch welches die erlangte grösste V $\frac{20}{40}$ noch festgehalten wird. Der Spiegel zeigt H $\frac{1}{4,5}$ Z (H 9). Hier handelt es sich um nichtfacultative Hypermetropie $\frac{1}{4,5}$ Z (H 9), bei welcher im Ganzen, ohne Rücksicht auf d, nur H $\frac{1}{18}$ Z (H 2,25) manifest gemacht werden, also mit Hilfe von Gläsern festgestellt werden kann.

Binocularsehen.

Bei der Prüfung der Augenfunctionen sollte eigentlich stets auch untersucht werden, ob binocularer Sehact besteht, ob beide Augen gemeinschaftlich am Sehacte theilnehmen, ob die Gesichtsempfindungen, welche durch die von jedem Objecte der Aussenwelt in den beiden Augen entworfenen Netzhautbilder im Centralorgane hervorgerufen werden, daselbst zu Einer Gesichtsempfindung verschmelzen. Wo dies nicht der Fall ist, herrscht nur die Eine Gesichtsempfindung vor. Besonderes Interesse erregt die Frage in jenen Fällen, in welchen wegen der verschiedenen Lage des Fernpunkts in beiden Augen — ein Zustand, der nach Kaiser Anisometropie genannt wird — die Netzhautbilder ohne Herbeiziehung optischer Hilfsmittel eine sehr verschiedene Deutlichkeit haben, und ebenso die Frage, ob durch Ausgleichung der Fernpunktslage mit Hilfe von Gläsern der binoculare Sehact, wenn er früher nicht vorhanden war, herzustellen ist. Der binoculare Sehact characterisirt sich durch die körperliche Wahrnehmung, durch die richtige Schätzung der Tiefendimension. Die perspectivischen Bilder der beiden Netzhäute genügen hierzu. Das körperliche Sehen wird sicherlich auch durch die Schwankungen der Blicklinien, also durch die der bald grösseren, bald geringeren Convergenz der Blicklinien entsprechenden Muskelgefühle mächtig unterstützt — allein nothwendig für die Stereoscopie sind die Augenbewegungen nicht.

Will man die Methode der Prüfung auf Binocularsehen bei Ausschluss der Augenbewegungen zu einer klinischen machen, dann darf dieselbe nur möglichst geringe Ansprüche an die Intelligenz des zu Prüfenden stellen und bei voller Sicherheit nicht zu zeitraubend sein. Diese Bedingungen werden erfüllt durch den Hering'schen Fallversuch. Das Wesen dieses Versuchs liegt darin, dass wenn man mit beiden Augen durch eine kurze Röhre nach einem ausserhalb der Röhre in der Mittellinie gelegenen feinen Objecte blickt, der Binocularsehende bestimmt anzugeben weiss, ob ein Kügelchen, welches bald vor, bald hinter dem Fixirpunkte herabfällt, vor oder hinter dem Fixirpunkte gefallen ist, auch wenn die Zeit, während welcher die Kugel den Blickraum durchläuft, so kurz ist, dass eine Augenbewegung, zu welcher nach Hering $\frac{1}{10}$ Secunde benöthigt wird, nicht ausgeführt werden kann. Wird ein Auge geschlossen, so vermag man nicht mehr zu beurtheilen, wo die Kugel gefallen. Die Angaben sind dann nur ein einfaches Rathen.

Um alle Irrthümer zu beseitigen, welche daraus erwachsen könnten, dass dem Untersuchten trotz mangelnden binocularen Sehacts durch nebensächliche Umstände Anhaltspunkte für den Ort der fallenden Kugel geliefert würden, hat van der Meulen in dem von ihm construirten Fallapparate dafür gesorgt, dass (abgesehen davon, dass die Zeit des Durchganges der fallenden Kugeln durch den Blickraum hinlänglich kurz ist) die Kügelchen stets gleich lange Zeit im Blickfelde bleiben und dass die Netzhautbilder derselben stets gleich gross sind. Da sich der Blickraum für die durch eine Röhre blickenden Augen erweitert, in je grösserer Entfernung die Kugel fällt, so muss die entferntere Kugel mit grösserer Geschwindigkeit den Blickraum durcheilen, als die nähere, sollen beide gleich lange Zeit sich dem Blicke darbieten. Es muss desshalb die entferntere Kugel aus grösserer Höhe und je nach ihrer Entfernung aus einer bestimmten Höhe herabfallen. Um die gleiche Grösse der Netzhautbilder für die fallenden Kugeln zu erlangen, muss man dafür sorgen, dass den Kugeln ein um so grösserer Durchmesser gegeben wird, in je grösserem Abstande von den Augen herabzufallen sie bestimmt sind. Auch da lässt sich der Durchmesser der Kugeln für jede bestimmte Entfernung leicht berechnen.

Man blickt durch einen Gucker von 10 Centimeter Länge, welcher dem Gesichte gut anliegt und an dessen den Augen abgewendetem Ende ein horizontaler, verengbarer und erweiterbarer Spalt angebracht ist. Das Fixationsobject bringt man etwa in einen Abstand von 60 Centimeter. Lässt man einerseits im Abstand von 40 Centimeter eine Kugel von 12 Millimeter Durchmesser aus der Höhe von 30 Centimeter (über der Mitte des horizontalen Spaltes), andererseits z. B. im Abstande von 80 Centimeter eine Kugel von 24 Millimeter Durchmesser aus der Höhe von 120 Centimeter herabfallen, so ist die Zeit, während welcher die beiden Kugeln sichtbar sind, die gleiche und ebenso sind auch die Netzhautbilder beider Kugeln gleich gross. Der Untersuchte hat daher weder in der Dauer der Sichtbarkeit der Kugeln, noch in ihrer Grösse einen Anhaltspunkt für den Ort derselben. Bei dieser Anwendung des Versuches bleiben die Kugeln, wenn die horizontale Spalte des Guckers noch eine Weite von 3 Centimetern besitzt, nach van der Meulen nur $\frac{1}{20}$ Secunde im Blickraum, also eine so kurze Zeit, dass jede Augenbewegung ausgeschlossen ist. Der Versuch ist aber eben so sicher, wenn man die Dauer der Blickzeit noch bedeutend abkürzt. Bei einer Länge des Guckers von 10 Centimetern kann man die Spalte ohne jede Schädigung des Versuchs bis auf 1 Centimeter verengern.

van der Meulen hat seinem Apparat 9 Kügelchen von be-

stimmter Grösse beigegeben und dafür Sorge getragen, dass jede
Kugel aus der entsprechenden Höhe herabfallend gemacht werden
kann. Als verschiebbares Fixationsobject nahm er eine an einem
Haare befestigte Glasperle. Der Fallapparat van der Meulen's
(wie er in von Gräfe's Archiv, Bd. XIX, 1, 1873, pag. 113 beschrieben
ist) sollte sich in jeder Augenklinik finden. Doch kann sich jeder
Praktiker mit sehr einfachen Mitteln bei der Anstellung des Versuches behelfen, wodurch derselbe zwar an theoretischer Genauigkeit, aber kaum an practischer Leistungsfähigkeit Abbruch erfährt.
Aus Pappendeckel leimt man sich einen viereckigen Kasten, der,
vor den Augen gehalten, 11 Centimeter breit und lang, und 4 Centimeter hoch erscheint. Die Ränder der den Augen zugekehrten
offenen Seite werden entsprechend ausgeschnitten, so dass sich das
Kästchen den Gesichtsknochen anschmiegt, wenn die Augen frei oder
mit einer Brille bewaffnet in dasselbe blicken. In der Mitte der den
Augen gegenüberliegenden Fläche ist ein horizontaler Spalt von
1 Centimeter Höhe angebracht. Auf die untere Fläche des Guckers
wird in dessen von vorne nach rückwärts laufenden Mittellinie ein
schmaler Streifen Pappendeckel aufgeklebt, welcher bis um 40 Centimeter über das vordere Ende des Kastens hinausläuft. Auf diesen
in der Mittellinie horizontal von vorne nach rückwärts laufenden
Streifen kann man an beliebiger Stelle eine schwarze Stecknadel
vertical einstecken, so dass der durch den horizontalen Spalt des
Guckers Blickende fast nur den Kopf der Nadel frei schwebend
sieht. Durch zweckmässige Biegung des tragenden Pappendeckel-
streifens ist dies stets zu erreichen. Man schafft sich ausserdem ein
Dutzend kleiner Kugeln (Glaskugeln sind am leichtesten und billig-
sten zu haben) von verschiedener Grösse (etwa von 1—3 Centimeter
Durchmesser) an. Dann braucht man noch eine tüchtige Lage Watte.

Der zu Untersuchende setzt sich an die schmale Seite eines
gewöhnlichen langen Tisches, nimmt den Gucker, während er die
Ellenbogen auf den Tisch stützt, vor die Augen, so dass er den
etwa auf 40 Centimeter Abstand gestellten Stecknadelkopf frei in
der Luft schweben sieht. Der Tisch vor dem Apparat ist mit Watte
gepolstert. Man erräth leicht, wozu dies taugt. Erstens bleiben die
Kugeln nach dem Falle ruhig liegen und rollen nicht über den
Tisch hinab; zweitens (und dies ist die Hauptsache) vermag der zu
Untersuchende nicht aus dem Schall zu beurtheilen, ob die Kugel
näher oder ferner gefallen. Der Prüfer lässt jetzt die Kugeln theils

vor, theils hinter dem Nadelkopfe und dabei etwas seitlich von demselben herabfallen. Je grösser die Kugel, desto weiter nach rückwärts und von desto grösserer Höhe (indem man den Arm stärker erhebt) lässt man sie fallen. Geräuschlos vollzieht sich die ganze Probe.

Derjenige, welcher binocularen Sehact besitzt, weiss immer (vorausgesetzt, dass er überhaupt den Nadelkopf sieht), ob die Kugel vor- oder rückwärts gefallen. Er irrt sich nie. Es kann sein, dass er momentan auf den Versuch nicht achtet und dann überhaupt für dieses eine Mal nichts anzugeben weiss, aber wenn er die Kugel überhaupt fallen sah, weiss er auch, wo sie gefallen. Wer also 10 bis 20 Mal den Kugelfall jedesmal richtig angegeben, hat binocularen Sehact. Fehlt der letztere, dann werden die Angaben unrichtig. Manche geben dann mit sonderbarer Consequenz an, dass die Kugel stets hinter, Andere, dass sie stets vor dem Fixationspunkte falle. Wieder Andere, die intelligenter sind, erklären, dass sie die Kugeln zwar fallen sehen, aber nicht im Stande sind, ihren Ort anzugeben. Im Allgemeinen wird es sich zeigen, dass Diejenigen, welche nicht überhaupt die Angabe verweigern, den Ort der fallenden Kugeln bald richtig, bald unrichtig angeben. Da der Binocularsehende nie irrt, so ist es für die Diagnose des mangelnden Binocularsehens gleichgiltig, ob die Zahl der Fehlangaben bei einer grösseren Versuchsreihe gerade die Hälfte oder etwas mehr oder weniger als die Hälfte der Versuchszahl beträgt.

Optische Fehler.

Wir sind bisher von der Anschauung ausgegangen, dass das optische System des Auges ein vollkommenes sei, d. h. dass die Strahlen, welche von einem Punkte der Aussenwelt ausgehen, durch das optische System des Auges wieder zu einem Punkte gesammelt werden. Undeutlichsehen wurde nur dadurch bedingt, dass das Objectbild nicht auf, sondern vor oder hinter der Netzhaut entworfen ward. Wenn also Jemand auf den Abstand von 20′ oder 6 Meter keinen der Snellen'schen Buchstaben erkennen konnte, so sahen wir die Ursache darin liegen, dass er ametropisch war. Gesetzt, es würde in einem solchen Falle das Sehvermögen durch Concavgläser gesteigert und es würde dieselbe z. B. durch $-\frac{1}{12}$ Z

$\left(-\dfrac{1}{30}\right.$ Centimeter $\quad-3.25$ D$\left.\right)$ bis auf $\dfrac{6}{24}$ gehoben, ohne dass sie aber durch ein stärkeres Glas noch weiter zunehmen würde. Ist mit dieser V $\dfrac{6}{24}$ der Grad der Netzhautfunction wirklich bestimmt? Kommt diese Schlechtsichtigkeit auf Rechnung der Netzhaut? Es kann dies der Fall sein, aber auch nicht. Es wäre nämlich möglich, dass, nachdem das Concavglas seine Schuldigkeit gethan, das v o r der Netzhaut liegende Bild, so gut es ging, a u f die Netzhaut zu bringen, das Bild wegen Mangelhaftigkeit des dioptrischen Apparates kein optisch vollkommenes ist, so dass den P u n k t e n des Objectes nicht P u n k t e des Bildes entsprechen, sondern Z e r s t r e u u n g s - f i g u r e n, die zum Theile übereinander greifen, und demnach, trotzdem das Bild eine möglichst richtige Lage auf der Netzhaut hat, trotzdem also die fehlerhafte Lage des Fernpunkts, die Ametropie, so weit als möglich corrigirt ist, das Bild undeutlich und ver- schwommen bleibt und damit auch das Sehen.

Die F e h l e r d e s d i o p t r i s c h e n A p p a r a t e s des Auges können keine anderen sein als die, welche allen optischen Apparaten anhaften können. Wir heben unter ihnen die der c h r o m a t i s c h e n und m o n o c h r o m a t i s c h e n Aberration hervor. Der Fehler der c h r o m a t i s c h e n Aberration, welcher darin besteht, dass die Strahlen, welche von einem weisses Licht aussendenden Leuchtpunkte her- kommen, nach ihrem Durchgange durch das optische System des Auges sich in ihre farbigen Bestandtheile zerlegt haben, so dass sie also nicht mehr alle wieder in Einem Punkte sich sammeln können, indem die stärker brechbaren früher zur Sammlung kommen als die weniger brechbaren, demnach das Bild eines weissen Leuchtpunktes an keiner Stelle wieder ein Punkt sein kann, sondern eine farbige Zerstreuungsfigur sein muss — der Fehler der chromatischen Aber- ration, der jedem Auge eigen ist, erreicht nur in den seltensten Fällen und nur unter besonderen Umständen einen solchen Höhe- grad, dass er wegen der mit freiem Auge an den Objecten der Aussenwelt sichtbar werdenden Farbensäume ein Einschreiten er- fordert. Von diesem Fehler wollen wir hier nicht weiter handeln.

Aber von practisch hoher Bedeutung ist der zweite Refractions- fehler, der Fehler der m o n o c h r o m a t i s c h e n Aberration, der sich dadurch kundgibt, dass wenn auch nur e i n f a r b i g e s Licht auf's Auge fiele, doch das Bild eines O b j e c t p u n k t e s auf der Netzhaut

23*

kein Punkt, sondern irgend eine Zerstreuungsfigur wäre. Den Fehler der monochromatischen Aberration nennt man desshalb beim Auge nach Whewell Astigmatismus (α privativum; $\sigma\tau\acute{\iota}\gamma\mu\alpha$, Punkt: Ein Punkt des Objectes ist kein Punkt auf der Netzhaut). Die Ursache des Astigmatismus kann gelegen sein in einer ganz und gar unregelmässigen Krümmung eines oder aller Theile des dioptrischen Apparates. Diesen Astigmatismus, der sich durch optische Hilfsmittel nicht corrigiren lässt, nennt man den irregulären. Andererseits kann die Asymmetrie bestimmten Gesetzen folgen und durch optische Hilfsmittel corrigirbar sein — das ist der reguläre Astigmatismus. Wenn ein Auge ohne Glas $V < \dfrac{6}{60}$ hat; wenn mit $-\dfrac{1}{30}$ Centimeter das Sehvermögen auf $\dfrac{6}{24}$ steigt, so ist nicht die Möglichkeit benommen, dass nach Correction eines etwa bestehenden Refractionsfehlers das Sehvermögen noch viel höher stiege. Irregulären Astigmatismus können wir nicht durch dioptrische Hilfsmittel corrigiren; auf diesen können wir demnach mit Hilfe von Gläsern nicht prüfen. Regulärer Astigmatismus ist aber corrigirbar, und indem wir mit jenen Gläsern, welche diesem Astigmatismus entgegenwirken, Proben anstellen, wird sich durch die Hebung des Sehvermögens die Anwesenheit des Fehlers kundgeben. Indem wir ferner, auf der richtigen Fährte fortschreitend, das bestcorrigirende Glas eruiren, erfahren wir auf diese Weise nicht blos das Vorhandensein, sondern auch die Art und den Grad der Asymmetrie — und haben dabei den practischen Zweck erreicht, indem wir uns in die Kenntniss jenes optischen Hilfsmittels gesetzt, durch welches die grösste Höhe der Sehschärfe erreicht wird. Wenn also die Sehschärfe jenes Auges mit M $\dfrac{1}{30}$ (Centimeter) und V $\dfrac{6}{24}$ (Meter) durch Hinzufügung eines dem regulären Astigmatismus entgegenwirkenden Glases bis zu der Höhe von $\dfrac{6}{9}$ gehoben werden kann, so können wir sagen: Das Auge leidet an Ametropie, einem Fehler der Netzhautlage und zwar an Myopie, indem die Netzhaut nicht in der hinteren Brennebene des Auges, sondern hinter derselben steht. Das Auge leidet ferner an regulärem Astigmatismus, einem Fehler des dioptrischen Apparates, welcher verschuldet, dass deutliche Bilder überhaupt nicht zu Stande kommen. Dass nach Correction der Ametropie und des regulären Astigmatismus schliesslich das Sehvermögen nicht auf $^6.6$, sondern nur auf $^6.9$ gestiegen, kann (vorausgesetzt, dass durch die Gläser Ametropie und regulärer Astigmatismus nicht etwa unzulänglich corrigirbar sind, und dass dieselben als solche nicht etwa die Sehschärfe verringern) seinen Grund in irregulärem Astigmatismus oder in mangelhafter Netzhautfunction oder in beiden haben. Darüber können wir dann noch feinere Untersuchungen oder Speculationen anstellen, über die wir an diesem Orte schweigen wollen.

Der regelmässige Astigmatismus hat darin seinen Grund, dass die Brechkraft der einzelnen Meridiane des Auges eine verschiedene ist, so dass es einen Meridian gibt, in welchem das dioptrische System die grösste und einen senkrecht darauf stehenden (um 90° abweichenden), in welchem es die geringste Brechkraft hat. In diesen beiden Meridianen, den Hauptmeridianen, ist die Differenz der Brechkraft daher die grösste. Es sei in der brechenden Fläche (Fig. 18) VV der verticale Meridian, der Meridian der stärksten

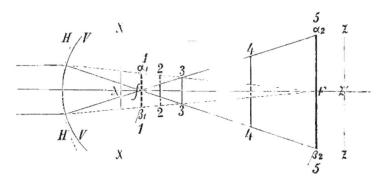

Krümmung und HH der horizontale Meridian, der Meridian der schwächsten Krümmung. Die Zeichnung ist nicht perspectivisch. Will man den Gang der im verticalen Meridian gebrochenen Strahlen sich ganz und gar versinnlichen, dann stelle man das Blatt, das die Zeichnung trägt, vertical auf den Tisch und verfolge den Lauf der ausgezogenen Linien, während, wenn das Blatt horizontal auf dem Tische liegt, die gestrichelten Linien uns den Gang der Strahlen zeigen, die im horizontalen Meridian gebrochen werden. Das Bild des Einen Leuchtpunktes A, der paralleles Licht aussendet, ist

an keiner Stelle ein Punkt. Stünde die Netzhaut bei 1, so kämen
an dieser Stelle zwar die verticalen Strahlen zur Vereinigung, aber
die horizontalen Strahlen durchschnitten die Netzhaut in der horizontalen Linie α_1 β_1, und da auch die Strahlen, welche in den
zwischen den beiden Hauptmeridianen gelegenen Meridianen gebrochen werden, durch diese Linie α_1 β_1, die vordere Brennlinie, hindurchgehen müssen, so ist die Zerstreuungsfigur des
Punktes bei 1 eine horizontale Linie. Stünde die Netzhaut
bei 5, da wo die im horizontalen Meridiane gebrochenen Strahlen
sich sammeln, und wo die verticalen sich bereits überkreuzt haben,
so wäre das Bild des Punktes eine verticale Linie, α_2 β_2, die
hintere Brennlinie. In dem Raume zwischen den beiden
Brennlinien, in der Brennstrecke, kommt auch an keiner Stelle
ein Punktbild zu Stande. Bei 3, da wo der Durchschnitt des verticalen und horizontalen Strahlenbündels gleich gross ist, ist das Zerstreuungsbild ein Kreis; zwischen der vorderen Brennlinie
und dem Kreise, z. B. bei 2, eine liegende Ellipse, indem der Durchschnitt der verticalen Strahlen kleiner als jener der horizontalen,
dagegen zwischen der hinteren Brennlinie und dem Kreise
(etwa bei 4) eine aufrechtstehende Ellipse, indem hier der Durchschnitt der verticalen Strahlen grösser als jener der horizontalen.
Für den Fall also, dass der verticale Meridian der stärkst-, der
horizontale der schwächstbrechende ist, beginnt die Brennstrecke mit
einer horizontalen und endigt mit einer verticalen Linie. Ganz
allgemein gibt also die Richtung der vorderen Brennlinie die Richtung
des schwächstbrechenden, die Richtung der hinteren Brennlinie jene
des stärkstbrechenden Meridians an. Das Zerstreuungsbild des
Punktes geht in dem gegebenen Falle aus der horizontalen Linie
durch liegende Ellipsen, den Kreis und stehende Ellipsen in die
verticale Linie über. Wie schon die Zeichnung zeigt, ist die vordere
Brennlinie immer kürzer als die hintere, und steht der Kreis in der
Brennstrecke näher der vorderen als der hinteren Brennlinie.

Die Undeutlichkeit des Sehens ergibt sich daraus, dass, wo
auch die Netzhaut liege, das Bild auf ihr nicht Punkt für Punkt
dem Objecte entspricht, sondern die Zerstreuungsfiguren der einzelnen
Punkte in mehr oder weniger störender Weise einander überdecken.

Die Deutlichkeit des Bildes wird dann wieder hergestellt werden,
wenn es gelingt, durch ein optisches Hilfsmittel die Brechkraft der
beiden Hauptmeridiane auszugleichen. Denn wenn f mit F zu-

sammenfällt, dann gibt es keinen regulären Astigmatismus mehr. Dieses optische Hilfsmittel sind die Cylinderlinsen. Stellen wir einen Cylinder aufrecht vor uns auf den Tisch, so dass dessen Axe vertical steht und schneiden wir denselben in einer verticalen Ebene durch, so ist der Durchschnitt ein Rechteck. Dieser Schnitt geht entweder durch die Axe (dann ist der Cylinder halbirt) oder er ist wenigstens jedenfalls parallel der Axe. Ist der Cylinder von Glas, so wird auch die Ebene der in verticaler Richtung ausfahrenden Strahlen eines Leuchtpunkts den Cylinder in einem Rechteck durchschneiden. Nach dieser Richtung wirkt demnach der Cylinder wie ein Glas mit planparallelen Wänden, wie eine sehr vortreffliche Fensterscheibe, er ist optisch unwirksam. Die Ebene der Strahlen jedoch, welche von jenem Leuchtpunkte in horizontaler Richtung ausstrahlen, schneidet den Cylinder senkrecht auf seine Axe in einem Kreise. Nach dieser Richtung wirkt der Glascylinder, wie ein biconvexes Glas. Schneiden wir einen Hohlcylinder, z. B. den Cylinder einer Lampe, durch eine Ebene, welche die Axe enthält, in zwei Hälften, legen wir dann die beiden Hälften, Convexität gegen Convexität, in ihrer Längsmittenlinie an einander und denken wir den Zwischenraum zwischen den auseinander weichenden Cylindermänteln durch Glasmasse ausgefüllt, so erhalten wir einen Concavcylinder, d. h. einen Cylinder, welcher in der die Axe enthaltenden Ebene optisch unwirksam ist, senkrecht darauf dagegen wie ein Biconcavglas wirkt.

Es ist klar, dass mit Hilfe von Cylindergläsern regulärer Astigmatismus corrigirt werden kann. Die Netzhaut gehe durch f. Dann besteht im verticalen Meridiane Emmetropie, da ja in diesem parallele Strahlen auf der Netzhaut vereinigt werden, im horizontalen Meridian hingegen Hypermetropie, weil die horizontalen Strahlen sich erst hinter der Netzhaut sammeln. Wäre diese Hypermetropie in allen Meridianen da, so könnte ich sie durch ein sphärisches Convexglas von bestimmter Brennweite corrigiren. Da sie aber nur in dem einen Hauptmeridiane da ist, so brauche ich ein Cylinderglas, dessen Brennweite in dem auf die Axe senkrechtstehenden Meridiane mit der Brennweite des genannten sphärischen Glases übereinstimmt. Gesetzt, es bestände im horizontalen Meridiane $H \frac{1}{25}$ (Centimeter).

Dann brauche ich ein Glas $+ \frac{1}{25}$ c $(+ 4 c D)$ (c cylindrisch).

Dieses Glas stelle ich so vor das Auge, dass dessen Axe vertical gerichtet ist. Der wirksame Meridian des Glases: $+\frac{1}{25}$ liegt dann horizontal. Die vom Leuchtpunkte A in verticaler Richtung ausfahrenden Strahlen enthalten in ihrer Ebene die Cylinderaxe und werden daher durch den Cylinder in ihrem Gange nicht gestört, sie vereinigen sich nach wie vor in f. Die Strahlen, die in horizontaler Richtung ausfahren, treffen zunächst den Glasmeridian $+\frac{1}{25}$.

Durch diesen wird die im horizontalen Meridiane bestehende H $\frac{1}{25}$ corrigirt, d. h. es rückt F auf f, die Brennstrecke ist Null, der Astigmatismus ist corrigirt, die von demselben abhängige Sehstörung behoben. In Wirklichkeit beträgt die Länge der Brennstrecke fF für diesen Grad des Astigmatismus ungefähr 1,5 Millimeter.

Läge dagegen nicht die vordere, sondern die hintere Brennlinie in der Netzhaut, ginge also die letztere nicht durch f, sondern durch F, dann wäre Emmetropie da im horizontalen Meridiane; und im verticalen, da die durch denselben gebrochenen Strahlen sich vor der Netzhaut, in f, vereinigen, Myopie bestimmten Grades. z. B. M $\frac{1}{25}$. Setze ich jetzt vor das Auge ein concaves Cylinderglas $-\frac{1}{25}$ c (-4 c D), so dass der optische wirksame Meridian vertical, die Axe also horizontal liegt, dann wird im horizontalen Meridiane nichts geändert, das Auge bleibt in diesem emmetropisch, während im verticalen Meridian die M $\frac{1}{25}$ durch $-\frac{1}{25}$ corrigirt wird, der Vereinigungspunkt der verticalen Strahlen demnach von f nach F zurückrückt und so der Astigmatismus verschwindet.

Der reguläre Astigmatismus, As, kann, wie aus dem Gesagten hervorgeht, durch einen Linsenwerth ausgedrückt werden, welcher die Differenz der Brechkraft der beiden Hauptmeridiane repräsentirt. Setzen wir in einem Hauptmeridiane Emmetropie, dann bedeutet As $+\frac{1}{25}$, dass der zweite Hauptmeridian im Vergleiche zum emmetropischen eine Linse $\frac{1}{25}$ zu viel und As $-\frac{1}{25}$, dass er eine Linse $\frac{1}{25}$ zu wenig hat, dass demnach im ametropischen Meridian M $\frac{1}{25}$, bezüglich H $\frac{1}{25}$ besteht. Statt As $+ \frac{1}{25}$ schreibt man Am $\frac{1}{25}$ (Astigmatismus myopicus $\frac{1}{25}$); statt As $- \frac{1}{25}$: Ah $\frac{1}{25}$ (Astigmatismus hypermetropicus $\frac{1}{25}$), in Dioptrieuwerthen Am 4 und Ah 4.

Jene Art des Astigmatismus, bei welchem in einem Hauptmeridiane Emmetropie besteht, nennt man einfachen Astigmatismus. Je nachdem die Netzhaut durch die vordere oder durch die hintere Brennlinie geht, ist der einfache Astigmatismus ein hypermetropischer oder ein myopischer, besteht also Am oder Ah.

Der Astigmatismus kann aber auch mit Ametropie combinirt sein, d. h. es bleibt dem Auge Ametropie, auch wenn As corrigirt wird. Gesetzt, es läge die Netzhaut bei xx. Corrigire ich den Astigmatismus $\frac{1}{25}$ durch ein Convexcylinderglas $\frac{1}{25}$ in der günstigen Weise, dass F bis nach f vorrückt, dann liegt der Vereinigungspunkt der parallelen Strahlen doch nicht auf. sondern noch immer hinter der Netzhaut; besteht also noch Hypermetropie bestimmten Grades. Ich brauchte z. B. in dem speciellen Falle ein sphärisches Convexglas $\frac{1}{40}$ Centimeter ($+ 2,5$ D), um den Sammelpunkt der Strahlen von f nach x vorrücken zu machen. Jetzt erst ist die optische Hilfe erschöpft, ist Astigmatismus und Ametropie corrigirt. Aus dem Werthe der Correctionsgläser entnehme ich, dass besteht: H $\frac{1}{40}$ + Ah $\frac{1}{25}$ (H 2,5 + Ah 4).

Liegt die Netzhaut bei zz, dann kann ich den entfernter gelegenen Vereinigungspunkt der Strahlen, f, zunächst durch einen Concavcylinder $\frac{1}{25}$ bis nach F zurückbringen. Der Astigmatismus ist corrigirt. Nun brauche ich noch ein sphärisches Concavglas, etwa $- \frac{1}{40}$, um die Myopie zu corrigiren. d. h. um den Sammelpunkt der Strahlen von F nach z zurückzuschieben. Nunmehr ist nebst dem Refractionsfehler auch der Lagefehler der Netzhaut unschädlich gemacht. Die Correctionsgläser sagen mir, dass es sich handelt: um M $\frac{1}{40}$ + Am $\frac{1}{25}$ (M 2,5 + Am 4). Dieses Gebrechen des

Auges, wo Ametropie und Astigmatismus besteht, nennt man zusammengesetzten Astigmatismus und unterscheidet einen zusammengesetzten hypermetropischen und einen zusammengesetzten myopischen Astigmatismus.

Es ist klar, dass es in Rücksicht auf die Netzhautlage noch eine dritte Art des Astigmatismus geben muss. Die Netzhaut kann nicht blos am Beginne der Brennstrecke, am Orte der vorderen Brennlinie liegen (einfacher hypermetropischer Astigmatismus) oder am Ende der Brennstrecke, am Orte der hinteren Brennlinie (einfacher myopischer Astigmatismus); sie kann nicht blos vor der Brennstrecke, vor der vorderen Brennlinie oder hinter der Brennstrecke, hinter der hinteren Brennlinie (zusammengesetzter hypermetropischer und myopischer Astigmatismus) gelegen sein; sie kann begreiflicherweise auch innerhalb der Brennstrecke, zwischen vorderer und hinterer Brennlinie ihren Platz haben. Steht die Netzhaut bei 2, 3 oder 4, dann besteht im stärkstbrechenden (hier verticalen) Hauptmeridian Myopie, im schwächstbrechenden (hier horizontalen Meridian) Hypermetropie. Ein solcher Astigmatismus heisst gemischter Astigmatismus. Ich erwähne gleich, dass er, da er höhere Grade selten erreicht, in Augen, die ihre Accommodation besitzen, selten in die Erscheinung tritt. Denn durch Accommodation, von der wir annehmen wollen, dass sie in allen Meridianen nur gleichmässig vor sich gehen könne, wird die Brechkraft aller Meridianen gleichmässig verstärkt. Dadurch wird der Astigmatismus nicht geändert, aber die ganze Brennstrecke rückt vor. Und so kann es geschehen, dass wenn die Netzhaut bei 4 steht, durch Accommodation die hintere Brennlinie $\alpha_2 \beta_2$ bis nach 4 vorwärts gebracht wird. Jetzt aber bietet sich der gemischte Astigmatismus nicht mehr als solcher, sondern, da im schwächstbrechenden Meridian durch Accommodation Emmetropie erzielt wurde, als einfacher myopischer Astigmatismus dar. Es ist übrigens leicht zu ersehen, wie ein gemischter Astigmatismus zu corrigiren wäre. Was die Accommodation leistet, das vermag auch ein sphärisches Convexglas. In unserm Beispiele sei der totale Astigmatismus wieder $\frac{1}{25}$. Die Hypermetropie im schwächstbrechenden Meridiane sei $\frac{1}{100}$ (Centimeter). Dann werde ich durch $+\frac{1}{100}$ s $(+ 1 s D)$ (s sphärisch) den gemischten Astigmatismus in Am $\frac{1}{25}$

verwandeln. zu dessen Correction ich $-\frac{1}{25}$ c (-4 c D) brauche. Das Correctionsglas wird demnach sein $+\frac{1}{100}$ s combinirt mit $-\frac{1}{25}$ c ($+1$ s D comb. -4 c D). Ich kann den gemischten Astigmatismus aber auch mit Hilfe eines sphärischen Concavglases und eines cylindrischen Convexglases corrigiren. Wenn bei As $-\frac{1}{25}$ (4 D) im schwächstbrechenden Meridiane H $\overset{.1}{100}$ (H 1 D) da ist. dann besteht im stärkstbrechenden Meridiane M $-\frac{1}{25} - \frac{1}{100}$ $\frac{1}{33}$ (4 D -1 D 3 D). denn die Summe der beiden Linsenwerthe ohne Rücksicht auf das Zeichen. $\frac{1}{100} + \frac{1}{33}$ (1 D $+3$ D), repräsentirt den totalen Astigmatismus $\frac{1}{25}$ (4 D). As M $\frac{1}{33}$ + H $\frac{1}{100}$ (M 3 + H 1) $= \frac{1}{25}$ (4 D). Corrigire ich die Myopie durch $-\frac{1}{33}$ (-3 D). dann rückt f auf 4. und um nun auch F auf 4 zu bringen, muss ich, da As unverändert geblieben ist, noch einen Convexcylinder $\frac{1}{25}$, Axe vertical. hinzufügen. Der Astigmatismus kann daher auch corrigirt werden durch $-\frac{1}{33}$ s comb. $+\frac{1}{25}$ c (-3 s D comb. $+4$ c D).

Endlich ist es möglich. den gemischten Astigmatismus dadurch zu corrigiren. dass man direct die Myopie des verticalen, sowie direct die Hypermetropie des horizontalen Meridians neutralisirt. Das erstere gelingt durch ein concaves Cylinderglas $-\frac{1}{33}$ c (-3 c D). Axe horizontal: das letztere durch ein convexes Cylinderglas $+\frac{1}{100}$ c ($+1$ c D), Axe vertical. Durch $-\frac{1}{33}$ c. Axe horizontal, wird f auf 4 zurückrücken. die Lage von F wird ungeändert bleiben: durch $+\frac{1}{100}$ c, Axe vertical. wird F auf 4 vorrücken. die Lage von f wird unbeeinflusst bleiben. Wirken beide Gläser zusammen. so dass die Axe des Concavcylinders horizontal liegt, während jene des Convexcylinders mit ihr einen rechten Winkel bildet, also vertical steht, dann wird sowohl f als F auf 4 gebracht.

der gemischte Astigmatismus corrigirt und Emmetropie hergestellt. Ein Cylinderglas, welches auf der einen Seite concav, auf der anderen convex geschliffen ist mit gekreuzten Axen der Cylinderflächen, heisst ein Bicylinder. Gemischter Astigmatismus kann also auch durch einen Bicylinder corrigirt werden. Im speciellen Falle wäre nöthig:

$$- \frac{1}{33}\ c \left| \begin{array}{l} \\ \end{array} \right. \text{bic. oder} \begin{array}{l} -3\ c\ D \\ + 1\ c\ D \end{array} \left| \begin{array}{l} \\ \end{array} \right. \text{bic.} \\ + \frac{1}{100}\ c$$

Es können demnach zur Correction des Astigmatismus in Verwendung kommen:

Einfache Cylindergläser, convexe und concave, zur Correction des einfachen Astigmatismus. Am $\frac{1}{25}$ wird corrigirt durch $\frac{1}{25}$ c : Ah $\frac{1}{25}$ durch $+ \frac{1}{25}$ c.

Homologe sphärisch-cylindrische Gläser (d. h. Combinationen von Sphären und Cylinder, wobei Sphäre und Cylinder beide convex oder beide concav sind) zur Correction des zusammengesetzten Astigmatismus.

M $\frac{1}{40}$ + Am $\frac{1}{25}$ wird corrigirt durch $- \frac{1}{40}$ s comb. $- \frac{1}{25}$ c.

H $\frac{1}{40}$ + Ah $\frac{1}{25}$ wird corrigirt durch $+ \frac{1}{40}$ s comb. $+ \frac{1}{25}$ c.

Heterologe sphärisch-cylindrische Gläser (d. h. Combinationen von Sphären und Cylinder, wobei Sphäre und Cylinder entgegengesetztes Zeichen haben, also die Sphäre convex und der Cylinder concav, oder die Sphäre concav und der Cylinder convex ist) zur Correction des gemischten Astigmatismus.

As $\frac{1}{25}$ (4 D) M $\frac{1}{33}$ (3 D) + H $\frac{1}{100}$ (1 D) wird corrigirt durch $- \frac{1}{33}$ s comb. $+ \frac{1}{25}$ c ($- 3$ s D comb. $+ 4$ c D) oder durch $+ \frac{1}{100}$ s comb. $- \frac{1}{25}$ c ($+ 1$ s D comb. $- 4$ c D).

Bicylinder mit gekreuzter Axe, gleichfalls zur Correction des gemischten Astigmatismus. Der Astigmatismus: M $\frac{1}{33}$ (3 D) +

H $\frac{1}{100}$ (1 D) findet seine Correction durch

$$\left.\begin{array}{l} - \frac{1}{33}\ c\ (--\ 3\ c\ D) \\[2mm] + \frac{1}{100}\ c\ (+\ 1\ c\ D) \end{array}\right\} \text{bic.}$$

Die Cylindergläser werden gerade so numerirt, wie die sphärischen, also entweder nach der Brennweite in Zollen (hoffentlich bald in Centimetern) oder nach der Brechkraft in Dioptrien (oder Monien). Die Bezeichnung in Dioptrien hat dieselben Nachtheile, wie bei den sphärischen Gläsern. Der wahre Werth des Astigmatismus lässt sich, wenn man den Abstand der optischen Centra von Glas und Auge nicht vernachlässigt, aus dem Dioptrienwerthe der Cylindergläser ebensowenig ersehen, als der wahre Werth der Ametropie aus der Nummer der corrigirenden sphärischen Dioptriengläser. Nehmen wir die in den letzten Beispielen angenommenen Cylindergläser als die gefundenen Correctionsgläser, so ergibt sich leicht der wahre Werth des Astigmatismus, falls die Gläser nach der Brennweite in Centimetern numerirt sind und d etwa 2 Centimeter beträgt.

Bei Correction durch $+ \frac{1}{25}$ c besteht Ah $\frac{1}{23}$, bei Correction durch $- \frac{1}{25}$ c dagegen Am $\frac{1}{27}$.

Bei Correction durch $+ \frac{1}{40}$ s comb. $+ \frac{1}{25}$ c besteht H $\frac{1}{38}$ $+$ Ah $\frac{1}{23}$; bei Correction durch $- \frac{1}{40}$ s comb. $- \frac{1}{25}$ c dagegen M $\frac{1}{42}$ $+$ Am $\frac{1}{27}$.

Endlich bei Correction durch $\left.\begin{array}{l} - \frac{1}{33}\ c \\[2mm] + \frac{1}{100}\ c \end{array}\right\}$ bic. ist M $\frac{1}{35}$ $+$ H $\frac{1}{98}$

da. Mit den Dioptrienwerthen lässt sich dagegen bei Berücksichtigung von d unmittelbar nichts anfangen.

Wir wissen genug, um die Prüfung auf Astigmatismus und die Bestimmung seines Grades vornehmen zu können.

Ein Auge biete V $\frac{6}{24}$ dar. Die Ursache davon kann sein:

1) mangelhafte oder gestörte Netzhautfunction;
2) irregulärer Astigmatismus; 3) Ametropie; 4) regulärer Astigmatismus; 5) Ametropie und regulärer Astigmatismus (natürlich auch Combination von 1 oder 2, oder 1 und 2 mit 3, 4, 5).

Liegt Ametropie zu Grunde, so kann der Grad derselben nur ein geringfügiger sein, weil bei höheren Graden die Fernsehschärfe des unbewaffneten Auges geringer als $\frac{6}{24}$ ist. Wir halten demnach zuerst schwache Convexgläser, und wenn diese verschlechtern, schwache Concavgläser der Reihe nach, von $\frac{1}{80}$ Z $\frac{1}{200}$ Centimeter (0,5 D) angefangen, vor das Auge. Verschlechtern auch die Concavgläser oder verbessern sie wenigstens nicht, dann besteht überhaupt keine Ametropie. Wir drehen hierauf einen Convexcylinder $\frac{1}{40}$ Z $\frac{1}{100}$ Centimeter (1 D) vor dem Auge herum; das Sehen werde verschlechtert. Dasselbe wäre der Fall, wenn wir einen Concavcylinder von gleicher Brennweite in den verschiedenen Stellungen seiner Axe vor dem Auge herumbewegen. Dann besteht auch kein regulärer Astigmatismus. Denn ein Auge, das keinen regulären Astigmatismus hat, wird durch $\pm \frac{1}{100}$ c, wie auch die Axe stehe, myopischen oder hypermetropischen Astigmatismus $\frac{1}{100}$ acquiriren und daher schlechter sehen, wie früher. Unter solchen Umständen werden wir erklären, dass es sich um eine mangelhafte oder gestörte Netzhautfunction (oder um irregulären Astigmatismus) handelt.

Ein anderes Mal werde durch sphärische Gläser, convexe oder concave, V von ⁶/₂₄ auf ⁶/₆ gehoben. Dann ist Ametropie die Ursache der Schlechtsichtigkeit.

In einem dritten Falle wird durch sphärische Gläser keine Verbesserung erzielt, wohl aber durch cylindrische. Wird beim Vordrehen eines Convexcylinders $\frac{1}{100}$ Centimeter (1 D) eine Stelle gefunden, bei welcher das Sehen für die Ferne sich bessert und eine um 90° davon verschiedene, bei der es sich verschlechtert, so ist sicher, dass hypermetropischer Astigmatismus da ist. Nehmen wir an, das Auge hätte Ah $\frac{1}{50}$ · der schwächstbrechende (hyper-

metropische) Meridian läge horizontal, der stärkstbrechende (emme-
tropische) vertical. Stelle ich $+ \frac{1}{100}$ c so vor das Auge, dass seine
Axe, also sein unwirksamer Meridian horizontal, daher der brechende
Meridian $\frac{1}{100}$ vertical steht, was wird geschehen? Im verticalen
Meridiane wird E in M $\frac{1}{100}$ umgewandelt, die H $\frac{1}{50}$ im horizontalen
Meridiane dagegen nicht alterirt. Früher bestand Ah $\frac{1}{50}$, die Differenz der Brechkraft der Hauptmeridiane betrug also $\frac{1}{50}$: jetzt besteht gemischter Astigmatismus M $\frac{1}{100} +$ H $\frac{1}{50}$, die Differenz der
Brechkraft der Hauptmeridiane ist $\frac{1}{100} + \frac{1}{50}$ $\frac{1}{33}$; der Astigmatismus ist von $\frac{1}{50}$ auf $\frac{1}{33}$ gestiegen, die Sehschärfe sinkt. Drehe ich
aber das Cylinderglas um 90°, dann fällt die Axe mit dem verti-
calen emmetropischen Meridiane zusammen, dessen Emmetropie demnach jetzt erhalten bleibt, und der brechende Meridian $\frac{1}{100}$ des
Cylinders, der jetzt horizontal liegt, corrigirt einen Theil der in
diesem Meridian herrschenden Hypermetropie $\frac{1}{50}$. Es bleibt in diesem
Meridiane nur noch H $\frac{1}{50} - \frac{1}{100}$ $\frac{1}{100}$. Ah $\frac{1}{50}$ ist auf Ah $\frac{1}{100}$
verringert, die Sehschärfe steigt. Ist also Ah Schuld an der
bedeutenden Herabsetzung von V, dann wird beim Vordrehen von
$+ \frac{1}{100}$ c eine Stellung des Glases erreicht, bei welcher besser, wie
früher, und besser als in allen anderen Stellungen des Glases
gesehen wird. Ist die Axe am Glase markirt, so zeigt uns die
Marke bei der besten Stellung des Glases die Richtung des stärkstbrechenden emmetropischen Meridians an. Man braucht jetzt nur
stärkere Cylindergläser vor dem Auge der Reihe nach herum-
zudrehen und wird so dasjenige Cylinderglas finden, durch welches
die grösste Sehschärfe erreicht wird. In dem gesetzten Falle wird V
sich bessern, wenn ich von $\frac{1}{100}$ bis $\frac{1}{50}$ vorschreite. Mit diesem Glase
wird die grösste V erzielt, stärkere Gläser vermögen nicht mehr,

Dann habe ich, in Anbetracht, dass kein sphärisches Glas V verbessert, dass aber durch Convexcylinder V steigt und zumeist durch
$+ \frac{1}{50}$ c, constatirt, dass einfacher hypermetropischer Astigmatismus (Ah) $\frac{1}{50}$ vorliegt.

Es wäre nur noch möglich, dass gemischter Astigmatismus, d. h. dass im stärkstbrechenden Meridiane nicht E, sondern M
da sei. Zu dem Ende versuche ich, ob ein schwaches Concavcylinderglas, dessen Axe senkrecht auf die Axe des Convexcylinders
gestellt wird, das Sehen noch weiter verbessert. Ich nehme dazu
$- \frac{1}{60}$ c (Z) $- \frac{1}{150}$ c Centimeter ($- 0,67$ c D). Wird das Sehen
nicht besser, sondern schlechter, dann ist As mixtus ausge-
schlossen. Bessert es sich dagegen, dann ist in der That gemischter Astigmatismus vorhanden. Ich prüfe nun wieder, ob durch
ein stärkeres Concavcylinderglas V noch mehr zunimmt. Jenes
Glas, durch welches die grösste Sehschärfe erzielt wird, ist dann
für die Bestimmung der Myopie im stärkstbrechenden Meridian ent-
scheidend.

Z. B.: Bei V $\frac{6}{24}$ steigt V durch $+ \frac{1}{50}$ c auf den höchsten er-
reichbaren Grad von $\frac{6}{9}$. $- \frac{1}{150}$ c, mit gekreuzter Axe vorgesetzt,
verschlechtert. Daher Ah $\frac{1}{50}$, mit $+ \frac{1}{50}$ c V $\frac{6}{9}$. In einem anderen
Falle steigt V $\frac{6}{24}$ durch den bestcorrigirenden Convexcylinder $\frac{1}{100}$
auf $\frac{6}{12}$; durch $- \frac{1}{150}$ c mit gekreuzter Axe nimmt V noch merklich
zu, indem jetzt fast alle Buchstaben von 9 auf 6 Meter erkannt
werden; noch besser wird das Sehen durch $- \frac{1}{100}$ c, da nunmehr
die Mehrzahl der Buchstaben von 6 auf 6 Meter genannt wird.
Durch stärkere Concavcylinder ist nicht mehr zu erreichen.
Es besteht demnach H $\frac{1}{100}$ + M $\frac{1}{100}$ As mixtus $\frac{1}{50}$; mit

$\left. \begin{array}{c} + \frac{1}{100}\ c \\ \\ - \frac{1}{100}\ c \end{array} \right\}$ bic. V $\frac{6}{6}$ nahezu.

Die Prüfung auf Astigmatismus ist immer mit Convex-cylindern zu beginnen. Verschlechtern Convexcylinder, dann ist einfacher hypermetropischer, sowie gemischter Astigmatismus ausgeschlossen. Man geht hierauf zu Concavcylindern über. Ist $V \frac{6}{24}$ durch myopischen Astigmatismus bedingt, dann wird Besserung eintreten, sobald bei Vordrehung von $-\frac{1}{100}$ c die Axe mit dem emmetropischen und daher der zerstreuende Meridian des Glases mit dem myopischen Meridian des Auges zusammenfällt. Ist so die Existenz von Am erwiesen, wird man in der Reihe der Concav-cylinder fortschreiten, bis der schwächste erreicht wird, durch den V auf die grösste Höhe steigt. Dessen Brechkraft gibt dann das Maass für den bestehenden Am ab. Wenn also $V \frac{6}{24}$ weder durch sphärische Convexgläser, noch durch sphärische Concavgläser verbessert, wenn V ebenso durch convexe Cylindergläser verschlechtert wird, dagegen durch $-\frac{1}{100}$ c auf $\frac{6}{18}$, durch $-\frac{1}{80}$ c auf $\frac{6}{12}$ und durch keinen stärkeren Concavcylinder zu grösserer Höhe steigt, dann besteht einfacher myopischer Astigmatismus und zwar Am $\frac{1}{80}$ (1,25 D), mit $-\frac{1}{80}$ c (— 1,25 c D) $V \frac{6}{12}$.

Ist die Herabsetzung der Fernsehschärfe durch Ametropie und Astigmatismus (also durch zusammengesetzten Astigmatismus) bedingt, so wird bei H + Ah (zusammengesetztem hypermetropischem Astigmatismus) V durch sphärische Convexgläser zwar steigen, aber durch cylindrische Convexgläser, die vor die sphärischen gesetzt werden, noch mehr gewinnen. Indem sowohl H, als Ah nach den gegebenen Regeln bestimmt wird, erhält man den Werth und die Correction für H + Ah. Das Gleiche gilt für den zusammengesetzten myopischen Astigmatismus. Wir endigen mit jenem Beispiele, mit welchem wir die Lehre von den optischen Fehlern eingeleitet.

Ein 26jähriger Mann hat sowohl am rechten als am linken Auge $V < \frac{6}{60}$. Convexgläser verbessern das Sehen nicht. Durch sphärische Concavgläser erfolgt Besserung. Das schwächste Concavglas, durch welches die grösste Sehschärfe Rechts erreicht wird, ist $-\frac{1}{12}$ s Z $\left(-\frac{1}{30}$ s Centimeter — 3,25 s D$\right)$. Mit diesem

Glase steigt jedoch V nur auf $\frac{6}{24}$. Durch Vordrehen eines Concav-cylinders $-\frac{1}{100}$ c vor dem sphärischen Glase bessert sich das Sehen, und erreicht die grösste Höhe bei $-\frac{1}{20}$ c Z $\left(-\frac{1}{50}\right.$ c Centimeter $=-2$ c D$\big)$; V steigt dann auf $\frac{6}{9}$. Es besteht demnach Rechts zusammengesetzter myopischer Astigmatismus: M $\frac{1}{30}$ (3,25 D) $+$ Am $\frac{1}{50}$ (2 D); mit $-\frac{1}{30}$ s $(-3,25$ s D) comb. $-\frac{1}{50}$ c $(-2$ c D) V $\frac{6}{9}$.

Links steigt V durch $-\frac{1}{20}$ s Z $\left(-\frac{1}{50}\right.$ s Centimeter $=-2$ s D$\big)$ auf $\frac{6}{18}$; durch Hinzufügung von $-\frac{1}{18}$ c Z $\left(-\frac{1}{44}\right.$ c Centimeter $=$ $-2,25$ c D$\big)$ auf $\frac{6}{9}$. Demnach ist Links M $\frac{1}{50}$ $\left(2\right.$ D$\big)+$ Am $\frac{1}{44}$ $\left(2,25\right.$ D$\big)$; mit $-\frac{1}{50}$ s $\left(-2\right.$ sD$\big)$ comb. $-\frac{1}{44}$ c $\left(-2,25\right.$ c D$\big)$ V $\frac{6}{9}$.

Lässt man beide Augen nach der Correction des zusammengesetzten myopischen Astigmatismus am Sehacte theilnehmen, so werden noch 3 Buchstaben von der Reihe 6 gelesen. V ist also dann nahezu ^{6}s, d. h. nahezu normal.

Wir haben hiermit den Abriss über die Prüfung der Functionen des Auges beendigt. Centrale Sehschärfe, Lichtsinn, Gesichtsfeld und blinder Fleck, Farbensinn, Fernpunkt und Brillenlehre, Accommodationsbreite, Binocularsehen, optische Fehler (Astigmatismus) haben uns beschäftigt. Es handelte sich dabei darum, die Grundbegriffe und die Grundbestimmungen festzustellen.

Noten zum vierten Hefte.

Wie ich aus einer Druckfehler-Correctur ersehe, welche Herr Prof. Becker in einem mir freundlichst zugesandten Separatabdrucke seiner in v. Gräfe's Archiv, XXV. 2, 1879 enthaltenen Arbeit: „Ein Fall von angeborener einseitiger totaler Farbenblindheit" vorgenommen hat, soll es auf pag. 231 des vierten Heftes dieser Vorträge, Zeile 15 von unten heissen: „rein grau" statt „rein grün"; und müssen auf pag. 232, Zeile 12 von oben, die Worte: „und die Schatten grün" wegbleiben.

Zu pag. 237. Ich glaubte, dass in Amerika die Signalfarben Roth und Blau sind — Farben, die der Xanthokyanops nicht verwechselt. Joy Jeffries belehrt mich aber, dass das Blau: Blaugrün sei. Ob es ein Blaugrün ist, das der Xanthokyanops mit Roth verwechseln kann, weiss ich nicht.

Hirn und Auge.

Durch den Sehnerven werden die Lichteindrücke zum Gehirn geleitet. Verfolgen wir diese Bahn, soweit sie mit groben Hilfsmitteln erkennbar ist, beim Menschen, so ergibt sich, dass die Sehnervenfasern, welche in der innersten Schichte der Netzhaut sich ausbreiten, schon innerhalb des Auges zu einem soliden Strange (dessen einzelne Fasern jedoch noch marklos sind) sich sammeln; dass dieser Strang die Lamina cribrosa der Sclerotica durchbricht und als Nervus opticus ausserhalb des Auges zu Tage tritt, nunmehr von weisser Farbe, indem knapp am Auge jede der bis dahin marklosen Fasern sich mit einer Markscheide umgibt. Durch die Orbita in einer Länge von 30 (und mehr) Millimetern gegen das Foramen opticum hin verlaufend, convergirt der Sehnerv mit seinem Partner und beide Nervi optici stossen so, nachdem sie durch das optische Loch in die Schädelhöhle eingetreten und innerhalb dieser einen Verlauf von 10 (und mehr) Millimetern genommen haben, im Chiasma nervorum opticorum in der Mittellinie der Schädelbasis zusammen. Hinsichtlich dessen, wie sich die Sehnervenfasern im Chiasma verhalten könnten, gibt es der Möglichkeiten gar viele. Es könnte sein, dass die zwei Nervenstränge, welche rechts und links als Tractus optici cerebralwärts aus dem Chiasma austreten, dieselben Nervenfasern enthielten, wie die gleichbenannten Nervi optici, so dass sämmtliche Fasern des rechten Nervus opticus im rechten Tractus, und sämmtliche des linken Nerven im linken Tractus weiter verliefen; und merkwürdig ist es, dass einige Male, wie in dem Falle von Vesalius, den H. Meyer 1870 nach Wort und Bild reproducirte, einem Falle, in dem das Chiasma fehlte, jeder Sehnerv nach seinem Austritt aus dem Gehirn auf der gleichen Seite blieb, seinem Genossen in der Gegend des Chiasma eine convexe Krümmung zuwendend.

Es wäre zweitens möglich, dass im Chiasma des Menschen eine

totale Faserkreuzung stattfände, so dass also der rechte Tractus alle Fasern des linken, und der linke Tractus sämmtliche Fasern des rechten Nervus opticus in sich fasste, dass demnach die Sache sich so verhielte, wie wir es bei gewissen Fischen direct sehen, wo z. B. wie beim Hecht, einfach der eine Sehnerv den andern überkreuzt, ohne dass es zu einem Fasergewirre in einem Chiasma käme. Es wäre endlich denkbar, dass der Sehnerv, der an das Chiasma herantritt, einen Theil seiner Fasern in den Tractus derselben Seite und den Rest der Fasern in jenen der entgegengesetzten Seite entsendete, wobei entweder die sich kreuzenden und die ungekreuzten Fasern gleich an Zahl wären, oder aber die Zahl der gekreuzten jene der ungekreuzten oder umgekehrt überwiegen könnte.

Der rechte Tractus opticus z. B. könnte demnach einfach eine Fortsetzung des rechten Nervus opticus (keine Kreuzung) oder des linken Nervus opticus (totale Kreuzung) darstellen, oder er könnte Fasern des rechten Nervus führen, die sich nicht kreuzen, und Fasern des linken Nervus, die im Chiasma sich gekreuzt, also Fasern, welche theils vom rechten, theils vom linken Nerven kommen — ein Zustand, welcher die partielle Kreuzung der Sehnervenfasern im Chiasma (die nur für den Fall, als die Zahl der gekreuzten und ungekreuzten Bündel gleich gross wäre, den Namen der Halbdurchkreuzung verdiente) darstellen würde.

Mit der Annahme des einen oder anderen Verhaltens der Fasern im Chiasma wäre übrigens das Detail des Fasergewirres noch nicht erfasst. Gesetzt z. B., wir wüssten, dass im Chiasma eine Partialdecussation stattfindet, dass also vom rechten Nerven ein Theil der Fasern in den rechten Tractus, ein anderer in den linken Tractus übergeht, so ist damit noch durchaus nicht gesagt, wo im Nerven, im Chiasma und im Tractus die einen und die anderen Fasern liegen. Es könnte z. B. sein, dass die Fasern, welche im rechten Nerven an seiner äusseren (lateralen) Seite verliefen, an der äusseren (lateralen rechten) Seite des Chiasma sich zur äusseren (lateralen) Seite des rechten Tractus begeben, die ungekreuzten Faserbündel also einfach die laterale Flanke von Nerv, Chiasma und Tractus bilden würden. Durch eine Verletzung am lateralen Rande des Tractus würden dieselben Fasern getroffen, wie durch ein Trauma am lateralen Rande des gleichseitigen Nerven oder des gleichseitigen seitlichen Chiasmarandes. In jedem dieser drei Fälle würde eine Functionsstörung im Bereiche der ungekreuzten Bündel auftreten. —

Es könnte aber auch der Fall sein, dass die ungekreuzten Fasern im Nerven zwar an der lateralen Seite verlaufen, dass sie aber nach ihrem Durchgange durch das Chiasma zur medialen Seite des Tractus treten; dass sie im Nerven unten, im Tractus oben; dass sie im Nerven central (in dessen Axe), im Tractus peripher (an dessen Oberfläche) gelegen sind — und was es dieser Variationen noch mehr gibt. Bei alledem wäre noch die Lage der Fasern im Chiasma selbst den verschiedensten Möglichkeiten unterworfen. Wenn also eine Läsion am lateralen Rande des Nerven, des Chiasma und des Tractus die verschiedensten Wirkungen hervorrufen würde, so wäre dadurch z. B. noch nichts gegen die Annahme ungekreuzter Faserbündel erwiesen.

Die Pathologie jenes Theiles des Sehnervenapparates, welcher zwischen der Eintrittsstelle des Nerven aus der Orbita in die Schädelhöhle einerseits und dem Eintritt des Tractus in die Hirnsubstanz andererseits gelegen ist, ist daher 1) davon abhängig, was im Chiasma vorgeht und 2) davon, wo eine und dieselbe Faser im Nerven und im Tractus verläuft. Eine genaue Kenntniss aller hier in Betracht kommenden Verhältnisse würde uns in den Stand setzen, bei gewissen Sehstörungen die Ursache nicht blos an die Basis cranii zu verlegen, sondern auch ihren Sitz (am Orte eines Tractus, eines Nerven, an einer bestimmten Stelle des Chiasmas) genauer festzustellen.

Die Localisation von intracraniellen Erkrankungen auf Grund von Sehstörungen kann jedoch nicht auf den intracraniellen, aber extracerebralen Verlauf des Sehnerven innerhalb der Schädelhöhle allein sich beziehen; sie muss natürlich auch durch Störungen im intracerebralen Verlauf und im Ursprung der Opticusfasern bestimmt werden. Die beiden Tractus optici treten aus dem Chiasma in divergirender Richtung gegen das Hirn; wo sie sich einsenken und inwieweit ihre Fasern weiter im Centralorgane mit Sicherheit verfolgt werden können, darüber wird noch später gehandelt werden. Wenn wir allgemeinen Erwägungen, wie beim Chiasmabau, uns hingeben wollen, so wäre es möglich, dass der Tractus in der Grosshirnhemisphäre endigt, in die er eintritt; es wäre aber auch möglich, dass er mit allen oder dass er mit einem Theile seiner Fasern die Mittellinie des Gehirns überschreitet und in die entgegengesetzte Hälfte des Grosshirns gelangt, um dort zu endigen. Es ist klar, dass, je nachdem sich die Sache in der einen oder anderen Weise verhält, Krankheitsherde an bestimmten Stellen des Grosshirns Seh-

25*

störungen verschiedener Art erzeugen werden, und dass, die Kenntniss des intracerebralen Verlaufs des Opticus vorausgesetzt, möglicherweise aus der Art der Sehstörung ein Schluss auf die Existenz
eines cerebralen, in bestimmter Weise localisirten Herdes gezogen
werden könnte.

Bei den Fällen, die wir bisher erwogen haben, spielt der Sehnerv im Grossen und Ganzen keine andere Rolle, wie jeder andere
Hirnnerv. Ein Krankheitsherd, welcher im intracraniellen, intra-
oder extracerebralen Verlauf irgend eines Hirnnerven sitzt, wird
sich durch Störungen im Gebiete jenes Nerven verrathen und wir
werden aus der Art dieser Störungen bei genügenden Kenntnissen
über den centralen Verlauf der entsprechenden Nervenfasern auch
mitunter Schlüsse auf die Localisation der Hirnerkrankung ziehen
können. Die eine Art des Zusammenhanges zwischen Hirn und
Auge ist also keine andere als wie die zwischen Hirn und den von
anderen Hirnnerven versorgten Organen.

Aber eine zweite Art des Zusammenhanges gibt es, die nicht
für alle Hirnnerven gilt, die darin wurzelt, dass Sehnerv und Netzhaut ihrer Entstehung nach ein vorgeschobener Theil, eine unmittelbare Ausstülpung des Gehirns sind, und dass die Scheiden, welche
den Sehnerven umgeben, als directe Fortsetzungen der Hirnhäute
angesehen werden können.

Zu welcher Zeit die erste Anlage der Augen im menschlichen
Embryo sich entwickelt, ist zwar bisher mit Sicherheit nicht festgestellt. Doch soviel ist gewiss, dass schon sehr frühzeitig, sobald
das sogenannte Medullarrohr an seinem vorderen Ende zu den drei
Hirnblasen sich erweitert hat, aus der vordersten Hirnblase jederseits seitlich sich eine neue Blase ausstülpt, die nach ihrer vollkommenen Ausbildung durch einen hohlen Stiel mit der vorderen
Hirnblase in Verbindung steht. Die hohle Blase ist die primäre
Augenblase, der hohle Stiel die Anlage des Sehnerven. Von den
die primäre Augenblase überziehenden Zellschichten aus entwickelt
sich in der Gegend der höchsten Stelle der Blase die Linse. Dadurch wird die Wand der primären Augenblase eingedrückt und je
mehr die Linsenanlage wächst, desto mehr weicht der eingestülpte
Theil der Augenblase zurück und nähert sich dem nicht umge-
schlagenen Theile, so dass der Raum zwischen den beiden Blättern
der Augenblase, der ursprüngliche Hohlraum der primären Augenblase, immer schmäler wird. Auf diese Weise wird die Hohlkugel

der primären Augenblase umgewandelt in eine Schale, die aus zwei
Blättern besteht und in ihrer Höhlung zunächst die Linse trägt.
Diese Schale, welche, wenn wir sie mit ihrem Stiele, dem Sehnerven,
im Zusammenhange betrachten, einige Aehnlichkeit mit einem Eier-
becher hat, ist die secundäre Augenblase. Das äussere und
innere Blatt der secundären Augenblase haben ursprünglich die
gleiche Dicke. Doch es ändert sich das Verhältniss, indem das innere
Blatt durch mächtige Wucherung seiner Zellen sehr bald das äussere
Blatt vielfach an Dicke überragt. Das innere Blatt der secundären
Augenblase wird der Hauptsache nach zur Netzhaut, aus dem äusseren
Blatt entwickelt sich das Pigmentepithel der Netzhaut, jene einfache
Lage pigmentirter Zellen, die bis vor Kurzem noch immer als Pig-
mentepithel der Aderhaut geführt wurde.

Die Netzhaut ist daher der Entwickelung nach ein Aussenwerk
des Gehirns. Processe, die in den Innenwerken sich abspielen,
könnten sich daher durch Propagation in die Aussenwerke verrathen,
d. h. aus gewissen krankhaften Veränderungen in der Netzhaut
könnten Rückschlüsse auf analoge Processe im Gehirn gezogen
werden. Da ferner, wie schon erwähnt und wie später noch weiter
ausgeführt werden soll, die Hirnhäute in die Scheiden des Sehnerven
sich fortsetzen und die Räume zwischen den Hirnhäuten mit analogen
Räumen zwischen den Scheiden des Opticus communiciren, so wird
es möglich sein, dass die Druckverhältnisse innerhalb der Schädelhöhle
auf die Druckverhältnisse innerhalb der Scheiden des Sehnerven
Einfluss nehmen, und dass physiologische und pathologische Producte
aus dem Raume zwischen Dura und Arachnoidea (dem Subduralraum) einerseits, aus dem Raume zwischen Arachnoidea und Pia
(dem Subarachnoidealraum) andererseits ihren Weg in die in der
Orbita zwischen den Scheiden des Opticus gelegenen Fortsetzungen
dieser Räume finden, und dass daraus eigenthümliche Krankheitsbilder und Störungen des Sehvermögens sich entwickeln.

Intracranielle Störungen werden weiterhin dadurch das Auge
beeinflussen können, dass durch sie Nerven, wie der Trigeminus und
Sympathicus, die sich an der Innervation des Auges betheiligen,
getroffen werden und dass eine Läsion der Augenmuskelnerven in
irgend einer Weise Platz greift. Schwere Hirnerkrankungen werden
endlich auch mit schweren Störungen des Sehorgans sich combiniren
können, ohne dass die letzteren die Folge der ersteren zu sein
brauchen, indem vielmehr beiden eine gemeinschaftliche Ursache zu

Grund liegt. Denn, wenn z. B. Jemand die Erscheinungen der Embolie der Sylvischen Arterie darbietet und gleichzeitig totale Erblindung eines Auges, so steht die Erblindung mit dem Hirnprocesse direct in gar keinem Zusammenhange, sondern hat nur darin ihren Grund, dass gleichzeitig oder fast gleichzeitig mit der Embolisirung der Sylvischen Arterie ein Embolus auch in eine Arteria centralis retinae gefahren ist und damit die Function der betreffenden Retina aufgehoben wurde. Die Hemiplegie und Aphasie, die etwa gleichzeitig mit der einseitigen Amaurose da ist, sind nicht von einander, sondern beide von jenem Herz- oder Gefässleiden abhängig, das die Emboli liefert.

Wenn wir demnach von den genuinen Processen absehen, welche sich in den Fasern des Sehnerven von seiner Retinalausbreitung bis zu seinem Ursprung im Gehirn etabliren können, so hängen Hirn und Auge dadurch zusammen, dass 1) die Fasern des Sehnerven in ihrem Laufe vom Foramen opticum bis zu ihrem centralen Ursprung, sowie diese centralen Ursprünge selbst secundär (durch Uebergreifen krankhafter Processe benachbarter Theile des Schädelinhalts) erkranken können; dass 2) für Hirn- und Augenerkrankungen gemeinsame dritte Ursachen existiren; dass 3) Netzhaut und Schnerv vorgeschobene Theile des Gehirns sind und als solche in einem gegenseitigen Specialconnexe stehen; dass endlich 4) das dritte, vierte, fünfte und sechste Nervenpaar, sowie die Schädelhöhle passirende Fasern des Sympathicus das Auge und seine Adnexe innerviren. Ist auch der Zusammenhang von gar vielen Seh- und Hirnstörungen noch dunkel — auf eines der genannten vier Momente muss es doch stets ankommen.

Wenn wir zunächst die Erscheinungen erörtern wollen, wie sie von Seite des Gehirns und Sehorgans zur Beobachtung kommen, falls eine Läsion der Opticusfasern im intracraniellen Verlaufe von der Nachbarschaft aus erfolgt, so wäre es am besten, systematisch vorzugehen und der Reihe nach die Erscheinungen zu schildern, wie sie durch Läsion des intracraniellen Theils des Opticus, dann des Chiasmas, des Tractus und endlich des centralen Verlaufes und des Ursprungs des Opticus — auf dem letzten Wege (des centralen Verlaufs) wären dann noch entsprechende Stationen zu machen — hervorgerufen werden. Allein so sattelfest sind wir noch nicht auf diesem Gebiete, dass es erspriesslich wäre, in dieser Art vorzugehen. Es wird vielmehr vom Vortheil sein, wenn wir zu allererst eine der interessantesten centralen Sehstörungen,

die binoculare Hemianopie (Hemianopsie, Hirschberg),

analysiren. Das Leiden führte den Namen Hemiopie, bis Hirschberg denselben in Hemianopsie umwandelte. Hemiopie heisst Halbsehen. Hemiopie nach oben z. B. bedeutete aber nicht: Halbsehen nach oben, d. i. Sehen in der oberen Hälfte des Gesichtsfeldes bei Ausfall des Sehvermögens in der unteren Gesichtsfeldhälfte, sondern vielmehr Ausfall der oberen Gesichtsfeldhälfte. Hemiopie bedeutet also Halb-Nicht-Sehen nach einer bestimmten Richtung, und daher ist es, um jeden möglichen Irrthum auszuschliessen, besser, in die griechische Bezeichnung das ἀ privativum einzuschalten und das Wort Hemiopie in Hemianopie umzuwandeln.

Wenn man sich (Fig. 19) die Netzhäute beider Augen eines

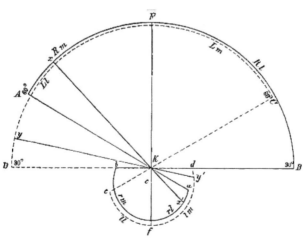

Figur 19.

Individuums so aufeinandergelegt denkt, dass die beiden Foveae f. sowie die beiden horizontalen Meridiane zusammenfallen (in der Zeichnung sind sie der Deutlichkeit wegen getrennt in Form concentrischer Kreise), so kann man sich am leichtesten die Ausdehnung des gemeinsamen und der getrennten Gesichtsfelder vergegenwärtigen. Blickt das Doppelauge gerade nach vorne, so gehört der Netzhautbogen ab dem rechten, der Netzhautbogen cd dem linken Auge an; rm ist die mediale, rl die laterale Netzhauthälfte des rechten; lm die mediale, ll die laterale Netzhauthälfte des linken Auges. Das rechte Auge, nach dem Nullpunkt F des Perimeters blickend, beherrscht dabei das Gesichtsfeld in der Ausdehnung des Bogens AB, d. h. vom Fixationspunkte F nach rechts, welche Richtung für das rechte Auge die laterale ist, in einer Ausdehnung von 90° (von F bis B) und vom Fixationspunkte nach links, medialwärts, in einer Ausdehnung von 60° (von F bis A), in Summa also in einem Bogen von 150°. Häufig (s. 3. Heft, pag. 166) ist bei dieser Blickrichtung die laterale Ausdehnung um einige Grade grösser, die mediale in der Regel um einige Grade geringer, aber wenn man mit abgerundeten Zahlen zu thun haben will, ist es am besten, die genannten zu nehmen. In analoger Weise beherrscht das linke Auge den Gesichtsfeldbogen CD, also lateral (links, FD) 90°, medial (rechts, FC) 60°, in Summa wieder 150°.

Es ist nun aus der Figur leicht zu ersehen, dass das gemeinschaftliche Gesichtsfeld nur von A bis C, also vom Fixationspunkte nach rechts, wie nach links durch 60° reicht, mithin in toto 120° umfasst, während das totale Gesichtsfeld, wenn beide Augen geöffnet sind, über 180° sich erstreckt, die Links-Strecke AD in der Ausdehnung von 30° jedoch nur vom linken Auge (mit Hilfe des Netzhautbogens ad), die Rechts-Strecke CB in der gleichen Ausdehnung nur vom rechten Auge (mittels des Netzhautbogens cb) beherrscht wird. Soweit die Netzhautbogen in der Figur zwischen c und a liegen, wirken beim Blicke nach vorne beide Netzhäute zusammen, und demnach stellt der Doppel-Gesichtsfeldbogen AC das gemeinschaftliche Gesichtsfeld dar, während Alles, was von C mehr nach rechts gelegen ist, nur noch vom rechten, Alles, was von A mehr nach links sich findet, nur vom linken Auge wahrgenommen werden kann. Der Punkt x im Gesichtsfeld z. B. entwirft ein Bild in x', also auf beiden Netzhäuten, er wird demnach binocular gesehen; vom Punkte y hingegen wird das Bild in y' entworfen, da wo die Netzhautlinie einfach verläuft; er kann daher nur monocular gesehen werden.

Wenn wir die Schemata für die verschiedenen Formen von binocularer Hemianopie entwerfen, so müssen wir unterscheiden: Hemianopien nach den Höhen- und Hemianopien nach den seitlichen Richtungen. Hemianopien nach der Höhenrichtung, ideal construirt, werden in ihren Grenzen durch den horizontalen Netzhautmeridian, der durch die Fovea centralis geht, bestimmt werden. Demgemäss wird in jedem der beiden Augen das Gesichtsfeld nach oben oder nach unten mangeln, oder es wird, wenn wir die Möglichkeiten erschöpfen und analog wie bei der Zergliederung der seitlichen Hemianopien vorgehen, in dem einen Auge das Gesichtsfeld nach oben, in dem zweiten jenes nach unten fehlen können. Fig. 20

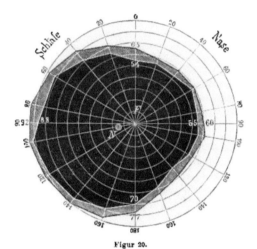

Figur 20.

reproducirt uns das Gesichtsfeld eines normalen linken Auges, vom Fixationspunkt als Centrum aus aufgenommen. Bei einer binocularen Hemianopie nach oben würde jederseits das Gesichtsfeld über, bei der binocularen Hemianopie nach unten jederseits das Gesichtsfeld unter dem horizontalen Meridian (90—90) ausfallen; in den noch erhaltenen Theilen des Gesichtsfelds würde aber gemeinschaftlicher Sehact wie unter normalen Verhältnissen bestehen. Würde hingegen auf dem einen Auge, z. B. auf dem linken, die obere, am zweiten Auge (dem rechten) die untere Hälfte des Gesichtsfelds fehlen, so hätten zwar beide Augen zusammen ein ziemlich ausgedehntes Gesichtsfeld (normal wäre es nicht, denn im oberen

Abschnitte wäre das Sehfeld des rechten Auges massgebend und demnach zwar nach rechts keine Beschränkung, wohl aber nach links, da ja das Sehfeld des rechten Auges medialwärts weniger weit reicht als das verlorengegangene Gesichtsfeld des linken Auges lateralwärts reichte — und in analoger Weise wäre die untere Sehfeldhälfte nach rechts hin beengt) — aber im oberen und unteren Theile des Gesichtsfelds bestünde kein gemeinschaftlicher Sehact mehr. Es ist klar, dass bei der binocularen Hemianopie nach oben die beiden unteren, bei jener nach unten die beiden oberen Netz₋ hauthälften nicht fungiren; im letzterwähnten Falle endlich an dem einen Auge die obere, an dem andern die untere Netzhauthälfte ausser Thätigkeit gesetzt ist. Die binocularen Hemianopien nach oben, wie nach unten sind gleichsinnig, homonym; die dritte Form der binocularen Höhen-Hemianopie wäre gegensinnig, heteronym. Die homonyme Höhen-Hemianopie ist dadurch characterisirt, dass in dem erhaltenen Gesichtsfeld der binoculare Sehact erhalten ist, die heteronyme dadurch, dass er fehlt. Die binocularen Hemianopien in Höhenrichtung könnten also sein eine Hemianopia homonyma und dann eine superior oder inferior, oder eine Hemianopia heteronyma und dann eine supero-inferior, d. h. eine solche, bei der an einem Auge die obere, am andern die untere Sehfeldhälfte mangelt.

Wir werden diese Charakteristik der Homonymie und Heteronymie sofort mit Nutzen bei der Analyse der viel wichtigeren Hemianopien in seitlicher Richtung verwenden. Im Hinblick auf diese denken wir uns die Netzhaut jedes Auges durch eine durch das Centrum der Fovea centralis gehende Verticallinie in zwei seitliche Hälften getheilt. Es könnte nun zunächst geschehen, dass die laterale (temporale, äussere) Netzhauthälfte im rechten Auge (rl, — Fig. 19) und die mediale (nasale, innere) Retinahälfte im linken Auge (lm), oder umgekehrt, dass die mediale Netzhauthälfte rechts (rm) und die laterale links (ll) nicht fungirt. Was da resultiren wird, ist aus Fig. 19 leicht zu ersehen. Da bedeutet der Bogen rl die laterale Netzhautpartie des rechten Auges, soweit sie das mediale Gesichtsfeld Rm = FA beherrscht und der Bogen lm die mediale Netzhautpartie des linken Auges, von deren Function der laterale Gesichtsfeldbogen Rl = FB abhängt. Die laterale Netzhauthälfte rl des rechten und die mediale Netzhauthälfte lm des linken Auges liegen in dem betreffenden

Auge nach rechts, es sind dies also die beiden rechten Netzhauthälften. Ist rl — fa gelähmt, so entfällt (Fig. 19) der Gesichtsfeldbogen Rm — FA, und ist lm — fd functionsunfähig, so fällt der
Gesichtsfeldbogen FD — Ll aus. In dem Falle also, als die laterale
Netzhauthälfte rechts, die mediale links, also die beiden rechten
Netzhauthälften nicht fungiren, fällt das Gesichtsfeld von der durch
den Fixationspunkt F gehenden Verticalen vollständig in der
Richtung nach links aus, indem die mediale Gesichtsfeldhälfte des rechten und die laterale des linken Auges verloren gegangen ist.

Fehlt umgekehrt die Function von ll — ef, der lateralen Netzhauthälfte des linken Auges und gleichzeitig die Function von
rm — bf, der medialen Netzhauthälfte des rechten Auges, dann fällt
im Gesichtsfeld für das linke Auge der mediale Bogen Lm — FC,
für das rechte der laterale Bogen Rl — FB aus, d. h. bei Lähmung
der beiden linken Netzhauthälften fehlt das Gesichtsfeld beider
Augen von der verticalen Trennungslinie vollständig nach rechts
herüber. Wie aber verhält sich das erhaltene Gesichtsfeld? Bei
der binocularen Hemianopie nach links verhält sich das Gesichtsfeld nach rechts, wie in Fig. 19 gezeichnet, d. h. wie unter normalen Verhältnissen, es besteht im Sehfeldbogen FC binocularer
Sehact — und ebenso ist bei der binocularen Hemianopie nach
rechts in der erhaltenen linken Gesichtsfeldhälfte von F bis A der
binoculare Sehact gewahrt. Demnach characterisiren sich mit Rücksicht auf das früher Bemerkte die binocularen Hemianopien nach
rechts und nach links als homonyme Hemianopien, und wir sehen,
dass während die beiden oberen Netzhauthälften einerseits, die
beiden unteren anderseits gleichsinnig sind, von den seitlichen
Netzhauthälften nicht etwa die beiden medialen oder die beiden
lateralen, sondern die mediale der einen und die laterale der
andern Seite, d. i. die beiden rechten, wie die beiden linken
Hälften gleichsinnig erscheinen. Von den binocularen Hemianopien in seitlicher Richtung haben wir also jetzt kennen gelernt
die Hemianopia homonyma und diese kann sein eine Hemianopia homonyma dextra und eine Hemianopia homonyma
sinistra. Bei ersterer fehlen die beiden rechten, bei
letzterer die beiden linken Gesichtsfeldhälften, bei ersterer
haben die beiden linken, bei letzterer die beiden rechten Netzhauthälften ihre Function eingestellt. Es genügt nicht etwa zu schreiben:

Hemianopia dextra oder Hemianopia sinistra. Dies könnte auch bedeuten, dass an einem Auge Hemianopie nach rechts oder nach links besteht — und ich werde später zeigen, dass es von Vortheil ist, in dem Ausdruck: Hemianopie nicht eo ipso eine doppelseitige Störung zu subsumiren. Erst durch den Zusatz: homonyma wird die Störung der beiden Augen und zwar in unzweifelhafter Weise definirt.

Wenn die mediale Netzhauthälfte des einen Auges gleich- sinnig ist mit der lateralen des anderen Auges, dann muss jede Art der Hemianopie in seitlicher Richtung, wenn sie nicht in die eben besprochene Kategorie gehört, heteronym sein. Von Seiten der Theorie kann es zwei Arten der heteronymen Hemianopie geben. Es kann nämlich in jedem Auge die mediale Netzhaut- hälfte oder es kann in jedem Auge die nasale Netzhauthälfte ihre Leistung eingestellt haben. Wenn die beiden medialen Netzhaut- hälften nicht fungiren, so bedeutet das in Fig. 19, dass die Netz- hautbogen rm — fb und lm — fd und demgemäss die Gesichtsfeld- bogen Rm - FB und Ll — FD nicht in Betracht kommen. Es bleibt für das rechte Auge nur der laterale Netzhautbogen rl fa mit dem ihm entsprechenden medialen Sehfeldbogen Rm — FA — und ebenso für das linke Auge blos ll = fc mit Lm = FC übrig. Das Gesichtsfeld beider Augen ist der Bogen AFC, allein in einer Zeich- nung, die das Gesichtsfeld bei Lähmung der beiden medialen Netz- hauthälften darzustellen, bestimmt wäre, wäre dieser Bogen nicht doppelt, wie in Fig. 19, sondern einfach, wie die Bogen AD und CB, denn im Bereiche dieses Bogens gibt es kein gemeinschaftliches Sehen, da das rechte Auge von F bis A, das linke von F bis C allein herrscht; von F bis A fehlt der gestrichelte, von F bis C der ausgezogene Bogen. Es ist dies characteristisch für die hete- ronyme Hemianopie. Der Name dieser Hemianopie muss, da beiderseits die lateralen (temporalen) Gesichtsfeldhälften fehlen, lauten: Hemianopia heteronyma lateralis (temporalis).

Ist die Leistung der beiden lateralen Netzhautbogen, rl = fa und ll fc aufgehoben und damit ein Ausfall der beiden medialen Gesichtsfelder Rm = FA und Lm = FC gesetzt, dann bleibt dem rechten Auge der mediale Netzhautbogen rm = fb mit dem von 0° bis 90° nach rechts reichenden lateralen Sehfeldbogen Rl — FB, dem linken Auge gleichfalls der mediale Retina-Halbkreis lm = fd mit dem von 0° bis 90° nach links reichenden lateralen Bogen im

Gesichtsfelde Ll = Fl). Der gemeinschaftliche Sehact fehlt, weil beiderseits die medialen (nasalen) Gesichtsfeldbogen ausfallen. Dies ist die Hemianopia heteronyma medialis (nasalis).

Bei der homonymen Hemianopie (in seitlicher Richtung) erstreckt sich das Gesichtsfeld beider Augen im Horizont nur durch 90°; es fehlt vom Fixationspunkte nach rechts herüber gänzlich bei der Hemianopia homonyma dextra, nach links hinüber bei der Hemianopia homonyma sinistra. Die Ausdehnung des Gesichtsfelds wird bei Hemianopia homonyma dextra bestimmt durch das linke Auge, bei Hemianopia homonyma sinistra durch das rechte Auge; es ist in dieser Beziehung gleichgiltig, ob im ersteren Falle das rechte, in letzterem das linke Auge geöffnet ist, aber bei Oeffnung beider Augen besteht gemeinschaftliches Sehen.

Bei der heteronymen Hemianopie ist die Totalausdehnung des Gesichtsfelds beider Augen grösser, als bei der homonymen und doppelt so gross, als wenn blos ein Auge geöffnet ist. Bei der Hemianopia heteronyma lateralis (temporalis) hat das Gesichtsfeld in toto 120°, je 60° nach rechts und nach links vom Fixationspunkt. Bei der Hemianopia heteronyma medialis (nasalis) ist die Totalausdehnung des Sehfelds gegen die Norm gar nicht geändert, denn in der Norm werden doch die Sehfeldgrenzen bedingt durch die Ausdehnung der lateralen Gesichtsfeldhälften und diese haben bei der in Rede stehenden Hemianopie-Form nicht gelitten. Bei der heteronymen Hemianopie fehlt der gemeinschaftliche Sehact.

Die Nomenclatur der binocularen Hemianopie und so zu sagen ihre physicalische Wesenheit haben wir mit dem Gesagten erschöpft. Ueber die Aetiologie solcher Sehstörungen ist aber noch nichts ausgesprochen. Wenn die binoculare Hemianopie wirklich durch intracranielle Ursachen bedingt werden kann, so ist a priori nicht abzusehen, warum sie nicht auch durch ein extracranielles, vor allem durch ein doppelseitiges intraoculares Moment bedingt werden könnte. Im Allgemeinen hat man sich geeinigt, den Ausdruck Hemianopie nur dann zu gebrauchen, wenn die Sehstörung eine intracranielle Ursache hat. Dieser Vorgang ist vollkommen zu billigen. In einem speciellen Falle kann daher die Frage entstehen, ob es sich um Hemianopie handelt oder um gewisse Gesichtsfelddefecte auf Grund intraocularer Erkrankungen. Aber die andere Uebung, dass man mit dem Worte Hemianopie nicht blos den Begriff einer intracraniellen, sondern auch den einer doppelseitigen,

beide Augen treffenden Störung verbindet, möchte ich nicht pflegen.
Ich habe desshalb stets bisher von binocularer Hemianopie gesprochen. Es wäre nicht blos auf Grund theoretischer Erwägung
möglich, dass das halbe Gesichtsfeld Eines Auges in Folge einer
intracraniellen Läsion ausfiele, sondern es kommen solche Fälle
thatsächlich vor. Für diese möchte ich entschieden den Ausdruck
Hemianopie gewahrt wissen. Die Bezeichnung Hemianopia lateralis
oc. dextri hat dann einen ganz bestimmten Sinn; es wird dadurch
ein Defect der lateralen Gesichtsfeldhälfte des rechten Auges aus
intracranieller Ursache ausgedrückt. Ich möchte wünschen, dass
eine solche Ausdrucksweise nicht blos geduldet, sondern allgemein
angenommen würde.

Wir können jetzt zur Erörterung der Frage übergehen, welche
Formen von Hemianopie und in welcher Art dieselben thatsächlich
zur Beobachtung kommen. Wir beginnen mit den Hemianopien
in seitlicher Richtung und zunächst mit der

Hemianopia homonyma in seitlicher Richtung.

Die homonyme Hemianopie, sowohl die rechts- als die linksseitige, hat Eine Erscheinungsweise, welche genau der früher entwickelten theoretischen Möglichkeit entspricht. Eine durch die Mitte
der Fovea centralis gehende verticale Linie scheidet die normal
functionirenden Netzhauthälften von den vollständig erblindeten. Bedient man sich bei Hemianopie des Förster'schen Perimeters (siehe
3. Heft, pag. 164) zur Aufnahme des Gesichtsfeldes, so soll in jedem
Falle der Fixationspunkt und nicht das Centrum des blinden Flecks
(siehe pag. 178) auf den Nullpunkt gestellt werden; aber auch diese
Messungsart hat ihre Mängel. Vergegenwärtigen wir uns die Sache
an Fig. 20. Es handle sich um Hemianopia homonyma sinistra.
Dann muss für das linke Auge das Gesichtsfeld an der Schläfenseite fehlen. Der Perimeterbogen wird von der Horizontalen (90⁰)
aus der Reihe nach auf 80⁰, 60⁰, 40⁰, 20⁰; dann auf 100⁰, 120⁰,
140⁰, 160⁰ gestellt. Bei Fixation von F darf, wenn Hemianopie mit
vertical durch den Fixationspunkt gehenden Trennungslinien da ist,
das im Perimeterbogen von der Schläfe her bewegte Quadrat erst
sichtbar werden, wenn es in F einrückt. Aendert sich die Fixation

bei diesen vielfachen Stellungen des Bogens um ein Geringes gegen die Schläfe, so kann das Object auf den einzelnen Meridianen schon früher aufzutauchen scheinen. Die Thatsache, die nach Prüfung in ein oder zwei Meridianen vom Untersuchten gewonnen wird, dass sich das Object dem Fixationspunkt nähere, sowie der Umstand, dass der Geprüfte genau weiss, in welcher Richtung das Object herankommt, indem er ja die Fortsetzung des Perimeterbogens in der erhaltenen Hälfte des Gesichtsfeldes sieht, nöthigt unwillkürlich zu Aenderungen der Blickrichtung in die blinde Hälfte. Wenn der Perimeterbogen vertical (auf 0° 180°) gestellt wird, wird das weisse Quadrat (streng genommen eine seitliche Hälfte) im peripheren Sehen sichtbar. Es kann aber andererseits die perimetrische Untersuchung einen vollkommenen Ausfall einer seitlichen Hälfte zeigen und das Gesichtsfeld doch noch stellenweise über die Verticallinie hinüberreichen. Denn wenn auch bei dem Vorrücken des Quadrates auf dem Meridiane 20°, sowie auf dem Meridiane 160° dasselbe vollkommen unsichtbar bleibt, bis es nicht in F einrückt, so kann doch oberhalb und unterhalb des Fixationspunktes das Gesichtsfeld vielfach über die Verticale sowohl in den Sector 0° F 20°, als in den Sector 180° F 160° hinübergreifen. Man muss daher in jedem Falle noch Bogenstellungen zwischen 0° und 20°, sowie zwischen 180° und 160° einschalten, um zu einem halbwegs befriedigenden Resultate zu gelangen.

Es liegt in der Natur der Sache, dass, um über den Verlauf der Grenzlinie in's Klare zu kommen, ein anderer Vorgang zweckmässiger erscheint. Man benützt entweder ein Scherk'sches Perimeter (s. 3. Heft, pag. 167) oder eine ebene Tafel, auf welcher ein Kreuz verzeichnet ist (pag. 160, 161). Der verticale Schenkel des Kreuzes ist bis zu dem oberen und unteren Rande der Tafel verlängert. Während das Auge den Nullpunkt der Perimeter-Hohlhalbkugel oder die Mitte des Kreuzes fixirt, wird ein Kreidestück in verschiedenen Höhen in der defecten Sehfeldhälfte horizontal gegen die Verticale vorgeschoben, also in der Fig. 20 von der Stelle, wo 40, 60, 80, 90, 100 u. s. f. angeschrieben steht, in horizontaler Richtung hinüber gegen die Verticale, die an ihren Enden 0 und 180 trägt. Jetzt, wo das Object nur im Meridian 90 in den Fixationspunkt rückt und wo der Untersuchte durchaus keinen Anhaltspunkt dafür hat, in welchem Parallelkreise sich dasselbe annähert, wird es eher möglich sein, die Punkte, an denen die Kreidespitze zuerst sichtbar wird, festzustellen, und so die Trennungslinie abzustecken. Ich habe auch (s. 3. Heft, pag. 161) zu diesem Zwecke eine am Zimmerplafond befestigte, durch ein freihängendes Gewicht vertical gespannte Schnur benutzt, auf welcher in der Höhe des untersuchten Auges ein Wachskügelchen als Fixationsobject angebracht war. Gegen diese Schnur wurde ein Streifen weissen (oder farbigen) Papiers in verschiedenen Höhen in horizontaler Richtung angenähert, um zu ergründen, ob die Trennungslinie vollkommen vertical verläuft.

Derartige Untersuchungen haben nun ergeben, dass es wirklich Fälle von homonymer Hemianopie gibt, in denen die Trennungslinie vollkommen vertical durch den Fixationspunkt verläuft oder wenigstens Fälle, von denen man sagen kann, dass etwaige geringe Abweichungen der Trennungslinie von der Verticalen in den Bereich der Untersuchungsfehler fallen, so dass der Beweis, die Trennungslinie wäre nicht vertical, nicht geliefert werden kann.

Die centrale Sehschärfe kann in derartigen Fällen vollständig normal sein, wie dies auch, wenn die theoretische Zerschneidung des Gesichtsfelds in zwei Hälften, die durch eine durch den Fixationspunkt gehende Verticale getrennt sind, in praxi vorkommt, nicht anders zu erwarten ist. An der Fovea centralis, der Stelle des deutlichsten Sehens, stehen in jedem Diameter der Fovea 50 bis 60 Zapfen. Trenne ich von der Fovea durch eine verticale Linie die eine Hälfte ab, so bleibt die Hälfte der Zapfen intact übrig. In dem horizontalen Meridiane z. B. gibt es dann bei Hemianopie statt 50 bis 60 Zapfen nur noch 25 bis 30, aber diese fungiren normal und sind, so viel wir wissen, ziemlich gleichwerthig. Auf dieser halben Fovea können daher ebenso scharfe Bilder wie früher entworfen werden und demnach ist das Fortbestehen normaler centraler Sehschärfe nicht wunderbar.

Die periphere Ausdehnung der beiden erhaltenen Gesichtsfeldhälften zeigt keine Anomalie. Wenn auch bei Hemianopia homonyma dextra die beiden rechten Gesichtsfeldhälften gänzlich fehlen, so braucht die Untersuchung der beiden linken Gesichtsfeldhälften nichts abnormes darzubieten. Das laterale Gesichtsfeld des linken und das mediale des rechten Auges zeigen dieselbe Erstreckung wie unter normalen Verhältnissen. Ebenso ist der Lichtsinn und der Farbensinn der functionirenden Netzhauthälften nicht alterirt.

Das Prototyp der homonymen Hemianopie ist also dadurch characterisirt, dass 1) in einem Paare der homonymen Gesichtsfeldhälften die Lichtempfindung gänzlich mangelt; 2) dass die Trennungslinie vertical durch den Fixationspunkt geht; 3) dass die centrale Sehschärfe intact ist und endlich 4) dass die Peripherie der erhaltenen zwei Gesichtsfeldhälften die normale Ausdehnung zeigt, sowie dass Licht- und Farbensinn normal sind.

Homonyme Hemianopien können aber noch in anderer Form auftreten.

Es braucht 1) in den defecten homonymen Gesichtsfeldhälften die Lichtempfindung nicht gänzlich zu mangeln. Mangelt sie gänzlich, dann wird begreiflicher Weise auch eine Lichtflamme nicht wahrgenommen, wenn sie im blinden Gesichtsfeld bewegt wird. Nähert man die Flamme der Trennungslinie, dann wird allerdings häufig ein Lichtschein bemerkt, noch ehe das Licht die Trennungslinie erreicht. Allein dies rührt nur daher, dass das optische System der Augen mangelhaft ist. Wäre es vollkommen, dann würde bei Hemianopia dextra z. B., so lange die Lichtflamme in den blinden Gesichtsfeldhälften weilt, das Bild auf blinden Stellen der linken Netzhauthälften scharf entworfen und würde nicht wahrgenommen. Weil aber die Bilder keine scharfen sind, nicht jeder Objectpunkt einem Bildpunkte entspricht, sondern eine Zerstreuungsfigur bildet, so können, wenn die Lichtflamme sich ganz nahe der Trennungslinie befindet, die Zerstreuungsfiguren bereits theilweise auf sehende Netzhautpartien hinübergreifen und so einen unbestimmten Lichtschein hervorrufen. Die Lichtflamme als solche wird aber erst in dem Momente gesehen, da sie die Trennungslinie überschreitet.

Es kann aber geschehen, dass in den defecten Gesichtsfeldhälften noch Lichtempfindung da ist, entweder so, dass an die Trennungslinie des scharfen Sehens sich eine Zone anschliesst mit abgestumpfter Function (natürlich eine Zone von einer gewissen Breite, so dass das eben besprochene Irradiationsphänomen ausgeschlossen erscheint) und dass erst an diese die Zone gänzlicher Empfindungslosigkeit angrenzt. Es kann aber auch geschehen, dass in der ganzen Ausdehnung der hemianopischen Defecte noch eine gewisse Wahrnehmung da ist, bis zu den normalen Gesichtsfeldgrenzen. Die Höhe der Function der paretischen Netzhauthälften ist eine verschiedene. Das eine Mal kann noch ein Quartblatt weissen Papiers längs der Krümmung des Perimeters vorgeschoben schon sehr peripher wahrgenommen werden. Es erscheint, auch wenn es sich schon mehr dem Fixationspunkt nähert, wie durch einen dichten Nebel, dunkelgrau, auch als schwarz wird es bezeichnet. Erst in dem Momente, wo die Trennungslinie überschritten wird, erscheint ein weisser Streifen. Das andere Mal wird zwar das weisse Papier im defecten Gesichtsfelde nicht wahrgenommen, wohl aber eine Kerzenflamme im dunkeln Zimmer. Ihr Schein taucht schon auf an den Grenzen des Gesichtsfeldes, allerdings viel weniger deutlich, wie wenn man die Flamme von der Peripherie der sehenden Seite her an dem Perimeterbogen vorschiebt. Aber sowohl in dem Falle, als noch ein weisser Papierbogen, als in dem Falle, in welchem nur die Lichtflamme wahrgenommen wird, besteht in den defecten Hälften vollständige Farbenblindheit. Schiebt man statt des weissen Papierbogens farbige gegen die Trennungslinie vor, so wird die Bewegung zwar wahrgenommen, aber nicht die Farbe. Erst in dem Momente des Ueberschreitens der Trennungslinie wird die Farbe vom Unter-suchten ausgerufen — eine frappante Erscheinung. Hält man vor die Kerzenflamme ein farbiges Glas, hat man dasselbe Phänomen.

Es ist hier am Platze, eine Grundbemerkung über das Sehen der Hemianopischen zu machen. Wenn Jemand mit Hemianopia homonyma dextra behaftet ist, so wird sein Sehen essentiell ver-schieden sein, je nachdem die linken Netzhauthälften vollkommen paralytisch oder blos paretisch sind. Wenn ein derartiger Mensch einem Andern in's Gesicht sieht, so sieht er bei vollkommenem rechtsseitigem Defecte nur die rechte Gesichtshälfte, nur einen halben Kopf; die linke Kopfhälfte sieht er nicht schwarz, sondern er sieht sie einfach gar nicht. Das normale Gesichtsfeld endet ungefähr bei 90° nach rechts. Was darüber hinaus, was hinter uns liegt, sehen wir nicht schwarz, sondern wir sehen es gar nicht. Bei dem in Rede stehenden Hemianopen endet das Gesichtsfeld nach rechts nicht bei 90°, sondern bei 0°, und was de norma jenseits 90° gilt, gilt da jen-seits 0°.

Wenn aber bei der Hemianopia homonyma dextra die linken Netzhauthälften nicht vollständig ihre Function eingestellt haben, sondern nur stumpf fungiren, dann sieht ein solcher Hemianope, der einem Menschen auf die Nase schaut, nicht blos die rechte Gesichts-hälfte, sondern auch die linke, aber diese letztere sehr undeutlich, dunkel, „schwarz", wie er im Vergleiche zur licht erscheinenden rechten Gesichtshälfte — wir nehmen an, dass er keinen Mohren anschaut — sich ausdrückt. Es gibt daher nicht blos ein fehlendes, sondern auch ein dunkles Gesichtsfeld bei Hemianopie.

Nach der zweiten Richtung kann eine Abweichung dahin stattfinden, dass die Trennungslinie zwar durch den Fixationspunkt, aber nicht vertical, oder weder durch den Fixationspunkt, noch vertical geht. Es wäre auch noch ein dritter Fall möglich, nämlich der, dass die Linie zwar nicht durch den Fixationspunkt, aber doch vertical geht.

Blicken wir wieder auf Fig. 20. Bei der Hemianopia homonyma sinistra fehlt im typischen Falle das Gesichtsfeld des linken Auges an der Schläfenseite bis zu der durch den Fixationspunkt gehenden Verticalen 0 F 180. Es kommen aber solche Hemianopien vor, wo die Trennungslinie zwar durch F hindurchgeht, aber nicht vertical verläuft, sondern sich ober- oder unterhalb F oder nach beiden Richtungen ausbiegt, aber dann in der Regel gegen die blinde Hälfte hin, in dem speciellen Falle also gegen die Schläfe hin. Sie ginge z. B. oberhalb F nicht nach 0°, sondern nach 20° Schläfe. Es heisst das, dass die linke Gesichtsfeldhälfte nicht vollständig fehlt, sondern dass noch ein Sector derselben 0 F 20 erhalten blieb.

Es kann nun auch geschehen, dass die Trennungslinie nicht vertical ist und auch gar nicht durch den Fixationspunkt geht. Dann geht sie aber immer nach der Richtung des Defects an F vorbei. Bei der linksseitigen homonymen Hemianopie muss sie also von F nach links, daher für das linke Auge gegen die Schläfe hin (gegen den blinden Fleck N hin) von oben nach unten vorbeigehen. Dabei kann die ganze Macula lutea und auch ein breiterer oder schmalerer Streifen der rechtsseitigen Netzhauthälften sehend bleiben.

Es werden endlich auch Hemianopien abgebildet, in welchen die Trennungslinien nicht durch F, sondern seitlich davon (in der Richtung des Defectes) vorbeigeht und dabei haarscharf vertical verläuft. Einen solchen Fall habe ich noch nicht gesehen.

Niemals geht die Trennungslinie bei homonymer Hemianopie nach der sehenden Seite hin an F vorbei. Würde die Trennungslinie nicht blos ober- oder unterhalb F nach dieser Richtung hin übergreifen, sondern auch nach der Richtung der erhaltenen Felder an F vorbeigehen, so wäre leicht abzusehen, was da geschehen würde. Es würde dann bei Hemianopia homonyma sinistra die Trennungslinie nach rechts (gegen die Nase Fig. 20), also etwa von 20° Nase in mehr oder weniger verticaler Richtung gegen 160° Nase herabgehen. Dann wäre F, der Fixationspunkt, verloren, d. h. die Fovea würde nicht fungiren. Es entstände eine wesentliche Anomalie nach der dritten Richtung.

Das centrale Sehen wäre dann nämlich am linken Auge verloren gegangen. Die ganze Fovea centralis entspricht im Gesichtsfeld nur 1° und die ganze Macula lutea, welche nach der Augenspiegeluntersuchung einen horizontalen Durchmesser gleich dem des Sehnerven hat, etwa 6° des Gesichtsfelds. Wenn die Trennungslinie also nur 3° nach der sehenden Hälfte hin abwiche, wäre die ganze Macula blind, das centrale Sehen verloren. Es wäre nun möglich, dass bei der Hemianopia sinistra z. B. die Trennungslinie für das linke Auge nach rechts, für das rechte nach links vom Fixationspunkte vorbeiginge. Dann wäre im linken Auge das centrale Sehen verloren, im rechten intact.

Da aber factisch bei der wahren Hemianopie die Trennungslinie nicht gegen die sehenden Gesichtsfelder hinübergreift, kann das centrale Sehen auch an einem Auge nicht verloren gehen. Damit ist nicht gesagt, dass nicht thatsächlich Fälle beobachtet werden, die im Grossen und Ganzen Gesichtsfelddefecte wie bei homonymer Hemianopie zeigen und bei denen die Defecte nach den gesunden Seiten herübergreifen, so dass an einem Auge das centrale Sehen sehr gelitten hat oder ganz verloren gegangen ist. Aber das ist gesagt, das derartige Fälle entweder keine Hemianopie sind in der diesem Worte zukommenden Bedeutung, oder dass es sich zwar um Hemianopie handelt, aber gleichzeitig um eine Complication, die z. B. innerhalb des Auges ihren Sitz haben kann.

Eine Abweichung in Betreff der centralen Sehschärfe kann dahin vorkommen, dass dieselbe an beiden Augen nicht normal ist, dass etwa jederseits nur halbe Sehschärfe besteht. Es ist da schwer zu beurtheilen, wie gross die Sehschärfe früher war und ob sie erst seit der Hemianopie gelitten. Aber auch da bin ich der Ansicht, dass eine wesentliche Herabsetzung der centralen Sehschärfe, wenn sie vorkommt, mit dem hemianopischen Defecte nichts zu thun hat. Ich habe mich zu oft von dem Vorkommen normaler centraler Sehschärfe bei homonymer Hemianopie überzeugt, selbst dann, wenn die Trennungslinie durch den Fixationspunkt geht, also nicht nach der blinden Hälfte hin abweicht, in welchem Falle ja ohnehin die ganze Macula oder wenigstens die ganze Fovea freibleibt.

Ebensowenig gehört es zum Wesen der Hemianopie, dass in den

erhaltenen Gesichtsfeldern der Lichtsinn oder der Farbensinn alterirt wird. Wo dies geschieht, muss gleichfalls an ein extra- oder intra-oculares Sehnervenleiden oder eine Complication der Hemianopie gedacht werden.

Auch die Anomalie nach der vierten Richtung, wenigstens die seitliche Einengung der Peripherie in den erhaltenen Gesichts-feldhälften, ist keine Variation der Hemianopie; es deutet dies auf Complication oder auf grundsätzliche Verschiedenheit des Processes.

Die homonyme Hemianopie verliert daher, auch wenn sie vom Prototype abweicht, nichts an ihrer essentiellen Bedeutung: falls in den ganzen oder einem Theile der defecten Gesichtsfeldhälften noch Lichtempfindung da ist; falls die Trennungslinie nicht vertical und nicht durch den Fixationspunkt, sondern seitlich davon in der Rich-tung des Defectes vorbeigeht und falls die centrale Sehschärfe mässig herabgesetzt erscheint. Aber um etwas wesentlich Anderes oder um eine Complication handelt es sich, wenn die Trennungslinie nach der Seite der sehenden Hälften abweicht (mit einer gewissen später zu besprechenden Ausnahme), wenn die centrale Sehschärfe eines oder beide Augen wesentlich verringert, wenn der Licht- und Farben-sinn der noch fungirenden Netzhautpartien deutlich alterirt und die Peripherie der diesen Netzhautpartien entsprechenden Gesichtsfelder seitlich unzweifelhaft eingeengt ist.

Die Begründung für diese Auffassung wird später folgen. Zu-nächst möge das Bild einiger Hemianopien und zwar zunächst solcher ohne Complication entrollt werden.

Hemianopia homonyma dextra[1]). Eine zur Zeit der ersten Vorstellung 49jährige Frau macht folgende Angaben. Vor 13 Jahren erlitt Patientin nach einigen Vorboten einen Anfall, bei welchem sie zu Boden fiel, ihr Alles schwarz vor den Augen wurde, ohne dass aber angeblich das Bewusstsein auch nur einen Augen-blick verloren gegangen wäre. Eine leichte Hemiplegie der rechten Seite war gesetzt, die aber immer mehr zunahm, so dass Patientin schliesslich durch 22 Monate das Bett hüten musste. Mehrere Wochen vor dem Anfalle war Doppelsehen aufgetreten, das aber wieder schwand. Die Sehstörung andererseits blieb nicht sofort nach dem Anfalle zurück, sondern trat erst einige Zeit später auf, um sich in der Folge gleich zu bleiben, wogegen die Hemiplegie im Laufe der

---

[1]) Siehe Mauthner, Oesterr. Zeitschr. f. pract. Heilkunde, No. 20, 1872.

13 Jahre fast ganz verschwunden ist. In der rechten unteren Extremität ist noch eine grosse Muskelschwäche zurückgeblieben. Zu bemerken wäre auch, dass Patientin noch zuweilen an Schmerzen im rechten Arme leidet, sowie dass die Sensibilität im Bereiche des Ulnarnerven, sowie der unteren Extremität rechterseits etwas vermindert ist. Die Untersuchung der Augen ergibt: Sowohl rechts, als links ist die centrale Sehschärfe normal, $V \frac{20}{20}$ (s. 3. Heft, pag. 131). In jedem Auge fehlt das Gesichtsfeld nach rechts. In diesen Gesichtsfeldern fehlt jede Lichtempfindung. Die Trennungslinie verläuft vollkommen vertical und geht durch den Fixationspunkt. Die periphere Ausdehnung der erhaltenen linken Gesichtsfelder, wie Licht- und Farbensinn ist vollkommen normal. Das ist also das Prototyp einer homonymen Hemianopie in seitlicher Richtung. (Fall 1.)

Hemianopia homonyma dextra[1]). Ein 71jähriger Zimmermann wird, nachdem er etwas zu viel getrunken, plötzlich von Zittern und allgemeinem Unbehagen befallen. Gleichwohl verzehrt er sein Mittagsmahl und legt sich dann zu Bette. Schon nach einigen Stunden ist er wieder munter und geht zur Kirche. Da aber bemerkte er, dass er die Passanten an seiner rechten Seite streifte und an dieselben anstiess. Die Sehstörung blieb ungeändert und als Patient nach 8tägigem Bestande derselben zur Untersuchung kam, zeigte sich: Das centrale Sehvermögen ist an jedem Auge mit $-\frac{1}{36}$ (Zoll) gleich $\frac{10}{20}$. Das Gesichtsfeld des rechten und des linken Auges zeigt Fig. 21. Die Gesichtsfelder sind am Förster'schen Perimeter und zwar nach Förster'scher Manier vom Centrum des blinden Flecks aus aufgenommen. Soll also das Centrum des Gesichtsfeldes, wo sich die Radien schneiden, dem Centrum des blinden Flecks entsprechen, so muss jedes der Augen um circa 15° nach innen nasenwärts blicken (s. pag. 178). Das rechte Auge blickt hierbei nach links und so sehen wir den Fixationspunkt bei M nach links; das linke Auge muss dabei nach rechts blicken und so sehen wir für dieses den durch einen weissen Punkt dargestellten Fixationspunkt nach rechts vom Centrum der entsprechenden Sehfeldfigur. An dem Rande der

[1]) Siehe Plenk, Knapp's Archiv, Bd. V, pag. 158, 1876.

Kreise ist für das linke Auge die Zahl der Grade eingeschrieben,
wie weit das Gesichtsfeld auf dem betreffenden Radius vom
Centrum des blinden Flecks aus reicht. Die zwei Zahlen, die an

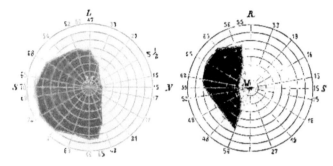

Figur 21.

den beiden Enden jedes Meridianes des Gesichtsfeldkreises des
rechten Auges stehen, geben an, wo das Sehfeld in dem betreffenden Meridian vom Centrum des blinden Flecks aus beginnt und wo
es endigt. Es stehen z. B. in den beiden Enden des Meridianes, der
mit dem oberen Ende um 20° nach rechts abweicht, die Zahlen 33
und 56. Es heisst das, dass auf diesem Meridian das Gesichtsfeld
im Abstande von 33° vom Centrum des blinden Flecks beginnt
und bei 56° endigt, also da eine Ausdehnung von 23° hat.

Die Defecte sind scharf abgegrenzt, in den linken Netzhauthälften (denen die rechten Gesichtsfeldhälften entsprechen) fehlt die
Lichtempfindung. Die Trennungslinie geht scheinbar durch den
Fixationspunkt. Am Perimeterbogen muss man das Quadrat stets
ganz an den Fixationspunkt bringen, bis es wahrgenommen wird.
Wenn man aber auf grösseren Abstand an einer ebenen Tafel prüft
(wobei die einem Grade des Gesichtsfeldes entsprechenden linearen
Werthe wachsen), so erkennt man, dass die Trennungslinie etwas
vom Fixationspunkte nach rechts abweicht. Die Trennungslinie verläuft nicht ganz vertical, auch nicht, wenn man die Gesichtsfelder
auf ebener Fläche aufnimmt. Am rechten Auge lenkt sie im
oberen Quadranten etwas nach rechts ab, in demselben Quadranten
am linken Auge etwas nach links. Im unteren Quadranten
aber weicht die Trennungslinie in beiden Sehfeldern gegen die

sehende Partie nach links etwas zurück. Die periphere Ausdehnung der erhaltenen Sehfeldhälften ist sonst normal.

Lässt man bei der Prüfung mit van der Meulen's Apparate
(s. 5. Heft, pag. 327) die Kugeln rechts vom Fixationspunkte fallen,
so werden sie gar nicht gesehen; fallen sie dagegen links von demselben herab, so wird immer richtig angegeben, ob sie vor oder
hinter dem Fixationspunkte gefallen. Es besteht demnach in den
erhaltenen Hälften vollkommener binocularer Sehaet. Ebenso ist der
Licht- und Farbensinn normal.

Nach einem halben Jahre zeigt sich der ganze Befund unverändert. (Fall 2.)

Hemianopia homonyma sinistra. Ein 29jähriger Loh-
gerber fühlte eines Morgens, als er sich nach einer Rindshaut bückte,
um dieselbe aufzuheben, plötzlich einen heftigen, stechenden Schmerz
in der Stirn, es wurde ihm schwarz vor den Augen, ein leichter
Schwindel erfasste ihn, so dass er sich setzen musste. Diese Erscheinungen gingen jedoch sehr rasch vorüber, aber jene Sehstörung,
über die Patient klagt, war von diesem Momente an gegeben. Es
handelt sich um linksseitige homonyme Hemianopie mit normaler
centraler Sehschärfe. Herr Dr. Wiethe, welcher den Patienten
ungefähr 3 Wochen nach dem Anfall untersuchte, constatirte ausser
der Hemianopie Parese des rechten Facialis, sowie des rechten
Glossopharyngeus (die Geschmacksempfindung fehlte auf der rechten
Zungenhälfte) und des rechten Hypoglossus (die herausgestreckte
Zunge zeigte ein beträchtliches Abweichen nach rechts) und nebst
dem noch (verbunden mit grossem Durst und ungewöhnlichem
Appetit) Polyurie. Der vermehrte Harn war zuckerfrei. An den
übrigen Hirnnerven, sowie den anderen Körperorganen keine Anomalie; in der psychischen Sphäre keine Alteration. (Fall 3.)

Hemianopia homonyma sinistra. (Vierter Fall.) Eine junge
Frau gibt an, dass sie, nachdem sie an einem glühend heissen Tage
eine sehr weite Strecke unter directer Einwirkung der Sonnen-
strahlen gegangen, in eine schwere, mit Bewusstlosigkeit einhergehende Krankheit verfiel. Als sie das Bewusstsein wieder erlangte,
wurde sie inne, dass ihre linke Körperhälfte gelähmt und jene Sehstörung da war, wegen welcher sie Hilfe sucht. Es sind seitdem
Monate vergangen. Die Hemiplegie ist vollständig verschwunden,
die linksseitige homonyme Hemianopie — denn um diese handelt
sich — vollständig unverändert geblieben. Das centrale Sehvermögen

ist an jedem Auge normal, die Trennungslinie geht nicht durch den Fixationspunkt, sondern weicht nach links von letzterem ab, ist auch nicht vollkommen vertical. Der Uebergang von den sehenden Partien in die vollkommen blinden erfolgt durch eine Zone, in der der Schein einer Kerzenflamme noch wahrgenommen wird.

Der letzte Fall bildet den Uebergang zur gewöhnlichsten Combination von Hirnerscheinungen und Hemianopie. Es sind darunter die Erscheinungen der Apoplexie gemeint. An Bewusstlosigkeit und Hemiplegie kann sich Hemianopie reihen. Auch Hemianästhesie und Aphasie kann dabei sein. Die Bewegungs- und Gefühlslähmung ist auf jener Seite, nach welcher nicht gesehen wird. Bewusstlosigkeit muss das Bild nicht immer einleiten (erster Fall), welches aber sonst in derselben Weise characterisirt bleiben kann.

Die homonyme Hemianopie kann aber auch plötzlich auftreten, ohne dass eine andere schwere Störung des Gehirns sich zur Zeit des Auftretens des Leidens oder später kennbar machen würde (zweiter Fall). Sie kann weiterhin ohne schwere Gehirnerscheinungen plötzlich sich entwickeln, aber mit Parese anderer Hirnnerven einhergehen (dritter Fall).

Sie kann im Verlaufe eines chronischen Hirnleidens, welches zu Hemiplegie oder zu dieser und zu Hemianästhesie führt, oder aber im Verlaufe eines chronischen Hirnleidens, bei welchem die Hirndruckerscheinungen ausgesprochen sind, zur Entwickelung kommen.

Ueber die Localisation des Gehirnleidens auf Grund der homonymen Hemianopie werden wir noch ausführlich handeln. Es werde jetzt zunächst etwas über die Klagen und Beschwerden der Hemianopen berichtet. Sämmtliche mit homonymer Hemianopie Behaftete, so viele ich deren gesehen habe, klagen nur über die Sehstörung eines Auges und zwar desjenigen, welchem die laterale Gesichtsfeldhälfte fehlt. Die Richtung der Hemianopie gibt also auch an, welches Auge vom Patienten als das kranke bezeichnet wird. Bei rechtsseitiger homonymer Hemianopie wird das rechte, bei linksseitiger das linke Auge allein beschuldigt. Ja selbst wenn man das Auge mit dem lateralen Gesichtsfelddefect verdeckt und nun dem Kranken nachweist, dass auch am zweiten Auge etwas (das Gesichtsfeld nach innen nämlich) fehle, so bleibt er dennoch in der Regel bei seiner Behauptung, dass das betreffende Auge gesund sei, da man doch nicht über die Nase hinüber und durch die Nase hindurch sehen könne. Auf die genannten Thatsachen werden wir später noch zurückkommen.

Die homonyme Hemianopie bedingt, dass die freie Bewegung des Kranken ihre Sicherheit verliert, indem das Gesichtsfeld nach einer Seite hin mangelt und gerade die Sicherheit der freien Bewegung nicht sowohl von der Höhe des centralen Sehens als vielmehr von der Uneingeschränktheit des Gesichtsfeldes abhängig ist. Der Hemianope erkennt nicht die Gefahren, die ihm von der blinden Seite her drohen. Ein markantes Beispiel hierfür liefert jener Fall von H. Jackson, in welchem ein Schneider mit linksseitiger Hemianästhesie und Hemianopie seine linke Hand mit dem heissen Eisen beim Bügeln verbrannte, weil er es nicht fühlte und nach links hinüber nicht sah.

Die Beschwerden, welche beim Lesen und Schreiben hervortreten, sind bei den zwei Formen der homonymen Hemianopie nicht die gleichen. Die linksseitige Hemianopie ist in dieser Hinsicht die angenehmere. Da wir von links nach rechts lesen, so verschwindet nur das schon Gelesene, die Umschau auf das Kommende hingegen ist nicht gestört. Nur beim Uebergange von einer Zeile zur nächsten, da es sich dabei um eine Blickwendung nach links handelt, kann die Auffindung der kommenden Zeile eine momentane Verzögerung erfahren, eine Verzögerung, die jedoch, wie man sich überzeugen kann, durchaus nicht in allen derartigen Fällen kennbar wird, so dass es genug an dieser Form der Hemianopie leidende Individuen gibt, die beim Lesen und Schreiben von jeder Beschwerde frei sind. Anders ist es mit der rechtsseitigen homonymen Hemianopie. Da ist der Uebelstand gross, dass nach der Richtung, nach welcher gelesen wird, das Gesichtsfeld von dem Fixationspunkte aus vollkommen abgeschnitten ist, also nichts voraus gelesen werden kann. Beim Schreiben erwächst die Unannehmlichkeit, dass man das Ende der Zeile (den Rand des Blattes rechter Hand, auf dem man schreibt) nicht sieht und so nur mit Schwierigkeit ermisst, wie viel noch auf die Zeile geht. Es ist klar, dass für jene Sprachen, die von rechts nach links gelesen und geschrieben werden, rechtsseitige Hemianopie nur mit jenen geringen Beschwerden verbunden ist, wie sie die linksseitige bei unserer Schrift hervorruft, und dass daher für die Leser und Schreiber solcher Schriften die rechtsseitige homonyme Hemianopie als die wünschenswerthere erscheint.

Was die Prognose bei homonymer Hemianopie anlangt, so wird

dieselbe gewöhnlich so formulirt, dass sie hinsichtlich des Ausgangs in gänzliche Erblindung eine günstige ist, d. h. dass die Hemianopie nicht in Amaurose übergeht. Das ist nun allerdings für die meisten Fälle richtig, aber nur desshalb, weil die meisten Fälle auf eine Gehirnapoplexie zurückzuführen sind. Man muss daher richtiger sagen: Die homonyme Hemianopie geht nicht in totale Erblindung über, wenn der derselben zu Grunde liegende Gehirnprocess erlischt; wenn dies aber nicht der Fall ist, so kann durch den Hirnprocess in verschiedener Weise (die Gegenstand der Besprechung sein wird) die Hemianopie in vollständige Erblindung übergeführt werden.

Hinsichtlich der Prognose der Hemianopie als solcher, hinsichtlich der Frage, ob die homonyme Hemianopie als solche heilbar ist, muss man gestehen, dass wenn von den vorübergehenden Formen (von denen später gehandelt werden soll) abstrahirt wird, die Hemianopie fast immer unheilbar ist. Wenn eine echte und rechte homonyme Hemianopie einige Wochen besteht, so ist eine Restitutio ad integrum mit einiger Wahrscheinlichkeit nicht mehr zu erwarten. Nur äusserst wenige Ausnahmen von dieser Regel sind bekannt. Ich selbst kenne nur Einen derartigen Fall. Ein zur Zeit seiner Vorstellung 65 Jahre alter Geistlicher hatte einige Jahre zuvor einen apoplectischen Anfall erlitten. Rechtsseitige Hemiplegie und Hemianopie war eingetreten. Patient berichtet allerdings nur von einem Leiden seines rechten Auges, mit welchem er von allen Gegenständen die Hälfte zu seiner rechten Hand nicht gesehen hätte, und leugnet auf Befragen, ob nicht auch das linke Auge gelitten, eine Erkrankung dieses letzteren. Wir wissen jedoch, dass alle Hemianopiker (wenigstens diejenigen, die ich gesehen habe) so sprechen und dass rechtsseitige homonyme Hemianopie da war. Gegenwärtig ist die Hemianopie vollständig geschwunden, dagegen sind von der Hemiplegie Reste zurückgeblieben, so dass Patient ohne Stock nicht gehen kann. Der gewöhnlichere Verlauf ist umgekehrt: die Hemiplegie schwindet, die Hemianopie bleibt. Dass es übrigens möglich ist, dass in den durch sehr geraume Zeit gänzlich fehlenden Gesichtsfeldhälften wieder Lichtempfindung eintritt, davon habe ich eines der allermerkwürdigsten Beispiele erlebt. Jene Frau, die als erster Fall (pag. 365) angeführt wurde, stellte sich 4 Jahre später, also 17 Jahre nach Eintritt der Hemianopie wieder vor. Da war nun die erstaunliche Thatsache festzustellen, dass in jenen Gesichtsfeldhälften, in welchen nach 13jährigem Bestande des Leidens keine Lichtempfindung nachgewiesen werden konnte, nunmehr eine deutliche bis an die Grenzen des Sehfelds reichende Lichtempfindung da war. Es wurde nicht blos der Schein der Flamme eines Wachsstocks an den Grenzen des normalen Sehfelds (also am rechten Auge z. B. schon 90° lateralwärts) wahrgenommen, sondern auch die Bewegung eines Blattes weissen Papiers. Die Farbenempfindung fehlte vollständig. An der Richtigkeit der Thatsache kann kein Zweifel sein. Patientin suchte immer aus eigennützigen Zwecken ihren Zustand zu verschlimmern (war es ihr doch gelungen, sich ein Zeugniss zu verschaffen, dass ihre centrale Sehschärfe nur $\frac{20}{200}$ betrage, während sie factisch $\frac{20}{20}$ war) und es musste ihr auf Grund der Untersuchung das Zugeständniss abgerungen werden, dass während früher das Gesichtsfeld vom Fixationspunkt nach rechts vollständig fehlte, es nunmehr, wenngleich ungemein verdüstert, wieder aufgetaucht sei. Während die Kranke also durch circa 15 Jahre, falls sie einem Menschen auf die Nase sah, nur ein halbes Gesicht sah, sieht sie jetzt wieder das ganze Gesicht, aber die rechte Hälfte „schwarz und ganz verschwommen".

Was den Augenspiegelbefund bei homonymer Hemianopie anlangt, so muss bedacht werden, dass das Wesen des Processes in einer intracraniellen Leitungshemmung gewisser Sehnervenfasern oder in der Zerstörung gewisser Nervenzellen, aus denen die Sehnervenfasern entspringen, besteht. Ein solcher Vorgang kann sich direct und unmittelbar nicht in dem intraoculären Ende des Sehnerven, das uns bei der Spiegeluntersuchung zugänglich ist, kenntlich machen. Es ist allerdings anzunehmen, dass von dem Orte der Zerstörung aus atrophische Veränderungen sich centrifugal gegen das Auge hin in den betroffenen Nervenbündeln fortpflanzen werden, aber bis diese Veränderungen den ophthalmoscopisch sichtbaren Sehnervenquerschnitt erreichen, muss in jedem Falle eine gewisse, möglicher Weise eine geraume Zeit verstreichen. Welcher Art diese ophthalmoscopischen Veränderungen, wenn sie endlich hervortreten, sein müssen und wirklich sind, das werden wir später besprechen. Eine frische homonyme Hemianopie bedingt demnach als solche einen negativen Augenspiegelbefund. Wir dürfen aber nicht vergessen, dass jener Hirnprocess, welcher die Hemianopie herbeigeführt, dadurch, dass Sehnerv und Netzhaut vorgeschobene Posten des Gehirns und dass die Sehnervenscheiden Fortsetzungen der Hirnhäute darstellen (pag. 349), zu ophthalmoscopisch sichtbaren Veränderungen in Sehnerv und Netzhaut führen kann. Es ist selbstverständlich, dass die Hemianopie, wenn sie anders ihren Namen verdient, mit diesen Alterationen des Augengrundes gar nichts zu schaffen hat, und von diesen gänzlich unabhängig ist.

Die heteronyme Hemianopie in seitlicher Richtung

kann, wie wir gesehen haben, der Theorie nach eine lateralis (temporalis) und eine medialis (nasalis) sein. Wir besprechen zunächst die

Hemianopia heteronyma lateralis.

Es fehlen bei ihr die beiden lateralen Gesichtsfeldhälften und nur die beiden medialen sind erhalten. Diese Form ist im Verhältnisse zur homonymen Hemianopie ungemein selten. Förster hat unter 30 Hemianopien 23 homonyme und 7 heteronyme laterale beobachtet, also 23 % der Fälle betrafen laterale Hemianopien. Es ist dies ein besonders glücklicher Zufall, es darf jedoch daraus (und Förster hat es auch nicht gethan) ein allgemeiner Schluss nicht gezogen werden. Ich glaube, dass die lateralen Hemianopien kaum 1% der zur Beobachtung kommenden Hemianopien bilden. Ich selbst habe nie etwas beobachtet, was ich mit gutem Gewissen eine laterale Hemianopie nennen könnte. Die bisher bekannt gewordenen Fälle von lateraler (temporaler) Hemianopie sind folgende:

1835. Mackenzie's [1] Kranker zeigte eine ausgesprochene Blindheit der inneren Hälfte beider Netzhäute, begleitet von gänzlichem Verluste des Geruchs- und Verminderung des Geschmacksinns. Kein anderes Zeichen einer Hirnerkrankung war zugegen; selbst die Herabsetzung des Geschmacksinns dürfte nach Mackenzie nur in dem Verluste des Geruchsinns ihren Grund haben. (Fall 1.)

1856 sagt v. Graefe [2], dass die homonyme Hemianopie keine seltene Erscheinung sei, „während es nicht gar häufig vorkomme, dass auf dem rechten Auge die rechte, auf dem linken Auge die

---

[1] A practical treatise on the diseases of the eye. II. Edition 1835, pag. 892.
[2] Ueber die Untersuchung des Gesichtsfelds bei amblyopischen Affectionen, pag. 286, in v. Graefe's Archiv, Bd. II, 2, 1856.

linke Hälfte (des Gesichtsfelds) fehlt", d. h. dass heteronyme laterale Hemianopie sich darbietet. v. Graefe muss daher schon zu dieser Zeit wiederholt Fälle von „temporaler Hemiopie" gesehen haben. Er sagt über diese ferner, dass sie „niemals so scharf in der Mittellinie abschneide", wie die homonyme.

1861. D. E. Müller's[1] 22jährige Kranke hatte sich zunächst im Zustande vollkommener Erblindung beider Augen vorgestellt, wobei pathologische Gehirn- und Augenspiegelerscheinungen fehlten. Allein so wie der Erblindung temporale Hemianopie und zwar zuerst des rechten, dann des linken Auges vorangegangen war, so erfolgte auch wieder allmälig eine Aufhellung des Sehfelds und zwar hellte sich zuerst das Sehfeld des linken Auges nach rechts (medialwärts) und dann das des rechten nach links (medialwärts) auf. Einige Wochen später wurde gewöhnliche Druckschrift gelesen, während die Ausdehnung des Gesichtsfelds sich nicht geändert hatte. Jedes Gesichtsfeld war durch eine scharfe verticale Linie in eine vollständig fehlende äussere und eine normal functionirende innere Hälfte getheilt. 1½ Jahre später trat Kopfschmerz, Funkensehen, Ohrensausen, Schwindel, es traten Trübungen des Gedächtnisses und der Psyche auf. Ohne dass es im weiteren Verlaufe zu irgend welchen Störungen in der Sphäre der Motilität oder Sensibilität, also auch nicht zu Augenmuskellähmungen gekommen wäre, verfinsterte sich wieder das Gesichtsfeld, bis nahezu Erblindung erfolgte. Drei Jahre nach Beginne des Leidens trat das lethale Ende ein. (Fall 2.)

1865. Sämisch[2] sah bei seinem 23jährigen Patienten, der sich mit Herabsetzung der centralen Sehschärfe ohne Störungen im excentrischen Sehen vorstellte (wozu bald darauf Allgemeinerscheinungen: Kopfschmerz, Appetitlosigkeit, unruhiger Schlaf, Pulsbeschleunigung sich gesellten), die Abnahme des Sehvermögens zunächst in vollständige Amaurose übergehen, welche 19 Tage dauerte. Am zwanzigsten Tage kehrte die Lichtempfindung wieder und die einige Tage später vorgenommene Untersuchung ergab, dass die äusseren (lateralen) Hälften beider Gesichtsfelder fehlten. Der Uebergang von der normal fungirenden zur blinden Netzhautpartie wurde durch eine Zone vermittelt, die bei herab-

[1] v. Graefe's Archiv, Bd. VIII, 1, pag. 160, 1861.
[2] Zehender's Klinische Monatsblätter f. Augenh., 3. Jahrg., 1865, pag. 51.

gesetzter Beleuchtung auch blind war, so dass dann die Grenzlinie etwas lateralwärts vom Fixationspunkte vorbeiging, im rechten Auge vertical, im linken etwas schief von medial-oben nach lateral-unten verlaufend. In den nächsten Wochen hob sich die centrale Sehschärfe besonders des rechten Auges, während die Gesichtsfeldbeschränkung dieselbe blieb. Dieser Zustand erhielt sich durch mehrere Monate. Der Augenspiegel ergab zu allen Zeiten ein negatives Resultat. Endlich, etwa ein Jahr nach der ersten Vorstellung des Kranken, erfolgte unter den Erscheinungen einer acuten Meningitis der Tod. (Fall 3.)

1865. v. Graefe [1]) spricht von einer 36jährigen Dame, welche, nachdem sie ein halbes Jahr unter heftigem Kopfschmerz an einer rechtsseitigen Abducenslähmung erkrankt war, bei der Untersuchung an jedem Auge halbe centrale Sehschärfe und folgende Gesichtsfeldbeschränkung zeigt: Lateralwärts von einer ungefähr durch die Mitte des blinden Flecks gehenden Verticallinie fehlt jede Lichtempfindung. Zwischen der genannten Linie und einer durch den Fixationspunkt gehenden Verticalen ist die Wahrnehmung sehr undeutlich, so dass erst hart an dieser Verticalen Finger gezählt werden können. Auf der medialen Seite des Gesichtsfelds jedes der beiden Augen ist das excentrische Sehen überall, auch bei abgeschwächter Beleuchtung normal. Die Augenspiegeluntersuchung ergibt ein durchaus negatives Resultat. Im weiteren Verlaufe sinkt die centrale Sehschärfe, während das Gesichtsfeld dasselbe bleibt. Es gesellt sich Polyurie zum Augenleiden. Vier Wochen nach der ersten Vorstellung sind die Symptome auf ihrer Höhe, ein Jahr später dagegen wird ein vollkommen normaler Zustand constatirt. (Fall 4.)

1867. Mooren [2]) beschreibt drei Fälle: Von dem ersten derselben wird nur gesagt, dass er ein 21jähriges, kräftiges Mädchen betraf, bei welchem der Augenspiegel Entzündung der Sehnerven zeigte und das wenige Monate später an einem encephalitischen Processe zu Grunde ging. (Fall 5.)

Der zweite dieser Fälle betraf einen jungen Bauer, bei dem heftiger Kopfschmerz ein constantes Symptom war, während Erbrechen und Steifheit der Nackenmuskeln mit Schwindel und vollständiger Betäubung wechselten. Patient wurde durch drei Monate

---

[1]) Zehender's Klinische Monatsblätter, 1865, pag. 268.
[2]) Ophthalmiatrische Beobachtungen, 1867, pag. 304.

beobachtet. Es nahmen die mit dem Spiegel wahrnehmbaren Erscheinungen der Sehnervenentzündung zu, und dabei zeigte sich „eine fortschreitende Abnahme der Sehfähigkeit in den beiden äusseren (soll heissen: inneren) Netzhauthälften in der Richtung von innen nach aussen zu". Patient starb bald darauf. (Fall 6.)

Vom letzten der Fälle endlich berichtet Mooren blos, dass ophthalmoscopische Erscheinungen fehlten und dass der Defect gegen die Mittellinie so scharf abschnitt, „als wäre die Grenze mit dem Lineal gezogen". (Fall 7.)

1868. Bei Loewegrén [1]) handelt es sich um einen sonst immer gesund gewesenen, nur in den letzten Jahren an periodischem Kopfschmerz leidenden 54jährigen Mann. In den letzten drei bis zwei Jahren hatte sich auch das Sehvermögen allmälig verschlechtert und war vor einigen Monaten für kurze Zeit gänzlich geschwunden, dann aber wieder zum Theile zurückgekehrt. Allgemeinbefinden gut; cerebrale wie psychische Symptome fehlen; alle Organe bis auf das Auge fungiren normal. Rechts ist V circa $\frac{10}{200}$ (Finger auf 10′), links V $\frac{20}{200}$ (Finger auf 20′). Im rechten Auge fehlt die ganze äussere (laterale) Gesichtsfeldhälfte, der Defect setzt mit einer scharfen Linie gegen den in seiner ganzen Ausdehnung erhaltenen inneren (medialen) Theil des Sehfelds ab. Im linken Auge reicht der analoge (laterale) Defect nicht bis zum Fixationspunkt; derselbe schneidet auch gegen die erhaltene Sehfeldpartie nicht scharf ab, sondern geht in die letztere durch eine Zone mit herabgesetzter Empfindlichkeit über. Der weitere Verlauf der Krankheit wurde nicht verfolgt. (Fall 8.)

1869. Del Monte's [2]) Fall hat mit dem v. Graefe's das Gemeinsame, dass auch in diesem die heteronyme laterale Hemianopie (Emiopia incrociata, del Monte) mit Polyurie (Diabete insipido) einherging. Der 38jährige Kranke hatte 1860 Syphilis erworben. 1865 trat rechtsseitige Oculomotriuslähmung auf, welche nach ungefähr einem Jahre von selbst wieder verschwand. 1869 trat das Augenleiden auf. Es fehlt die rechte Seite des rechten, die linke des linken Gesichtsfelds. Die anästhetische Hälfte der Retina ist

[1]) Hygiea, Bd. XIII, No. 5. (Virchow's Jahresbericht 1868, Bd. II, pag. 498.)
[2]) Ruscitti in Movimento medico-chirurgico, No. 12, 1869; und Michele del Monte: Osservazioni e note cliniche, Napoli 1871, pag. 77.

von der anderen scharf abgegrenzt (demercazione precisa). Dass die Trennungslinie vertical durch den Fixationspunkt ging, ist dadurch indirect angegeben. Die Sehschärfe beträgt ½. Augenspiegelbefund vollkommen negativ. Ausser an einem continuirlichen, wenngleich nicht sehr heftigen Stirnschmerz leidet der Patient an Polyurie. Der Urin enthält weder Zucker noch Eiweiss. Ein halbes Jahr später zeigt der Kranke bei vorgeschrittenem Marasmus ein viel stärker beschränktes Sehvermögen (la percezione visiva molto più ristretta). Ende unbekannt.

1874. Schön[1]) beschreibt folgende zwei Fälle der in Rede stehenden Hemianopie.

Eine 42jährige Frau hatte vor kurzer Zeit bemerkt, dass sie mit dem linken Auge von allen Objecten nur die rechte Hälfte sah. (Es soll besser heissen: linke Hälfte, denn mit dem medialen Gesichtsfelde sieht das linke Auge nach rechts herüber die linke Hälfte einer zugewendeten Gesichtsfläche.) Nach einigen Monaten hatte sich das Symptom verloren, kehrte jedoch bald darauf wieder und entwickelte sich auch auf dem rechten Auge. Mit beiden Augen zusammen wurde der fixirte Gegenstand ganz, mit jedem Auge einzeln jedoch nur die von dem betreffenden Auge medialwärts gelegene Hälfte desselben gesehen. Patientin behielt zunächst die „halben Gesichtsfelder, scharf abgegrenzt", jedoch so, dass sie nach einiger Zeit „kleinere Gegenstände wieder als Ganzes" sehen konnte — ein Erfolg, „der sich aber nicht lange hielt". Etwa zwei Jahre später war, wie aus der Krankengeschichte hervorgeht, eine entschiedene Besserung eingetreten, denn während früher das laterale Gesichtsfeld des linken Auges „gänzlich und scharf in der Mitte abgeschnitten" fehlte, ist in demselben jetzt wieder Lichtempfindung da, die entsprechende Hälfte des fixirten Objectes fehlt nicht mehr, sondern löst sich in ein unbestimmt nebeliges Bild auf. Am rechten Auge hat sich das laterale Gesichtsfeld, das gleichfalls durch eine scharfe Trennungslinie abgeschnitten war, sehr erweitert, denn von den Objecten fehlt jetzt nur die obere Ecke lateralwärts. Nach 14jähriger Dauer des Uebels lebte die Hemianopin noch bei guter Gesundheit. Ueber die Höhe der centralen Sehschärfe und den Augenspiegelbefund ist nichts gesagt. (Fall 10.)

Ein 34jähriges Fräulein hat seit zwei Jahren Undeutlichsehen,

---

[1]) Die Lehre vom Gesichtsfelde und seinen Anomalien. 1874, pag. 70.

Mauthner, Vorträge a. d. Augenheilkunde.　　　　27

welches nach heftigen Kopfschmerzen — die Menstruation hatte seit zehn Jahren aufgehört — sich eingestellt hatte. Rechts V $\frac{10}{12}$, links V $\frac{10}{15}$; im rechten Auge fehlt nicht die ganze laterale Gesichtsfeldhälfte, sondern nur der obere Quadrant, während am linken Auge der Defect der lateralen Sehfeldhälfte ein vollständiger ist. Mehrere Jahre später ist der Zustand noch derselbe. Sonstige Angaben fehlen. (Fall 11.)

Schön rechnet auch noch folgende zwei Fälle zur heteronymen lateralen Hemianopie.

Eine 49jährige Weberin leidet an Kopfschmerz, rheumatischen Schmerzen, geschwellten Leistendrüsen. „Der Mann hatte Tripper und Geschwüre im Munde, die immer wieder kamen und geätzt wurden." Rechts V $\frac{1}{2}$, links V $\frac{1}{7}$ bis $\frac{1}{5}$. Rechts und links fehlt im Gesichtsfeld der laterale obere Quadrant, aber auch noch etwas vom medialen oberen Quadranten. Die periphere Farbenempfindung in den erhaltenen Gesichtsfeldtheilen ziemlich normal. Bei der Augenspiegeluntersuchung erscheinen die Sehnerven beiderseits sehr blass, flach ausgehöhlt. (Fall 12.)

Der 51jährige Kranke bemerkt seit einem Jahre bei starkem Kopfschmerz Abnahme des Sehvermögens, ist seit sechs Monaten arbeitsunfähig, beide Hände schwach, Gehör schlecht, Syphilis nicht nachzuweisen. Rechts V $\frac{1}{7}$, links $\frac{1}{10}$. Es fehlen nicht blos beiderseits die lateralen Gesichtsfeldhälften, sondern es fehlt auch beiderseits der mediale untere Quadrant und selbst der allein noch übrig gebliebene mediale obere Gesichtsfeldquadrant hat nicht die normale Ausdehnung; am rechten Auge sind auch die peripheren Farbengrenzen eingeengt. Der Augenspiegel zeigt einen atrophischen Process des Sehnerven nach vorangegangener Neuritis. Dazu zeigt das rechte Auge noch Veränderungen anderer Art (Härte des Bulbus und Druckerscheinungen am Sehnerven), so dass an eine Complication mit Glaucom gedacht werden muss. (Fall 13.)

1875. E. Williams' 44jähriger Patient, ein Feuerarbeiter, wurde im Jahre 1873 untersucht. Der Kranke litt seit mehreren Jahren an Schwindel und zeitweiliger Unsicherheit des Ganges. Sechs Jahre zuvor hatte er einige epileptische Anfälle gehabt, die aber seit vier Jahren sich nicht mehr wiederholt hatten. Ueber viel Kopfschmerz konnte er nicht klagen, aber über paroxymenweise auftretende heftige Nackenschmerzen. Gedächtniss zuweilen geschwächt. Den vergangenen Herbst bemerkte der Kranke zuerst, dass wenn er das rechte Auge schloss, er mit dem linken blos die Hälfte des fixirten Objectes sah. Später wurde das rechte Auge in ähnlicher Weise afficirt. Der Spiegel zeigte die Sehnerven normal, nur die Netzhautvenen ein wenig geschlängelt. Bei der Prüfung mit der Kerzenflamme ergab sich totaler Verlust der beiden lateralen Gesichtsfeldhälften. Die Trennungslinien waren vertical und gingen nahezu durch den Fixationspunkt. Das Ende des Falles ist unbekannt. (Fall 14.)

1876. Förster[1]) beobachtet seit zehn Jahren eine Kranke, bei der die heteronyme laterale Hemianopie unter sehr quälenden Kopfschmerzen, Erbrechen, Schlaflosigkeit in wenigen Wochen sich entwickelte. Die Gehirnsymptome verloren sich unter einer Schmiercur. Die medialen Hälften des Gesichtsfelds blieben unverändert, die intraocularen Sehnervenquerschnitte haben ein atrophisches Aussehen. (Fall 15.)

Förster beobachtete ausserdem noch (wie schon erwähnt) sechs Fälle der in Rede stehenden Hemianopie, welche jedoch nicht casuistisch vorgeführt werden. (Fall 16 bis 21.)

Ueber die Art der Entstehung und der Entwickelung der Hemianopie macht Förster auf Grund jahrelanger Beobachtungen die Bemerkung, dass das Leiden in solchen Fällen mit einem kleinen negativen centralen Scotom auf jedem Auge begann. Die Scotome lagen dicht nach aussen (lateralwärts) vom Fixationspunkte. Nach und nach vergrösserten sie sich und schlossen endlich die ganzen lateralen Hälften des Gesichtsfelds in sich. Nur in den periphersten, lateralsten Partien dieser Hälften blieb längere Zeit eine stumpfe Empfindung noch zurück.

1878. Hirschberg[2]) zeigt in einer Sitzung der Berliner medicinischen Gesellschaft (December 1877) das Gesichtsfeld eines Falles von heteronymer lateraler Hemianopie vor. Es ist dies, nebenbei bemerkt, die erste perimetrische Zeichnung eines solchen Gesichtsfelds, die publicirt wurde. Der 24jährige Kranke bemerkte im Mai

---

[1]) Graefe und Saemisch, Handbuch der gesammten Augenheilkunde, Bd. VII, pag. 116, 1877.

[2]) Beiträge zur practischen Augenheilkunde, Heft 3, pag. 16, 1878.

27*

1876, dass ihm auf jedem Auge die laterale Gesichtsfeldhälfte fehle. Die Sehstörung nahm langsam, aber continuirlich zu. Am 10. April 1877 ist das linke Auge vollkommen blind, das rechte besitzt eine sehr herabgesetzte centrale Sehschärfe $\left(V\,\frac{1}{30}\right)$ und einen lateralen Gesichtsfelddefect. Wie aus der Zeichnung ersichtlich, geht die Trennungslinie nicht durch den Fixationspunkt, sondern einige Grade lateralwärts vorbei, verläuft aber schnurgerade und mathematisch vertical. Nur an ihren beiden Enden zeigt sie eine kleine Ausbuchtung nach der lateralen Seite. Die mediale Gesichtsfeldhälfte ist intact. Der Spiegel zeigt beiderseits sehr ausgeprägte Atrophie des Sehnerven. (Fall 22.)

1879. Jany[1] gibt gleichfalls die perimetrische Aufnahme des Gesichtsfelds bei Hemianopia heteronyma lateralis. Eine 58jährige Frau leidet seit zwölf Jahren an Kopfschmerzen mit zeitweisem Erbrechen, seit zwei Jahren an einem Nebel vor beiden Augen, der jetzt an der lateralen Seite jedes Gesichtsfelds gleichsam eine Wand bildet. Mit dem Auftreten der Sehstörung sind die Kopfschmerzen, vom Hinterhaupt ausstrahlend, heftiger, das Erbrechen häufiger, dabei Kältegefühl in den Extremitäten und Abmagerung. Seit einem halben Jahre kann nicht mehr gelesen werden. Rechts und links centrale Sehschärfe $\frac{1}{12}$. Für das rechte Auge fehlt die ganze laterale Gesichtsfeldhälfte. Die Trennungslinie geht durch den Fixationspunkt und ist fast vertical. Links weicht die Linie mehr von der Verticalen ab, sie geht auch nicht durch den Fixationspunkt, sondern weicht in dessen Nähe lateralwärts um einige Grade ab. Das laterale Gesichtsfeld fehlt nur im lateralen oberen Quadranten vollständig, im unteren Quadranten ist noch stumpfe Lichtempfindung. Die Sehnerven zeigen sich bei der Spiegeluntersuchung atrophisch. Eine vorausgegangene Entzündung derselben wird angenommen. Nach einiger Zeit wird an Jany berichtet, dass die Kopfschmerzen nachgelassen hätten und auch das Sehen etwas besser zu sein scheine. (Fall 23.)

Hiermit wäre die Casuistik der Hemianopia heteronyma lateralis erschöpft. Wir können (wenn wir von den allgemeinen Bemerkungen v. Graefe's absehen und Rosenthal's[2] Angabe (1879), dass die

[1] Centralblatt für practische Augenheilkunde. 1879. April-Heft. pag. 101.
[2] Untersuchungen und Beobachtungen über Hysterie. Wiener med. Presse No. 18—25, 1879.

hysterische Amblyopie temporale Hemianopie sei, an dieser Stelle
nicht weiter berücksichtigen) das zweite Dutzend der als temporale
(heteronyme laterale) Hemianopie beschriebenen Fälle voll machen,
wenn wir noch den v. Wecker[1]) (1866) erwähnten Fall anführen.
Er unterscheidet sich von allen bisher genannten dadurch, dass die
Hemianopie zeitweilig auftrat. Bei dem Eintritte der Erscheinung fielen die beiden lateralen Gesichtsfeldhälften aus, so dass eine
scharfe Grenzlinie die empfindenden und vorübergehend unempfindlichen Netzhauthälften schied.

Was wir über die Symptomatologie und den Verlauf der Hemianopia heteronyma lateralis zu wissen in der Lage sind, können
wir uns aus der den Gegenstand erschöpfenden Casuistik ableiten.

Das Leiden beginnt jederseits mit einem kleinen Scotom unmittelbar an der lateralen Seite des Fixationspunkts, einem Scotom,
das sich allmälig zum halbseitigen lateralen Defecte vergrössert
(Förster), oder es geht der Hemianopie totale Erblindung voraus,
so dass erst nach Wiederkehr der Lichtempfindung die lateralen
Defecte zur Beobachtung kommen (Saemisch, Loewegrén).
Der Defect braucht jedoch nicht vom Beginn ein beiderseitiger
zu sein, er kann ursprünglich blos an Einem Auge hervortreten
(D. E. Müller rechts, Schön's Fall 10, Williams — beidemal
links), um erst später das zweite Auge zu ergreifen. Es kam das
Leiden zur Beobachtung in einem Stadium, in welchem an dem
Einen Auge zwar das ganze laterale Sehfeld, in dem zweiten jedoch
nur ein Quadrant dieses Sehfelds fehlte (Schön's Fall 11, Jany),
andererseits in einem Stadium, in welchem der laterale Defect an
einem Auge bereits in vollständige Erblindung übergegangen war,
während an dem zweiten die laterale Hemianopie noch in voller
Deutlichkeit sich ausgeprägt erhielt (Hirschberg), endlich wurde
auch Verschlechterung des Sehvermögens (del Monte) und (nachdem
die temporale Hemianopie schon einmal in Erblindung übergegangen,
das Sehvermögen aber wiedergekehrt war) der Uebergang in beiderseitige nahezu vollkommene Erblindung constatirt (D. E. Müller).
Für keinen einzigen der Fälle ist der Fortbestand normaler centraler
Sehschärfe direct angegeben. Die grösste centrale Sehschärfe zeigt
Schön's Fall 11, in welchem am linken Auge V $\frac{2}{3}$ besteht. Für

---

[1]) Traité des maladies des yeux, T. II, pag. 384, 1866.

die zehn Fälle, in welchen sich genauere Angaben über den Defect und die Trennungslinie finden, ergibt sich, dass der Defect scharf abschneidet (d. h. dass zwischen dem vollkommen fehlenden und dem vollkommen fungirenden Gesichtsfelde keine Zone herabgesetzter Empfindung sich findet) in nicht weniger als acht Fällen (D. E. Müller, Mooren 7, Loewegrén Rechts, del Monte, Schön 10, Williams, Hirschberg, Jany Rechts) und dass die Trennungslinie dabei entweder vertical und durch den Fixationspunkt (D. E. Müller, Mooren 7, Loewegrén Rechts, Schön 10, sicherlich auch del Monte) oder fast vertical und durch den Fixationspunkt (Jany Rechts) oder vertical und nahe am Fixationspunkt (Williams, Hirschberg) verläuft. Nur in den Fällen von Saemisch und v. Graefe war eine intermediäre Zone von herabgesetzter Empfindlichkeit an beiden Augen, bei Loewegrén am linken Auge und in Jany's Fall im linken unteren Quadranten überhaupt noch Lichtempfindung vorhanden. In Betreff des Augenspiegelbefundes wird fünf Mal (D. E. Müller, Saemisch, v. Graefe, Mooren 7, del Monte, Williams) ausdrücklich angegeben, dass er negativ war; Sehnervenentzündung fand sich zwei Mal (Mooren 5 und 6), ebenso einfache Atrophie der Sehnerven zwei Mal (Förster, Hirschberg), beginnende Atrophie Eines Sehnerven sah Loewegrén, eine Atrophie nach Neuritis Jany.

Bei der Hemianopia heteronyma lateralis können, zur Zeit der Untersuchung wenigstens, andere krankhafte Erscheinungen fehlen; es sind Fälle beobachtet, in welchen solche nach mehrjähriger, selbst 14jähriger Dauer der Erkrankung nicht hervortraten (Schön 10 und 11), oder es zeigt sich Complication mit Verlust des Geruchsinns (Mackenzie), mit Polyurie (v. Graefe, del Monte — beide Male war eine Augenmuskellähmung vorausgegangen) oder endlich es sind ausgeprägte Hirnerscheinungen da, die einerseits zum Tode führen (D. E. Müller, Saemisch, Mooren 5 und 6), andererseits verschwinden, während die Hemianopie fortbesteht (Förster). Ein einziger Fall von vollständiger Heilung (v. Graefe) und ein Fall von Besserung (Schön 10) liegt vor.

Die Fälle 12 und 13 (Schön) wurden bei dieser Betrachtung ausgeschlossen. Denn Fall 12, in welchem beiderseits die unteren Hälften des Gesichtsfelds intact waren, ist ein exquisiter Fall von binocularer Hemianopie nach oben, von Hemianopia homo-

nyma superior und Fall 13, in dem bei Sehnervenatrophie nach
Neuritis und glaucomatösen Erscheinungen des rechten Auges drei
Quadranten fehlen, hat den Typus der binocularen temporalen
Hemianopie entweder verloren oder ihn nie besessen.

Die Revue über das, was von den Autoren unter dem Namen
der „nasalen Hemianopie" als

Hemianopia heteronyma medialis (nasalis)

beschrieben wurde, ist noch viel rascher beendigt, als jene über die
„temporale Hemiopie".

1856 sagt v. Graefe[1]), dass er nur ein einziges Mal aus centralen Ursachen eine Hemianopie gesehen, bei welcher beiderseits
die äussere Netzhauthälfte paralysirt war, also beide mediale Gesichtsfeldhälften fehlten. Die übrigen Symptome waren nicht ausgeprägt
genug, um irgend eine Umschränkung der Diagnose zu motiviren.
(Fall 1.)

1866 berichtet Mandelstamm[2]) über zwei Fälle „nasaler
Hemianopie" aus Pagenstecher's Augenheilanstalt.

Ein 25jähriger Bauer, der ausgesprochene Hirnsymptome dar-
bietet, zeigt am rechten Auge V $\frac{20}{70}$, am linken V $\frac{20}{50}$, dabei besteht
rechts H $\frac{1}{14}$, links H $\frac{1}{17}$. Sowohl für das rechte, wie für das linke
Auge ist blos die äussere (laterale) Gesichtsfeldhälfte erhalten. Die
innere (mediale) Hälfte des Sehfelds fehlt beiderseits. Der Defect
geht fast bis zum Fixationspunkte, die Grenzen sind nicht ganz
scharf, aber doch sehr symmetrisch in beiden Augen. Der Augenspiegel zeigt beiderseits Entzündung des Sehnerven. Im weiteren
Verlaufe des Leidens erblinden auch die inneren Netzhauthälften.
Endausgang unbekannt. (Fall 2.)

Die 21jährige Kranke des zweiten Mandelstamm'schen Falles,
die an heftigem Kopfschmerz und Schwindel, wie an Neuritis optici
litt, besass nur noch quantitative Lichtempfindung, aber auch diese
nur in den lateralen Gesichtsfeldhälften, so dass sowohl Hand-

---

[1]) v. Graefe's Archiv, Bd. II, 2, pag. 287.
[2]) Klinische Beobachtungen aus der Augenheilanstalt zu Wiesbaden, Heft 3,
pag. 70,

bewegungen, als auch der Schein einer Lampe blos an der Schläfenseite sowohl des rechten, als des linken Auges, aber nicht von der
Nasenseite her wahrgenommen wurden. Der Schluss des Leidens
wurde nicht beobachtet. (Fall 3.)

1867 erwähnt auch Mooren[1]) zweier hierher gehöriger Fälle.
Bei dem ersten Kranken war das veranlassende Moment ein
Fall von einer beträchtlichen Höhe. Alle Zeichen von Atrophie des
Opticus zeigten sich bei der Spiegeluntersuchung schon ausgesprochen.
Nähere Angaben über die centrale Sehschärfe, sowie über die medialen
Defecte fehlen. (Fall 4.)

Der zweite Patient, ein 16jähriger Jüngling, wurde plötzlich
von Kopfschmerz und Schwindel befallen. In Betreff der Sehschärfe
und der medialen Defecte ist nur angegeben, dass mit den genannten
Kopferscheinungen eine vollständige Perceptionsunfähigkeit der beiden
äusseren Netzhauthälften einherging. Nach zwei Tagen war die
Erscheinung wieder spurlos verschwunden. (Fall 5.)

1869 gibt Schmidt[2]) die Krankengeschichte eines 23jährigen
Mädchens, dessen Netzhäute das Bild der albuminurischen Retinitis
darboten, das keine oder doch nur sehr geringe Hirnsymptome darbot, schliesslich aber nach einem epileptiformen Anfalle rasch starb.
Die von Wegner vorgenommene Section ergab eine mächtige Gehirngeschwulst, die in der linken Grosshirnhemisphäre ihren Ursprung
hatte. Die Schlechtsichtigkeit hatte mit Abnahme der centralen
Sehschärfe begonnen und machte bedeutende Fortschritte, ohne dass
das periphere Gesichtsfeld eine Einschränkung zeigte. Als Schmidt
die Kranke sah, wurde links nur noch No. 21 der v. Jäger'schen
Schriftproben auf circa 6", rechts No. 17 (Jäger) auf etwa 5½"
gelesen. Bei mittlerer Lampenbelenchtung stellte sich beiderseits
eine Beschränkung des excentrischen Sehens nach innen heraus. Das
centrale Sehvermögen nimmt dann noch weiter ab, während die
medialen Defecte bleiben. Von Schmidt, der ein Hirnleiden nicht
supponirte, konnte der Fall auch nicht als „nasale Hemiopie" aufgefasst werden. (Fall 6.)

1870 berichtet Daa[3]) über einen Knaben, bei welchem das
Sehvermögen seit einigen Jahren in progressiver Abnahme begriffen

[1]) Ophthalmiatrische Beobachtungen, 1867, pag. 304.
[2]) v. Graefe's Archiv, Bd. XV, 3, pag. 253, 1869.
[3]) Nagel's Jahresbericht für 1870, pag. 379.

war. Bei der Untersuchung zeigte sich, dass in beiden Augen die inneren Sehfeldhälften defect waren, so dass also mit dem rechten Auge nur rechterseits, mit dem linken Auge nur linkerseits gelegene Objecte gesehen wurden. Der Augenspiegel ergab ausser einiger Maceration des Aderhautpigments nichts Auffallendes. Später verfiel das Sehvermögen noch mehr; es stellten sich epileptiforme Anfälle mit Abnahme der geistigen Fähigkeiten ein. An einer ganz ähnlichen Krankheit sollen noch 5 Personen aus der Verwandtschaft des Knaben gelitten haben und daran gestorben sein. (Fall 7.)

1873 macht Mandelstamm [1]) die überraschende Mittheilung, dass heteronyme mediale (nasale) Hemianopie in Folge von entzündlichen Processen oder Neubildungen im Gehirne verhältnissmässig häufig auftritt. Er spricht (abgesehen von den beiden Wiesbadener Fällen) noch von zwei hierher gehörigen, die er durch längere Zeit beobachtet. 1875 [2]) gibt er jedoch an, dass er ausser jenen zwei Fällen in Wiesbaden noch Einen kenne. Der Fall war prägnant, aber leider ist die Krankengeschichte verloren gegangen. (Fall 8.)

1874. Schüle [3]) berichtet in seinen Sectionsergebnissen bei Geisteskranken über die Sehstörung eines mit progressivem Blödsinn und Paralyse behafteten Kranken. Mandelstamm, welcher sowol den Schmidt'schen als den Schüle'schen Fall der nasalen Hemianopie zutheilt, sagt über denselben: Die Krankheit begann mit Amblyopie; am rechten Auge Atrophie der Papille; excentrisches Sehen nach einwärts sehr reducirt; später Beginn an der linken Papille mit gleichem Verlauf in Atrophie mit Veränderung der arteriellen Gefässe. Von einer nasalen Einengung des Gesichtsfelds am linken Auge verlautet nichts. Section: Ventrikel sehr erweitert, namentlich das Infundibulum; beide Sehnerven grau entfärbt und bedeutend verschmälert. (Fall 9.)

Knapp [4]) beobachtete im Sommer 1872 zwei Fälle von „binocularer nasaler Hemiopie", welche in ihren Symptomen sehr ähnlich waren. Doch wird nur über den einen dieser Fälle berichtet.

Bei einem 60jährigen Manne ist die centrale Sehschärfe sehr herabgesetzt; beiderseits zeigt der Spiegel Sehnervenentzündung. Die

[1]) v. Graefe's Archiv, Bd. XIX, 2, pag. 39, 1873.
[2]) Zehender's Klinische Monatsblätter 1875, pag. 95.
[3]) Sectionsergebnisse bei Geisteskranken, 1874, pag. 128.
[4]) Hemiopic and sector-like defects in the field of vision, New-York, 1873.

inneren Gesichtsfeldhälften fehlen, die Grenzlinie zwischen erhaltenem und fehlendem Theil des Gesichtsfelds ist rechts vertical, links etwas schief verlaufend. Im rechten Auge schwand die Einengung des Gesichtsfelds, die Sehschärfe hob sich, der Sehnerv wurde atrophisch. Im linken Auge änderte sich das Sehvermögen nicht. Im fünften Monat nach Beginn des Augenleidens stirbt der Kranke. Bei der Section ergibt sich hochgradige atheromatöse Entartung aller Arterien an der Hirnbasis. (Fall 10 und 11.)

Soweit reichen die Berichte über die Hemianopien in seitlicher Richtung. Wir wenden uns jetzt der Frage zu: „Können durch eine intracranielle Ursache, welche die Opticusfasern auf ihrem Wege vom Auge bis zu ihrem Eintritt in die Gehirnsubstanz in ihrer Leitung hemmt, können also durch eine Läsion der Optici, des Chiasmas und des Tractus die Formen der homonymen, sowie jene der heteronymen Hemianopie überhaupt hervorgerufen werden? Auf Grund der thatsächlichen Beobachtungen müssen wir die Erklärungsgründe geben: für die Entstehung der homonymen Hemianopie; für die Erscheinung, dass die Trennungslinie dabei vertical durch den Fixationspunkt gehen kann; für die Thatsache, dass die Trennungslinie in den typischen Fällen niemals den Fixationspunkt überschreitet, endlich auch dafür, dass in der Regel ein Uebergang in totale Erblindung nicht erfolgt. Bei den heteronymen lateralen Hemianopien müssen wir zeigen, wie so die lateralen Gesichtsfelddefecte gleichzeitig und wie so sie nach einander hervortreten können; ferner wie das Vorkommen der scharfen und auch durch den Fixationspunkt gehenden Trennungslinien, und wie der Uebergang in totale Erblindung zu erklären ist.

In Betreff der heteronymen medialen Hemianopie können wir auch nach den Ursachen forschen, aber diese Erörterung ist fast nur eine akademische, da (etwa bis auf den Fall Daa's) ein unzweifelhafter Fall nasaler Hemianopie aus intracranieller Ursache nicht beobachtet wurde. An dem Vorkommen homonymer rechts- und linksseitiger, sowie heteronymer lateraler Hemianopien kann nicht gezweifelt werden, denn der Beobachtungen gibt es (von den homonymen Hemianopien nicht zu sprechen) selbst für die heteronymen lateralen genug, in denen das Vorhandensein einer intracraniellen und das Nichtvorhandensein einer intraocularen Erkrankung nachzuweisen war. Wenn wir jedoch von dem nicht näher beschriebenen Falle v. Gräfe's und von dem zweiten Falle Mooren's, für den eine intracranielle Ursache nicht erwiesen ist, absehen, so zeigen sich bei den als nasale Hemianopie beschriebenen Fällen (ausser bei Daa) schwere intraoculare Erkrankungen, zumeist ist Sehnervenentzündung da. Wenn gleichzeitig auch eine intracranielle Erkrankung nachgewiesen werden kann, so ist doch nicht zu erweisen, dass die nasalen Defecte durch dieselbe bedingt werden. Es könnte ebensogut sein, dass das intracranielle Leiden nur die Sehnervenentzündung hervorrief, und dass diese letztere es ist, welche die Schuld an der Functionsbehinderung der Netzhaut trägt. Dass bei gleichmässiger Entwickelung des Leidens an beiden Augen in ganz besonderen Ausnahmsfällen eine Zeit lang jene Fasern, welche die lateralen Netzhauthälften versorgen, vorzugsweise ergriffen sind und so vorübergehend ein Bild entsteht, welches als nasale Hemianopie imponiren kann, ist nicht besonders merkwürdig.

Wüssten wir auf Grund zuverlässiger anatomischer Untersuchungen, wie sich die Fasern im Chiasma verhalten, in specie ob eine totale oder eine partielle Kreuzung derselben stattfindet, so müssten wir, falls wir auf Grund des thatsächlichen Chiasmabaues nicht im Stande wären, die Hemianopien zu erklären, entweder uns dazu bekennen, dass unser Scharfsinn hierfür nicht ausreicht, oder dass durch eine intracranielle Ursache zwischen Foramen opticum und der Eintrittsstelle des Tractus in's Gehirn Hemianopie im Allgemeinen oder in specie nicht erzeugt werden kann.

Falls aber der anatomische Bau des Chiasmas nicht bekannt wäre, dann wäre es möglich, dass sich zwei Hypothesen um ihre Existenzberechtigung stritten, von denen die eine zwar alle Erscheinungen der homonymen und der heteronymen lateralen Hemianopie, wie sie in Wirklichkeit beobachtet wurden, zu erklären vermöchte, dagegen ausser Stand wäre, für die heteronyme mediale Hemianopie, die kaum noch mit Sicherheit diagnosticirt wurde, eine Erklärung zu geben — während die andere der zwei gedachten Hypothesen zwar in der Lage wäre, eine Erklärung der heteronymen medialen, „nasalen" Hemianopie zu geben, dagegen bei dem Versuche, die factischen Erscheinungen bei homonymer, sowie bei „temporaler" Hemianopie zu interpretiren, kläglichen Schiffbruch litte.

Der anatomische Bau des menschlichen Chiasmas ist factisch nicht erkannt. Factisch liegen auch zwei Hypothesen vor, von der eben angedeuteten Art. Es wird nicht schwer fallen, zu dem Entschlusse zu gelangen, für welche von beiden man sich entscheiden solle, um so weniger, als jene Hypothese, welche alle Symptome der homonymen und temporalen Hemianopie zu erklären vermag, auf Grund eines vorliegenden pathologisch-anatomischen Befundes auch die nasale Hemianopie zu begründen im Stande ist.

Die beiden Hypothesen sind die der Total- und der Partial-durchkreuzung der Sehnervenfasern im Chiasma. Ist Fig. 22 T. d.

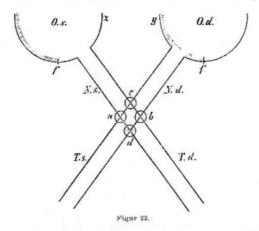

Figur 22.

der Tractus dexter, dessen Fasern im Chiasma sich mit jenen des linken Tractus (T. s.) total durchkreuzen, so ist der linke Nervus opticus (N. s.) die directe Fortsetzung des rechten, der rechte Nervus opticus (N. d.) jene des linken Tractus. Eine Druckursache, welche in einem der vier Chiasmawinkel gelegen ist, wird nun folgende Effecte hervorrufen. Die Druckursache a (Blutextravasat, Exostose, Pachymeningitis, Geschwulst) comprimirt Fasern vom linken Nerven und vom linken Tractus. Die comprimirten Fasern des Nerven laufen an dessen lateraler (äusserer) Seite und verzweigen sich aller Wahrscheinlichkeit nach in den lateralen Netzhautpartien des linken Auges (O. s.). Die durch a comprimirten Fasern des linken Tractus finden ihre Fortsetzung in den rechten Nerven und zwar liegen sie an dessen medialer (innerer) Seite. Sie erreichen das

Auge, um in den medialen Partien der Retina des rechten Auges sich zu verbreiten. Durch a werden demnach laterale Theile der linken, mediale Theile der rechten Netzhaut, also linksseitige Partien beider Netzhäute ausser Function gesetzt und so wird zur Entstehung rechtsseitiger homonymer Hemianopie der Grund gelegt. Eine Drucksache b im rechten Chiasmawinkel wird in analoger Weise Hemianopia homonyma sinistra erzeugen.

Eine im vorderen Chiasmawinkel gelegene Druckursache c wird von jedem der beiden Nerven mediale Fasern drücken, die medialen Netzhautpartien beider Augen werden in der Function gestört, heteronyme laterale (temporale) Hemianopie wird die Folge sein, während eine im hinteren Chiasmawinkel sich geltend machende Ursache von jedem der beiden Tractus mediale Fasern comprimirt, Fasern, die nach der Durchkreuzung im Chiasma an der lateralen Seite der Nerven verlaufen, deren Functionsstörung demnach zu ausfallender Leistung in beiden lateralen Netzhauthälften und damit zu heteronymer medialer (nasaler) Hemianopie führen wird. Eine Druckursache im rechten, wie im linken Chiasmawinkel wird demnach zu homonymer, eine solche Ursache im vorderen, wie im hinteren Chiasmawinkel zu heteronymer Hemianopie Veranlassung geben, und zwar wird je nachdem die Ursache rechts oder links sitzt, linksseitige oder rechtsseitige homonyme Hemianopie, je nachdem die Ursache vorne oder hinten sitzt, laterale oder mediale heteronyme Hemianopie die Folge sein.

Ganz abgesehen von der Frage, ob eine solche Annahme der Totalkreuzung der Sehnerven im Chiasma durch anatomische, pathologisch-anatomische und experimentelle Thatsachen gestützt wird oder nicht, kann ausgesprochen werden, dass es geradezu unmöglich ist, die klinischen Thatsachen mit der Hypothese, dass die Sehnerven im Chiasma sich total durchkreuzen und dass durch Druck auf die Chiasmawinkel Hemianopie erzeugt wird, in Einklang zu bringen. Denn hinsichtlich der homonymen Hemianopie ist es unmöglich zu erklären, wie so die Trennungslinie genau vertical durch den Fixationspunkt gehen kann und warum sie nie über die Macula gegen die erhaltene Netzhauthälfte hinübergreift und ebensowenig ist es möglich, die scharfe analoge Abgrenzung bei heteronymer lateraler (temporaler) Hemianopie, wie sie thatsächlich beobachtet wurde, zu begründen. Heteronyme mediale (nasale) Hemianopie mit nicht scharfer Trennungslinie findet allerdings eine

Erklärung, aber wir bedürfen derselben kaum, da kaum ein Fall von nasaler Hemianopie sicher gestellt ist.

Der Sehnerv tritt an der medialen Seite des Bulbus so ein, dass sein Centrum von der Stelle des deutlichsten Sehens, der Mitte der Fovea f, etwa 15° absteht. Soll durch die Druckursache a rechtsseitige homonyme Hemianopie mit einer durch den Fixationspunkt, also durch die Mitte der Fovea gehenden und noch dazu verticalen Trennungslinie erzeugt werden, so erfordert dies die Annahme, dass von dem linken Nerven gerade so viele und nur diejenigen Fasern comprimirt werden, welche im linken Auge nicht von der Eintrittsstelle des Sehnerven, sondern erst von f aus nach links hinüber und soweit sie sich bis zur Verticalen ansetzen, comprimirt werden, während andererseits von dem linken Tractus genau alle die Fasern einen Druck erleiden, welche von der Eintrittsstelle des Sehnerven im rechten Auge nicht blos nach links, bis zur Netzhautperipherie gegen y, sondern auch nach rechts bis zu der durch die Mitte der Fovea gehenden Verticalen sich verzweigen.

Es ist ferner, da vollkommener Defect sich so häufig gegen vollkommene Function absetzt, erforderlich, dass die in Rede stehenden Fasern total comprimirt werden, die nächsten Nachbarn aber vollkommen druckfrei bleiben, endlich dass das Blutextravasat oder dergl. im seitlichen Chiasmawinkel niemals auch nur um eine Kleinigkeit weiter gegen die Mitte des Chiasmas reicht, denn sonst würden nicht blos die Fasern, welche gerade die eine Hälfte jeder Fovea versorgen, sondern auch die Fasern, welche die zweite Hälfte der einen oder beider Foveae ausstatten, der Function verlustig und das centrale Sehen ginge auf einem oder beiden Augen gänzlich verloren — was bei jenem Leiden, das den Namen der homonymen Hemianopie zu führen berechtigt ist, niemals vorkommt. Wir müssten daher, um die klinischen Erscheinungen bei homonymer Hemianopie durch eine Druckursache im seitlichen Winkel des mit totaler Faserkreuzung ausgestatteten Chiasmas zu erklären, an die bedrückenden Ursachen Anforderungen stellen, die sie unmöglich zu erfüllen vermögen.

Ebensowenig ist es möglich, den Grund dafür anzugeben, wie bei temporaler Hemianopie wenigstens durch eine bestimmte Zeit hindurch Defecte, die durch die Mittellinie scharf abgegrenzt sind, zum Vorschein kommen können. Es würde dies nämlich voraussetzen, dass die Druckursache e von jedem Nerven jene und nur jene Fasern comprimirt, welche von der Eintrittsstelle des

Opticus (im Auge) einerseits medialwärts, andererseits lateralwärts bis genau zu der durch f gehenden Verticalen (also genau in den Bogen zf und yf) die Netzhäute versorgen.

Sehen wir zu, ob wir mit der Annahme einer partiellen Durchkreuzung der Opticusfasern im Chiasma bei der Lösung der Frage, inwiefern durch eine Ursache an der Basis cranii die hemianopischen Erscheinungen erklärt werden können, glücklicher sind.

In Figur 23 sehen wir aus dem rechten (O. d.), wie aus dem

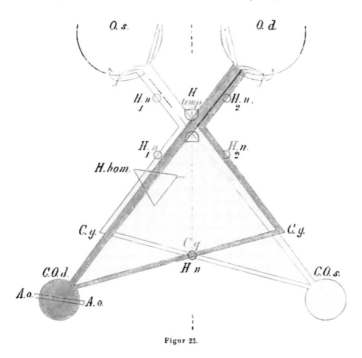

Figur 23.

linken Auge (O. s.) die Sehnerven hervorgehen, die im Chiasma zusammentreten. Die lateralen Faserbündel jedes Nerven gehen in den Tractus derselben Seite über, erleiden demnach keine Kreuzung, während die medialen Bündel sich durchkreuzen, so dass der rechte Tractus die Fasern enthält, welche in der lateralen Hälfte der rechten und der medialen Hälfte der linken Netzhaut, also in den beiden rechten Netzhauthälften sich verzweigen, der linke Tractus hingegen die Fasern der beiden linken Netzhauthälften führt.

Das gekreuzte Bündel, der Fasciculus cruciatus, versorge die mediale Netzhauthälfte bis zu der durch den Fixationspunkt gehenden Verticalen, so dass seine Fasern von der Eintrittsstelle des Opticus aus nicht blos nach der medialen Seite, sondern auch nach der lateralen bis zur Fovea f ausstrahlen. Das ungekreuzte Bündel versorgt die laterale Netzhauthälfte, aber wie begreiflich nicht von der Mitte des Opticuseintritts, sondern von der Mitte der Fovea angefangen, wie dies in der Figur durch die Pfeile, die vom ungekreuzten Bündel ausgehen, angedeutet ist. Unter keiner Bedingung reicht die Function der lateralen Netzhauthälfte soweit nach vorne wie die der medialen (s. 3. Heft, pag. 171). Nehmen wir der Ausdehnung des lateralen und medialen Gesichtsfelds entsprechend an, dass von der Mitte der Fovea aus die Function der medialen Seite der Netzhaut durch 90°, jene der lateralen durch 60° sich erstreckt, so können wir auch annehmen, dass die Zahl der leitenden Nervenfasern in den beiden Netzhauthälften sich gleichfalls wie 90 : 60, d. i. wie 3 zu 2 verhält — und dies um so mehr, als bei dem Mangel eines Unterschiedes im Bau der percipirenden Schichte der beiden Netzhauthälften die differirende Function in der verschiedenen Zahl der in denselben endigenden Nervenfasern ihren Grund haben dürfte — so dass demnach zwei Fünftel der Fasern des Tractus auf derselben Seite bleiben und drei Fünftel sich durchkreuzen, also eine Semidecussation, eine Halbdurchkreuzung sensu stricto nicht zu Stande kommt. Die Tractus verfolgen wir nach rückwärts nur bis zu ihrem Eintritte in's Gehirn, bis zum äusseren Kniehöcker, dem Corpus geniculatum externum (C. g.). Was die Figur 23 sonst noch enthält, berücksichtigen wir für den Augenblick nicht.

Ein Blutextravasat, welches den linken Tractus an der Stelle, wo das Dreieck (II. hom.) gezeichnet ist, zertrümmert, wird, indem die beiden linken Netzhauthälften zu fungiren aufhören, homonyme rechtsseitige Hemianopie erzeugen. Setzt sich in jeder Netzhaut das gekreuzte gegen das ungekreuzte Bündel wirklich in einer durch die Mitte der Fovea gehenden Verticalen ab, so ist natürlich, dass der Defect jederseits bis zu einer durch f gehenden Verticalen reicht; es ist eben so natürlich, dass bei der vollständigen Intactheit des rechten Tractus vollständiger Defect und vollständig normale Function an einander grenzen; dass wenn nicht auch der rechte Tractus durch ein Extravasat u. dgl. bedrängt oder zertrümmert wird, der Defect niemals die Mittellinie überschreiten und die Heminnopie nicht in totale Erblindung übergehen kann. Dass falls nicht alle Fasern des einen Tractus vernichtet sind, der Defect nicht bis zur Mittellinie zu reichen braucht und dass an vollständig defecte Stellen sich noch Stellen mit stumpfer Empfindung anschliessen können, ist ebenso begreiflich. Sowie Zerstörung des linken Tractus rechtsseitige, so wird die Aufhebung der Function des rechten Tractus linksseitige homonyme Hemianopie hervorrufen.

Binoculare temporale (heteronyme laterale) Hemianopie wird durch einen Druck im vorderen oder hinteren Chiasmawinkel (dort wo in Fig. 23 ein Steigbügel, H. temp. gezeichnet ist) oder durch Druck auf die Mitte des Chiasma hervorgerufen werden. Unerklärlich blieben bei einer solchen Druckursache die scharfen Grenzlinien, die durch den Fixationspunkt gehen. Es müssten genau nur die gekreuzten Bündel im vorderen oder hinteren Chiasmawinkel gedrückt werden. Wenn also die Geschwulst im vorderen oder im hinteren Winkel oder in der Mitte des Chiasma sich nach links und rechts ausbreitet, so müsste sie genau dort Halt machen, wo die gekreuzten an die ungekreuzten Fasern grenzen, jene müssten vollständig, diese gar nicht comprimirt werden. Eine solche Supposition wäre ebenso unmöglich, wie jene, welche die Anhänger der Totaldurchkreuzung machen müssten, um die homonyme Hemianopie durch einen Druck im seitlichen Chiasmawinkel zu erklären. In der That, so lange die Partisane der Partialdurchkreuzung eine Erklärung für die scharf abschneidende temporale Hemianopie nicht gegeben haben, so lange hätten die Anhänger der Totalkreuzung sich nicht bemüssigt zu sehen brauchen, die scharf abschneidende homonyme Hemianopie zu erklären. v. Graefe meinte zwar, dass es eine scharf abschneidende temporale Hemianopie nicht gebe und aus theoretischen Gründen nicht geben könne. Dem widersprechen aber die früher angeführten Thatsachen.

Die Erklärung für die scharf abschneidende temporale Hemianopie ist beim Schema der Partialkreuzung eine sehr einfache. Würde das Chiasma in der sagitalen Richtung, also vom vorderen zum hinteren Winkel durchschnitten, dann zeigt ein Blick auf Figur 23, dass sämmtliche Fasern der beiden gekreuzten Bündel durchtrennt würden, die beiden ungekreuzten Bündel hingegen vollständig intact blieben. Durch eine solche Operation würde scharf abschneidende heteronyme laterale Hemianopie, bei der die Trennungslinie niemals über die durch den Fixationspunkt gehende Verticale hinübergreift und die daher selbstverständlich niemals zur vollständigen Erblindung führt, ebenso sicher erzeugt, als durch die Durchschneidung eines Tractus opticus homonyme Hemianopie mit scharfer durch den Fixationspunkt gehenden, verticalen Trennungslinie und ohne je zur totalen Erblindung zu führen, hervorgerufen würde. Wie wir, falls wir überhaupt zugeben, dass Ursachen an der Basis cranii Hemianopie erzeugen können, aus dem Vorhandensein einer scharf abschneidenden homonymen Hemianopie die Compression eines Tractus opticus mit Sicherheit diagnosticiren, mit der gleichen Sicherheit können wir bei scharf abschneidender heteronymer lateraler Hemianopie die Diagnose auf eine Druckursache stellen, welche das Chiasma in seiner sagittalen Mittellinie vom vorderen bis in den hinteren Winkel comprimirt, eine Druckursache, deren seitliche Ausdehnung (von rechts nach links) eine beliebig geringe sein kann, aber ein gewisses Maass nicht überschreiten darf. Eine Exostose, die in der sagittalen Mittellinie der Schädelbasis, da wo das Chiasma aufliegt, zu einer bestimmten Höhe sich erhebt, wird, sobald sie vom vorderen bis zum hinteren Chiasmawinkel reicht, durch Compression der gekreuzten Bündel scharf abschneidende binoculare temporale Hemianopie erzeugen, mag auch ihr gegen das Chiasma gekehrter Rand haarscharf sein. Durch eine solche Exostose würde bleibende heteronyme laterale Hemianopie bei Intactbleiben der beiden äusseren Netzhauthälften gesetzt. Eine umschriebene Periostitis (Pachymeningitis) mit dem gleichen Sitze am Chiasma könnte, indem der Entzündungsherd bald stärker an-, bald wieder abschwillt — wie dies gerade bei der umschriebenen Pachymeningitis unzweifelhaft vorkommt — zu dem interessanten Schauspiel der mehr oder weniger plötzlich auftretenden und wieder schwindenden binocularen temporalen Hemianopie mit haarscharf durch den Fixationspunkt gehenden verticalen Trennungslinien Veranlassung geben. Eine Neubildung, die von unten oder von oben her auf das Chiasma drückt, wird, sobald der Druck bis in den vorderen oder hinteren Chiasmawinkel reicht, und so lange der quere (von rechts nach links gehende) Durchmesser des Gebildes die Breite der gekreuzten Bündel nicht übertrifft, beziehungsweise der in querer Richtung ausgeübte Druck das Terrain der gekreuzten Bündel nicht überschreitet, gleichfalls

scharfe Defecte herbeiführen. Es ist aber andererseits einleuchtend,
dass die Geschwulst von der Mittellinie aus nach einer, z. B. der
linken Seite weiter wuchern kann; dann wird — man halte sich
Fig. 23 vor Augen — die scharfe Grenzlinie am rechten Auge bestehen bleiben, am linken hingegen, indem auch das ungekreuzte
Bündel gänzlich der Paralyse verfällt, verloren gehen und das
letztere Auge kann vollständig erblinden, während am rechten noch
immer die scharfe Grenzlinie persistirt. Es ist ebenso klar, dass
wenn die Geschwulst, die zunächst die Mittellinie des Chiasma gänzlich comprimirte und so zu den scharf abgeschnittenen Defecten des
lateralen Gesichtsfeldes führte, nach beiden Seiten (nach links und
rechts) sich immer mehr ausbreitet, die scharfen Grenzlinien an
beiden Augen verloren gehen und schliesslich beide Augen gänzlich
erblinden werden.

Was die heteronyme mediale (nasale) Hemianopie an-
langt, so brauchte sich die Theorie der Partialdurchkreuzung vielleicht
nicht der Mühe zu unterwerfen, eine Erklärung für dieselbe zu geben,
da selbst Daa's Fall bestritten wird. Allein ein Befund, welchen
Professor Schott bei einer Obduction in meiner Gegenwart zufällig
machte, bestätigt die Richtigkeit der von mir schon früher einmal
(1872) aufgestellten Ansicht, dass, wenn wirklich ein Fall wahrer
nasaler Hemianopie zur Beobachtung käme, für solch' eine ausserordentlich seltene Erscheinung auch eine ausserordentlich seltene
Ursache angenommen werden müsste. Ich meinte damit das Vorkommen symmetrischer Geschwülste am intracraniellen Theile der
Sehnerven, also von Geschwülsten, welche symmetrisch an dem
lateralen Rande der Sehnerven oder der Tractus oder in beiden seitlichen Chiasmawinkeln sässen. Figur 23 zeigt, dass durch zwei solche
Geschwülste $\left(H. n._1 \text{ und } H. n._2\right)$, welche die ungekreuzten Bündel
ganz oder zum Theile comprimiren, Hemianopia nasalis (heteronyma
medialis) hervorgerufen werden müsste. Bei jener Section nun fanden
sich in der That an den intracraniellen Stücken der Optici zwei
kleine, etwa bohnengrosse Neoplasmata (Endotheliome), welche
Schott also beschreibt[1]: „Am rechten Opticus liegt die Geschwulst
an dessen innerer (medialer) Seite, hat eine ovale Gestalt und ist
6 Millimeter lang, 4 Millimeter breit; sie reicht mit ihrem vorderen
Ende bis nahe an die Eintrittsstelle des Sehnerven in das Foramen

---

[1] Knapp's Archiv, Bd. VI, pag. 21, 1877.

28*

opticum, nach rückwärts bis fast an das Chiasma heran. Die am linken Sehnerven befindliche Geschwulst zeigt bei sonst gleicher Beschaffenheit nur ein anderes Lagerungsverhältniss, indem dieselbe schräge zur Längsaxe des Nerven gerichtet ist, dessen äusserer (lateraler) Seite anlagert, zum Theile die obere Fläche bedeckend." Wie aus dieser Beschreibung hervorgeht, hätten diese Geschwülste, falls durch sie eine Beeinträchtigung der Function der anliegenden Nervenfasern erfolgt wäre, wegen ihrer homonymen (linksseitigen) Lage nicht heteronyme mediale, sondern homonyme rechtsseitige Hemianopie (mit nicht scharfen Grenzlinien) hervorgebracht. Aber die Möglichkeit des Vorkommens von Geschwülsten an beiden Opticis intra cranium ist hiermit erwiesen. Auch Eine Geschwulst, flächenhaft unterhalb oder oberhalb des Chiasma oder der Nervenfortsetzungen desselben gelagert, würde, wenn sie zunächst an ihren beiden seitlichen Flügeln sich stärker entwickelte, in erster Linie Erscheinungen binocularer nasaler Hemianopie hervorrufen; während bei Vorhandensein umschriebener symmetrischer Geschwülste von begrenztem Wachsthum die heteronyme mediale Hemianopie als solche fortbestehen könnte, würde im letzteren Falle mit fortschreitender Wucherung der Geschwulst die Hemianopie in totale Erblindung übergehen, andererseits allerdings auch zur Heilung kommen können, falls es sich um eine Pachymeningitis handelte. Knapp meint, dass durch eine atheromatöse Entartung der das Chiasma einschliessenden Arterien des Circulus arteriosus Willisii, dadurch dass die Arteria communicans posterior als harter Strang jederseits auf den seitlichen Chiasmawinkel drückt, binoculare nasale Hemianopie in die Erscheinung treten könne. Bei der Häufigkeit des atheromatösen Processes und der Seltenheit der in Rede stehenden Hemianopie war eine solche Erklärungsweise a priori unwahrscheinlich. Auch hat Plenk durch die perimetrische Untersuchung des Gesichtsfeldes bei einer Reihe von Individuen im Alter von 70 bis 83 Jahren, welche der grössten Mehrzahl nach die höchsten Grade von Arterienatherom an den verschiedensten Körperstellen darboten, die Ueberzeugung gewonnen, dass die Gesichtsfelder auch nicht in Einem Falle eine Einengung zeigten, vielmehr stets vollkommen den Anforderungen entsprachen, die man an das Sehfeld eines normalen Auges stellen kann.

Die Partialdurchkreuzung erklärt uns also unmittelbar die typische homonyme Hemianopie mit durch den Fixationspunkt gehender Trennungslinie und normalen Grenzen der erhaltenen Gesichtsfeldhälften; sie erklärt die heteronyme laterale Hemianopie auch jene mit scharf abschneidenden Grenzlinien, und sie käme wiewohl sie auf Knapp's Erklärungsweise verzichten muss, auf Grund der Beobachtung von doppelseitigen Geschwülsten am intracraniellen Theile der Sehnerven nicht in Verlegenheit, falls wirklich einmal ein Fall von wahrer heteronymer medialer Hemianopie sich der Beobachtung darböte. Es wurde schon früher erwähnt, dass in jenen Fällen, in denen bei Hirntumor und nasaler Hemianopie gleichzeitig Sehnervenentzündung da war, die letztere die Ursache der nasalen Einschränkung des Gesichtsfeldes sein könnte. Ich sagte über diesen Punkt 1872: „Es wäre möglich, dass die nasale Hemianopie, die in einem gewissen Stadium der Krankheit zu beobachten war, darin ihren Grund hatte, dass in Folge einer bestimmten Beschaffenheit (grösserer Unnachgiebigkeit) der Lamina cribrosa an jener Stelle, an welcher die Fasern des ungekreuzten Bündels durchtreten, diese letzteren durch die Schwellung des umgebenden Gewebes früher leitungsunfähig wurden, als die Fibrillen des Fasciculus cruciatus". Die gleiche Anschauung wurde auch von den späteren Autoren, die die Partialdurchkreuzung im Chiasma vertreten, entwickelt.

Ehe wir aus dem Gebiete der Theorie auf das Feld der Thatsachen uns begeben, um zu zeigen, dass, wie die Theorie der Partialkreuzung zum Zwecke der Deutung der thatsächlich bei homonymer, sowie bei heteronymer lateraler Hemianopie vorkommenden Erscheinungen wahrscheinlich erscheint, dieselbe auch wirkliche Stützen besitzt, wollen wir noch erörtern, wie sich der ursprünglich negative Augenspiegelbefund ändern muss, wenn von der intracraniellen Zerstörungsstelle der Opticusfasern aus die atrophischen Veränderungen sich bis in das intraoculäre Ende des Sehnerven hinein fortgepflanzt haben.

Man hat sich die Sache so vorgestellt. Die Opticusfasern, welche in den inneren (medialen) Netzhauthälften sich verzweigen, liegen in der medialen Hälfte des Opticusstamms, während die Fasern, aus denen die laterale Hälfte des Opticus besteht, in der äusseren (lateralen) Hälfte der Netzhaut endigen. Demnach wäre leicht zu ersehen, wie bei den beiden Formen der homonymen, sowie bei den beiden Formen der heteronymen Hemianopie der im Augengrunde blosliegende natürliche Querschnitt des Sehnerven bei der Spiegeluntersuchung aussehen müsste, sobald die der Function beraubten Nervenfasern dem Zustande der Atrophie verfallen wären. Bei der Hemianopia homonyma dextra müssten die beiden linken Opticushälften, das ist die mediale Hälfte des rechten und die laterale des linken; bei der Hemianopia homonyma sinistra die beiden rechten Opticushälften, also die laterale Hälfte des rechten und die mediale des linken Opticus atrophisch (blass, bläulich, grünlich, weisslich, weiss) erscheinen. Bei der heteronymen lateralen (temporalen) Hemianopie andererseits müssten in beiden Augen die mediale, bei der heteronymen medialen (nasalen) Hemianopie in beiden Augen die laterale Opticushälfte atrophirt sich zeigen.

Betrachtet man aber die Sache genauer, so ergibt sich von Seiten der Theorie eine andere Wahrscheinlichkeit. Die Grenzlinien laufen bei den typischen Hemianopien nicht durch die Mitte des der Eintrittsstelle des Opticus im Gesichtsfelde entsprechenden blinden Fleckes, sondern durch den Fixationspunkt. Ein Blick auf Figur 23 lehrt, dass bei Hemianopia homonyma dextra im rechten Auge die Fasern des gekreuzten Bündels nicht fungiren, diese Fasern aber von der Eintrittsstelle des Opticus aus nicht blos in die vom Opticus medialwärts gelegene Hälfte der Retina ausstrahlen, sondern auch lateralwärts bis zur Fovea sich ausbreiten. Die Fasern des gekreuzten Bündels werden daher nicht blos in der medialen Hälfte der Papille blosliegen, sondern sie werden sich auch in der lateralen Hälfte derselben finden. Man könnte daher glauben, dass die laterale Hälfte der Papille wenigstens eben so viele Nervenfasern enthält, wie die mediale, falls in ihr nicht blos die Fasern des gekreuzten Bündels, welche die Netzhaut vom Opticus bis zur Medianlinie versorgen, sondern auch alle Fasern des ungekreuzten Bündels, die von der Medianlinie lateralwärts in der Netzhaut endigen, gesammelt verlaufen. Allein das ophthalmoscopische Bild der normalen Papille widerspricht direct einer solchen Anschauung und macht es von vornherein wahrscheinlich, dass in der äusseren Papillenhälfte nur Fasern des gekreuzten Bündels verlaufen.

Es dürfte jetzt der passendste Zeitpunkt sein, um das ophthalmoscopische Bild der Sehnerveneintrittsstelle eines jugendlichen Normalauges zu entwerfen. Von gewissen pathologischen Aenderungen derselben wird im Verlaufe dieser Abhandlung ohnehin noch viel die Rede sein. Ich halte mich an jene Beschreibung, die ich in meiner Ophthalmoscopie (1867) gegeben.

Macht auch die Farbe der Eintrittsstelle des Sehnerven, der Papille, bei der Spiegeluntersuchung im Grossen und Ganzen den Eindruck des Weiss, so ist sie doch niemals unter physiologischen Verhältnissen wirklich weiss. Man muss bedenken, dass drei wesentliche Elemente, deren Farbe sehr verschieden, sich an der Zusammensetzung des sichtbaren Theiles des Opticus betheiligen; es sind dies die Fasern des Bindegewebes, welche die Lamina cribrosa der Sclerotica bilden, durch deren Lücken die Fasern des Opticus in's Innere des Auges dringen: es sind dies diese Nervenfasern selbst, welche bei ihrem Eintritt in die Lamina cribrosa ihre undurchsichtigen Markscheiden verlieren und nur mit ihren im höchsten Grade diaphanen Axencylindern durch das Loch der Aderhaut in die Netzhautausbreitung vordringen; es ist dies endlich das Blut, das in den zarten Blutgefässen und Capillaren des Sehnervenkopfes (des interocularen Sehnervenendes) kreist. Das Bindegewebe der Lamina cribrosa ist jener Antheil des Sehnerven, welcher das meiste weisse Licht mit etwas gelblichen und bläulichen Strahlen reflectirt. Niemals aber erscheinen die ihres Markes beraubten normalen Nervenfasern weiss, sie sind vielmehr von grauer, bläulicher oder grünlicher Farbe. Das Blut endlich in den die Nervenfaserbündel umspinnenden Gefässen breitet über das Ganze einen zarten röthlichen Farbenton, welcher dort am stärksten hervortritt, wo die dichteste Lage der Nervenbündel sich befindet.

Dadurch stellt sich das Bild der Papille in folgender Weise dar: In toto erscheint sie gelblichweiss, bläulichweiss oder gelblichroth; bei scharfer Einstellung für die Papillenfläche bemerkt man, dass die innere Hälfte mehr rothes Licht reflectirt, als die äussere Partie. Die Färbung dieser letzteren ist keine homogene, sondern es treten daselbst mehr oder weniger zahlreiche, rundliche oder elliptische Stellen von mattgrauer oder bläulicher, grünlicher Farbe auf, so dass diese äussere Hälfte der Papille wie gefleckt erscheint. Die mehr geröthete innere Papillenhälfte stellt sich viel gleichmässiger dar und selten gelingt es, in dieser eine auffallende Fleckung wahrzunehmen. Auch die Begrenzung der Papille ist auf der medialen und lateralen Seite nicht die gleiche. Zunächst an den Nervenquerschnitt der Papille schliesst sich ein hellglänzender weisser oder weissbläulicher Ring, der Scleroticalring. Indem die Aderhaut nicht bis knapp zur Nervengrenze reicht, wird zwischen Aderhaut- und Nervengrenze ein schmaler Streifen Sclerotica sichtbar, der jedoch nicht in dem ganzen Umfange der Papille gleich deutlich hervortritt. Am schärfsten ist er am lateralen Papillenrande sichtbar, während er häufig am medialen Rande der Papille sehr undeutlich oder gar nicht kennbar wird. Die stärker geröthete mediale Papillenhälfte zeigt dann oft gegen den gelbrothen Augengrund (dessen Farbe von der Pigmentirung der Aderhaut bestimmt wird) keine ganz scharfe Grenze. Dieses verschiedene Verhalten der medialen und lateralen Opticushälfte und Opticusgrenze kann nur darin seinen Grund haben, dass ein grösserer Theil der Opticusfasern nach ihrem Eintritt in das Auge sich nach der medialen Seite, ein kleinerer nach der lateralen Seite umlegt. Ist auch jedes einzelne der marklosen Faserbündel sammt dem umspinnenden Gefässnetze im höchsten Grade diaphan, so wird doch bei einer dichteren Uebereinanderlagerung der Bündel die rothe Farbe des Blutes sich bemerkbar machen, die Diaphanität der betreffenden Partie wird abnehmen, es wird nicht mehr gelingen, die dahinter gelegenen Theile deutlich wahrzunehmen. So geschieht es, dass in der medialen Hälfte des Sehnerven die Lamina cribrosa und am medialen Rande der Scleroticalring von der überlagernden Nervenfasermasse so verdeckt wird, dass die innere Papillenhälfte ein mehr gleichmässig geröthetes Ansehen zeigt und die mediale Grenze undeutlich, verwaschen erscheint, dass hingegen in dem lateralen Abschnitte des Sehnerveneintritts die Verhältnisse sich anders gestalten. Hier hindert die dünne Nervenlage die Beobachtung der siebförmigen Platte nicht. Diese letztere ist es, welcher die äussere Papillenhälfte die glänzend helle Färbung verdankt, während die in ihren Lücken steckenden Nervenfaserbündel die matte Fleckung hervorrufen. Verläuft ein Nervenfaserbündel senkrecht gegen den Sehnervenquerschnitt und legt sich dasselbe unter einem Winkel von 90° in die Ebene der Netzhaut um, so sehen wir an der Umbeugungsstelle einen rundlichen Fleck, dagegen einen elliptischen, wenn die Richtung des Faserstranges gegen die Axe des Sehnerven schräg gerichtet war. Dadurch dass nur eine dünne Lage von Fasern über den lateralen Rand des Sehnerven streicht, erklärt sich auch, dass die Nervengrenze und der Bindegewebsring am lateralen Papillenrande scharf hervortreten.

Aus diesem ophthalmoscopischen Verhalten der Papille zieht

Liebreich (1869) den Schluss, dass die über der Papille in horizontaler Richtung nach aussen verlaufenden Fasern nur zwischen Papille und Macula lutea, sowie in letzterer selbst enden, während die nach aussen von der Macula lutea endenden Nervenfaserbündel auf der Papille nicht in horizontaler Richtung nach aussen, sondern zunächst fast vertical nach oben und unten verlaufen und erst dann in grossem Bogen zu der von der Macula lateralwärts gelegenen Netzhautpartie gelangen.

Bedenken wir, dass es die Fasern des ungekreuzten Bündels sind, welche sich von der Medianlinie nach aussen in der Netzhaut verzweigen, so ergibt sich Folgendes. Die Fasern des gekreuzten Bündels legen sich (Fig. 23) einerseits in die innere Papillenhälfte um, andererseits aber auch und zwar fast ausschliesslich in die äussere Papillenhälfte. Die Fasern des ungekreuzten Bündels gehen zunächst in die innere Papillenhälfte, hinter den Fasern des gekreuzten Bündels, also zwischen diesen und der Lamina cribrosa, nach oben und unten, um erst später in die laterale Richtung umzubiegen. An der dem Glaskörper zugekehrten Oberfläche des ganzen Sehnervenquerschnitts liegen also nur Fasern, die dem gekreuzten Bündel angehören, zu Tage, das ophthalmoscopische Bild der Papillenoberfläche wird daher ausschliesslich durch das Aussehen des gekreuzten Bündels bedingt. Wenn dies letztere richtig ist, so wird bei einer ganz umschriebenen Functionsstörung der Netzhaut, bei welcher nur die kleine Partie derselben, welche zwischen Sehnerv und Macula lutea gelegen ist, und diese selbst nicht fungirt, ein Erblassen, ein atrophisches Aussehen der ganzen äusseren Papillenhälfte zum Vorschein kommen müssen, falls jenes umschriebene centrale Scotom durch Atrophie der Nervenfasern bedingt ist oder zu einer solchen führt. Und so ist es auch. Leber hat dieses atrophische Aussehen der äusseren Papillenhälfte bei der Amblyopia centralis zuerst (1869) nachgewiesen. Dadurch war der directe Beweis geliefert, dass die ganze Fasermasse, die sich jenseits der Macula in der lateralen Netzhauthälfte verzweigt, nicht in der äusseren Hälfte der Papille gelegen ist, denn sonst könnte bei Intactheit dieser Fasern nicht die äussere Hälfte der Papille in toto atrophisch erscheinen, wenn die wenigen Fasern, die zwischen Papille und Macula und in dieser sich verzweigen, atrophiren.

Auf Grund dieses Verhaltens der Sehnervenfasern in der Papille, das später (1874) von Michel noch durch die anatomische Untersuchung der Ausbreitung der Opticusfaserschichte in der Netzhaut bestätigt wurde, habe ich 1872 darauf hingewiesen, dass falls bei Hemianopia die Atrophie der intra cranium zerstörten Fasern bis in das Auge vorgedrungen ist, dadurch nicht das ophthalmoscopische Bild der Atrophie einer Papillenhälfte in jedem Auge zu Stande kommen kann, sondern ein ganz anderes Bild zu Stande kommen muss. Blicken wir auf Figur 23, so ergibt sich, dass bei Hemianopia homonyma dextra, also bei Lähmung beider linken Netzhauthälften das gekreuzte Bündel im rechten, das ungekreuzte im linken Auge atrophiren wird. Demnach wird der Opticusquerschnitt des rechten Auges in toto atrophisch, die Papille des linken Auges hingegen in toto normal erscheinen. Der ganze rechte Opticus wird atrophisch erscheinen, weil seine äussere Hälfte nur (oder wenn durch sie auch die zur lateralen Hälfte der Macula verlaufenden Fasern gehen sollten) fast nur atrophische Fasern enthält und weil in den inneren Hälften die atrophischen grauen und trüben Fasern des gekreuzten Bündels die hinter ihnen gelegenen normalen diaphanen Bündel des ungekreuzten Bündels über- und verdecken; und der ganze linke Opticus muss normal erscheinen, weil in seiner lateralen Hälfte nur (oder fast nur) normal fungirende Nervenfasern verlaufen und in der medialen Hälfte die ganze röthlich trübe Masse des normalen gekreuzten Bündels die dahinter- und der Lamina cribrosa vorliegenden atrophischen Fasern des ungekreuzten Bündels verhüllt. So wie bei rechtsseitiger homonymer Hemianopie der rechte Sehnerv atrophisch, der linke normal aussehen muss, so wird bei linksseitiger homonymer Hemianopie der linke Sehnerv in toto ein atrophisches, der rechte ein normales Ansehen haben.

Ist die Hemianopie heteronym, dann wird das Aussehen der Papillen ein wesentlich verschiedenes sein, je nachdem es sich um laterale oder mediale Defecte handelt. Bei der lateralen heteronymen Hemianopie, bei welcher in beiden Augen das gekreuzte Bündel gelähmt ist, werden beide Papillen in toto atrophisch; bei der medialen heteronymen Hemianopie, beruhend auf der Paralyse der beiden ungekreuzten Bündel, werden beide Papillen in toto normal erscheinen.

Hat also die intracranielle Störung der Opticusfasern bereits atrophische Veränderungen an der Papille zur Folge, so wird bei homonymer Hemianopie Ein Sehnerv atrophisch erscheinen, und zwar bei rechtsseitiger der rechte, bei linksseitiger der linke, bei heteronymer Hemianopie hingegen werden, je nachdem dieselbe lateral oder medial ist, entweder beide Sehnerven atrophisch oder beide normal aussehen.

Atrophie beider rechten oder beider linken Papillenhälften kann nicht homonyme Hemianopie anzeigen, sondern könnte höchstens auf Verlust des centralen Sehens mit erhaltener Peripherie für das Auge mit der atrophischen lateralen Papillenhälfte und auf Erhaltensein des centralen Sehens mit hochgradiger Einengung des Gesichtsfeldes für das Auge mit atrophischer medialer Papillenhälfte hindeuten.

Atrophie beider äusseren Papillenhälften kann nicht auf heteronyme mediale (nasale) Hemianopie, sondern müsste auf centrale Amblyopie beider Augen, Atrophie beider inneren Papillenhälften nicht auf heteronyme laterale (temporale) Hemianopie, sondern auf Verlust des peripheren Sehens mit erhaltener centraler Sehschärfe beider Augen bezogen werden.

— — —

Das, was man über wahre binoculare Hemianopien nach der Höhenrichtung weiss, ist äusserst geringfügig. Zwar führt Mackenzie (1835) schon an, dass es nothwendig sei, zu erwähnen, „dass die obere oder untere Hälfte des Gesichtsfeldes dunkel erscheinen können"; zwar spricht auch v. Graefe (1865) als von höchst seltenen Ausnahmen, für welche eine anatomische Basis noch fehlt, von Fällen, in welchen ein- oder beiderseitige, in letzterem Falle symmetrische Beschränkungen des Gesichtsfeldes nach oben oder nach unten vorkommen, und bei denen der Defect gegen den normal fungirenden Bezirk scharf abschneiden und die centrale Sehschärfe fast normal sein kann; zwar finden sich auch bei anderen Autoren ähnliche allgemeine Angaben: aber trotzdem war ein Fall von beiderseitiger Hemianopie nach oben, den ich 1872 publicirte, der erste dieser Art, der eine casuistische Behandlung erfuhr. Seitdem sind noch einige andere Fälle in diese Kategorie eingereiht worden.

Russell[1]) (1873) sah bei einer durch Section festgestellten Geschwulstbildung der Knochen an der Basis cranii an Lähmung

---

[1]) Medical Times and Gazette No. 47, 1873 (Nagel's Jahresbericht 1873, pag. 361).

der Augenmuskeln Hemianopie nach oben am rechten Auge sich anschliessen, worauf gänzliche Erblindung des rechten und schliesslich auch des linken Auges erfolgte. Der Augenspiegelbefund war fast negativ. Knapp [1]) (1873) beschreibt zwei Fälle von binocularer Hemianopie nach unten, doch zeigt der Spiegel in dem einen Falle Atrophie, in dem zweiten Entzündung der Sehnerven. Schön [2]) (1874) erwähnt, dass er einen dem meinigen ähnlichen Fall beobachtet habe. Ausserdem wäre der früher, pag. 378 (Fall 12), angeführte Fall Schön's hierher zu rechnen. Schweigger [3]) (1876) endlich gibt die perimetrischen Bilder in zwei Fällen von beiderseitiger Einengung des Gesichtsfeldes nach oben. In dem einen Falle, in welchem die centrale Sehschärfe fast normal und ophthalmoscopische Veränderungen nicht vorhanden waren, handelte es sich nicht um wirkliche Defecte, sondern nur um eine Undeutlichkeit im excentrischen Sehen nach oben; in dem zweiten Falle waren Netzhautblutungen und deren Folgen im Augengrunde sichtbar.

Da aus dieser Zusammenstellung ersichtlich, wie wenig Fälle wahrer Hemianopie nach oben (mit negativem Augenspiegelbefunde) bis nun bekannt geworden, will ich den interessanten Verlauf des von mir gesehenen Falles hierher setzen. Ein 24jähriger blühend aussehender Mann klagt darüber, dass er (wiewohl er geradeaus und nach unten ebenso sehe, wie früher) im oberen Theile des Gesichtsfeldes, besonders nach rechts und oben einen Ausfall bemerke. Die Sehstörung sei nach einem „Typhus" zurückgeblieben. Eine oberflächliche Untersuchung ergab, dass das centrale Sehen normal, und dass das Gesichtsfeld nach oben beiderseits beträchtlich, jedoch nicht bis zur Horizontalen eingeengt sei. Zwei Jahre später war der Defect nach oben noch da. Eine genauere Untersuchung zeigte, dass die centrale Sehschärfe jederseits grösser als normal $\left(V \frac{25}{20} \right)$ war. Bei genauer Prüfung des Sehfeldes mit Hilfe des Perimeters erwiesen sich die unteren Gesichtsfeldhälften normal, während nach oben beiderseits ein bedeutender zackiger Defect sich kundgab, der jedoch nicht bis zur Horizontalen reichte. Am rechten Auge fehlte der äussere obere Quadrant fast vollständig bis zur Horizontalen. Die genauer erhobene Anamnese warf nun auf den Fall, in welchem bei so ausgezeichneter

[1]) Hemiopie and sector-like defects, 1873.
[2]) Die Lehre vom Gesichtsfelde, 1874, pag. 75.
[3]) v. Graefe's Archiv, Bd. XXII, 3, 1876, pag. 312.

centraler Sehschärfe und normaler Ausdehnung der unteren Gesichts-
feldpartien eine so auffallende Störung im oberen Theile des Sehfeldes beiderseits sich zeigte, ein helleres Licht. Die als Typhus bezeichnete Erkrankung stellte sich als ein vorübergehender Insult
heraus, bei welchem der Patient nach vorangegangenem heftigen
Kopfschmerz besinnungslos wurde, aber 3 Tage später wieder auf
den Beinen war. Schon vor diesem Anfalle, sowie seitdem bemerkte
der Kranke eine Abnahme des Gedächtnisses, welche sich zeitweilig zu
solcher Schwäche steigert, dass er den Namen seines besten Bekannten
nicht anzugeben weiss. Patient war früher ein guter Sänger, aber wiewohl die Stimme nicht gelitten, will es mit dem Singen nicht mehr
recht gehen. Kopfschmerz und eine dem ganzen Naturell des Kranken
widersprechende üble Laune treten zu Zeiten auf. In der Motilitäts-
sphäre lassen sich keine Störungen nachweisen. Der Patient, ein pas-
sionirter Turner, gibt sich nach wie vor seinem Lieblingsvergnügen hin.

Der weitere Verlauf des Falles war folgender [1]: Ein halbes
Jahr nach der genauen Untersuchung bekam Patient einen epileptiformen Anfall, der nach einer Dauer von 4 Minuten mit Erbrechen
endete. Solche Anfälle wiederholten sich dann jeden Monat durch
zwei Jahre hindurch, traten hierauf durch ein Jahr nur in Zwischenräumen von 3—4 Monaten auf, um sich jedoch in letzter Zeit wieder
allmonatlich einzustellen. Der Anfall beginnt mit einem gegen den
Kopf aufsteigenden Hitzegefühl, wobei sich die Stirne mit Schweiss
bedeckt; Schwindel tritt ein und unter heftigen Krämpfen verliert
der Patient das Bewusstsein. Bald nach der Attaque fühlt sich der
Kranke etwas schwach, sonst aber wohl. Jede Beschäftigung, welche
Congestionen zum Kopfe verursacht, jede geistige oder körperliche
Anstrengung überhaupt setzt ihn der Gefahr der Recidive eines Anfalles aus. 3½ Jahre nach der ersten perimetrischen Aufnahme des
Gesichtsfeldes wurde wieder eine genaue Prüfung vorgenommen.
Die centrale Sehschärfe war nach wie vor $\frac{25}{20}$. Da Patient von selbst
angab, dass das Sehen nach oben sich bedeutend gebessert habe,
konnte man auf die Ergebnisse der Aufnahme gespannt sein. In
der That konnte man feststellen, dass nunmehr die Gesichtsfelder
nach oben, auch bei herabgesetzter Beleuchtung, keine Anomalie
zeigten. Der Patient lebte noch 2 Jahre. Eines Morgens (es waren

---

[1] S. Plenk, Knapp's Archiv, Bd. V, pag. 166, 1876.

seit dem Auftreten der Hemianopia homonyma superior 7 Jahre verstrichen) fand man ihn todt im Bette.

Wenn wir annehmen können, dass die Fasern, welche sich in der unteren Netzhauthälfte vorbereiten, auch im Opticusstamm, wohl auch im Chiasma und Tractus nach unten liegen, so wird eine Druckursache an der Basis cranii von flächenhafter Ausdehnung auf beide Sehnerven oder beide Tractus oder auf die ganze Fläche des Chiasma von unten her drücken, so eine Leitungsunfähigkeit in den Nervenfasern, die sich in den unteren Netzhauthälften verzweigen und damit binoculare Hemianopie nach oben hervorrufen können. Um homonyme Hemianopia inferior zu bewirken, müssten die Sehnerven oder die Tractus oder das Chiasma in analoger Weise von oben her comprimirt werden. Eine Hemianopia heteronyma supero-inferior, für welche gar keine Beobachtung vorliegt, würde z. B. ein Blutextravasat voraussetzen, das sich an der Schädelbasis ausdehnt und die obere Fläche des einen, die untere Fläche des anderen Opticus oder Tractus bedrückt. Für die Erklärung dieser binocularen Hemianopien in Höhenrichtung ist es ganz gleichgiltig, ob sich die Sehnerven im Chiasma ganz oder theilweise durchkreuzen. Wenn bei solchen Hemianopien wirklich scharfe durch den Fixationspunkt horizontal gehende Trennungslinien vorkommen sollten, was aber durchaus nicht erwiesen ist, dann wäre es platterdings unmöglich, aus einer Druckursache an der Basis cranii die Erklärung abzuleiten, denn es wäre undenkbar, dass eine Geschwulst von oben oder von unten her so auf den Sehnerven drückt, dass genau nur jene Fasern, welche die Netzhaut gerade bis zur horizontalen Trennungslinie von oben oder von unten her versorgen, gänzlich comprimirt werden, während alle übrigen ganz intact blieben.

Auch in dem eben beschriebenen Falle diagnosticirte ich eine flächenhafte Geschwulst unter oder unmittelbar vor oder hinter dem Chiasma. Weit vor dem Chiasma könnte die Geschwulst sich nicht ausbreiten, ohne auf die Riechnerven zu drücken. Der Geruchssinn unseres Kranken war aber nicht alterirt. Höchst interessant war die Thatsache, dass die Hemianopie nach oben nach jahrelangem Bestande schwand, während gerade da schwere Gehirnerscheinungen hervortraten. Es wird dadurch auch der Beweis geliefert, dass die durch Jahre aufgehobene Function von Fasern des Sehnerven sich wieder restituiren kann, allerdings gewiss nur dann, wenn die Functionsstörung durch Druck von aussen herbeigeführt wurde.

Haben sich die Fasern nach Jahren dem Drucke „adaptirt" oder ist die Geschwulst geschwunden oder wenigstens kleiner geworden? Für den letzteren Fall wäre es das einfachste an eine Pachymeningitis zu denken, welche am Orte des Chiasma zurückging, während sie an anderen Stellen, etwa an der Convexität der Hemisphären Fortschritte machte, so zu den epileptiformen Anfällen und schliesslich zum Tode führte. Das Resultat der Autopsie werden wir später mittheilen.

Die Erörterungen über die binoculare Hemianopie aus basaler Ursache können wir nicht schliessen, ohne noch auf eine eigenthümliche Form derselben hinzuweisen. Was geschieht, wenn ein Druck auf die obere oder untere Fläche Eines Tractus ausgeübt wird? Vorausgesetzt, dass nicht in Folge des Gegendruckes der Tractus der ganzen Dicke nach comprimirt wird, wird sich unter der Annahme der Partialdurchkreuzung im Chiasma ergeben, dass beim Drucke auf die obere Fläche des rechten Tractus Fasern die Leitungsfähigkeit verlieren, die sich im rechten (lateralen) oberen Quadranten der Netzhaut des rechten und im rechten (medialen) oberen Quadranten des linken Auges verzweigen. Die Folge davon wird sein, dass im Gesichtsfelde für jedes Auge ein Defect nach links und unten auftreten wird. Eine Compression der unteren Fläche des rechten Tractus wird in analoger Weise zu homonymen Defecten in den linken oberen Quadranten beider Sehfelder führen. Es können demnach auch Defecte in homonymen Quadranten des Sehfeldes durch eine Ursache in der Basis cranii (z. B. durch ein Extravasat, welches auf die obere oder untere Fläche eines Tractus drückt) erklärt werden.

Ein Wort sei zunächst

der monocularen Hemianopie

gewidmet (s. pag. 358). Wenn eine Geschwulst oder ein Blutextravasat auf den intracraniellen Verlauf eines Nervus opticus (also zwischen Chiasma und Foramen opticum) drückt, so kann, falls der Druck auf die mediale oder laterale Seite des Nerven, oder auf dessen obere oder untere Fläche sich beschränkt, eine Hemianopia monocularis lateralis, medialis, inferior und superior zu Stande kommen. Eine scharfe Abgrenzung des Defectes wird hierbei fehlen, der Fixationspunkt kann erhalten, oder in den Defect einbezogen sein.

Am Chiasma könnte monoculare Hemianopie nur durch Druck in einem der seitlichen Winkel, falls dort das ungekreuzte Bündel verläuft (s. Fig. 23), hervorgerufen werden. Es könnte hierbei (durch Compression von Fasern eines ungekreuzten Bündels) stets nur zu medialer monocularer Hemianopie kommen, denn da die Fasciculi cruciati sich im Chiasma ganz durchflechten, so kann ein Druck an dieser Stelle nur gekreuzte Fasern beider Optici treffen und muss so laterale Gesichtsfelddefecte in beiden Augen erzeugen.

Endlich kann auch eine umschriebene Druckursache an einem Tractus Fasern des gekreuzten oder ungekreuzten Bündels, falls diese nicht durchflochten, sondern in gesonderten Strängen verlaufen, allein treffen und so Veranlassung von lateraler oder medialer monocularer Hemianopie werden; aber diese monoculare Hemianopie kann, wie begreiflich niemals die Mittellinie des Gesichtsfeldes überschreiten, also nie den Fixationspunkt ganz einbeziehen.

Eine monoculare laterale Hemianopie mit Verlust des centralen Sehens kann daher nur durch Druck auf die mediale Seite des Nervus opticus in seinem Verlaufe zwischen Chiasma und Foramen opticum begründet werden.

Eine solche Diagnose zu stellen, wäre ich einmal berechtigt gewesen. Man wird begreiflicher Weise die Diagnose auf monoculare Hemianopie überhaupt nur dann stellen können, wenn der Augenspiegelbefund negativ ist und das Vorangehen von, wenn auch leichten Hirnerscheinungen, die Auffassung unterstützt. Der Fall war folgender[1]): Ein 53jähriger Brunnenmacher war am 7. März 1872 mit Einlegung von Brunnenröhren in die Erde beschäftigt. Als er nach schwerer Arbeit, bei welcher er den Kopf andauernd nach abwärts zu halten genöthigt gewesen war, sich erhob, erfasste ihn Schwindel, es sauste und brauste in den Ohren, schwarz wurde es ihm vor den Augen und er fiel bewusstlos in einen Graben, aus dem er jedoch wie er angibt, nach kurzer Zeit und unverletzt herausstieg. Gleich nach diesem Anfalle bemerkte Patient, dass er am linken Auge nichts sah; zunächst aber störte ihn der Umstand, dass sein Gesichts-

[1]) Als „vorübergehende einseitige Erblindung" beschrieben in Oest. Zeitschr. für pract. Heilkunde, No. 26, 1872.

feld nach links hinüber eingeengt war; so stiess er im Walde an die Bäume zu seiner Linken und auf der Strasse an Personen an, die zu seiner Linken passirten. Sein Vater war von drei apoplectischen Anfällen getroffen worden, deren letzteren er erlag. Vier Tage nach dem Anfalle ergab die Prüfung: Das rechte Auge hat $V \frac{20}{30}$ und ein normales Gesichtsfeld. Die vermuthete binoculare linksseitige Hemianopie war also nicht da. Am linken Auge war noch eine Spur centralen Sehens erhalten, aber rings um den Fixationspunkt war das Sehvermögen gänzlich erloschen. Ausserdem fehlte das ganze laterale Gesichtsfeld dieses Auges, während das mediale Gesichtsfeld 10° medialwärts vom Fixationspunkte noch vorhanden war. In Anbetracht der Entstehungsweise des Leidens und des negativen Augenspiegelbefundes ist die Diagnose auf Hemianopia lateralis oc. sin. zu stellen und im Hinblick darauf, dass die monoculare Hemianopie lateral und der Fixationspunkt einbezogen ist, die Druckursache, in specie ein Blutextravasat genau zu localisiren. Das Extravasat bedrängt den Nervus Opticus sinister zwischen Chiasma und Foramen opticum von seiner medialen Seite her. Der Fall verlief sehr günstig. Schon 2 Tage später hatte das linke Auge seine centrale Sehschärfe $\left(V \frac{20}{30} \right)$ vollkommen wieder erlangt. Der laterale Defect verkleinerte sich jedoch nur sehr allmälig, aber am 8. Mai, also nach 2 Monaten, war er vollständig verschwunden und die Function des linken Auges vollkommen normal.

Wenn bei heteronymer lateraler Hemianopie der Defect nicht vom Beginn an ein beiderseitiger ist, sondern zuerst, wie in den Fällen von D. E. Müller, Schön und Williams (pag. 364, 377, 378) an Einem Auge hervortritt, kann die Druckursache im Beginn nicht im vorderen oder hinteren Chiasmawinkel liegen, denn hierbei müssten von allem Anfang binoculare Defecte hervortreten, sondern muss zunächst Einen Nerven oder Tractus an dessen medialer Seite comprimiren.

Als monoculare Hemianopie in Höhenrichtung („horizontale" Hemianopie) hat Emmert (1875)[1] drei Fälle beschrieben, in denen allen die untere Gesichtsfeldhälfte fehlte. Der erste Fall betrifft einen jungen Burschen, dem eine Heugabel auf das betreffende Auge

---

[1] Zehender's klinische Monatsblätter, pag. 502.

gefallen, der zweite eine Fabrikarbeiterin, welche ohne allen Grund beim Eintritt in das Zimmer die Störung erlitt, im dritten Falle war Neuritis optica da. Von einem vierten Falle, den Emmert anschliesst, ist nicht ersichtlich, ob die Hemianopie nach unten ein oder beide Augen betraf. Das Halbsehen soll von jeher bestanden haben. $V \frac{20}{200}$. Oberer äusserer Quadrant des Sehnerven atrophisch. Von den drei ersten Fällen wird angegeben, dass die Trennungslinie gerade durch die Macula lutea gegangen zu sein scheint. In v. Graefe's Klinik sah ich (1864) einen jungen Mann mit der Klage kommen, dass er an plötzlich auftretendem Ausfalle irgend eines Gesichtsfeldantheiles leide. So sei er das letzte Mal vor 5 Wochen auf dem linken Auge plötzlich erblindet, habe durch eine halbe Stunde gar nichts gesehen, dann hätte sich der obere Theil des Sehfeldes aufgehellt, der untere Theil desselben aber sei bis zum Fixationspunkt defect geblieben. Der Augenspiegelbefund war negativ. v. Graefe fasste den Fall als partielle Anästhesie der Netzhaut, den in der Haut auftretenden Anästhesien vergleichbar, auf. Es ist möglich, dass diese Erklärung auch für Emmert's Fall 1 und 2 passt, während im dritten und vierten Falle Emmert's in Neuritis und primärer partieller Atrophie des Sehnerven der Erklärungsgrund liegen könnte. Die scharfen Grenzlinien sprechen gegen wahre Hemianopie (s. pag. 406).

Ueberblicken wir nun die Erscheinungen, welche sich unter der Annahme, dass die Sehnerven sich im Chiasma partiell durchkreuzen und dass die ungekreuzten Bündel an der lateralen Seite von Nerv, Chiasma und Tractus verlaufen, je nach dem Sitze der Druckursache ergeben müssen, so folgt:

Druckursache am Nervus opticus zwischen Foramen opticum und Chiasma kann, wenn einseitig, hemianopische Defecte hervorrufen, oder erzeugt nicht hemianopische Amblyopie oder Amaurose Eines Auges. Doppelseitig kann sie hemianopische Defecte aller Art an beiden Augen ohne scharfe Grenzlinien oder nicht hemianopische Amblyopie oder Amaurose beider Augen bedingen.

Druckursache in Einem seitlichen Chiasmawinkel kann mediale Hemianopie Eines Auges, an beiden seitlichen Chiasmawinkeln mediale Hemianopie beider Augen (heteronyme mediale, nasale Hemianopie) bewirken; im vorderen oder hinteren Chiasmawinkel laterale Hemianopie beider Augen (heteronyme laterale, temporale Hemianopie) ohne scharfe Grenzlinie; vom vorderen bis zum hinteren Chiasmawinkel reichend, dieselbe Form der Hemianopie mit scharfer durch den Fixationspunkt gehender verticaler Trennungslinie erzeugen. An beide Formen der heteronymen Hemianopie kann durch Ausbreitung der Druckursache sich Amaurose Eines oder beider Augen anschliessen.

Druckursache am lateralen oder medialen Rande Eines Tractus kann zu hemianopischem Defecte Eines Auges, der jedoch nie den Fixationspunkt überschreitet, führen. Totale Compression Eines Tractus bedingt homonyme Hemianopie mit scharfer Trennungslinie.

Wenn eine Geschwulst, die z. B. den rechten Tractus comprimirt, nach vorne auf den rechten Nervus opticus übergeht und auch diesen ganz comprimirt, schliesst sich an die linksseitige homonyme Hemianopie totale Amaurose des rechten Auges, während im linken Auge der laterale hemianopische Defect fortbesteht.

Wenn eine Geschwulst, die den rechten Tractus comprimirt, sich in querer Richtung ausbreitet, so dass auch der linke Tractus in Mitleidenschaft gezogen wird, dann erfolgt auch zunächst Amaurose des rechten Auges, aber bei weiterer Ausbreitung folgt die Amaurose des linken Auges nach.

Nachdem auf Grund der klinischen Beobachtungen die Partialdurchkreuzung im Chiasma gegenüber der Totalkreuzung gestützt worden ist, handelt es sich jetzt darum, die Lehre der Partialdurchkreuzung noch auf Grund physiologischer, anatomischer und pathologisch-anatomischer Daten zu fördern und etwa widerstreitende klinische Bilder mit der Lehre in Einklang zu bringen.

Physiologische und anatomische Daten.

Ursprünglich bestand die Anschauung, dass im Chiasma eine totale Kreuzung der Fasern stattfinde. Ihr gegenüber machte sich später eine andere geltend, dass nämlich die Nerven im Chiasma sich nur aneinander legen, also gar nicht kreuzen. Der Erste, welcher vom physiologischen Standpunkte aus die Frage einer Partialdurchkreuzung der Sehnervenfasern im Chiasma aufwarf, war Newton. Dem 3. Buche seiner „Opticks" (London, 1704) hängt er 16 Fragen an zu dem Zwecke, „damit Andere dieselben weiter untersuchen möchten". Die 15. Frage (pag. 136) ist es, die uns hier beschäftigt. Ich will dieselbe ihrer Wichtigkeit wegen und weil man sich schon so häufig mit deren Citirung abgegeben hat, in deutscher Uebersetzung vollständig hierhersetzen:

„Werden nicht die Objectbilder gesehen mit beiden Augen, welche dort zusammenhängen, wo die Sehnerven sich treffen, ehe sie in's Gehirn eintreten, so zwar, dass die Fasern an der rechten Seite beider Nerven sich hier vereinigen, und nach ihrer Vereinigung in das Gehirn eintreten, in jenem Nervenstamm, der an der rechten Seite des Kopfes gelegen ist, und dass die Fasern an der linken Seite beider Nerven sich an derselben Stelle vereinigen und nach ihrer Vereinigung in das Gehirn eintreten in dem zur linken Seite des Kopfes gelegenen Nervenstamm? und hat man sich die Sache nicht so vorzustellen, dass diese beiden Nervenstämme im Gehirn in solcher Art zusammentreffen, dass ihre Fasern nur Ein Gesammtbild oder Gemälde darstellen, dessen rechte auf der rechten Seite des Sensoriums gelegene Hälfte von der rechten Seite beider Augen durch die rechte Seite beider Sehnerven zu dem Orte, wo die Sehnerven sich begegnen und von da an der rechten Seite des Kopfes in das Gehirn gelangt, und dessen andere auf der linken Seite des Sensoriums gelegene Hälfte in gleicher Weise von der linken Seite beider Augen herkommt? Denn die Sehnerven solcher Thiere, welche denselben Gegenstand mit beiden Augen sehen (wie die Sehnerven des Menschen, des Hundes, Schafes, Ochsen u. s. w.) treffen sich, bevor sie in das Gehirn eintreten, während die Sehnerven solcher Thiere, welche denselben Gegenstand nicht mit beiden Augen sehen (wie die Sehnerven der Fische und des Chamäleons) nicht zusammentreffen — falls ich recht berichtet bin."

Wie ich Mackenzie (1835) entnehme, waren Joseph und Carl Wenzel die Ersten, die in ihrem Werke: „De penitiori structura cerebri, Tübingen, 1812" die Semidecussation durch anatomische Präparation nachzuweisen versuchten. Zu Mackenzie's Zeit (ich meine 1835) hatte die Lehre der Semidecussation schon eine grosse Zahl von Anhängern, denn ausser Wallaston (1824) führt Mackenzie unter dessen Vorgängern noch an: Vater, Ackermann, Vicq-d'Azyr, Caldani, Cuvier u. s. f. Johannes Müller ist hierbei von Mackenzie nicht besonders angeführt. Seine Lehre von der Semidecussation, zuerst in seiner „vergleichenden Physiologie des Gesichtssinns, Leipzig, 1826" vorgetragen, war es aber, welche die eigentliche Grundlage für die Lehre vom binocularen Sehen der neueren Physiologie wurde. J. Müller überzeugte sich auch durch die anatomische Untersuchung, dass an den seitlichen Rändern des Chiasma Faserbündel verlaufen, die sich nicht kreuzen, sondern auf der gleichen Seite bleiben, also aus dem Tractus in den gleichseitigen Nerven übergehen. Um „die Congruenz der identischen Stellen beider Netzhäute" zu erklären, stellte sich Müller anfänglich dabei vor, dass jede einzelne Faser eines Tractus sich im Chiasma in zwei Zweige theile, von der der eine auf der gleichen Seite bleibt, der andere sich überkreuzt und so je zwei identische Stellen der beiden rechten und der beiden linken Netzhauthälften von den zwei Aesten Einer Opticusfaser versorgt werden.

Es ist jedoch ganz unrichtig, wenn man noch heutzutage darauf aufmerksam macht, dass die Müller'sche Anschauung überhaupt sich von der gegenwärtigen, welche eine solche Theilung der Tractusfasern nicht zulässt, unterscheide[1]. denn Johannes Müller hat seine Ansicht später selbst (und zwar schon 1837) in unzweideutiger Form corrigirt. In seinem „Handbuch der Physiologie des Menschen, Bd. II, 1840. pag. 381" heisst es: „Jene Ansicht von der Theilung jeder einzelnen Faser mag vielleicht auch Newton vorgeschwebt haben. Treviranus, Volkmann konnten keine Theilung der Fasern im Chiasma erkennen und ich sehe sie ebensowenig mit dem Compositum (zusammengesetzten Microscop). Auch müsste, wenn die Theorie richtig wäre, die Sehnervenwurzel noch einmal so dünn als der Augentheil des Sehnerven sein. Man muss also bei dem einfachen älteren Factum stehen bleiben, dass die Sehnervenwurzel einer Seite sich am Chiasma in zwei Theile theilt, und dass der innere Theil kreuzt, der äussere Theil an derselben Seite fortgeht." Durch anatomische Untersuchung bestätigte Hanno-

---

[1] Siehe Leuckart in Graefe-Saemisch's Handbuch der gesammten Augenheilkunde, Bd. II. pag. 177, 1876.

ver (1852) das Vorhandensein der beiden ungekreuzten Bündel, die bei ihm den Namen des Fasciculus dexter et sinister führen.

1856 erklärte v. Gräfe die klinischen Erscheinungen der Hemianopie auf Grund der Semidecussation der Fasern im Chiasma. Dies war schon vielfach vor ihm geschehen. Bereits 1723 hatten Vater und Heinicke (wie Nagel 1869 aufmerksam machte) drei Fälle von homonymer Hemianopie aus der Semidecussation der Fasern im Chiasma erklärt. Man kann aber nicht behaupten, dass mit dem Bekanntwerden der Newton'schen Lehre die Kliniker sich im Allgemeinen dieser Auffassung adaptirten. Viele derselben (so z. B. Serres 1827, Mackenzie 1830) vertraten die Anschauung, dass Verletzungen und Erkrankungen Einer Hirnhälfte nicht zur Hemianopie „beider Augen", sondern zur Amaurose des entgegengesetzten Auges führe. Trotzdem wurden die beiden so hochwichtigen Fragen nach dem Verhalten der Fasern im Chiasma und nach dem Verhalten der Sehcentren im Gehirn (zwei Fragen, die man als Eine betrachtete und deren Trennung auch ich bisher strenge vermieden habe) von 1856 ab durch 1½ Decennien gar nicht mehr discutirt.

Und doch wäre Grund dazu vorhanden gewesen. Es war nämlich im Jahre 1861 eine Arbeit von v. Biesiadecki[1] über „das Chiasma nervorum opticorum der Menschen und der Thiere" erschienen, in welcher der Autor auf Grund mühsamer Untersuchungen auf die Täuschungen aufmerksam macht, denen man bei Präparation und Schnittführung in Betreff des Verlaufes der Fasern im Chiasma ausgesetzt ist, und zu dem Schlusse gelangt, dass beim Menschen und bei allen Wirbelthieren im Chiasma nervorum opticorum eine vollständige Kreuzung der Sehnervenfasern stattfindet. Diese Arbeit v. Biesiadecki's blieb von den Klinikern gänzlich unberücksichtigt, ja in ophthalmologischen Kreisen gänzlich unbekannt. Dass eine spätere Arbeit Pawlowsky's, welche 1869 in russischer Sprache als Inaugural-Dissertation in Moskau erschien und die Resultate v. Biesiadecki's bestätigte, das gleiche Schicksal traf, ist leichter begreiflich.

Von anatomischer Seite trat Meynert 1872[2] in gewisser Hinsicht den Angaben v. Biesiadecki's entgegen, indem er anführt, dass aus dem basalen Opticusganglion (das über dem Chiasma und

---

[1] Sitzungsberichte der Wiener Akademie der Wissensch. Bd. LXXII. pag. 86.
[2] Stricker, Gewebelehre, Bd. II, pag. 731.

dem Tractus gelegen ist und der Substanz des Tuber cinereum zugehört) feine markhaltige Bündelchen entspringen, die über dem
Chiasma sich sogleich nach aussen in den Nervus opticus wenden
und so die klarsten Bilder, welche für Annahme ungekreuzter Bündel
sprechen, dieser Stelle des Opticusursprungs zu entnehmen sind.
Was aber mit allen übrigen Bündeln des Opticus im Chiasma geschieht, darüber konnte Meynert auf Grund von Schnittpräparaten
zu keiner Entscheidung kommen.

In meiner Arbeit: „Zur Casuistik der Amaurose" (1872)[1]) unter-
zog ich die Frage der Semidecussation einer gründlicheren Erörterung.
Zunächst machte ich aufmerksam, dass man, wenn man eine theilweise Kreuzung der Fasern im menschlichen Chiasma voraussetzt,
keine Semidecussation, keine Halbdurchkreuzung annehmen
dürfe, sondern vielmehr annehmen müsse, dass ein grösserer Theil
der Fasern sich kreuzt, ein kleinerer auf der gleichen Seite
bleibt (s. pag. 392). Der Ausdruck Semidecussation wurde desshalb
durch Partialdecussation, Partialdurchkreuzung ersetzt. Ich wies ferner
nach, dass beglaubigte Thatsachen von klinischer Seite nicht vorliegen, welche der Partialdurchkreuzung widersprächen und gestattete
mir, auszusprechen, dass aus den Angaben v. Biesiadecki's über
den Bau des normalen menschlichen Chiasma die totale Decussation
nicht erschlossen werden könne.

Durch diese Auseinandersetzungen „wurde man erst, scheint es,
auf den Zankapfel der Semidecussation aufmerksam". So wenigstens
meint Otto Becker[2]). Sicher ist, dass von dieser Zeit ab das
bis dahin in auffallender Weise vernachlässigte Gebiet von allen
Seiten her und mit allen Mitteln bearbeitet wurde. 1873 traten zunächst unabhängig von einander Mandelstamm und Michel[3])
auf, um die Totaldurchkreuzung der Sehnerven im Chiasma zu
erweisen. Mandelstamm wurde durch Beobachtungen am Kranken-
bette zu der Ueberzeugung geführt, dass die Semidecussation dem
Krankheitsbilde durchaus nicht entspricht. Namentlich bleibe die
nasale Hemianopie unerklärlich. Die Untersuchung des menschlichen Chiasma mit Hilfe der Zerfaserung nach der Methode von
v. Biesiadecki führte ihn nun thatsächlich zu der Erkenntniss,

---

[1]) Oesterr. Zeitschrift für practische Heilkunde, No. 11, 20—24, 26, 29.
[2]) Ueber Augenkrankheiten mit Rücksicht auf Localisation von Hirnleiden.
Vortrag gehalten in Amsterdam 1879, pag. 9.
[3]) Graefe's Archiv, Bd. XIX, 2, pag. 39 u. 59.

dass sich alle Fasern im Chiasma durchkreuzen. Die ungekreuzten Bündel Meynert's existiren zwar, jedoch lässt sich über deren Bedeutung zur Zeit noch nichts aussagen. Durch Horizontaldurchschnitte des Chiasma, auch wenn sie lückenlos geführt werden sollten, liesse sich die Frage nicht endgiltig entscheiden. Michel gewann aber gerade besonders rasche Aufschlüsse über die Totalkreuzung durch die Ausführung von Horizantalschnitten, die sich sowohl auf die Nervi, als auf die Tractus optici und zwar auf eine gewisse Entfernung vom Chiasma erstreckten. Michel untersuchte auch genau eine über dem Chiasma gelegene von grauer Substanz umgebene, mit Ependym ausgekleidete Höhle, einen Recessus, der früher schon von Arnold, wie von v. Biesiadecki beschrieben worden war. Die vordere Grenze dieses Recessus reicht beim Menschen ungefähr bis zur Hälfte des Chiasma, bei Kindern häufig etwas weiter nach vorne. Dieser in der Medianlinie gelegene Theil des Recessus besitzt eine schmale Oeffnung, durch welche er nach hinten mit dem dritten Ventrikel communicirt; er zeigt aber auch zwei seitliche Ausbuchtungen, welche als solche abgeschlossen sind, denen also nach hinten keine eigene Communication mit dem dritten Ventrikel zukommt. Auf Grund der Annahme der Totalkreuzung entwickelt Mandelstamm jenes Schema (pag. 388), welches zeigt, wie durch Druckursachen in den Chiasmawinkeln die verschiedenen Formen der Hemianopie hervorgerufen werden können. Es ist dies auch das Schema Michel's, nur dass von Michel darauf hingewiesen wird, welch' wichtige Rolle der durch pathologische Flüssigkeit erweiterte Recessus hierbei spielen kann. Die Erblindung bei Hydrocephalus internus kann durch eine Erweiterung dieses Recessus, durch den Druck der in der erweiterten Höhle angesammelten Flüssigkeit erklärt werden; und wenn eine Flüssigkeit von irgend welcher Beschaffenheit nicht einen gleichmässigen Druck auf das Chiasma ausübt, sondern derselbe bald in der Mittellinie, bald in einer der seitlichen Recessushälften stärker hervortritt, so erklärt sich daraus das Auftreten der verschiedenen Formen der Hemianopie. Dass Apoplexien mit Hemianopie einhergehen, könnte daher kommen, dass das Blut, sobald es einmal in die Ventrikel sich ergossen hat, sich vom 3. Ventrikel aus in den Recessus oberhalb des Chiasma verbreitet und da als Druckursache auftritt. Es wurde schon früher (pag. 389) auseinander gesetzt, dass gerade die homonymen Hemianopien, wie sie bei Apoplexien vorkommen, sich durch eine Druckursache im seitlichen Chiasmawinkel nicht erklären lassen. Wäre dies aber auch möglich, so bliebe noch immer unbegreiflich, warum das in den Recessus eingetretene Blut stets nur auf einen der beiden seitlichen Chiasmawinkel drücken, warum nicht totale beiderseitige Erblindung oder heteronyme Hemianopie wenigstens ebenso häufig im Gefolge der Apoplexie auftreten sollte, wie die homonyme Hemianopie.

Den Anschauungen Michel's über die totale Kreuzung der Fasern im menschlichen Chiasma schliesst sich Schwalbe (1874) an, ohne aber eigener Untersuchungen über diesen Gegenstand Erwähnung zu thun[1]). Dagegen hat Scheel (1874) die anatomische Prüfung wieder aufgenommen[2]) und ist in Betreff des menschlichen Chiasma zu dem Schlusse gelangt, dass eine totale Kreuzung der Fasern stattfinde und zwar in der Art, dass „fast jede Nervenfaser einzeln sich mit den einzelnen Nervenfasern der anderen Seite kreuzt und durchflicht". Bei alledem kann jedoch Scheel nicht leugnen, dass vom Tuber cinereum und der Lamina terminalis cinerea Fasern kommen, die sich zu dem auf der gleichen Seite gelegenen Sehnerven wenden.

Bereits in demselben Jahre (1874) wendet sich v. Gudden[3]) auch vom anatomischen Standpunkte aus gegen die Annahme der totalen Kreuzung. v. Gudden (der 1872 die zuerst von Newton, dann von J. Müller aufgestellte Ansicht erneuerte, dass bei allen Thieren, deren Gesichtsfelder getrennt sind, die Sehnerven sich vollständig kreuzen, während bei jenen Thieren, deren Gesichtsfelder zusammenfallen, die Sehnerven sich nur theilweise kreuzen) erklärt, dass wenn man nur Schnitt auf Schnitt und Bündel für Bündel verfolgt, man an Horizontalschnitten des menschlichen Chiasma demonstriren könne, dass die Hannover'sche Annahme seitlicher sich nicht kreuzender Fascikel eine der Wirklichkeit durchaus entsprechende sei. Die sich nicht kreuzenden Bündel liegen vorzugsweise in der oberen Hälfte des Chiasma. So wie demnach von Seiten der Anatomie rasch eine Einsprache gegen die Totalkreuzung erfolgte, so behielt auch, nachdem Einzelne, wie Maklakoff, Cohn, Illing für die Deutung der Hemianopien die Totalkreuzung

---

[1]) Graefe-Saemisch, Bd. II, pag. 324.
[2]) Zehender's klinische Monatsblätter, 2. Beilageheft.
[3]) Graefe's Archiv, Bd. XX, pag. 249.

herbeigezogen hatten und Andere in ihrer Ansicht vorübergehend schwankend geworden waren, bei den Pathologen die Lehre von der Partialdurchkreuzung die Oberhand.

Allein die bisher besprochenen Ergebnisse der anatomischen Untersuchung des Chiasma, waren es gewiss nicht, die die Kliniker in ihrer Anschauung festigten, denn die Angaben der Anatomen stehen sich, wie wir gesehen haben, schnurgerade entgegen. Wie unzugänglich die Entscheidung für die histologische Forschung ist, davon kann sich Jeder überzeugen, der eine grosse Zahl von Durchschnitten des menschlichen Chiasma durchmustert, und die Schwierigkeit des Gegenstandes findet ihren Ausdruck in den Angaben, welche selbst ein Henle noch 1879 über das Chiasma macht [1]). Er hält zwar an der Annahme ungekreuzter Bündel, für deren Existenz im Sinne Hannover's er sich schon früher (1873) ausgesprochen hatte, fest; allein er meint, dass das Resultat seiner Untersuchung nur einigermaassen dem physiologischen Postulate entspricht, „weil die Zahl der äusseren, direct und ungekreuzt aus dem Nerven in den Tractus Einer Seite übergehenden Fasern im Vergleich zu den kreuzenden zu gering erscheint, um eine Hälfte der Retina zu versorgen" und gibt zu, dass selbst dieser Befund nicht einmal unbestritten sei. Er ist ferner der Anschauung, dass „alle Beziehungen des Chiasma zur Physiologie des Auges in Frage gestellt werden durch eine allerdings seltene, aber doch hinreichend bezeugte Varietät, den gesonderten ungekreuzten Verlauf eines jeden Nervus opticus zu seinem Bulbus". Ausser dem schon (pag. 345) erwähnten Falle Vesal's weist Henle hin auf eine Bemerkung von Valverdus (deren Deutung mir aber nicht unangreifbar erscheint) und auf zwei andere unzweifelhafte Fälle, von denen der eine von Ludovicus Pisanus 1520 gesehen, der andere von Lösel 1642 beschrieben wurde. Ich will hier gleich bemerken, dass diese äusserst seltenen Fälle, von denen in den letzten 200 Jahren keine mehr gesehen wurden, durchaus nicht an der physiologischen Bedeutung des Chiasma rütteln. Wir müssen dabei in erster Linie an Atavismus, an einen Rückschlag denken, und wenn wir in der Reihe der Wirbelthiere heruntersteigen, so kommen wir in der That zu einem Fisch, dem Petromyzon (der selbst unter den Fischen eine sehr niedrige Stufe einnimmt), bei dem jeder Sehnerv von seinem Austritt aus dem Gehirn

---

[1]) Nervenlehre, 2. Auflage, pag. 389—393.

ungekreuzt zum Bulbus seiner Seite verläuft. Allein auch für Petromyzon hat Rathke und in neuerer Zeit (1873) Langerhans gezeigt, dass die Sehnerven sich innerhalb des Gehirns kreuzen, dass also, da bei Fischen Totalkreuzung stattfindet, der rechte Sehnerv aus der linken, der linke aus der rechten Hirnhälfte herkommt. Nicht anders kann ich mir den Fall beim Menschen denken, wenn da das Chiasma fehlt. Es ist die nächstliegende Annahme, dass das Chiasma in diesen Fällen, wie bei Petromyzon, innerhalb des Gehirns liegt. Die Thatsache allein, dass der rechte Sehnerv direkt rechterseits aus dem Gehirn austritt, kann demnach als solche nichts beweisen. Der rechte Sehnerv könnte allerdings Fasern führen, welche alle in die rechte Hemisphäre eintreten, er könnte aber ebenso gut Fasern führen, welche alle in die linke Hemisphäre oder Fasern, die zum Theile in die rechte, zum Theile in die linke Hemisphäre ausstrahlen.

Alle bisher angeführten anatomischen Befunde vermögen demnach die Existenz der Partialdurchkreuzung der Fasern im Chiasma nicht zu widerlegen. Einen anatomischen Befund schien es sogar zu geben — von positiver Bedeutung. Forel sagt: Wenn sich im menschlichen Chiasma wirklich alle Fasern durchkreuzen würden, so müsste ein sagittaler (vertical vom vorderen bis zum hinteren Chiasmawinkel geführter) Schnitt durch die Mitte des Chiasma einen (wegen der gleich zu erwähnenden Hirncommissur nahezu) gleich grossen Flächeninhalt haben, wie die Summe der Querschnitte der beiden Tractus optici. Man kann sich aber sehr leicht überzeugen, dass der Flächeninhalt des sagittalen Chiasmadurchschnittes viel geringer ist, als jener der Tractusquerschnitte. Diese letztere Angabe hat sich jedoch nicht in diesem Maasse bestätigt. Nicati hat 1878[1]) die in Rede stehenden Werthe in zwei Fällen gemessen. Das eine Mal betrug der Flächeninhalt der beiden Tractusquerschnitte 25 Quadrat-Millimeter, jene des sagittalen Chiasmadurchschnittes gegen 20 Quadrat-Millimeter; die Differenz betrug in diesem Falle 5, in dem zweiten 7 Quadrat-Millimeter zu Gunsten des Tractus. Trotzdem glaubt Nicati hieraus keinen Schluss ziehen zu können, weil eine Hirncommissur von gleicher Dicke unterhalb des Chiasma und der Tractus hinzieht und der Querschnitt dieser Commissur bei den Tractusquerschnitten zwei Mal, bei dem sagittalen Chiasmaschnitt

---

[1]) Archives de physiologie, pag. 670.

jedoch nur ein Mal gerechnet wird. Nicati hat auch den sagittalen Querschnitt des Chiasma mit dem transversalen (vertical von rechts nach links durch die Chiasmamitte gehenden) verglichen. Der Unterschied beider ist ein gewaltiger; der sagittale Querschnitt verhält sich zum transversalen wie 1 : 3. Trotzdem glaubt Nicati auch hieraus nicht den unmittelbaren Schluss ziehen zu können, dass im sagittalen Schnitt nicht so viele Fasern getroffen werden, als im transversalen, dass es also ungekreuzte Fasern geben müsse. Ein transversaler Schnitt trifft nämlich im menschlichen Chiasma die Fasern sehr schief, während dieselben im sagittalen Schnitt mehr senkrecht getroffen werden. Es muss daher der erstere Durchschnitt viel grösser als der letztere sein. Die Anatomie, wie ich dies schon oft hervorgehoben habe, lässt also die Frage der Decussation im Chiasma ungelöst.

Pathologisch-anatomische Data.

Die Unterstützung der pathologischen Anatomie wird hier zunächst nach der Richtung in Anspruch genommen, dass sie in den Zügen atrophisch gewordener Nervenbündel den Weg zeigen soll, wie sich diese Bündel aus dem Tractus in den Nervus und umgekehrt fortsetzen. In der That! Wir nehmen an, dass homonyme Hemianopie durch Zerstörung eines Tractus herbeigeführt werde. Wenn die Hemianopie lang genug besteht, so wird die Atrophie sich durch die Nerven bis in's Auge fortpflanzen. Sobald wir mit dem Augenspiegel das Anlangen des atrophischen Processes an dem peripheren Nervenende nachgewiesen haben, muss der Weg der atrophischen Bündel bis zu den Augen verfolgt werden können. Ein solcher Fall von homonymer Hemianopie mit ophthalmoscopisch sichtbarer Atrophie ist aber bisher noch niemals zur anatomischen Untersuchung gekommen.

Ein Befund von Hosch (1878) kann die Frage nicht entscheiden. Bei der Section eines Falles von linksseitiger Hemianopie mit mächtigen Veränderungen im Gehirn, über die wir bei anderer Gelegenheit sprechen werden, fand sich: Rechter Tractus (durch welchen die Fasern zu den gelähmten rechten Netzhauthälften laufen) unbedeutend schmäler als der linke; ebenso der rechte Opticus etwas dünner als der linke. Das Microscop zeigt im rechten, wie im linken Opticus unzweifelhafte Atrophie der inneren Bündel; erst 1½ bis 2 Centimeter vor dem Chiasma hatten die Opticusquerschnitte

wieder das normale Aussehen. Dass sich in beiden Opticis atrophische
Bündel finden, kann nichts beweisen, wenn nicht die atrophischen
Bündel beider Optici in den rechten Tractus verfolgt wurden.
Es können aber die atrophischen Bündel in Hosch's Fall überhaupt
nicht Fasern des gekreuzten Bündels einerseits und des ungekreuzten
andererseits sein, denn beide Bündel sind die inneren, was entweder
die an der medialen Seite oder im Centrum des Nerven gelegenen
bedeutet. Nun ist es klar, dass die Fasern des ungekreuzten
Bündels im rechten Opticus nicht an derselben Stelle liegen können,
wie die Fasern des gekreuzten Bündels im linken Nerven.

Man musste sich also mit dem umgekehrten Wege begnügen.
Man musste bei Atrophie Eines Nervus opticus die Atrophie nach
rückwärts in die Tractus verfolgen. In Betreff des Befundes, den man
da zu erwarten hat, muss man sich erinnern, dass wenn die Fasern
Eines Nerven in beide Tractus übergehen, dies nicht in gleichmässiger
Weise geschieht, falls die Vorstellung richtig ist, dass etwa nur $^2/_5$ der
Fasern auf der gleichen Seite bleiben, $^3/_5$ sich durchkreuzen. Es
darf daher nicht Wunder nehmen, falls es sich herausstellen sollte,
dass bei Atrophie Eines Nerven der entgegengesetzte Tractus stärker
atrophirt als der gleichseitige.

v. Biesiadecki sagt (1861) mit vollem Rechte: „Die bis jetzt
bekannten pathologisch-anatomischen Fälle von Degeneration eines
Sehnerven in Folge von einäugiger Blindheit sind nicht geeignet, uns
sichere Anhaltspunkte über die Structur des Chiasma des Menschen
zu geben, indem von verschiedenen Autoren bald der Schwund der
Wurzel derselben, bald der entgegengesetzten Seite, bald
der Schwund beider Wurzeln beschrieben worden ist. Der am öftersten
vorkommende Fall ist der Schwund des Nerven bis zum Chiasma
ohne Atrophie der Wurzel". Diese letztere Thatsache, dass der
Schwund des Sehnerven gewöhnlich am Chiasma sein Ende erreicht,
erklärt auch, warum aus neuerer Zeit verhältnissmässig wenig Fälle
bekannt sind, in denen die Atrophie durch das Chiasma in die
Tractus verfolgt werden konnte.

v. Biesiadecki selbst fand (1861) in 3 von 5 Fällen einäugiger Blindheit die Veränderung nur bis zum Chiasma reichend;
in den beiden anderen Fällen war der entgegengesetzte Tractus um ein Bedeutendes atrophirt. Während im Nerven bei der
microscopischen Untersuchung Schwund der Nervensubstanz und
Wucherung des Bindegewebes nachzuweisen war, zeigte sich im

atrophischen Tractus gar nichts Abnormes, so dass „die Atrophie
in einer nicht nachweisbaren Abnahme der Dicke der einzelnen
Nervenfasern zu bestehen scheint." Vielleicht handelte es sich auch
da um das „vollständige Verlorengehen" oder die „erhebliche Ver-
dünnung" einer Anzahl von Nervenbündeln, wie dies später (1868)
Leber für die Form der weissen Atrophie des Sehnerven
phthisischer Bulbi annahm. v. Biesiadecki, wiewohl Verfechter
der Totalkreuzung, zieht als gewissenhafter Forscher aus diesem
pathologischen Befunde nur den Schluss — dem wir unbedingt bei-
pflichten — dass der grössere Theil der Tractusfasern zum entgegengesetzten Nerven zieht. Um eine Atrophie des gleichseitigen
Tractus ganz ausschliessen zu können, hätte die Normalität seiner
Dimensionen nachgewiesen werden müssen.

Ebenso beweist ein Befund v. Mandach's [1]) (1873), welcher
bei der Section eines Epileptikers (der seit langer Zeit durch Netzhautablösung am linken Auge erblindet gewesen war) den linken
Nervus opticus und den rechten Tractus verdünnt fand, nicht die
Integrität des linken Tractus.

1875 legte Woinow in der Heidelberger Ophthalmologen-
Versammlung das Gehirnpräparat einer Frau vor, die in ihrem
50. Lebensjahre verstorben, seit 40 Jahren am linken Auge erblindet
war. Der linke Sehnerv ist atrophisch. In beiden Tractus ist
Atrophie mit Sicherheit nachzuweisen [2]). Donders fügte in
der Discussion über Woinow's Befund bei, dass er einen ähnlichen
Fall kenne, in welchem bei einer 60jährigen Frau, deren rechtes
Auge von Jugend auf atrophisch gewesen war, Atrophie des rechten
Sehnerven und beider Tractus sich fand, jedoch mit dem Unterschiede,
dass während bei Woinow der entgegengesetzte Tractus stärker
atrophisch war, wie der gleichseitige, in seinem Falle die beiden
Tractus zu dünn (soll wohl heissen gleich dünn) sich zeigten [3]). 1875
bespricht auch Sprimmon ein ähnliches Bild. 41 Jahre hatte die
linksseitige Erblindung bestanden. Der linke Sehnerv ist stark atrophirt. Beide Tractus sind atrophisch. Am Chiasma ist der linke
also gleichseitige Tractus sogar dünner, als der entgegengesetzte
rechte Tractus, aber auch dieser, obgleich am Chiasma flach und

---

[1]) Virchow's Archiv, Bd. LVII, pag. 237.
[2]) Zehender's klinische Monatsblätter, 1875, pag. 425.
[3]) Ibidem, pag. 428.

ziemlich breit, wird im weiteren Verlaufe gegen das Gehirn, ebenso dünn wie der linke[1]). Aus dem Jahre 1875 stammt aber auch eine Angabe — es ist dies meines Wissens für das menschliche Chiasma die einzige in ihrer Art — nach welcher die Totalkreuzung im Chiasma mit dem Microscop verfolgt wurde. Popp[2]) fand nämlich bei einer 63jährigen Frau, welche 3 Jahre zuvor am linken Auge in Folge von Embolie der Arteria centralis retinae erblindet war, Folgendes: Der linke Nervus und der rechte Tractus opticus zeigen geringere Durchmesser. Der linke Nervus weist von seiner Bulbusinsertion bis zum Chiasma vollkommene bindegewebige Atrophie auf. Mit besonderer Genauigkeit konnte man an sämmtlichen durch successiv geführte Horizontalschnitte hergestellten Präparaten die totale Kreuzung der atrophischen Fasern des rechten Tractus mit den normalen des linken nachweisen. Auch im rechten Tractus konnte die bindegewebige Atrophie bis in die Nähe seiner Ursprungsstelle festgestellt werden.

1876 berichtet Plenk[3]) von einem 57jährigen Manne, der vor mehr als 20 Jahren das linke Auge durch ein Trauma verloren hatte und bei dem beide Tractus schmäler waren als der normale rechte Opticus, der linke Sehnerv und der rechte Tractus in auffallendem Grade. 1877 sprechen zu Heidelberg Schmidt-Rimpler[4]) und Manz[5]) von analogen Funden. Schmidt-Rimpler zeigt zwei Präparate vor, wo bei Atrophie des linken Opticus in Folge von Phthisis bulbi beide Tractus atrophisch waren, der entgegengesetzte Tractus jedoch erheblich dünner als der gleichseitige. Es sei daraus zu erschliessen, dass die gekreuzte Faserlage in der Regel stärker ist, als die nicht gekreuzte und dass, wenn man von Semidecussation spreche, dies cum grano salis zu nehmen sei — 5 Jahre zuvor hatte ich bereits auf Grund der physiologischen Thatsachen und im Einklange mit v. Biesiadecki's pathologischen Befunden erklärt, dass eine Semidecussation in strengem Sinne nicht existire und den Ausdruck Halbdurchkreuzung in Partialdurchkreuzung abgeändert.

---

[1]) Nagel's Jahresbericht für 1875, pag. 354. Sprimmon's Fall ist vielleicht derselbe, wie Woinow's Fall (Hirschberg).

[2]) Popp, F., Ueber Embolie der Arteria centralis retinae. (Inaug.-Diss.) Regensburg.

[3]) Knapp's Archiv, Bd. V, pag. 166.

[4]) Bericht der Ophthalmologischen Gesellschaft, 1877, pag. 44.

[5]) Ibidem, pag. 49.

(Siehe pag. 415.) Manz bestätigt, dass wenn die Atrophie eines Nervus opticus am Chiasma nicht Halt mache, immer beide Tractus ergriffen sind; ob der eine mehr als der andere, könne er aber vorläufig nicht sagen. Michel (1877) [1]) fand den rechten Opticus und den linken Tractus in auffallender Weise verdünnt und grau verfärbt. Das rechte Auge war seit mindestens 20 Jahren erblindet.

Baumgarten (1878) [2]), Gowers (1878) [3]) Nieden (1879) [4]), Kellermann (1879) [5]), Becker (1879) [6]), v. Gudden (1879) [7]) führen weiter Befunde bei Atrophie Eines Sehnerven an. Gowers, Nieden und Becker bringen nach dieser Richtung nichts Wesentliches bei. Gowers fand zweimal bei einseitiger Atrophie eines Sehnerven in beiden Tractus etwas mehr Bindegewebe und den entgegengesetzten Tractus ein wenig verdünnt. Nieden fand den gleichseitigen Tractus etwas dünner und mit mehr Bindegewebe ausgestattet als den entgegengesetzten. Becker erwähnt nur, dass er den Beobachtungen Woinow's, Schmidt-Rimpler's u. A. eine eigene hinzugesellen könne. Hingegen machen Baumgarten, Kellermann und v. Gudden zuerst Angaben darüber, in welcher Weise die atrophischen Fasern des Nerven sich in beide Tractus fortsetzen und wie man sich daher den Verlauf der Fasern des gekreuzten und ungekreuzten Bündels vorzustellen habe.

In Baumgarten's Falle war der rechte Bulbus 7 Jahre zuvor enucleirt worden.

Der rechte Opticus war vollständig atrophirt. Diese Atrophie, gekennzeichnet durch Schwund des Nervenmarks, liess sich mehrere Millimeter weit in beide Tractus verfolgen. Querschnitte des Tractus der gleichen Seite, also des rechten zeigten das atrophische Bündel längs des oberen Randes, sowie eine markarme Zone im oberen äusseren Quadranten, während auf Querschnitten des entgegengesetzten linken Tractus die atrophischen Bündel in einem Sector des unteren medialen Quadranten sichtbar wurden.

Kellermann, dessen Untersuchungsobject der Sehapparat

[1]) v. Graefe's Archiv, Bd. XXIII, 2, pag. 243.
[2]) Centralblatt für die med. Wissenschaften No. 31.
[3]) Centralblatt für die med. Wissenschaften No. 31.
[4]) Prof. Hirschberg's Centralblatt für Augenheilkunde, Mai, pag. 136.
[5]) Ausserordentliches Beilageheft zum 17. Jahrgang von Zehender's Klin. Monatsblättern.
[6]) Vortrag, gehalten in Amsterdam, pag. 10.
[7]) v. Graefe's Archiv, Bd. XXV, 1, pag. 35, 42 und Bd. XXV, 4, pag. 237.

eines 40jährigen Individuums war, das 37 Jahre zuvor das linke
Auge durch ein Trauma verloren hatte, kam zu einem anderen
Resultate als Baumgarten. Er konnte die atrophischen Fasern
nicht zu Bündeln vereinigt in dem Tractus finden. Er erkennt
die Partialkreuzung an und zwar kreuzen sich nach ihm etwa ⅔
aller Fasern [1]. Die Fasern des gekreuzten und des ungekreuzten Bündels sind aber in dem Tractus innig mit
einander verflochten, ebenso im Chiasma. Es gibt also
keine Fasciculi laterales, d. h. es gibt weder rechts noch
links ein gesammeltes Faserbündel, das am lateralen Rande des
Tractus läge und dann am lateralen Rande des Chiasma zum lateralen Rande des Nerven weiterzöge. Im Gegentheile, gerade an den
seitlichen Rändern des Chiasma liegen Fasern des gekreuzten
Bündels, nach vorne sogar nur solche, während weiter nach
hinten Fasern des ungekreuzten Bündels ihnen beigemischt sind.

v. Gudden erschloss zunächst durch Messungen an zwei Präparaten mit Atrophie Eines Sehnerven, dass in beiden Fällen beide
Tractus verkleinert waren und dass das gekreuzte Bündel etwas
grösser, als das ungekreuzte sei. Der dritte Befund v. Gudden's
ist einzig in seiner Art. Wenn eine partielle Durchkreuzung der
Fasern im Chiasma stattfindet, so wird bei Atrophie des rechten
Nerven im linken Tractus das gekreuzte Bündel atrophisch werden
und nur das zum linken Nerven gehende ungekreuzte Bündel wird
normal erhalten sein; umgekehrt wird im rechten Tractus das
atrophische ungekreuzte Bündel von den normalen Fasern des gekreuzten Bündels des linken Nerven sich abheben müssen. Wenn,
wie Kellermann fand, die Fasern des gekreuzten und ungekreuzten Bündels sich innig durchflechten, dann ist begreiflich, dass
man bei Atrophie eines Nerven die Tractus mehr oder weniger atrophisch, aber die gesonderten Bündel in denselben nicht finden wird.
Nun beobachtete v. Gudden allerdings auch, dass die gekreuzten
und ungekreuzten Fasern nicht vollkommen scharf geschiedene und
in sich abgeschlossene Bündel darstellen, indem sich in der Zone
des atrophischen Bündels auch erhaltene Nervenfasern zeigen, die
dem anderen Bündel angehören, aber dennoch hat sich im Grossen
und Ganzen das erhaltene ungekreuzte Bündel in v. Gudden's
Falle schon dem freien Auge kenntlich gemacht. Es handelte sich

---

[1] Eine Angabe, die ich ursprünglich (1872) auch machte.

Mauthner, Vorträge a. d. Augenheilkunde.   30

um das seit 4 Jahren erblindete rechte Auge einer 73jährigen Frau. Der rechte Sehnerv ist gleichmässig grau, der linke weiss. Der dem atrophischen Nerven entgegengesetzte linke Tractus ist schmäler wie der mit blossem Auge normal aussehende rechte Tractus und zeigt an seiner unteren Fläche eine graue Verfärbung. Nur am lateralen Rande der unteren Fläche dieses linken Tractus ist ein weisser Streifen sichtbar, welcher nach vorne ziehend zum linken Nerven gelangt, aber nicht in der Art, dass er einfach zum lateralen Rand des Nerven treten würde, sondern in der Weise, dass er den Nerven an seiner unteren Fläche kreuzt und so zum medialen Rande desselben hingeht. Dies ist das ungekreuzte Bündel (das im rechten Tractus dieses Falles atrophisch angetroffen wurde), das demnach nach v. Gudden schon im Tractus als solches kenntlich ist und beim Menschen (wie beim Hunde und beim Wiesel, wo es Bumm ganz freiliegend gefunden hat) am medialen Rande des Opticus, beim Kaninchen hingegen am lateralen Rande des Nerven verlaufen soll. Die beiden ungekreuzten Bündel berühren sich übrigens nach v. Gudden's Zeichnung nicht etwa im vorderen Chiasmawinkel. Im vorderen Chiasmawinkel liegen nur Fasern der gekreuzten Bündel und rechts und links am Nerven die ungekreuzten Fascikel.

Fassen wir alle diese Befunde zusammen, so ergibt sich zunächst, dass die Angaben v. Biesiadecki's und v. Mandach's der Partialdurchkreuzung ebenso wenig widersprechen, wie die Befunde von Gowers und Nieden (welche letztere so zu deuten sind, dass die Atrophie entweder am Chiasma stehen blieb oder in beide Tractus sich fortsetzte). Was den vereinzelten Befund Popp's anlangt, so verdient bemerkt zu werden, dass Schmidt-Rimpler in Betreff desselben ausdrücklich und kategorisch sagt: „Ich habe auch bei Popp nicht gesehen, dass er den gleichseitigen Tractus microscopisch untersucht hätte" [1]. Bei Besprechung von Michel's Falle macht v. Gudden [2] aufmerksam, dass wenn der Nerv nicht total atrophirt ist, die partielle Atrophie einmal vorzugsweise Fasern des gekreuzten, ein anderes Mal solche des ungekreuzten Bündels treffen und demnach bei particller Atrophie Eines Nerven bald der

---

[1] Bericht der ophthalmologischen Gesellschaft, 1877, pag. 46.
[2] Graefe's Archiv, Bd. XXV, 1, pag. 34.

entgegengesetzte, bald der gleichnamige Tractus Zeichen von Atrophie
zeigen könne. Alle anderen Beobachtungen aber (die von Woinow,
Donders, Sprimmon, Plenk, Schmidt-Rimpler, Manz,
Baumgarten, Kellermann, Becker, v. Gudden) beweisen,
dass sich die Atrophie des Sehnerven, sobald sie das Chiasma überschreitet, in beide Tractus fortpflanzt, und fast aus allen Beobachtungen ergibt sich, dass das gekreuzte Bündel mächtiger sei als
das ungekreuzte, entsprechend dem für den Menschen aufzustellenden
Postulat, dass sich die Zahl der gekreuzten zu jenen der ungekreuzten Fasern verhalte wie 3:2.

Die widersprechenden Untersuchungen von Kellermann und
v. Gudden beweisen aber auch, dass mit der Feststellung der
Partialdurchkreuzung von Seiten der pathologischen Anatomie
im Allgemeinen noch immer nicht ein sicherer Anhaltspunkt
gewonnen ist für die Lage, und den Verlauf der gekreuzten und
ungekreuzten Fasern und daher auch nicht für die Localisation der
Druckursachen an der Basis cranii bei dem Auftreten von Sehstörungen, speciell von Hemianopien, bei denen man eine basale
Ursache vermuthet. Man wird sich hierbei dessen erinnern, was ich
schon früher (pag. 346 und 347) nach dieser Richtung gesagt. In
der That, wenn es keine eigenen Fasciculi non cruciati gäbe, welche
die laterale Flanke von Tractus, Chiasma und Opticus einnehmen
und wenn sich die Sache wirklich so verhielte, wie sie Kellermann
angibt, dann müsste das früher (pag. 410) aufgestellte Schema
immerhin modificirt werden. Heteronyme mediale (nasale) Hemianopie könnte dann z. B. nur durch symmetrische Geschwülste an den
beiden Nerven oder durch Eine Geschwulst, welche die Nerven
zumeist an ihrem lateralen Rande drückt und selbst da nur unter
der Voraussetzung, dass die lateralen Fasern des Opticus stets lateral
verlaufen, könnte aber nicht durch ähnliche Druckursachen an beiden
seitlichen Chiasmawinkeln, nicht durch Druck der beiden Arteriae
communicantes posteriores an dieser Stelle, auch nicht durch Druck
an beiden Tractus erklärt werden. Druck, auch beschränkter Druck,
an Einem Tractus könnte bei der innigen Durchflechtung der
Fasern niemals eine Sehstörung blos in einem Auge hervorrufen.
Wenn bei Compression des rechten Tractus die Druckursache sich
gegen den linken hin verbreitete, dann müssten, sobald dessen medialer
Rand überschritten ist, sofort Functionsstörungen in beiden linken
Netzhauthälften auftreten. Aber alle thatsächlich beobachteten

30*

Formen von homonymer und heteronymer Hemianopie, sowie von monocularer Hemianopie würden auch bei den Annahmen Keller-mann's die unbeaustandete Erklärung finden. Mit Kellermann's Vorstellung könnte man sogar gewisse homonyme Defecte, deren Ursache man bisher nicht an der Hirnbasis, sondern im Sehcentrum gesucht hat und die desshalb auch erst später zur Sprache kommen werden, durch die Annahme einer umschriebenen Läsion Eines Tractus verständlich machen.

Ganz andere Modificationen müsste man an der Theorie wieder machen, wenn v. Gudden's Darstellung die richtige wäre. Da würde z. B. eine doppelte Druckursache an den lateralen Rändern des Tractus nasale Hemianopie erzeugen, aber diese letztere würde auch erzeugt durch Eine einzige mediane Geschwulst, welche die medialen Ränder beider Optici comprimirt. Die Total-durchkreuzung der Nerven im menschlichen Chiasma wurde erfunden, um die nasale Hemianopie erklären zu können — und siehe da! der starrste Verfechter der Partialkreuzung macht, ohne irgend-wie die nasale Hemianopie in den Kreis seiner Be-trachtungen zu ziehen, auf rein anatomischem Wege einen Fund, welcher einen unzweifelhaften Fall nasaler Hemianopie durch Eine einzige Druckursache in einfachster Weise zu erklären im Stande wäre. Die klinische Beobachtung, welcher Kellermann's Angaben nicht widersprechen, steht jedoch im scharfsten Gegensatze zum Befunde v. Gudden's. Eine Geschwulst, die im vorderen Chiasmawinkel nach links und rechts sich ausbreitet, müsste sehr rasch zu totaler Erblindung führen, während sie thatsächlich tem-porale Hemianopie erzeugt und diese letztere könnte nicht mit dem Ausfallen des lateralen Sehfelds an Einem Auge beginnen, wenn die der äusseren Netzhautpartie zugehörenden Fasern vor dem Chiasma am medialen Rande des Sehnerven verliefen.

Allerdings treten die Fasern des ungekreuzten Bündels durch die mediale Papillenhälfte in's Auge ein, aber daraus folgt noch durchaus nicht, dass sie unmittelbar vor dem Chiasma am medialen Opticusrande liegen. Kellermann (1879) und Samelsohn (1880) hatten Gelegenheit, eine particelle Atrophie des Sehnerven ana-tomisch zu verfolgen, und so nachzuweisen, dass die Nervenfasern im Opticus vom Chiasma bis zum Bulbus durchaus nicht parallel verlaufen, sondern ihre gegenseitige Lage wesentlich verändern. Das atrophische Bündel lag in Kellermann's Falle in der Nähe des

Auges ganz an der Peripherie lateralwärts nach unten; kurz
vor dem Chiasma dagegen verlief es nur noch wenig nach unten
von der Mitte des Querschnitts. Ganz analog fand Samelsohn,
dass ein atrophisches Bündel im Foramen opticum genau central
im Nerven gelegen war, während am Auge, an der Eintrittsstelle
der Centralgefässe die atrophische Partie fast ganz peripher
in Form eines Keils, die Schneide gegen die Mitte gekehrt, sich
vorfand. Der letztere Fall ist noch desshalb besonders interessant,
weil es sich um eine klinisch behandelte Amblyopia centralis beider
Augen mit ophthalmoscopisch sichtbarer Atrophie der temporalen
Papillenhälften handelte (s. pag. 401) und der anatomische
Befund die ganz symmetrische Erkrankung beider Optici und auch
die Thatsache constatirte, dass jenseits des Foramen opticum Nerven,
Chiasma und Tractus von der Norm nicht abwichen.

Anlässlich der Angabe v. Gudden's, dass das ungekreuzte
Bündel im Tractus lateral, im Nerven medial verlaufe, sei noch
angeführt, dass schon früher aus theoretischen Gründen eine Ueberkreuzung des ungekreuzten Bündels mit dem gekreuzten am Orte
des Chiasma angenommen wurde. Knapp sagt (1873), dass wenn
man bei der Annahme der Partialkreuzung nasale Hemianopie
durch Druck im hinteren Chiasmawinkel erklären wollte, eine solche
Vorstellung sinnlos
wäre, falls man nicht
ein Verhalten der
ungekreuzten Bündel
annimmt, wie es
Fig. 24 zeigt. Die
ungekreuzten Bündel
laufen da im Nerven
lateral, überkreuzen
im Chiasma die ge-
kreuzten Fascikel, so
dass sie im hinteren
Chiasmawinkel an-
einander stossen oder
sich daselbst verflech-

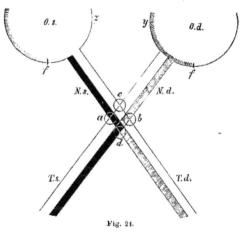

Fig. 24.

ten, um dann an der medialen Seite des gleichseitigen Tractus
ihren Weg fortzusetzen. Dieses Schema, von Landolt (1875)
acceptirt, ist zwar, wie die klinische Beobachtung der scharf ab-

schneidenden temporalen Hemianopie und die Ergebnisse des Experimentes bei Durchschneidung des Chiasma in der Medianlinie lehren, unrichtig; ein Blick auf dasselbe lehrt aber, wie bei Existenz der Partialkreuzung eine Druckursache im rechten oder linken Chiasmawinkel homonyme, im vorderen oder hinteren Chiasmawinkel heteronyme Hemianopie erzeugen könnte, ganz in derselben Weise, wie Mandelstamm und Michel es bei Herbeiziehung der Totalkreuzung demonstrirten.

Die pathologisch-anatomischen Befunde, gewonnen an Präparaten des menschlichen Chiasma mit Atrophie Eines Opticus, lehren also unwiderleglich, dass im Chiasma eine Partialdurchkreuzung der Fasern stattfindet. Wie aber die Fasern des gekreuzten und ungekreuzten Bündel im Tractus, Chiasma und Nervus verlaufen — das wissen wir bis zum gegenwärtigen Augenblicke mit Bestimmtheit nicht.

Experimentelle Data.

Die Ergebnisse des Experiments am Thiere können nur mit einer bestimmten Einschränkung auf den Menschen übertragen werden. Wenn nämlich für gewisse Thierklassen die Ganzdurchkreuzung der Sehnerven im Chiasma experimentell zu erweisen wäre, so könnte daraus in Betreff des Baues des menschlichen Chiasma ein Schluss nicht gezogen werden. Sollte sich aber durch das Experiment an hochstehenden Säugethieren mit gemeinschaftlichem Sehact eine Partialkreuzung der Fasern im Chiasma constatiren lassen, dann wird wohl kein Naturforscher die Anschauung ernstlich vertreten wollen, dass sich bei Fischen, Amphibien und Vögeln die Sehnerven ganz, beim Hunde, der Katze und dem Affen theilweise, beim Menschen aber wieder ganz durchkreuzen. Eine solche Auffassung würde gegen die Principien der modernen Naturforschung verstossen.

Die Experimente am Thiere waren von zweierlei Art. In der einen Reihe dieser Versuche hat man entweder Einen Sehnerven zur Atrophie gebracht, um dann später die Bahnen der atrophischen Fasern centripetal in den Tractus zu verfolgen, oder man hat einen Tractus durchschnitten oder die centralen Ganglien des Opticus (den Thalamus opticus, den vorderen Hügel des Corpus quadrigeminum und das Corpus geniculatum externum) zerstört, um die dadurch entstehenden, in die Sehnerven centrifugal sich fortsetzenden Ver-

änderungen anatomisch zu studiren. Diese Art, zu experimentiren,
ist eine indirecte, es werden dadurch nur Specimina für die pathologische Anatomie hergestellt. Die zweite Form des Experiments,
welche die eigentliche Bedeutung der Vivisection besitzt, besteht
darin, dass man durch den operativen Eingriff am lebenden Thiere
eine Functionsstörung setzt und aus dieser einen Schluss zieht auf
das Verhalten der Fasern im Chiasma.

v. Gudden, Mandelstamm, Reich und Michel haben
den ersten Weg betreten. v. Gudden hat zunächst (1870)[1]) durch
einseitige Zerstörung der Centralganglien bei jungen Kaninchen den
Nachweis der vollständigen Kreuzung der Sehnervenfasern beim
Kaninchen zu führen versucht. Mandelstamm (1873)[2]) unternahm
das Gleiche und hatte dabei namentlich den Zweck im Auge, die
Entwickelung der Atrophie im Opticus mit dem Augenspiegel zu
verfolgen. In der Kaninchennetzhaut verlaufen die Opticusfasern in
bestimmten Richtungen eine Strecke weit als markhaltige weisse
Bündel, wodurch sie sich leicht kenntlich machen. Wenn nun bei
Zerstörung Eines centralen Centrums die markhaltigen Fasern in der
Netzhaut des entgegengesetzten Auges nach einiger Zeit total verschwinden würden, so könnte man daraus vielleicht erschliessen, dass
der betreffende Opticus ganz von der entgegengesetzten Hirnseite
herkommt. Allein ein solches Resultat erzielte Mandelstamm
nicht. Die markhaltigen Fasern schwanden im entgegengesetzten
Auge niemals vollständig. Mandelstamm hätte demnach aus
diesen Experimenten erschliessen sollen, dass sie entweder misslungen
sind oder dass beim Kaninchen nur eine partielle Kreuzung der
Fasern im Chiasma stattfinde. Er erschloss aber das gerade Gegentheil, die Totalkreuzung, und zwar auf Grund der Thatsache, dass
wenn es ein ungekreuztes Bündel gäbe, in dem der Verletzung
gleichseitigen Auge eine partielle Atrophie der Fasern sichtbar
werden müsste, was aber nicht der Fall war. Diese Argumentation
ist hinfällig. Das gemeinsame Gesichtsfeld des Kaninchens musste
Mandelstamm, wenn er es überhaupt anerkannte, als sehr beschränkt und demnach auch nach J. Müller's Lehre das ungekreuzte Bündel von sehr geringer Mächtigkeit ansehen. Aber selbst,
wenn dieses Bündel mächtig wäre, könnte, falls seine Fasern hinter

[1]) Archiv f. Psychiatrie, Bd. II, pag. 21.
[2]) Graefe's Archiv, Bd. XIX, 2, pag. 47.

denen des gekreuzten Bündels lägen, gerade beim Kaninchen dessen
Atrophie absolut nicht sichtbar werden, weil die vorliegenden, erhaltenen, undurchsichtigen, markhaltigen Fasern des gekreuzten
Bündels dies hindern würden. Wir haben es selbst für den Menschen,
bei welchem die Sehnervenfasern in der Netzhaut marklos, also im
höchsten Grade diaphan sind, ja schon von theoretischer Seite
wahrscheinlich gemacht, dass eine totale Atrophie des so mächtigen
ungekreuzten Bündels das normale Aussehen des Augengrundes zu
ändern nicht im Stande sein dürfte. Mandelstamm stützt seine
Ansicht auch auf die microscopischen Befunde bei den nachträglich
getödteten Thieren. Aus dem aber, was hierüber mitgetheilt wird,
kann die Totalkreuzung nicht erschlossen werden. Der grösste Fehler
Mandelstamm's jedoch war der, den Menschen auf eine Stufe
mit dem Kaninchen stellen zu wollen.

v. Gudden[1]) nahm (1874) die Experimente wieder auf. Exstirpirt man einem Kaninchen bald nach der Geburt Ein (z. B. das
linke) Auge, so atrophirt der betreffende (linke) Nerv, der entgegengesetzte (rechte) Tractus verschwindet vollständig und die Atrophie
setzt sich in die Sehnervencentren der entgegengesetzten (rechten)
Seite fort, während dem erhaltenen (rechten) Nerven ein intacter
(linker) Tractus und intacte Centralganglien entsprechen. Es wird
dadurch der Beweis für die Vollständigkeit der Kreuzung der Sehnervenfasern im Chiasma des Kaninchens erbracht, „wie er voll-
giltiger und zwingender nicht gedacht werden kann". Anders aber
ist nach v. Gudden die Sache beim Hunde. Hier zeigt das gleiche
Experiment, dass bei experimentell erzeugter Atrophie Eines Nerven
beide Tractus optici kleiner werden als im normalen Zustande. Der
entgegengesetzte Tractus zeigt sich, wegen der grösseren Mächtigkeit
des gekreuzten Bündels, allerdings kleiner, als der gleichseitige, aber
bei vollständiger Kreuzung hätte der entgegengesetzte Tractus ganz
verschwinden müssen, wie beim Kaninchen. Und so wie die Atrophie
eines Nervus opticus beim Hunde auf beide Tractus übergreift, so
werden ihre Folgen auch in beiden Centren sichtbar, und zwar atrophiren die Centralganglien der entgegengesetzten Seite, aus denen
der stärkere Fasciculus cruciatus entspringt, mehr, als jene der
gleichen Seite, die dem schwächeren, ungekreuzten Fascikel zum
Ursprung dienen.

---

[1]) Graefe's Archiv, Bd. XX, 2, pag. 256.

v. Gudden hatte ferner Gelegenheit, ein Hundehirn zu untersuchen, bei welchem Grashey gleich nach der Geburt des Thieres die auf der rechten Seite gelegenen Centralganglien des Opticus durch eine Operation zerstört hatte. Beim erwachsenen Thiere fehlte der rechte Tractus opticus; trotzdem waren beide Nervi optici da, beide kleiner als normal, der linke kleiner als der rechte, woraus zu schliessen, dass der linke Sehnerv das ungekreuzte, der rechte Sehnerv das gekreuzte Bündel des linken Tractus vorstellte. Später (1875) machte v. Gudden[1]) eine analoge Beobachtung an einem von ihm selbst operirten Thiere. v. Gudden erhärtete seine Angaben auch durch Messungen an den Nerven und Tractus seiner Versuchsthiere. Reich[2]) (1874) gelangte bei Anstellung der Versuche v. Gudden's an Kaninchen und Hunden in Betreff beider Thiere genau zu denselben Resultaten wie v. Gudden.

v. Gudden's Arbeit übte zunächst einen grossen moralischen Einfluss. Durch die Untersuchungen Mandelstamm's und Michel's drohte eine schwere Irrlehre in Betreff des Chiasmabaues einzureissen; v. Gudden's Experimente führten die Schwachen und Schwankenden, die nicht übel Lust hatten, der neuen Lehre zu folgen, wieder auf den richtigen Weg zurück. Deren wissenschaftliche Bedeutung wurde zwar später von Michel und v. Gudden selbst in höchst bedenklicher Weise alterirt, aber zu dieser späteren Zeit konnten die Anhänger der Partialkreuzung auf die Ergebnisse derartiger Experimente ganz verzichten — die alte Lehre war auf andere Weise mächtig gestützt worden.

Michel[3]) (1877) wiederholte die Experimente v. Gudden's an jungen Hunden, konnte aber auf Grund seiner Messungen, die nach v. Gudden angestellt wurden, zu den Schlüssen v. Gudden's nicht gelangen. Er gesteht selbst, dass die ganze Messungsmethode eine Reihe von Fehlerquellen mit sich führt, aber auch Modificationen der Messungsmethoden ergaben für den Hund und auch für ein pathologisch-anatomisches Präparat vom Menschen Resultate, die für eine Totalkreuzung der Fasern im Chiasma sprachen. Diesen Messungen Michel's gegenüber nahm v. Gudden[4]) (1879) neue Messungen beim Hunde, bei der Katze und an pathologisch-anato-

---

[1]) Graefe's Archiv, Bd. XXI, 3, pag. 199.
[2]) Nagel's Jahresbericht für 1874, pag. 436.
[3]) Graefe's Archiv, Bd. XXIII, 2, pag. 227.
[4]) Graefe's Archiv, Bd. XXV, 1, 79, pag. 1.

mischen Präparaten von zwei einäugigen Menschen vor und gelangte zu der Bestätigung der Partialkreuzung. Gleichzeitig machte er aber auch bekannt, dass er beim Kaninchen, bei dem er doch früher auf Grund der Experimente in der „denkbar vollgiltigsten und zwingendsten" Weise die Totalkreuzung nachgewiesen zu haben glaubte, durch Zerstörung eines Tractus die Existenz des ungekreuzten Bündels nachweisen konnte. Sicherlich gibt es beim Kaninchen ein solches Bündel, denn seitdem Grossmann und Mayerhausen[1]) (1877) gezeigt haben, dass auch beim Kaninchen in einer geringen Ausdehnung des Sehfelds gemeinschaftlicher Sehact besteht, wird die Existenz dieses Bündels zum physiologischen Postulate, und ich füge hinzu, dass unabhängig von v. Gudden schon Nicati (1878) auf Grund der Messungen des sagittalen und des transversalen Durchschnitts des Chiasma zu dem Resultate kam, dass eine Totalkreuzung der Sehnervenfasern im Chiasma des Kaninchens nicht existiren könne — aber alle Ergebnisse der in Rede stehenden Experimente zeigen, dass die Erzeugung künstlicher Atrophie bei jungen Thieren nicht die richtige Methode war, um zu sicheren Schlüssen in Betreff des Chiasmabaues zu gelangen.

Man kann auf Experimentaluntersuchungen dieser Art, die noch dazu so viele Fehlerquellen bergen, ganz verzichten, da ein anderes Experiment, dem eigentlich die Bedeutung der Vivisection zukommt, Licht in die Sache gebracht hat — es ist dies der Medianschnitt des Chiasma, die Durchschneidung des Chiasma in sagittaler (vom vorderen zum hinteren Winkel gehender verticaler) Richtung. Wenn sich im Chiasma alle Fasern kreuzen, dann wird durch den Medianschnitt die Leitung der Opticusfasern vollständig aufgehoben, da alle Fasern, die vom linken Opticus zum rechten und die vom rechten Opticus zum linken Tractus gehen, durchschnitten sind; vollständige Blindheit beider Augen muss die Folge sein. Existirt aber ein Hannover'scher Fasciculus dexter und sinister, der am lateralen Rande des Chiasma vom Tractus zum Opticus derselben Seite verläuft, dann wird durch den Medianschnitt nur die Commissura cruciata, es werden nur die gekreuzten Bündel getroffen, auf jedem Auge bleibt noch ein gewisses Sehvermögen erhalten, es wurde durch den operativen Eingriff heteronyme laterale (temporale) Hemianopie gesetzt. Allerdings bemerkt schon Nicati vollkommen

---

[1]) Graefe's Archiv, Bd. XXIII, 3, pag. 217.

richtig, dass ein negatives Resultat, d. h. das Auftreten vollständiger Erblindung nach dem Medianschnitte, nicht absolut beweisend sei, denn Blutung, Oedem, Entzündung, die dem operativen Eingriffe folgen können, vermögen trotz des Vorhandenseins unverletzter Nervenbündel die Function der letzteren aufzuheben. Auch wäre, wenn z. B. die gekreuzten Bündel sich über die ungekreuzten so hinüberlegen würden, dass sie im hinteren (oder vorderen) Chiasmawinkel zusammenstiessen (s. Fig. 24) oder falls ihre Fasern aus dem (rechten) Tractus in den (rechten) Nerven der gleichen Seite so übergingen, dass sie im Chiasma einen nach der entgegengesetzten (linken) Seite stark convexen, die Medianlinie überschreitenden Bogen bildeten — ich sage, es wäre dann auch der reinste Medianschnitt trotz der Partialdurchkreuzung der Fasern stets von totaler Erblindung gefolgt. Erblindung kann durch den Medianschnitt also bei Total-, wie bei Partialkreuzung erzeugt werden.

Wenn hingegen nach vollständiger Durchtrennung des Chiasma in der Medianlinie das Thier noch sieht, dann ist der unzweifelhafte Nachweis geführt, dass es ungekreuzte Bündel gebe und dass diese ungekreuzten Bündel weder im vorderen noch im hinteren Chiasmawinkel aneinander stossen.

Ferner: Wenn auch beim Menschen eine die Stelle des Experiments vertretende Läsion mit medianer Durchtrennung des Chiasma bisher nicht zur Beobachtung gekommen ist, so genügt es zur Klarlegung des Baues des menschlichen Chiasma vollständig, falls bei höher stehenden Säugethieren mit gemeinschaftlichem Sehact die Partialkreuzung durch den Medianschnitt nachgewiesen würde. Denn es hiesse, wie schon gesagt, der modernen Naturforschung einen Schlag in's Gesicht geben, wenn Jemand die Partialkreuzung z. B. beim Hund oder der Katze zugeben und dieselbe für den Menschen leugnen wollte.

Brown-Séquard (1872, 1877)[1] fand bei Kaninchen und Meerschweinchen, dass Durchschneidung Eines Tractus Amaurose des entgegengesetzten Auges erzeuge und er und Dupuy zeigten, dass der Medianschnitt des Chiasma totale Erblindung beider Augen herbeiführe; Beauregard (1875)[2] fand das letztere auch für Vögel. Die Totaldurchkreuzung bei den Vögeln ist bisher allgemein angenom-

[1] Archives de physiologie, 1872, pag. 261, und 1877, pag. 656.
[2] Gazette médicale, Paris, No. 44.

men, jene beim Meerschweinchen nicht bestritten, für das Kaninchen allerdings widerlegt; der Versuch nach dieser Richtung, wie wir eben vernommen, nicht beweisend und dies um so weniger als, wie wir hören werden, selbst beim Hunde, wo das ungekreuzte Bündel viel mächtiger als beim Kaninchen ist, ein so ausgezeichneter Beobachter wie Munk durch Zerstörung einer Sehsphäre contralaterale Amaurose erzeugt zu haben glaubte, während das betreffende Auge noch mit der vom ungekreuzten Bündel versorgten Netzhautpartie sah.

Uebrigens erschloss Brown-Séquard aus seinen Experimenten durchaus nicht, dass jeder Tractus dem entgegengesetzten Auge angehöre, sondern etwas ganz Anderes, worüber später gesprochen werden wird.

Bei der Katze gelangte Nicati (1878)[1] zu einem anderen Resultate, wie Brown-Séquard und Beauregard bei ihren Versuchsthieren. Am sichersten gelingt das Experiment an jungen Kätzchen, sobald sie anfangen sich frei zu bewegen. Der Medianschnitt wird vom Mund aus ausgeführt, so dass ein eigenthümlich geformtes Bistouri an der Grenze zwischen hartem Gaumen und Gaumensegel (lieber etwas weiter nach rückwärts als nach vorne) senkrecht durch den Knochen in die Schädelhöhle gestossen und dann durch eine bestimmte Drehung in eine solche Lage gebracht wird, dass dessen Schneide über dem Chiasma steht. So kommt das Chiasma zwischen Messer und Schädelbasis und kann leicht gegen den Knochen hin in seiner Medianlinie getrennt werden. Sechsmal ist der Medianschnitt vollkommen gelungen. Die operirten Thiere sehen. Unter den Beweisen dafür, dass die Thiere wirklich noch Sehvermögen besassen, scheint mir jener am zwingendsten, dass das Kätzchen einer entfernten Lampenflamme den Kopf zuwendet und der Ortsveränderung derselben mit dem Kopfe folgt. Die Section constatirte die vollkommene Durchschneidung des Chiasma in der Medianlinie. Damit ist die Partialkreuzung der Fasern im Chiasma der Katze und des Menschen unwiderleglich erwiesen und unter Einem die Anschauung, dass die ungekreuzten Bündel im hinteren Chiasmawinkel zusammenstossen, widerlegt.

Das Experiment Nicati's ist das Experimentum crucis. Hätte ich es mir nicht zur Aufgabe gestellt, schrittweise die Entwicklung der Anschauungen über das Chiasma zu verfolgen,

[1] Archives de physiologie, 1878, pag. 658.

so hätte es genügt, mit dem Experimente Nicati's zu beginnen und zu endigen, um keinen Zweifel an der Irrigkeit der Lehre von der Totalkreuzung im Chiasma des Menschen aufkommen zu lassen.

Data der Autopsie.

Nachdem, wiewol die anatomisch-histologische Forschung bisher ihre Aufgabe nicht erfüllt hat, die Partialkreuzung im Chiasma des Menschen auf anderen Wegen festgestellt ist und daher die Möglichkeit eintritt, dass durch Druckursachen an der Schädelbasis Hemianopie erzeugt werde, fragt es sich: Hat man bei Hemianopia homonyma sich durch Autopsie von der Compression oder Destruction Eines Tractus und hat man bei Hemianopia heteronyma lateralis sich durch Autopsie von der Compression oder Destruction des vorderen oder hinteren Chiasmawinkels oder der Chiasmamitte thatsächlich überzeugt?

In Betreff der homonymen Hemianopie liegen folgende Befunde vor:

Wallaston machte im Jahre 1824 bekannt, dass er 20 Jahre zuvor nach einer mehrstündigen heftigen Anstrengung einen Anfall von homonymer linksseitiger Hemianopie gehabt habe, wobei jedoch das linke Gesichtsfeld beider Augen nicht ganz ausfiel, sondern nur eine schattenhafte Dunkelheit in demselben auftrat. Nach ungefähr $\frac{1}{4}$ Stunde war der Anfall vollkommen vorüber, wobei das Gesichtsfeld vom Fixationspunkt schief aufwärts nach links sich aufhellte. $18^3/4$ Jahre nach dem ersten Anfalle trat ein zweiter ohne alle Ursache auf. Diesmal war jedoch die homonyme Hemianopie rechtsseitig; nach 20 Minuten war das Halbsehen wieder verschwunden. Wallaston starb 4 Jahre nach seiner Publication. Aus dem Sectionsprotocoll wird ersichtlich, dass der rechte Tractus opticus von brauner Farbe, weicher und breiter als unter normalen Verhältnissen war. Die Erkrankung des Tractus war aber wohl kaum die primäre, denn es war der rechte Thalamus opticus in einen Tumor von der Grösse eines mittelgrossen Hühnereies verwandelt und auch die benachbarte Portion des Corpus striatum ergriffen. Das Vorhandensein eines Hirntumors hatte Wallaston selbst vermuthet und aus seinen Aufschreibungen geht hervor, dass Symptome der Hirnkrankheit sich schon in seiner Jugend zeigten [1].

---

[1] Wallaston, Philosophical Transactions for 1824, T. I, pag. 224. Mackenzie, 1835, pag. 887, 891. London medical gazette T. III, pag. 293, 1829.

Hjort (1867) findet bei einem 44jährigen Schiffer neben rechtsseitigem Kopfschmerz, rechtsseitiger particller Oculomotoriuslähmung
und Parese des rechten Facialis linksseitige homonyme Hemianopie
mit sehr bedeutender Herabsetzung der centralen Sehschärfe am
rechten Auge $\left(V \frac{1}{50}\right)$, geringer am linken $\left(V \frac{1}{5}\right)$. Das centrale
Sehvermögen nimmt bis zu dem Tode des Kranken noch weiter ab.
Bei der Section findet Winge ausser einer frischen Miliartuberkulose
der Pia mater, der Lungen und anderer Organe: in der rechten
Hälfte des Chiasma einen erweichten Tuberkel von Haselnussgrösse.
Rechter Tractus opticus flach und dünn, aber weiss; rechter Nervus
opticus kleiner als der linke, zum Theile durchscheinend. Im Klein-
hirn zwei Tuberkel, ebenso einige Tuberkel an der Convexität beider
Hemisphären [1]).

de Morgan (1867) exstirpirte eine bösartige Geschwulst der
Orbita sammt dem Bulbus, worauf sich eine hemianopische Beschränkung des Gesichtsfeldes am übrig gebliebenen Auge entwickelte.
Das Neugebilde war in der Schädelhöhle weitergewuchert und hatte
das Chiasma ergriffen [2]).

Gowers (1878) machte die Section in einem Falle, wo bei
rechtsseitigem Kopfschmerz linksseitige homonyme Hemianopie, die
in jedem Auge bis zur Mittellinie reichte, sich entwickelt hatte,
¼ Jahr später linksseitige Hemiplegie, ein weiteres ¼ Jahr später
der Tod folgte. Es fand sich eine kleine Geschwulst im inneren
unteren Abschnitt des rechten Temporosphenoidal-Lappens. Die Geschwulst hatte den rechten Tractus durchsetzt und das Crus cerebri
in Mitleidenschaft gezogen. Jener Theil des Tractus, der zwischen
Geschwulst und Chiasma lag, war grau und atrophirt; der linke
Tractus, das Chiasma und beide Nervi optici normal. Um den Hirnschenkel zu erreichen, musste die Geschwulst zuerst durch den Tractus
gehen, wie denn auch die Hemianopie der Hemiplegie voranging [3]).

Mohr's (1879) Patient, der schon seit längerer Zeit an Kopfschmerz und Schwindel litt, zeigte zunächst am rechten Auge
normale Sehschärfe und eine Einengung des Gesichtsfeldes nach
rechts, am linken Auge V nur $\frac{12}{200}$, Gesichtsfeld frei. Später folgt

[1]) Zehender's klinische Monatsblätter, pag. 166.
[2]) Leber in Graefe-Sämisch, Bd. V, pag. 937.
[3]) Centralblatt für die med. Wissenschaften, No. 31.

auch eine Einengung des linken Sehfelds nach rechts nach. Die
Sehschärfe links, sowie die Grenzen beider Gesichtsfelder schwanken.
6 Wochen später ist Rechts V 1, Gesichtsfeld reicht horizontal
nach rechts circa 18°, Links, bei geringem V, Sehfeld gerade nach
rechts circa 20°. Die letzte Untersuchung ergibt das normale Erhaltensein von V rechterseits, während links Bewegungen der Hand
selbst in nächster Nähe nicht erkannt werden und das Gesichtsfeld
nach rechts fast ganz fehlt. Der Augenspiegelbefund wird beiderseits als eine fortschreitende Atrophie der Papille, „deren anfangs
spitze Excavation allmälig flacher und flacher wurde", gedeutet. Der
Kranke stirbt im Blödsinn unter den Zeichen einer Pneumonie mehr
als 3 Monate nach der letzten genauen Untersuchung der Augen.
Der Boden des dritten Ventrikels gehoben und verdünnt, nach dessen
Durchschneidung man auf eine nach dem linken Thalamus opticus
sich erstreckende Cyste und unter dieser auf eine zweite kleinere Cyste
stösst. Von dieser zweiten Cyste nach vorn und unten liegt am
Türkensattel ein etwa wallnussgrosser Tumor (Angiosarcom), der
das Chiasma und den linken Opticus stark abgeplattet
hat, während der rechte Opticus mehr zur rechten Seite gedrängt
ist. Das Microscop zeigt im Chiasma wenig Abnormes, dagegen der
linke Tractus in der Mitte der Strecke, welche derselbe vom Vierhügel
bis zum Chiasma durchläuft, von Geschwulstmasse ergriffen[1]).

Im Falle Dreschfeld's (1880) endlich begann die Krankheit
mit Diabetes insipidus. Später entwickelte sich Lähmung
sämmtlicher Augenmuskeln, also des dritten, vierten und sechsten
Hirnnerven, sowie Hyperästhesie, dann Anästhesie der oberen Ge-
sichtspartie, also Lähmung im Bereiche des Trigeminus, des fünften
Hirnnerven — all' das auf der rechten Seite. Dabei bestand
vollkommene Amaurose des rechten Auges und „totale
temporale" Hemianopie bei normaler centraler Sehschärfe
und negativem Spiegelbefunde am linken Auge. Unter allgemeinen
Convulsionen, nachdem zuvor noch eine Affection der rechten
Lunge und eine bedeutende Vergrösserung der Leistendrüsen aufgetreten war, erfolgte nach mehreren Monaten der Tod. Schon
während des Lebens wurde die Diagnose gestellt auf einen Tumor
an der rechten Seite der Basis cranii, der sowol vor als hinter
dem Chiasma sass und den dritten, vierten und sechsten, sowie den

[1]) Graefe's Archiv. Bd. XXV. 1, pag. 57.

Ramus ophthalmicus des fünften Nerven rechterseits comprimirte. Ein ähnlicher Tumor wurde in der rechten Lunge und in den Leistendrüsen angenommen. Die Section bestätigte die Diagnose — es handelte sich im Gehirn um ein weiches Carcinom, das von der Dura ausging [1]).

Dies sind die Fälle, in welchen Veränderungen am Tractus und Chiasma bei homonymer Hemianopie gefunden wurden.

Die Deutung der Sectionsbefunde ist folgende. Leber, die zwei Anfälle Wallaston's besprechend, meint: „es möge wohl ein zufälliges Zusammentreffen sein, dass Wallaston später an einem Tumor im linken Sehhügel zu Grunde ging, der wenigstens mit dem ersten linksseitigen Anfall sicher Nichts zu thun hatte". Leber irrt hier in jedem Falle, insofern als es sich um einen Tumor im rechten Thalamus handelte und daher gerade der erste Anfall von linksseitiger Hemianopie (24 Jahre vor dem Tode des berühmten Physikers) mit dem Tumor in Zusammenhang zu bringen wäre. Wenn die Leitungsunterbrechung im (wer weiss wie lange schon) degenerirten rechten Tractus als Ursache dieses Anfalls angesehen werden könnte, dann wäre der Fall beweisend für die Partialdurchkreuzung; aber da ein Tumor im Sehhügel da war, so könnte, falls die linksseitige Hemianopie überhaupt mit dem Hirnleiden im Zusammenhang stand, ebenso gut dieser die Quelle der Erscheinung gewesen sein — und dann ist die Partialkreuzung im Chiasma durch diesen Befund (wie wir dies noch ausführlich besprechen werden) nicht erwiesen.

Falls Hjort's Kranker bis zu seinem Tode nicht gänzlich erblindet war, dann spricht sein Befund für die Partialkreuzung, denn wenn bei Haselnussgrösse eines erweichten Tuberkels in der rechten Chiasmahälfte die Sehnervenfasern nicht zur Seite gedrängt, sondern in der Geschwulst untergegangen waren, so muss bei der Grösse des Tumors die ganze rechte Hälfte des Chiasma zerstört und daher nicht blos Erblindung des rechten, sondern beider Augen die Folge sein, falls die Sehnerven sich total kreuzen.

Allein wenngleich Hjort's und de Morgan's Fall bei der Unbestimmtheit der Angaben auch von den Anhängern der Ganzdurchkreuzung für ihre Anschauung reclamirt werden könnten, so gestattet Gowers' Befund keine doppelte Auslegung. Hier war

[1]) Hirschberg's Centralblatt, Jahrg. 1880, pag. 34.

der rechte Tractus von Geschwulstmasse durchsetzt und atrophisch.
Bei Ganzdurchkreuzung hätte daher unbedingt Amaurose des linken
Auges da sein müssen. Ich begreife nicht, wie Treitel[1]) sagen
konnte, dass Gowers' Fall für die Partialdurchkreuzung nicht beweisend sei, weil das Crus cerebri und ein Theil des temporosphenoi-
dalen Lappens des Gehirns erkrankt waren und „wir eine Beziehung
dieser Theile zum Verlaufe der Sehnervenfasern oder des centralen
Sehapparats nicht mit Sicherheit ausschliessen dürfen". Mögen diese
Gehirntheile in was immer für einer Beziehung zu dem Sehcentrum
stehen — an der Thatsache kann nichts geändert werden, dass bei
Totalkreuzung Atrophie Eines Tractus in jedem Fall Amaurose des
entgegengesetzten Auges bedingen muss. Ebenso ist es auch in
Hjort's Falle ganz gleichgiltig, ob die gleichzeitig vorgefundenen
Tuberkel an der Convexität der Grosshirnhemisphäre etwa eine
Functionsstörung in den Sehcentren hervorriefen oder nicht; falls
wirklich die ganze rechte Hälfte des Chiasma zerstört war, so ist
es nur bei Partialkreuzung möglich, dass am linken Auge noch das
mediale Sehfeld bei leidlicher centraler Sehschärfe bestand.

Mohr glaubt, dass die Sehstörung in seinem Falle durch die
Geschwulstbildung im centralen Theile des linken Tractus bedingt sei. Bei dem verworrenen Augenspiegelbefunde — das Leiden
wurde ursprünglich für Glaucom gehalten — ist es fraglich, ob es
sich überhaupt um Hemianopie und nicht um oculare Störungen
handelt. Keineswegs kann aber die Auffassung Mohr's die richtige
sein. Wem überhaupt die typischen homonymen Hemianopien bekannt sind, der weiss, dass bei denselben niemals das centrale Sehen
eines Auges verloren geht. In Mohr's Falle bestand aber im linken
Auge centrale Amaurose. Mohr erklärt dies wirklich so, „dass die
die Macula lutea und ihre nächste Umgebung hauptsächlich versorgenden Fasern" im ungekreuzten Bündel verlaufen, so dass durch
dieses nicht blos die laterale Netzhautpartie, sondern die ganze
Macula versorgt wird, während im gekreuzten Bündel die Fasern
liegen für die mediane Netzhautpartie und solche „von geringer Bedeutung" für die Macula. Zerstörung des linken Tractus müsse
daher neben rechtsseitiger Hemianopie centrale Amaurose des linken
Auges erzeugen, während im rechten Auge, wegen Unversehrtheit
des ungekreuzten Bündels das centrale Sehen auch intact sei. Wir

[1]) Graefe's Archiv, Bd. XXV, 3, pag. 89, 1879.

Mauthner, Vorträge a. d. Augenheilkunde.   31

wissen, dass, wenn wir die Partialkreuzung annehmen, eine solche Vorstellung unmöglich ist, weil sonst die typischen Hemianopien dieses nie dargebotene Bild des Mohr'schen Falles immer zeigen müssten. A priori ist linksseitige Hemianopie mit centraler Amaurose des linken, erhaltener Sehschärfe des rechten Auges von den Anhängern der Partialkreuzung so zu erklären, dass der linke Tractus bis auf einen Rest der gekreuzten Fasern und der linke Opticus comprimirt werden. In der That war dies so in Mohr's Falle. Es heisst ja, dass das Chiasma und der linke Opticus stark abgeplattet waren, während der rechte Opticus zur Seite gedrängt sich zeigte.

Dreschfeld machte die richtige Diagnose in seinem Falle, Compression des rechten Opticus sowie des rechten Tractus. Allein aus dem Sectionsbefunde können die Anhänger der Totalkreuzung auch diese letztere ableiten. Es ist nicht erwiesen, dass nicht eine partielle Compression des Tractus stattfand. Dann aber lässt sich das Krankheitsbild auch aus totaler Kreuzung ableiten, umsomehr, als über die Grenzlinie am linken Auge nichts Genaues ausgesagt ist.

Von diesen sparsamen Sectionsbefunden spricht demnach keiner gegen die Partialkreuzung, der von Gowers ist für dieselbe direct beweisend.

Homonyme Hemianopie kann sicher und unbestritten durch eine basale Ursache, welche einen Tractus comprimirt, erzeugt werden. Die häufigste dieser Ursachen ist gewiss ein Blutextravasat. Dass es überhaupt an der Stelle des Tractus zu einem mächtigen Blutextravasat kommen könne, lehrt eine Section von Hosch (1878), bei welcher ein frisches Blutgerinnsel auf dem rechten Tractus opticus, das diesen, sowie die rechte Seite des Tuber cinereum etwas eingedrückt hatte, gefunden ward.

Für heteronyme laterale Hemianopie wird eine Druckursache im vorderen oder hinteren Chiasmawinkel, für eine solche Hemianopie mit scharf durch den Fixationspunkt gehender verticaler Trennungslinie eine Geschwulst, die das Chiasma in der Medianlinie comprimirt, von der Theorie der Partialkreuzung erfordert. Die zwei bekanntgewordenen Sectionsbefunde widersprechen dieser Auffassung nicht. Die Fälle D. E. Müller's und Saemisch's (Fall 2 und 3, pag. 374 und 375) waren es, die zur Section kamen. Das erste Mal fand sich ein Neugebilde in der Grösse und Form eines Apfels (eine sarcomatöse Degeneration der Hypophyse), welches in der Medianlinie der Schädelbasis gelegen, die beiden sich kreuzenden Bündel comprimiren konnte. Uebrigens wird angegeben, dass wegen breiartiger Beschaffenheit das Chiasma sehr schwer, die Wurzeln des Sehnerven aber gar nicht aufzufinden waren. Bei Saemisch's Kranken lag (nebst einer Geschwust unter dem Pons Varoli) ein sarcomatöser Tumor von der Grösse eines Taubeneies zwischen den Opticis vor dem Chiasma und wurde von den seitlich auseinander gedrängten Sehnerven gablig umfasst.

Die grössten Wandlungen des Sehvermögens zeigte der Fall von D. E. Müller. Zuerst trat temporale Hemianopie am rechten, dann am linken Auge auf. Die Geschwulst muss daher zuerst den rechten Opticus an seiner medialen Seite, später erst den vorderen Chiasmawinkel comprimirt haben. Dann folgte vorübergehend totale Amaurose. Durch Blutung, Oedem, Entzündung in der Umgebung der Geschwulst oder blos durch eine stärkere Hyperämie der letzteren wurde das Chiasma vorübergehend in toto leitungsunfähig gemacht. Als diese Zufälle wieder zurückgingen, trat die temporale Hemianopie wieder hervor und da dann die Trennungslinien vertical und scharf durch den Fixationspunkt gingen, so beweist dies, dass zu dieser Zeit die Medianlinie des Chiasma vom vorderen zum hinteren Winkel comprimirt ward (pag. 394). („Eine Durchschneidung des Chiasma in der Sagittallinie müsste eine vollkommen rein scharf begrenzte Hemianopie bedingen", sagt schon Kellermann.) Später breitete sich der Tumor seitlich immer mehr aus, wodurch nahezu vollständige Erblindung erfolgte.

Für v. Wecker's Fall (pag. 381) stehe ich nicht an, eine recidivirende Pachymeningitis in der Medianlinie des Chiasma anzunehmen (pag. 394). Ich habe einmal (1864) etwas Aehnliches auf v. Graefe's Klinik gesehen. Hier handelte es sich um eine recidivirende totale Oculomotorius-Lähmung. v. Graefe diagnosticirte eine recidivirende Pachymeningitis am Orte des basalen Verlaufs des Oculomotorius. Der Anstoss zur Entzündung war durch einen Sturz gegeben, den das 20jährige Individuum in seiner Kindheit erfahren.

Von den binocularen nasalen Hemianopien würde uns nur die Section im Falle Daa's (pag. 384) interessiren, da hier der Spiegelbefund negativ war, eine oculare Ursache also nicht nachgewiesen werden konnte. Es steht uns frei, symmetrische Geschwülste an beiden Schnerven (pag. 395) zu supponiren. Würde zur Erklärung des Falles eine noch viel complicirtere Annahme nothwendig, so würden wir ebensowenig anstehen, zu ihr zu greifen. Die Natur kümmert sich nämlich nicht um Unwahrscheinlichkeiten.

31*

Wenn Daa sagt, dass ausser seinem Patienten noch 5 Personen derselben Familie an einer ganz ähnlichen Krankheit gelitten haben und daran gestorben sein sollen, so ist diese Mittheilung von Laien wohl nur so zu verstehen, dass diese 5 Individuen amblyopisch zu Grunde gingen. Aber wenn sie auch alle miteinander an wahrer binocularer nasaler Hemianopie gelitten hätten, so wäre die Annahme, dass es in allen diesen Fällen symmetrische Geschwülste an den Opticis (oder was immer noch so Sonderbares) gegeben, nicht um einen Gedanken unwahrscheinlicher, als dass sich jedesmal genau im hinteren Chiasmawinkel eine Geschwulst entwickelt habe. Leber[1]) meint übrigens — was mir aber im Hinblick auf die Gehirnerscheinungen und auch auf den negativen Befund nicht ganz sicher erscheint — dass es sich in diesen Fällen, bei denen offenbar Heredität im Spiele war, um eine selbstständige Erkrankung beider Optici mit symmetrischem Verhalten handelte.

Es erübrigt nur noch, das Resultat der Autopsie mitzutheilen, das sich in dem Falle (pag. 404) ergab, dessen characteristische Momente apoplectiformer Insult, binoculare Hemianopie nach oben, epileptiforme Anfälle, plötzlicher Tod waren. Das Resultat der Autopsie war — wie mir mitgetheilt wurde — ein negatives. Der Fall gehört demnach in die Reihe derjenigen, in welchen eine Gehirnkrankheit unter den Erscheinungen eines Gehirntumors, begleitet von Hemianopie (wie im eben besprochenen Falle), oder von complicirten Augenmuskellähmungen, oder von mächtiger Sehnervenentzündung und Erblindung (wovon wir später sprechen werden), tödtet, ohne dass eine gröbere Hirnläsion nachgewiesen werden kann.

Ophthalmoscopische Data.

Die anatomische Anordnung der Faserausbreitung in der Netzhaut erfordert, dass falls die durch die intracranielle Störung hervorgerufene Atrophie der Sehnervenfasern bis in den Sehnervenkopf vorgedrungen ist, bei homonymer Hemianopie ein Sehnervenquerschnitt (und zwar der Sehnerv jener Seite, nach welcher nichts gesehen wird) atrophisch, der andere normal erscheint, während bei heteronymer Hemianopie beide Sehnerven ein gleiches Ansehen haben und zwar bei der lateralen (temporalen) ein atrophisches, bei der medialen (nasales) ein normales. (S. pag. 402.)

[1]) Graefe-Saemisch, Bd. V, pag. 934.

Die ophthalmoscopischen Befunde von secundärer Atrophie im Sehnervenkopf werden selten gemacht, weil es einer geraumen Zeit bedarf, bis die Atrophie vom Tractus aus (nach Läsion der centralen Ursprünge ist der Weg noch weiter) sich durch das Chiasma bis in's Augeninnere fortgepflanzt hat. Rascher geht es in jedem Falle, wenn die Druckursache im vorderen Chiasmawinkel sitzt. Die Individuen sterben früher, ehe es zu den intraocularen Veränderungen kommt, oder wenn sie, wie dies bei homonymer Hemianopie nicht so selten vorkommen mag, auch durch lange Zeit am Leben bleiben, so haben die Augenärzte bisher thatsächlich nur in den äussersten Ausnahmefällen Gelegenheit gehabt, solche alte Fälle von Hemianopien zu ophthalmoscopiren.

Bei homonymer Hemianopie fand man: v. Graefe (1865)[1] sah bei linksseitiger Hemianopie von mehr als 3jähriger Dauer die rechten Hälften beider Papillen atrophisch excavirt und „demnach einen der Richtung der Hemianopie entsprechenden Schwund der Nervenfasermasse"; v. Wecker (1866)[2] bei linksseitiger Hemianopie erst nach 15 Monaten ihres Bestandes den Beginn der Excavation der Papillen, besonders in deren rechten Hälften; Woinow (1872)[3] bei rechtsseitiger Hemianopie von mehrmonatlicher Dauer beide Sehnerven verhältnissmässig blass, und zwar hauptsächlich ihre linken Seiten nach unten zu; Schiess-Gemuseus (1874)[4] bei rechtsseitiger Hemianopie von 3wöchentlichem Bestande die Papillen beiderseits nach innen hin roth und diffus begrenzt, nach aussen weisslich. Schön (1874)[5] findet in 3 Fällen von homonymer Hemianopie: Optici in den äusseren Hälften etwas porcellanartig gefärbt; Optici blass; beide Optici durchgängig trüb und blass. Im Allgemeinen spricht er sich so aus: „Ophthalmoscopisch findet sich, nachdem die Hemiopieen eine Zeit lang bestanden haben, das Bild der centrifugalen Atrophie, blasse, oft porcellanartige Verfärbung der Papille. Nach meinem Urtheil existirt kein Unterschied zwischen beiden Augen". Später (1875) wiederholt er, dass in älteren Fällen homonymer Hemianopie der ophthalmoscopische Befund nicht ganz fehle, sich vielmehr eine

[1] Zehender's klinische Monatsblätter, pag. 219.
[2] Traité des maladies des yeux, Bd. II, pag. 384.
[3] v. Graefe's Archiv, Bd. XVIII, 2, pag. 44.
[4] Zehender's Jahresbericht, pag. 41.
[5] Lehre vom Gesichtsfelde, pag. 54, 55, 56, 63.

Verfärbung beider Papillen ausbilde, die Prof. Horner treffend als porcellanartig bezeichnet [1]). Von den complicirten Fällen Hjort's und Mohr's (pag. 436) will ich den Augenspiegelbefund Mohr's, wiewohl Atrophie beider Sehnerven in diesem Falle meinen Voraussetzungen entsprechender würde, wegen seiner Vieldeutigkeit nicht weiter besprechen; Hjort, bei dessen Kranken die linken Gesichtsfeldhälften bei hoher Amblyopie des rechten Auges fehlten, fand die rechte Papille scharf begrenzt, weisslich verfärbt, die linke hingegen leicht hyperämirt, mit undeutlicher Grenze.

Diesen Befunden v. Graefe's, v. Weecker's, Woinow's, Schiess', Schön's und Hjort's stehen folgende gegenüber:

Rydl (1867)[2]) sieht bei einem seit 8 Monaten mit linksseitiger Hemianopie und Hemiplegie behafteten 56jährigen Kranken beiderseits ausgebreitete physiologische Excavation des Sehnerven, besonders links, linke Papille blässer, die Gefässe links etwas blässer, die Netzhaut um beide Papillen herum etwas getrübt.

Ich selbst fand nach 13jährigem Bestande rechtsseitiger Hemianopie (pag. 365) die rechte Papille graulich weiss, jede Spur von Roth aus ihr gewichen, trübe, die Lamina cribrosa nicht zu sehen, keine Spur von Excavation; die linke Papille im Gegensatze auffallend geröthet, ihre innere Grenze etwas undeutlich. Netzhautgefässe rechts und links normal. Als nach weiteren 4 Jahren wunderbarer Weise in den rechten Sehfeldhälften wieder Lichtempfindung nachzuweisen war, zeigte sich, was nicht minder merkwürdig, die rechte Papille entschieden besser gefärbt.

Endlich sagt Hirschberg (1875)[3]) über die Ergebnisse der Augenspiegeluntersuchung in einem Falle von rechtsseitiger Hemianopie: „Der Spiegelbefund entspricht in meinem Falle genau den Voraussetzungen, welche Mauthner gemacht hat. Die rechte Papille, welche den Fasciculus cruciatus des gelähmten linken Tractus opticus erhält, zeigt das Bild der Partialatrophie; diese wird immer wohl zuvörderst in der maculären Hälfte des Discus hervortreten."

Ich denke, man wird fürderhin bei homonymer Hemianopie Atrophie zweier Papillenhälften nicht mehr finden.

Bei heteronymer Hemianopie wurde bisher niemals Atrophie zweier Papillenhälften beobachtet. Was zunächst die heteronyme

[1]) Zehender's klinische Monatsblätter, pag. 236.
[2]) Benedikt, Electrotherapie, pag. 261, Beobachtung 256.
[3]) Knapp's Archiv, Bd. V, pag. 139, 1876.

laterale (temporale) Hemianopie anlangt, so geht aus der Zusammenstellung von 24 Fällen hervor, dass in den 2 Fällen von
Förster und Hirschberg, — den einzigen, in denen der Spiegelbefund nicht negativ, die Atrophie nicht im Beginne und nicht Sehnervenentzündung oder ihr Folgezustand vorhanden waren — beide
Sehnerven einfache Atrophie zeigten (pag. 382). Ich will hier
noch zwei Fälle von heteronymer lateraler Hemianopie beifügen.
Brecht (1877)[1] sah eine derartige Hemianopie mit Diabetes insi-
pidens (wie in den Fällen v. Graefe's und del Monte's) und
negativem Augenspiegelbefund in Folge von Syphilis (Fall 25).

Treitel (1879)[2] findet bei einem hochgradig myopischen, an
sehr heftigen und häufigen Kopfschmerzen leidenden, 45jährigen
Fräulein einen scharf begrenzten temporalen Defect des Sehfelds
im rechten Auge; jedoch ist im unteren Quadranten noch ein an die
Mittellinie lehnender Sector von 40 Graden erhalten. Dieser Defect
bleibt in der ganzen Zeit der Beobachtung durch mehr als 4 Jahre
stationär. Auf dem linken Auge zeigte sich anfangs ein sectorenför-
miger Defect in der temporalen Hälfte, der sich aber immer mehr
und mehr vergrösserte, bis er die ganze temporale Sehfeldhälfte einnahm und sich als solcher auch durch mehr als 3 Jahre vollkommen
unverändert erhielt. Die centrale Sehschärfe ist für die letzte Untersuchung rechts mit „$< \frac{20''}{40}$, links mit „$< \frac{20''}{70}$ angegeben. Die
Sehnerven zeigten beide gleich anfänglich „ein schwach grau-
weissliches Ansehen"; die Verfärbung der Papille wurde später
nicht deutlicher (Fall 26).

Die Augenspiegelbefunde von Förster, Hirschberg und
Treitel, die allein für unsere Frage zu verwerthen sind, sprechen
also nicht gegen meine Anschauung, dass auf Grund heteronymer
lateraler Hemianopie nicht Atrophie der beiden medialen Papillenhälften, sondern Atrophie beider Papillen in toto im ophthalmoscopischen Bilde sich darbieten müsse.

Was endlich den einzigen Fall heteronymer medialer Hemianopie
(Daa), der allenfalls in Frage kommen könnte, betrifft, so war dabei
der Spiegelbefund negativ. Wir können hinzufügen, dass, wenn die
nasale Hemianopie als solche stationär geblieben wäre, sich auch in
Hinkunft das normale Ausseren der Papillen nicht geändert hätte.

---

[1] Leber in Graefe-Sämisch, Bd. V, pag. 938.
[2] v. Graefe's Archiv, Bd. XXV, 3, pag. 67.

Es ist durch das bisher Erörterte gezeigt, dass es nicht mehr in das Reich der Hypothese gehört, wenn ausgesprochen wird:

1) Im menschlichen Chiasma findet eine particlle Kreuzung der Fasern satt, so zwar, dass die Summe der gekreuzten Fasern zu jener der ungekreuzten sich verhält wie 3:2. Wenngleich bisher der Verlauf der Fasern des gekreuzten und ungekreuzten Bündels im Tractus, Chiasma und Opticus nicht ergründet ist, so steht doch fest, dass die beiden ungekreuzten Bündel weder im vorderen, noch im hinteren Chiasmawinkel zusammenstossen.

2) Vollständige uncomplicirte homonyme Hemianopie, d. i. vollständiger Defect zweier homonymer Gesichtsfeldhälften bis zu der durch den Fixationspunkt gehenden Verticalen mit vollständiger Intactheit der beiden anderen Hälften des Gesichtfeldes, kann nicht blos erzeugt werden, sondern wird in einer Reihe von Fällen thatsächlich erzeugt durch das Aufheben der Function eines Tractus an der Basis cranii. Unvollständige uncomplicirte homonyme Hemianopie, d. i. Functionsstörung homonymer Gesichtsfeldhälften, welche die Mittellinie nicht erreicht, und auch nicht durchaus einen wahren Defect darzustellen braucht, sondern eine defecte Zone und eine Zone herabgesetzter Empfindlichkeit umfassen oder blos in herabgesetzter Empfindlichkeit bestehen kann, kann erzeugt werden und wird in einer Quote der Fälle erzeugt durch Beeinträchtigung der Function eines Tractus an der Basis cranii. Heteronyme laterale Hemianopie mit verschwommenen und mit scharfen Grenzen findet ihre Begründung im Druck auf die Chiasmawinkel oder auf die Medianlinie des Chiasma.

Für die heteronyme mediale Hemianopie sind wir auf die Hypothese symmetrischer Geschwülste (oder Einer Geschwulst, die an symmetrischen Punkten stärker entwickelt ist) an beiden Sehnerven beschränkt.

Hiermit haben wir aber erst die eine Hälfte unserer Aufgabe in Betreff der Hemianopie gelöst. Es fragt sich nämlich noch: Was geschieht, wenn die Fasern des Sehnerven in ihrem Laufe durchs Gehirn bis zu ihren centralen Endigungen und wenn diese centrale

Endigungen selbst getroffen, wenn deren Function gestört oder aufgehoben wird? An dieser Stelle kommen wir erst dazu, es auszusprechen, dass der Standpunkt, auf welchen sich v. Biesiadecki und Mandelstamm in Betreff der Totalkreuzung der Fasern im Chiasma stellten, nicht der richtige war.

Es ist allerdings ganz und gar unmöglich, dass homonyme Hemianopie mit scharf durch den Fixationspunkt gehender verticaler Trennungslinie durch Druck auf einen seitlichen Winkel des Chiasma, in dem die Fasern sich vollständig kreuzen, hervorgerufen werde; aber überhaupt ist das Zustandekommen solcher Hemianopien bei Totalkreuzung nicht unmöglich. Nur muss die Druckursache anderswo sitzen und müssen die Sehnervenfasern im Gehirn in einer ganz bestimmten Weise verlaufen und endigen.

Wenn, wie dies Schön angegeben und Nicati bereits gezeichnet hat, die Fasern einen Verlauf nehmen, wie in Fig. 25, so ist einerseits ersichtlich, dass alle Fasern des rechten Tractus (T. d.) sich im Chiasma mit denen des linken Tractus (T. s.) vollständig kreuzen, (so dass der linke Sehnerv (N. s) eine Fortsetzung des rechten und der rechte Nerv (N. d.) eine Fortsetzung des linken Tractus ist) und dass demgemäss

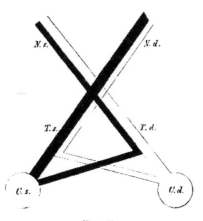

Figur 25.

durch Druck im seitlichen Chiasmawinkel scharf abschneidende Hemianopie nicht entstehen kann; aber andererseits erkennt man, dass jene (weissen) Fasern, welche im rechten Nerven an dessen lateraler, daher an des linken Tractus medialer Seite gelegen sind und von denen wir annehmen wollen, dass sie die laterale Partie der Netzhaut bis zur Mittellinie versorgen, sich irgendwo im Gehirn mit dem analogen Faserbündel der anderen Seite kreuzen und so zum Sehcentrum (C. d.) gelangen, welches in der rechten Hirnhälfte sich findet. Diese Fasern also, wiewohl sie im linken Tractus liegen, gehören dem rechten Sehnerven an und entspringen aus der rechten Hirnhälfte. Sie sind in Folge ihrer zweimaligen Kreuzung gleichsam ungekreuzt. Aus dem rechten Sehcentrum sehen wir gleichzeitig noch einen mächtigeren Faserstrang hervorgehen, der aber nur eine einmalige Kreuzung im Chiasma erfährt, daher zum linken Sehnerven gelangt und als Fasciculus cruciatus die mediale Partie der linken Netzhaut bis zur Mittellinie versorgt. Wenn nun dieses rechte Seh-centrum gelähmt wird, dann muss scharfabschneidende homonyme linksseitige Hemianopie die Folge sein. Trotz der Totalkreuzung der Sehnerven wäre dann also erklärlich, wie so scharfabschneidende Hemianopie entsteht, die als solche niemals über den Fixationspunkt hinübergreift und nie zur totalen Erblindung führt. Wenn es demnach heute noch einen Verfechter der Totalkreuzung der Fasern im menschlichen Chiasma geben sollte, so müsste sich derselbe auf den Standpunkt stellen, dass scharfabschneidende homonyme Hemianopie niemals durch eine Druckursache an der Basis cranii erzeugt, sondern stets nur durch eine Läsion des Gehirns in einer bestimmten Entfernung vom Eintritte des Tractus in das Centralorgan (nach erfolgter zweiten Kreuzung des ungekreuzten Bündels nämlich) hervorgerufen werden könnte.

An einer partiellen Kreuzung der Fasern im Chiasma kann nun allerdings nicht gezweifelt werden. Allein wir ersehen aus diesem Beispiele, dass mit der Feststellung der Chiasma-Kreuzung die Frage der Sehstörungen bei Verletzungen der Sehnervenfasern während ihres intracraniellen Verlaufes nicht erledigt ist. Wir müssen vielmehr folgende Auskunft verlangen: Was geschieht, wenn im Chiasma eine partielle Kreuzung stattfindet, mit den Fasern des Tractus im Centralorgane? Bleiben sämmtliche Fasern des Tractus in jener Hirnhälfte, in welche sie eintreten, oder findet im Centralorgane eine zweite Faserkreuzung statt? Enthält also das rechte Sehcentrum nur die Ursprünge der Fasern des rechten, das linke Sehcentrum nur die Ursprünge der Fasern des linken Tractus, oder endigen im rechten Centrum nur oder auch Fasern des linken Tractus und umgekehrt?

Für die Pathologie würde sich je nach dem einen oder dem anderen Verhalten Folgendes ergeben. Falls jeder Tractus in toto in seiner Hirnhälfte endigt, dann wird durch die totale Zerstörung Eines Sehcentrums ebenso scharfabschneidende homonyme Hemianopie gesetzt, wie durch die Zerstörung des gleichseitigen Tractus. Trifft die Läsion ausschliesslich Ein Sehcentrum oder ausschliesslich Einen

Tractus, dann wird jede andere Störung des Centralorgans mangeln. Von klinischer Seite müsste es daher dann unmöglich sein, zu entscheiden, ob der Tractus oder das Sehcentrum vernichtet ist — es wäre denn, dass die Folge der Zerstörung des Sehcentrums nicht blos in dem Verlust der Gesichtswahrnehmungen in der einen Hälfte des Sehfeldes, sondern auch in Beeinträchtigung der Gesichtsvorstellungen bestände und sich so von dem Folgezustande der Leitungsunfähigkeit des Tractus unterschiede — durch welche offenbar das Vorstellungsvermögen nicht leiden kann.

Falls aber Sehcentrum und Tractus derselben Seite nicht coordinirt sind, dann sind zwei Hauptfälle möglich. Entweder es geht der rechte Tractus in toto oder zum Theile zum linken Sehcentrum und umgekehrt. Die totale Ueberkreuzung der Tractus im Gehirn hat noch Niemand behauptet; es braucht daher eine solche Anschauung nicht bekämpft zu werden. Wohl aber wurde die partielle Kreuzung der Tractusfasern im Centralorgane von Charcot zum Postulat gemacht. Nach Charcot (Fig. 26) kreuzen sich die

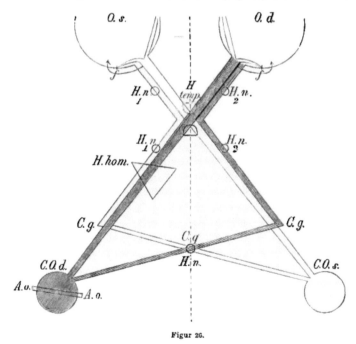

Figur 26.

Fasern des Opticus, vom Auge kommend, im Chiasma partiell. Aber nur das gekreuzte Bündel setzt seinen Lauf in der dem Tractus entsprechenden, dem Auge entgegengesetzten Grosshirnhemisphäre bis zum Sehcentrum fort, ohne eine neue Kreuzung einzugehen. Das ungekreuzte Bündel hingegen unterliegt jenseits der Kniehöcker (C. g.), bevor seine Fasern zum Sehcentrum gelangen, an irgend einer Stelle der Medianlinie, vielleicht in den Vierhügeln (C. q.) einer Kreuzung. Auf diese Art wird das in der rechten Hemisphäre gelegene Sehcentrum zum Sehcentrum des linken Auges (C. o. s.), während das in der linken Hemisphäre wurzelnde Sehcentrum zum Sehcentrum des rechten Auges (C. o. d.) wird. Verfolgen wir die Fasern, die aus dem rechts gelegenen Centrum (C. o. s.) hervorgehen, so erkennen wir, dass 1) ein Faserstrang entspringt, der im rechten Tractus als gekreuztes Bündel verlaufend zum linken Sehnerven gelangt, 2) ein Faserstrang hervorgeht, der im linken Tractus als ungekreuztes Bündel das restirende Faserncontingent für den linken Sehnerven beistellt. Sämmtliche Fasern des linken Opticus, also sämmtliche Opticusfasern des linken Auges, entspringen demnach aus der rechten Grosshirnhemisphäre und umgekehrt.

Während nach dem in Fig. 25 entwickelten Schema Zerstörung Eines Tractus Amaurose des entgegengesetzten Auges und Zerstörung eines Sehcentrums homonyme Hemianopie bedingen müsste, so muss umgekehrt nach Charcot's Vorstellung die Unterbrechung der Function eines Tractus homonyme Hemianopie, die Aufhebung der Leistung eines Sehcentrums Amaurose des entgegengesetzten Auges (A. o.) zur Folge haben. Wäre das erste Schema richtig, so könnte bei homonymer Hemianopie eine Druckursache an der Basis cranii ausgeschlossen und die Läsion mit Bestimmtheit in's Gehirn selbst versetzt werden. Umgekehrt, wäre Charcot's Schema richtig, dann könnte bei homonymer Hemianopie mit Bestimmtheit die Leitungsunterbrechung eines Tractus, dagegen die Intactheit des Sehcentrums festgestellt werden. Nur wenn der Tractus in der gleichseitigen Hemisphäre ganz endigt, gibt es keinen Anhaltspunkt für die genauere Localisation aus dem Phänomen der homonymen Hemianopie.

Das Letztere, die volle Endigung jedes Tractus in seiner gleichseitigen Grosshirnhemisphäre, findet statt.

Dies zu beweisen, und alle Einwürfe der Gegner zu widerlegen, ist jetzt unsere Aufgabe. Auch hier müssen wir uns fragen, was die klinische, anatomische, pathologisch-anatomische, experimentelle Erfahrung, sowie die Autopsie lehrt.

Klinische Data.

Die vollständige wie die unvollständige homonyme Hemianopie lassen als solche nicht erkennen, ob im Tractus oder im Sehcentrum oder auf dem Wege von letzterem zu ersterem die Läsion stattgefunden. Auch die Hirnerscheinungen, Lähmungen verschiedener Hirnnerven, der Diabetes insipidus, welche die homonyme Hemianopie begleiten können, geben uns nach dem heutigen Stande unserer Kenntnisse kein Recht mit Bestimmtheit zu sagen, dass die Störung das eine Mal im Sehcentrum, das andere Mal im Tractus sitzen müsse, oder dass, wie S c h ö n dies ausgesprochen hat, die homonyme Hemianopie überhaupt und stets nur als centrale Erscheinung, als „C o r t e x a t r o p h i e" zu deuten sei — d. h. als Atrophie einer bestimmten Stelle der Hirnrinde, in welcher das Sehcentrum seinen Sitz hat. S c h ö n gegenüber ist zu bemerken, dass für Fälle, wie der Fall 2, pag. 366 einer ist, in welchen die vollständige Hemianopie unter höchst unbedeutenden, rasch vorübergehenden Allgemeinerscheinungen plötzlich entsteht, fast mit Sicherheit ein Extravasat au der Stelle eines T r a c t u s anzunehmen sei. Durch die Section von H o s c h ist ja die Möglichkeit des Blutaustrittes am Orte des Tractus erwiesen.

Auch jene Defecte, welche je einen homonymen Q u a d r a n t e n des Sehfeldes einnehmen, lassen sich noch durch Druck auf den Tractus, und zwar auf dessen obere oder untere Fläche, erklären. Wie aber ist es, falls k l e i n e, umschriebene h o m o n y m e Defecte aus intracranieller Ursache vorkommen sollten? Wenn wir uns vorstellen, dass im Tractus die Fasern des gekreuzten und ungekreuzten Bündels in gesonderten Strängen verlaufen, so dass der Fasciculus non cruciatus die lateralen zwei Fünftheile, der Fasciculus cruciatus die medialen drei Fünftheile des Tractus einnimmt, wie wären dann umschriebene homonyme Defecte durch Tractus-Läsion zu erklären? Gesetzt es würde 25° vom Fixationspunkt nach rechts im rechten Auge ein kleiner Defect von einigen Graden im Durchmesser und diesem genau correspondirend im linken Auge gleichfalls 25° nach rechts vom Fixationspunkt ein zweiter (homonymer) Defect sich finden. Dabei functioniren zwei homonyme Stellen der beiden linken Netzhauthälften nicht. Soll der linke Tractus die Schuld tragen, so muss man annehmen, dass einzelne Fasern im ungekreuzten Bündel, jene, welche die defecte Stelle des linken Auges versorgen, und einzelne, räumlich von diesen durch eine grosse Zahl von Bündeln des ungekreuzten und des gekreuzten Faseikels getrennte Fasern des gekreuzten Bündels, die aber genau correspondirend sind, gelähmt wurden. Eine solche Unterstellung wäre ein Unding. Wenn also wirklich im Tractus die Fasern des gekreuzten und ungekreuzten Bündels getrennt verlaufen und wenn es wirklich derartige umschriebene homonyme Defecte gibt, dann sind wir genöthigt, für die letzteren die Ursache anderswo zu suchen und zu der Annahme gezwungen, dass an den Ursprüngen des Opticus die zu correspondirenden Stellen der Netzhäute gehenden Fasern in unmittelbarer Nachbarschaft verlaufen. Sollten diese homonymen Defecte dabei mathematisch genau congruent sein, dann wüsste ich keine andere Erklärung für dieselben, als dass, soweit das Nervenzellengebiet für die dem gemeinsamen Sehfeld vorstehenden Fasern reicht, aus jeder Nervenzelle zwei Fasern, die eine für das ungekreuzte, die andere für das gekreuzte Bündel, entspringen, oder dass aus jeder Zelle Eine sich noch im Centralorgan theilende Faser hervorgeht, und dass eine umschriebene Zahl dieser Nervenzellen zerstört wurde. Sollten aber die Defecte nicht wirklich congruent sein, sondern in Ausdehnung und Begrenzung einander nur ungefähr entsprechen, dann genügt die Annahme, dass die Zellen, aus denen die Fasern des gekreuzten, und jene, aus denen die Fasern des ungekreuzten Bündels hervorgehen, in ihrer gegenseitigen Lage durcheinandergewürfelt sind (auf die psychologische Frage, wie so die Erregungen je zweier solcher Zellen zu Einer Gesichtsempfindung führen können, mich hier einzulassen, sei ferne von mir) und daher auch die Fasern der beiden Bündel, ehe sie sich in die beiden getrennten Faseikel vereinigen, im Centralorgan eine Strecke weit durcheinander verflochten verlaufen. Wird eine umschriebene Stelle des Nervenzellenhaufens oder der Fasermasse im Centralorgane getroffen, dann werden theils Fasern des gekreuzten, theils solche des ungekreuzten Bündels verletzt und ungefähr, aber nicht genau übereinstimmende, wenigstens nicht mathematisch congruente homonyme Defecte gesetzt.

Unter solchen Verhältnissen, möchte ich glauben, würde es

keinen Vortheil bieten, homonyme Hemianopie und homonyme umschriebene Defecte, wie dies Schön, Förster, Schweigger, Leber, Hirschberg und Treitel gethan haben, als pathognomonisch gleichbedeutend zu erklären. Denn complete oder incomplete homonyme Hemianopie könnte sowohl durch basale, als durch cerebrale Ursachen, die homonymen Defecte könnten unter den bisherigen Voraussetzungen nur durch eine cerebrale Ursache erzeugt werden. Allerdings würden die genannten Autoren Recht behalten, falls der Bau des Tractus ein anderer wäre, aber nur nach der Richtung, dass dann auch die umschriebenen Defecte auf eine genauere Localisation ebensowenig schliessen liessen, wie die Hemianopie, aber nicht in der Art, dass Defecte und Hemianopie auf eine „Herderkrankung" in einer Grosshirnhemisphäre hinweisen.

Ich meine das so. Falls im Tractus gekreuztes und ungekreuztes Bündel nicht gesondert verlaufen, sondern etwa, wie sich J. Müller ursprünglich vorstellte, jede Tractusfaser am Chiasma in zwei für die beiden identischen Netzhautstellen bestimmte Zweige sich spalten würde, dann würde eine umschriebene Läsion des Tractus congruente Defecte in beiden Augen zur Folge haben. J. Müller's Ansicht ist allerdings überwunden, aber die Aufstellung Kellermann's, dass sich im Tractus die Fasern des gekreuzten und ungekreuzten Bündels durchflechten, ist a priori durchaus nicht unwahrscheinlich. Ist Letzteres der Fall, dann lassen sich auch umschriebene homonyme Defecte, wie dies schon Kellermann hervorhob, durch eine Tractus-Läsion erklären. Freilich werden dabei in der Regel nicht genau gleichviel Fasern von beiden Bündeln getroffen werden. Die homonymen Defecte werden nicht congruent sein, aber ist es denn mit Hilfe unserer groben Untersuchungsmethoden möglich zu entscheiden, ob vom gekreuzten oder ungekreuzten Bündel ein paar Fasern mehr oder weniger ausser Function gesetzt werden?

Die umschriebenen homonymen Defecte existiren. Ueber sie, die schon J. Müller 1826 kannte und um derentwillen der grosse Physiologe eben die Theorie von der Theilung jeder Tractusfaser aufstellte, wissen wir Folgendes. v. Graefe (1865) bemerkt, dass „das Zurückbleiben homonymer Gesichtsfeldbeschränkungen oder Undeutlichkeiten des excentrischen Sehens bei Apoplectikern eine sehr häufige Erscheinung ist, welche als eine gewisse Orientirungsunsicherheit nach einer Seite bereits von den Angehörigen, beim

Fassen von Gegenständen, namentlich bei Tische, bemerkt wird".

Schön sagt 1874: Er verstehe unter homonymen Hemianopien nicht blos diejenigen Fälle, wo gleichgerichtete Hälften der Retinae nicht functioniren, sondern auch solche, die bei weitem zahlreicher sind, wo auf beiden Augen ein kleinerer, homonymer Abschnitt des Gesichtsfeldes ausgefallen ist. Er glaube, dass diese alle die nämliche Bedeutung haben. 1875 und 1878 bringt Schön noch einzelne derartige Fälle zur Anschauung, und vertritt die Ansicht der vollkommenen Congruenz der Defecte.

1875 beschreibt Thomson einen solchen sectorenförmigen linksseitigen homonymen Defect, der sich allerdings einem Quadrantendefect sehr nähert.

Förster (1876) spricht sich über die Defecte dahin aus, dass sie entweder inselförmig inmitten functionirender Partien auftreten, oder in der Weise an der Peripherie liegen, dass ein Paar homonymer Gesichtsfeldhälften gleichzeitig von der Peripherie her eine Verengerung erfährt. Förster bezeichnet derartige partielle homonyme Hemianopien als selten. Er sah davon im Ganzen sechs Fälle; meist waren gleichzeitig andere, auf ein Gehirnleiden deutende Symptome da. Förster gibt auch eine perimetrische Aufnahme eines solchen Falles, aus welcher ersichtlich wird, dass die Defecte homonym, aber durchaus nicht congruent sind.

Gleichzeitig (1876) gibt auch Schweigger Beschreibung und Abbildung solcher Fälle. Wenn wir von dem Fehlen homonymer Quadranten des Gesichtsfeldes absehen, so ist besonders der Fall einer 26jährigen Frau interessant, welche nach einer Entbindung eine seitdem vollständig zurückgegangene Hemiplegie gleichzeitig mit leichter, auch bereits verschwundener Aphasie erlitt. Centrale Sehschärfe vollkommen, aber Störung beim Lesen und ähnlichen Beschäftigungen. Für jedes Auge ist der Fixationspunkt die Spitze eines nach rechts gerichteten dreieckigen (sectorenförmigen) Defectes, welcher in der Peripherie oben und unten in Undeutlichkeit des excentrischen Sehens übergeht. Die Zeichnung zeigt eine vollkommene Congruenz der Defecte. In den übrigen Fällen Schweigger's besteht eine so vollkommene Uebereinstimmung nicht.

Soll die Frage, ob der Tractus so gebaut ist, wie Kellermann annimmt und daher die Frage, ob auch umschriebene homonyme Defecte durch Tractus-Läsion erzeugt werden

können, mit Hilfe klinischer Beobachtung gefördert werden,
so kann dies meiner Ansicht nach nur geschehen auf Grund der
Beobachtung der Art und Weise, in welcher homonyme
Hemianopien in Heilung übergehen. Wenn im Tractus
die Fasern der beiden Bündel in getrennten Strängen nebeneinander-
liegen, dann wäre es sehr wohl denkbar, dass eine durch den Druck
eines Blutextravasats auf den Tractus hervorgerufene homonyme
Hemianopie in der Art zurückgeht, dass zuerst das Gesichtsfeld
des einen Auges sich aufhellt, während der homonyme
Defect im anderen Auge noch fortbesteht. Würde ein
solcher Heilungsverlauf thatsächlich festgestellt, dann wäre es undenkbar, dass die Fasern des gekreuzten und ungekreuzten Bündels
sich im Tractus dicht durchflechten, dann wäre es undenkbar, dass
kleine umschriebene homonyme Defecte durch Functionsstörung
eines Tractus entstehen, dann würden die letzteren unzweideutig auf
einen cerebralen Sitz und unzweideutig darauf hinweisen, dass aus
Einer Hirnhemisphäre die Fasern für die homonymen Partien beider
Netzhäute entspringen. Wir wollen sehen, was die bisherige Erfahrung spricht. Früher schon (pag. 371) wurde erwähnt, dass wenn
einmal eine homonyme Hemianopie durch längere Zeit bestanden
hat, eine Rückbildung nur selten beobachtet wird. Zagorski
(1867), Colsman (1870), Knapp (1873), Förster (1876),
Schweigger (1876), Schell (1876), Leber (1877), Treitel (1879),
Lang (1880) haben solche Rückbildungen beschrieben. Von den sich
an manchen Orten befindlichen allgemeinen Angaben, dass homonyme
Hemianopien, wenn Apoplexie oder Meningitis ihnen zu Grunde liegen,
heilen können, — die Möglichkeit wird gewiss Niemand be-
streiten — sehe ich ab. Der Rückgang der Hemianopie war entweder ein vollständiger oder ein theilweiser. Eine Beschreibung
über den Gang der Restitution fehlt oder es zeigt sich, dass die
Defecte ziemlich gleichmässig in beiden Hälften weichen. Kein
Fall aber ist bekannt, in welchem bei homonymer
Hemianopie die eine Gesichtsfeldhälfte sich aufgehellt
hätte, während der andere Defect geblieben wäre. Es
kann daher durch die klinische Beobachtung die Kellermann'sche
Anschauung, dass im Tractus sich die Fasern beider Fascikel innig
durchflechten, nicht widerlegt werden und daher ist auch das
Vorkommen umschriebener homonymer Defecte nicht
beweisend für eine Erkrankung des Sehcentrums, also

Mauthner, Vorträge a. d. Augenheilkunde. 32

keine Widerlegung der Ansicht Charcot's. Charcot sagt: Homonyme Hemianopie wird nicht nur eintreten müssen, wenn es sich um eine Erkrankung des Tractus selbst handelt, sondern auch als Nachbarschaftsphänomen, wenn es sich um Erkrankungen (Hämorrhagien oder Tumoren) handelt, welche sich in den mit dem Tractus in mehr oder weniger unmittelbarer Beziehung stehenden Hirnpartien entwickeln. Dieselbe Ansicht kann Charcot auch den umschriebenen homonymen Defecten gegenüber festhalten, falls die Ansicht Kellermann's derzeit nicht zu widerlegen ist — und sie ist es in der That nicht.

Vermögen etwa die heteronymen Hemianopien vom klinischen Standpunkte Aufklärung zu geben? Die gewaltige Divergenz der Anschauung Derjenigen, welche unter Festhaltung der Partial-kreuzung im Chiasma in Einer Grosshirnhemisphäre das Sehcentrum des contralateralen Auges, und Derjenigen, welche daselbst das Seh-centrum der beiden gleichseitigen Netzhauthälften erblicken — ergibt sich nicht blos bei der Erklärung der homonymen, sondern auch bei jener der heteronymen Hemianopie — und zwar stellt sich da erst recht der vollkommene Antagonismus der beiden An-schauungen heraus. Wenn ich sage: der Tractus führt Fasern beider Optici und endigt in toto in jener Hemisphäre, in die er ein-tritt, so muss ich auf Grund der klinischen Thatsachen nicht blos aussprechen, dass Läsion einer Grosshirnhemisphäre, wenn es dabei zu Sehstörungen kommt, stets homonyme Defecte veranlasst, sondern auch, dass durch cerebrale Störungen überhaupt niemals eine heteronyme Hemianopie zu Stande kommen kann, während, wenn ich dem Schema Charcot's huldige, ich nicht blos folgern muss, dass Verletzung einer Hirnhemisphäre niemals homonyme Defecte zur Folge habe, sondern auch, dass heteronyme und zwar laterale wie mediale (temporale und nasale) Defecte auch im Gehirn selbst ihre Ursache finden können.

Die umschriebenen homonymen Defecte zeigen dem Vertreter der ersten Anschauung, dass die Fasern der beiden Bündel ent-weder schon im Tractus, sicher aber im Centralorgan unter einander verflochten sind. Niemals können daher durch eine centrale Läsion nur Fasern des gekreuzten oder nur Fasern des ungekreuzten Bündels getroffen werden. Auch wenn ich zwei symmetrische Ur-sachen in den beiden Grosshirnhemisphären voraussetze — es nutzt nichts. Niemals können da z. B. die Fasern, welche die beiden inneren Netzhauthälften versorgen, allein leidend werden, niemals kann also temporale und ebenso wenig nasale Hemianopie durch eine cerebrale Störung entstehen. Die Ursachen für die heteronyme Hemianopie müssen in die Peripherie geschoben werden bis zu einem Orte, wo die Fasern der beiden Bündel sich in isolirte Stränge sammeln; sie können daher entweder, wenn Kellermann nicht Recht hätte, nur vom Tractus an, sonst nur vom Chiasma an nach vorne gegen die Bulbi hin sich finden. Homonyme Hemianopien können unter dieser Hypothese sowohl durch basale, wie durch cerebrale, heteronyme nur durch basale Ursachen ihre Erklärung finden.

Der Satz lautet gerade verkehrt bei Annahme des Charcot'-schen Schema. Da können homonyme Hemianopien, wie wir wissen, nur durch basale, heteronyme hingegen nicht blos durch basale, sondern auch durch cerebrale Ursachen hervorgerufen werden. Das Letztere wird klar durch einen Blick auf Fig. 26. Aus jedem Seh-centrum laufen die Fasern der beiden Bündel nämlich getrennt heraus. Wenn das eine oder das andere Bündel Eines Centrums getroffen würde, könnte sogar scharf abschneidende mono-culare, temporale und nasale Hemianopie erklärt werden. Eine symmetrische Ursache rechts und links, welche die beiden gekreuzten Bündel zerstört, wird binoculare, scharf abschneidende temporale Hemianopie hervorrufen. Die grösste Freude aber würde Denjenigen bereitet, welche die binoculare nasale Hemianopie in ihren besonderen Schutz genommen haben. Eine einzige Druckursache (H. n., Fig. 26) in der Mittellinie des Gehirns, etwa in den Corpora quadri-gemina (C. q.), falls an dieser Stelle die Ueberkreuzung der bis dahin ungekreuzten Bündel stattfindet, würde binoculare nasale Hemianopie hervorrufen. Nur schade, dass durch diese Eine Druckursache zu viel bewiesen wird, denn sie müsste stationäre binoculare nasale Hemianopie mit scharfer, verticaler, durch den Fixationspunkt gehender Trennungslinie und normaler Sehschärfe in ihrem Gefolge haben. Ein solches Resultat dürfte aber selbst den Anhängern der nasalen Hemianopie nicht erwünscht sein.

Eines ist sicher! Heteronyme laterale (binoculare tem-porale) Hemianopie kann weder nach dem Schema Newton's, noch nach dem Schema Charcot's durch Er-krankung Einer Hirnhemisphäre bedingt werden. Ich

32*

erwähne dies gegen Rosenthal[1]), welcher in allen von ihm untersuchten Fällen von hysterischer Amblyopie binoculare temporale Hemianopie fand, so zwar, dass „der Defect der äusseren Gesichtsfeldhälfte an der anästhetischen Seite ungleich intensiver als an der gesunden Seite" war und welcher, homonyme und heteronyme Hemianopie nicht unterscheidend, der Ansicht ist, dass diese temporale Hemianopie auf eine Affection einer bestimmten Stelle Einer Grosshirnhemisphäre hinweise.

Die Erscheinungsarten der Hemianopie als solche vermögen Newton's Ansicht nicht zu beweisen, Charcot's Ansicht nicht zu widerlegen.

Anatomische Data.

Dass von der Anatomie, der es bisher nicht gelungen ist, das Verhalten der Sehnervenfasern im Chiasma klarzulegen, nicht zu verlangen sei, dass sie die Opticusfasern bis zu ihren Ursprüngen direct verfolge und so direct darüber Aufschluss gebe, ob in der Medianlinie des Gehirns eine Ueberkreuzung des Fasciculi non cruciati stattfinde oder nicht — ist einleuchtend. Indem wir jetzt ein Wort über die centralen Ursprünge des Opticus sagen wollen, so mögen zunächst einige Data aus der Hirnanatomie in's Gedächtniss zurückgerufen werden. Wenn wir von den Thalamis opticis, deren mediale einander zugekehrte Flächen die Seitenwände des dritten Gehirnventrikels bilden, in der Medianlinie des Gehirns nach rückwärts gehen, so stossen wir auf die Vierhügel mit dem grösseren vorderen, dem kleineren hinteren Hügelpaar. Seitlich und nach vorne von dem Vierhügel liegen rechts und links die beiden Knichöcker, Corpora geniculata, ein mehr nach aussen gelegener, das Corpus geniculatum laterale, und ein zweiter der Medianlinie näherer, das Corpus geniculatum mediale. Der laterale Knichöcker wird von dem hinteren Ende des Thalamus opticus, welches den Namen des Pulvinar führt, vollständig, der mediale Knichöcker davon zum Theile bedeckt. Steigen wir jetzt zur Gehirnbasis herab, so ergeben sich da, wenn wir die Dinge in situ betrachten, wenn wir also von oben durch das Gehirn hindurch die Gehirnbasis erblicken könnten, folgende Verhältnisse, die uns interessiren. Einerseits sehen wir hinten aus dem Pons Varoli

---

[1]) „Untersuchungen und Beobachtungen über Hysterie" in „Wiener med. Presse", No. 18—25.

die beiden Grosshirnschenkel, Pedunculi (s. Crura) cerebri, in divergirender Richtung nach vorne, andererseits aus dem in der Mittellinie weiter nach vorne gelegenen Chiasma die beiden Tractus in
divergirender Richtung nach rückwärts verlaufen. So schliessen
die beiden Pedunculi und die beiden Tractus einen rautenförmigen
Raum ein, mit einem vorderen Winkel (dem hinteren Chiasmawinkel),
einem hinteren Winkel (jenem, den die Pedunculi mit einander bilden)
und zwei seitlichen Winkeln, die durch die Begegnung von Tractus
und Pedunculus zu Stande kommen.

In dieser Raute liegen von vorne nach rückwärts das Tuber
cinereum mit dem Infundibulum, die beiden Corpora candicantia
und die Lamina perforata posterior, ausserdem die Stämme der
Nervi oculomotorii, die zwischen den Pedunculis am vorderen
Brückenrand hervortreten. - Von den Opticus-Fasern, welche aus dem
hinter dem Chiasma gelegenen Tuber cinereum entspringen und
ungekreuzt zum Opticus derselben Seite laufen, war schon früher
die Rede (pag. 415). Stilling lässt auch aus der Lamina perforata anterior, welche an der Hirnbasis nach vorne von jedem
der beiden Tractus gelegen ist, Opticusfasern hervorgehen, sowie
Scheel auch aus der in der Mittellinie der Gehirnbasis vor dem
Chiasma gelegenen Lamina terminalis cinerea ungekreuzte Opticusfasern entspringen sah (pag. 417). Was nun den Tractus opticus
anlangt, so geht er, nachdem er dem Pedunculus begegnet, unter
demselben hinweg; er bleibt aber dabei nicht frei an der Schädelbasis zu Tage liegen, sondern verbirgt sich unter einer Gehirn-
windung, dem Gyrus hippocampi. An dieser Stelle liegt also zu-
höchst der Pedunculus, unter ihm der ihn kreuzende Tractus und
unter diesem der Gyrus hippocampi. Der Gyrus hippocampi ist ein
medialer Theil jenes Hirnlappens, welcher Temporosphenoidallappen
(Gratiolet) oder Temporallappen schlechtweg oder nach Henle
unterer Lappen genannt ist. Es wird daher begreiflich, wie im
Falle von Gowers (pag. 437) eine Geschwulst, der vom medialen
Abschnitt des Temporosphenoidallappens ausging, zuerst den Tractus
durchsetzte, ehe sie das Crus (Pedunculus) cerebri erreichte.

Der Tractus steigt, den Pedunculus lateralwärts umschlingend,
in die Höhe und gelangt so zu den Corpora geniculata. Früher hat
er sich unter spitzem Winkel in zwei Wurzeln getheilt, von denen
die eine zum Corpus geniculatum laterale, die andere zum Corpus
geniculatum mediale (beim Menschen) hinzieht. Nach Stilling, der,

wie er selbst angibt, damit eine alte Angabe Reil's bestätigt, gehen die Tractusfasern nach allen Seiten nur über die Corpora geniculata hinweg, um zunächst zum Thalamus opticus zu gelangen und sich auf der Oberfläche desselben zu verbreiten. Man hat ausserdem Faserbündel direct zum Thalamus opticus, dann zum vorderen Vierhügel, beim Menschen nach Huguenin direct oder indirect auch zum hinteren Vierhügel laufen gesehen. Stilling, welcher den gewöhnlich als die zwei Wurzeln des Opticus benannten Ursprüngen aus den beiden Kniehöckern das zum vorderen Vierhügel gehende Bündel als dritten Ast beifügt, beschreibt noch einen vierten Ast des Opticus, der zu einem im Grosshirnschenkel selbst gelegenen Ganglion geht. Der Grosshirnschenkel besteht aus zwei Lagen, einer tiefen, die an der Schädelbasis blossliegt, und Pes oder Basis pedunculi heisst und einer höheren, vom Hirnschenkelfuss durch eine Schichte grauschwarzer Substanz, die Substantia nigra, getrennt, der Haube oder dem Tegmentum. In diesem Tegmentum liegt, nach unten vom Thalamus opticus, der sogenannte rothe Haubenkern. Dicht neben diesem rothen Haubenkern findet sich ein zweiter, der Luys'sche Kern, und dieser ist nach Stilling ein Ursprungskern des Opticus. Von den Opticusfasern also, die den Hirnschenkel kreuzen, zweigt sich ein Theil ab, um in den Luys'schen Kern zu gehen.

Ausser in Nervenzellen im Tuber cinereum, der Lamina perforata anterior und der Lamina terminalis cinerea würden also die Opticusfasern in folgende Ganglienkörper des Grosshirns einlaufen: in den Thalamus opticus, das Corpus quadrigeminum, die beiden Corpora geniculata und den Nucleus Luysii. Nur in den Vierhügeln stossen die Ursprünge des Opticus zusammen. Zwischen den Vierhügeln sind Commissurenfasern beobachtet worden. Charcot wirft die Frage auf, ob an dieser Stelle die von ihm supponirte Kreuzung der bis dahin ungekreuzten Bündel stattfinde? Er antwortet selbst, dass sich diese Frage vorerst nicht entscheiden lasse; denn erstens wisse man nicht, ob die sich hier kreuzenden Fasern in der That mit den Sehnerven im Zusammenhang stehen, und zweitens und vor allem wisse man nicht, ob sie die Fortsetzungen der im Chiasma nicht gekreuzten Sehnervenfasern sind. Ich will hier hinzufügen, dass Stilling von den zum Vierhügel gehenden Opticusfasern sagt, dass es ihm scheine, als ob ein Theil derselben über das vordere Hügelpaar hinüberziehe und mit den Fasern der anderen Seite eine Commissur bilde.

Der heutige Stand der Physiologie gestattet aber nicht anzunehmen, dass die Opticusfasern in den genannten Ganglienkörpern endigen, das heisst, dass es die Nervenzellen des Sehhügels, des Vierhügels, der Kniehöcker sind, welche sehen oder wenn man lieber will, mit denen wir sehen. Es muss vielmehr vorausgesetzt werden, dass die Gesichtswahrnehmung in Zellen der grauen Hirnrinde statthat, dass daher die Opticusfasern an irgend einem Orte der grauen Hirnrinde endigen und die genannten Ganglienkörper in den Verlauf der Opticusfasern nur eingeschaltet, nicht Ursprungs-, sondern blos Intercalarganglien des optischen Nerven sind. Fragen wir, ob es der Anatomie gelungen ist, die optischen Fasern von den Intercalarganglien aus zur Hirnrinde zu verfolgen, so liegen darüber folgende Angaben vor. Die weisse Markmasse, welche die Ventrikel umhüllt, das Centrum ovale, besteht theils aus den Fasern des Stabkranzes, der Corona radiata (Reil), welche daselbst „wie die im Stiel eines Strausses enthaltenen Blumenstengel auseinanderfallen" (Henle) und an ihren peripheren Enden mit der nirgends unterbrochenen Schichte der grauen Substanz der Hirnrinde sich überziehen, theils aus Fasern, welche im Allgemeinen die Bedeutung von Commissurenfasern haben, dem Associationssystem Meynert's. Die Sehnervenfasern, die aus den optischen Ganglien gegen die Hirnrinde ausstrahlen, werden daher einen Theil des Centrum ovale, speciell einen Theil der Corona radiata bilden. In der That beschrieb schon Gratiolet Faserbündel, welche vom Thalamus opticus nach rückwärts, also gegen den Hinterhauptslappen ausstrahlen. Huguenin bestätigte die „optischen Strahlungen" Gratiolet's und zeichnete noch die vom Thalamus opticus nach vorne gehenden Faserbündel (den vorderen Sehhügelstiel), wie die seitlichen Ausstrahlungen. Aus Meynert's Abbildungen ist ersichtlich, dass nicht blos vom Pulvinar (dem hinteren Ende des Thalamus opticus), sondern auch vom äussern, wie vom innern Kniehöcker und vom vordern Vierhügel Strahlungen ausgehen, die sich zu einem Markbündel vereinigen, das in die weisse Substanz des Hinterhauptlappens hineinläuft. Davon, dass zahlreiche Faserzüge aus dem Sehhügel direct in die weisse Substanz des Occipitallappens eintreten, hat sich auch Stilling überzeugt.

Die letzteren anatomischen Befunde lassen es nicht unmöglich erscheinen, dass in der Rinde des Occipitallappens das Ende der optischen Fasern, also die das Sehcentrum bildenden Ursprungszellen

liegen. Dass uns aber in Betreff der Frage, ob das in jeder Grosshirnhemisphäre gelegene Sehcentrum dem entgegengesetzten (oder
etwa dem gleichnamigen) Auge, ob es beiden Augen in toto oder
beiden Augen zum Theile vorsteht, die Anatomie nicht die
entferntesten Anhaltspunkte gibt, wird uns umsoweniger
Wunder nehmen, als wir wissen, dass von dem Verfolgen einer
einzelnen Faser aus dem Opticusstamme bis zu ihrem centralen
Ende auf anatomisch-histologischem Wege nicht die Rede sein kann.

Pathologisch-anatomische Data.

In ähnlicher Weise, wie über den Chiasmabau, könnte die
pathologische Anatomie Aufschluss geben über die volle Endigung
jedes Tractus in der entsprechenden Hemisphäre, falls es ihr gelänge,
bei Atrophie Eines Sehcentrums die Bahnen der atrophirten Fasern
in beide Nervi optici oder bei Atrophie Eines Opticus die centripetal aufsteigende Atrophie in beide Hemisphären zu verfolgen.
Mit dem Verfolgen der Bahnen der vom Centrum zur Peripherie
fortschreitenden Atrophie hat es insofern etwas Missliches an sich,
als die Lage des Sehcentrums in der Hirnrinde nicht etwa in solcher
Weise bekannt ist, wie die Lage des Tractus an der Basis cranii.
Auch wurde über einen derartigen Befund bisher nicht berichtet;
ist doch bis jetzt nicht einmal die Atrophie Eines Tractus in beide
Optici hinein nachgewiesen! Dagegen liegt allerdings ein Befund
der zweiten Art vor, der um so grössere Bedeutung hat, als er uns
behilflich ist, den Ort der Sehcentren aufzufinden. Jeder Opticus
enthält nach unserer Vorstellung Fasern, welche theils aus der
Hemisphäre der gleichen Seite, theils (und zwar zum grösseren
Theile) aus jener der entgegengesetzten Seite ihren Ursprung nehmen.
Das Vorkommen der umschriebenen homonymen Defecte nöthigt uns
ferner (wenn wir nicht annehmen wollen, dass erst im Tractus eine
Durchflechtung beider Bündel stattfindet) zu der Annahme, dass das
gekreuzte und das ungekreuzte Bündel nicht an räumlich getrennten Orten der Rinde seinen Ursprung nimmt,
sondern dass die Ursprungsfasern und -Zellen beider Bündel unter
einander gewürfelt liegen. Wenn nun bei Atrophie Eines Opticus
sich der Schwund bis in die Hirnrinde fortpflanzt, so steht zu erwarten, dass wiewohl in der gleichseitigen Hemisphäre das ungekreuzte, in der contralateralen das gekreuzte Bündel endigt, doch

die Atrophie an symmetrischen Stellen, an der entgegengesetzten Seite nur in mächtigerer Ausdehnung erscheint. Diese Voraussetzungen alle werden durch einen Befund Huguenin's (1878)[1]) bewahrheitet. Bei einem 53jährigen Manne, der seit seinem fünften Lebensjahre auf dem linken Auge erblindet und dessen linker Sehnerv atrophisch war, zeigt die Rinde des Occipitalhirns auf beiden Seiten und in derselben Gegend einen wesentlichen Defect. Der Defect ist auf der rechten Seite viel grösser als auf der linken. Der Befund deutet also einerseits auf die Rinde der Hinterhauptlappen als den Sitz der Sehcentren und stützt andererseits mächtig die Anschauung, dass jeder Tractus ganz in der gleichseitigen Hemisphäre wurzle, denn, wenn Charcot's Schema richtig wäre, könnte bei Atrophie des linken Opticus Atrophie nur in der Rinde der rechten Hemisphäre gefunden werden.

Ein zweiter Fund Huguenin's sagt zwar nichts aus über die Sehcentren jedes einzelnen Auges, ist aber doch desshalb von grossem Werthe, weil er einen weiteren Beitrag liefert zur Erkenntniss der Lage der Sehcentren überhaupt. Eine 43jährige Frau hatte durch Blatternkrankheit in frühester Jugend ihr Sehvermögen an beiden Augen fast eingebüsst. Sie starb an Typhus. Beide Optici waren verdünnt; wieder zeigte sich und zwar beiderseits Atrophie der Rinde des Hinterhauptlappens an umschriebener Stelle.

Die anatomischen Funde von Gratiolet und seinen Nachfolgern erfahren durch die eben angeführten Data eine ebenso mächtige Stütze, als die Lehre Derjenigen, welche jede Hirnhemisphäre mit beiden Augen, also jedes Auge mit beiden Hirnhemisphären zusammenhängen lassen.

Experimentelle Data.

Gehen wir denselben Weg, wie früher, bei der Frage des Chiasmabaues (pag. 429), so kann das Experiment in ähnlicher Weise wie dort, einmal dahin angestellt werden, dass man einen Nervus opticus künstlich zur Atrophie bringt und so sich bestrebt, Objecte von Thieren der pathologischen Anatomie zu liefern, wie Huguenin ein solches beim Menschen zu finden einmal so glücklich war; oder aber man zerstört die intercalaren Opticusganglien

---

[1]) Hirschberg's Centralblatt, pag. 311; Corresp. für Schweizer Aerzte, 15. November 1878.

oder das Sehcentrum in der Hirnrinde und beobachtet die Störungen des Sehvermögens, die da nachfolgen.

In ersterer Hinsicht haben wir gehört (pag. 431), dass v. Gudden beim Hunde durch Atrophie Eines Opticus die Central-(Intercalar-) Ganglien beider Seiten atrophisch werden sah, und das Ergebniss dieses Experimentes können wir ohne Bedenken auf den Menschen übertragen. Allein v. Gudden verfolgte die Atrophie nicht bis in die Hirnrinde und so ist durch derartige Befunde der Beweis nicht erbracht, dass auch Zerstörung des Sehcentrums Hemianopie erzeuge. Wenn wir auf Fig. 26 blicken, so begreifen wir, dass bei Atrophie des rechten Opticus z. B. dieselbe sich fortpflanzt mittelst des un-gekreuzten Bündels zu den Corpora geniculata (und anderen Opticusganglien) rechterseits und mittelst des gekreuzten Bündels zu den analogen Ganglien linkerseits, und dass doch, wenn die Atrophie bis in die Hirnrinde ginge, nur an der Rinde der linken Hemisphäre atrophische Erscheinungen sichtbar wären, die rechte Hemisphäre aber vollständig intact bliebe. Die Befunde v. Gudden's sprechen also zwar für die Partialdurchkreuzung im Chiasma, allein in Betreff des Verhaltens der Sehcentren geben sie keinen Aufschluss.

Würde auf experimentellem Wege durch Zerstörung des Thalamus opticus (oder anderer Intercalarganglien) Hemianopie erzeugt werden können — bisher liegt kein derartiges Experiment vor — so würde dies für die Anordnung der Sehcentren eben-sowenig beweisend sein; und für den Menschen beweist es über-haupt nichts, wenn, wie dies neuerlich Lussana und Lemoine (1877) wieder gezeigt haben, Zerstörung dieser Ganglien bei gewissen Thieren zu contralateraler Amaurose führt.

An der Hirnrinde muss experimentirt werden. Es muss untersucht werden, ob es überhaupt ein gesondertes Sehcentrum in der Hirnrinde gibt und wenn es ein solches gibt, wo es seinen Sitz hat und in welcher Weise es mit den Retinae zusammenhängt. Hermann Munk hat durch seine glänzenden Experimente am Hunde und Affen gezeigt, dass wie dies Ferrier zuerst ausge-sprochen, ein besonderes Sehcentrum existirt, dass dieses Sehcentrum in der Rinde des Hinterhauptlappens (Ferrier hat es an einen anderen Ort verlegt) gelegen ist und dass jedes Sehcentrum mit beiden Augen (Ferrier lässt es nur mit dem entgegengesetzten Auge zusammenhängen, aber auch Ein Sehcentrum für das andere vicariiren) in Verbindung steht. Munk hat auf experimentellem Wege durch Zerstörung Eines Sehcentrums Hemianopie erzeugt. Die Resultate, welche Munk am Hunde gewann, sind folgende. Die Sehsphäre des Hundes ist die Rinde des Hinterhauptlappens. Munk hat ihre bedeutende Ausdehnung auf experimentellem Wege genau festgestellt. Anfänglich glaubte Munk, dass jede Sehsphäre des Hundes ausschliesslich mit dem entgegengesetzten Auge zusammenhänge, aber, nachdem Luciani und Tamburini einerseits, Goltz andererseits Experimente angestellt, durch welche ein Zusammenhang jeder Sehsphäre mit dem gleichseitigen Auge erwiesen wurde, stellte Munk diesen Zusammenhang genauer fest. Durch Abtragung Eines Sehcentrums erfolgt Erblindung des contralateralen Auges mit Ausnahme der äussersten lateralen Netzhautpartie, und Erblindung eben dieser äussersten lateralen Netzhautpartie des gleichseitigen Auges. Es erblindet also bei Abtragung des linken Sehcentrums die äusserste linke Partie der Retina des linken Auges und die linke Partie der Retina des rechten Auges in grosser Ausdehnung mit Einschluss der ganzen Stelle des deutlichsten Sehens. Ihre Funktion behält: die rechte Partie der Netzhaut des linken Auges in grosser Ausdehnung mit Einschluss der ganzen Stelle des deutlichsten Sehens und die rechte Partie der Retina des rechten Auges in geringer Breite. Es entsteht demnach rechtsseitige homonyme Hemianopie, ohne dass jedoch die beiden Defecte gleichartig wären. Durch zahlreiche Beobachtungen konnte Munk erweisen, dass die Ausdehnung der von einem Sehcentrum versorgten homonymen Netzhautpartien bei Hunden verschiedener Race verschieden ist, dass, je mehr die Divergenz der Augen sich verringert, je mehr also beide Augen nach vorne gerichtet werden, desto grösser der gleichseitige, desto kleiner der entgegengesetzte Netzhautbezirk wird, der von einem Sehcentrum abhängig ist, desto mächtiger also, wie wir nach allem bisher Gesagten wissen, das ungekreuzte Bündel, desto schwächer das gekreuzte Bündel wird. Bei keiner Hunderace aber fand Munk, dass der horizontale Bogen der vom Sehcentrum der gleichen Seite versorgten Retina mehr als ein Viertel des ganzen Horizontalmeridians der Netzhaut betragen hätte. Man kann daraus schliessen, dass beim Hunde im günstigsten Falle das ungekreuzte Bündel $\frac{1}{4}$, das gekreuzte $\frac{3}{4}$ aller Opticusfasern enthält, dass demnach die Fasernsumme des ersteren sich zu

der des letzteren verhält, wie 1 : 3, während für den Menschen das
Verhältniss 2 : 3 anzunehmen ist. Vom besonderen Interesse war es
für mich, zu erfahren, ob aus Munk's Experimenten die Thatsache
klar werden könnte, dass gekreuztes und ungekreuztes Bündel
keinen gesonderten Ursprung aus der Hirnrinde nehmen. Die umschriebenen homonymen Defecte, wenn man sie nicht ausschliesslich
und allein durch umschriebene Läsion des Tractus bei Annahme
der Durchflechtung der Fasern der beiden Bündel erklären will,
deuten, wie wir wissen, darauf hin, dass die Ursprungszellen für die
correspondirenden Fasern beider Bündel dicht aneinander gelegt
sein müssen. Beim Hunde wird von der linken Sehsphäre die
äusserste linke Partie der linken Retina versorgt. Diesen ungekreuzten Fasern müssen gewisse gekreuzte Fasern entsprechen und beim Menschen wäre ein Defect der äussersten lateralen
Partie der linken Retina aus centraler Ursache nicht möglich, ohne
dass gleichzeitig ein Defect in der medialen Partie der rechten
Retina entstände. Beim Hunde aber soll dies thatsächlich möglich
sein. Denn wenn Munk nur das äusserste Drittel der linken Sehsphäre exstirpirt hat, so ist nur die äusserste linke Partie der
linken Retina blind, am rechten Auge aber ist gar keine
Abnormität zu constatiren. Munk hat überhaupt festgestellt,
welche Theile der Sehsphäre den einzelnen Retinaabschnitten beim
Hunde entsprechen; er hat festgestellt, dass die Elemente der Hirnrinde, in denen die Opticusfasern endigen, ebenso regelmässig und
continuirlich angeordnet sind, wie die Stäbe und Zapfen (die peripheren Endausläufer der Opticusfasern) in der Netzhaut, so dass
„benachbarten Rindenelementen immer benachbarte Retinaelemente
entsprechen"; er hat endlich gefunden, dass jene Stelle der Hirnrinde,
welche der Stelle des deutlichsten Sehens in der Netzhaut entspricht,
einen verhältnissmässig sehr grossen Theil der Sehsphäre einnimmt.

Wiewohl Munk selbst seinen Experimenten an der Sehsphäre
des Hundes (namentlich wegen der von ihm erzeugten Seelenblindheit, auf die wir noch zurückkommen müssen) eine grössere Bedeutung beilegt, als den analogen Versuchen am Affen, so scheinen
mir doch die letzteren für die Physiologie des Menschenhirns von
weit grösserer Tragweite. Die Sehsphäre des Affen ist die Rinde
seines Hinterhauptlappens, der beim Affen sich als solcher vollkommen abgrenzt, während beim Hunde (auch beim Menschen) eine
ähnliche scharfe Abgrenzung nicht existirt. Wenn man dem Affen

die ganze Rinde an der convexen Fläche des linken Hinterhauptlappens exstirpirt, so sieht der Affe kein Object, dessen Bild auf
den linken Netzhauthälften entworfen wird. Die Störung ist für
beide Augen gleich, wovon man sich überzeugt, wenn man die Lider
bald des einen, bald des andern Auges vernäht. Die beiden rechten
Netzhauthälften fungiren ungestört. Wiewohl genauere Angaben
über die Grenzlinien fehlen und bei der grossen Beweglichkeit des
Affen auch schwerlich zu erlangen sein werden, so ist nicht blos
klar, dass durch die Operation rechtsseitige Hemianopie gesetzt
wurde, sondern auch, dass diese Hemianopie vollkommen
analog ist derjenigen, welche man beim Menschen beobachtet.
Exstirpirt man dem Affen auch die Rinde des zweiten Hinterhauptlappens, so ist er ganz blind. Ist die Exstirpation z. B. auf der linken
Seite vollständig, auf der rechten aber nur unvollständig gelungen,
dann ist die doppelseitige Hemianopie nachweisbar, denn es
besteht dann complete homonyme Hemianopie nach rechts, das
rechte Gesichtsfeld fehlt vollständig, während die Hemianopie nach
links incomplet ist, in den linken Gesichtsfeldhälften noch ein
gewisses, unvollkommenes Sehvermögen übrig geblieben ist. Bei
dieser vollkommenen Uebereinstimmung zwischen Mensch und Affe
hinsichtlich ihrer Sehsphäre müsste es vom höchsten Interesse sein,
festzustellen, dass durch partielle Exstirpationen der Sehsphäre
beim Affen homonyme Defecte erzeugt werden, wie ja alle klinischen
Beobachtungen beim Menschen dafür sprechen, dass partielle Läsionen des Sehcentrums niemals unilaterale Sehstörungen, sondern
stets homonyme Defecte bedingen. Ueber diesen Punkt macht nun
Munk in seinem letzten Vortrag[1] (2. Juli 1880) die unerwartete
Mittheilung, dass die Ursprünge des ungekreuzten und gekreuzten
Bündels beim Affen wie beim Hunde ganz gesondert liegen. Entfernt man die laterale Hälfte der linken Sehsphäre des Affen,
dann ist das ungekreuzte Bündel allein getroffen, die laterale
Hälfte des linken Auges erblindet, während am
rechten Auge keine Sehstörung erscheint; durch die
Zerstörung der medialen Hälfte der linken Sehsphäre hingegen
wird die vom gekreuzten Bündel versorgte mediale Partie der

---

[1] Munk's Kundgebungen über die Sehsphäre finden sich in den Vorträgen,
welche er am 23. März und 27. Juli 1877, 15. März und 29. November 1878,
4. Juli 1879 und 2. Juli 1880 in der Berliner physiologischen Gesellschaft und
am 3. Juni 1880 in der Berliner Akademie der Wissenschaften gehalten hat.

rechten Retina blind, während am linken Auge keine Störung hervortritt. Unter solchen Verhältnissen ist es begreiflich, dass als Munk einem Affen zuerst die laterale Hälfte der linken, dann die mediale der rechten Sehsphäre wegnahm, das linke Auge dieses Affen total erblindete. Ist das richtig, dann muss man sagen, dass zwischen dem Bau der Sehsphäre des Menschen und des Affen trotz der scheinbaren Uebereinstimmung noch ein wesentlicher Unterschied besteht.

Auch bei niedriger stehenden Säugethieren scheint so wie bei den Vögeln der Sitz des Sehcentrums im hinteren Theil der Rinde der Grosshirnhemisphären zu sein. Wenigstens fand Moeli[1]), dass Tauben blind wurden, und nur dann blind wurden, wenn dieser Theil der Rinde zerstört worden war. Beim Kaninchen erzeugte Zerstörung der hinteren Hälfte der Grosshirnhemisphäre Amplyopie im entgegengesetzten Auge. Sicherlich wird, falls die ganze Sehsphäre vernichtet ist, auch beim Kaninchen, da sich ein kleiner Theil der Opticusfasern im Chiasma kreuzt, eine gleichseitige ganz excentrische Sehstörung gesetzt, aber ich glaube gern, dass der Nachweis derselben, bei der geringen Ausdehnung und der grossen Excentrität der betroffenen Retinapartie, sowie bei der geringen Intelligenz der Thiere einfach unmöglich ist.

Munk hat die Frage über das Verhalten der Fasern im Chiasma nicht in den Bereich seiner Betrachtungen gezogen. Es wird, wie wir gesehen haben (s. Fig. 25, pag. 449), einfach durch den Nachweis, dass jedes Sehcentrum mit beiden Retinae zusammenhänge und dass Zerstörung Eines Sehcentrums homonyme Hemianopie erzeuge, in Betreff der Faserkreuzung im Chiasma nicht das Mindeste erwiesen. Fassen wir aber das, was wir über diesen Punkt wissen, mit den Ergebnissen der angeführten anatomischen und pathologisch-anatomischen Thatsachen, sowie der Experimente in Betreff des Sehcentrums zusammen, so folgt:

Es gibt eine gesonderte Sehsphäre, d. h. einen Abschnitt der grauen Hirnrinde, welcher ausschliesslich dem Gesichtssinne vorsteht und welcher im Hinterhauptlappen des Grosshirns zu liegen scheint. Aus jeder Grosshirnhemisphäre entspringt Ein Opticusstamm, die zweite Hemisphäre nimmt an der Bildung dieses Opticusstammes nicht den geringsten Antheil. Der Opticusstamm,

[1]) Virchow's Archiv, Bd. LXXVI.

der aus jeder Gehirnhemisphäre hervorgeht (der Tractus opticus), geht bei jenen Thieren, deren Augen ganz seitlich stehen, deren Gesichtslinien also einen Winkel von 180° bilden, in toto zum Auge der entgegengesetzten Seite, wobei die Sehnerven sich entweder schon im Gehirn total kreuzen (Petromyzon), oder ausserhalb des Gehirns (ohne ein Chiasma zu bilden) sich einfach überkreuzen (andere Fische), oder in dem Mattengeflecht eines Chiasma sich in toto zu der entgegengesetzten Seite hindurchflechten (Amphibien, Vögel — wie sich die Sache bei der Eule verhält, deren Augen nach vorne gerichtet sind und die scheinbar binocularen Sehact besitzt oder wenigstens besitzen könnte, ist noch nicht genügend aufgeklärt —, gewisse Säugethiere). Sobald bei den Säugethieren ein Theil des Gesichtsfelds gemeinsam wird, bleibt ein Theil der Fasern des Tractus auf der gleichen Seite und im Chiasma findet nicht mehr eine vollständige Kreuzung statt. Zunächst aber wird noch immer der grösste Theil der Retina mit Einschluss der ganzen Stelle des deutlichsten Sehens vom entgegengesetzten Sehcentrum versorgt, das gekreuzte Bündel überwiegt das ungekreuzte um das Drei- und Mehrfache. Je mehr die Augen nach vorne gerichtet werden, je kleiner also der Winkel zwischen den beiden Gesichtslinien wird, um so stärker wird das ungekreuzte Bündel, um so mehr Fasern bleiben auf der gleichen Seite, um so weniger durchkreuzen sich. Selbst Thiere derselben Race (Hunde) zeigen je nach der grösseren oder geringeren Divergenz ihrer Augen dies verschiedene Verhalten. Beim Affen scheint zwischen ungekreuztem und gekreuztem Bündel bereits dasselbe Verhältniss zu sein, wie beim Menschen. Indem das ungekreuzte Bündel eine immer grössere Stärke erlangt und seine Fasern sich daher einen immer grösseren Abschnitt der lateralen Hälfte der gleichseitigen Retina erobern, gewinnt es schliesslich auch das Terrain der Stelle des deutlichsten Sehens, so dass endlich bei jenen Thieren (Affe, Mensch), deren Augen gerade nach vorne gerichtet, deren Gesichtslinien also parallel gestellt sind (bei denen der Winkel zwischen den beiden Gesichtslinien Null ist), das ungekreuzte Bündel die laterale Hälfte der Macula lutea versorgt, während die mediale Hälfte der Macula dem gekreuzten Bündel zugehört. Aber auch beim Menschen ist das ungekreuzte Bündel schwächer, als das gekreuzte, weil die Function der lateralen Netzhauthälfte nicht so weit nach vorne oder wenigstens sicherlich nicht in derselben qualitativen Höhe so weit nach vorne reicht, als jene der medialen Hälfte der Retina.

Auf Grund der Munk'schen Experimente am Hunde, bei welchen der der gleichseitigen lateralen Netzhautpartie zugehörige Theil der Sehsphäre isolirt exstirpirt werden konnte, ohne dass irgend eine Sehstörung an der Retina der entgegengesetzten Seite entstand, muss man annehmen, dass bei jenen Thieren, bei welchen das Feld und die Bedeutung des gemeinsamen Sehactes nur gering ist, die centralen Ursprungselemente für die beiden Bündel nicht durcheinander gewürfelt liegen, während dies bei dem höchstorganisirten Thiere (dem Menschen) unzweifelhaft der Fall ist. Wunderbar ist nur, dass sich der Affe nach Munk wie der Hund verhalten soll, und nicht dem Menschen gleich. Aber eine gewisse Analogie zwischen Mensch und niederen Thieren bleibt doch bestehen; denn auch in der Sehsphäre des Menschen muss es eine Partie geben, deren Zerstörung nur eine einseitige Functionsbehinderung hervorruft. Die Fasern, welche die vorderste Partie der medialen Hälfte der Retina versorgen, entspringen aus Elementen der contralateralen Sehsphäre, zwischen denen analoge Elemente für die laterale Partie der gleichseitigen Retina fehlen; denn gäbe es diese, so müsste der vorderste Theil der lateralen Netzhauthälfte ebenso tüchtig fungiren, wie der vorderste Theil der medialen Netzhautpartie. Ist dies richtig, so muss es eine Einengung des lateralen Sehfelds an der Peripherie Eines Auges aus centraler Ursache geben ohne einen Gesichtsdefect am zweiten Auge. Und das gibt es wirklich.

Allen den unklaren und schwankenden, auch allen den einseitigen Anschauungen gegenüber, die einerseits einen bestimmten Chiasmabau vertreten, ohne dem Bau der Sehsphäre präjudiciren zu wollen, andererseits den Bau der Sehsphäre erklären, ohne dem Bau des Chiasma zu nahe zu kommen, muss ausgesprochen werden, dass in allen Thierklassen jeder Opticusstamm ganz und ausschliesslich in der gleichseitigen Hemisphäre wurzelt, und dass das Factum, ob jede Sehsphäre mit Einem Auge (und zwar dem entgegengesetzten) allein oder ob sie mit beiden Augen zusammenhängt, nicht vom Bau der Sehsphäre, sondern in der That ausschliesslich und allein vom Bau des Chiasma abhängt, der Schwerpunkt der ganzen Frage also wirklich im Baue des Chiasma gelegen ist. Man kann nur sagen, dass

die von Newton aufgestellte und von Johannes Müller
weiter geförderte Anschauung in Betreff des Verhaltens der Sehcentren und des Chiasma durch die Gesammtheit aller bisher
in Betracht gezogenen Untersuchungen auf das Glänzendste bewiesen wird.

Es erübrigt mir noch die

Data der Autopsie

beim Menschen herbeizuziehen. Durch diese soll gezeigt werden,
dass krankhafte Läsion Einer Hirnhemisphäre Hemianopie erzeugen
kann, und sie sollen uns den Weg weisen, den Ort der Sehsphäre
beim Menschen zu finden, bezüglich den anatomischen Befunden
von Gratiolet u. A., sowie den pathologisch-anatomischen Funden
von Huguenin eine sichere Grundlage geben. Sollen diese Läsionen
der Hemisphäre in unserem Sinne beweisend sein, so darf man
auch die Einwürfe Charcot's nicht vergessen, der im Tractus
Fasern für beide Augen verlaufen, aus jeder Hemisphäre aber
nur Fasern für das entgegengesetzte Auge entspringen lässt.
Die Ergebnisse der Autopsie müssen also solche sein, dass die
während des Lebens bestandene Hemianopie nicht ihre Erklärung
finden kann durch eine secundäre Druckwirkung auf den Tractus
oder durch eine Einbeziehung des Tractus in den krankhaften
Process, sondern nur durch eine Erkrankung der Hirnrinde. Um
eine leichtere Uebersicht zu erlangen, theilen wir die krankhaften
Processe, bei denen während des Lebens des Individuums
Hemianopie beobachtet wurde, ein in: Gehirntrauma (dem
Thierexperiment analog), Tumoren, Hämorrhagien, Abscesse und
Erweichungsherde.

a) Trauma.

1. Keen und Thomson (1871 [1]).

Ein 23 jähriger Soldat wird in der Schlacht durch den Kopf
geschossen. Die Kugel tritt am Hinterhaupt in der Mittellinie
1¼ Zoll über der Protuberantia occipitalis externa ein und an einem
2 Zoll von der Mittellinie nach links und 3 Zoll über der Eintrittsstelle gelegenen Punkte (es wird die Mitte der ganzen Aus-

---

[1] Transactions of the Amer. Ophth. Soc., pag. 122.

Mauthner, Vorträge a. d. Augenheilkunde. 33

gangsöffnung in Betracht gezogen) wieder aus. Es wurde hierbei also offenbar (wenngleich Thomson und Keen meinen, man könne nichts Bestimmtes über die Art der Hirnverletzung aussagen) der linke Hinterhauptlappen durchschossen. Der Getroffene verlor aber sein Bewusstsein nicht und kroch hinter die Schlachtlinie. In den nächsten Tagen war, wie er glaubt, sein Gesicht schlecht. Später (wenigstens 10 Tage später) verfiel er in Bewusstlosigkeit und es entwickelte sich Paralyse der rechten Extremitäten. Paralyse und Bewusstlosigkeit hielten 2 oder 3 Monate an. Er erinnert sich einen faustgrossen Fungus cerebri, der 5 oder 6mal abgetragen wurde, gehabt zu haben. Aphasie hatte er nicht. Seine geistigen und körperlichen Kräfte nahmen allmälig zu und nach einem Jahre war die Paralyse beinahe verschwunden. Bei der Aufnahme zeigte sich das Gedächtniss des Patienten ganz gut, wenngleich nicht so gut, wie früher. Geschlechtstrieb ungeschwächt. Keine Paralyse. Die Austrittsstelle der Kugel nicht durch Knochenmasse geschlossen. Patient klagt, dass das Sehvermögen seines rechten Auges schlecht sei. An den Augen, sowie an den Augenmuskeln, den Pupillen nichts Abnormes, nur am linken Auge eine alte Hornhauttrübung. Trotzdem ist an diesem Auge die centrale Sehschärfe $\frac{2}{3}$, am rechten 1. Die angebliche Schlechtsichtigkeit des rechten Auges erweist sich als vollständige homonyme rechtsseitige Hemianopie mit verticalen Trennungslinien. Der Augenspiegelbefund ist negativ.

b) Tumoren.

2. Hirschberg (1875) [1].

Ein 40jähriger Mann leidet seit 4 Jahren an intermittirendem heftigen linksseitigen Stirnkopfschmerz; seit 14 Tagen kann er nach der rechten Seite hin nicht sehen. Störungen in der Psyche, der Motilität und Sensibilität fehlen. Es besteht vollständige rechtsseitige homonyme Hemianopie; die scharfe Trennungslinie verläuft beiderseits vertical dicht neben dem Fixirpunkt. Centrale Sehschärfe wird als normal bezeichnet. Sehnerv und Netzhaut normal. Bald folgte Aphasie, rechtsseitige Hemiplegie, der Tod. Im linken Stirnlappen ein apfelgrosses Glio-

[1] Virchow's Archiv. Bd. LXV.

sarcom. Der linke Tractus opticus merklich dünner als der
rechte. Bei der microscopischen Untersuchung an Horizontalschnitten konnte sich Hirschberg „von der Existenz der nicht
gekreuzten Fasciculi laterales überzeugen".

3. Pooley (1877) [1].

Der 55jährige Patient hatte vor 30 Jahren einen Chanker
gehabt, nur von geringer Pharyngitis gefolgt. Vor 6 Wochen und
noch einmal später Gesichtshallucinationen, epileptiforme Convulsionen, maniakalische Anfälle. Patient lässt Worte aus, ist ver-
gesslich und sehr aufgeregt. Sehschärfe $\frac{20}{20}$, Sehfeld normal.
2 Tage darauf scharfabschneidende rechtsseitige homonyme
Hemianopie, die später eine Zeit lang verschwindet, um
jedoch bald wiederzukehren und dann zu persistiren. Parese der
rechten Körperhälfte, Abnahme der Empfindlichkeit im rechten
Arme, des Gedächtnisses, Zeichen von Aphasie treten ein. Bei
einer späteren Klage über Abnahme der Sehschärfe des linken
Auges zeigt sich in diesem Auge Stauungspapille, während
der Sehnerv des rechten Auges normal geblieben.

Im linken Occipitallappen eine 5/4 Zoll „im Durchmesser" und 1/2 Zoll in der Dicke haltende, mit Pia und Dura ver-
wachsene, von erweichter Hirnsubstanz umgebene, für ein Gumma
gehaltene Geschwulst. Der linke Thalamus opticus und
die ihn umgebende Hirnsubstanz vollkommen erweicht.
Tractus optici und Chiasma normal. Der rechte Seitenventrikel
stark erweitert.

4. Jastrowitz (1877) [2].

Die Krankheit beginnt mit Aphasie; später folgt Lähmung der
rechtsseitigen Extremitäten und des rechten Facialis, ganz vorübergehend Parese des rechten Abducens. Hirschberg findet: Papillen
beiderseits normal. Functionell lässt sich bei dem psychischen Zustande des Patienten nur ermitteln, dass jedes Auge für sich central
zu fixiren im Stande ist und eine relativ gute Sehschärfe besitzt.
Rechtsseitige homonyme Hemianopie.

Der linke Occipitallappen in ein Sarcom verwandelt, das
nach unten hin förmlich ausgelöst war durch eine frische Erweichung.

---

[1] Knapp's Archiv, Bd. VI, pag. 27.
[2] Centralblatt für pract. Augenheilkunde, pag. 254.

33*

Die Intercalarganglien (Thalamus, Vierhügel, Kniehöcker), sowie Tractus und Nervi optici normal. Auch im übrigen linken Grosshirn keine Veränderung.

5. Dreschfeld (1880)[1].

Bei der 41jährigen Patientin trat 7 Wochen vor der Aufnahme Kopfschmerz und Schwäche im linken Bein auf. Vor einer Woche apoplectischer Anfall, gefolgt von Lähmung der ganzen linken Seite. Bei der Aufnahme linksseitige Hemiplegie, theilweise Paralyse des rechten Facialis, vollständige Hemianopia homonyma sinistra. Folgen Convulsionen, nach denen Störung der Articulation und des Schlingens auftritt. Schliesslich Wiederholung der Convulsionen, Coma, Tod.

Ein tuberculöser Tumor verdrängte den rechten Thalamus opticus beinahe ganz und erstreckte sich quer nach aussen durch die hier aufsteigende weisse Markmasse (die innere Kapsel) bis zu dem grauen Kerne (dem Linsenkern), der auf diesem Wege liegt. Nach abwärts reicht der Tumor bis dicht an die Unterfläche der rechten Hirnhemisphäre, wo er den rechten Tractus zu einem ganz flachen Bande platt drückt.

c) Hämorrhagien.

6. Baumgarten (1878)[2].

Bei einem starken Manne tritt plötzlich Hemianopia homonyma sinistra auf, die persistirt. Sehschärfe normal. Tod durch Herzlähmung nach mehreren Monaten. Schrumpfung der Nieren. Herzverfettung. In der Substanz des rechten Occipitallappens eine alte apoplectische Cyste von der Grösse einer Wallnuss. Die sämmtlichen Windungen des Occipitallappens in toto erweicht. Ungefähr im Centrum des rechten Thalamus opticus eine kaum halblinsengrosse sogenannte apoplectische Narbe. Tractus, Chiasma und Nervi optici normal.

7. Hosch (1878)[3].

März 1875 wird der 54jährige Patient von einem leichten apoplectischen Anfall betroffen. Schwäche der linken Extremitäten und Fehlen der linken Gesichtsfeldhälften bleibt zurück. December 1875

---

[1] Centralblatt für pract. Augenheilkunde, pag. 35.
[2] Centralblatt für die med. Wiss., 25. Mai, No. 21, pag. 369.
[3] Zehender's Monatsbl. für Augenh., Juni, pag. 281.

ein zweiter starker Insult. Februar 1876: Rechts $V\frac{4}{5}$, links $V\frac{1}{2}$, vollständige linksseitige homonyme Hemianopie, Trennungs-linie nach links etwas abweichend. Der Spiegel zeigt leichte Röthung und Verschleierung der Papillen, sowie einige streifige Netzhaut-hämorrhagien. Eine neue Apoplexie führt zu vollständiger Lähmung der linken Seite, ein letzter Schlaganfall auch zu vollständiger Läh-mung der rechten Körperhälfte und zum Tode.

Rechts hinter dem Thalamus opticus eine grosse alte apoplectische Cyste, welche den grössten Theil des Occipital-lappens bis zur grauen Rinde zerstört hat. In der Gegend des Streifenhügels eine grosse pigmentirte Narbe, die ziemlich weit in den Thalamus opticus hineinragt. Streifenhügel und Linsenkern geschrumpft.

Die kurz vor dem Tode aufgetretene rechtsseitige Lähmung findet ihre Begründung in einem massenhaften frischen Bluterguss in den dritten Ventrikel mit ausgedehnter Hirnzertrümmerung. Ausserdem liegt auf dem rechten Tractus ein frisches Blut-gerinnsel auf, das diesen sowie das Tuber cinereum etwas eingedrückt hatte (vergl. pag. 442). Ueber die partielle Atrophie des Optici in diesem Falle wurde schon früher gesprochen (pag. 420).

8. Dmitrowsky und Lebeden (1879)[1].

Der 22jährige Kranke klagt über Kopfschmerz, ist schläfrig, schwer zum Sprechen zu bewegen; vor dem Tode entwickelte sich Aphasie. Vollständige rechtsseitige homonyme Hemianopie. Sehnervenpapillen geröthet, ihre Grenzen undeutlich, die Centralvene der Netzhaut erweitert.

In der linken Grosshirnhemisphäre eine Hämorrhagie, die den grössten Theil der Corona radiata (auch des Occipitallappens?) einnahm und auch in den Schläfenlappen eindrang. In diesem reichte sie beinahe bis zur grauen Rinde, besonders da, wo der Schläfenlappen die Insel bedeckt.

9. Pflüger (1879)[2].

Der 62jährige Kranke, wegen Hirnblutung in's Spital auf-genommen, zeigt linksseitige homonyme Hemianopie mit, wie es scheint, scharfer in der Mittellinie abschneidender Grenze.

---

[1] Med. Bote, No. 46; Hirschberg's Centralblatt, pag. 84, 1880.
[2] Augenklinik in Bern. Bericht über das Jahr 1878. Bern 1879, pag. 57.

Ein hämorrhagischer Herd von der Grösse eines kleinen Apfels im rechten Corpus striatum und im unteren Theile des Thalamus opticus ist das hervorstechendste Ergebniss der Autopsie. Die Störung reicht noch ein wenig in die Marksubstanz (Langhans).

d) Abscess.

10. Lewick (1866)[1].

Der kurzen Bemerkung Huguenin's über diesen Fall entnehme ich, dass es sich um Hemianopie (welcher Art?) handelte und dass die Section einen Abscess im linken Vorderlappen und einen zweiten Abscess im rechten Occipitallappen zeigte.

e) Erweichung.

11. Hughlings Jackson und Gowers (1875)[2].

Ein Schneider leidet an linksseitiger Hemiplegie, Hemianästhesie und homonymer Hemianopie. Die Hemiplegie bessert sich, Hemianopie und Hemianästhesie bleibt (s. pag. 370). Er stirbt nach einer Krankheit von nur wenigen Tagen Dauer, während welcher, nach seiner Freunde Bericht, keine neuen bestimmten Localsymptome centralen Ursprungs auftraten.

Gowers macht die Section und findet: „Die hintere Hälfte des rechten Thalamus opticus erweicht, das Pulvinar (hinteres Ende des Thalamus) abgebrochen und zerstört. Die Erweichung überschreitet nicht die Grenzen des Thalamus, dessen vordere Hälfte gleich dem hinteren Ende des Corpus striatum intact sind. Hirnrinde gesund. Kein anderer Krankheitsherd". Gowers, dem die Krankheitsgeschichte unbekannt war, machte aus dem Befunde die Diagnose der Hemianopie.

12. Huguenin (1876)[3].

Eine 46jährige Frau stürzt besinnungslos zusammen. Bei der Aufnahme findet sich auf der rechten Seite: Parese der Extremitäten, Verringerung der Sensibilität, Lähmung des Hypoglosus und Facialis (letztere unvollständig), hochgradige Aphasie, Benommenheit und Zerfahrenheit, Hemianopie (Trennungslinie nicht genau festgestellt, scheint nicht vollkommen vertical gewesen zu sein).

[1] Americ. Journ. of med. Science; (Ziemssen, Bd. XI, 1876, pag. 731).
[2] Ophthalmic Hospital Reports, Bd. VIII, pag. 330.
[3] Ziemssen, Bd. XI, pag. 733.

3 Monate später erfolgte der Tod. Die linke Arteria fossae Sylvii durch einen festen Pfropf obliterirt. Necrotisch sind einzelne Windungen des Stirnlappens (Broca's Windung, Gyrus praecentralis), auch eine Stelle nach rückwärts vom Sulcus Rolandi (der den Stirnlappen vom Parietallappen trennt), die oberen Windungen der Insel. An dieser letzteren Stelle dringt die Necrose am tiefsten in's Hirn hinein. Die Vormauer und das äussere Glied des Linsenkernes (also auch offenbar die zwischen beiden liegende äussere Kapsel) sind theilweise zerstört.

13. Förster und Wernicke (1876) [1].

Der Kranke zeigte nach Förster neben Aphasie rechtsseitige homonyme Hemianopie. Grenzlinien einige Grade nach rechts vom Fixirpunkt vorbeigehend; zwischen fehlendem und erhaltenem Gesichtsfeld eine Zone mit abgestumpfter Empfindung. Das Gesichtsfeld des linken Auges zeigte auch eine geringe periphere Einengung von links (also von der lateralen Seite) her. Im Laufe des nächsten Jahres wurde ein Wechsel in der Grösse des functionirenden Gesichtsfelds constatirt. Die stumpfe Zone nach rechts variirte ebenso wie die periphere Einengung an der linken Seite des linken Gesichtsfelds, die in homonymer Weise später auch am rechten Auge hervortrat. Das Verhalten der Grenzlinien zum Fixationspunkt blieb jedoch ziemlich gleich. Nie erreichten die Defecte denselben. 20 Monate nach dem Auftreten der Hemianopie und Aphasie starb der Kranke, nachdem in den letzten Monaten mehrfach Lähmungserscheinungen an der rechten Körperhälfte aufgetreten waren.

Die Autopsie (Weigert) zeigt nebst einem Embolus in der linken Arteria fossae Sylvii zahlreiche necrotische Herde in der linken Grosshirnhemisphäre (im Streifenhügel, Sehhügel, Linsenkern, in der äusseren Kapsel) und auch eine necrotische Stelle an der Rinde in der Gegend der vorderen Partie des Occipitallappens. Die Insel normal. Chiasma und Tractus optici normal.

Der Fall, über den Wernicke [2] berichtet, ist mit dem vorstehenden identisch.

----

[1] Graefe-Saemisch, Bd. VII, pag. 118.
[2] Der aphasische Symptomencomplex, pag. 47, und Sitzung der Berliner physiol. Gesellschaft vom 5. April 1878 (Du Bois' Archiv, 1878, pag. 178).

14. Jastrowitz (1877)[1].

Jastrowitz erwähnt kurz eines Falles, den er 1871 in der Charité beobachtet, in welchem „Aphasie und wenigstens Sehfeldbeschränkung vorwiegend rechts mit einer grossen Erweichung im Hinterlappen nach partieller Embolie der Carotis interna zusammenfiel".

15. Curschmann (1879)[2] legte in der Sitzung der Berliner Gesellschaft für Psychiatrie und Nervenkrankheiten die anatomischen Präparate des folgenden Falles vor.

Ein 50jähriger Mann trinkt aus Versehen Schwefelsäure. Zu den gewöhnlichen Erscheinungen der Schwefelsäureätzung tritt 10 Tage später Embolie der rechten Brachialarterie. Tags darauf klagt der Kranke, dass er in der linken Hälfte des Gesichtsfelds nicht sehen könne. Es ist vollständige linksseitige homonyme Hemianopie bei intactem Augengrunde aufgetreten, die bis zum Tode unverändert bleibt. Anderweitige Erscheinungen einer Herderkrankung im Gehirn entwickeln sich nicht. Der Kranke stirbt an Inanition am 16. Tage nach Entstehung der Hemianopie.

Die Autopsie ergibt nebst den bekannten Veränderungen im Intestinaltractus eine vom Oesophagus fortgepflanzte Entzündung der Intima aortae, einen festen Embolus in der rechten Brachialarterie und im Grosshirn einen grossen Erweichungsherd im rechten Occipitallappen, der bis zur Oberfläche sich erstreckte, hauptsächlich an der medialen Seite und an der Spitze des Lappens.

16. Westphal (1879) gibt in der Discussion bekannt, dass er vor Kurzem einen Fall secirt, wo ein Herd in derselben Gegend sass. Der Kranke hatte von Zeit zu Zeit unilaterale Convulsionen mit Erhaltung des Bewusstseins (centrale Epilepsie) gehabt. Er war nicht gelähmt auf der Seite der Convulsionen, hatte aber homonyme Hemianopie nach dieser Richtung. Bei der Autopsie fand sich ein Erweichungsherd in der Marksubstanz des der Seite der Convulsionen entgegengesetzten Occipitallappens.

Ich habe hier 16 Fälle und wenn ich die früheren (pag. 438) 5 Fälle (von Hjort, de Morgan, Gowers, Mohr und Dreschfeld hinzuzähle) nicht weniger als 21 Fälle zusammengestellt, in denen während des Lebens homonyme Hemianopie nachgewiesen

---

[1] Hirschberg's Centralblatt, pag. 256.
[2] Hirschberg's Centralblatt, pag. 181.

und nach dem Tode das Gehirn einer Untersuchung unterzogen wurde [1]). Das durch diese Zusammenstellung herbeigeschaffte Beweismaterial dünkt mir geradezu erdrückend. Ich habe die 5 Fälle, in welchen der Opticus auf dem Wege von seinem Austritt aus dem Gehirn bis zum Foramen opticum direct und offenkundig betroffen wurde, von den letztbeschriebenen sechszehn Befunden getrennt abgehandelt, denn die ersteren können nur zur Entscheidung der Frage verwendet werden, ob im Chiasma eine partielle Kreuzung der Fasern stattfinde, sie sagen aber nichts darüber aus, wie die Sehnervenfasern im Centralorgan verlaufen und wie und wo sie endigen. Die letzteren Befunde zeigen zunächst, dass in allen Fällen mit Ausnahme eines einzigen (10, Lewick) der Hemianopie Erkrankung Einer Grosshirnhemisphäre entsprach; und keine einzige aller sechszehn Beobachtungen widerspricht der Annahme, dass auch beim Menschen, wie beim Affen und Hunde, die Sehcentren ihren Sitz in der Rinde der Hinterhauptlappen haben.

In den 16 Fällen war nur zweimal das Centrum ovale (mit oder ohne Betheiligung der Hirnrinde) gar nicht afficirt, im Falle 5 (Dreschfeld), in welchem ein Tumor, und im Falle 11 (Gowers), in welchem Erweichung den Thalamus opticus ergriffen hatte. Uebrigens kann noch Pflüger's Fall (9, Hämorrhagie) hierher gerechnet werden. Von den übrigen 13 Fällen, in welchen das Centrum ovale mit oder ohne die graue Rinde litt, war nur einmal der Frontallappen (Fall 2, Hirschberg) von einem Tumor ergriffen und einmal (Fall 2, Huguenin) die Umgebung der Fossa Sylvii durch Erweichung degenerirt. In allen anderen 11 Fällen war der Occipitallappen afficirt und zwar durch Verletzung (1, Keen und Thomson), durch Tumoren (3, Pooley; 4, Jastrowitz), durch Hämorrhagien (6, Baumgarten; 7, Hosch; wahrscheinlich auch 8, Dmitrowsky und Lebeden), durch Abscess (10, Lewick), endlich durch Erweichung (13, Weigert; 14, Jastrowitz, 15, Curschmann; 16, Westphal).

Die 5 Fälle, in denen der Occipitallappen nicht ergriffen war, zeugen nicht etwa gegen den Occipitallappen als Sitz des Sehcentrums, denn in den 3 Fällen (5, 9, 11), in welchen der Thalamus litt, war ein Intercalarganglion erkrankt, daher auch nach der

---

[1]) Im Falle 1 (pag. 473) vertritt der Befund am Lebenden die Autopsie.

Auffassung Charcot's (und Ferrier's) Hemianopie auftreten musste, falls die Ueberkreuzung des ungekreuzten Bündels höher oben im Gehirne stattfindet. Ja, im Falle Drechfeld's hätte nicht einmal der Thalamus in einen Tumor verwandelt zu sein brauchen und es wäre doch Hemianopie aufgetreten, weil durch die Tumorenbildung in der rechten Hemisphäre der rechte Tractus opticus zu einem flachen Bande plattgedrückt war. Dieser Fall beweist also nur, dass der rechte Tractus die beiden rechten Netzhauthälften versorgt. Der Fall von Gowers, in welchem es sich um eine reine Erweichung der hinteren Thalamushälfte handelt und von einer fortgepflanzten Druckwirkung nicht die Rede sein kann, beweist ebenso klar, dass auch noch im Thalamus die Fasern Eines Tractus (der zwei homonyme Netzhauthälften versieht) beisammenliegen.

So wenig diese drei Fälle etwas über den Ort und die Art des Sehcentrums aussagen, so wenig thuen dies die Fälle Hirschberg's und Huguenin's. In Hirschberg's Falle war nicht deshalb Hemianopie da, weil der Tumor im Stirnlappen das Sehcentrum zerstört hatte, sondern weil, wie Charcot schon hervorgehoben hat, durch die Tumorenbildung der entsprechende Tractus comprimirt worden war, der linke Tractus, von dem es ausdrücklich heisst, dass er merklich dünner als das rechte war. In Huguenin's Falle, in welchem von einer fortgepflanzten Druckwirkung auf den Tractus nicht die Rede sein kann, liegt ein Nachbarschaftsphänomen vor. Die Necrose in der Umgebung der Fossa Sylvii, in specie jene der oberen Inselwindungen, geht sehr weit in die Tiefe, und der Behauptung, dass hierbei die Tractusfasern getroffen wurden, wird wohl nicht mit Glück widersprochen werden können.

Die Fälle von Dreschfeld und Hirschberg einerseits, von Pflüger, Gowers und Huguenin andererseits beweisen also, um es kurz zu sagen, nur, dass im Chiasma eine Partialkreuzung der Opticusfasern stattfinde, und reihen sich so jenem anderen klassischen Falle von Gowers (pag. 438) an.

Ehe wir aber aus den 11 Fällen, in denen der Hinterhauptlappen ergriffen war, erschliessen können, dass in diesem Lappen das Sehcentrum sitze und wie sich dasselbe verhalte, müssen wir, um über Gegner wie Charcot und Ferrier zu siegen, nachweisen, dass auch bei der rigorosesten Auffassung Befunde übrig bleiben, in welchen es sich weder um eine Ferndruckwirkung auf den Tractus, noch um eine Einbeziehung von dessen Fasern in den Krankheitsherd, noch auch um ein gleichzeitiges Ergriffensein des Thalamus handeln kann.

Schon der erste Fall, der traumatische Keen's und Thomson's, in dem durch eine Kugel ein Theil der Rinde und die Corona radiata des linken Hinterhauptlappens zertrümmert wurde, würde ein klassisches Zeugniss ablegen, falls nur erwiesen wäre, dass die Sehstörung, welche angeblich nach der Verletzung noch vor dem Auftreten der Bewusstlosigkeit und der rechtsseitigen Hemiplegie auftrat, rechtsseitige homonyme Hemianopie war. So aber könnte die Einsprache erhoben werden, dass diese mit der Verletzung des Hinterlappens in gar keinem Zusammenhange stand, sondern durch jene späteren, secundären Processe, welche zur Bewusstlosigkeit und zu Hemiplegie führten, mitbedingt wurde. Der Umstand, dass die Hemiplegie und die übrigen Hirnerscheinungen wichen, während die Hemianopie blieb, könnte diesen Einwand nicht erschüttern (s. pag. 371).

Die Fälle von Pooley und Jastrowitz (3 und 4) betreffen Tumoren des Occipitallappens. Da könnten die Gegner noch immer einwenden, dass durch intracranielle Drucksteigerung der Tractus an der Basis comprimirt wurde und dass dasselbe Argument, welches für Hirschberg's Tumor als recht erschien, auch für diese Tumoren billig sei. Zudem kommt noch, dass in Pooley's Falle der Thalamus opticus vollkommen erweicht war.

Die Ferndruckwirkung gilt freilich nicht für Hämorrhagien, Abscess und Erweichung. Aber was die Hämorrhagien anlangt, so könnte selbst für den klaren Fall Baumgarten's (6) behauptet werden, die „halblinsengrosse" apoplectische Narbe im Thalamus sei Schuld an der Hemianopie, und nicht die Erweichung der Rinde des Hinterlappens; und etwas Aehnliches könnte man auch vom Falle Hosch's (7) sagen, indem auch da eine pigmentirte Narbe in den Thalamus ziemlich weit hineinragte. Dmitrowsky und Lebeden (Fall 8) endlich beweisen zwar unwiderleglich, dass Blutung in Eine Grosshirnhemisphäre Hemianopie bedinge, aber wenn auch erwiesen wäre, dass die Blutung sich bis in den Hinterlappen erstreckte, so könnte wegen der Ausdehnung der Apoplexie das Sehcentrum doch anderswo zu suchen sein.

Im Falle Lewiek's (10) war zwar ein Abscess im Hinterlappen der einen Seite, aber auch ein solcher im Vorderlappen der andern Seite. Auf welcher Seite die Hemianopie gewesen, weiss ich nicht anzugeben. Der Fall steht daher zur Disposition beider Parteien.

Was die Erweichungsherde endlich anlangt, so fand sich bei Förster-Wernicke-Weigert (13) nur ein kleiner solcher Herd an der Hirnrinde, dagegen eine ausgedehnte Zerstörung der grauen Kerne, namentlich auch des Sehhügels. So müssen wir auch auf diesen Fall verzichten. Vollste Klarheit aber bringt der Fall von Jastrowitz (14) und wenn wir die Existenz von Hemianopie in diesem Falle nicht als erwiesen betrachten wollen, so ist doch wenigstens gegen die Befunde von Curschmann und Westphal (15 u. 16) gar Nichts einzuwenden. Curschmann's Fall ist ein geradezu idealer. Keine andere functionelle Störung als Hemianopie, und keine andere Hirnläsion, als ein grosser Erweichungsherd im Occipitallappen. Im Hinblick auf die letztgenannten Fälle wird es begreiflicher Weise nicht mehr als ein gleichgiltiger Zufall erscheinen, dass in den 13 Fällen, in denen bei Hemianopie Läsion des Centrums ovale und der Rinde sich fand, von den Hirnlappen 9 mal (1, 3, 4, 6, 7, 13, 14, 15, 16) und wenn es sich bei Lewick (10) um linksseitige homonyme Hemianopie handelte, 10 mal der Hinterhauptlappen der allein afficirte war. An dem Falle Pooley's (3), denke ich, ist man, falls man annimmt, dass die Erweichung im Thalamus erst in der letzten Zeit auftrat, in der Lage, die Doppelwirkung zu demonstriren, welche ein Tumor einerseits durch Ferndruck auf den Tractus, andererseits durch Zerstörung des Sehcentrums auszuüben vermag. So lange nur der Ferndruck auf den Tractus Schuld an der Hemianopie war, konnte durch vorübergehende Verringerung des intracraniellen Druckes der Tractus entlastet werden und so die Hemianopie zeitweilig schwinden. Als der Tumor später das Sehcentrum zerstört hatte, wurde die Hemianopie bleibend.

Gegenüber der, ich möchte sagen, unsichern Haltung, welche selbst von ophthalmologischer Seite den vorliegenden Thatsachen entgegen gebracht wird, muss hervorgehoben werden, dass die Ergebnisse der Autopsie in vollkommenem Einklang mit Gratiolet's u. A. anatomischen, Huguenin's pathologisch-anatomischen und Munk's experimentellen Resultaten sich finden, und dass die Hirn-Physiologie und Pathologie des Gesichtssinnes auf einer so hohen Stufe der Klarheit und Sicherheit angelangt ist, wie dies kann von einer zweiten Hirnfunction behauptet werden kann.

Für den Menschen wiederholen wir:

In jeder Grosshirnhemisphäre des Menschen existirt ein besonderes Sehcentrum, eine gesonderte „Sehsphäre" (Munk). Die Rinde des Hinterhauptlappens ist der Ort dieses Sehcentrums. An dieser Stelle entspringen die Fasern der optischen Nerven, welche sämmtlich bis zu ihrem Austritt aus dem Gehirn in der gleichen Hemisphäre bleiben und die Intercalarganglien, vor Allem das hintere Ende des Thalamus opticus, das Pulvinar — man denke an den Fall von Gowers (9) — durchlaufen. Als Tractus opticus an der Basis cranii austretend, begegnet der optische Nerve seinem Partner im Chiasma, woselbst eine Ueberkreuzung von $^3/_5$ der Fasern jedes Tractus stattfindet. Die Ursprünge der Fasern des gekreuzten und ungekreuzten Bündels, welche homonyme Netzhauthälften versorgen, liegen im Sehcentrum des Menschen durch einander gemischt; nur für die medialste Partie der Netzhaut des contralateralen Auges gibt es Faserursprünge ($^1/_5$ der ganzen Fasermasse betreffend), zwischen denen keine Ursprünge für Fasern der Retina des gleichseitigen Auges liegen.

Von jedem Objecte entsteht demnach im Sensorium mit Hilfe unserer beiden Augen ein Bild, dessen zur rechten Hand des Sehenden gelegene Hälfte von der linken Hemisphäre, dessen linke Hälfte von der rechten Hemisphäre wahrgenommen wird. Was also zur Rechten von der Medianlinie liegt, wird von der linken Hemisphäre, was zur Linken von der Medianlinie gelegen ist, von der rechten Hemisphäre wahrgenommen. Das war schon die Anschauung Newtons (pag. 412), auf die in unserer Zeit Schön und Förster wieder zurückgekommen sind.

Ist die Rinde des linken Hinterhauptlappens und damit das linke Sehcentrum zerstört, so erlischt die Gesichtswahrnehmung zur Rechten von der Medianlinie, es ist rechtsseitige homonyme Hemianopie gesetzt. Zwar fungiren die beiden linken Netzhauthälften noch normal, zwar werden auch die Lichterregungen noch normal durch den linken Tractus zum Gehirn geleitet und passiren unbeirrt die Intercalarganglien, aber die Wahrnehmungszellen in der Hirnrinde, mit denen wir sehen, sind ausser Function gesetzt, sie können nicht mehr empfinden.

Ist der linke Tractus an der Basis cranii comprimirt, zertrümmert, in einer Neubildung untergegangen, dann ist der Effect derselbe; rechtsseitige homonyme Hemianopie ist die Folge. Zwar fungiren auch jetzt die beiden linken Netzhauthälften normal und es ist das linke Sehcentrum intact, aber die Lichterregung kann von der Netzhaut zur Hirnrinde nicht gelangen, weil die Leitung an der Basis cranii unterbrochen ist.

Die Aufhebung der Function der Intercalarganglien, vor Allem des Pulvinar hat dieselbe Wirkung, wie die Tractus-Lähmung, nur dass dann die Unterbrechung der Leitung nicht an der Basis cranii, sondern im Gehirne selbst stattfindet.

Im Hinblick auf den überaus reinen Fall von Gowers (pag. 478) muss es fraglich erscheinen, ob bei Ergriffensein der Intercalarganglien, vor Allem des Thalamus opticus Hemianopie allein ohne andere Symptome, (ohne Hemiplegie und Hemianästhesie) vorkommen kann. Sicher aber ist, dass sowie ein Blutaustritt am Tractus nichts hervorzurufen braucht als Hemianopie, und wir in einem Falle, wie der oben (pag. 366) beschriebene einer ist, die Diagnose auf Blutung am Tractus mit einer an Gewissheit grenzenden Wahrscheinlichkeit stellen können, ebenso die Zerstörung Eines Sehcentrums und dieses Centrums allein, wie der ausgezeichnete Fall von Curschmann lehrt, nichts anderes bedingt als Hemianopie. Theoretisch ist es von gleicher Bedeutung, ob Tractus, Thalamus oder Sehcentrum leiden. Factisch ist es aber auch erwiesen, dass die klinische Differentialdiagnose zwischen Läsion des Tractus und des gleichseitigen Sehcentrums nicht gestellt werden kann, da alle Anhaltspunkte, die durch gleichzeitige Störung anderer Functionen gegeben würden, fehlen.

Wir haben schon früher erwähnt, dass zwischen Lähmung des Tractus und Lähmung des Sehcentrums der Unterschied bestehen müsse, dass durch Tractuslähmung die Gesichtswahrnehmung in bestimmter Weise verloren geht, dass aber das Sehcentrum ausser der Function der Gesichtswahrnehmung noch eine zweite, wenn man will, höhere Function ausübt, die der Gesichtsvorstellung. Durch die Zerstörung Eines Sehcentrums müssen daher nicht blos die Gesichtswahrnehmungen, sondern auch die Gesichtsvorstellungen in einer bestimmten Weise leiden und hierdurch sollte man meinen, müsste ein Anhaltspunkt für die Differentialdiagnose zwischen der Hemianopie, bedingt durch Tractus- und jener, bedingt durch Sehcentrum-Paralyse gewonnen werden. Dies ist aber keineswegs der Fall.

Um das zu erläutern, müssen wir nunmehr auf das Capitel der

Seelenblindheit [1]

eingehen, umsomehr, als man die Diagnose der Seelenblindheit auch in die menschliche Pathologie einzuführen versucht hat.

Wir gewinnen von den Objecten nicht blos Gesichts w a h r - n e h m u n g e n, sondern mit Hilfe dieser letzteren auch Erinnerungs-bilder, welche den Gesichtsvorstellungen zu Grunde liegen. Die deutliche Gesichtswahrnehmung wird hervorgerufen, falls bei Intactheit des ganzen bezüglichen Nervenapparates ein deutliches Bild des Objectes auf der Netzhaut erzeugt und unsere Aufmerk-samkeit dem Objecte zugewendet wird. Die Gesichtswahrnehmung findet durch Erregung von Nervenzellen der Sehcentren statt. Die Erregung dieser Elemente hat zur Folge, dass entweder in den wahrnehmenden Elementen selbst oder in anderen Elementen, die mit ihnen in inniger Verbindung stehen, ein Erinnerungsbild des gesehenen Objectes, das für kürzere oder längere Zeit oder für immer (für Lebensdauer) haften bleibt, abgelagert wird. Dieser ganz unbestimmt gehaltene Ausdruck von der „Ablagerung" und dem „Haftenbleiben" der Erinnerungsbilder soll nur ausdrücken, dass durch eine bestimmte Art der Erregung der Vorstellungselemente (welche entweder mit den Wahrnehmungselementen identisch sind oder nicht) innerhalb eines gewissen kurzen oder langen Zeitraumes n a c h stattgehabter Gesichts w a h r n e h m u n g die Gesichts v o r - stellung des Objectes hervorgerufen wird. Diese Erregung der Vorstellungselemente kann durch die neuerliche Gesichts w a h r - nehmung, aber auch ohne diese herbeigeführt werden. Der erstere Fall bedingt das E r k e n n e n der Objecte.

Wenn ich heute den Cajus zum ersten Male anschaue und dabei ein deutliches Bild des Cajus auf meiner Macula entsteht, so s e h e ich den Cajus d e u t l i c h, indem durch das deutliche Netz-

---

[1] Vergl. Mauthner, Wiener med. Wochenschrift, No. 26—28, 1880.

hautbild eine bestimmte Erregung der Wahrnehmungselemente meiner Sehcentra eingeleitet wird. Ich kenne oder erkenne aber den Cajus nicht, weil in meiner Sehsphäre ein Erinnerungsbild des Cajus nicht abgelagert ist, daher durch die Erregung der Wahrnehmungselemente nicht eine Erregung der Vorstellungselemente (wir sehen jetzt ganz von der Frage ab, ob Wahrnehmungs- und Vorstellungselemente identisch sind) angeregt wird, der Vorstellungselemente, durch deren Erregung die Gesichtsvorstellung von Cajus entstehen würde.

Die Wahrnehmung des Cajus hat die Ablagerung eines Erinnerungsbildes des besagten Cajus in meinen Sehsphären zur Folge. Ob ich, wenn ich den Cajus nach kürzerer oder längerer Zeit wieder sehe, denselben kenne (oder erkenne) oder nicht, hängt davon ab, ob ich ein gutes oder schlechtes Physiognomiegedächtniss habe, d. h. ob das Erinnerungsbild des Cajus in meinen Sehsphären kürzere oder längere Zeit haften bleibt, was wiederum so viel sagen will, ob noch durch die Erregung der Wahrnehmungselemente eine Erregung jener Vorstellungselemente möglich ist, die zur Gesichtsvorstellung des Cajus führen würde.

Werden durch die Wahrnehmungselemente die entsprechenden Vorstellungselemente nicht erregt oder sind die Veränderungen, die in diesen letzteren eintreten mussten, damit ihre Erregung die Gesichtsvorstellung „Cajus" hervorrufe, wieder der Norm gewichen, so erkenne ich den Cajus nicht, wiewohl ich ihn nicht blos deutlich sehe, sondern schon früher einmal deutlich gesehen habe. Hat hingegen die Erregung der Wahrnehmungszellen jene der Vorstellungs- oder Erinnerungszellen zur Folge, wird durch das Wahrnehmungsbild das Vorstellungs- oder Erinnerungsbild hervorgerufen, dann kenne ich oder erkenne ich die wahrgenommene Person oder Sache. Für Objecte, die wir häufig sehen, scheint Wahrnehmungs- und Erinnerungsbild simultan einzutreten. Die leichte Erregung der Vorstellungszellen wird durch die beständige Erneuerung der für die Vorstellung nöthigen Alterationen (erzeugt durch die häufig erfolgende Wahrnehmung) bewirkt.

Dass aber „Sehen" und „Erkennen" sich nicht immer deckt, dass es mitunter einer einen bestimmten Zeitraum in Anspruch nehmenden mächtigen Erregung der Vorstellungselemente bedarf, um das Erinnerungsbild hervorzurufen, ist Jedem bekannt. Wenn wir eine Person lange nicht gesehen haben, so bedarf es oft einer durch eine bestimmte Zeit fortgesetzten „Kopf-Anstrengung", um das Wiedererkennen zu ermöglichen.

Es ist ebenso bekannt, dass das Vorstellungsbild nicht blos durch das Wahrnehmungsbild, also mittelbar nicht blos durch das reelle umgekehrte Bild, welches von den Objecten mit Hilfe des dioptrischen Apparates des Auges auf der Netzhaut entworfen wird, seine Belebung erfährt, sondern dass es auch ohne Wahrnehmungs-bild entstehen kann. Wenn ich den Cajus kenne, so kann ich mir ihn auch vorstellen, ohne ihn zu sehen. So lange mein Gehirn normal ist, vermag ich auch immer zu entscheiden, ob mir die Gesichtsvorstellung des Cajus durch dessen Wahrnehmungsbild vermittelt wurde, oder ob es ohne dieses entstand, also ob ich den Cajus sehe, oder mir denselben blos im Gedanken vorstelle.

Sind in den Sehsphären Wahrnehmungs- und Vorstellungszellen getrennt, so wäre es nicht unmöglich, dass ausschliesslich das Wahr-nehmungscentrum oder ausschliesslich das Vorstellungscentrum durch einen krankhaften Process zerstört würde. Irgend eine sonstige Alteration der psychischen Thätigkeiten, irgend eine Störung des Intellects würde nicht stattfinden. Bei Zerstörung des Wahrnehmungs-centrums (beiderseits) wäre der Mensch blind, aber er würde seine Gesichtsvorstellungen behalten, wenigstens insolange, als die durch die Erregung der Wahrnehmungszellen zur Zeit ihrer Function in den Erinnerungszellen hervorgebrachten Veränderungen nicht voll-ständig rückgängig geworden sind. Andererseits wäre der Mensch, in dessen Sehsphären das Vorstellungscentrum paralysirt würde, bei vollständig erhaltenem Intellect, nicht im Stande, die Objecte, selbst diejenigen, welche ihm sonst die bekanntesten waren, zu erkennen, er würde sein eigenes Bild im Spiegel nicht kennen, wiewohl er Alles ebenso deutlich wie früher sieht, wahrnimmt; und nie-mals mehr könnte er dazu gelangen von irgend einem Objecte zu wissen, was es sei, so lange er auf das Erkennen dieses Objectes mit Hilfe des Gesichtssinnes angewiesen ist.

Hermann Munk nimmt in der That an, dass es differente Wahrnehmungs- und Vorstellungselemente in der Sehsphäre gebe. Die durch die Zerstörung der Wahrnehmungszellen in der Sehsphäre der Hirnrinde hervorgerufene Blindheit bezeichnet Munk als Rindenblindheit, während der durch Zerstörung der Vorstellungszellen hervorgerufene Zustand als Seelenblindheit bezeichnet wird. Der rindenblind gewordene Mensch sieht nichts, kann sich aber die Objecte aus der Erinnerung im Geiste vorstellen; der Seelenblinde sieht alles ganz deutlich, kennt aber nichts.

Stricker dagegen sagt[1]), dass es „ganz widersinnig sei, zu behaupten, dass sich eine Ganglienzelle A an etwas erinnern soll, was Ganglienzelle B empfunden hat", und bei Besprechung von Munk's Unterscheidung der Seelen- und Rindenblindheit führt er aus[2]), dass „an einem Orte, an dem noch niemals etwas vorgefallen ist, etwas neu, aber nicht wieder auftauchen kann", und dass daher „Erinnerung und Wahrnehmung nothwendig an ein und dasselbe materielle Substrat, an einen und denselben Ort geknüpft sein müssen". Demnach muss man nach Stricker erschliessen, dass Wahrnehmungs- und Erinnerungszellen identisch sind, dass daher Seelenblindheit nur bei Rindenblindheit vorkommen, d. h. dass der Verlust der Gesichtsvorstellungen erst bei Verlust der Gesichtswahrnehmungen eintreten könne. Würde also ein Mensch blind durch Lähmung der Netzhaut oder des Sehnerven beider Augen, so würde er doch, da die Sehsphären intact sind, seine Gesichtsvorstellungen behalten — und alle Formen der Blindheit, die wir bisher kennen, gehören hierher. Würden dagegen, wie es in Curschmann's Fall auf der einen Seite der Fall war, beide Sehsphären zerstört, dann müsste ebenso vollständige Blindheit eintreten, gleichzeitig aber auch Verlust aller Gesichtsvorstellungen.

Die Experimente, durch welche Munk zur Aufstellung einer besonderen Seelenblindheit geführt wurde, sind folgende:

Exstirpirt man einem Hunde beiderseits die Grosshirnrinde der Stellen A1 (einer Stelle, welche nahe der hinteren oberen Spitze des Hinterhauptlappens gelegen ist), so zeigt das Thier nach Ablauf der entzündlichen Reactionserscheinungen, d. i. nach 3—5 Tagen, bis auf eine eigenthümliche Störung des Gesichtssinnes keine Abnormität. Die Störung im Gebiete des Gesichtssinnes ist die folgende. Der Hund bewegt sich im Zimmer wie im Garten frei und ungenirt, ohne an einen Gegenstand anzustossen. Hindernisse umgeht er oder er überwindet sie geschickt. Allein die Gesellschaft der Menschen und Hunde lässt ihn jetzt kalt. Trotz Hunger und Durst sucht er das Futter nicht mehr an den gewohnten Stellen. Des Futternapfs und Wassereimers, die man ihm in den

---

[1]) Studien über das Bewusstsein, pag. 30.
[2]) Vorlesungen über allg. und exp. Pathologie, Bd. III. pag. 636.

Weg stellt, achtet er nicht. Nahrungsmittel, vor die Augen gehalten, machen auf ihn, so lange er sie nicht riecht, keinen Eindruck. Man kann dem Auge Finger und Feuer nähern, ohne dass Blinzeln erfolgt. Zeigte man dem Hunde sonst die Peitsche, so entfloh er vor derselben in die Ecke; jetzt schreckt ihn deren Anblick nicht im Geringsten. Bewegte man sonst die Hand vor dem Auge vorbei, so gab das Thier die gleichseitige Pfote; jetzt bleibt die Pfote bei dieser Bewegung in Ruhe, bis man „Pfote" ruft. Munk deutet diese und ähnliche Erscheinungen dahin, dass der Hund durch die Exstirpation der Rindenstelle A₁ seelenblind geworden, d. h., dass er die Gesichtsvorstellungen, die Erinnerungsbilder der früheren Gesichtswahrnehmungen verloren hat, so dass er nichts kennt oder erkennt, was er sieht. Aber der Hund sieht, die Gesichtsempfindungen kommen ihm zum Bewusstsein; es bilden sich neue Vorstellungen über die Existenz, die Form, die Lage der äusseren Objecte, so dass von Neuem Gesichtsvorstellungen gewonnen werden. Der Hund ist durch den operativen Eingriff in den Zustand der frühesten Jugend zurückversetzt worden. Er muss von Neuem sehen lernen.

Hat man die Stelle A₁ nur an Einer Hemisphäre entfernt, so wird blos das contralaterale Auge seelenblind. Bei rechtsseitiger Exstirpation wird demnach das Sehen und Erkennen mit dem rechten Auge nicht alterirt, aber mit dem linken Auge allein bietet der Hund die Zeichen der Seelenblindheit dar.

Da der Hund von Neuem sehen lernt und zwar wegen der vollständigen Entwickelung seiner übrigen Sinne schneller, als in der Jugend, so verschwindet auch die Seelenblindheit wieder. Wenn er nur alles, was der Prüfung unterliegt, wiederholt zu sehen bekommt, so ist sein Gesichtssinn in 3 bis längstens 5 Wochen wieder vollkommen hergestellt. Wasser und Futter sucht er auf, wenn man nur ein- oder zweimal seinen Kopf in den Wassereimer oder in den Futternapf gedrückt hat. Worüber er aber nicht neue Erfahrungen sammeln konnte, das bleibt seiner Erkenntniss vorenthalten. Er schreckt daher vor der Peitsche schon sehr bald oder erst nach Wochen zurück, je nachdem er sie früher oder später auf seinem Rücken gefühlt. Vor der Treppe stutzt er noch nach Wochen, wenn er sie erst in so spätem Termine nach der Operation zum ersten Male zu Gesichte bekommt.

Falls man dem Hunde Stellen der Hirnrinde in der Um-

34*

gebung von A1 exstirpirt, so kann man am Auge der entgegengesetzten Seite insofern keine Störung nachweisen, als der Hund Alles sieht und auch alle Gegenstände vortrefflich erkennt, so dass ein Verlust von Gesichtsvorstellungen mit Sicherheit ausgeschlossen werden kann. Allein es besteht dennoch eine Störung im excentrischen Sehen, so dass das Thier seitlich gelegene Objecte, deren Bild auf die ausser Function gesetzten peripheren Netzhautpartien fällt, einfach nicht sieht. Es wird durch Exstirpation einer Rindenpartie die Gesichtswahrnehmung für eine bestimmte Stelle der Netzhaut aufgehoben und dadurch, im Sinne Munk's, „Rindenblindheit" gesetzt. Entfernt man die Partie A1 und ihre Umgebung in bestimmter Ausdehnung, also die ganze Sehsphäre, so wird das entgegengesetzte Auge bis auf die lateralste Partie der Retina (pag. 467) blind, d. h. der Hund ist, nach der Ausdrucksweise Munk's, auf diesem Auge seelenblind und gleichzeitig (bis auf die äusserste laterale Partie der Retina) rindenblind. Der Hund sieht nur ganz excentrisch nach innen und hat gleichzeitig die Gesichtsvorstellungen für dieses Auge verloren.

Anfänglich glaubte Munk wirklich, dass durch Exstirpation der Stelle A1 blos Seelenblindheit und keine Störung der Gesichtswahrnehmung erzeugt werde, später erkannte er allerdings, dass dabei auch Rindenblindheit und zwar Blindheit für die Stelle des deutlichsten Sehens der entgegengesetzten Retina hervorgerufen wird. Der seelenblind gemachte Hund hat also auch gleichzeitig sein centrales Sehen verloren, er ist der Gesichtswahrnehmung an der Stelle des deutlichsten Sehens der Retina (welche im Menschenauge als Macula lutea mit der Fovea centralis in der Mitte bezeichnet wird) verlustig geworden. Die Exstirpation der Rinde in der Umgebung von A1 erzeugt daher, um in Munk's Sinne zu sprechen, periphere Rindenblindheit, aber keine Seelenblindheit; die Exstirpation der Stelle A1 selbst hingegen centrale Rindenblindheit und Seelenblindheit. Da die Stelle A1 der Sehsphäre der Stelle des deutlichsten Sehens entspricht und da der Hund auf die Objecte, welche er fixirt, seine Aufmerksamkeit richtet, seine Aufmerksamkeit also in der Regel jenen Gesichtswahrnehmungen gewidmet ist, welche mit Hilfe der Stelle des deutlichsten Sehens zu Stande kommen; da ferner die Erregung von Wahrnehmungselementen nicht immer die Erregung von Vorstellungselementen zur Folge hat, sondern nur dann, wenn die

Aufmerksamkeit auf die Gesichtswahrnehmungen gerichtet ist, so werden die Erinnerungsbilder eben nur in den Vorstellungselementen der Stelle A1 abgelagert, und zwar werden dieselben in der Reihenfolge etwa, wie die Gesichtswahrnehmungen dem Bewusstsein zuströmen, gewissermassen von einem centralen Punkte aus in immer grösserem Umkreise deponirt werden. Nur in einzelnen Versuchen hat Munk anfänglich nach Exstirpation der Stelle A1 beim Hunde einzelne Erinnerungsbilder erhalten gesehen, so das Bild des Eimers, aus dem der Hund zu trinken gewohnt war, oder das Bild der Handbewegung, welche für den Hund vor der Operation bestimmend war, die Pfote zu reichen; später hingegen, wenn nur ein Theil der Stelle A1 entfernt wurde, wurde häufig beobachtet, dass nur ein Theil der Erinnerungsbilder verloren ging, ein anderer Theil hingegen erhalten blieb.

Sind die Erscheinungen, welche Munk nach Exstirpation der Stelle A1 beobachtet, wirklich auf Seelenblindheit zurückzuführen, d. h.: Können die nach Exstirpation von A1 beim Hunde auftretenden Erscheinungen durch den Verlust der Gesichtsvorstellungen überhaupt erklärt werden? Der Hund kennt das Wasser und das Futter nicht, allerdings wie Munk hinzufügt, wenn er es nicht riecht. Da aber der Geruchssinn beim Hunde in ausserordentlicher Weise ausgebildet ist, und derselbe das Futter nicht blos auf grosse Distanzen riecht, sondern, wie ich glaube auch das Wasser „wittert", so wird, da die so hoch entwickelten Geruchsvorstellungen der Nahrung keine Einbusse erlitten haben, der Verlust der Gesichtsvorstellungen für das Erkennen der Nahrung überhaupt von sehr untergeordneter Bedeutung sein. Auf den Hund, der die Gesichtsvorstellungen verloren, kann der Anblick der Menschen und der Hunde allerdings keinen Eindruck machen; wesshalb er aber ihm bekannte Menschen nicht mehr freudig begrüssen und wesshalb ihn die Gesellschaft der Hunde, mit denen er früher jedesmal gespielt, jetzt kalt lassen soll, wie dies Munk angibt, ist eigentlich nicht einzusehen. Es ist zwar die Gesichtsvorstellung von „Mensch" und „Hund" verloren gegangen, aber doch nicht die Vorstellung „Mensch" und „Hund" im Allgemeinen und Speciellen überhaupt. Die erhaltene Gehörsvorstellung, in allererster Linie aber die intact gebliebene Geruchsvorstellung von Mensch und Hund muss den operirten Hund seinen Herrn erkennen lassen, auch wenn der letztere nicht spricht, und kann ihn nie in Zweifel darüber lassen, wann er sich in Gesellschaft von Hunden befindet, auch wenn sie nicht bellen. Ich habe oft beobachtet, dass für den Hund die Geruchsvorstellung eine absolut grössere Bedeutung hat, als die Gesichtsvorstellung. Der Hund, der seinem Herrn im Menschengewühle folgt oder ihn daselbst aufsucht, verlässt sich, wenn er den Herrn erreicht hat, nicht auf seinen Gesichtssinn; erst wenn er Stiefel und Kleider berochen, ist er seiner Sache ganz sicher. Ein Hund, der einen Menschen nur einige Mal gesehen, bellt den letzteren als Fremden an; oft aber unterbricht er sofort das Bellen und wird zutraulich, sowie er den Fremden berochen. Die Gesichtsvorstellung dieses Menschen war ihm nicht haften geblieben, wohl aber die Geruchsvorstellung. Ganz und gar unverständlich erscheint mir aber, wie ein Hund, der nur seine Gesichtsvorstellungen verloren, sonst aber keine psychische Alteration und keine Motilitäts- und Sensibilitätsstörung, keine Störung des Geruchssinnes erfahren hat, das Futter, wenn er auch noch so hungrig und durstig ist, nicht mehr in der früheren Weise an den gewohnten Stellen des Zimmers aufsucht. Das Aufsuchen des Futters (das Ausführen einer bestimmten Ortsveränderung, um das Futter zu suchen, dessen Vorstellung durch das Hungergefühl und die Geruchsvorstellung vollkommen erhalten ist), kann doch nicht von den Gesichtsvorstellungen des Futters und den Gesichtsvorstellungen überhaupt abhängig sein, denn sonst, um es kurz zu sagen, könnte ein blindgeborener Mensch, der niemals Gesichtsvorstellungen erworben hat, auch wenn er noch so hungrig und durstig wäre, nicht fähig sein, die Nahrung an der Stelle des Zimmers aufzusuchen, wo sie sich, wie er weiss, befindet. Dieses Wissen ist ja auch dem Hunde nicht verloren gegangen. Hätte aber der Hund durch den Verlust seiner Gesichtsvorstellungen wirklich den Begriff des Raumes und die Möglichkeit der Orientirung im Raume verloren, wie wäre es dann zu erklären, dass der Hund allen Hindernissen geschickt ausweicht, ohne anzustossen?

Es schliesst sich an das zuletzt Gesagte die Frage an: Ist es denn selbstverständlich, dass mit dem Verluste der Erinnerungsbilder auch die Fähigkeit zu sehen (die Gesichtswahrnehmungen richtig zu deuten) verloren geht?

Munk sagt: „Der Hund sieht, aber er kennt oder erkennt nichts, was er sieht". Er sagt ferner: „Durch den operativen Eingriff ist der Hund hinsichtlich seines Gesichtssinnes in den Zustand des Hündchens versetzt, dessen Augen sich (nach der Geburt) jüngst

geöffnet haben". Wenn die Erinnerungsbilder verloren gegangen
sind, so folgt, wie ich glaube, daraus noch gar nicht, dass man
damit zu s e h e n verlernt hat, d. h., dass man verlernt hat, deutliche
Wahrnehmungen zu machen, die mit Hilfe der Netzhautbilder gemachten Gesichtswahrnehmungen zu richtiger Beurtheilung der
Objecte in der Aussenwelt zu verwerthen. Dies letztere vermag
aber der neugeborene Mensch und der Hund, dessen Auge sich eben
öffnen, durchaus nicht. Wenn ich einen Gegenstand zum ersten
Male sehe, so erkenne ich ihn nicht, weil ich von demselben kein
Erinnerungsbild habe, aber ich sehe ihn ganz deutlich. Wenn ich
einen Menschen zum ersten Male sehe und am anderen Tage wieder,
so erkenne ich ihn vermöge des Erinnerungsbildes. Wenn ich denselben aber dann erst nach einem oder mehreren Jahren wieder zu
Gesicht bekomme, so erkenne ich ihn nicht, weil das Erinnerungsbild in dieser Zeit verloren ging, was mich aber nicht hindert, ihn
vollkommen deutlich zu sehen. Ich kann mir auch vorstellen, dass
ich z. B. die Erinnerungsbilder der Buchstaben verliere, aber fortfahre, die Buchstaben deutlich zu sehen, während, wenn ich heute
die Augen zum ersten Male öffnete, von einem Deutlichsehen der
Buchstaben keine Rede sein könnte. Es ist also etwas anderes,
s e h e n lernen, d. h. die Netzhautbilder überhaupt verwerthen lernen,
etwas anderes, e r k e n n e n lernen, d. h. die Netzhautbilder mit Hilfe
der Erinnerungsbilder auf schon gesehene Objecte beziehen lernen.

Ich habe im Wintersemester 1879 Gelegenheit gehabt, über die
Entwickelung dieser beiden Facultäten beim Menschen Erfahrungen
zu sammeln, wie sie in dieser Art wohl noch sehr selten gemacht
worden sind. Der Fall betraf ein 20jähriges Mädchen mit angeborener
beiderseitiger Cataracta, eine Blinde, die in einem Blindeninstitut
aufgewachsen war, also nach Art der Blinden auch l e s e n und
s c h r e i b e n konnte. Ich sah sie erst einige Zeit, nachdem sie von
Herrn Prof. v. J ä g e r an beiden Augen glücklich operirt worden war.
Sie besass hinlängliche Intelligenz und mit Staargläsern auch ein
genügendes Sehvermögen. Das erste Stadium, das des S e h e n -
l e r n e n s, hatte sie überstanden. Sie vermochte allerdings nicht
(und wer vermöchte das!) genau Rechenschaft darüber zu geben,
wie sie sehen gelernt, aber das wusste sie mit Bestimmtheit, dass
sie die Gesichtswahrnehmungen anfänglich gar nicht zu deuten
wusste und dass sie erst allmälig mit Hilfe derselben Form, Grösse
und Abstand der Objecte zu schätzen lernte. G e s i c h t s v o r -

stellungen hatte sie aber, da sie auf das Krankenzimmer beschränkt geblieben und besondere Sehprüfungen mit ihr noch nicht vorgenommen worden waren, noch sehr wenige erworben. Ich setzte ihr zum ersten Male eine Staarbrille vor und forderte sie auf zu lesen, da sie doch lesen gelernt habe. Sie konnte es natürlich nicht. Ich liess sie nun einzelne Buchstaben an die Tafel schreiben. Sie that dies, aber nicht unter Zuhilfenahme ihres Gesichtssinnes, sondern, wie es die Blinden machen, indem sie mit der Kreide den Bewegungen folgte, mit welchen der Zeigefinger der linken Hand die Form des Buchstabens auf der Tafel gleichsam vorschrieb. Als ich sie hierauf zunächst von der Tafel abwenden liess und nach einigen Minuten auf einen oder den anderen Buchstaben hinwies, so konnte sie die von ihr selbst ganz leserlich geschriebenen und auch ganz deutlich gesehenen Buchstaben nicht lesen. Ich zeigte ihr nun einzelne deutsche Buchstaben auf Snellen's Tafel und benannte sie. Als ich jetzt die Leseprobe an mittelgrosser Druckschrift wiederholte, konnte sie allerdings so wenig lesen wie zuvor, aber jene Buchstaben, die ich ihr soeben benannt, die erkannte sie nunmehr aus den Wörtern heraus. Hier trat also der Unterschied sehr deutlich hervor, welcher zwischen dem richtigen Sehen der Objecte (richtiger Deutung der Gesichtswahrnehmungen) und dem Erkennen der Objecte (auf Grund von Gesichtsvorstellungen) besteht. Der Hund, dem man die Stelle A_1 exstirpirt, braucht daher, wenn er überhaupt noch sieht, durch den Verlust der Gesichtsvorstellungen nicht eo ipso in den Zustand der frühesten Jugend versetzt worden zu sein; es wäre vielmehr a priori ebenso möglich, dass er nicht von Neuem sehen, sondern nur von Neuem erkennen zu lernen genöthigt ist. Thatsächlich könnte, wenn es sich überhaupt um eine Alteration der Gesichtsvorstellungen handelte, nur das Letztere der Fall sein, da der operirte Hund, der allen Hindernissen ohne anzustossen geschickt ausweicht, die Orientirung im Raume nicht verloren hat. Das Hündchen, das die Augen zum ersten Male öffnet, vermag sich aber durchaus nicht im Raume zu orientiren, so wenig, wie der von Geburt Blinde, den man zum ersten Male nach Herstellung des Sehvermögens frei herumgehen lässt.

Es drängt sich wohl noch die Frage auf, wie es möglich sei, dass bei Exstirpation von A_1 einzelne Gesichtsvorstellungen erhalten bleiben, wie dies oben vom Hunde angeführt ist und wie es, indem ich der Besprechung von Munk's Experimenten am Affen vorgreife, in Betreff des Erinnerungsbildes der Mohrrübe beim Affen in allen drei Fällen, in denen Verlust von Gesichtsvorstellungen sich zeigte, erweislich war? Werden die Erinnerungsbilder in jenen Nervenzellen deponirt, in denen die Wahrnehmung stattfindet, dann müssen, da die deutliche Wahrnehmung der verschiedensten Objecte stets mit derselben Netzhautpartie und daher stets mit denselben Zellen des Gehirns erfolgt, in jeder der genannten Zellen die Erinnerungsbilder der verschiedenartigsten Objecte deponirt werden, und es kann nach Zerstörung dieser Zellen, wenn damit überhaupt die Gesichtsvorstellungen vernichtet werden, nicht das eine oder andere Erinnerungsbild erhalten bleiben. Und wenn andererseits die Erinnerungsbilder nicht in den „Wahrnehmungs"zellen, sondern in anderen Zellen stecken, wobei es möglich wäre, dass in jeder dieser „Erinnerungs"zellen ein anderes Erinnerungsbild aufbewahrt ist, ist es dann nicht, wenn auch vielleicht, wie Munk meint, beim Affen die Gesichtsvorstellungen keinen so engbegrenzten Sitz haben und wenngleich die Zahl der Experimente eine geringe war, auffallend, dass es beim Affen nicht gelingen wollte, jene Erinnerungszellen zu exstirpiren, welcher das Erinnerungsbild der Mohrrübe einschliessen? Munk gibt über diesen Punkt auch in seinen letzten Publikationen keine genügende Auskunft; aber auf seine Erfahrungen am Hunde stellt er es als zweifellos hin, „dass es für das einzelne Erinnerungsbild blos einer kleinen Gruppe von Vorstellungselementen bedarf und dass verschiedene Erinnerungsbilder an verschiedene solche Gruppen gebunden sind".

Ueber die Seelenblindheit beim Affen sagt Munk Folgendes: Die Sehsphäre des Affen ist, wie wir bereits wissen (pag. 468), die Rinde seines Hinterhauptlappens. Nach beiderseits gleicher kreisrunder Exstirpation von 10—15 Millimeter Durchmesser sah Munk in 3 der 5 gut gelungenen Versuche einzelne Gesichtsvorstellungen fehlen, während andere (darunter immer das Erinnerungsbild der Mohrrübe) noch vorhanden waren. Es besteht dabei auch eine Störung der Gesichtswahrnehmung, indem einzelne Objecte, deren Bild auf bestimmte Netzhautpartien fällt, nicht gesehen werden. Nach dem 2. oder 3. Tage ist keine Störung mehr nachzuweisen; das ausserordentlich kluge Thier kennt sofort alles, worüber es sich nur in irgend einer Weise einmal instruirt hat. Munk erwähnt nicht, was geschieht, wenn man dem Affen nur an einer Hemisphäre ein kreisrundes Stück exstirpirt. Beim Hunde ergab sich da contralaterale Seelenblindheit. Munk hat sicherlich auch beim Affen analoge Versuche angestellt, aber, da er nichts darüber berichtet, so ist zu schliessen, dass er bei einseitiger Exstirpation einer Rindenstelle beim Affen überhaupt keine Störng im Bereiche des Gesichtssinns, namentlich keine Erscheinung der Seelenblindheit finden konnte. Es zeugt dies für die scharfe Beobachtungsgabe Munk's. Denn in der That ist es bei dem Bau der Sehsphäre des Affen unmöglich, dass einseitige Exstirpation einer umschriebenen Rindenstelle zu jenen Erscheinungen führt, welche Munk als Ausdruck der Seelenblindheit ansieht.

Wir haben gesehen, dass Munk sowohl beim Hunde, wie beim Affen rechtsseitige Hemianopie dadurch erzeugt, dass er die linke Sehsphäre exstirpirt, jedoch mit dem grossen Unterschiede, dass beim Hunde die Stelle des deutlichsten Sehens am rechten Auge in toto ihre Function verliert, und so das centrale Sehen am rechten Auge gänzlich erlischt, während beim Affen durch die Erzeugung der Hemianopie weder das rechte noch das linke Auge eine wesentliche Einbusse an seiner centralen Sehschärfe erleidet.

Dadurch wird auch die Thatsache erklärt, dass beim Affen durch Exstirpation der Hirnrinde einer Hemisphäre niemals die Erscheinungen der Seelenblindheit hervorgerufen werden, während beim Hunde durch die Exstirpation der Stelle A_1 contralaterale Seelenblindheit entsteht.

Die Erscheinungen nämlich, welche Munk als Seelenblindheit deutet, sind einfach aus dem Verluste des centralen Sehens zu erklären, wie denn auch beim Affen Erscheinungen der Seelenblindheit nur dann hervortreten, wenn derselbe durch die beiderseitige Operation an beiden Augen das centrale Sehen verlor. Ein Mensch, welcher durch eine locale Erkrankung der Macula lutea oder der dieselben versorgenden Nervenfasern beiderseits das centrale Sehen eingebüsst hat, bewegt sich frei und ungenirt im Zimmer, wie auf der Strasse, ohne anzustossen, denn auch der normalsichtige Mensch bemerkt die Hindernisse zur Seite und auf dem Fussboden oder über seinem Kopfe mit Hilfe des indirecten Sehens, mit Hilfe der von den peripheren Objecten auf den peripheren Theilen seiner Netzhaut entworfenen Bilder und der dadurch gewonnenen, allerdings undeutlichen Gesichtswahrnehmungen. Aber kalt lässt ihn jetzt der Anblick seiner nächsten Verwandten; denn wenn er nicht andere Anhaltspunkte hat, ihre Gesichtszüge vermag er nicht zu erkennen, kalt die Gesellschaft seiner Freunde, wenn sie sich nicht durch Einwirkung auf den Gehörsinn des an Amaurosis centralis Leidenden zu erkennen geben. Der Mensch, der frei auf der Strasse geht und eine mit Wagen belebte Passage glücklich überschreitet, kann bei Tische sitzen, ohne zu wissen, dass die Speisen ihm vorgesetzt sind, falls er sie nicht riecht. Finger, direct gegen das Auge hin gestossen, Feuer dem Auge genähert, macht ihn nicht blinzeln, und ein Revolver, direct auf seinen Kopf gerichtet, flösst ihm nicht den mindesten Schrecken ein. Das sind die Erscheinungen, welche ein Mensch darbietet, der eine locale Erkrankung der Macula lutea hat, und das sind dieselben Erscheinungen, die Munk beim Hunde als Seelenblindheit angesehen.

Allerdings wird ein Mensch, der nur sein centrales Sehen verloren und keine psychische Störung erlitten hat, Gegenstände, von denen er weiss, wo sie liegen, mit Sicherheit aufsuchen, allein ich habe gezeigt, dass auch für den Hund, wenn er nichts als seine Gesichtsvorstellungen verloren hat, kein Grund vorliegt, wesshalb er nicht die gleiche Fähigkeit sich erhalten sollte.

Andererseits wird ein Mensch, der an beiden Augen plötzlich central erblindete, eine schwere psychische Depression zeigen und sich zunächst wenig um seine guten Freunde und um Essen und Trinken kümmern, und so muss ich auch, falls wirklich beim Hunde so kurze Zeit nach der Operation alle Gehirn-Thätigkeiten normal sind, derartige Erscheinungen, die sich nicht aus der centralen Amaurose (aber auch nicht aus Seelenblindheit erklären lassen), auf eine solche psychische Depression oder Alteration zurückführen. Dass die schweren Sehstörungen das Wesen der Thiere ganz verändern, das können wir aus Munk's Beobachtungen selbst entnehmen; das beobachtet man am Hunde, dem man ein ganzes Sehcentrum exstirpirt hat, falls man ihn auf sein contralaterales Auge allein beschränkt, wiewohl er noch auf diesem excentrisch sieht und sich sein Zustand vom seelenblinden Zustande eigentlich nur dadurch unterscheidet, dass bei letzterem ausser der lateralen excentrischen Netzhautpartie noch eine mediale excentrische Partie der Retina fungirt. „Von Natur ein so muntres und bewegliches Thier", sagt Munk über den der Sehsphären beraubten Affen, „sitzt fortan der

Affe ganz apathisch und wie träumend in seinem Käfige, stundenlang ohne sich zu bewegen, bis ihn ein Geräusch aufschreckt." Die Exstirpation der Sehsphären dürfe nicht daran Schuld sein. In denselben Zustand wird der Affe auch verfallen, wenn man ihm statt der Sehsphären beide Augen exstirpirt.

Der Mensch mit Amaurosis centralis retinae wird nun thatsächlich auch durch Uebung seine excentrischen Netzhautbilder besser zu verwerthen lernen. Er wendet, wenn er einen Gegenstand genau sehen will, die Augen oder den Kopf nach allen Richtungen, indem er unwillkürlich die beste fungirende Stelle der peripheren Netzhautpartien aufzusuchen bestrebt ist. Bekannte und grobe Objecte erkennt er leichter im indirecten Sehen, als feinere und seltener gesehene. Aber auch diese wird er bis zu einem gewissen Grade kennen lernen, wenn er erfährt, um was es sich handelt, denn er wird, eben weil seine Gesichtsvorstellungen intact erhalten sind, lernen, dass eine bestimmte undeutliche Gesichtswahrnehmung einem bestimmten Objecte in der Aussenwelt entspricht. Gegenstände, die er im excentrischen Sehen nicht wiederholt wahrgenommen hat, kennt er auch in späterer Zeit nicht, wenn er sie da zum ersten Male sieht. Die Amblyopia centralis kann sich bessern, dann wird der Mensch thatsächlich besser sehen, oder sie bessert sich nicht, dann wird der Kranke, je länger sein Zustand dauert, desto besser sich mit demselben abzufinden wissen.

Ganz dasselbe gilt für den Hund, dem man die Stelle A₁ exstirpirt hat. „Mit Glotzaugen in vorgestrecktem und in steter Hin- und Herbewegung begriffenem Kopfe", sagt Munk, „sieht man unseren Hund, sobald nur das Fieber vorüber, Alles um sich herum anstieren und prüfend von allen Seiten betrachten." So könnte der Hund, der keine Sehstörung hat, sich, wie ich glaube, nicht benehmen, um neue Gesichtsvorstellungen zu erwerben, es ist aber begreiflich, dass er mit seinen peripheren Netzhautpartien herumtastet, um die möglichst deutliche Wahrnehmung zu erlangen. Er sieht, indem er den Kopf hin- und herbewegt, die Peitsche im indirecten Sehen, aber welchem Objecte dieses undeutliche Netzhautbild entspricht, das weiss er nicht. Er erfährt es, wenn er die Peitsche auf dem Rücken gefühlt. Vermöge seiner Intelligenz und eben weil er die Gesichtsvorstellung der Peitsche nicht verloren hat, weiss er bald, dass eine bestimmte undeutliche

Gesichtswahrnehmung der Peitsche entspricht. Hat man ihm die
Peitsche durch Wochen nach der Operation nicht gezeigt, so wird
er sie auch nach Wochen nicht kennen, wenn er dieselbe zum ersten
Male sieht. Es ist auch erklärlich, dass es von der Intelligenz des
Thieres abhängt, ob die Gegenstände mehr oder weniger bald wieder
erkannt werden, nachdem die Kunde von ihnen noch in anderer
Weise als durch den Gesichtssinn vermittelt wurde. Es ist auch
begreiflich, dass bei einer bestimmten Intelligenz des Thieres gewisse
grobe Objecte, die das Thier am häufigsten, also auch im indirecten
Sehen gesehen, auch nach Verlust des centralen Sehens sofort erkannt werden. So erklärt es sich, dass ein Hund einmal die
„Gesichtsvorstellung" der Handbewegung, ein anderesmal jene des
Wassereimers nicht verlor und so klärt sich das Räthsel auf, warum
es beim Affen durchaus nicht gelingen wollte, das Erinnerungsbild
der Mohrrübe zu exstirpiren. Der Affe, der sein Lieblingsgericht,
die Mohrrüben, im Käfig herumliegen hat, hatte unzähligemale
Gelegenheit, das Bild der Rübe mit seinen peripheren Netzhautpartien wahrzunehmen. Er erkennt daher die Rübe auch im
peripheren Sehen, wenn man ihm das centrale geraubt, während er
andere Gegenstände, die er seltener, daher auch nur selten im
peripheren Sehen beobachtete, zunächst nicht erkennt.

Wenn die Erscheinungen der Seelenblindheit nach einigen
Wochen beim Hunde geschwunden sind, so kann dies daher rühren,
dass das Sehen mit der centralen Netzhautpartie sich zum Theile
restituirt hat (und zwar dadurch, dass in der Tiefe der Hirnrinde
Nervenzellen zurückblieben, die zwar durch eine gewisse Zeit in
Folge der die Exstirpationsstelle umgreifenden Entzündung ausser
Function gesetzt wurden, aber nicht gänzlich zu Grunde gingen) oder
falls dies nicht geschehen ist, dadurch, dass, „wenn Nichts, was der
Prüfung unterliegt, der Kenntnissnahme des Hundes vorenthalten
blieb", er diese Gegenstände mit Hilfe der excentrischen Netzhautbilder erkennen lernte. In allen seinen Publicationen mit Ausnahme
der letzten erklärt Munk, dass der an der Stelle A_1 operirte
Hund nach Ablauf mehrerer Wochen sich von unversehrten Hunden
durchaus nicht unterscheide. Wäre dies wirklich der Fall, dann
würde ich unbedingt erschliessen, dass mit Entfernung von A_1 nicht
alle Wahrnehmungszellen der Stelle des deutlichsten Sehens durch
die Operation zu Grunde gehen, dass vielmehr ein Theil derselben
noch existirt und nach Ablauf der Reaction wieder in Function tritt.

Aus dem längeren Vortrag jedoch, den Munk in der Berliner Akademie (3. Juni 1880) gehalten, geht hervor, dass der seelenblind gemachte Hund sich fortan sehr wesentlich von unversehrten Hunden unterscheidet und zwar „durch den stieren und blöden Blick, welchen der Hund zeitlebens nach der Operation behält". Es ist derselbe stiere und blöde Blick, den der Mensch zeigt, der sein centrales Sehen verloren, der daher vor ihm gelegene Gegenstände nicht sicht und nicht mehr fixirt. Dass bei den Experimenten Munk's nur Erscheinungen der „Rinden"blindheit hervortreten, möchte man übrigens auf Grund der von Munk selbst (1879) gemachten Angaben zu erschliessen berechtigt sich glauben. Wenn Munk die linke Sehsphäre des Hundes exstirpirt, so bleibt die rechte Sehsphäre dabei vollkommen intact erhalten. Von der rechten Sehsphäre wird die lateralste Partie der rechten Retina und ein grosser Theil der linken Retina versorgt. Auf dem ganzen Sehgebiete, dem die rechte Sehsphäre vorsteht, also auch auf der lateralen Partie der rechten Retina sind die Gesichtsvorstellungen unversehrt. Trotzdem nun der Hund mit der äussersten lateralen Partie der rechten Retina sieht und trotzdem die von der rechten Sehsphäre beherrschten Gesichtsvorstellungen die normalen sind, „erkennt der Hund", wie Munk ausführt, „das Gesehene nicht, denn nicht blos lassen das Streichholz und der Stock ihn im Uebrigen unbewegt, er greift auch nicht zu, so hungrig und durstig er ist, wenn man Fleisch oder ein Wassergefäss ebendort vorhält. Führt man dann ein Fleischstück und die Wasserschale an den Mund des Hundes und lässt ihn fressen und saufen, so schnappt der Hund fortan zu, wenn man wiederum die Hand, ob mit oder ohne Fleisch, dort vorhält, und dreht sich und schickt sich zum Saufen, wenn man wieder die Schale oder ein ähnliches Gefäss vor das linke Auge (damit das Bild auf die lateralste Netzhautpartie des rechten Auges falle) bringt. Das Streichholz und der Stock lassen den Hund auch ferner noch ganz kalt; aber brennt man ihn einmal mit dem ersteren an der Nase oder schlägt man ihn mit dem letzteren, so zuckt später der Kopf zurück, wenn wieder ein Streichholz, bezw. der Stock vor das linke Auge gebracht wird". Hierdurch schien es durch Munk selbst bewiesen, dass die Erscheinungen, welche auf Seelenblindheit, d. i. auf Verlust der Gesichtsvorstellungen beruhen sollen, dann hervortreten, wenn der Hund bei vollkommener Intactheit seiner Gesichtsvorstellungen genöthigt wird, mit den peripheren Theilen seiner Netzhaut zu sehen.

Munk hat sich, als er diese letzteren Erscheinungen beschrieb, nicht darüber ausgesprochen, wie sie zu denten seien. Allein wenn er von dem Auge des Hundes (dessen lateralste Netzhautpartie, von dem intacten Vorstellungscentrum beherrscht, noch erhalten ist) sagt, dass der Hund mit Hilfe dieses Auges allein immer freier sich bewegen und desto mehr Objecte kennen lernt, je öfter und je länger man dieses Auge für sich übt und sich mit dem Thiere beschäftigt, so hätte man mit Sicherheit erwarten sollen, dass Munk selbst die Frage Hirschberg's[1], „ob man dies als Uebung eines an sich mangelhaften excentrischen Sehvermögens bezeichnen könne", unbedingt bejahen müsse, da ja ein Defect an der Stelle A_1 des betreffenden Sehcentrums, ein Defect an dem Sitze der Gesichtsvorstellungen nicht vorhanden ist.

Allerdings wäre mit diesem Zugeständnisse die Beweisführung für die Möglichkeit des Nachweises von „Seelenblindheit" beim Thiere bis in das Fundament erschüttert. Und so erklärt Munk in der That späterhin die in Rede stehenden Erscheinungen als Seelenblindheit. Da zur Hervorrufung von Erinnerungsbildern die Aufmerksamkeit auf die Gesichtswahrnehmungen nothwendig ist (pag. 492), wir aber (denn in dieser Hinsicht gilt vollkommen dasselbe, ja vielleicht noch in höherem Grade für den Menschen, wie für den Hund) den Gesichtswahrnehmungen, die mit Hilfe unserer peripheren Netzhautstellen entstehen, so lange als die Macula fungirt, die Aufmerksamkeit nicht zuwenden, so entstehen auf Grund der letzteren Wahrnehmungen keine Erinnerungsbilder. Durch die Wahrnehmungselemente, welche den peripheren Netzhautpartien coordinirt sind, werden nach Munk keine Vorstellungselemente erregt. Erst in der Noth, wenn der Hund das, was er sicht, nicht erkennt, wendet sich die Aufmerksamkeit den Gesichtswahrnehmungen zu, welche mittelst anderer Stellen der Retina, als jener des directen Sehens zu Stande kommen und so werden dann Vorstellungselemente, welche ausserhalb der Stelle A_1 in der Sehsphäre liegen, erregt und treten

---

[1] Dessen Centralblatt, pag. 260, 1879.

bleibende Veränderungen an ihnen ein, so dass der Hund neue Erinnerungsbilder gewinnt.

Ist sich aber Munk der ganzen Tragweite dieser Argumentation bewusst geworden? Nach dieser Auffassung wird der Hund oder Mensch nicht blos seelenblind durch Zerstörung der Sehsphäre, sondern ebenso durch eine locale Erkrankung der Macula lutea (der Stelle des deutlichsten Sehens), wiewohl in letzterem Falle das Vorstellungscentrum nicht gelitten. Ein Mensch mit Amaurosis centralis erkennt die Objecte nach Munk nicht aus dem Grunde nicht, weil er sie nicht genau sicht, weil keine deutlichen Wahrnehmungsbilder entstehen, sondern er würde sie auch nicht erkennen, wenn er dieselben vollkommen deutlich sähe. Wenn ich heute eine Blutung an der Macula erfahre, so hindert das nicht, dass ich mir den Cajus nach wie vor vorstellen kann, aber wiewohl die Vorstellung des Cajus vollkommen intact ist, so würde ich ihn doch nicht erkennen, auch wenn ich ihn mit den peripheren Netzhauttheilen vollkommen deutlich sähe. Zu solcher Auffassung musste Munk gelangen, nachdem er die Erscheinungen nach Exstirpation von A₁ als Seelenblindheit angesehen. In der That ist es ganz gleichgiltig, ob man dem Hunde die Stelle A₁ oder die Stelle des deutlichsten Sehens der Retina exstirpirt, aber nur deshalb, weil man in beiden Fällen centrale Amaurose erzeugt und keine einzige Erscheinung auf einen Verlust von Gesichtsvorstellungen hindeutet.

Unter gar keiner Bedingung aber ist es denkbar, dass durch Exstirpation von A₁ Seelenblindheit erzeugt werde. Denn wenn auch die ganze linke Sehsphäre exstirpirt wird, so sieht der Hund mit der lateralsten Partie der Retina seines rechten Auges, wie unter normalen Verhältnissen. Es ist ganz dasselbe, ob ich die linke Sehsphäre exstirpire und dann dem rechten Auge des Hundes Objecte vorhalte, die sich auf der lateralsten Partie der Netzhaut abbilden, oder ob ich dies bei dem vollständig unversehrten Hunde thue. Ich kenne daher ein viel einfacheres Mittel, um Seelenblindheit zu „erzeugen", als es die so schwierige Exstirpation der Sehsphäre ist. Statt die linke Sehsphäre zu exstirpiren und nach dem Verbinden des linken Auges die Seelenblindheit des rechten zu erproben, durchschneide man, damit der Hund nicht nasenwärts blicken könne, die äusseren Augenmuskeln des rechten Auges und halte nach Verbinden· des linken Auges und

Fixation des Kopfes die Objecte, wie sonst, vor die Nase des Hundes. Die Erscheinungen der Seelenblindheit müssen jetzt genau dieselben sein, wie nach Exstirpation der linken Sehsphäre. Munk hätte also aus seinen Experimenten höchstens erschliessen dürfen, dass unter normalen Verhältnissen auf den peripheren Netzhauttheilen Seelenblindheit bestehe, niemals aber, dass durch Exstirpation einer Sehsphäre Seelenblindheit am contralateralen Auge entstehe.

Ein Irrthum müsste auch, sobald man die physiologische Seelenblindheit der peripheren Netzhautpartien nicht zugibt, die Angabe sein, dass Munk „häufig, wenn bei Partialexstirpationen der Sehsphäre ein Theil der Stelle A_1 entfernt war, einen Theil der Erinnerungsbilder erhalten, einen anderen Theil verloren gesehen habe". Ist also ein Theil von A_1 links exstirpirt, so fehlen dem Hunde, wenn er mit dem rechten Auge sieht, einzelne Erinnerungsbilder, andere nicht. Dies wäre nicht möglich. Denn dem Hunde steht es ja frei, mit seiner nach jeder Richtung unversehrten lateralen Netzhautpartie des rechten Auges zu sehen. Wenn nun diese unter normalen Verhältnissen nicht seelenblind ist, so ist es ganz und gar unmöglich, dass beim Sehen mit dieser Retinapartie, deren Sehsphäre vollständig intact geblieben, einzelne Erinnerungsbilder verloren gegangen sind, andere nicht.

Es mag sein, dass bei der Exstirpation von A_1 nebst den Wahrnehmungselementen auch Vorstellungselemente verloren gehen, sei es, dass beide identisch sind (Stricker), (was durch Munk's Experimente, der niemals Vorstellungselemente isolirt, ohne Wahrnehmungselemente entfernen konnte, keineswegs widerlegt ist), sei es, dass Wahrnehmungs- und Vorstellungselemente zwar different sind, aber beide für die Stelle des deutlichsten Sehens der Netzhaut in A_1 ihren Sitz haben (Munk) — aber an jede Wahrnehmung kann sich Erinnerung knüpfen, daher der Hund, so lange er mit dem stehengebliebenen Theile seiner Sehsphäre Wahrnehmungen hat, auch jene Erinnerungsbilder besitzt, die auf Grund dieser Wahrnehmungen zu Stande gekommen. In keinem Falle kann also von einem Verluste des Vorstellungsvermögens die Rede sein. Allerdings gehört zu jeder Wahrnehmung die Aufmerksamkeit; die Wahrnehmung muss uns zum Bewusstsein kommen; sonst ist sie keine; und keine Wahrnehmung kann nicht Vorstellung erzeugen. Ich kann dem Cajus auf der Strasse begegnen, ihm in's Gesicht starren, so dass ein vollkommen deutliches Bild des Cajus auf meiner Macula lutea entsteht und ihn doch nicht sehen, nicht wahrnehmen, ja ihn sogar über den Haufen rennen — falls meine Gedanken auf etwas Anderes gerichtet sind. Dass ich aber auf der Strasse gehe, ohne über die Hindernisse zu meinen Füssen zu stolpern, ohne rechts und links anzustossen, ohne von den Wagen, die von rechts und links kommen, überfahren zu werden und ohne mit meinem Kopfe an einen überhängenden Balken anzuschlagen, das rührt daher, weil ich auch den peripheren Wahrnehmungen, die beim Thiere in jedem Falle noch intensiver sind als beim Menschen, meine Aufmerksamkeit zuwende. Thue ich dies nicht, dann werde ich in der That auf der Strasse denselben Gefahren ausgesetzt sein, wie der Unglückliche, der sein peripheres Sehen eingebüsst hat, wenngleich sein centrales noch in vollkommener Weise erhalten ist.

Mit dem Vorstellungscentrum des Menschen (und nach Munk's Experimenten auch des Affen) hat es übrigens ein ganz anderes Bewandtniss, als mit jenem des Hundes. Das Wahrnehmungs- und daher auch das Vorstellungscentrum für alle Objecte, die der Hund mit seinem rechten Auge deutlich sieht, liegt nach Munk in des Thieres linker Hemisphäre. Das Wahrnehmungscentrum für alle Objecte, die der Mensch mit seinem rechten Auge sieht, liegt aber nur zur Hälfte in der linken, zur andern Hälfte dagegen in der rechten Hemisphäre. In jedem Sehcentrum des Menschen sitzt daher auch nur das Erinnerungsbild für die **eine Hälfte** aller Objecte, da es, wenn wir die Vorstellung an ein materielles Substrat binden, widersinnig wäre anzunehmen, dass die Erinnerungsbilder von gewissen Wahrnehmungen, die mit der linken (rechten) Hemisphäre gemacht werden, in dieser linken (rechten) Hemisphäre sitzen, während von andern Wahrnehmungsbildern eben dieser linken (rechten) Hemisphäre die Erinnerungsbilder in der rechten (linken) Hemisphäre abgelagert werden — eine Annahme, die gemacht werden müsste, falls eine Hemisphäre die Erinnerungsbilder beider Objecthälften tragen sollte. Wenn ich dem Cajus auf die Nase sehe, so sehe ich dessen linke Gesichtshälfte (die Gesichtshälfte zu meiner rechten Hand) mit meiner linken, und dessen rechte Gesichtshälfte mit meiner rechten Hemisphäre. Wenn meine linke Sehsphäre zu Grunde geht, so wird die Wahrnehmung und Erinnerung für des Cajus linke Gesichtshälfte vernichtet, aber so wie ich fortfahre, die rechte

Gesichtshälfte des Cajus deutlich zu sehen, so fahre ich auch fort, ihn an derselben zu erkennen.

Es ist damit endlich der Beweis erbracht, dass es unmöglich ist, aus dem klinischen Bilde zu entscheiden, ob einer homonymen Hemianopie Lähmung eines Tractus in seinem basalen oder centralen Verlaufe oder Lähmung des entsprechenden Sehcentrums zu Grunde liegt. Nur bei vollständiger beiderseitiger Erblindung muss ein wesentlicher Unterschied eintreten, je nachdem dieselbe in der Peripherie (Retina, Opticus, Chiasma, Tractus, Intercalarganglien haben in dieser Richtung alle die Bedeutung der Peripherie) oder im Centrum (der Rinde des Occipitallappens) ihren Grund hat. Im ersteren Falle ist nur die Gesichtswahrnehmung, in letzterem die Gesichtswahrnehmung und Gesichtsvorstellung aufgehoben. Namentlich bei plötzlichen Erblindungen wird man fortan darauf achten müssen, wie es sich mit den Gesichtsvorstellungen verhält. Ich glaube, auch der ungebildete Blinde wird anzugeben wissen, ob er sich noch das Bild eines Menschen, eines Hundes, eines Baumes vorzustellen vermag. So lange dies letztere der Fall ist, so lange sind wir nicht berechtigt anzunehmen, dass der Sitz der Sehstörung in den percipirenden Elementen der Hirnrinde sei. Wenn in einem, dem ausgezeichneten Falle Curschmann's (pag. 480) analogen sehr rasch nicht blos Erweichung der Rinde Eines Occipitallappens, sondern beider Occipitallappen eintreten würde, dann müsste neben Verlust der Gesichtswahrnehmung auch jener der Gesichtsvorstellung constatirt werden können. Bisher haben die Augenärzte diesem wichtigen Punkte ihre Aufmerksamkeit nicht zugewendet; das aber, was als Seelenblindheit beim Menschen bisher beschrieben wurde, kann es, wie wir hören werden, nicht sein.

Zum Schlusse will ich bemerken, dass bei totaler Erblindung aus peripherer Ursache der Verlust der Gesichtsvorstellungen erst zu jener Zeit eintreten dürfte, bis die centripetale Atrophie sich bis in die Sehcentren fortgepflanzt hat, bis also Veränderungen eingetreten sind, wie sie Huguenin in seinen beiden Fällen (pag. 465) fand.

35*

Passagere Hemianopie und (hemianopisches) Flimmerscotom.

Es gibt homonyme Hemianopien, welche rasch vorübergehen. Wir müssen sie in zwei Kategorien theilen. Das eine Mal liegt offenbar ein grobes Hirnleiden zu Grunde, durch welches ein Tractus vorübergehend comprimirt wird. So führt Gowers (1876) aus, dass sich unmittelbar nach einem apoplectischen Insult, der zu Hemiplegie geführt, regelmässig homonyme Hemianopie, die der gelähmten Seite entspricht, nachweisen lasse. Allerdings sind die Kranken in diesem Stadium ihres Leidens nicht in der Verfassung, um über ihr Sehvermögen Auskunft geben zu können, doch kann man sich von der bestehenden Hemianopie dadurch überzeugen, dass man bei Verschluss je eines Auges vor dem anderen einen Finger vorbeiführt. Man bemerkt dann, dass der Kranke mit dem Auge blinzelt, wenn das Bild des Fingers über die sehende Netzhautpartie hingleitet, dagegen nicht blinzelt, wenn dasselbe auf der gelähmten Retinahälfte entworfen wird. Da, sobald nach Apoplexie das Bewusstsein zurückgekehrt ist, in der Mehrzahl der Fälle Hemianopie fehlt, so handelt es sich, wenn Gowers' Angaben richtig sind, um eine verhältnissmässig rasch verschwindende Erscheinung. Auch bei Hirnleiden anderer Art kann vorübergehend Halbsehen auftreten; ich erinnere an den Fall Pooley's, in welchem der dauernden Hemianopie passagere voranging (pag. 475) und ich selbst muss einen Fall hierher rechnen, in welchem bei Hirnsymptomen, die auf Tumorenbildung deuteten, ein ganz kurzer, kaum 1 Stunde währender Anfall von rechtsseitiger Hemianopie mit Zeichen von Aphasie bei negativem Spiegelbefunde auftrat. In diesem Falle zeigte sich keine Wiederholung des Anfalls und es erfolgte unter antisyphilitischer Behandlung überhaupt vollständige Heilung.

Auch Bernhardt (1872) spricht von einem Falle, in welchem Anfälle von Hemianopie und Aphasie auftraten, die nur die Dauer einiger Stunden hatten. Bernhardt meint, dass dies bei Epileptikern, sowie bei Herzkranken vorkomme.

Es ist ferner möglich, dass auch Wallaston's ganz kurze zwei Anfälle von Hemianopie mit seinem Gehirn-Tumor im Zusammenhange standen (pag. 437).

Dieser Fall Wallaston's ist der Uebergang zu jenen Beobachtungen, wo homonyme Hemianopie zeitweilig und rasch vorübergehend zum Vorschein kommt, ohne dass Zeichen einer Hirnerkrankung da wären. Ich spreche von wahrer Hemianopie, bei welcher also die homonymen Hälften beider Gesichtsfelder vollständig ausfallen oder sich verdunkeln. Ich habe schon früher einmal[1]) darauf aufmerksam gemacht, dass zwischen dem dunkeln Gesichtsfelde bei Hemianopie und dem durch feurige Erscheinungen ausgezeichneten Flimmerscotom, von dem wir sofort sprechen werden, ein Unterschied bestehe. Förster hat diese Bemerkung auf sich bezogen, und mit Recht, indem er den Fall Wallaston's dem Flimmerscotom zurechnet. Eben auf diese Einreihung von Wallaston's Anfällen unter das Flimmerscotom bezieht sich wirklich meine Bemerkung. Wenn aber Förster dagegen anführt, dass der defecte Theil des Gesichtsfeldes bei Hemianopie nicht dunkel (= schwarz) gesehen wird, sondern dass er nur einfach fehlt, und dass ein Defect im Gesichtsfelde von Lichterscheinungen umgeben sein kann, so muss ich mir den Einwand vorzubringen erlauben, dass in Wallaston's Falle, um den es sich handelt, in der That nicht ein Fehlen des Gesichtsfeldes, sondern nur ein Dunkelwerden desselben eintrat. Die Blindheit in den homonymen Gesichtsfeldhälften war keine vollständige, „sondern nur eine schattenhafte Dunkelheit ohne bestimmte Aussengrenze" (but was a shaded darkness without definite outline)[2]).

Das zeitweilige Auftreten von homonymer Hemianopie bei sonst dem Anscheine nach gesunden Individuen muss ich nach eigener Erfahrung als eine grosse Seltenheit bezeichnen. Ich kenne nur zwei Fälle solcher Art. In dem einem handelt es sich um einen plötzlichen vollständigen Ausfall der homonymen Gesichtsfeldhälften, so dass von allen Objecten nur eine Hälfte gesehen wird und der Angabe nach eine ganz scharfe verticale Linie den Defect begrenzt. Der Anfall geht rasch vorüber; über vorangehende oder nachfolgende Beschwerden wird nicht geklagt. Die Anfälle haben sich bei dem 26 jährigen Manne in früherer Zeit häufiger eingestellt, in den letzten Jahren sind sie selten geworden. Der zweite Fall betrifft einen jungen Mann von 20 Jahren, der drei solcher Anfälle stets nach derselben Richtung, gefolgt von Kopfschmerz, gehabt hat. Der erste Anfall trat vor 2 Jahren auf und dauerte 20 Minuten, der zweite folgte 4 Monate später. Nach anstrengenderem Studium und bei

[1]) Oesterr. Zeitschr. für pract. Heilkunde, 1872, pag. 464.
[2]) Mackenzie, pag. 888.

mässigem Kopfschmerz wurde eines Morgens plötzlich das Halbsehen wieder bemerkt. Die zur Linken gelegene Hälfte des Gesichtes erschien dunkel, wie schraffirt. Die Trennungslinie war nicht scharf, sondern wie gefranst, auch ging sie nicht durch den Fixationspunkt, so dass vom fixirten Gesichte ein grösserer Theil hell, ein kleinerer dunkel war. Dieser Anfall dauerte ³/₄ Stunden, und nach Verschwinden der Hemianopie blieb noch durch einige Zeit Stirnkopfschmerz zurück. Die Erscheinung hat sich später noch einmal wiederholt.

Interessant ist, dass von den drei Fällen, welche in der allerersten Mittheilung über Hemianopie sich finden, zwei hierher gehören. Aus der Dissertation von Vater und Heinicke (1723) werden sie von Nagel angeführt [1]. 1) „Ein junger Mann erlitt während starker Anstrengung der Augen durch Miniatur-Malerei einen über eine Stunde dauernden Anfall von Sehstörung, in dem ihm bei Oeffnung des einen Auges, wie des anderen, oder beider alle Objecte wie in der Mitte durchschnitten und zur Hälfte verdunkelt erschienen. 2) Bei einer scorbutischen Frau bestand dieselbe Affection 6 Monate lang und liess dann allmälig nach. 3) Einer Dame endlich kamen öfter, besonders während der Schwangerschaft, kurz dauernde Anfälle der Art vor.“ Im zweiten Falle liegt offenbar ein intracranielles Blutextravasat vor, nach dessen Resorption ausnahmsweise Heilung einer so lange bestehenden Hemianopie erfolgte (s. pag. 457). Der erste und der dritte Fall sind hingegen hierher zu rechnen.

v. Graefe sagt (1865)[2], dass man wirkliche Hemianopie zuweilen die Anfälle von Migräne begleiten sieht; auch Leber[3] meint, dass in Familien mit neuropathischer Diposition das Flimmerscotom und die temporäre Hemianopie neben den verschiedensten anderen nervösen Störungen recht häufig auftreten; aber trotzdem ist die Casuistik dieser wahren vorübergehenden Hemianopie eine äusserst bescheidene. Vielleicht gehört ein Fall von Derby (1872) bei einem Epileptiker, sowie jene Störung hierher, an welcher Allbutt nach seiner Angabe (1874) leidet. v. Reuss (1876) sah temporäre Hemianopie bei einem Manne, dessen Schwester sowohl an vorübergehender Hemianopie, als auch am Flimmerscotom leidet.

---

[1] Zehender's klin. Monatsblätter, 1869. pag. 428.
[2] Zehender's klin. Monatsblätter, pag. 148.
[3] Graefe-Saemisch, Bd. V, pag. 918.

Wir sprechen zunächst vom hemianopischen Flimmerscotom (Scotoma scintillans hemianopicum). Dieses wird
von Förster nach Beobachtungen an sich selbst und an Anderen
in folgender Weise beschrieben. Zunächst stellt sich in beiden
Gesichtsfeldern ein vollkommen homonymer Defect ein, der aber
von den Meisten als solcher nicht erkannt wird, sondern nur eine
nicht genau zu definirende Beirrung (wie ich fand, eine „Blendung")
beim Sehact bedingt. Aber schon nach einigen Minuten ist der
Defect in beiden Gesichtsfeldern grösser geworden, ohne jedoch
den Fixationspunkt einzuschliessen und nun beginnt das Flimmern,
welches die Aufmerksamkeit zumeist in Anspruch nimmt. Die
flimmernde Zone kann anfänglich den Defect umschliessen, die
Flimmerzone kann sich aber nach Förster dann vom Defect entfernen, sie wird zum Bogen, der mit convexer Krümmung gegen die
Peripherie des Gesichtsfeldes fortschreitet, auf dem einen Auge
lateral-, auf dem anderen medialwärts, so dass zwischen dem mehr
central gelegenen Defecte und dem flimmernden Bogen eine Region
übrig bleiben kann, in welcher noch gesehen wird. Bisweilen kann
aber der Defect die homonymen Gesichtsfeldhälften vollständig ergreifen, so dass homonyme Hemianopie entsteht mit flimmernder
Grenze. Ist der flimmernde Bogen an der Gesichtsfeldgrenze angelangt, so erlischt er allmälig. Der beiderseitige Defect bleibt noch
einige Minuten, verkleinert sich und verschwindet endlich, so dass
nach 15 bis 25 Minuten das ganze Phänomen vorüber ist.

Das Flimmern kann sehr lebhaft, oder auch sehr schwach sein,
kann auf einem Auge zu einer Zeit fehlen, da es auf dem zweiten
schon entwickelt oder noch nicht verschwunden ist. Seine Wesenheit besteht in der zitternden oder flackernden, oder zickzackför-
migen Bewegung einer (verschieden farbigen) Lichterscheinung. Das
Flimmern sowie der Defect überschreitet meistens nicht die verticale Trennungslinie, doch kommt auch beides vor.

Die Erscheinungsart jenes Flimmerscotoms, dem ich den Bei-
namen des hemianopischen gebe, ist hiermit von Förster ganz zutreffend geschildert. Von Anderen und von mir selbst ist angegeben,
dass dieses hemianopische Flimmerscotom auch auf Ein Auge beschränkt vorkomme. Diese Angabe ist irrthümlich. Allerdings geben
die Betreffenden, so viele ich ihrer sah, immer an, dass die Erscheinung nur auf Einem Auge sei und stets temporalwärts auftrete, aber diese letztere Angabe spricht schon für deren Un-

wahrscheinlichkeit. Die Sache verhält sich ähnlich, wie bei der wahren Hemianopie (s. pag. 369), nur mit dem grossen Unterschiede, dass während in letzterem Falle durch Verschluss Eines Auges der hemianopische Defect des zweiten sehr leicht nachgewiesen werden kann, dies beim Flimmerscotom keineswegs der Fall ist. Wird z. B. das rechte Auge, in dem es lateralwärts flimmert, geschlossen, so kann, da das subjective Flimmern in gleicher (oder vermehrter) Stärke fortdauert, unmöglich angegeben werden, ob es nicht im linken Auge medialwärts flimmere, da es ja factisch vom Fixationspunkte nach rechts, also medialwärts für das linke Auge nach wie vor weiter flimmert. Es ist auch leicht begreiflich, dass sich Functionsprüfungen mit diesem zweiten Auge, selbst wenn es frei wäre, nicht leicht vornehmen lassen, so wie es denn doch sehr schwer werden dürfte, anzugeben, ob das Flimmern an einem Auge noch nicht begonnen, oder schon aufgehört hat. Sind diejenigen, die an dieser Form des Flimmerscotoms leiden, von der Sache in Kenntniss gesetzt, so geben sie auch zu, dass sie die Doppelseitigkeit der Erscheinung nicht zu leugnen vermögen. aber selbst hervorragende Männer der Naturwissenschaft, die an Flimmerscotom leiden, erklären, wie schwer es sei, sich für die Ein- oder Doppelseitigkeit der Erscheinung auszusprechen.

Das Flimmerscotom unterscheidet sich durch zwei Momente sehr wesentlich von der Hemianopie, erstens eben durch das Flimmern, welches man bei der wahren und dauernden Hemianopie nie beobachtet und zweitens dadurch, dass dasselbe nicht blos, wie Förster angibt, bisweilen, sondern sehr häufig die Mittellinie überschreitet. denn wollte man alle jene Fälle, in denen mehr als zwei homonyme Gesichtsfeldhälften ergriffen werden, von dem Flimmerscotom, wie es in Rede steht, ausschliessen, so würden die allerwenigsten der bisher beschriebenen Fälle hierher zu rechnen sein. Es lässt sich aber in der That nachweisen, dass das Scotom in manchen Fällen zunächst als hemianopisches beginnt, und dass nach einer bestimmten Dauer des Phänomens die Mittellinien überschritten werden und es schliesslich auf dem Höhepunkt der Erscheinung gleichsam zu doppelter Flimmer-Hemianopie, d. i. zu vollständiger Erblindung kommt — ein Uebergreifen, wie es bei der wahren Hemianopie nicht stattfindet.

Für das hemianopische Flimmerscotom zeigt das Epitheton „hemianopisch" den intracraniellen Ursprung an, denn sonst dürfte ja diese Bezeichnung nicht gebraucht werden. Es scheint mir aber, dass gerade die beiden Momente, welche es von der wahren Hemianopie scheiden, auch auf einen Unterschied im cerebralen Sitz der beiden Erscheinungen hindeuten. Wenn die Zellen eines Sehcentrums ausser Function gesetzt werden, so entsteht Hemianopie. Ich kann mir aber nicht gut vorstellen, dass diese Zellen einerseits vollständig ihre Function verlieren, und dass andererseits durch deren Reizung die subjectiven Lichterscheinungen hervorgerufen werden sollen. Ich möchte also denken, dass die Ursache der wahren homonymen Hemianopie entweder im Sehcentrum oder in den Bahnen eines Tractus, dass aber das hemianopische Flimmerscotom nur in den Bahnen eines Tractus seinen Sitz haben kann. Es ist sehr wohl begreiflich, dass die Leitung der Tractusfasern an einer Stelle unterbrochen und gleichzeitig an dieser Stelle das mit dem intacten Sehcentrum im Zusammenhang stehende Ende des Tractus gereizt und so neben dem Defecte die subjective Lichterscheinung, deren eigenthümliche Form zu erklären wir allerdings ausser Stande sind, hervorgerufen wird. Auch der Umstand, dass das Phänomen so leicht von einer Seite zur anderen übergreift, spricht gegen dessen Sitz in der Hirnrinde, da ja doch die beiden Sehcentren keinen Zusammenhang unter einander haben. Wenn Förster sagt, dass das Hinüberwandern des Scotoms in das Gebiet des anderen Tractus darauf hindeute, dass der Sitz der Erscheinung dort zu suchen sei, wo beide Tractus optici central sich verbinden, so ist dies nicht zu verstehen, da eine centrale Verbindung beider Tractus nicht existirt. Es könnte nur heissen: dort, wo die beiden Tractus peripher sich verbinden, also am Chiasma, sei der Sitz der Störung. Das mag in der That für die uncomplicirten Fälle seine Geltung haben. Andererseits deuten die Hirnerscheinungen, welche in manchen Fällen das Flimmerscotom begleiten, mehr auf die Region der grossen Intercalarganglien und zwar um so entschiedener, als gerade in diesen Fällen, wie mir scheint, das Flimmerscotom auf homonyme Gesichtsfeldhälften beschränkt bleibt. Wenn ich früher (1872), als ich der Ansicht war, dass das wahre Flimmerscotom blos auf Einem Auge (und dann lateralwärts) vorkommen könne, die Ansicht aufstellte, dass in jenem Theile des Gehirns, in welchem das gekreuzte Bündel des Sehnerven seinen Ursprung nimmt, die Störung sitze, so muss ich dies widerrufen, da trotz der Angaben Munk's über die Sehsphäre des Affen, nach welchem in der That die mediale Hälfte der Rinde des Hinterhauptlappens der Ort dieses Ursprungs wäre, alle klinischen Befunde beim Menschen die Unmöglichkeit einer isolirten centralen Functionsstörung des gekreuzten oder ungekreuzten Bündels anzeigen. Ich sage heute: beim cerebralen oder hemianopischen Flimmerscotom werden stets beide Bündel (gekreuztes und ungekreuztes) ergriffen und niemals ist der Sitz in den Ursprungszellen, sondern stets im Laufe der Fasern von ihrem Ursprung durch die Intercalarganglien bis zum Chiasma.

Ich füge bei: es scheint mir ganz unzweifelhaft, dass unter dem Titel des Flimmerscotoms ganz und gar unzusammengehörige Dinge beschrieben wurden, dass es nämlich subjective Lichterscheinungen gebe, deren Sitz nicht im Gehirn, sondern in der Netzhaut zu suchen ist. Ich glaube, dass ein ansehnlicher Theil der als Flimmerscotom beschriebenen Fälle in die letztere Kategorie gehört. Zum Wesen des cerebralen Flimmerscotoms gehört unbedingt — und damit stimme ich mit Förster vollständig überein — das Beginnen mit einem excentrischen Defect, der wie schon erwähnt, von den Leidenden freilich als solcher häufig nicht erkannt, aber als eine so characteristische Störung empfunden wird, dass sie ihrer Umgebung den Beginn des Anfalls anzeigen; dann das Flimmern, welches stets zunächst nur nach einer Seite bogenförmig fortschreitet und erst spät, nachdem es nahezu die Peripherie erreicht, über die Mittellinie auf die andere Seite greift. Wenn aber die Anfälle darin bestehen, dass vor einem Auge ein durchscheinender dichter Nebel auftritt; dass excentrisch einzelne feurige Räder und Sterne sich zeigen; dass, wie ich solche Fälle sah, ungemein rasch wechselnde Defecte im Gesichtsfeld auftreten, so dass an der Figur eines Menschen rasch nach einander die verschiedensten Körperstellen verschwinden; dass endlich hemianopische Defecte nach oben oder nach unten (s. pag. 410) hervortreten, so beweisen solche Phänomen durchaus nicht den cerebralen Ursprung. Es beweist auch gar nichts für die Identität der Erscheinungen, wenn ein Individuum etwa an einem der letztgenannten Phänomene und gleichzeitig an vereinzelten Anfällen wahrer homonymer Hemianopie leidet. Weil die letztere cerebralen Ursprungs ist, desshalb muss es nicht auch jede subjective Lichterscheinung sein; eher kann man sagen, dass bei dem betreffenden Individuum eine analoge Ernährungsstörung das eine Mal im Gehirn, das andere Mal in der Netzhaut auftrete.

Es ist ungewiss, ob der Augenspiegel Anhaltspunkte liefern wird für die Differentialdiagnose des cerebralen und des retinalen Flimmerscotoms. Freilich wurden bisher erst sehr wenige Untersuchungen während des Anfalls vorgenommen. Beim typischen hemianopischen Flimmerscotom war der Befund negativ (Förster, Mauthner); ob er es aber in allen den Fällen ist, die als Flimmerscotom beschrieben werden, ist eine andere Frage. Vielleicht wird durch die Druckphosphene der Netzhaut ein Anhaltspunkt gewonnen. Kums (1872) fand beim cerebralen Flimmerscotom, dass wenn man den Bulbus an verschiedenen Stellen drückte, dadurch wie unter normalen Verhältnissen eine Lichterscheinung (Druckphosphen) hervorgerufen wurde, und zwar auch an der flimmernden Stelle; das Phosphen und der flimmernde Bogen waren sicher zu unterscheiden. Es ist möglich, dass man das retinale vom cerebralen Flimmerscotom dadurch unterscheiden lernen wird, dass bei ersterem die Druckphosphene fehlen.

Die Gehirnerscheinungen, die im Gefolge des Flimmerscotoms mitunter sich zeigen, können scheinbar schwerster Art sein. Aber die Coincidenz mit dem Flimmerscotom leistet, wie mir scheint, eine Garantie dafür, dass es sich nur um vorübergehende Störungen und nicht um ein substantielles Hirnleiden handelt. Ich habe einen Fall beschrieben, in welchem bei einer nervösen Frau das Flimmerscotom in einer Zahl der Anfälle ganz allein für sich auftritt, nur eingeleitet oder gefolgt von Kopfschmerz derjenigen Seite, nach welcher es flimmert, in dem aber andere Male zum Flimmerscotom hemiplegische und hemianästhetische Erscheinungen hinzutreten, in ihrer schwächsten Form als Eingeschlafensein (Pelzigsein) einzelner Finger der flimmernden Seite, leichte Schwäche im Arme, in ihrer höchsten Entwickelung als hochgradige Hemiplegie und Hemianästhesie der betreffenden Körperhälfte, so zwar dass das Gefühl des Ameisenlaufens sich auf die Haut und Schleimhaut der ganzen Körperhälfte mit Einschluss des Kopfes erstreckt, während die hochgradige Parese nur die Extremitäten trifft. Zur Bewusstlosigkeit kommt es nie, wohl aber mitunter zu höchst peinlichen Empfindungen im Kopfe, als „müsste Patientin verrückt werden". Der ganze Anfall dauert nie länger als 1 Stunde; das Flimmerscotom höchstens ½ Stunde. Ich habe in diesem Falle, in welchem die Erscheinungen häufiger auf der rechten als auf der linken Seite auftreten, seitdem einen Anfall beobachtet, der alle früheren an Heftigkeit weit übertraf,

Nachdem das Flimmerscotoms sich durch Jahre nur noch höchst selten gezeigt hatte, traf vor einem Jahre nach einer beschwerlichen Reise und heftigen Erkältung plötzlich der schlimmste Anfall hervor. Er wurde, wie gewöhnlich, durch das hemianopische Flimmerscotom eingeleitet, und zwar durch ein rechtsseitiges, dann aber folgte rechtsseitige Hemiplegie und nach einigen Stunden Aphasie, und wenn auch keine Bewusstlosigkeit, so doch starke Benommenheit des Kopfes. Erst nach 15 Stunden war wieder volles Wohlbefinden hergestellt. Seitdem ist nicht das geringste Zeichen einer cerebralen Störung hervorgetreten, ja es ist sogar der habituelle Kopfschmerz vollständig verschwunden.

Aehnliche Begleiterscheinungen des Flimmerscotoms, nur in viel geringerem Grade ausgesprochen, sind auch von anderen Beobachtern (Airy, Szokalski, v. Reuss) gesehen oder selbst empfunden worden, sowie Störungen des Gehörs (Airy), Augenmuskelspasmus mit Doppelsehen (Leber), epileptische Anfälle (Leber). Doch darf man nicht alles Mögliche dem Flimmerscotom zurechnen, oder in ursächlichen Zusammenhang damit bringen, sobald einerseits vorübergehende Sehstörungen, andererseits vorübergehende Cerebralerscheinungen da sind. Wenn ein Anfall mit Flimmerscotom beginnt und mit Hemiplegie oder Aphasie endigt, so steht das begreiflich in innigem Zusammenhange. Wenn aber z. B. ein Epileptiker an Flimmerscotom leidet, liegt die Sache anders. Ich weiss auch nicht, ob es berechtigt ist, wenn man einen Fall wie jenen Allbutt's (1874), in welchem im Laufe von 5 Jahren ziemlich häufig plötzliche Erblindung, gefolgt von Aphasie, rechtsseitiger Hemiplegie und Verlust des Bewusstseins ohne Kopfschmerz eintrat, ohne weiteres in das Capitel des Flimmerscotoms einreiht. Ebenso ist die Angabe Hutchinson's mit Vorsicht aufzunehmen, dass vorübergehende und bleibende Erblindung mit einem Xanthelasma palpebrarum, das die betreffenden Individuen darboten, in irgend einem Zusammenhange stehe.

Das uncomplicirte Flimmerscotom ist eine sehr häufige und gewöhnliche, die temporäre wahre Hemianopie eine höchst seltene Erscheinung. Es braucht dem Anfall des Flimmerscotoms weder Kopfschmerz voranzugehen, noch ihm nachzufolgen, gewöhnlich aber folgt halbseitiger Kopfschmerz und zwar in der Regel auf der Seite des Flimmerns nach. Die Anfälle wiederholen sich entweder in sehr grossen oder in kürzeren Intervallen, können auch täglich und

sogar an einem Tage wiederholt auftreten. Bei einem und demselben Individuum variirt häufig das Intervall, wie die Intensität
der Anfälle. Migräneleidende sind dem Flimmerscotom besonders
unterworfen, doch kommt es auch sonst vor. Der nächste Anlass
zum Ausbruch des Anfalles gibt häufig ein Zustand der Inanition,
besonders wenn man bei geistiger Anstrengung die Stärkung des
Körpers vernachlässigt, oder durch Excesse aller Art einen Schwäche-
zustand herbeigeführt hat. Bei Frauen ist es die Zeit der Menstruation, bei welcher leicht, besonders vor den Mahlzeiten die Anfälle hervorgerufen werden. Dass es sich um Anämie (Förster)
und nicht um Hyperämie des Gehirns handelt, dürfte namentlich die
Beobachtung von Dianoux beweisen, welcher fand, dass wenn er
den Kopf in eine abhängige Lage brachte, das Phänomen verschwand.
Wir können also annehmen, dass dem cerebralen Flimmerscotom
eine umschriebene Contraction der die Tractus oder die Intercalarganglien versorgenden Gefässe zu Grunde liegt. Wenn wir uns
erinnern, dass in einem Falle von Gowers (pag. 478) bei Erweichung des Pulvinar neben Hemianopie auch Hemiplegie und
Hemianäthesie da war, so werden wir begreifen, wie durch eine
durch Anämie bedingte vorübergehende Functionsstörung ähnliche
Erscheinungen hervorgerufen werden und dass durch Fortpflanzung
des Gefässkrampfes auf andere Gehirntheile noch andere Symptome
wie Aphasie u. s. w. hervortreten können. Das Besondere der
Störung, die sich durch das Flimmern kundgibt, ist uns aber vorläufig unverständlich. Wie das Flimmerscotom und seine Folge-
erscheinungen, dürfte auch die Migräne, wie dies ja von Manchen
angenommen wird, durch Krampf gewisser Gefässregionen des Gehirns
bedingt sein.

Das retinale Flimmerscotom, das ausser dem cerebralen
angenommen werden muss, hat aller Wahrscheinlichkeit nach seinen
Grund in ähnlichen Circulationsstörungen der Netzhaut selbst, zu
denen nach Michel ein besonderer Verlauf der Sehnervenfasern
über die Arteria centralis hinweg Anlass geben soll.

Den einzelnen Anfall selbst zu coupiren, hat wohl keinen besonderen Nutzen. Am meisten wäre da die eben erwähnte Procedur
Dianoux' zu empfehlen. Kums meint, dass in seinem Falle kleine,
rasch wiederholte Erschütterungen des Kopfes durch Aufschlagen mit
der flachen Hand von Nutzen schienen. Von der Ansicht eines anä-
mischen Zustandes ausgehend, kann man während des Anfalles ein

Glas Malagawein verabreichen. Um die Wiederkehr der Anfälle zu
verhüten, ist Chinin und Bromkalium empfohlen worden. Sicher ist,
dass Anordnung zweckmässiger Lebensweise, gute Luft und gute
Nahrung von sehr deutlicher Heilsamkeit sind.

Der Name Flimmerscotom (Scotoma scintillans) rührt von
Listing her. Er ist der passendste. Förster wollte die Bezeich-
nung Amaurosis partialis fugax einführen, Hubert Airy den der
Teichopsie, letzteren desshalb, weil die leuchtenden Begrenzungslinien
des Scotoms bei Airy die Linien von Bastionen nachahmen (τεῖχος,
Mauer). Die älteste, ausführliche, dabei geradezu classische Beschreibung des Flimmerscotoms rührt von einem Arzte her, dessen
Angaben Ware 1814 publicirte. Airy gibt übrigens, wie ich von
Reuss entnehme, an, dass sich schon bei Fothergill (1778) eine
bezügliche Notiz findet und dass Parry (1808) die Affection recht
genau beschreibt. Bekannter wurde das Phänomen durch Ruete
(1845). Seitdem haben Brewster, Testelin, Listing, Förster,
H. Airy, Szokalski, Knms, Latham, Dianoux, v. Reuss
darüber geschrieben und viele Andere Beobachtungen an sich selbst
mitgetheilt.

Die temporäre homonyme Hemianopie und das hemianopische
Flimmerscotom haben eine intracranielle Ursache. Der Sitz der
beiden Störungen ist wahrscheinlich, das Wesen derselben sicher
verschieden. Ueber das „Ende" wissen wir noch viel zu wenig.
Nach den heutigen Erfahrungen kann man sagen: Es ist sehr wahrscheinlich, dass es eine Art temporärer homonymer Hemianopie
gibt, welche eine rein „nervöse" Erscheinung ist, und von dem
hemianopischen Flimmerscotom ist dies fast gewiss.

Das hemianopische Flimmerscotom legt begreiflicher Weise ein
neues Gewicht in die Waagschale der Anschauung, dass von Einer
Hirnhemisphäre zwei homonyme Netzhauthälften versorgt werden,
allein da ich selbst der Ansicht bin, dass der Sitz des Scotoms im
Tractus oder in den Intercalarganglien zu suchen sei, so könnten
Jene, welche die Partialdecussation im Chiasma zugeben, aber das
Sehcentrum der Hirnrinde nach dem gegenseitigen Auge wirken
lassen, darin keinen Widerspruch erkennen.

Den positiven Thatsachen, die bisher vorgebracht wurden,

gegenüber müssen wir nunmehr die Angaben der Vertreter gegnerischer Anschauungen entgegenhalten. Wir beginnen mit Charcot[1]).

Zunächst ein Wort aus der Gehirnanatomie. Von der Lage der Pedunculi cerebri an der Gehirnbasis haben wir schon früher gesprochen. Von der Gehirnbasis steigen die Fasern der Pedunculi nach aufwärts. Namentlich jene Fasern, welche den Pes oder die Basis pedunculi zusammensetzen, gehen als innere Kapsel, Capsula interna, in die Höhe, um, nachdem sie die grossen Ganglien des Gehirns passirt, in der Corona radiata „blumenstraussförmig" auseinander zu fallen. Nach einwärts (medialwärts) von der Capsula interna liegt der Thalamus opticus und vor diesem das Corpus striatum, nach auswärts (lateralwärts) und tiefer als Seh- und Streifenhügel der Linsenkern. Vom Linsenkern nach aussen folgt ein Streifen weisser Substanz, die äussere Kapsel, Capsula externa, dann die graue Vormauer, hierauf wieder weisse Substanz, die von der grauen Rinde der Insel (Insula Reilii) bedeckt ist. Die Inselwindungen selbst liegen bekanntlich nicht frei zu Tage, sie sind von jenen Windungen des kreisförmigen Lappens, welche den Namen des Klappdeckels, Operculum, führen, gedeckt[2]).

Die innere Kapsel ist es, die uns hier zumeist interessiren muss. Sie hat eine vordere und hintere Partie. Als Duret und Veyssière bei Thieren die hintere Partie der inneren Kapsel zerstörten, erzeugten sie mit absoluter Sicherheit Hemianästhesie der contralateralen Körperhälfte, dabei meistens auch Zeichen von motorischer Paralyse. Wenn dagegen bei dem operativen Eingriffe das hintere Dritttheil der Kapsel ganz ausser Spiel gelassen, also nur das mittlere oder vordere Dritttheil getroffen ward, dann blieben alle Zeichen contralateraler Hemianästhesie aus und ausschliesslich halbseitige motorische Lähmung war die Folge. In diesen Experimenten fand Charcot eine Bestätigung der klinischen und pathologischen Befunde beim Menschen, wie sie durch Türck, Rosenthal und Charcot selbst gemacht wurden.

Als cerebrale Hemianästhesie bezeichnet Charcot den Complex jener Symptome, welche durch die Unterbrechung der Leitung in den Fasern der hinteren Partie der inneren Kapsel

---

[1]) Localisation der Gehirnkrankheiten, übersetzt von Fetzer, 1878, pag. 120 u. ff.

[2]) Diese Angaben werden auch die Sectionsbefunde pag. 474 u. ff. erläutern.

entstehen. Diese Unterbrechung der Leitung kann durch substantielle Gehirnprocesse, welche zur Compression oder Destruction der Fasern führen, bedingt sein oder sie tritt ohne solche auf. Es handelt sich um eine Ursache blos „suspensiver“ Art und dies findet bei der hysterischen Hemianästhesie statt. Die Symptome dieser letzeren sind ganz dieselben, wie jener Hemianästhesie, die etwa durch eine Blutung in die hintere Region der inneren Kapsel und dadurch erzeugte Zertrümmerung ihrer Fasern herbeigeführt ward. Da aber die hysterische Hemianästhesie bisher besser gekannt ist, so kann diese nach Charcot als Paradigma dienen.

Es handelt sich bei ihr um eine halbseitige, zu verschiedener Höhe sich entwickelnde, selten vollständige Gefühlslähmung am Kopf, Rumpf und Extremitäten. Gleichzeitig aber erstreckt sich die Lähmung auf sämmtliche Sinne der anästhetischen Seite. Geschmack, Gehör, Geruch und Gesicht der anästhetischen Seite ist gelähmt. Es kommt demnach bei der cerebralen Hemianästhesie trotz des Leidens Einer Grosshirnhemisphäre nicht zu homonymer Hemianopie, sondern zu gekreuzter Amblyopie und Amaurose, wie dies aus Charcot's Schema (Fig. 26) erklärlich wird, falls die Fasern beider Bündel durch die innere Kapsel gehen. Charcot selbst beschreibt die Sehstörung in folgender Weise: Das centrale Sehvermögen des betreffenden Auges ist bis auf die Hälfte oder mehr herabgesetzt, weitaus seltener vollständig aufgehoben. Der Spiegel zeigt dabei keine Veränderungen. Das periphere Sehfeld zeigt eine concentrische Einengung für die Farbenempfindung. Wir haben in der „Farbenlehre“ [1]) gesehen, dass unter normalen Verhältnissen nicht alle Farben auf die gleiche Entfernung vom Netzhautcentrum aus als solche percipirt werden. Für mich selbst habe ich die Reihenfolge aufgestellt, dass Blau und Gelb bei der grössten Excentrität als solche erkannt werden, dass dann der Reihe nach Grün, Roth und Violett sich anschliesst. Landolt, welcher die Augenuntersuchung der Hysterischen auf Charcot's Krankenabtheilung vornahm, stellt die Reihe: Blau, Gelb, Roth, Grün, Violett auf. Bei der hysterischen Hemianästhesie nun, sowie bei der durch eine Herderkrankung bedingten tritt ausser der Herabsetzung der centralen Sehschärfe eine Einengung der Farbenkreise ein. Unter normalen Verhältnissen er-

[1]) Mauthner, Vorträge, 4. Heft, pag. 245 und 246.

kenne ich z. B. Violett bis zu 45° nach aussen vom Fixirpunkt. Nehme ich an, es würde Violett auf allen Meridianen der Netzhaut gleich weit empfunden, so hätte der Violettkreis einen Halbmesser von 45° der Netzhautsphäre, während dem Blau ein solcher von 90° zukäme. Bei der hysterischen Hemianästhesie sollen sich diese Radien proportional ihrer normalen Grösse verringern, so dass bei Fortschreiten der peripheren Einengung der Farbenfelder der Radius des Violett zuerst Null wird und damit auch die centrale Farbenempfindung für Violett erlischt, während sie für die übrigen Farben central und bis zu einem bestimmten Umkreise noch erhalten ist. Dann erlischt die Empfindung für Grün, später für Roth. Gelb und Blau bleibt in der Regel erhalten, doch „bei den höchsten Graden der Affection mag es endlich soweit kommen, dass alles Farbenwahrnehmungsvermögen verschwindet und jetzt werden sich farbige Gegenstände in dem Auge des Patienten gewissermassen nur noch wie eine Sepiazeichnung ausnehmen."

Auf Grund dieser Beobachtungen hat Charcot Protest erhoben gegen die Allgemeinheit der Lehre, dass Läsionen Einer Grosshirnhemisphäre zu homonymer Hemianopic führen, und sah sich veranlasst, dieser Lehre die Thesis entgegenzustellen, dass jene Läsionen der Grosshirnhemisphäre, welche zu Hemianästhesie führen, gleichzeitig gekreuzte Amblyopie und nicht homonyme Hemianopie bedingen. Die Annahme Charcot's, dass in jeder Grosshirnhemisphäre ein Sehcentrum sitzt, welches dem contralateralen Auge vorsteht, wurde durch die Experimente Ferrier's am Affen gestützt. Ferrier[1]) fand nämlich, dass Zerstörung des (vor dem Hinterhauptlappen gelegenen) Gyrus angularis Blindheit des entgegengesetzten Auges herbeiführe. Den Werth dieser Angabe schwächte Ferrier allerdings sofort durch die weitere ab, dass diese Erblindung zwar vollständig, aber nicht andauernd sei (ein Affe sah schon am Tage nach der Zerstörung des Gyrus angularis wieder), so lange der Gyrus angularis der anderen Hemisphäre intact bleibt. Es kommt, heisst es, rasch zu einer Compensation, so dass das Sehen mit beiden Augen wie früher möglich ist. Durch diese Annahme, dass Ein Sehcentrum vollständig für das zweite vicariirt und wir daher nur Eines brauchen, kann freilich Charcot's Anschauung nicht gestützt werden, denn dann könnte die einseitige cerebrale

---

[1]) Functionen des Gehirns, deutsch von Obersteiner, pag. 186.

Mauthner, Vorträge a. d. Augenheilkunde.　　　36

Störung im Bereiche der Sehnervenelemente höchstens eine ganz
vorübergehende contralaterale Sehstörung erzeugen; und daher ist
Charcot auch nicht mit dem Funde Ferrier's gedient, dass
Zerstörung beider Gyri angulares den vollständigen Verlust des Seh-
vermögens permanent machte, „wenigstens für so lange, als die
Thiere unter Beobachtung gehalten werden konnten".

Ferrier's Angaben wurden von den anderen Experimentatoren
nicht bestätigt. Munk, wie wir wissen, verlegt das Sehcentrum in
die Rinde des Hinterhauptlappens und sah nach dessen Zerstörung
Hemianopie entstehen, aber selbst Luciani und Tamburini,
welche nach Zerstörung des Gyrus angularis eine Sehstörung auftreten sahen, fanden dieselbe nicht als contralaterale Amaurose,
sondern als vorübergehende Hemianopie — (eine Thatsache,
die Munk, welcher den Gyrus angularis von jedem Zusammenhange
mit der Retina ausschliesst, von der Quetschung bei der Operation
und von der reactiven Entzündung benachbarter Theile ableitet).
Um Charcot's und Landolt's Angaben zu entkräften, bedarf
es jedoch nicht der Unterstützung des Experimentes, es ist dies vielmehr auf Grund jener Beobachtungen möglich, mittelst deren die
genannten Forscher ihre Anschauungen über contralaterale Amaurose bei Erkrankungen einer Grosshirnhemisphäre selbst corrigirten.
„Neuere Untersuchungen", sagt Charcot, „welche Landolt auf
meiner Abtheilung angestellt hat, haben nachgewiesen, dass die Einengung des Gesichtsfeldes für die Farbenempfindung bei Ovarialhysterie mit Hemianästhesie constant in beiden Augen zugleich wahrnehmbar ist; blos ist sie auf dem der anästhetischen Seite entsprechenden Auge ungleich stärker entwickelt.
Dieselbe Eigenthümlichkeit fand sich in allen hierauf untersuchten Fällen von cerebraler Hemianästhesie in
Folge von organischer Gehirnerkrankung. Demnach
wäre die Bezeichnung: gekreuzte Amblyopie nicht buchstäblich
zu nehmen."

Landolt selbst beschreibt die Gesichtssymptome bei der
hysterischen Hemianästhesie folgendermaassen[1]: Zunächst ist keine
objective Veränderung der Augen nachzuweisen. Während die centrale Sehschärfe des Auges der gesunden Seite noch normal ist,
zeigt das Sehfeld bereits eine concentrische Einengung,

---

[1] Archives de physiologie norm. et pathol., 1875, pag. 624—652.

wenigstens für Farben. Das Auge der kranken Seite hat eine herabgesetzte Sehschärfe und proportional hat auch die Aussengrenze und haben die Farbengrenzen des Gesichtsfeldes eine Einengung erfahren. In einer anderen Periode der Krankheit sind die Symptome der kranken Seite noch mehr entwickelt und beginnen, wenn gleich weniger intensiv sich auch auf der gesunden Seite zu manifestiren. Bei einem bestimmten Höhegrade der Erkrankung ist bisweilen Erweiterung der Gefässe und seröse Exsudation in der Netzhaut nachzuweisen. In einem Falle von Cerebralapoplexie boten die allgemeinen, sowie die Erscheinungen von Seite der Augen eine frappante Aehnlichkeit mit dem Bilde der Hysteroepilepsie.

Später (1876) wird von Landolt, wiewohl er sich doch davon überzeugt hatte, dass weder bei Hysterie noch bei Cerebralapoplexie von einer gekreuzten Amblyopie die Rede ist, „auf Grund mehrerer Beobachtungen rein einseitiger (gekreuzter) Amblyopie und Amaurose in Folge centraler Affectionen (in den hinteren Theilen des Corpus striatum und Thalamus opticus gelegen)" das Charcot'sche Schema mit der früher (pag. 429) erwähnten, (aber nicht von Landolt herrührenden) Modification festgehalten.

Ein Blick auf das Schema von Charcot (Fig. 26, pag. 451) genügt, um die Ueberzeugung zu gewinnen, dass die beide Augen betreffenden Erscheinungen bei cerebraler Hemianästhesie unmöglich aus demselben erklärt werden können, und dass dieses Schema eben nur insolange festgehalten werden konnte, als man es mit reiner gekreuzter Amblyopie zu thun zu haben glaubte. Aufhebung der Function der in der linken Hemisphäre (wo das Centrum des rechten Auges, C. o. d. gelegen ist) laufenden Sehnervenfasern kann ausser Amblyopie und Amaurose des rechten Auges höchstens nasale (mediale) Hemianopie des linken Auges, niemals aber eine bedeutende Herabsetzung der centralen Sehschärfe und concentrische Einengung des Gesichtsfeldes an demselben Auge bedingen. Dazu wäre unter allen Umständen noch eine Läsion der rechten Hemisphäre nothwendig. Auf der anderen Seite widerspricht auch die Angabe Landolt's, dass reingekreuzte Amblyopie bei Störungen des Thalamus opticus vorkomme, dem Schema von Charcot, denn es ist wiederum, und zwar anatomisch kaum möglich (s. Fig. 26), dass bereits im Thalamus

36*

eine Ueberkreuzung des von der lateralen Netzhauthälfte herkommenden Bündels stattgefunden habe, daher Läsion des Thalamus, wie jene des Tractus nach Charcot's Schema stets Hemianopie erzeugen muss. Das ist nicht blos unsere Ansicht, welcher wir ja schon an so vielen Stellen Ausdruck gegeben haben, sondern auch jene Ferrier's, der das Charcot'sche Schema acceptirt und Charcot's selbst. „Man sieht leicht ein", sagt Ferrier[1], „dass (sowie die Läsion eines Sehstreifens, auch) eine Läsion in der Gegend der Corpora geniculata oder des hinteren Theils des Schhügels" zu homonymer Hemianopie führen muss. Ferrier beruft sich hierbei auf den uns wohlbekannten Fall von Hughlings Jackson (pag. 478). Dass ein plötzlich entstandener hämorrhagischer Herd in der Substanz der hinteren Partie des Sehhügels homonyme Hemianopie bedingen kann, steht auch bei Charcot[2].

Es kann sich also weder die bilaterale Sehstörung bei hysterischer Hemianästhesie, noch auch die gekreuzte unilaterale bei Erkrankung eines Sehhügels auf das Charcot'sche Schema stützen.

Was die Sehstörung bei hysterischer Hemianästhesie anlangt, so zeigt sie keineswegs in den verschiedenen Fällen eine Uebereinstimmung. Ich glaube allerdings, dass je mehr über diese hysterischen Sehstörungen geschrieben und je mehr das dabei vorkommende Verhalten auch auf dem Wege der Belletristik bekannt gegeben werden wird, eine desto grössere Uebereinstimmung in den Angaben der Hysterischen sich wird erzielen lassen. Ein recht eclatanter Fall, den zu publiciren, wie ich glaube, kein Specialist der verschiedenen Gebiete sich hat entgehen lassen und der mir durch die Güte des Herrn Prof. Rosenthal zur Ansicht kam, ist folgender. Eine verhältnissmässig junge Person leidet an linksseitiger Hemiparese und Hemianästhesie nach hysterischen Anfällen (Rosenthal). Ich berichte nur über den Gesichtssinn. Das linke Auge ist vollständig erblindet. Verdeckt man dasselbe, so sinkt die auf einem Stuhle sitzende Patientin constant und in ganz übereinstimmender Weise nach rechts und rückwärts um. Am rechten Auge ist die centrale Sehschärfe $^3/_{36}$, eine Schrift, die auf 175 Centimeter gelesen werden

---

[1] Die Localisation der Hirnerkrankungen, übersetzt von Pierson, 1880. pag. 125.

[2] l. c., pag. 148.

soll, wird nur auf 20 Centimeter entziffert. Das Gesichtsfeld ist sehr
defect und zwar fehlt die ganze laterale (temporale) Hälfte.
Die mediale (nasale) Hälfte erstreckt sich gerade nach oben und
nach unten innen in normaler Ausdehnung, ist dagegen gerade nach
unten und nach innen oben eingeengt. Ueber die Farben werden
folgende Angaben gemacht: Auf Daae's Tafel (Vorträge, 4. Heft,
pag. 213) sieht sie absolut kein Grün und absolut kein Gelb. Roth
und Blau erkennt sie. Orange nennt sie Braun. Grün ist bei ihr
Schwarz, Gelb ist für sie Weiss. An einer Reihe farbiger Pulver,
jedes in grösserer Quantität dargeboten, macht sie dieselben Angaben.
Jedes Grün, auch das hellste Schweinfurter Grün, ist
für sie Schwarz. Gelb hingegen (Chromgelbeitron und Zinkgelb) ist weiss. Chromgelborange ist braun, Blau und Roth erkennt sie in allen Nuancen. Purpur (Brillantroth) nennt sie Roth,
Krapprosa kennt sie nicht, Ultramarinviolett ist Blau, Dunkelviolett
(violetter Lack) Schwarz. Die Reaction der Pupillen ist in Anbetracht der Zustände, die bei Verdeckung des linken Auges auftreten, schwer zu prüfen. Für die Frage, ob die vollständige Amaurose des linken Auges simulirt ist oder nicht, wäre auch der Nachweis
der Reaction der linken Pupille auf Licht ohne Werth (wovon später).
Der Augenspiegelbefund ist beiderseits negativ. Wir sehen in diesem
Falle keine concentrische Einengung des Gesichtsfeldes am noch sehenden rechten Auge, vielmehr laterale Hemianopie mit Defecten der
medialen Sehfeldpartie. Wollten wir das Bild auf eine intracranielle
Erkrankung zurückführen, so würde uns nicht einfallen, den Sitz
derselben in Eine Grosshirnhemisphäre zu verlegen, wo er nach gar
keiner Theorie sein kann. Die Erscheinungen weisen vielmehr mit
Bestimmtheit auf die Gegend des Chiasma. Wir sahen, wie es da
zu beiderseitiger temporaler Hemianopie, dann zu Amaurose Eines
Auges kommen kann, während am zweiten zur Zeit noch temporale
Hemianopie mit Defecten in der medialen Sehfeldhälfte besteht
(pag. 395).

Rosenthal hat die Gesichtsstörung bei Hysterie überhaupt
als binoculare temporale Hemianopie aufgefasst (pag. 460) und es
unterliegt gar keinem Zweifel, dass bei der Hysterie hemianopische
Defecte der verschiedensten Art nicht blos in seitlicher, sondern
auch in Höhenrichtung (vergl. pag. 410) an einem oder an beiden
Augen hervortreten. Ich will den ersten Fall von Hysterie, in
welchem die Farbenstörung beschrieben wurde, noch hierher setzen.

Er rührt von Galezowski[1]) her. Ein 19 jähriges Mädchen leidet (1865) an sehr heftigen Anfällen hysterischer Convulsionen. Man findet vollständige Hemianästhesie linkerseits vom Scheitel bis zur Sohle. Das linke Auge erkennt nur grosse Buchstaben und zeigt vollständige mediale Hemianopie (une hémiopie interne de plus complètes). Es ist gleichzeitig vollständig farbenblind. Gelb und Rosa erscheinen Weiss; Grün, Carmoisin, Blau als Schwarz. Nach kalten Douchen kehrt die Empfindlichkeit wieder; und zur selben Zeit hat die Kranke das Farbenunterscheidungsvermögen wieder gewonnen und ist die Hemianopie verschwunden. Drei Wochen später wiederholen sich die Erscheinungen von Seite des Auges, Farbenblindheit und Hemianopie, aber die letztere ist jetzt nicht medial, sondern lateral und nach oben (supérieure et externe), als ein Defect des oberen lateralen Quadranten. Patientin liest zwar feinere Schrift, klagt aber über Doppelbilder. Der Augengrund ist normal. Des rechten Auges geschieht keine Erwähnung.

Die Angaben, welche die an Ovarialhysterie oder Hysteroepilepsie mit Hemianästhesie Leidenden in Betreff ihres Sehvermögens machen, sind also nicht in der Art übereinstimmend, dass man ein vollständig typisches Bild vor sich hätte. Man kann sagen: es wird angegeben, dass das Auge der anästhetischen Seite vollkommen amaurotisch ist oder die verschiedensten Grade der Herabsetzung des centralen Sehens, die verschiedensten Formen der Gesichtsfeldeinengung und die verschiedensten Alterationen des Farbensinnes zeigt, die nicht selten Allem, was sonst über Farbensinnstörung bekannt ist, sowie allen Farbentheorien Hohn sprechen. Begnügt man sich mit der Prüfung des Auges der kranken Seite, dann hat man die gekreuzte Amblyopie vor sich; prüft man jedoch auch das Auge der gesunden Seite, so sind in der Regel auch da irgend welche Störungen ausgesprochen, die zu hochgradiger centraler Amblyopie, Gesichtsfeld- und Farbenstörung, endlich zu vollständiger Amaurose sich steigern können. Die Gesichtsfeldeinengungen sind nicht blos concentrische, sondern nehmen verschiedene Formen an, namentlich auch die hemianopische, wobei jedoch nicht blos seitliche Defecte, sondern Höhendefecte eine Rolle spielen und auch mit einander abwechseln. Was endlich die Farbenstörungen anlangt, so lassen sich diese durchaus nicht in allen Fällen

---

[1]) Chromatoscopie rétinienne, 1868, pag. 227.

nach den gangbaren Theorien erklären. Ein Totalfarbenblinder, der gewisse Farben, auch deren hellste Nuancen für schwarz, andere dagegen für weiss hält, ist jedenfalls eine aparte Erscheinung — und eine partielle Farbenblindheit, wie ich sie früher beschrieben, bei welcher einerseits Roth gekannt, Grün aber in allen Nuancen für Schwarz erklärt, andererseits Blau gekannt und Gelb in den verschiedenen Nuancen für Weiss gehalten wird, ist eine Störung des Farbensinnes, wie sie — eben nur bei Hysterischen vorkommt. Ich will nicht reden, dass wenn man Hysterische durch optische Hilfsmittel in der Art täuscht, dass jenes Bild, welches dem angeblich blinden Auge thatsächlich angehört, für ein dem sehenden Auge angehöriges gehalten wird, es auch thatsächlich gesehen wird — ich will nur darauf aufmerksam machen, dass man nicht alle Angaben der Hysterischen in Betreff des Sehorgans als baare Münze nehme und dass bewusste oder unter „unwiderstehlichem Zwange erfolgende" Simulation dabei eine grosse Rolle spielt. Allein wenn auch alle Beobachtungen von Charcot und Landolt der Wirklichkeit entsprechen, so folgt das Eine mit Sicherheit, dass sich diese, da sie beide Augen in toto betreffen, unter gar keiner Bedingung aus der Erkrankung Einer Grosshirnhemisphäre erklären lassen. Es geht dies weder nach der Anschauung Newton's, noch, wie wir gesehen haben, nach dem Schema Charcot's. Es geht aber überhaupt nicht. Es bliebe nämlich noch die Annahme übrig, dass jede Hemisphäre mit dem ganzen gleichseitigen Auge und nur mit diesem in Verbindung steht — eine Annahme, die ganz unbrauchbar wäre — und endlich die Supposition, dass jede Hemisphäre mit den ganzen Retinae beider Augen im Connexe ist. Ferrier meint in der That, dass durch die Untersuchungen Landolt's die bilaterale Beziehung jeder einzelnen Hemisphäre zu beiden Augen nachgewiesen ist. Allein hierin irrt er. Ferrier hat nach Zerstörung Eines Gyrus angularis keine Sehstörung gefunden und doch den Gyrus angularis für das Sehcentrum erklärt, weil der andere Angulargyrus noch erhalten ist und da bei Zerstörung beider Gyri Blindheit entsteht, jedes Sehcentrum für beide Augen sorgen kann. Man kann über die Art solcher Schlüsse auf experimentellem Gebiete verschiedener Ansicht sein, aber eines ist richtig: wenn wirklich jede Grosshirnhemisphäre beiden Augen in toto vorsteht, so ist die Zerstörung des Einen Sehcentrums vollständig irrelevant. Es ist daher klar, dass bei einer solchen Anord-

nung Erkrankung Einer Hemisphäre unmöglich zu Störungen in
beiden Augen führen kann; im Gegentheil in keinem der beiden
Augen wird sich eine Störung zeigen.

Die Erscheinungen bei der Hysterie widersprechen also der Newton'schen Lehre durchaus nicht. Zu ihrer Erklärung müsste man
stets Erkrankung beider Hemisphären herbeiziehen und selbst da
wäre die Deutung gewisser Erscheinungen, wie der heteronymen
lateralen Hemianopie (Rosenthal) (im Hinblick auf die Existenz
homonymer Defecte), sowie der scharfabschneidenden Hemianopie
in Höhenrichtung unmöglich. Es ist ganz klar, dass der Sitz der
hysterischen Störungen in die Peripherie zu legen ist, in das
Chiasma oder in die Retina selbst. Ich will kein Gewicht darauf
legen, dass Landolt (s. oben) bei schweren Störungen des Sehvermögens objective Veränderungen in der Netzhaut beobachtet
hat. Ich habe dergleichen nicht gesehen. Eine genaue Erforschung
der Sehstörungen, des Augenspiegel- und microscopischen Befunds bei
Zerstörung der inneren Kapsel scheint mir noch sehr nothwendig.

Eine andere höchst sonderbare Form gekreuzter Sehstörung hat
Fürstner[1]) unter dem Namen: „Eigenthümliche Sehstörung bei
Paralytikern" beschrieben. Auge und Opticus zeigten sich bei der
ophthalmoscopischen und microscopischen Untersuchung vollständig
intact. „Klinisch", sagt Fürstner, „documentirte sich die Sehstörung, die bei reinen Fällen von Paralyse zunächst nur einseitig
von mir beobachtet wurde, in folgender Weise: Stellt man sich
hinter das Kopfende des ruhige Rückenlage einnehmenden Patienten,
dessen Aufmerksamkeit wo möglich nicht auf den Untersucher gerichtet ist, und führt nun z. B. Schlüssel, Becher, Messer vor dem
allein geöffneten rechten (afficirten) Auge des Kranken vorbei, so
reagirt er dagegen in keiner Weise, bei schneller Annäherung erfolgt auch kein Augenschluss, in ein brennendes Licht wird blöde
hineingestiert, sonst sehr begehrte Brod- und Weinportionen werden
unbeachtet gelassen; agirt man in derselben Weise vor dem linken
Auge, so tritt ganz prompt Reaction ein, Patient verfolgt mit dem
Auge und durch Drehen des Kopfes den bewegten Gegenstand, ergreift das ihn genirende oder reizende Object, bei starker Annäherung schliesst sich das Auge. Liess man die Patienten nur mit Benutzung des einen afficirten Auges schreiben, so wurde die Blei-

[1]) Archiv für Psychiatrie, Bd. VIII, 1878, pag. 162 u. Bd. IX, 1879, pag. 90.

feder in die volle Faust genommen, an unzweckmässigen Stellen der
Schreibfläche begonnen, es wurde auf dem Holzrahmen der Tafel
weiter geschrieben, die Buchstaben hielten nicht immer Linie und
Distanz; einzelne hatten die richtige Gestalt, andere nicht, ein Buchstabe wurde in den andern hineingeschrieben; alle diese Mängel
blieben aus, wenn das linke Auge mit in Thätigkeit trat. Der Gang
ist bei nur geöffnetem rechten Auge bedeutend schwankender und
unsicherer. Ferner konnte es bei der klinischen Beobachtung nicht
entgehen, dass die Intensität und die Dauer der Störung bei den
einzelnen Patienten in den weitesten Grenzen schwankt. Bei einem
Patienten (Walter), bei dem sie während der Beobachtungszeit
zuerst auf dem rechten, später auf dem linken Auge sich entwickelte, bestand ursprünglich vollkommene Blindheit, dann
besserte sich die Störung, bei den Einen remittirte sie nur, bei
Anderen verschwand sie vollständig, bei den Einen hielt sie Wochen
lang an in derselben Stärke, bei Anderen dauerte sie Tage und
Stunden. Contractilität der Pupillen erhalten, die dem afficirten Auge
entsprechende Körperhälfte regelmässig der Sitz stärkerer oder
schwächerer motorischer Lähmungserscheinungen." Auf Grund weiterer Beobachtungen ergab sich, dass die Sehstörung bei einzelnen
Kranken nach apoplectiformen oder epileptiformen Anfällen vorübergehend auftrat, oft nur angedeutet, oft leicht demonstrirbar, bisweilen nur von ganz kurzer Dauer, bisweilen längere Zeit anhal-
tend und zwar war sie auch hier bei weitem vorwiegend an
der Seite zu constatiren, die auch zugleich stärkere motorische Störungen darbot.

Einen „Beitrag zur Casuistik der von Fürstner beschriebenen
eigenthümlichen Sehstörung bei Paralytikern" lieferte noch Reinhard[1]). Der Kranken wurde es schwer, im Wege stehenden Gegenständen auszuweichen, vorgehaltene Objecte prompt zu greifen,
kleinere Gegenstände präcise zu fixiren und richtig zu zählen;
für manche in's Auge fallende Gegenstände die richtige oder überhaupt eine Bezeichnung zu finden; sie sah sehr oft Alles wie
durch einen grauen Schleier. Die Sehstörung betraf beide
Augen im gleichen Maasse. Augenspiegelbefund negativ.

Eine „kurze und präcise Characteristik" wird so hingestellt:
„Die Hauptmerkmale bestanden in einer Alteration des Farben-

---

[1]) Archiv für Psychiatrie, Bd. IX, pag. 147.

sinus[1]) und des inneren Gestaltungsvermögens, in dem Verlust oder der Verminderung der Tiefenanschauung und des Ortfindungsvermögens".

Fürstner bringt sechs Sectionsbefunde und auch Reinhard den seines Falles bei. Es fanden sich zwei symmetrische Erweichungsherde in den Hinterlappen bei Walter, bei dem beide Augen in Mitleidenschaft gezogen waren, aber bei demselben auch kleine Herde im vorderen oberen Theil beider Thalami optici; ferner ausgedehnte Erweichung der Rinde des rechten Hinterhauptlappens; ausgedehnte Erweichung des unteren Scheitelläppchens, der ersten und zweiten Schläfenwindung, links sehr stark (die Sehstörung war rechts), rechts nur angedeutet; dann zweimal äusserst hochgradige Atrophie des Stirnhirns, im Hinterhirne nichts Abnormes; endlich bei linksseitiger Störung sehr hochgradige Veränderungen in der rechten Hemisphäre, darunter Erweichung der ersten Hinterhauptswindung, doch ist auch die linke Hemisphäre nicht frei und sind beide Seitenventrikel beträchtlich erweitert. In Reinhard's Falle fand sich massenhafte Einbettung von Cysticereusblasen in den Hirnmantel, Hinterlappen vollkommen intact, vereinzelte Blasen in den grossen Ganglien, rechts eine Blase an der Grenze zwischen Streifen- und Sehhügel, links Blasen mitten im Thalamus opticus.

Aehnliche Beobachtungen, wie die Genannten, machten Luciani und Tamburini.

Fürstner und Reinhard wollen wohl durch ihre Beobachtungen an Paralytikern den Nachweis der Seelenblindheit, Fürstner vor Allem den Nachweis gekreuzter Seelenblindheit beim Menschen erbracht haben, sowie Dor schon früher auch in einem Falle Zeichen einäugiger Seelenblindheit vorfand. Es kann kein Zweifel sein, dass die Autoren sich dabei auf die Experimente Munk's stützten, der beim Hunde gekreuzte Seelenblindheit fand. Aber es muss denn doch, da der Glaube an die Seelenblindheit immer weitere

---

[1]) Das Hauptmerkmal der Alteration des Farbensinnes basirt auf Folgendem: „Die mit der speciellen Aufsicht der Kranken betraute Pflegerin in den letzten Lebenswochen derselben", heisst es pag. 155, „will zweimal die Beobachtung gemacht haben, dass dieselbe Farben verwechselte. Ich selbst habe darauf Bezügliches nicht wahrgenommen. Es muss daher dahingestellt bleiben, ob diese Beobachtungen nicht auf einem Missverständniss der Pflegerin beruhen und ob es sich im Falle ihrer Richtigkeit etc. Welche Farben verwechselt worden waren, hatte die Pflegerin vergessen".

Kreise zieht, auf die Unmöglichkeit solcher Auffassungen scharf hingewiesen werden. Wollte ich schon die Seelenblindheit zugeben, so ergibt sich auf Grund der Munk'schen Experimente, dass es nicht möglich ist, Seelenblindheit zu erzeugen, ohne zugleich die schwerste Sehstörung, den Verlust des centralen Sehen, zu setzen. Die Wahrnehmungs- und die Vorstellungselemente sind entweder identisch (Stricker) oder sie liegen in so dichter Nachbarschaft, dass es dem Experimentator absolut nicht gelingt, die Vorstellungselemente ohne die entsprechenden Wahrnehmungselemente zu exstirpiren (Munk). Man kann sich daher auf Munk's Experimente nicht berufen, wenn man beim Menschen Seelenblindheit ohne centrale Rindenblindheit, d. h. ohne die allerschwersten materiellen Störungen des Sehvermögens finden will, denn so wenig das Messer die Wahrnehmungselemente schonen kann, wenn es die Vorstellungselemente beseitigt, so wenig kann ein Erweichungsprocess sich die Vorstellungselemente heraussuchen und die für die Wahrnehmung bestimmten intact lassen. Aber selbst wenn ich einräume, was nicht eingeräumt werden kann, dass es Seelenblindheit ohne Rindenblindheit gebe, so darf man doch in Munk nicht das Vorbild sehen für die Möglichkeit des Vorkommens contralateraler Seelenblindheit beim Menschen. Denn Munk's Experimente beim Affen, die für den Menschen allein massgebend sein können, haben ergeben, dass die Macula lutea beim Affen (wie beim Menschen) mit beiden Hemisphären zusammenhängt, daher durch Zerstörung eines Sehcentrums niemals Seelenblindheit entstehen kann (s. pag. 506), eine Thatsache, die auch Munk letztlich zugibt [1]), indem er sagt, dass da beim Affen jede Macula mit beiden Hemisphären in Connex steht, die Erinnerungsbilder Eines Auges in beiden Hemisphären abgelagert werden, daher die Läsion Einer Hemisphäre die Erinnerungsbilder weder des einen, noch des anderen Auges auslöschen kann.

Auf die Ergebnisse der Munk'schen Experimente möge man also fürderhin ja nicht fussen, wenn man beim Menschen Erscheinungen von Seelenblindheit ohne Rindenblindheit und noch dazu Erscheinungen contralateraler Seelenblindheit finden will. Wie will man übrigens überhaupt Sehstörungen bei Störungen des Intellects richtig beurtheilen? Wie will man die Intactheit der Function Eines Auges feststellen? Wie wissen wir endlich, welche

---

[1]) Vortrag vom 2. Juli 1890.

Gründe den Paralytiker bestimmen, sich so zu benehmen, dass wir eine Störung des Gesichtssinnes vermuthen, wo gar keine da ist; und wie sich materielle Sehstörungen bei ihm kundgeben? Ich möchte bei dieser Gelegenheit darauf aufmerksam machen, dass die sog. Illusion sicherlich häufig in letzter Linie auf einer materiellen Sehstörung beruht. Weil der Geisteskranke das Object nicht deutlich sieht, hält er es für ein anderes. Es würde dies nicht geschehen, wenn die Wahrnehmung eine vollkommen scharfe wäre.

Sowie von Charcot und Landolt die doppelseitige Sehstörung zugegeben ist und bei Fürstner nicht ausgeschlossen werden kann, wurde auch in anderen, den Charcot'schen Fällen analogen (Bernhardt 1875, Pitres 1876) die doppelseitige Störung erkannt, oder kann wenigstens nicht mit einiger Wahrscheinlichkeit als nicht existent hingestellt werden. Es gilt dies auch für die ersten Fälle Türck's von einseitiger materieller Hirnläsion und contralateraler Amaurose. Von dem einen Falle (Fall 4)[1] heisst es nur, dass seit Jahren rechtsseitige Hemiplegie mit intensiver Anästhesie derselben Körperhälfte, mit sensorieller des Gesichts, Geruchs und Geschmacks derselben Seite bestand, während im zweiten (Fall 3)[2] die Sehstörung genauer beschrieben ist. Es geht aber aus der Beschreibung durchaus nicht hervor, dass das der Hirnläsion gleichseitige Auge intact war, ja nicht einmal, dass, wiewohl ausdrücklich bemerkt ist, dass „Halbsehen" nicht da war, nicht doch Hemianopie bestand, weil der Kranke mit dem angeblich allein kranken rechten Auge „längere Worte nicht zu übersehen" vermochte.

Man kann mit gutem Gewissen sagen, dass kein einziger Fall wahrer gekreuzter cerebraler Amblyopie oder Amaurose ohne Spiegelbefund klinisch, geschweige denn klinisch und anatomisch unzweifelhaft festgestellt ist. Um volle Klarheit in die Sache zu bringen, muss noch ausgesprochen werden, dass so wenig als es gekreuzte Amblyopie, so wenig gekreuzte Hemianopie gibt. Neftel beschreibt[3] unter dem Titel: „Ein Fall von vorübergehender Aphasie mit bleibender medialer Hemiopie des rechten Auges" einen Fall, in welchem die nach einem apoplectischen Insult aufgetretene Aphasie nach einer Woche, später die rechtsseitige

[1] Sitzungsberichte der Wiener Akademie, Math. naturw. Cl., Bd. XXXVI, 1859, pag. 197.

[2] l. c., pag. 194.

[3] Archiv für Psychiatrie, Bd. VIII, pag. 409.

Hemiplegie und Hemianästhesie allmälig zurückgeht, das rechte Ohr taub ist und am rechten Auge neben Lichtsehen und Lähmung des Musculus rectus internus die Sehschärfe sehr gesunken und „eine Hemiopie mit Defect nach innen (nasale Hemiopie des rechten Auges)" sich zeigt. Der Augenspiegelbefund ist negativ. In einem solchen Falle eine Abhängigkeit der Sehstörung von einer Herderkrankung der linken Hemisphäre annehmen zu wollen, ist ein vollkommener Irrthum. Solche einseitige Hemianopien mit Verlust des centralen Sehens deuten immer auf eine Druckursache am betreffenden Nervus opticus (zwischen Chiasma und Bulbus), (s. pag. 407). Auch bei Neftel's Kranken war die mediale Hemianopie des rechten Auges nicht bleibend, sie bildete sich vielmehr vollständig zurück.

Wie vorsichtig man bei Sehstörungen, die bei Gehirnläsionen vorkommen, den Zusammenhang beider beurtheilen muss, hat uns Brown-Séquard gelehrt. Brown-Séquard hat aus seinen und Dupuy's Experimenten [1] ganz unbegreifliche Schlüsse gezogen und um die Richtigkeit seiner Anschauung zu erhärten, aus der Literatur Beobachtungen zusammengestellt, die uns zeigen, dass man in derselben alle möglichen Angaben finden kann. Aus dem Umstande, dass der Medianschnitt des Chiasma bei Säugethieren stets Amaurose beider Augen und dass die Durchschneidung eines Tractus Erblindung des entgegengesetzten Auges herbeiführt; dass „wie Saucerotte, Magendie und alle Jene, welche die Experimente wiederholt haben, zeigten, Verletzung einer Grosshirnhälfte contralaterale Amaurose hervorruft", zog Brown-Séquard nicht etwa den Schluss, dass im Chiasma eine totale Kreuzung der Sehnerven stattfinde und die Retina jedes Auges in toto von der entgegengesetzten Hemisphäre abhänge: sondern vielmehr den, dass jeder Tractus und jede Hemisphäre für sich beide Augen in toto mit Nervenfasern versorgt. Wenn man überhaupt Experimente anstellt, um aus denselben physiologische Schlüsse zu ziehen, so wäre begreiflicherweise die Folgerung Brown-Séquard's nur dann möglich, wenn sowohl beim Medianschnitt des Chiasma als bei Durchschneidung eines Tractus, sowie bei Läsion einer Hemisphäre gar keine Sehstörung aufträte. Wenn aber z. B. aus der nach Brown-Séquard's Angabe erfolgenden totalen Erblindung beim

[1] Siehe pag. 435.

Medianschnitt des Chiasma geschlossen wird, dass eigentlich durch diese Operation das Sehvermögen gar nicht alterirt werde, so kommt dies daher, weil Brown-Séquard die Ansicht aufstellt, dass die Amaurose (wie die Hemiplegie und Hemianästhesie etc.) in den Fällen von Läsion der einen Hirnhälfte oder eines Tractus, nicht die Folge ist des Verlustes der Function der erkrankten Partie, sondern die Folge einer Hemmungswirkung (d'une influence inhibitoire), die von dieser Partie herrührt und sich bald auf dem einen, bald auf dem andern, bald endlich auf beiden Augen geltend macht. Was vom Tractus gilt, gilt auch von den Vierhügeln und den Kniehöckern. Daher gibt es nach Brown-Séquard zahlreiche Fälle, welche zeigen, dass eine Läsion eines der beiden Tractus Amaurose beider Augen zu verursachen im Stande ist und umgekehrte Fälle, welche beweisen, dass Ein Tractus tief alterirt, wenn nicht gar zerstört sein kann, ohne dass Amaurose da wäre, weder auf dem einen, noch auf dem andern Auge. Daher kommt es auch, dass bei Läsion einer Grosshirnhemisphäre auch Amaurose der gleichen Seite beobachtet wird, und nicht weniger als sieben und dreissig solcher Fälle, bei denen die Läsionen fast in allen Theilen des Gehirns sassen, werden angeführt; und es wird beigefügt, dass noch viele andere ähnliche Thatsachen angeschlossen werden könnten, besonders wenn Brown-Séquard über die Fälle berichten wollte, in denen Läsionen einer seitlichen Hälfte des Kleinhirns Amaurose der correspondirenden Seite hervorgebracht haben.

Wir wollen uns auf eine Bekämpfung der physiologischen Anschauungen und der Art der Verwerthung von Experimentalergebnissen von Seite Brown-Séquard's um so weniger einlassen, als uns hierzu jede Competenz fehlt. Es sei nur hervorgehoben, dass keiner der von Brown-Séquard herbeigezogenen 37 Fälle solcher Art ist, dass die sichere Ueberzeugung gewonnen werden könnte, als wäre die Amaurose des gleichseitigen Auges (in manchen Fällen wird auch die nachfolgende Erblindung des contralateralen Auges angegeben) wirklich ausschliesslich von der circumscripten Läsion der Hemisphäre abhängig.

Wenn Mackenzie schon vor einem halben Jahrhundert sagt, dass aus der weitaus grösseren Masse von Thatsachen auf dem Gebiete der pathologischen und experimentellen Anatomie hervorgehe, dass Verletzungen und Krankheiten Einer Hirnhälfte nicht Hemianopie beider Augen, sondern Amaurosis des Auges der entgegengesetzten Seite erzeugen, und wenn andererseits Brown-Séquard die gleichseitige Amaurose Eines Auges bei Hirnerkrankung als etwas ganz Gewöhnliches hinstellt, so kann kein Zweifel bestehen, dass, wenngleich die Beobachtungen zu einem Theile als solche ungenau sein mögen, doch die Thatsache einseitiger Erblindung bei Hirnerkrankung als solche nicht geleugnet werden kann. Nur ist dieselbe nicht aus einer Läsion eines Tractus oder eines Sehcentrums zu erklären. In einer Beziehung stimme ich mit Brown-Séquard vollständig überein: Wenn einseitige Erblindung bei einem intracraniellen Leiden zur Beobachtung kommt, so handelt es sich in der Regel um Amaurose auf der Seite der Hirnläsion.

Die Ursachen derselben sind verschieden:

Sitzt ein Tumor in einer Hemisphäre, so kann der Nervus opticus der gleichen Seite zwischen Chiasma und Foramen opticum comprimirt oder von der Geschwulst selbst ergriffen werden. Der Spiegelbefund kann dabei negativ sein. Bemerkenswerth erscheint, dass auch selbst bei einem scheinbaren Aufgehen des Sehnerven in die Geschwulst das Sehvermögen des betreffenden Auges nicht alterirt zu sein braucht (v. Graefe).

Tritt neben den Erscheinungen einer Apoplexie einseitige Erblindung auf, so ist dieselbe dem Druck eines Extravasates zuzuschreiben, das nebst dem die Hemiplegie u. s. w. bedingenden am Orte eines Nervus opticus gesetzt wurde. Spiegelbefund kann fehlen.

Wenn nach einem Trauma des Schädels einseitige Amaurose sich entwickelt, so ist an ein Blutextravasat am Orte des Opticus oder an eine Blutung in die Scheide des Sehnerven und dadurch bedingte Compression des letzteren zu denken. Das Wesen des Processes kann sich erst in späterer Zeit dadurch offenbaren, dass eine mit dem Augenspiegel sichtbare Pigmentanhäufung am Rande des intraocularen Sehnervenendes hervortritt.

Durch gleichzeitige Periostitis am Foramen opticum und Compression des Nerven erklärt sich, wie aus dem Originale ersichtlich, einer der von Brown-Séquard aufgeführten Fälle.

Die häufigste Ursache gleichseitiger Erblindung liegt jedoch in der Embolie der Arteria centralis retinae. Durch Embolie der Arteria fossae Sylvii wird ein apoplectischer Insult und Lähmung der entgegengesetzten Körperhälfte herbeigeführt; gleichzeitig oder früher oder später kann durch Embolie der Centralartie der Netzhaut Erblindung des Auges auf Seite der kranken Hemisphäre, also der nicht gelähmten Körperhälfte herbeigeführt werden. Seitdem das Ophthalmoscop die Diagnostik unterstützt, lässt sich aus der Beschreibung des Augenspiegelbefundes in nicht richtig gedeuteten Fällen der Sachverhalt ersehen und wurde in einer Anzahl der Fälle direct erkannt (Pagenstecher, Hughlings Jackson, Landesberg, Schmidt, Popp, Gowers), sowie durch die Autopsie bestätigt (Schmidt, Popp, Gowers). Ich war auch (1873 [1]) mit Hilfe des Augenspiegels in der Lage, eine vorübergehende Erblindung des linken Auges als durch vorübergehende Embolie der Arteria centralis retinae bedingt zu diagnosticiren und einige Monate später folgten Motilitäts- und Sensibilitätsstörungen der entgegengesetzten Körperhälfte offenbar als Folge von Embolie kleiner Gefässäste in der linken Hälfte der Hirnbasis nach.

Endlich kann die intracranielle Ursache Sehnervenschwellung und Sehnervenentzündung verschulden. Es ist allerdings äusserst selten, dass dieselbe blos Ein Auge betrifft, aber bei beiderseitiger Erkrankung kommt es vor, dass sie nicht in beiden Augen auf der gleichen Höhe steht oder dass, wenngleich der Spiegel objectiv einen Unterschied in den krankhaften Veränderungen nicht nachzuweisen vermag, doch die Function beider Augen in verschiedener Weise gestört ist. Da kann nun dann leicht von einer gekreuzten oder gleichnamigen Amblyopie die Rede sein, und in der That gehört ein grosser Theil der Fälle aus vorophthalmoscopischer Zeit in diese Kategorie.

Der Nachweis einer wahren gekreuzten Amaurose ist bisher so wenig erbracht, wie der einer wahren gleichseitigen. Die Anhänger solcher Anschauungen haben vor dem Forum der Wissenschaft einen schweren Stand. Es ist nämlich so schwer, den unzweifelhaften Beweis dafür zu führen, dass eine einseitige Amblyopie oder Amaurose cerebralen Ursprungs sei. Andererseits ist es widersinnig, die scharf abschneidende homonyme Hemianopie als Ausdruck eines localen Leidens beider Retinae oder beider Nervi optici zu betrachten. Das haben auch Charcot wie Ferrier gefühlt, als sie die Partialdurchkreuzung im Chiasma zugaben und nur für das Sehcentrum die rein contralaterale Beziehung in Anspruch nahmen. Immer aber

---

[1] Medicinische Jahrbücher (Embolie der Art. centr. ret., pag. 195—212).

muss man sich bei Angaben, die nicht von fachmännerischer Seite genau controlirt sind, daran erinnern, dass, wie schon Förster hervorgehoben hat, bei Hemianopie nur das Auge, dessen laterale Gesichtsfeldhälfte fehlt, beschuldigt wird und daher selbst die ausdrückliche Bemerkung über das Fehlen von „Halbsehen" ohne genauere Bestimmung des Gesichtsfeldes nur mit Vorsicht aufzunehmen ist.

Complicationen der Hemianopie.

Zwei Punkte sind bei der homonymen Hemianopie in Erwägung zu ziehen: eine bedeutende Herabsetzung der centralen Sehschärfe und eine Einengung der erhaltenen Gesichtsfeldhälften von der Peripherie.

Was das Verhalten der centralen Sehschärfe anlangt, so stellen wir uns vor, dass dieselbe bei dem Prototyp der homonymen Hemianopie deshalb intact bleibt, weil die Trennungslinie vertical durch die Mitte der Fovea centralis hindurchgeht. Man hat auch angegeben, dass dies nicht der Fall sei, dass vielmehr in der Gegend des Fixationspunktes die Trennungslinie gegen die blinde Seite hin zurückweicht, so dass stets die Macula in ihrem ganzen Umkreise, wenngleich mit Ausfall eines Theils ihrer Elemente fungirt. Man hat auch die verticale Trennungslinie in toto etwas gegen die blinde Seite hin verlegt. Nach Hirschberg beträgt der functionirende Netzhautstreifen, welcher von der durch den Fixationspunkt gehenden Verticalen nach der Seite des Defectes hin liegt, 5° bis 3°, „so dass auf jedem Auge vielleicht eine Netzhautzone von 6°, welche von der durch den Fixirpunkt gehenden Verticalen halbirt wird, von den beiden Tractus optici gemeinschaftlich versorgt wird". Hirschberg führt zur Unterstützung dieser Anschauung auch die anatomischen Funde Michel's über den Faserverlauf in der Netzhaut an. Demnach würde, indem bei Lähmung eines Tractus jeder zweite Zapfen der Fovea ausser Function träte, eine Herabsetzung der centralen Sehschärfe auf etwa ¹⁄₂ jede homonyme Hemianopie begleiten müssen. Alle diese Annahmen scheinen aber im Hinblick auf die Thatsache des Vorkommens normaler Sehschärfe bei homonymer Hemianopie nicht genügend gestützt, eine mässige Herabsetzung der Sehschärfe war vielleicht in diesen Fällen präexistent. Hochgradige Herabsetzung der centralen Sehschärfe, Verlust derselben auf einem oder beiden

Augen bedeutet stets eine Complication. Gesellt sich zur Hemianopie Erblindung Eines Auges, so ist es das Wahrscheinlichste, dass ein Tumor oder ein chronischer Entzündungsprocess, welcher den Einen Tractus ergriffen hatte, auf den Nerven derselben Seite überging, und falls auch Erblindung des zweiten Auges nachfolgt, das Chiasma der Quere nach durchsetzte. Es wäre allerdings auch denkbar, dass die an die Hemianopie sich anschliessende totale Erblindung durch symmetrische Erkrankung in beiden Hemisphären bewirkt wird, wie: Blutung (Hosch, pag. 477), Erweichung, Neubildung, wobei das Sehcentrum oder die Intercalarganglien leiden, oder dass ähnliche Processe nach einander die beiden Tractus befallen. In letzterer Hinsicht mag vielleicht eine genuine Tractusatrophie, welche die Tractus nach einander ergreift, vorkommen, so dass der homonymen Hemianopie der einen Seite jene der anderen Seite, damit totale Erblindung nachfolgt und schliesslich das Bild der Sehnervenatrophie an beiden Augen ophthalmoscopisch hervortritt (Hughlings Jackson, Leber).

Was die Grenzlinien der Defecte anlangt, so habe ich zuerst (1872) darauf hingewiesen, dass für deren Bestimmung sich das Förster'sche Perimeter weniger eignet. Besonders starke Verzerrungen treten auf, wenn das Centrum des blinden Flecks als Ausgangspunkt der Messung genommen wird (Schön) und es ist daher bei solchen Aufnahmen noch nicht von Defecten der noch erhaltenen Sehfeldhälften zu reden, falls die zusammengesetzten erhaltenen Gesichtsfeldhälften nicht ein vollständiges Sehfeld darstellen, sondern nach oben oder unten scheinbar ein Sector mangelt. Allein wenn die erhaltenen Gesichtsfeldhälften nicht an den Grenzen des hemianopischen Defectes, sondern an ihren normalen Aussengrenzen eine Beengung zeigen, so kann von einer durch das Perimeter bedingten Täuschung nicht die Rede sein, da wir diese Grenzen ja erst mit Hilfe des Perimeters zu bestimmen gelernt haben — umsoweniger, falls diese letzteren Defecte in ihrer Ausdehnung variiren. Förster und Cohn haben zuerst auf dieselben hingewiesen. Sie stellen unbedingt eine Complication der Hemianopie dar, sei es, dass an der Basis eine Läsion von einem Tractus auf den anderen oder in das Chiasma hinein sich fortsetzt und so Fasern ergreift, welche homonyme, periphere Partien der bis dahin intacten Netzhauthälften versorgen, sei es, dass in jener Hemisphäre, welche diesen Netzhauthälften vorsteht, gleichfalls umschriebene Störungen

auftreten, nachdem krankhafte Veränderungen in der anderen
Hemisphäre zur Hemianopie geführt. In die letztere Kategorie
gehört sicher der Fall von Förster (pag. 479). Er ist noch deshalb ausgezeichnet, weil das auf theoretische Erwägung gestützte
Vorkommen einseitiger peripherer Einengung des Gesichtsfeldes
von der Schläfenseite her aus centraler Ursache (pag. 472) durch
ihn bewiesen wird. Andererseits glaube ich, dass ein Fall, wie ein
solcher von Cohn beschrieben wurde, in dem nach einem Trauma
völlige Erblindung eintrat und dann bei allmäliger Restitution des
Sehvermögens vorübergehend ein Bild sich zeigte, das einer homonymen Hemianopie mit sehr stark verengten erhaltenen Gesichtsfeldhälften einigermaassen ähnlich sah, nicht als typische Hemianopie
und daher auch nicht als Fall geheilter typischer Hemianopie angeführt werden sollte, umsoweniger, da die Defecte nicht annähernd
in übereinstimmender Weise auf beiden Augen zurückgingen. Ich
glaube, dass es sich da um eine Compression der beiden Opticusstämme und um eine allmälig und nicht ganz symmetrisch fortschreitende Entlastung derselben handelte.

Es scheint mir wichtig, noch auf eine Möglichkeit hinzuweisen,
wie zu bestehender Hemianopie Amblyopie in den sehenden Hälften
sich hinzugesellen könnte. Kellermann hat bei der anatomischen
Untersuchung seines Falles (pag. 424, 428), in welchem die Atrophie
des linken Opticus sich in das Chiasma erstreckt hatte, im rechten,
gesunden Opticus ein atrophisches Nervenbündel gefunden und die
Atrophie dieses Bündels von der Compression abgeleitet, welchen
dasselbe im Chiasma durch die schrumpfenden atrophischen Fasern
des linken Nerven erfuhr. So könnte auch durch die der Läsion
eines Tractus früher oder später nachfolgende centrifugale Atrophie
im Chiasma eine Compression von Fasern des zweiten Tractus eintreten und dadurch liessen sich Sehstörungen erklären, die nach
langem Bestande der Hemianopie hervortreten können.

Die begleitenden Erscheinungen der Hemianopie

müssen wir jetzt noch einer Besprechung nach der Richtung unter-
ziehen, wieweit aus denselben die Localisation der die Hemianopie
bedingenden Ursachen erschlossen werden kann. Wir sprechen zunächst von der homonymen Hemianopie. Zunächst sei wiederholt:
Reine homonyme Hemianopie lässt über den Sitz der Sehstörung

37*

im Unklaren. Es kann der Tractus oder das Sehcentrum betroffen sein. Die Intercalarganglien scheinen jedoch ausgeschlossen (pag. 486).

Der Sitz der Störung bei homonymer Hemianopie, die nach apoplectischem Insult zugleich mit Hemiplegie (es wird nach der Richtung der gelähmten Seite nicht gesehen) da ist, kann auf Grund der letzteren nicht bestimmt werden. Denn es kann sich handeln: um einen Bluterguss an der Basis cranii, welcher den Tractus und den Pes pedunculi betrifft oder um eine Blutung in das Corpus striatum und in den Thalamus opticus (wie im Falle Pflüger's, pag. 477) oder endlich um eine Blutung in die Corona radiata oder die Rinde der Hemisphäre. Der ausgezeichnete Fall von Gowers (pag. 438) zeigt, wie die Lähmung des Pes pedunenli zur Hemiplegie und jene des Tractus zur Hemianopie führt; dass Läsion des Corpus striatum Hemiplegie und gleichzeitige Läsion des Thalamus opticus Hemianopie bedingt, dürfte kaum bestritten werden, und endlich kann wenigstens nach Ferrier's Angaben und dessen Zusammenstellung der betreffenden Sectionsbefunde[1] kein Zweifel darüber sein, dass Läsionen derjenigen Theile der Rinde des menschlichen Gehirns, welche der motorischen Zone des Affenhirns entsprechen (die motorischen Centren umgeben gleichsam die Fissura Rolandi), Hemiplegie der entgegengesetzten Seite hervorrufen. Ein ausgedehnter Bluterguss in der Corona radiata (wie im Falle von Dmitrowsky und Lebeden, pag. 477) oder an der Oberfläche der Hemisphäre kann demnach durch Läsion des Hinterhauptlappens Hemianopie und durch Zerstörung der weiter nach vorne gelegenen motorischen Zone oder der aus ihr hervorgehenden Markfasern Hemiplegie erzeugen.

Wenn demnach schon bei Apoplexien die die Hemianopie begleitende Hemiplegie uns keinen Aufschluss darüber giebt, ob die Läsion die Gegend des Tractus, der Intercalarganglien oder der Hirnrinde betrifft, so ist eine genauere Localisirung des Leidens umsoweniger möglich, wenn Hemianopie und Hemiplegie bei Erscheinungen eines Hirntumors auftreten; denn unter diesen Verhältnissen kommt nicht blos die schädigende Wirkung am Orte des Sitzes der Erkrankung, sondern auch jene in Betracht, welche durch Ferndruck und secundäre Erweichung bedingt wird. Hat doch schon Hirschberg bei Beleuchtung seines Falles (pag. 474) darauf

---

[1] Localisation der Hirnerkrankungen, pag. 50.

hingewiesen, dass zwischen der Theorie der Total- und jener der
Partialdecussation der wesentliche Unterschied besteht, dass die
erstere Theorie eine genaue Localisation der Geschwulst in einem
seitlichen Chiasmawinkel erfordert, um eine homonyme Hemianopie
zu erklären, während im Sinne der Partialkreuzung die Annahme
eines Herdes in einer Grosshirnhemisphäre mit beliebigem Sitze genügt, wenn nur durch denselben die Leitung
in dem betreffenden Tractus an irgend einer Stelle unterbrochen wird.

So wenig, wie das begleitende Symptom der Hemiplegie vermag
jenes der Aphasie uns einen gewünschten Aufschluss zu geben.
Aphasie kommt in der Regel nur bei rechtsseitiger Hemianopie vor.
Für die Aphasie nimmt man als Ursache eine Läsion der Broca'-
schen Zone (Gegend der dritten Stirnwindung) linkerseits an.
Tritt also unter den Erscheinungen eines apoplectischen Insults
Hemiplegie, Hemianopie, Aphasie (wozu sich noch Lähmung des
Facialis oder eines anderen Hirnnerven, sowie Hemidysästhesie ge-
sellen kann) rechterseits auf, so diagnosticirt man Embolie der
linken Arteria fossae Sylvii; und in That zeigt uns der Befund
Huguenin's (pag. 478), dass unter solchen Umständen Hemianopie
die Aphasie begleiten kann. Es geschieht dies wahrscheinlich nur
dann, wenn die Necrose von der Inselgegend aus tief in's Hirn dringt
und so die Tractusstrahlung trifft.

Trotzdem darf durchaus nicht aus dem Zusammentreffen von
Hemianopie und Aphasie im Allgemeinen eine Läsion von Broca's
Zone angenommen werden. Selbst bei necrotischen Processen kann
eine solche Läsion fehlen (Förster und Wernicke, pag. 479).
Wir finden aber ausserdem in den Sectionsbefunden bei Hemianopie
und Aphasie verzeichnet: Tumor des Stirnlappens (Hirschberg),
Tumor im Hinterhauptlappen (Pooley), Tumor im Thalamus opticus
(Dreschfeld — die Articulationsstörungen treten hier auf trotz des
rechtsseitigen Sitzes der Erkrankung), ausgedehnte Hämorrhagie
in die Corona radiata (Dmitrowsky und Lebeden), Erweichung
des Hinterhauptlappens (Jastrowitz). Es ist schwer zu ermessen,
inwieweit in den genannten Fällen die Broca'sche Zone durch
Druck oder in anderer Weise in Mitleidenschaft gezogen wurde —
soviel ist sicher, dass auch das begleitende Symptom der Aphasie
die Localisation der die Hemianopie bedingenden Störung nicht gestattet.

Wird Hemianopie von Hemianästhesie begleitet, dann darf

man wohl kaum an eine Störung der hinteren Partie der inneren
Kapsel denken. Es kommt mir nicht in den Sinn, an der Richtigkeit
der Thatsache zu zweifeln, dass Läsion der hinteren Partie der inneren
Kapsel, wie dies Türck (1859) zuerst gezeigt, zu gekreuzter Hemianästhesie führt, ist doch nach Ferrier diese Thatsache durch wenigstens zwanzig weitere Beobachtungen bestätigt worden; aber hierbei
kommt es nach Charcot und Anderen neben der Hemianästhesie
nicht zu Hemianopie, sondern zu Sehstörungen ganz anderer Art,
von denen es fraglich erscheint, ob sie direct durch die Functionsstörung der Fasern der inneren Kapsel bedingt werden. Man kann
auch durchaus nicht behaupten, dass Sectionen am Menschen uns
darüber aufgeklärt haben, wo das Sensibilitätscentrum in der Hirnrinde sitzt, daher auch nicht, dass die genannte Combination mit
Bestimmtheit auf eine Cortexläsion hindeute. Dagegen wird man sich
an den Fall von Gowers erinnern, in welchem bei ausschliesslicher
Erweichung des Pulvinar Hemianopie, Hemianästhesie (allerdings
auch Hemiplegie) da war. Ich sage, man wird sich daran erinnern,
keineswegs aber bei der Mangelhaftigkeit unserer autoptischen Kenntnisse einen sichern Schluss sich erlauben.

Da die facialen Centren ganz in der Nähe der Arm- und Hand-
centren, sowie auch der oro-lingualen Centren liegen (Ferrier),
so wird, wenn neben Hemianopie, Hemiplegie, Aphasie und Facialis-
lähmung da ist, die Wahrscheinlichkeitsdiagnose auf Störungen, wie
sie sich im Falle Huguenin's (pag. 478) fanden, gemacht werden
können. Doch kann man sich auch irren, wie z. B. der Fall von
Jastrowitz (pag. 475) beweist.

Es ist eine des Verzeichnens werthe Thatsache, dass Störungen
des Geruchs fast nie, Augenmuskellähmungen selten die
Hemianopie begleiten. Eine Störung des Geruchssinns finde ich
nur in einem einzigen Falle kurz notirt. Es war dies bei dem
Kranken Mackenzie's der Fall (pag. 373), der an heteronymer lateraler Hemianopie litt. Unter solchen Umständen wird die
Diagnose einer Druckursache im vorderen Chiasmawinkel beinahe
zur Gewissheit erhoben. Sollte sich zu homonymer Hemianopie
einseitige Anosmie hinzugesellen, so könnte möglicher Weise eine
corticale Störung zu Grunde liegen. H. Munk fand einmal nach
Abtragung der Sehsphären bei einem Hunde ausser der Erblindung
auch Verlust des Geruchs. Es fand sich nebst den Narben
in den Hinterhauptlappen, dass beide Gyri hippocampi cystös

^degenerirt waren. Wenn also das Riechcentrum wirklich im Gyrus hippocampi gelegen ist, wohin es schon vor Munk Ferrier versetzt hat, so könnte eine derartige merkwürdige Combination von Destruction des Hinterhauptlappens und des Gyrus hippocampi einer Seite auch beim Menschen sich ereignen, und so zu homonymer Hemianopie Anosmie sich gesellen, welche jedoch den Experimenten Ferrier's zu Folge nicht auf der Seite sich fände, nach welcher nicht gesehen wird, sondern auf der sehenden Seite. Bei linksseitiger Hemianopie wäre also rechtsseitige Anosmie da, entsprechend der gleichzeitigen Lähmung des linken Tractus opticus und des linken Olfactorius.

Sind mehrere der Augenmuskelnerven ergriffen, so wird man wohl zunächst an eine basale Ursache, also an eine Compression des Tractus denken (Dreschfeld, pag. 439). Es wäre zwar auch möglich, dass z. B. eine Blutung in den dritten Ventrikel erfolgte, dabei auch das Pulvinar zertrümmert, dadurch Hemianopie gesetzt würde und indem das Blut durch den Aquaeductus Sylvii an den Boden des vierten Ventrikels gelangt, die hier gelegenen Nervenkerne zerstörte. Allein ich bin nicht überzeugt, dass durch Zerstörung des Thalamus nur Hemianopie (ohne Hemiplegie und Hemianästhesie) zum Vorschein kommt.

In einem Falle, wie ihn Dr. Wiethe constatirte (pag. 368), in dem die Hemianopie von Facialis-, Glossopharyngeus- und Hypoglossus-Lähmung begleitet war, nahm Wiethe eine derartige Blutung in den dritten und vierten Ventrikel an und trotz der Schwierigkeit einer solchen Supposition schien dieselbe ausserdem noch gestützt durch das gleichzeitige Auftreten von Diabetes insipidus.

Was die Combination von Diabetes und Hemianopie anlangt, so wurde homonyme Hemianopie bei Diabetes mellitus nur ganz ausserordentlich selten beobachtet (Bouchardat 1852, v. Graefe 1858, Leber 1875 (in dessen Fälle an die homonyme Hemianopie sich Gesichtsfeldbeschränkung der anderen Seite an beiden Augen anschloss), Galezowski 1878 (mit gleichzeitiger Keratitis), Gowers). Galezowski fand in einer Statistik von 12,000 Diabeteskranken 35 mal Störungen am Auge und nur die erstgenannten 3 Fälle von homonymer Hemianopie. Von Diabetes insipidus sind mir 4 Fälle bei homonymer Hemianopie bekannt, ein Fall von Schön (1874[1]),

<hr />

[1] Lehre vom Gesichtsfelde, pag. 55.

ein Fall, den O. Becker (1879) in seinem Amsterdamer Vortrage erwähnt, der Fall Dreschfeld's (1880, pag. 439) und jener Wiethe's (1880, pag. 368). Ausserdem wurde unter 28 Fällen von heteronymer lateraler (temporaler) Hemianopie — zu den früher (pag. 373 bis 380, 447) angeführten 26 Fällen kommt noch neuerlich ein Fall von Webster (1879[1]) und einer von Lang (1880[2]) — 3 mal (v. Graefe, del Monte, Brecht) Diabetes insipidus beobachtet.

Endlich sei noch erwähnt, dass Courserant einen Fall einseitiger temporaler Hemianopie ohne ophthalmoscopische Veränderungen bei einer Frau beobachtete, die mit „Diabète phosphatique" behaftet war — jener Krankheit, bei welcher alle Erscheinungen des Diabetes mellitus vorkommen sollen, in der aber nicht die Ausscheidung des Zuckers, sondern jene der Phosphorsäure vermehrt ist.

Das Auftreten von Hemianopie im Verlaufe eines Diabetes mellitus ist nichts Merkwürdiges. Erstens muss es bei der ungeheueren Seltenheit dieser Combination fraglich erscheinen, ob überhaupt ein ursächlicher Zusammenhang besteht; und dann falls dies nicht der Fall ist, genügt die Annahme einer Hirnblutung, zu welcher die Prädisposition im Diabetes liegt (Leber). Viel sonderbarer ist das Auftreten von Diabetes insipidus bei homonymer und heteronymer temporaler Hemianopie. Bei letzterer müssen wir, unbekümmert um Polyurie, die Ursache an das Chiasma verlegen, und daher können wir auch bei ersterer aus der Polyurie nicht einen Schluss ziehen auf die Localisation des Leidens in der Gegend des vierten Ventrikels, auf dessen Boden unmittelbar vor dem Centrum des Diabetes mellitus jene Stelle liegt, durch deren Verletzung Cl. Bernard Polyurie ohne Zuckergehalt erzeugte. In dem einzigen Falle, der zur Section kam (Dreschfeld, pag. 439), ist auch von einer Läsion des vierten Ventrikels nicht die Rede. Wir sehen demnach, dass auch die Combination mit Polyurie unsere Localisationskenntnisse nicht fördert.

Wenn nach Contusionen und Brüchen des Schädels homonyme Hemianopie auftritt (Boys de Loury, Leber, Hughes, Bellouard), so ist uns der genaue Ort der Läsion ebensowenig bekannt, wie in jenen Fällen, in denen man z. B. nach Kohlenoxydvergiftung (Illing), nach typhösem Leiden (Colsman) dieselbe sich entwickeln sah. Die homonyme Hemianopie, die bei

---

[1] Annales d'oculistique, Bd. LXXXIII, pag. 265.
[2] Hirschberg's Centralblatt, pag. 220.

Schwangeren (Schön, Frankenhäuser) vorkommen soll, bedarf kaum einer besonderen Erwähnung. Es handelt sich dabei um temporäre Hemianopie, die jedoch mit Flimmern (Schön) einhergeht, also um das gewöhnliche Flimmerscotom, das vielleicht mit der Gravidität in gar keinem Zusammenhange steht.

Endlich sei noch der Angabe Erwähnung gethan, dass bei homonymer Hemianopie totale Farbenblindheit vorkommen könne. Wir haben früher (pag. 360) ausdrücklich angeführt, dass in den erhaltenen Gesichtsfeldhälften der Farbensinn vollkommen normal sei. Dagegen liegen folgende Beobachtungen über Störungen des Farbensinnes vor. In dem Falle von Boys de Loury (1843), in welchem nach einem Bruch der Schädelbasis das Sehvermögen sich verschlechterte, blieb nach der Heilung „Hemianopie und ein vollständiger Verlust des Farbensinns zurück, derart, dass in der Folge alle Objecte ungefärbt erschienen[1]“.

Quaglino (1867) machte folgende Beobachtung. Ein 54jähriger Mann erfährt einen apoplectischen Insult. Nach Rückkehr des Bewusstseins ist vollständige Amaurose und Lähmung der linken Seite da. Die Hemiplegie verschwindet langsam, auch das Sehvermögen bessert sich allmälig. Nach einem Jahre, als Quaglino den Kranken sah, war die Hemiplegie spurlos verschwunden. „Das Sehvermögen war ausgezeichnet für alle Abstände; er las sehr gut, auch kleine Schrift und nach seiner Aussage würde er die Sperlinge am Gipfel der Bäume haben sehen können.“ Es bestand jedoch eine Undeutlichkeit des excentrischen Sehens nach links (linksseitige incomplete homonyme Hemianopie) und was den Kranken besonders befremdete, das war der Umstand, dass, seit er sich vom Krankenbett erhoben, alle Physiognomien „ihm blass und farblos erschienen und dass er in der That keine anderen Farben unterschied, als Schwarz und Weiss“. Früher hatte er alle Farben gekannt; auch hatte er jetzt die Fähigkeit verloren, sich an die Physiognomien, an die Façaden der Häuser u. s. w., mit einem Wort „an die Form und Configuration der Objecte“ zu erinnern, wiewohl er alle Objecte kannte und erkannte[2]“.

Cohn's (1874) schon früher (pag. 539) erwähnter Fall verlief in folgender Weise. Nach einem Sturz auf den Kopf 14tägige Bewusst-

---

[1] Galezowsky, Chromatoscopie rétinienne, pag. 226.
[2] Giornale d'Oftalmologia 1867.

losigkeit; nach Wiederkehr des Bewusstseins zeigte sich vollständige Erblindung, die allmälig weicht, so dass Patient Finger zählen kann; kleinere Gegenstände wurden nur mit Mühe erkannt und die Fähigkeit der Farbenunterscheidung ist vollkommen verloren gegangen. Nach 3 Monaten, als Cohn den Kranken zuerst sah, ist das centrale Sehvermögen $\frac{1}{10}$, totale Farbenblindheit, beiderseits rechtsseitige Defecte des Gesichtsfeldes mit sehr starker Einengung des Gesichtsfeldes nach links, leichte Zeichen von Aphasie (welch' letztere jedoch sehr rasch schwinden). Die Gesichtsfelder stellen sich allmälig her, die zuletzt angegebene centrale Sehschärfe beträgt $\frac{3}{10}$; über den wichtigsten Punkt, ob und wie sich der Farbensinn änderte, fehlt jede Andeutung [1]).

Kaum einer dieser drei Fälle ist als homonyme Hemianopie aufzufassen (daher auch vielleicht Boys de Loury's Fall oben mit Unrecht angeführt). In allen dreien handelt es sich um Amplyopie und Amaurose, nach deren Besserung vorübergehend oder bleibend hemianopische Defecte zu constatiren waren. Das Leiden, Compression durch Blutung, ist vor dem Chiasma am Orte der beiden Opticusstämme zu localisiren. Ich wiederhole: Bei reiner homonymer Hemianopie, die durch eine Läsion im Tractus oder an einer Stelle vom Tractus centripetalwärts bedingt ist, ist niemals Verlust des Farbensinns in den sehenden Gesichtsfeldhälften beobachtet worden. Die Störung des Farbensinns wird begreiflich, solange die wiedergekehrte Function nur einen geringen Grad erreicht, wie es vielleicht bei Boys de Loury und thatsächlich bei Cohn der Fall war. Der Fall Quaglino's gibt zu denken, ob bei Restitution des Sehvermögens nach Amaurose der Raumsinn in höherem Grade zurückkehren kann, als der Farbensinn, hat aber mit der Frage nach der Achromatopie bei Hemianopie gar nichts zu thun. Es muss jedoch bemerkt werden, dass zufriedenstellende, wissenschaftliche Angaben über centrale und periphere Sehschärfe und den Farbensinn im Falle Quaglino's nicht vorliegen, und dass der betreffende Kranke, dessen Gedächtniss in bedenklicher Weise gelitten, vielleicht auch sich nicht mehr gut zu erinnern wusste, wie sein Farbenempfindungsvermögen vor seiner Erkrankung gewesen.

[1]) Zehender's klinische Monatsblätter 1879, pag. 211.

Die Differentialdiagnose der Hemianopie,

die Unterscheidung wahrer hemianopischer Defecte (also solcher, bei welchen die Functionsstörung durch eine intercranielle, ausserhalb der Sehnervenbahnen gelegenen Ursache bedingt wird), von Defecten, die ihren Grund haben in einer genuinen Erkrankung der Optici, bildet den nächsten Gegenstand unserer Besprechung. S c h ö n verwendet hierzu (nach L e b e r's Vorgange) die Prüfung der Farbengrenzen des Gesichtsfeldes. Die Messungen werden mit Quadraten von 20 Millimeter Seite in blauer, rother und grüner Farbe in der Art angestellt, dass dieselben am Perimeter solange von der Peripherie gegen das Centrum vorgeschoben werden, bis der Untersuchte die Farbe r i c h t i g benennt. Vom Centrum des blinden Flecks aus gibt S c h ö n folgende Mittelzahlen an für die normalen Aussengrenzen und Farbengrenzen des Gesichtsfeldes [1]).

Aussengrenze . . .	nach oben:	unten:	innen:	aussen:
	$55—60^0$	65^0	70^0	75^0
Grenze für Blau . .	45^0	60^0	60^0	65^0
» » Roth . .	40^0	50^0	50^0	60^0
» » Grün . .	$30—35^0$	35^0	40^0	40^0

Zwischen der Aussengrenze und der Blaugrenze wird also eine Zone angenommen, in welcher keine Farbe als s o l c h e erkannt, dagegen die Bewegung des Quadrates noch wahrgenommen wird. Es ist dies die relativ farbenblinde Zone. Bei genuinen Affectionen des Sehnerven werden alle Fasern betroffen, es handelt sich daher um eine progressive und es kommt zu einer totalen Atrophie. Die Prognose ist die allerungünstigste. Wird aber durch eine extra nervum gelegene Ursache ein Theil der Fasern vernichtet, dann liegt kein Grund vor, warum nicht die anderen Fasern erhalten bleiben sollen. Das sind die Partialatrophien des Sehnerven mit günstiger Prognose. Die Hemianopie, die von Läsion eines Tractus oder seiner Ursprünge abhängt, ist eine solche Partialatrophie. Es liegt in der Erkrankung als solcher kein Grund für Zerstörung der Fasern des anderen Tractus, für das Eintreten gänzlicher Erblindung.

---

[1]) Vergl. die Angaben: Diese Vorträge, 4. Heft, pag. 244.

Es können nun bei progressiver und bei Partialatrophie die Aussengrenzen des Gesichtsfeldes übereinstimmen; es können also bei progressiver Sehnervenatrophie Gesichtsfelddefecte vorkommen, welche denen bei Hemianopie ähnlich sind. Prüft man aber die Farbengrenzen, so wird sich bei der Partialatrophie zeigen, dass in dem erhaltenen Gesichtsfelde die Farbengrenzen allerseits normal sind und dicht an der Grenzlinie der erhaltenen Partie alle Farben richtig erkannt werden, während bei der progressiven Atrophie die Farbengrenzen von der Aussengrenze sich allseitig zurückgezogen haben, der Durchmesser der Grünzone etwa schon Null geworden ist (also Grün nicht mehr erkannt wird) oder weiterhin auch die Rothempfindung oder endlich trotz normaler Aussengrenze alle Farbenempfindung geschwunden ist.

Hirschberg, Pötschke und Treitel haben nach Schön's Vorgange der Ausmessung der Farbengrenzen bei den verschiedenen amblyopischen Affectionen besondere Aufmerksamkeit zugewendet. Was die Hemianopie anlangt, so ist es richtig, dass bei vollständigem Fehlen homonymer Hälften dicht an der Trennungslinie sämmtliche Farben auftauchen, aber eigentlich ist es nicht richtig, dass bei der Hemianopie nicht ganz dieselben Erscheinungen, wie bei progressiver Atrophie, wenngleich nur in den einen Hälften des Gesichtsfeldes, auftreten können. Es geschieht dies letztere nämlich dann, wenn an die Zone des vollkommenen Defectes sich zunächst eine Zone mit abgestumpfter Empfindlichkeit anschliesst oder wenn auf Seite der Hemianopie in der ganzen Ausdehnung des Gesichtsfeldes noch Lichtempfindung vorhanden ist. Dann können die Aussengrenzen nach allen Richtungen normal sein, aber es fehlt jede Farbenempfindung in den betreffenden Gesichtsfeldhälften (pag. 362, 372). Trotzdem sind diese Formen wohl characterisirt durch das plötzliche Auftreten aller Farben, sobald die Trennungslinie überschritten wird und das normale Verhalten der Farbengrenzen in den normal sehenden Hälften.

Bei den heteronymen Hemianopien, deren Ursache am Chiasma gelegen ist, wird im Allgemeinen nicht, wie bei der Lähmung Eines Tractus, ein Theil der Opticusfasern vollkommen comprimirt, während der andere Theil vollkommen intact bleibt und so wird sich hier auch im erhaltenen Gesichtsfelde in der Regel eine Einengung der Farbengrenzen zeigen und dadurch die ungünstige Prognose angedeutet.

Trotzdem ist gerade bei der Hemianopie das Verhalten der Farbengrenzen ohne jeden prognostischen Werth. Denn wenn auch bei homonymer Hemianopie die sehenden Hälften vollständig normale Farbengrenzen zeigen, so bietet dies nicht die geringste Gewähr, dass nicht Hämorrhagie, Erweichung, Compression die Tractusstrahlung in der bis dahin erhaltenen Hemisphäre trifft, oder dass der krankhafte Process vom Tractus auf das Chiasma übergreift. Ja, wenn die genuine Atrophie im Tractus zuerst auftreten kann, so wird es, so lange noch ein Tractus gesund ist, zu den characteristischen Erscheinungen der Partialatrophie (Hemianopie) kommen, während der Untergang des Sehvermögens wegen des stets beiderseitigen Auftretens eines solchen Leidens dennoch besiegelt ist. Ebenso bin ich überzeugt, dass entsprechend den früheren Ausführungen bei scharf abschneidender heteronymer lateraler (temporaler) Hemianopie, die in einer Compression des Chiasma vom vorderen bis in den hinteren Winkel ihren Grund hat (pag. 393), wegen der vollständigen Unbetheiligung der nicht gekreuzten Bündel die Farbengrenzen der erhaltenen (medialen) Gesichtsfelder ebenso normal sich darstellen werden, wie in den erhaltenen Hälften bei homonymer Hemianopie. Dessen ungeachtet wird ein solcher Befund keine günstige Prognose zulassen, da durch eine seitliche Ausbreitung der Druckursache das Sehvermögen doch gänzlich erlöschen kann.

Auf der anderen Seite wird die Prognose bei homonymer Hemianopie deshalb nicht ungünstig, weil in den noch mit Lichtempfindung begabten kranken Hälften die Farbenwahrnehmung fehlt; und auch bei heteronymer lateraler Hemianopie kann es bei umschriebener Ursache (Pachymeningitis, Exostose, Geschwulst von begrenztem Wachsthum) zu vollständiger Compression eines Theiles und zu theilweiser Compression eines anderen Theiles der Fasern, damit zur Einengung die Farbengrenzen kommen, ohne dass deshalb Amaurose unausbleiblich nachfolgen müsste.

Die Therapie der Hemianopie

ist der „letzte“, aber auch der „geringste“ Gegenstand unserer Betrachtung. Selbst die unter den relativ günstigsten Verhältnissen (nach Apoplexien) auftretende Hemianopie weicht in der Regel nicht, wenn auch die anderen krankhaften Erscheinungen schwinden. Doch können im Hinblick auf eine Zahl constatirter Retablirungen immerhin resorbirende Mittel zur Anwendung kommen; ich selbst habe von denselben niemals eine Wirkung gesehen. Von den Geschwulstbildungen kann nur das syphilitische Gumma in Betracht kommen, sofern wirklich bei Hirnsyphilis Hemianopie vorkommt. Einen solchen Fall mit lethalem Ausgange hat P o o l e y (pag. 475) beschrieben; in einem Falle F ö r s t e r's wurde bei einem jungen Mann, der ungefähr 2 Jahre zuvor an syphilitischer Iritis behandelt worden war, die plötzlich unter sehr unbedeutenden Gehirnerscheinungen aufgetretene homonyme Hemianopie durch eine energische Mercurialcur bekämpft, nur eine Beschränkung der Grenzen für Roth blieb in den früher defecten Hälften zurück. Andere (Claeys) waren weniger glücklich; die syphilitische Hemianopie war nicht zum Weichen zu bringen.

Von der Besprechung der ersten Art des Zusammenhanges zwischen Hirn und Auge (pag. 347) gehen wir zur Erörterung jener Augenerscheinungen über, welche uns die zweite Art des Zusammenhanges der beiden Organe demonstriren. Während zur richtigen Auffassung der hemianopischen Störungen vor allem die Prüfung der Function der Augen von Wesenheit ist und die Untersuchung mit dem Augenspiegel nur eine secundäre Bedeutung hat, basirt die Erkenntniss jener Veränderungen, welche darauf beruhen, dass Netzhaut, Sehnerv und dessen Umhüllungen vorgeschobene Theile des Gehirns sind, in erster Linie auf der Prüfung mit dem Augenspiegel, während die Functionsprüfung in die zweite Reihe tritt.

Die Veränderungen, welche der Spiegel bei jenen Erkrankungen des Sehorgans zeigt, deren Erörterung an diese Stelle gehört, betreffen das intraoculare Sehnervenende und die Netzhaut. Schwellung und Trübung der Eintrittsstelle des Opticus, Trübung der Netzhaut in der Circumferenz der Papille auf eine geringere oder grössere Strecke, Schlängelung und Verbreiterung der Netzhautvenen, das sind die wesentlichen Symptome, durch welche die folgenden Bilder des Augengrundes bedingt werden.

Man halte sich das ophthalmoscopische Bild der normalen Sehnervenpapille (des intraocularen Sehnervenendes) gegenwärtig (pag. 400). Die dichotomische Ausbreitung der Arteria und Vena centralis retinae ist in Folge der Diaphanität der marklosen Fasern, welche den Sehnervenkopf und nach ihrer Umbiegung in die Netzhaut die Nervenfaserschichte der letzteren bilden, allseitig sichtbar. Die durch Hirnleiden herbeigeführte jetzt in Rede stehende Alteration dieses Normalbildes zeigt zwei Hauptkategorien. Man kann sie als Stauungspapille, Stauungsneuritis einerseits, andrerseits als Neuroretinitis bezeichnen. Die erste Form führt auch den Namen der Neuritis ascendens, die letztere jenen der Neuritis descendens. Wenn man einerseits von Stauungspapille, andrerseits von Neuroretinitis spricht, so kann über die Bedeutung des Ausdruckes absolut kein Zweifel herrschen. Für diese Ausdrücke ist daher die neue bezeichnungsweise Papillitis und Papilloretinitis

(Leber) kann nothwendig. Leber wollte mit Papillitis die Entzündung des intraocularen, mit Neuritis jene des extraocularen Theiles des Sehnerven bezeichnet wissen.

Bei Stauungspapille (v. Graefe) oder Stauungsneuritis erscheint die Papille, die unter normalen Verhältnissen diesen Namen nicht verdient, als eine wahre Papille, als ein gegen den Glaskörper stark vorspringender Hügel. Von wahrer Stauungspapille — welche als solche eine wichtige Bedeutung für die Diagnostik des Gehirnleidens hat — sollte man nicht sprechen, wenn die Erhebung des centralsten Theiles des Sehnerven (des Papillengipfels) über die Ebene der Netzhaut (die Papillenbasis) nicht circa $^3\!/_4$ Millimeter beträgt. Ich habe gezeigt [1], in welcher Weise man im lebenden Auge derartige Werthe ungefähr bestimmen kann — mit hinlänglicher Klarheit lässt sich dies hier nicht in kurzen Worten darlegen. Die vorgewölbte Sehnervenpapille hat ihre Grenzen scheinbar nach allen Richtungen ausgedehnt. Ihre physiologischen Marken sind gänzlich verloren gegangen. Weder vom Scleroticalnoch vom Chorioidealringe sind Spuren sichtbar. Der Sehnerv stellt eine graue, grauröthliche oder lebhaft rothe Masse dar. Oft zeigt die Färbung keine Gleichmässigkeit. Zwischen lebhaft rothen Partien erscheint ein graulicher oder graubläulicher Sector oder es wird die rothe Farbe stellenweise durch graulicher, graubläuliche, weissblaue Striemen mit gezackter Grenze unterbrochen. Das trübe Gewebe des Opticus zeigt sich zusammengesetzt aus feinen Streifen, die in ihrem radiären Verlaufe die physiologische Anordnung der Opticusbündel zeigen. Indem diese getrübten Streifen eine kurze Strecke weit die normalen Papillengrenzen, dieselben deckend, überschreiten, bedingen sie die scheinbare Verbreiterung der Papille. Ausser dieser radiären Streifung kann man mitunter noch erkennen, dass die rothe Farbe der Papille nicht blos von einer capillären Hyperämie herrührt, sondern von einem Convolut feiner neugebildeter Gefässchen, die allerdings nur bei stärkerer Augenspiegelvergrösserung sichtbar sind. Sowie die trübe radiäre Netzhautstreifung die Sehnervengrenzen deckt, so gestattet die Trübung des Sehnervenkopfes umsoweniger die normale Zeichnung der Papille, also auch nicht die Fleckung der Lamina cribrosa wahrzunehmen.

---

[1] Ophthalmoscopie, I. Abtheilung, 1867, pag. 206.

Besonders in die Augen springend sind die Gefässerscheinungen. Die Veränderungen der arteriellen Gefässe sind allerdings nur gering. Sie erscheinen nicht geschlängelt, nur selten von normalem Caliber; in der Regel ist ihr Durchmesser weniger oder mehr verringert. Auf der Höhe der Papille sind sie häufig, wenn auch verschleiert, sichtbar, der Hauptstamm der Centralarterie, der in der Tiefe liegt, ist jedoch immer gedeckt. In anderen Fällen liegt über den ersten Theilungen des Hauptstammes auf der Papille doch so viel trübes Gewebe, dass sie durch dasselbe nur noch durchschimmern. Bei den höchsten Graden der Schwellung kann die Arterie so comprimirt werden, dass sie, wenngleich durch trübes Gewebe nicht gedeckt, nur noch als ein sehr schmaler, rother Streifen erscheint. Die (tiefer als die Arterien liegenden) Netzhautvenen sind dagegen stark erweitert und geschlängelt. Die Erweiterung und Schläugelung erstreckt sich über das ganze Gebiet der sonst nicht alterirten, vor Allem nicht getrübten Netzhaut. In der getrübten Partie des Opticus sind sie verhüllt. Da ihre Krümmungen in verschiedenen Ebenen liegen, so sieht man nicht selten das erste Stück der Vene bei deren Uebertritt von der Netzhaut auf die geschwellte Papille frei daliegen; dann aber taucht das Gefäss plötzlich in die Tiefe, um häufig gänzlich zu verschwinden, oder sich dann noch einmal emporzuschwingen und auf der Höhe der Papille wieder sichtbar zu werden. Der Verlauf des Gefässes erscheint dann unterbrochen, das Gefäss wie zerstückt. Dem Zuge der Nervenbündel folgend, können sich auf der geschwellten Papille Extravasate in Form gleichmässig rother, länglicher Flecke mit geflammtem Rande etabliren. In sehr seltenen Fällen werden diese Blutaustritte so massenhaft, dass sie jede Spur der Gefässe decken.

Mächtige Schwellung der Papille bis zu einer Höhe von mindestens $^3\!/_1$ Millimeter, Trübung des eigentlichen Sehnervenkopfes und einer schmalen peripapillären Zone, starke Schlängelung und Verbreiterung der Venen mit oder ohne Extravasation (letztere am Orte der Papille) einerseits, intacte Diaphanität der eigentlichen Netzhaut andererseits — das sind jene ophthalmoscopischen Erscheinungen, bei deren Anwesenheit man allein die Diagnose: Stauungspapille oder Stauungsneuritis stellen sollte.

Diesem Bilde ist das der Neuroretinitis entgegenzusetzen. Unter Neuroretinitis ist nicht einfach Entzündung des Sehnerven und der Netzhaut zu verstehen, denn beinahe bei jeder Retinitis ist die Papille mitergriffen, aber ohne dass der Spiegel ein deutliches Ueberragen der Eintrittsstelle des Nerven über die umgebende Netzhaut nachweisen könnte. Das Bild der Neuroretinitis ist characterisirt durch deutliche, aber mässige Papillenschwellung mit Trübung der Papille und ziemlich weit ausgedehnte Trübung der umgebenden Netzhaut. Die deutliche Streifung, die sich in der Papille ausspricht, lässt sich oft auf grosse Strecken in der Netzhaut erkennen. Doch ist die Netzhauttrübung in der Regel nicht bis zur Peripherie zu verfolgen. Ein bis drei Papillendurchmesser vom Rande der Papille hört die graue Färbung der Netzhaut auf. Weissgelbliche Plaques finden sich mitunter in der getrübten Netzhautpartie und an der Stelle der Macula lutea zeigt sich bisweilen ein Kranz weisslicher Stippchen. Arterien gestreckt, in der Netzhaut zum Theile verhüllt; Venen geschlängelt, erweitert, auf und niederlaufend, in ihren tieferliegenden Krümmungen theilweise oder gänzlich verdeckt. Hämorrhagien können das Bild compliciren. Für mässige Papillenschwellung mit ausgedehnter Netzhauttrübung ist also der Name Neuroretinitis festzuhalten.

Nun kann es allerdings noch vorkommen, dass eine wahre Stauungspapille mit weitgedehnter Netzhauttrübung sich verbindet und dass bei Fehlen der Netzhauttrübung nur mässige Papillenschwellung da ist. Es ist auch ganz leicht, dafür eine passende Nomenclatur zu geben. Im ersteren Falle muss man von „Stauungspapille oder Stauungsneuritis mit Retinitis", in letzterem Falle schlechtweg von „Neuritis (optica)" [„Papillitis (Leber)] reden. Mächtige Papillenschwellung allein heisst also „Stauungspapille", mit Netzhauttrübung verbunden: „Stauungspapille mit Retinitis"; mässige Papillenschwellung allein heisst Neuritis optica; mit Netzhauttrübung verbunden Neuroretinitis. Wollte man eine solche Nomenclatur acceptiren, dann könnte man sich unschwer in Betreff der bezüglichen Augenspiegelbefunde verständigen. Auch für andere Abweichungen des Krankheitsbildes liesse sich leicht die richtige Bezeichnung finden. So kommt es bisweilen vor, dass eminente Stauungspapille sich nicht mit Netzhautentzündung, sondern mit mächtigem Netzhautödem combinirt. Die Retina kann durch die seröse Durchfeuchtung eine enorme Verdickung erfahren, sie bleibt dabei aber vollkommen diaphan. Nur durch letzteren Umstand ist die Unterscheidung zwischen Entzündung und Oedem der Netzhaut mit dem Spiegel festzustellen. Die enorme

Schwellung der Membran manifestirt sich vorzugsweise durch die enorme Höhe der Bogen, welche die Venen bilden. Bei dem ersten Blick auf diese Gefässkrümmungen wird der wahre Sachverhalt klar. Das ist also „Stauungspapille mit Netzhautödem“. Die Entzündungsprocesse im Sehnervenstamm sind durch den Namen der retrobulbären oder extraoculären Neuritis characterisirt.

Von den Details der anatomischen Veränderungen zunächst absehend, fragen wir, in welcher Weise Hirnleiden zu den beschriebenen Veränderungen in Sehnerv und Netzhaut Veranlassung geben können. Zunächst sei den Ursachen der Stauungpapille nachgespürt.

Die Blutstauungstheorie, nach Türck von v. Graefe, welcher nach Coccius (1853) zuerst ausführliche Mittheilungen über den Zusammenhang von Augenspiegel-Neuritis mit Gehirnkrankheiten, sowie mit Entzündungen und Neubildungen in der Orbitalhöhle machte[1], fester begründet, muss lauten: Durch eine Geschwulst, welche an der Hirnbasis oder in irgend einem Theile des grossen oder kleinen Gehirns sitzt; durch Hydrocephalus internus, sei es, dass sich derselbe zu einer Hirngeschwulst hinzugesellt oder für sich zur Entwicklung kommt; durch Exsudationsprocesse, die von den Hirnhäuten ausgehen, durch periostitische Wucherungen in der Innenfläche der Schädelknochen, vielleicht auch durch Hirnabscesse und mächtige Hirnhämorrhagien kommt es zu einer Steigerung des intracraniellen Druckes. Die Vena centralis retinae geht entweder direct durch die Fissura orbitalis superior in die Schädelhöhle, um sich da in den Sinus cavernosus zu ergiessen, oder aber sie mündet innerhalb der Orbita in die Vena ophthalmica, die auf demselben Wege in den Sinus cavernosus tritt. Wenn nun der gesteigerte intracranielle Druck auf dem Sinus cavernosus und der in ihm enthaltenen Blutmasse lastet, so wird der Abfluss des Blutes aus der Vena centralis retinae direct oder indirect erschwert. So kommt es zunächst zur Stauung in der Centralvene der Netzhaut, die sich durch Verbreiterung und Schlängelung ihrer Ramificationen ophthalmoscopisch kenntlich macht. An diese mechanische Hyperämie schliesst sich, wenn sie einen bestimmten Grad erreicht hat, eine seröse Durchtränkung der umgebenden Gewebe. Dieselbe tritt vor Allem in dem vom relativ starren Scleroticalring umgebenen intraocularen

[1] v. Graefe's Archiv, Bd. VII, 2, 1860, pag. 58.

38*

Sehnervenende, dem Sehnervenkopf, und der ihn zunächst umringenden Netzhautzone auf. So entwickelt sich ödematöse Schwellung der Sehnervenpapille. Hierdurch wird ein neues Hinderniss für den Kreislauf gesetzt. Die Gefässe werden nun innerhalb der Papille selbst comprimirt, so dass nur ein schwacher Blutstrahl in die arteriellen Gefässe dringt, während die Stauungssymptome in den Venen doch nicht ab-, sondern eher noch zunehmen. In diesem Stadium mag der Process bisweilen stehen bleiben. In der Regel gesellt sich wahre Entzündung des Sehnervenkopfes hinzu, die erfahrungsmässig auf die Papille und die circumpapillare Netzhautzone begrenzt bleibt und centripetalwärts in der Regel an der Lamina cribrosa aufhört. Bisweilen jedoch setzt sich der Process über die Lamina cribrosa hinaus eine kurze Strecke weit fort, die Neuritis steigt also centripetalwärts auf, daher die Stauungspapille die Bedeutung einer Neuritis ascendens gewinnen kann.

Es ist leicht begreiflich, dass nach dieser mechanischen Theorie auch Stauungspapille mit oder ohne Netzhautödem sich herausbilden kann, wenn die Vena centralis retinae in der Orbita selbst (sei es in ihrem intra- oder in ihrem extranervosen Verlauf) bedrängt wird. Tumoren der Orbita oder des Sehnerven, Entzündungen des retrobulbären Zellgewebes (primär oder von Periostitis abhängig) werden solche schädliche Ursachen abzugeben in der Lage sein.

Diese mechanische Theorie der Stauungspapille, souverain herrschend zu einer Zeit, in welcher überhaupt die mechanischen Theorien in der Augenheilkunde in ihrer höchsten Blüthe standen, vermochte schon von allem Anfang nicht zu erklären, wie so zu der Hyperämie des Sehnervenkopfes sich fast regelmässig und wenn die Krankheit nur lange genug dauert, wahrscheinlich immer wahre Entzündung hinzugesellt, da ja sonst einfache Hyperämie nicht zur Entzündung führt.

Ferner hat eine genauere Untersuchung des orbitalen Venensystems sehr berechtigte Zweifel darüber aufkommen lassen, ob denn überhaupt eine Druckerhöhung im Sinus cavernosus zu einer Stauung in der Centralvene der Netzhaut führen könne. Man unterscheidet zwei Venae ophthalmicae, eine Ophthalmica inferior, die unser Interesse hier kaum in Anspruch nimmt, und die Ophthalmica superior, welche im medialen Augenwinkel in die Orbita eintritt, nachdem sie zuvor eine weite Anastomose mit der Vena angularis eingegangen, die selbst wieder ihr Blut in die Vena facialis anterior

ergiesst. Die Vena centralis retinae öffnet sich nun entweder in
die Vena ophthalmica superior (nur ganz ausnahmsweise in die inferior) oder aber (und dies ist eine von Sesemann bestätigte
Regel Walter's) direct in den Sinus cavernosus, dann aber anasto-
mosirt sie zuvor nach Sesemann durch starke Verbindungsäste mit
der Ophthalmica superior. Nach Sesemann (1869) entleert sich
das Blut der Ophthalmica superior sowohl in den Sinus cavernosus,
als auch und zwar zum weitaus grösseren Theile durch die
Angularis in die Facialis anterior. Die anatomische Einrichtung
macht dies möglich, denn die Vena ophthalmica superior ist klappen-
los und nur zwischen ihr und der Vena angularis findet sich eine
variable Klappe (Sesemann, Merkel), die aber so gerichtet ist,
dass das Blut der Antlitzvenen nicht in die Orbita eindringen, dagegen der Inhalt der Vena ophthalmica superior sich anstandslos
in die Antlitzvenen entleeren kann. Trotzdem ist Merkel der
Ansicht, dass Sesemann's Anschauung nicht richtig sei, weil alle
mit der Vena ophthalmica superior sich vereinigenden Aeste nach
hinten gerichtet sind und man daher nach wie vor annehmen müsse,
dass die Hauptmasse des Blutes der Orbita ihren Weg nach hinten
in den Sinus cavernosus nehme. Das mag auch für die physiologischen
Verhältnisse das richtige sein. Andererseits aber scheint es mir
undenkbar, dass wenn bei mächtiger Erhöhung des intracraniellen
Druckes das Eintreten des Blutes in den Sinus cavernosus ungemein
erschwert ist, der Blutumlauf sich nicht in der Vena ophthalmica
superior umkehren und so das Blut aus der Vena centralis retinae
durch die Vena ophthalmica superior dorthin abfliessen sollte, wo der
Druck ein sehr geringfügiger ist, d. i. gegen die Vena facialis anterior
hin. Eine Stauung in der Vena centralis retinae wird daher bei
Steigerung des intracraniellen Druckes nur in jenen, wenn überhaupt
vorkommenden Fällen (und nach Sesemann nicht einmal in diesen)
eintreten können, in denen die genannte Vene ausschliesslich und
ohne eine Anastomose mit der Ophthalmica superior einzugehen, in
den Sinus cavernosus mündet. Für das Gros der Fälle von Stauungsneuritis bei Erhöhung des intracraniellen Druckes jedoch muss die
Theorie der directen Venenstauung, falls von dieser die Entstehung
der Neuritis erwartet wird, aufgegeben werden.

Die von Sesemann in Betreff der venösen Stauung
erhobenen Schwierigkeiten wurden beseitigt, als man eine andere
Erklärungsweise für die bei Hirnleiden auftretende Venenstauung

auffand und zwar auf Grund einer Theorie, welcher Manz den Namen der Transporttheorie gab.

Die Thatsachen, welche der Transporttheorie zu Grunde liegen, sind folgende: Der innerhalb der Orbita gelegene Theil des Opticusstammes ist, wie schon eine ganz oberflächliche Untersuchung zeigt, von zwei Scheiden umgeben, welche in Form zweier ineinandersteckender Hohlcylinder das Agglomerat der Nervenbündel umschliessen. Die äussere Scheide ist viel dicker als die innere; zwischen beiden existirt ein begreiflicherweise gleichfalls cylindrischer Zwischenraum, welchem am passendsten der Name des Zwischenscheidenraumes, des Intervaginalraumes zukommt, während die gegenwärtig gewöhnlich gebrauchte Bezeichnung des Subvaginalraumes minder glücklich ist. Zieht man die äussere Scheide von der inneren ab, so gelingt dies leicht, jedoch mit Zerreissung zahlreicher Bälkchen, welche zwischen den beiden Scheiden ausgespannt sind. Die genauere Untersuchung (Key und Retzius) hat weiter ergeben, dass sich die sogenannte äussere Scheide wieder aus zwei Membranen zusammensetzt. Die innere dieser beiden, also die mittlere der drei Opticusscheiden, ist ein äusserst zartes Häutchen. Von diesen drei Scheiden wird die äusserste als eine directe Fortsetzung der Dura mater, die mittlere als eine solche der Arachnoidea und die innerste, den Sehnerven unmittelbar umgebende, als Ausstülpung der Pia mater angesehen, so dass man heutzutage nicht mehr von einer inneren und äusseren Scheide, sondern von der Dural-, Arachnoideal- und Pialscheide des Sehnerven spricht und den Raum zwischen Dural- und Arachnoidealscheide als Subduralraum und jenen zwischen Arachnoideal- und Pialscheide als Subarachnoidealraum bezeichnet (Schwalbe, Key und Retzius). Endothelhäutchen überkleiden die einander zugekehrten Flächen jedes der beiden Räume und die Balken, die zwischen je zweien der Lamellen ausgespannt sind. Die Arachnoidealscheide besteht zum guten Theile nur aus einem solchen Endothelhäutchen, das wahrscheinlich an einzelnen Stellen defect ist, so dass eine feine Communication zwischen dem Subdural- und Subarachnoidealraum hergestellt wird (Schwalbe). Die Pialscheide sendet zahlreiche Fortsätze in den Nervenstamm; die Pia stülpt sich gleichsam in den Opticus ein, so dass die Vascularisation des Nerven nicht mehr ausschliesslich von der Peripherie, sondern zum Theile wenigstens von der eingestülpten Partie besorgt wird (Kuhnt).

Der Subduralraum und der Subarachnoidealraum der Opticusscheiden sind Lymphräume, welche mit den gleich benannten Räumen
innerhalb der Schädelhöhle direct communiciren (Schwalbe, Key
und Retzius). Diese Lymphräume enden aber nicht an der
Stelle, an welcher wir den Opticus in die Sclerotica sich inseriren
sehen, sondern es setzen sich die Scheidenräume noch in das Gewebe
der Sclerotica selbst fort, so dass das blindsackförmige Ende derselben innerhalb der Sclerotica selbst gelegen ist. Indem die Arachnoidea sich hier fester an die Dura anschmiegt, ein eigentlicher Subduralraum also nicht mehr vorhanden ist, wird das blindsackförmige
Ende des Intervaginalraumes durch den Subarachnoidealraum allein
dargestellt, so dass dieser im Gewebe der Sclerotica nahezu bis zur
Aderhaut vordringt, nur durch eine dünne, als Fortsetzung der
Pialscheide anzusehende Schicht der Sclerotica von ihr getrennt
(Schwalbe).

Durch Injectionsversuche (Schwalbe 1869) war dieser Zusammenhang des Intervaginalraumes mit dem Arachnoidealraum
nachgewiesen worden. Später, nachdem durch Key und Retzius
der Subvaginalraum in den Subdural- und Subarachnoidealraum getrennt worden war, machte Schwalbe auf das verschiedene Verhalten der beiden Räume bei Thier und Mensch aufmerksam und
erklärte die verschiedenen Resultate späterer Experimentatoren
daraus, dass bald der subdurale, bald aber der subarachnoideale
Raum injicirt wurde. Schmidt (1869) und Manz (1870) waren
die Ersten, welche die über die Bedeutung der Sehnervenscheiden-
räume gewonnenen Anschauungen für die Deutung der Stauungspapille verwertheten. Namentlich war es Manz (und Schmidt
accommodirte sich später dessen Anschauung), der die Stauungspapille aus dem Drucke erklärte, den die bei Erhöhung des intracraniellen Druckes aus der Schädelhöhle in den Subvaginalraum übertretende Flüssigkeit auf den Sehnervenstamm
und damit auch auf die Centralvene der Netzhaut ausübt. Wenn
Flüssigkeit aus der Schädelhöhle in den Subvaginalraum übertrete,
so werde allerdings zunächst die äussere Scheide von der inneren
abgehoben und gedehnt, es entstehe ein Hydrops vaginae nervi
optici; aber da die Dehnbarkeit der Scheide bald ihre Grenze er-
reiche, so werde nunmehr der Sehnervenstamm und die Centralvene
dem Drucke sich nicht entziehen können. Schon die Experimente
hatten gezeigt, dass bei Eintritt von Flüssigkeit in den Subvaginal-

raum dieselbe sich besonders an der Eintrittsstelle des Opticus in die Sclera staue, so dass unmittelbar an der Sclerotica eine ampullenförmige Erweiterung der Scheide sichtbar wird. Dadurch würde die Druckwirkung sich zumeist im intraoculären Sehnervenende kenntlich machen. Die Transporttheorie glaubte daher die Möglichkeit der Venenstauung bei Steigerung des intracraniellen Druckes neuerdings erwiesen zu haben, nachdem diese Möglichkeit von Sesemann auf Grund der anatomischen Ergebnisse zurückgewiesen worden war. Mit der Frage, wieso aus der Stauung wirkliche Neuritis wird, hat sich die Theorie zunächst nicht beschäftigt.

Die Voraussetzungen der Transporttheorie in Betreff des Hydrops vaginae wurden durch die pathologische Anatomie bestätigt. Zu einer Zeit, wo die Bedeutung des Befundes noch nicht richtig erfasst werden konnte, hatte schon v. Stellwag (1858[1]) einen Fall publicirt, in welchem „bei einem alten Mann, der kurz vor seinem Tode blind geworden war und an Hydrocephalus litt, die Scheide des Sehnerven von dessen Marke durch seröse Flüssigkeit abgehoben war". v. Stellwag erklärt auch die unter solchen Verhältnissen auftretende Erblindung durch die Compression der Nervenfasern. Manz selbst hatte (1865) einen enormen Hydrops vaginae bei ophthalmoscopisch constatirter Sehnervenschwellung gefunden. Basilare Meningitis mit acutem Hydrocephalus lag zu Grunde. Nach der Aufstellung der Transporttheorie wurde dieselbe bald und ausgiebig durch anatomische Befunde von Schmidt und Manz gestützt und durch zahlreiche spätere Beobachtungen bestätigt. In einem Falle von Meningitis sah Schmidt Eiter; bei einer Pachymeningitis haemorrhagica Manz Blut im Intervaginalraum, welches Fürstner später regelmässig bei dieser Krankheit in der Scheide fand. Man ist geneigt anzunehmen, dass der Hydrops vaginae in allen Fällen von Stauungsneuritis bei Hirntumor vorkomme. „Dass derselbe früher", sagt wenigstens Leber, „meist übersehen wurde, erklärt sich daraus, dass die Flüssigkeit bei der Herausnahme der Augen sehr leicht ausfliesst (wesshalb es nöthig ist, die Sehnervenscheide vorher zu unterbinden)". Ich will in Betreff des Hydrops vaginae noch darauf hinweisen, dass nach Schwalbe[2] die Wasseransammlung in der Scheide bei Hirn-

---

[1] Ophthalmologie. Bd. II, 2, pag. 620.
[2] Graefe-Saemisch. Bd. I. pag. 329, 1874.

leiden vorzugsweise im Subduralraum, also zwischen Dural- und Arachnoidealscheide stattfindet, so dass hier von einem einfachen Intervaginalraum nicht mehr die Rede sein kann, indem sich jetzt thatsächlich zwei durch die zarte Arachnoidealscheide getrennte Räume nach innen von der äusseren (Dural) Scheide vorfinden, während im normalen Auge der Intervaginalraum immer dem Subarachnoidealraum entspricht, da der Subduralraum, wenn überhaupt in der Opticusscheide vorhanden, nur eine schmale Spalte darstellt.

Die Existenz des Hydrops vaginae ist eine höchst wichtige anatomische Thatsache. Sie demonstrirt uns ad oculos den innigen Zusammenhang zwischen Hirn und Auge. Ob jedoch wirklich der Hydrops Stauung erzeuge und dadurch zur Entzündung führe, ist fraglich, wie jede rein mechanische Theorie der Stauungsneuritis ihre Achillesferse hat.

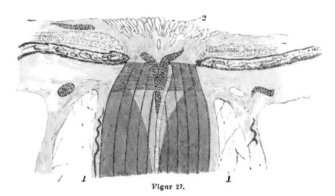

Figur 27.

Oedem des Intervaginalraumes und der Papille. 1. Bedeutend erweiterter Intervaginalraum 2. Hohlräume mit seröser Flüssigkeit gefüllt in der Papille.

Die Veränderungen nämlich, welche sich im intraoculären Theile des Sehnerven bei Stauungspapille oder Stauungsneuritis allmälig entwickeln, sind folgende: Zuerst kommt es zu Oedem der Papille, in welcher die Faserzüge durch Kanäle und Hohlräume getrennt werden (Iwanoff, Alt) (Fig. 27 [1]). Dieses Oedem kann einfach durch die Venenstauung erklärt werden, wenngleich auch ein directes Ein-

---

[1]) Es stehen mir die Abbildungen 27 bis 29 aus Alt's sehr berücksichtigung-werthem „Compendium der normalen und pathologischen Histologie des Auges" zur Verfügung.

dringen der serösen Flüssigkeit aus dem Intervaginalraum in den
Sehnervenkopf angenommen wird (Schmidt, Manz, Alt u. A.).
Gleichzeitig sind die feinen Gefässe und Capillaren stark ausgedehnt
(Iwanoff), und sicherlich kommt es auch schon in diesem Stadium
zur Neubildung von Gefässen (Schiess-Gemuseus, Hermann
Pagenstecher). Nun folgen jene Veränderungen, die nicht mehr als
Stauungserscheinungen angesehen werden können. Die Hypertrophie
(oder Sclerose) der Nervenfasern, welche in einer gleichmässigen
Verdickung oder ungleichmässigen Anschwellung der Fasern besteht
(Hermann Pagenstecher) und die Wucherung des interstitiellen
Bindegewebes. Ausserdem umgibt die Papille ein ringförmiger Wulst,
der sich zwischen der Ausbreitung der Sehnervenfasern und die Aderhaut einschiebt, wodurch namentlich die Erhebung der Innenfläche
der Papille über die Ebene der Netzhaut den eigentlichen Querschnitt der Sehnerven ringsum, wenn auch nicht nach allen Richtungen gleichmässig überschreitet. Kuhnt[1]) hat in neuester Zeit
(1879) dieser peripapillären Wucherung eine besondere Bedeutung
bei der Entstehung der Stauungspapille beigelegt. Die Netzhaut
reicht nach Kuhnt niemals bis an den wirklichen Rand des Durch-
trittsloches des Sehnerven, sie ist vielmehr immer durch eine allerdings verschieden grosse Ausdehnung eines eigenthümlichen Gewebes
von demselben getrennt und die Wucherung dieses Gewebes ist es,
welches nach Kuhnt durch Bildung des neuritischen Wulstes die
Entwickelung der Stauungspapille einleitet. Kuhnt macht auch
auf die verhängnissvolle Wirkung aufmerksam, welche die Lymph-
stauung in der Papille auf die Nervenfasern ausüben muss. Denn
sich stützend auf die Entdeckung Rumpf's, dass der Axencylinder
der markhaltigen Fasern in Lymphe quillt und zerfällt, erklärt
Kuhnt diese Einwirkung der Lymphe auf die Nervenfasern der
Papille um so verderblicher, als dieselben durch keine Markscheide
geschützt sind (vergl. pag. 345). Uebrigens hat man auch die Ursache des neuritischen Wulstes in Wucherung der Körnerschichten
der Netzhaut rings um die Papille gefunden (Leber).

Im ophthalmoscopischen Bilde der Stauungspapille erklärt sich
(ausser den leichtverständlichen Gefässerscheinungen und Hämorrhagien) die Erhebung der Papille durch die seröse Infiltration und
die nachfolgende Wucherung des interstitiellen Bindegewebes, die

[1]) v. Graefe's Archiv. Bd. XXV, 3, pag. 256.

scheinbare Erweiterung ihrer Grenzen durch den neuritischen Wulst, die Trübung des Gewebes durch das Oedem, die Hypertrophie der Nervenfasern und des Bindegewebes, die radiäre Streifung einmal durch die Verdickung der einzelnen Nervenfaserbündel, dann aber auch durch die Verdickung des zwischen den Nervenbündeln ziehenden Bindegewebsgerüstes; ihre rothe Farbe durch die Hyperämie, Erweiterung und Neubildung der capillaren und kleinen Gefässe, während die weissblauen Striemen Nestern hypertrophischer, undurchsichtig gewordener und das Licht stark reflectirender Nervenfasern entsprechen. A priori kann man aus diesen Veränderungen in Betreff der Functionsstörung schliessen, dass dieselbe, so lange es sich nur um Oedem handelt, vielleicht gar nicht beeinträchtigt wird, es wäre denn Kuhnt's Anschauung über das Zerfallen der marklosen Fasern in der gestauten Lymphe richtig; dass die Hypertrophie der Nervenfasern vielleicht deren Function beeinträchtigt oder aufhebt; dass aber in jedem Falle dem Sehvermögen Gefahr droht, sobald die interstitielle Bindegewebswucherung die Nervenfasern erdrückt oder schrumpfend zur Atrophie bringt. So lange die vorgewölbte Papille keine wirklichen Entzündungserscheinungen darbietet, verdient sie den Namen: „Stauungspapille“; sobald aber die entzündlichen Veränderungen ausgesprochen sind, heisst das Krankheitsbild: „Stauungsneuritis“. Dies zu unterscheiden, ist mit dem Spiegel oft unmöglich, daher die beiden Ausdrücke promiscue gebraucht werden.

Der Hydrops vaginae und die beschriebenen Veränderungen im intraocularen Sehnervenende constituiren das Bild der Stauungsneuritis. Ueber die Lamina cribrosa, deren Gewebe häufig auseinandergedrängt ist (Schweigger, Rosenbach, Herzog), reichen die pathologischen Veränderungen angeblich nur selten. Geschehe dies, so könne man doch nur eine kurze Strecke weit im Sehnervenstamme die Veränderungen, bestehend in Wucherung des interstitiellen Gewebes verfolgen. Die Neuritis ascendens scheine daher nicht hoch aufzusteigen. Diese Auffassung ist aber kaum die richtige. In älteren Fällen von Stauungspapillen findet man im extraocularen Nervenstamme häufig weitgehende Veränderungen.

Unter Neuritis descendens hat v. Graefe jene Form verstanden, welche durch directe Fortpflanzung des Entzündungsprocesses vom Gehirn bis in's Auge ophthalmoscopisch sichtbar wird. Es kann auch auf einer Zwischenstation,

etwa am Foramen opticum oder dem Auge noch näher ein Entzündungsprocess den Nervenstamm ergreifen und von da aus in's
Augeninnere vordringen. Das ist dann gleichfalls eine Neuritis
descendens. Sie soll sich im Auge nicht unter dem Bilde der
Stauungspapille kundgeben, sondern als Neuroretinitis, wie sie oben
(pag. 553) beschrieben ward. Anatomisch charakterisirt sich diese
Form dadurch, dass die Entzündung sehr auffallend in den Scheiden
auftritt als Perineuritis, oder in den interstitiellen (Pia-)Balken des
Sehnervenstammes als Neuritis insterstitialis oder endlich auch das
Mark befällt (Neuritis medullaris, Leber). Gegen die letztere Form
sind jedoch Bedenken zu erheben und erhoben worden, da es bei

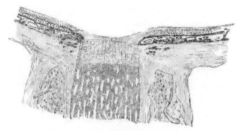

Figur 28.

Fibrinöse Vaginitis nervi optici. 1. Der Intervaginalraum durch neugebildetes Bindegewebe
obliterirt. Nervus opticus atrophirt.

dem Zerfall der Nervenfasern sich kaum entscheiden lässt, ob dieselbe
nicht secundär durch die interstitielle Neuritis bedingt wird. Bei der
Perineuritis optica kann der ganze Intervaginalraum durch die
Wucherung der Scheiden und der Scheidenbalken mit bindegewebsneubildungen ausgefüllt werden, jedoch betreffen die bekannten Fälle
nur Perineuritides, welche vom Foramen opticum aus sich centrifugal
fortpflanzten (Horner, Michel, Leber); nur Alt beschreibt
eine fibrinöse Vaginitis nervi optici (Perineuritis), hervorgerufen durch
Meningitis. Das neugebildete Bindegewebe, welches (Fig. 28) den
Intervaginalraum obliterirt, ist aus Organisation eines aus Fibrin und
Rundzellen zusammengesetzten Exsudats hervorgegangen. An solche
Processe dürfte sich nicht immer einfach Atrophie des Sehnerven,
wie es die Abbildung zeigt, anschliessen, sondern es dürften dabei
sicherlich auch die Zeichen intraoculärer Neuritis zu Stande kommen.
Die Wucherung der Bindegewebsbalken im Opticusstamme bei

Neuritis interstitialis, sowie die Papillenschwellung in einem
solchen Falle zeigt Fig. 29. Es wird begreiflich, wie diese Wucherung durch Compression der Gefässe und Nervenfasern die Atrophie
einleitet. Die nachstehende Abbildung aber scheint keineswegs einem
Falle einer vom Gehirn descendirenden Neuritis entnommen; sie
zeigt nur, wie sich eine solche Neuritis darstellen könnte. Es erscheint
überhaupt gar nicht so ausgemacht, dass wirkliche Neuritides descen-
dentes in v. Graefe's Sinne häufig vorkommen. Es muss nämlich

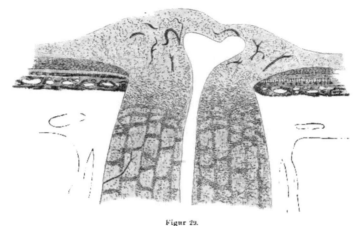

Figur 29.

Interstitielle Neuritis. Langsschnitt.

bei Neuroretinitis und Veränderungen im Nervenstamm immer bedacht
werden, ob man wirklich direct die Fortpflanzung der Entzündung
vom Entzündungsherde im Gehirne durch Tractus, Chiasma, intra-
und extracerebralen Theil des Opticus bis in das Auge vor sich hat,
oder ob einerseits Veränderungen im Nervenstamm und andererseits
von diesem ganz unabhängig, die ophthalmoscopischen Erscheinungen
vorhanden sind. Dagegen ist es unzweifelhaft, dass bei Entzündungs-
processen des Gehirns, bei denen man sich die Drucksteigerung als
eine verhältnissmässig geringe vorstellt, sich gerade so Flüssigkeits-
ergüsse in den Intervaginalraum finden, wie bei Hirntumoren, ja
wie es scheint, sogar noch mächtigere (Manz). Die Perineuritis,
die Alt bei Meningitis beschreibt, ist ja auch nur aus einem eitrig
fibrinösen Exsudate hervorgegangen. Der massenhafte Erguss ist

aber häufig serös, wie beim Hydrops vaginae der Hirntumoren. Die Thatsache, dass bei Hirnentzündungen (auch bei chronischen) trotz des anzunehmenden Hydrops vaginae eine wahre Stauungspapille in der Regel nicht zu Stande kommt, sondern gewöhnlich das Bild der Neuroretinitis sich zeigt, spricht gegen die mechanische Auffassung des ganzen Vorganges.

Ich will an dieser Stelle noch der Anschauungen von Benedikt und Leber gedenken. Benedikt (1866) sieht die Neuritis bei Hirnleiden hervorgerufen durch eine vasomotorische Neurose, welche durch Reizung des Gehirns erzeugt, sich bis in die Retina fortpflanzt. Leber nimmt mit Hughlings Jackson an, dass ein Hirntumor wie ein fremder Körper wirkend einen Reiz ausübt, welcher eine secretorische Entzündung auslöst, wodurch Hydrocephalus internus entsteht, der als solcher die Ursache des hohen intracraniellen Druckes wird (Annuske). Während Benedikt in der Hirnreizung die unmittelbare Ursache der Neuritis sieht, erklärt Leber aus der Hirnreizung nur die Erhöhung des intracraniellen Druckes, ohne dass dadurch aber die Frage, wieso diese Druckerhöhung zur Neuritis führt, direct berührt würde. Benedikt spricht sich später (1876) etwas ausführlicher dahin aus, dass von zahlreichen Punkten des Gehirns, welche mit dem Opticus in functionellem Zusammenhange stehen oder dieses Zusammenhanges entbehren, Reizungen ausgelöst werden können, welche Circulationsstörungen in der Peripherie dieses Nerven verursachen, Störungen, die sich bei den speciellen Spannungs- und Circulationsverhältnissen des Bulbus und der Papille schwer wieder ausgleichen und den Character der Entzündung haben können. Diese Theorie, meint Benedikt, stütze sich heute nicht mehr auf eine blosse Hypothese, sondern auf die anatomisch wahrscheinlich gewordene Thatsache, dass eine vasomotorische Wurzel für die Gefässe der Endausbreitung des Opticus existire und mit dem Opticus verlaufe, eine Thatsache, die von Betz aufgefunden ward. Das vasomotorische Centrum der Papille kann, da nach den klinischen Ergebnissen bei verschiedenstem Sitze der Erkrankung im Gehirn, Sehnerven-Netzhautentzündung auftritt, von den verschiedensten Theilen des Gehirns gereizt und gelähmt werden. Loring stellt eine mit der Benedikt'schen übereinstimmende Theorie auf. Sowie demnach nach Benedikt die ascendirende und descendirende Neuritis die gleiche Ursache haben können (nämlich eine Alteration des vasomotorischen Centrums der Opticusgefässe), so

macht auch Leber darauf aufmerksam, dass, da sowol bei der Stauungspapille, wie bei der descendirenden Neuritis, der Hydrops vaginae
vorkommt, dieser letztere in beiden Fällen die intraoculäre Neuritis
verschulden könnte. Es seien übrigens die papillären Erscheinungen
nicht einfach auf mechanischen Druck von Seite der Scheiden-
flüssigkeit zurückzuführen, man dürfe vielmehr nicht vergessen, dass
die Anwesenheit von Flüssigkeit im Intervaginalraum des Sehnerven
als directer Entzündungsreiz zu wirken fähig sei.

Bedenkt man, dass durchaus nicht in allen Fällen von Stauungspapille auch nach der Zeit der Schwalbe'schen Versuche der
Hydrops vaginae gefunden wurde, und dass wenn man einen solchen
für diese Fälle schon zugeben wollte, es sich doch nur um Ansammlung einer geringen Flüssigkeitsmenge handeln könnte; erwägt
man, dass bei den höchsten Steigerungen des intracraniellen Druckes
die gegen die harte Knochenwand gedrückten Hirnnerven in der
grösseren Mehrzahl der Fälle keine Veränderung aufweisen und
noch normal fungiren, während eine in den Intervaginalraum ein-
gedrungene Flüssigkeit trotz der Dehnbarkeit der Opticusscheiden
durch Druck so gewaltige Veränderungen im intraocularen Ende
des Sehnerven hervorrufen sollte; vergisst man endlich nicht, dass
bei den Zeichen hoher Drucksteigerung, auch wenn sie lange bestehen, trotz des anzunehmenden Hydrops vaginae die Erscheinungen
am Sehnervenende mitunter nicht zur Entwicklung kommen und
dass trotz des Hydrops vaginae bei gewissen Erkrankungen mächtige
Stauungspapillen, bei anderen hingegen in der Regel nur sehr
mässige Zeichen von Neuroretinitis sich herausbilden, so wird man
(auch mit Rücksicht auf einige später noch hervorzuhebende Momente)
die mechanische Theorie als wenig wahrscheinlich erachten müssen.
Die Theorie von Benedikt, welcher unter den Ophthalmologen
Loring gefolgt ist, hat in jedem Falle das für sich, dass sie das
Unzulängliche der mechanischen Vorstellungen aufdeckte. Ob sie
das Richtige getroffen hat, ja ob auf Grund der Benedikt'schen
Anschauungen überhaupt Entzündungen zu Stande kommen können,
muss die Zukunft erweisen.

Man kann nur sagen: bei Hirntumoren, Abscessen, Meningitis
und Encephalitis kann es zu Erscheinungen von intraocularer Neuritis, zu Ansammlung von Flüssigkeit (Serum, Blut, Eiter) in der
Nervenscheide und zu Veränderungen im Sehnervenstamme kommen.
Wie das Alles zusammenhängt, wissen wir nicht genau. Nur so

viel ist sicher, dass diese Veränderungen darin ihren Grund haben, weil Sehnerv und Netzhaut vorgeschobene Theile des Gehirns und die Sehnervenscheiden Fortsetzungen der Hirnscheiden sind. Man kann nicht eine Druckneuritis (Stauungspapille, Stauungsneuritis, Neuritis ascendens) von einer Propagationsneuritis (Neuritis descendens) unterscheiden, daher auch nicht aus einem bestimmten Augenspiegelbilde auf die eine, wie die andere schliessen. Damit ist aber nicht gesagt, dass es nicht einen characteristischen Augenspiegelbefund gäbe. Und dieser liegt in der Stauungspapille oder Stauungsneuritis, in der Bedeutung des Wortes, die ihm früher gegeben wurde. Eine Papillenerhebung von ¾ Millimeter oder mehr (die Papillenhöhe kann 2 Millimeter erreichen) deutet auf einen Hirntumor. Es ist dabei gleichgiltig, ob die Veränderungen, wie dies gewöhnlich der Fall ist, auf die Papille und deren nächste Umgebung beschränkt sind oder ob gleichzeitig Retinitis da ist; es kommt auch gar nicht in Betracht, ob die Netzhauttrübung eine zarte oder ob sich, was äusserst selten geschieht, ausgedehnte Degenerationsherde in der Retina entwickelt haben; in der mächtigen Papillenschwellung liegt das diagnostische Moment. Diese wahre Stauungsneuritis kommt nun allerdings auch bisweilen bei Hirnabscess und bei Meningitis basilaris, sie kommt auch beim primären Hydrocephalus internus vor, allein in so seltenem Procentverhältnisse, dass man aus ihr die Diagnose des Hirntumors nur mit geringer Einschränkung machen kann. Man darf die Sache nicht umkehren. Nicht jeder Hirntumor bedingt Stauungsneuritis. Es kann vielmehr, wenn hierhergehörige Erscheinungen auftreten, auch das Bild einfacher Neuritis oder der Neuroretinitis sich zeigen. In Betreff der Neuritis ist zu bemerken, dass dieselbe im Momente der Untersuchung in Entstehung oder noch wenig vorgerückt sein und erst allmälig das Bild der Stauungsneuritis annehmen kann, dass sie aber auch überhaupt nicht zur Stauungsneuritis anzusteigen braucht. Die Neuritis und Neuroretinitis haben aber als solche gar nichts Characteristisches. Sie können einen Hirntumor andeuten; sie können auch einen Abscess, eine Meningitis, Encephalitis begleiten; sie können aber auch idiopathisch sein.

Annuske hat 43, Reich (1874) noch weitere 45, also 88 Fälle zusammengestellt, in welchen bei autoptisch erwiesenen Hirntumoren die ophthalmoscopischen Befunde angegeben sind. In 82 von diesen 88 Fällen war doppelseitige, 2 mal (beim Sitze der Geschwulst in der entgegengesetzten Hirnhälfte) einseitige Neuritis (H. Jackson) und 4 mal nichts Pathologisches im Augengrunde. Dieser Zusammenstellung gegenüber mache ich darauf aufmerksam, dass in den sieben Fällen von Hirntumoren, die mit homonymer Hemianopie complicirt seit 1874 zur Section kamen (pag. 438, 474), sechsmal keine Neuritis zur Entwicklung kam, in dem siebenten Falle, jenem Pooley's, nur auf Einem Auge und zwar dem auf der Seite des Tumors gelegenen sich die Stauungspapille herausbildete, während der Sehnerv des contralateralen Auges normal blieb. Während also bis 1874 unter 88 Fällen von Hirntumoren nur 4 mal die Neuritis fehlte, ist unter 7 Fällen von Hirntumor und homonymer Hemianopie der Jahre 1875—1880 der Befund 6 mal negativ. Swanzy (1875) wirft schon die Frage auf, wie so es komme, dass kleine Neugebilde des Gehirns zur Stauungspapille führen können, während „enorme Hirntumoren jeden Tag zu unserer Kenntniss kommen, bei welchen nicht blos die Stauungspapille, sondern überhaupt jeder krankhafte Zustand des Sehnerven fehlt". Man kann in Betreff der Stauungspapille und Neuritis nur sagen, dass sie sehr häufig im Verlaufe eines Hirntumors zur Entwicklung kommen, dass aber die Vorstellung über deren fast ausnahmsloses Vorkommen übertrieben erscheint. Ich habe in dem Falle eines Sehnerventumors bei einem 3¼ jährigen Kinde mich weder durch das Fehlen der Neuritis in dem zweiten gesunden Auge, noch auch durch den Mangel aller Hirnsymptome von dem Gedanken einer Gehirngeschwulst abbringen lassen. In der That ergab die Autopsie einen mächtigen Tumor (Gliosarcom) an der Basis cranii, welcher der Fläche des Chiasma aufgelagert war[1]. Findet man eine Stauungspapille (Refractionsdifferenz zwischen Basis und Gipfel der Papille mindestens = einer Linse ¹/₁₀ (Zoll) oder 4 Dioptrien), so ist die Diagnose eines Hirntumors gestattet; Fehlen jeder Veränderung am intraocularen Sehnervenende schliesst den Hirntumor nicht aus, während man bei sog. „Stauungspapille" von geringerer Höhe oder Neuritis oder Neuroretinitis zwar an die Existenz eines Tumors denken kann, aber nicht vergessen darf, dass solche Bilder auch bei Abscess, Meningitis, Encephalitis oder ohne Hirnleiden bei extracranieller Opticuserkrankung auftreten. Auf der anderen Seite muss hervorgehoben werden, dass es Fälle gibt, bei welchen unter cerebralen

---

[1] Ueber Exophthalmus, Wiener med. Presse, 1878, No. 1—7.

Erscheinungen Neuritis sich entwickelt, in denen unter den Erscheinungen eines Hirntumors der Tod erfolgt, ohne dass bei der Section eine Erkrankung des Gehirns, wenigstens eine gröbere, nachweislich wäre. Aus der Literatur kenne ich zwei solcher Fälle, einen von Noyes (1873), einen von Hughlings Jackson (1876). Bei Noyes' Patientin wurden ausser der doppelseitigen, in Atrophie übergehenden Neuritis heftige Kopfschmerzen, Lähmung der verschiedenen Hirnnerven, unsicherer Gang, Dysphagie constatirt. Die Necroscopie ergab ein vollkommen negatives Resultat. Jackson's Patientin war 34jährig. Sie hatte durch's ganze Leben an Kopfschmerzen gelitten. Es erfolgt ein Anfall von Schwindel mit Bewusstlosigkeit, der Kopfschmerz steigert sich, Erbrechen und doppelte Neuritis folgt. Keine paralytischen Symptome. Tod in Asphyxie. Kein Hirntumor, überhaupt keine grobe Hirnerkrankung, blos starke Hirncongestion neueren Datums. Ich selbst kann einen dritten Fall hinzufügen. Bei einem Mädchen im Anfange der zwanziger Jahre entwickelt sich nach lange anhaltenden furchtbaren Kopfschmerzen beiderseitige Stauungspapille, das Sehvermögen nimmt allmälig ab, es folgt schliesslich gänzliche Erblindung. Nach einigen Jahren beständigen Leidens erfolgt der Tod. Die die Autopsie vornehmenden Aerzte wurden von der präcis gestellten Diagnose eines Hirntumors zuvor in Kenntniss gesetzt; allein bei bestem Willen war von einem Hirntumor, überhaupt von einer pathologischen Veränderung des Gehirns Nichts zu finden. Hier ist auch am Platze, auf jene zweite merkwürdige Beobachtung noch einmal hinzuweisen, über die ich früher (pag. 404 und 444) berichtet habe. Da handelte es sich um ein unter den Erscheinungen eines Hirntumors tödtendes Leiden, in dessen Verlaufe binoculare Hemianopie nach oben aufgetreten war, ohne dass die Autopsie eine Veränderung am Gehirn ergeben hätte.

Diese Thatsachen ändern Nichts an der Bedeutung der wahren Stauungspapille; sie deutet auf einen Hirntumor, oder auf ein unter den Erscheinungen eines Hirntumors tödtendes Leiden. Wie steht es übrigens in diesen letzteren Fällen mit der mechanischen Theorie der Entstehung der Neuritis? wie damit in jenen Fällen, in denen die Stauungspapille nur einseitig zur Entwickelung kommt?

Weder die Art, noch der Sitz, noch die Grösse der Geschwulst kann aus dem Spiegelbilde erschlossen werden. Die Geschwulst kann ein Neoplasma der verschiedensten Art, eine Extosenbildung oder ein Aneurysma sein; sie kann in jedem Theile des Grosshirns, wie des Kleinhirns sitzen, oder von den Schädelknochen oder Hirnhäuten ausgehen; sie kann ein verhältnissmässig kleiner Tuberkel sein oder riesige Dimensionen angenommen haben. Wenngleich der Sitz der Störung demnach für das Entstehen der Neuritis ohne wesentliche Bedeutung zu sein scheint, so möchte ich doch auf die Ansichten von Norris und Panas hier aufmerksam machen. Norris (1874) glaubt, dass Geschwülste des Kleinhirns vor Allem geeignet zu sein scheinen, Stauungspapille hervorzurufen. Wegen des Teutoriums könne sich der Druck nicht gleichmässig auf die ganze Hirnmasse vertheilen, sondern wirke direct auf den vierten Ventrikel. Dadurch werde die Verbindung sowohl des dritten als der seitlichen Ventrikel mit dem subarachnoidealen Rückenmarksraum vollständig abgeschnitten und so die Flüssigkeit in den ersteren abgesperrt (und daher desto leichter in den intervaginalen Raum getrieben). Panas (1876) gelangt anlässlich der Zergliederung mehrerer Fälle schwerer Gehirnverletzungen zu dem Resultat, dass es zwei Arten von Druckerscheinungen in der Schädelhöhle gebe. Das eine Mal werde der Druck ausgeübt durch Ansammlung einer Flüssigkeit im Arachnoidealraum und in diesem Falle komme es zur Flüssigkeitsansammlung im Intervaginalraum und damit zur Stauungspapille; das andere Mal handele es sich um einen Druck, welcher direct von einer Geschwulst oder von einer zwischen Dura und Knochen angesammelten Flüssigkeit auf die Sinus venosi ausgeübt wird, und unter diesen Umständen komme es nicht zu Papillenödem, sondern blos zur Stauung in den Retinalvenen. Wer also nicht überhaupt ein Gegner der mechanischen Theorie ist, dem würde Norris erklären, wieso ein Tuberkel im Kleinhirn Stauungspapille hervorruft, und Panas, wieso eine mächtige Geschwulst, die auf dem Sinus cavernosus lastet, dies nicht thut. Leider sind wir aber nicht so weit, bei den Erscheinungen eines Hirntumors denselben auf Grund dieser Angaben localisiren zu können.

Bei wahrer Stauungspapille ist nur in zweiter Linie an Hirnabscess, Meningitis, noch weniger an apoplectische und Erweichungsherde des Gehirns zu denken. Aber auch der primäre Hydrocephalus internus ist nicht etwa mit einiger Wahrscheinlichkeit in Erwägung zu ziehen. Denn trotz gegentheiliger Angaben fehlt bei allen diesen Leiden in der Regel die wahre Stauungspapille, besonders interessant

39*

ist das Fehlen derselben bei Hydrocephalus internus. Hier entwickelt sich in der Regel von allem Anfange an einfache Sehnervenatrophie. Diese Thatsache spricht nicht blos gegen die mechanische Theorie der Stauungspapille überhaupt, sondern auch dagegen, dass Hirntumoren nicht direct, sondern nur durch Vermittelung des durch sie hervorgerufenen Hydrocephalus zur Stauungspapille führen. Auch Hirntumoren führen, wenngleich unverhältnissmässig selten, direct zu einfacher Sehnervenatrophie. Man erklärt dies durch directen Druck des im erweiterten dritten Ventrikel angesammelten Wassers auf das Chiasma. Diese Auffassung ist nicht leicht verständlich. Es ist zwar ganz klar, dass es auf diese Weise rasch zur Erblindung kommen kann (Türck), es bleibt aber ganz unbegreiflich, wie so am intraoculären Sehnervenrande nicht das Bild der Stauungspapille, sondern das der einfachen Atrophie hervortritt.

Wenn nach der Vorstellung von der Abhängigkeit der Stauungspapille von der Höhe des intracraniellen Druckes das Ausbleiben derselben beim Hydrocephalus internus höchst sonderbar erscheinen muss, so ist dies andererseits leicht begreiflich bei Hirnabscess, Meningitis an der Basis und der Convexität der Hemisphäre, sowie der Cerebrospinalmeningitis. In allen diesen Fällen kommt, wenn überhaupt entzündliche Veränderungen am Sehnerven hervortreten, in der Regel Neuroretinitis zur Beobachtung. Bei Hirnabscess sah ich einmal eine Neuroretinitis mit vollständiger Erblindung; bei chronischer Meningitis im kindlichen Alter (und auch bei solcher Erwachsener kommt es vor) sieht man nicht selten das Bild der Neuroretinitis oder deren Folgen; bei der epidemischen Cerebrospinalmeningitis dagegen wurde die Neuroretinitis nur in äussersten Ausnahmefällen beobachtet. Bei acuter Meningitis jedoch, sowohl der tuberculösen als der nicht tuberculösen, fehlt in der Regel ein irgendwie significanter Augenspiegelbefund. Die leichte Röthung der Papille, partielle Undeutlichkeit ihrer Grenzen, leichte Schlängelung der Venen bedeuten so wenig, dass der Augenarzt, der vom internen Ärzte zu dem Zwecke beigezogen wird, dass er mit Hilfe des Augenspiegels die Diagnose des Gehirnleidens feststelle, durchaus nicht berechtigt ist, einem derartigen Befunde eine Bedeutung beizulegen. Stauungspapille, Neuritis oder Neuroretinitis wird man nur selten, und auch da nur bei der tuberculösen Form der Meningitis zu finden in der Lage sein. Dagegen beschreibt Alexander (1874) den Uebertritt arachnoidealen Exsudates aus

dem Gehirn in's Innere des Auges unter dem Bilde einer blaugrauen
Fläche, über welche die Netzhaut gespannt ist, und Hock (1875)
sah bei der tuberculösen Meningitis Erscheinungen, welche mit Neuritis nichts zu thun haben, als da sind: wachsartige Färbung des
Sehnerven, Trübung der Netzhaut um die Papille, dunkle geschlängelte
Venen; dann weit ausgedehnte schleierartige Trübung der Netzhaut
mit Venen von fast schwarzer Farbe und starken Reflexen längs
derselben; einmal auch einen circumpapillären Wall, wie ein solcher
schon früher von Iwanoff bei Meningitis anatomisch nachgewiesen
worden war. Ohne Trübung der Papillengrenze sieht Leber (1877)
bei Meningitis, besonders bei der die Miliartuberculose der Aderhaut
begleitenden Netzhauthyperämie den starken Glanz der Netzhaut,
welcher besonders den ungewöhnlich dunkeln Venen folgt und dem
Augengrunde „ein eigenthümlich moirirtes Aussehen" verleiht. Ich
möchte nur bemerken, dass auch die ganz normalen Netzhäute kind-
licher Individuen häufig sehr starke Reflexe liefern, welche durch
ihre Intensität und durch ihr Umspringen bei Bewegungen des Auges,
wie des Spiegels geradezu blendend wirken können — Reflexe, wie
sie bei erwachsenen Individuen (kaukasischer Race) nie zu sehen
sind. Wie sich das Sehvermögen der kindlichen Augen verhält, die
bei Meningitis tuberculosa, wie dies die Regel ist, einen negativen
oder nahezu negativen Spiegelbefund liefern, ist nicht zu eruiren;
allein es wurden Fälle von plötzlicher und bleibender Erblindung
berichtet ohne ophthalmoscopischen Befund, aber unter den Erscheinungen von Meningitis oder Meningitis cerebrospinalis, bei welchen die Compression der Optici durch meningitisches Exsudat angenommen ward. Vielleicht hat für die Diagnose der Meningitis ein
anderes Symptom grössere Bedeutung als der ophthalmoscopische Befund, ich meine die seröse Infiltration (chemotische Schwellung) der
Conjunctiva (Leyden). Man betrachtet dieselbe verbunden mit
einseitigem Exophthalmus und beiderseitiger Neuritis als Zeichen von
Thrombose des Sinus cavernosus mit oder ohne Meningitis. Doch
ohne Exophthalmus und ohne Neuritis kommt dieselbe auch bei der
tuberculösen Meningitis vor.

Was die Functionsstörung bei den verschiedenen Formen
der von Gehirnleiden abhängigen Sehnervenentzündung mit oder
ohne Betheiligung der Netzhaut anlangt, so ist zunächst das Verhalten des Sehvermögens bei wahrer Stauungspapille
oder wahrer Stauungsneuritis, die, wie wir wissen, fast immer

von einem Hirntumor abhängig ist, zu erörtern. Es ist eine jetzt hinlänglich bekannte Thatsache, dass bei vollkommener Entwicklung des ophthalmoscopischen Bildes das Sehvermögen nach jeder Richtung intact sein und sogar bis zu dem in Folge des Hirntumors erfolgenden Tode intact bleiben kann [1]. Tritt dieser Tod jedoch nicht frühzeitig ein, so entwickeln sich allmälig die Sehstörungen und häufig sind die Individuen, wenn es zum Sterben kommt, durch längere oder kürzere Zeit blind. Auch kann im Verlaufe eines Hirntumors vollständige Erblindung eintreten, durch lange Zeit andauern (in Saemisch's Falle (pag. 374) dauerte die intercurrirende Amaurose 19 Tage) und dann doch wieder Sehvermögen sich herstellen. Man gebe desshalb, wenn bei einem Hirntumor mit oder ohne pathologischen Veränderungen im Augengrunde vollständige Amaurose auftritt und auch durch einige Tage dauert, durchaus nicht die Hoffnung auf, dass ein Theil der Sehkraft wieder zurückkehre. Ausser diesen länger währenden Erblindungsperioden kommt es bei Hirntumor auch zu rasch vorübergehenden Erblindungsanfällen.

Verfolgen wir jetzt etwas genauer die Sehstörungen bei (doppelseitiger) Stauungspapille und Stauungsneuritis, so gibt sich die erste Störung bisweilen durch ein excentrisches Scotom kund. An jedem Auge erscheint excentrisch, z. B. nach aussen (temporalwärts) vom Fixationspunkte ein nebelhafter, eine gewisse Blendung erzeugender Fleck. Dies kann durch lange Zeit währen, ohne dass die Amblyopie Fortschritte machen würde. Dann aber oder auch ohne Auftreten eines solchen Scotoms tritt centrale Sehstörung noch ohne Einengung des Gesichtsfeldes von der Peripherie auf oder es ist eine solche bereits gegeben. Ich habe früher (pag. 387 und 397) gezeigt, wie Mandelstamm die in seinen Fällen bei Neuritis vorwaltend von der Nasenseite her entwickelte Gesichtsfeldeinengung fälschlich für nasale Hemianopie gehalten. Es ist aber diese Einengung des Gesichtsfeldes von der Nase her nicht etwa typisch für die Gesichtsfeldbeschränkung bei Sehnervenentzündung. Es kann vielmehr die Einengung in der verschiedensten Weise und nicht gleichartig auf den beiden Augen erfolgen. Der Verfall des Sehvermögens hält bei gleichem Augenspiegelbilde auf beiden Augen gleichen Schritt, oder aber es besteht trotz ziemlich gleichen ophthalmoscopischen Befundes ein sehr wesentlicher Unterschied zwischen den beiden Augen. In

[1] Siehe Ophthalmoscopie, pag. 293.

anderen Fällen ist dieser Unterschied begründet in dem verschiedenen Aussehen der Papillen, indem die eine in jenem Auge, das etwa schon vollständig erblindet ist, alle Zeichen der Atrophie, die andere aber, jenem Auge angehörig, das etwa nur geringe oder gar keine Sehstörung zeigt, floride Schwellung (Entzündung) aufweist. In den ausserordentlich seltenen Fällen, in welchen bei wahrer Stauungspapille Eines Auges das andere keine Veränderung des Opticus zeigte, sah man an diesem normale Sehschärfe, aber auch Sehstörung aus intracranieller Ursache, nämlich Hemianopie (Pooley, pag. 475). Es könnte dieses Auge aus intracranieller Ursache auch gänzlich erblindet sein. Wenn sich die Atrophie in der Papille deutlich ausspricht, sind auch die Störungen des Farbensinns zu constatiren und mit fortschreitender Atrophie kann eine vollständige Achromatopie und schliesslich vollständige Erblindung erfolgen. Ein solcher Ablauf der Sehstörungen findet seine Erklärung in dem localen Augenspiegelbilde. Da bei entwickelter Stauungspapille das Sehvermögen durch lange Zeit intact bleiben kann, so ersehen wir daraus, dass die „gestaute Lymphe" den lebenden marklosen Fasern nichts anhaben kann (s. pag. 562). Die Fasern sind, wie dies Schweigger schon nachgewiesen hat (vielleicht doch seröse Imbibition) zwar verbreitert, aber das stört ihre Function nicht. Auch die „Hypertrophie" oder „Sclerose" der Nervenfasern scheint, da sie sich schon frühzeitig entwickelt, das Sehvermögen aber gewöhnlich nicht frühzeitig verfällt, sich mit Fortdauer der Function gut zu vertragen; und erst die Wucherung, noch mehr die nachträgliche Schrumpfung des Bindegewebsgerüstes der Papille bedrängt die nervösen Elemente. Andererseits ist es klar, dass cerebrale Einflüsse eine grosse Rolle zu spielen berufen sind. Wenn Erblindung oder Hemianopie eintritt noch vor Entwicklung der Stauungspapille, wenn plötzlich beim Bilde der Stauungspapille totale bleibende oder über kurz oder lang wieder vorübergehende Amaurose hereinbricht, so deutet dies auf cerebrale Störungen. Durch den gesteigerten Hirndruck können die Sehcentren oder die intracerebralen Tractusstrahlungen oder die Tractus, das Chiasma oder die Optici comprimirt und für die Dauer oder vorübergehend ihrer Function beraubt werden. Dass die Tumorenwucherung selbst, wie dies bei Hemianopie vorkommt, direct beide Sehcentren oder beide Opticusstrahlungen zerstört und es so zur Erblindung kommt, dürfte noch nicht beobachtet worden sein. Auch bei langsamer verlaufender Abnahme des Sehvermögens kann ein greller Contrast bestehen zu dem sich nicht ändernden Spiegelbefunde. Man muss da an den schon von Türck nachgewiesenen Zerfall denken, welchen die Fasern des Chiasma und der Tractus bei Hirntumoren und Hydrocephalus internus erfahren. Während also das intraoculare Ende des Sehnerven keine Veränderung zeigt oder während der Hirntumor, ich möchte sagen, mit einer unschädlichen Stauungspapille paradirt, gehen die Sehnervenfasern an der Basis cranii zu Grunde.

Demnach kann in dreifacher, sich vielfach combinirender Weise bei Stauungsneuritis Erblindung erfolgen: Durch die neuritische Atrophie des intraocularen Sehnervenendes, durch den Körnchenzellenzerfall der Nervenfasern an der Basis cranii und durch die plötzliche Compression der Sehcentren oder ihrer Strahlungen.

Was das ophthalmoscopische Bild der neuritischen Sehnervenatrophie anlangt, so ist dasselbe ein sehr characteristisches. Das Centrum der getrübten Papille ragt hervor, ihr Durchmesser ist scheinbar vergrössert, indem die getrübte Zone über den verdeckten Scleralring hinübergreift; in der Papille ist eine radiäre Streifung, besonders in der Peripherie deutlich ausgesprochen; die Farbe des Sehnerven grau ohne jedes Roth, im Centrum häufig bläulich. Die Arterien sehr dünn, die Venen breiter und geschlängelt, geschlängelt selbst noch dann, wenn ihre Breite nicht mehr abnorm; auf der Papille zum Theile gedeckt. Die Gefässe nicht selten in ihren Hauptverzweigungen von weissen Streifen (herrührend von der Verdickung der Gefässwandungen) eingesäumt. Mit der Zeit treten allerdings die characteristischen Zeichen der neuritischen Atrophie zurück. Ob man aber wirklich bei Atrophie und Erblindung nach wahrer Stauungsneuritis schliesslich ein Bild sich entwickeln sah, das von dem der genuinen Sehnervenatrophie (characterisirt durch scharfe Grenzen, deutlich ausgeprägten Scleralring der blau oder grün, bei starker Beleuchtung weiss erscheinenden, mitunter flach ausgehöhlten Papille mit normal gestreckten verdünnten Gefässen) vollkommen gleicht, möchte ich bezweifeln.

Die Stauungsneuritis kann aber noch andere Ausgänge, als den in vollständige Erblindung nehmen; zunächst kann sie den Ausgang in vollständige Heilung, aber wohl nur durch Heilung der Gehirngeschwulst erfahren. In dieser Richtung kommen die syphilitischen Gummata in jedem Falle zuerst in Betracht. Ausser der Beobachtung, die ich im Jahre 1869 und der letzten dieser Art, die Wernicke (1880) vor Kurzem publicirt hat, sind eine Anzahl von casuistischen und allgemeinen Bemerkungen über die Heilung von

Stauungsneuritis auf syphilitischer Grundlage gemacht worden. Nach Förster handelt es sich jedoch dabei nicht immer um Gummata im Gehirn, sondern da, wo ausser der Stauungsneuritis alle Gehirnerscheinungen fehlen, um Gummata innerhalb der Sehnervenscheide; eine einfache Neuritis in Folge eines Hirngummas wird auch von jener nicht zu unterscheiden sein, die sich mit der selbstständigen syphilitischen interstitiellen Neuritis des extraoculären Sehnerventheils verbindet; aber wahre Stauungspapille wird bei dieser schwerlich vorkommen. Es kann in derartigen Fällen von syphilitischen Hirntumoren die Stauungspapille schwinden und mit der Wiederherstellung des Sehvermögens, falls dasselbe gestört war, das normale ophthalmoscopische Bild des Sehnerven zurückkehren und sich auch erhalten. Es kann aber auch geschehen, dass sich allmälig das Augenspiegelbild ändert und schliesslich, wiewohl die Function nicht gelitten, ein vollkommen atrophisches Aussehen der Optici sich herausbildet. Z. B. Ein junger Mann klagt (1868) über Eingenommenheit des Kopfes, periodisch auftretende, ungemein heftige Kopfschmerzen, Unsicherheit beim Gehen, vorübergehende Sprachlosigkeit, Anfälle von Convulsionen mit Bewusstlosigkeit. Zu diesen Symptomen geselle sich in letzter Zeit ein eigenthümlicher Nebel, welcher vor jedem Auge seitwärts schwebe, und dieser Nebel mache ihn so besorgt, dass er Erblindung befürchte. Sehschärfe mit jedem Auge $\frac{20}{20}$, jederseits ein excentrisches Scotom gegen die Schläfenseite. Die Peripherie des Gesichtsfeldes, mit Handbewegung geprüft, frei. Beiderseits Stauungspapille, einzelne gelbliche Herde in der Netzhaut nahe dem Opticus. Die Diagnose wird auf Hirngeschwulst gestellt, die Möglichkeit der Existenz von Gummata in Betracht gezogen. In der That gesteht Patient zu, dass er an secundärer Lues gelitten und dass die Erscheinungen unter massenhaftem Jodgebrauch verschwunden seien. Eine ernstliche Mercurialcur war nie angewendet worden. Nunmehr wurde eine Inunctionscur durchgeführt, welche einen vollen Erfolg hatte. Bei Beendigung derselben waren die Allgemeinerscheinungen bis auf eine leichte Eingenommenheit des Kopfes verschwunden, der Nebel zerronnen, und dabei hatte man Gelegenheit gehabt, das Abschwellen der Papille bis zur Rückkehr zur Norm zu beobachten. Ungefähr zwei Monate später sah ich den Patienten wieder, er machte von Neuem eine Mercurialcur durch. Nach mehrwöchentlichem Wohlbefinden waren wieder Hirnsymptome aufgetreten. Eine bestimmte Klage über seine Augen konnte Patient nicht vorbringen; er meinte nur, sie wären nicht mehr ganz so, als sie schon gewesen. Es war nun interessant zu constatiren, dass die Sehnerven wieder anzuschwellen begannen. Durch die zweite Cur wurde eine dauernde Heilung erzielt. Einige Jahre später war das Sehvermögen nach jeder Richtung normal, die Sehnerven sahen aber vollständig atrophisch aus. Diese Form der Atrophie, wenn sie bei erhaltenem Sehvermögen nach Stauungspapille sich entwickelt, hat nicht die Zeichen der neuritischen Atrophie, sondern der genuinen.

Es kann ferner bei Neuritis in Folge von Gehirntumor die erstere in Atrophie übergehen, aber noch ein Bruchtheil des Sehvermögens sich erhalten, ohne dass der Tumor geschwunden wäre, aber auch ohne dass er zum tödtlichen Ausgange geführt hatte. So fand Leber (1877) bei einer 28jährigen Person Sehnervenatrophie: Papillen scharf begrenzt, Gefässe nicht besonders verengt. Buchstaben allergrösster Schrift werden noch gelesen. Die Kranke stirbt an chronischer Lungentuberculose. Bei der Section findet sich unerwartet ein grosses apoplectisches Gliosarcom der rechten Hemisphäre, welches ausser vorübergehenden Anfällen von Bewusstlosigkeit im 18. Lebensjahre keine weiteren Erscheinungen hervorgerufen hatte. Bei der microscopischen Untersuchung zeigen sich an der Papille die Reste der durch den Tumor bedingten Neuritis.

Die Sehnervenentzündung bei Hirntumoren endigt also entweder mit vollständiger Erblindung unter dem Bilde der neuritischen Atrophie des Sehnerven, oder falls die Geschwulst verschwindet, mit vollständiger Erhaltung oder vollständiger oder theilweiser Herstellung des Sehvermögens bei normalem Spiegelbefunde oder dem Bilde einfacher Sehnervenatrophie; oder falls die Geschwulst nicht schwindet, mit theilweiser Erblindung, wobei gleichfalls die Atrophie der Sehnerven von der genuinen nicht mehr viel sich unterscheidet.

Leber spricht in dem letzterwähnten Falle nur von mässiger Papillenschwellung, daher einer Neuritis, die vorangegangen. Fragen wir also jetzt nach den Ausgängen der Neuritis und Neuroretinitis, so muss man sagen: Ist die Neuritis und Neuroretinitis Folge einer Gehirngeschwulst, dann kann sie genau dieselben Ausgänge nehmen, wie die Stauungsneuritis, nur dass die Zeichen neuritischer Atrophie im Falle des Ausganges in Erblindung weniger ausgesprochen sind und sich auch rascher verwischen. Hängt die Neuritis oder Neuroretinitis von einer anderen Hirnerkrankung ab, so muss man da in erster Linie an chronische Meningitis denken; und ein Vorangehen dieser letzteren ist in jenen Fällen anzunehmen, in welchen man bei Erwachsenen wieder bei dem Bilde einfacher Sehnervenatrophie normales oder fast normales Sehvermögen findet.

Ich habe einen Fall beschrieben [1]), in welchem ein 20jähriger Recrut angab, dass er am rechten Auge, seit er sich erinnere, vollkommen blind sei, mit dem linken hingegen vollkommen gut sehe. Der rechte Sehnerv hatte eine intensiv blaue Farbe, erschien in seinem Durchmesser verkleinert, Contouren eckig, Netzhautgefässe verdünnt, es zeigte sich also das Bild vollständiger Sehnervenatrophie. Demnach wäre an der Angabe des Reeruten in Betreff der Blindheit seines rechten Auges nicht zu zweifeln gewesen — wenn nicht der Sehnerv des linken Auges, das normale Sehschärfe $\frac{20}{20}$ und nur eine aber noch in den Bereich des Physiologischen fallende geringe Einengung nach oben und unten zeigte, dasselbe atrophische Ansehen dargeboten hätte. Ich fasse mit Leber sowohl diesen seltenen Fall, als auch jene häufigeren Fälle, in welchen bei atrophischem Aussehen des Sehnerven das Sehvermögen beider Augen erhalten sich zeigt, so auf, dass im jugendlichen Alter eine Meningitis zu Neuritis geführt, nach deren Ablauf sich das Bild der Atrophie entwickelte, das aber doch die Möglichkeit der Intactheit der eigentlichen Nervenfasern und damit das Vorhandensein normaler Sehschärfe gestattet.

Andererseits ist auch der grössere Theil jener Fälle, in welchen im kindlichen Alter totale Erblindung erfolgte und persistirte und der Spiegel später einfache Sehnervenatrophie zeigt, auf vorangegangene Neuritis ex meningitide zu beziehen. Doch kann auch bei Meningitis (in einem Falle Lütkemüller's (1880) war tuberculöse Caries des Keilbeins der Ausgangspunkt der Meningitis) durch Compression der intracraniellen Opticusstämme von Seite des Exsudates Amaurose erfolgen, während der Spiegel ohne das Zwischenstadium der Neuritis nur das Bild der einfachen Atrophie zeigt. Ich kenne endlich auch solche Fälle, in welchen die chronische Meningitis zu totaler Erblindung mit Neuritis führte, in denen die Erblindung sehr lange Zeit anhielt und endlich nach Schwinden der meningitischen Erscheinungen ein geringes Sehvermögen wiederkehrte, das dann, während die Papillen totale einfache Atrophie zeigten, sich erhielt. Das, was wir aus diesen Thatsachen nebenher ersehen, ist, dass wir aus dem atrophischen Aussehen des Sehnerven nichts über die Höhe des Sehvermögens erfahren, da bei dem gleichen Bilde einerseits vollständige Erblindung, andererseits vollkommenes Sehvermögen und dazwischen alle möglichen Grade der Sehstörung da sein können.

Bei der doppelseitigen Neuritis und Neuroretinitis, bei welcher alle Hirnsymptome fehlen, werden wir — während wir bei der

---

[1]) Oesterr. Zeitschr. für pract. Heilkunde, 1872, No. 26.

wahren Stauungspapille auch beim Fehlen der Hirnsymptome an der cerebralen Ursache festhalten — die Möglichkeit einer extracerebralen Ursache zugeben. Die Erkrankung sitzt dann im orbitalen und intraocularen Abschnitte des Sehnerven. Sie endigt auch mit Erblindung oder theilweiser Erhaltung des Sehvermögens oder einem excentrischen Scotom bei totaler oder partieller Atrophie des Sehnerven; oder aber sie geht in Heilung über. In diesem letzteren Falle habe ich aber nie bei der Neuritis auf extracerebraler Grundlage ein atrophisches Aussehen des Sehnerven sich entwickeln sehen. Bei der Amblyopia centralis, bei welcher das centrale Sehen verloren geht und die man auch auf eine retrobulbäre Neuritis zurückführt, sind ophthalmoscopische Erscheinungen der Neuritis nicht zu sehen (vergl. pag. 401).

Da eine Neuritis oder Neuroretinitis auch einen Hirntumor anzeigen kann, so fragt es sich, ob es Anhaltspunkte gibt, die Differentialdiagnose zwischen Tumor und Meningitis zu machen, sobald Hirnerscheinungen da sind. Der Standpunkt, dass bei Hirntumor Stauungspapille, Neuritis ascendens, bei Meningitis dagegen eine vom Gehirne descendirende Sehnervenentzündung unter dem Bilde der Neuroretinitis auftrete, ist heute überwunden, und es ist, falls bei Neuroretinitis sich dennoch ein Hirntumor an der Leiche findet, keineswegs anzunehmen, dass der Tumor als solcher den intraocularen Spiegelbefund nicht beeinflusste, dieser vielmehr die Folge sei einer Meningitis, die zum Tumor hinzutrat. Wenn also der Spiegelbefund als solcher keinen Aufschluss gibt für die Differentialdiagnose, so fragt es sich, ob andere Symptome für dieselbe verwerthbar seien. Blessig (1875) beschreibt einen Fall, in welchem unter plötzlich zur Entwickelung gekommenen Hirnerscheinungen das Sehvermögen des linken Auges bei mässiger Schwellung der Papille und radiär gestellten Blutextravasaten innerhalb 10 Tagen gänzlich erlischt, während das rechte Auge normal bleibt. Am dreizehnten Tage der Erkrankung erfolgt der Tod. Eiterige Basilarmeningitis, hauptsächlich linkerseits, entwickelt. Der linke Opticus schon bei seinem Austritt aus dem Chiasma bis zu seinem Eintritt in die Sclerotica mindestens anderthalbmal so dick und härter als der rechte. Innere und äussere Scheide fest mit einander verwachsen, das interstitielle Bindegewebe im Nerven gewuchert. Ich führe diesen Fall besonders an, weil er ein sehr deutlicher Beweis für die Existenz einer vom Gehirn descendirenden Neuritis zu sein scheint. Blessig hebt auch auf Grund dieses Falles drei Punkte in Betreff der Differentialdiagnose zwischen Stauungspapille und Neuritis descendens hervor: Die geringere Schwellung, die rapide Abnahme des

Sehvermögens und die dabei beobachtete Einseitigkeit des Processes bei Neuritis descendens. Alle drei Argumente sind hinfällig. Der Spiegelbefund der schwachen Schwellung beweist nichts; rapid kann das Sehvermögen auch bei Hirntumor abnehmen und die Einseitigkeit des Processes, sobald er auf intracranieller Ursache ruht, ist unter allen Umständen eine ausserordentliche Seltenheit. In Blessig's Falle handelte es sich nach meiner Ansicht um gar keine descendirende Neuritis, sondern um eine primäre, vielleicht syphilitische, interstitielle Neuritis des linken Opticusstammes, da die colossalen Veränderungen des letzteren nicht in der kurzen Zeit so weniger Tage entstanden sein können. Eine acute Anfachung der Entzündung führte zu Compression der Nervenfasern, so zur Erblindung; Meningitis gesellte sich hinzu. Diese selbst aber führte wie gewöhnlich während der kurzen Zeit ihres Bestandes zu keinen Alterationen des (rechten) Opticus.

Nur zweier Formen der Sehnervenentzündung möchte ich noch gedenken. Es wird angegeben, dass die Netzhautentzündung bei Nierenleiden unter dem vollständigen Bilde der wahren Stauungspapille der Hirntumoren sich zeigen könne (Magnus, Leber). Ich habe, trotzdem mir gerade über Retinitis albuminurica ziemlich ausgedehnte Erfahrungen zur Seite stehen, niemals ein der wahren Stauungspapille auch nur ähnliches Bild als Ausdruck der Nierenerkrankung gesehen, möchte aber sicher glauben, dass, wenn wirklich die isolirte wahre Stauungspapille bei einer Nierenkrankheit sich herausbildet, dies nicht als eine locale Alteration der Netzhaut aufzufassen, sondern dass an eine durch das Nierenleiden bedingte Gehirnaffection als Vermittlerin zu denken ist, was am Ende auch Magnus zugibt. Ein Gleiches gilt für die Neuritis, die in Folge chronischer Bleivergiftung beobachtet wurde, und deren Prognose sehr ungünstig ist. Sie wird von schweren Gehirnerscheinungen begleitet.

Von den Sehnervenentzündungen aus extracranieller Ursache haben wir hier nicht zu handeln. Es sei nur erwähnt, dass eine orbitale Ursache sich in der Regel leicht verräth durch die Einseitigkeit der Erkrankung, den Exophthalmus, durch das Auffinden einer Geschwulst in der Orbita, oder durch Zeichen von Periostitis orbitae oder Entzündung des retrobulbären Zellgewebes oder der benachbarten Knochenhöhlen. Aber auch genuine Neuritides und Neuroretinides kommen vor. Ja es wird, wenn auch der ophthalmoscopische Befund negativ oder nur so weit geändert ist, dass es vom Belieben des Beobachters abhängt, ob er die leichte Undeutlichkeit eines Theiles der Papillengrenze und eine geringfügige Schlängelung der Netzhautvenen für pathologisch ansehen will oder nicht — es wird unter solchen Umständen bei einseitiger oder doppelseitiger, mitunter plötzlicher Erblindung mit Aufhebung der Pupillencontraction gegen Lichtreize die Diagnose der retrobulbären Neuritis des Opticus häufig gestellt.

Die Therapie der Stauungspapille, Stanungsneuritis, der Neuritis und Neuroretinitis aus intracranieller Ursache fällt mit der Therapie des Gehirnleidens selbst zusammen. Wenn es also gelingt, den intracraniellen Tumor zum Verschwinden zu bringen, so kann auch eine Heilung der Stauungspapille eintreten ohne jedwede locale Therapie. Es lässt sich dies sehr schön bei syphilitischen Hirntumoren nachweisen. Wenn dagegen der Tumor nicht weicht, dann dürften wiederholte Blutentziehungen, Vesicantien und selbst das Haarseil im Nacken, das in der modernen Augentherapie eine immer mehr und mehr anwachsende Rolle spielt, nicht helfen. Auch Quecksilber und Jodkali werden nicht von Nutzen sein, falls diese Mittel nicht den Tumor selbst beeinflussen. Bei der Unsicherheit der Diagnose in Betreff der Beschaffenheit des Tumors wird man es aber niemals versäumen, die letzteren Mittel in Anwendung zu ziehen. Ob es gestattet ist, bei Eintreten der Heilung den Rückschluss zu machen, dass der supponirte Tumor ein syphilitischer war, ist eine andere Frage. Wenigstens werden Heilungen berichtet, in welchen jeder Anhaltspunkt für Syphilis fehlte. So sah Leber in einem solchen Falle die sehr ausgesprochene Stauungspapille, sowie die begleitenden Gehirnerscheinungen, die auf einen Tumor deuteten, bei Jodkaliumgebrauch allmälig zurückgehen. Die Papillen gewannen ein atrophisches Aussehen, Sehvermögen rechts normal, links $\frac{2}{3}$.

Freilich gäbe es, wenn die üblichen Annahmen die richtigen wären, eine Möglichkeit, die Stauungspapille zu heilen ganz ohne Rücksicht auf das Wachsthum des Tumors. Denn wenn es richtig wäre, dass der Hydrops vaginae die mechanische und dabei die ausschliessliche Ursache der Stauungsneuritis sei, dann müsste eine, vielleicht öfters zu wiederholende Punktion oder Incision der äusseren Sehnervenscheide das schädigende Moment beseitigen. Diese ingeniöse Operation wurde in der That von v. Wecker ausgedacht und auch in zwei Fällen (1872) an (nahezu) erblindeten Augen zu dem Zwecke ausgeführt, um die Erscheinungen des intracraniellen Druckes, vor allem die Kopfschmerzen zu lindern; sie wurde aber von v. Wecker bis 1879 nur noch einmal wiederholt. Von einem der Fälle wird berichtet, dass der Patient, wiewohl das Resultat in Betreff des (sehr geschwächten) Sehvermögens Null war, in Folge der Erleichterung

seines Allgemeinbefindens von der Operation sehr befriedigt war.
Die Operation wurde dann noch einmal in einem tödtlich endigenden
Falle von Basilarmeningitis und Neuritis bei einem 9jährigen Kinde
von Power versucht.

Die Operation hat also bisher keine Resultate aufzuweisen. Sie
müsste bei Meningitis noch mehr leisten als bei Hirntumor. Abgesehen, dass auch die Neuritis bei Meningitis im Allgemeinen nicht
als Neuritis descendens zu betrachten ist und daher, da sie auch
mit Hydrops vaginae oder Eiteransammlung in der Scheide einhergeht, denselben therapeutischen Massnahmen weichen könnte, wie
die Stauungspapille, müsste die directe Entlastung des Gehirns und
der Abfluss des Eiters aus dem Schädelraum bei Meningitis vielleicht
von lebensrettender Bedeutung werden. Die Heilung von Stauungspapille und Neuritis würde direct vom operativen Eingriffe nur dann
abhängen, wenn die mechanische Theorie richtig wäre.

Benedikt, in der intraoculären Sehnervenentzündung vasomotorische Störungen erblickend (pag. 566), empfiehlt zur Bekämpfung
der Erkrankung die Galvanisation des Sympathicus am Halse.

Endlich sei erwähnt, dass wenn nach chronischer Meningitis
(oder aus anderen Ursachen) Neuroretinitis entstanden und dieselbe
in das Bild der Atrophie übergegangen, man das Sehvermögen zu
heben versuchen kann mit Hilfe von Strychnininjectionen. Als ein
ausgezeichnetes Mittel bei Atrophie des Opticus ex neuroretinide
wird von Mooren (1874) das Argentum nitricum innerlich empfohlen.
Ein junger Mann mit lange bestehender Neuroretinitis liest die
grössten Schriften nicht. Haarseil in den Nacken und innerlich
täglich in drei Pillen zusammen 0,015 Arg. nitrici. Nach 6 Monaten
wird No. 8 gelesen. Intercurrente subcutane Einspritzungen von
Strychnin. Neuerdings Argentum nitricum. Schliesslich ist das
Sehvermögen normal. No. 1 (Jäger) wird gelesen.

An die Amaurosen, die vom Gehirn ausgehen und die wir bisher besprochen haben, seien zunächst noch andere gereiht, welche
bei negativem Spiegelbefund auf cerebraler Ursache ruhend, plötzlich
auftreten und auch wieder schwinden können. Sicher gehört in diese
Kategorie die urämische Amaurose, die im Verlaufe acuter und
chronischer Nierenkrankheiten auftritt, da nicht anzunehmen ist, dass
die Functionsstörung dabei die Netzhäute oder die Nervenstämme
selbst betrifft; ihre Ursache ist vielmehr im Gehirne zu suchen, wenngleich man nicht weiss, ob in den Sehcentren oder an anderer Stelle.
Auch die Erblindungen, die nach Morbillen, Typhus und anderen
Gesundheitsstörungen beschrieben werden, sind vielleicht urämischer

Natur (Leber). Weiss man sie nicht zu erklären, so stellt sich für sie zur rechten Zeit die „retrobulbäre Neuritis" ein und sie verlieren damit die Bedeutung cerebraler Amaurosen.

Es kommen ausserdem noch ohne alle Ursache Erblindungsanfälle ohne Augenspiegelbefund vor, die auf eine cerebrale Ursache hinweisen. Die Erblindung kann lange Zeit dauern und dann wieder auch plötzlich schwinden. Ich selbst habe einen solchen Fall beschrieben [1]. Bei einem 17jährigen Mädchen bestand doppelseitige Erblindung schon seit 3 Wochen. Die Erblindung schwand nach der Aufnahme in die Klinik am rechten Auge spontan und Tags darauf auch am linken Auge nach einer einzigen Strychnininjection. In derartigen Fällen hat man in Betreff der Prognose namentlich auf die Papillarreaction geachtet (v. Graefe). Sitzt die Ursache der Erblindung central jenseits jener Stelle, an welcher die Erregung der Opticusfasern auf die den Sphincter iridis versorgenden Fasern des Oculomotorius überspringt, so bleibt die letztere Kette trotz der absoluten Amaurose vollständig geschlossen. Wenn also die Ursache der Erblindung in den Sehcentren (oder in den ersten Strahlungen des Opticus) selbst sitzt, so werden die Pupillen auf Lichtreize zu reagiren fortfahren. Wenn bei erhaltener Reaction der Pupillen die Prognose günstiger zu stellen ist, so kann dies nur eine rein empirische Thatsache sein; denn eine physiologische Begründung kommt ihr nicht zu. Bei totaler Zerstörung beider Sehcentren, wobei jede Hoffnung auf Wiederkehr des Sehvermögens vernichtet ist, wird die Reaction der Pupillen erhalten bleiben — wie dies Munk auch bei seinen Hunden sah, die er durch Exstirpation beider Sehsphären dauernd amaurotisch gemacht hatte. Andererseits wird, wenn die Ursache der Sehstörung am Chiasma oder auch noch weiter centralwärts, jedoch vor dem Orte des Reflexcentrums gelegen ist, die Pupillenreaction (wegen der Unterbrechung der Leitung zum Reflexcentrum) fehlen, ohne dass desshalb jene unbekannte Ernährungsstörung, welche die Ursache der zeitweiligen Erblindung wird, eine schwerere sein müsste, als wenn sie (bei erhaltener Pupillenreaction) im Sehcentrum oder in der Corona radiata der Hinterhauptlappen sässe. Es kann auch gleichzeitig mit der Sehstörung eine Motilitätsstörung da sein, wo dann die Starrheit der Pupillen gar keinen Schluss gestattet auf den Sitz der die Amaurose bedingenden Veränderung. So war es auch in meinem oben erwähnten Falle. Wiewohl die Pupillen eine Zeit lang prompt reagirten, wurden sie dann maximal erweitert und starr (eine Reizung der den Dilatator

[1] Oesterr. Zeitschr. für pract. Heilkunde, 1872, No. 11.

pupillae versorgenden sympathischen Fasern innerhalb der Schädelhöhle war anzunehmen); trotzdem kehrte das Sehvermögen vollständig zurück, wiewohl selbst zu dieser Zeit die Pupillen zunächst
noch erweitert und fast unbeweglich blieben. E. Heddaeus (in
seiner Inaugural-Dissertation vom 30. October 1880) entwickelt,
gestützt auf die Thatsache, dass auch bei einseitiger Amaurose
die Reaction der Pupille auf Lichtreize erhalten bleiben könne, die
Anschauung, dass das Fortbestehen der Pupillarreaction bei Amaurose
kein Beweis für den centralen Sitz der Erblindungsursache sei,
indem auch bei einem diffusen Processe im Sehnervenstamme
(zwischen Chiasma und Bulbus) das Sehvermögen auf Null herabgesetzt sein kann, ohne dass desshalb die Reaction der Pupillen
nothwendiger Weise aufgehoben zu sein braucht. Es genügen
nämlich zur Auslösung des die Pupillarreaction herbei-
führenden Reflexes geringere Lichtreize als zur Hervorrufung einer Lichtwahrnehmung.

Die Fälle von vorübergehender centraler Erblindung ohne jede
Ursache kommen am häufigsten bei jungen weiblichen Individuen vor.
Es ist dies oft eine hysterische Amaurose. Es kann sich der früher
(pag. 520) beschriebene Symptomencomplex bei Hysteroepilepsie zu
vollkommener Amaurose steigern, oder aber es kommt dazu ohne
die Erscheinungen der Hemianästhesie und ohne Lähmung der übrigen
Sinnesnerven. Ein Theil der Fälle aber, die als hysterische Amaurose
beschrieben wurden, gehört in das Gebiet der Simulation. Hysterische
gefallen sich, Amaurose zu simuliren, die, da die Pupillenreaction
nicht gegen die Simulation spricht, nicht immer leicht zu demaskiren ist.

Alles, was sonst noch an mehr oder minder unverständlichen,
vorübergehenden Amaurosen ohne Spiegelbefund beschrieben wird,
hat mit einem cerebralen Sitz der Störung kaum etwas zu thun.
Dagegen dürfte die selten beobachtete Amblyopie und Amaurose
nach Chiningebrauch eine centrale Ursache haben. Für die
Alcoholamblyopie, die Tabakamblyopie, die Haschisch-(Ali) und
die Opiumamblyopie (Galezowski), ebenso für die Amaurose nach
Bleiintoxication, wenn sie nicht mit Neuritis und schweren Gehirnerscheinungen einhergeht, bleibt dies mehr als zweifelhaft. Hier
dürfte der Sitz der Störung peripher in den extracerebralen Opticus-
theilen liegen.

Indem wir zur dritten Art des Zusammenhanges zwischen Gehirn- und Augenleiden übergehen, haben wir jene Erkrankungen des Auges zu besprechen, welche im Vereine mit Gehirnleiden auftreten, aber nicht von diesen direct abhängig sind, sondern mit ihnen nur eine gemeinschaftliche Ursache haben.

1) Gehört hierher die progressive Sehnervenatrophie, die bei Tabes dorsalis, sowie bei der disseminirten Hirnsclerose auftritt. Die progressive Atrophie bei den genannten Leiden hat dieselben Symptome, wie die genuine progressive Sehnervenatrophie. Eine genauere Besprechung dieser letzteren ist vom Plane dieser Abhandlung ausgeschlossen (vgl. pag. 350). Einiges über den Spiegelbefund und über das Verhalten der Farbengrenzen des Gesichtsfeldes wurde früher (pag. 547, 576) angeführt. Das Sehvermögen erlischt, indem die centrale Sehschärfe immer mehr sinkt und das Gesichtsfeld in verschiedener Weise sich immer mehr verengt. Förster ist der Ansicht, dass sectorenförmiges Ausfallen des Gesichtsfeldes (wobei das Centrum des Kreises, dem die Sectoren angehören, in der Mitte des blinden Flecks sitzt) die progressive Atrophie characterisirt.

Hier muss vor Allem constatirt werden, dass progressive Sehnervenatrophie bei Tabes dorsalis und disseminirter Hirnsclerose zur Entwickelung kommt. Bei diesen beiden Krankheiten kann die Sehstörung das erste Symptom sein. Nur die Augenmuskellähmung pflegt der Sehstörung noch voranzugehen. Bei der Tabes können deren Erscheinungen mitunter Jahre lang auf sich warten lassen, nachdem Augenmuskellähmungen vorangegangen und die Sehnervenatrophie schon zur Erblindung geführt hat. In anderen Fällen treten die Augensymptome erst auf, nachdem das Centralleiden schon deutlich ausgeprägt ist. Unzweifelhaft scheint mir der Zusammenhang der Tabes und Hirnsclerose mit der Sehnervenatrophie der zu sein, den schon v. Graefe in Betreff der Tabes postulirt hat. Es handelt sich nicht um ein vom Centralleiden abhängiges Sehnervenleiden, sondern um eine gleichzeitige oder aufeinanderfolgende Entwickelung desselben Processes an räumlich auseinanderliegenden Partieen des Nervensystems, also das eine Mal um eine graue Degeneration, welche sowohl in den Hintersträngen des Rückenmarks, als auch in den Stämmen der Optici, bald in den einen, bald in den anderen zuerst oder in beiden gleichzeitig auftritt, oder um eine inselförmige Sclerose, welche die verschiedensten Particeen des Gehirns, also auch jene, welche die Opticusstrahlungen enthalten, oder nebstbei die Opticusstämme selbst ergreift.

Klagt ein erwachsener Mensch über eine Sehstörung und ist Doppelsehen (also eine Augenmuskellähmung) vorausgegangen, wenn auch zur Zeit schon verschwunden, so sind diese Symptome höchst ominös. Man muss in erster Linie daran denken, dass Tabes oder Hirnsclerose im Hintergrunde lauern. Ein 18jähriger Student stellte sich mir am 26. November 1877 vor. Mit jedem Auge $V \frac{6}{24}$, mit schwachen Concavgläsern $\left(-\frac{1}{50} \text{Zoll}\right)$ rechts zwei Buchstaben von 18 (Snellen), links $V \frac{6}{18}$. In der Nähe rechts No. 6 Jäger, links No. 5 mühsam auf 6 Zoll. Dabei sehr geringe Ausdauer im Sehen. Gesichtsfeld und Farbensinn normal. Dem Schlechtsehen ist vor mehreren Monaten Doppelsehen vorausgegangen. Der Kranke klagt über Schwindel. Der Schädel ist beim Anschlagen in der linken Stirn- und Schläfengegend empfindlich. Sonst keine Störungen. Ich mache die Diagnose eines Hirnleidens und die Wahrscheinlichkeitsdiagnose, dass sich disseminirte Hirnsclerose entwickeln werde. 11 Monate später, am 22. October 1878, sehe ich den Kranken wieder in Gemeinschaft mit medicinischen Fachmännern. Ausgesprochenste Zeichen der Hirnsclerose. Der Spiegel zeigt beide Sehnerven atrophisch. Patient liest nur noch einzelne Worte von No. 14 Jäger, aber das Gesichtsfeld ist frei. Die peripheren Farbengrenzen wurden nicht bestimmt, jedoch central werden alle Farben selbst kleiner Quadrate von 5 Millimeter Seite (bis auf das Rosa-Quadrat) erkannt. In diesem Verhalten des Gesichtsfelds und Farbensinns bei so hoher centraler Sehstörung (gegenüber der dabei gewöhnlich vorkommenden Sehfeldeinengung und Farbenblindheit bei progressiver Sehnervenatrophie) dürfte jedoch kaum eine Eigenheit der Sehnervenatrophie bei Hirnsclerose liegen. Denn solches kommt auch mitunter bei der genuinen Sehnervenatrophie vor.

2) Gehören die Tuberkel der Aderhaut in diese Kategorie. Sie kommen als Ausdruck der Miliartuberculose sowohl in den Meningen, als in der Chorioidea vor, allerdings nicht so constant, als man sie zunächst nach Cohnheim's Beobachtungen (1867) fand. (Tuberkeln in der Aderhaut wurden zuerst von v. Jäger, dann von Manz und Busch gesehen.) Für die Diagnose der Meningitis

40*

tuberculosa sind sie von noch geringerem Werthe, weil sie bei dieser Krankheit, wenn nicht Miliartuberculose hinzutritt, durchaus nicht regelmässig sich finden. Zu alledem können sie mit dem Spiegel erst diagnosticirt werden, wenn sie zu einer bestimmten Grösse angewachsen sind. Denn erst dann erfährt nach der anatomischen Untersuchung das Pigmentepithel der Netzhaut, von dem sie bedeckt sind, eine Entfärbung; und einen Durchmesser von $1\frac{1}{2}$ Millimeter (also nahezu den Durchmesser der Papille) muss der Tuberkel erreicht haben, bis das Epithel über ihm gänzlich verschwunden ist und er, nur am Fusse des von ihm dargestellten Hügels von einem Pigmentsaume umgeben, frei unter der Netzhaut zu Tage liegt. Zur Zeit von Cohnheim's Befunden wurde, wenn wir von den Angaben Bouchut's und Galezowski's über Chorioidealtuberkeln absehen, die Diagnose derselben am Lebenden mit Hilfe des Spiegels von Fränkel, Graefe und Leber, Soelberg-Wells gemacht. Sie erscheinen mit dem Spiegel unter der Form blasser Stellen, au deren Rande die Farbe des Chorioidealpigmentes etwas gesättigter ist und allmälig in die normale des Augengrundes übergeht. Der Nachweis der Prominenz ist schwierig. Auch in Verbindung mit Stauungspapille sollen sie bei Meningitis tuberculosa vorkommen. Ich habe die Tuberkeln mit dem Spiegel noch nicht gesehen. In den letzten Jahren ist es mit dem ophthalmoscopischen Nachweise derselben, wiewohl ich sehr gut weiss, dass von Zeit zu Zeit diese Chorioidealtuberkel während des Lebens zur Beobachtung kommen, ziemlich stille geworden — und keineswegs haben sich die diagnostischen Hoffnungen erfüllt, die man au die Möglichkeit des Nachweises derselben am Lebenden knüpfte.

3) Ist die Erblindung eines Auges, welche die Erscheinungen der Embolie der Arteria fossae Sylvii begleiten oder denselben nachfolgen kann, auf gleichzeitige Embolisirung der Arteria centralis retinae zurückzuführen (pag. 535). Hier sei des singulären Falles Schweigger's Erwähnung gethan, über den Peltzer (1872) berichtet. Ein 60jähriger Mann erblindet plötzlich und vollständig an beiden Augen. Die Pupillen reagiren nicht auf Licht. Hochgradige Verengerungen der Arterien an der Hirnbasis, Embolie der Arteria basilaris; im hinteren äusseren Drittel beider Thalami optici ein Erweichungsherd; beginnende Erweichung der Vierhügel. Ein derartiger Erweichungsherd hätte homonyme Hemianopie erzeugt.

4) Ist die Kyklochorioiditis, welche bei epidemischer Cerebrospinalmeningitis auftreten kann, nach Berlin als gleichzeitige Localisation eines und desselben Infectionsstoffes in dem Gefässlager der

Aderhaut, wie in dem Gefässlager der Meningen anzusehen, so dass
die Augenerkrankung nicht in einem Abhängigkeitsverhältnisse zur
Cerebrospinalmeningitis steht, sondern mit ihr auf die gleiche Ursache zurückzuführen ist [1]).

Ich kann das Capitel der Erkrankung der Netzhaut und
des Sehnerven nicht verlassen, ohne noch der Befunde bei psychischen Krankheiten zu gedenken. Besser wäre es freilich,
ganz darüber zu schweigen. So mangelhaft sind einerseits unsere
Kenntnisse, so häufig unrichtig und widersprechend die diesbezüglich
gemachten Angaben. Ich will mich daher darauf beschränken,
anzugeben, was Klein (1877 [2]), welcher Tebaldi, Allbutt,
Wendt, Nasse, Westphal, Köstl und Niemetschek,
Alridge, Monti, Jehn zu seinen Vorgängern zählt, bei der
Untersuchung von 134 Irren gefunden hat.

Bei 42 Paralysen war der Befund 34 mal positiv, 6 mal zweifelhaft, 2 mal negativ,

» 19 Manien									
(acut.u. chron.)	»	»	»	12 »	»	2 »	»	5 »	»
» 19 Epilepsien	»	»	»	16 »	»	2 »	»	1 »	»
» 17 Alcoholismen	»	»	»	10 »	»	1 »	»	6 »	»
» 4 Apoplexien	»	»	»	2 »	»	0 »	»	2 »	»
» 6 Melancholien	»	»	»	0 »	»	4 »	»	2 »	»
» 26 diversen									
Krankheiten	»	»	»	15 »	»	3 »	»	8 »	»
» 1 Tabes	»	»	»	0 »	»	0 »	»	1 »	»

89 mal positiv, 18 mal zweifelhaft, 27 mal negativ.

Unter positiven Augenspiegelbefunden sind aber nicht etwa
ausgesprochene Erkrankungen, wie Retinitis, Neuritis, Atrophia n.
optici u. s. w. zu verstehen. Im Gegentheile, Klein gelangte zu
dem Resultate (dem ich vollkommen beistimme), dass „auffallende,
den gangbaren Begriffen gemäss zu rubricirende Veränderungen bei
den Krankheiten der Kategorie, wie sie in dem Materiale einer
Irrenanstalt vertreten sind, thatsächlich, wenn nicht fehlen,
doch als Raritäten zu bezeichnen sind". Unzweifelhafte
Retinitis, Stauungspapille und Sehnervenatrophie finden sich bei
Klein zusammengenommen nur 21 mal. Indem Klein noch 10
weitere Fälle abrechnet, bleiben 58 Fälle übrig, von deren Spiegel-
befunden man zugeben muss, „dass sie absolut und zweifellos nicht

[1] Berlin, Volkmann's Vorträge, No. 186, 6. October 1880, pag. 1536.
[2] Leidersdorf, Psychiatrische Studien.

normal anzusehen sind", denen gegenüber aber „die bekannten Namen und Schlagworte nicht passen". Das eine dieser Spiegelbilder setzt sich zusammen aus einer Abnahme der Durchsichtigkeit der Netzhaut und der Diaphanität der Papille nebst Undeutlichkeit ihrer Grenzen einerseits, und aus streckenweiser Erweiterung der Netzhautarterien, ausnahmsweise der Netzhautvenen andererseits, so zwar, dass die Arterienerkrankung zumeist in 2 bis 3, auch mehr grösseren Gefässen, selten nur an einem einzigen, aber auch an Gefässen zweiter und dritter Ordnung und fast immer in beiden Augen beobachtet wird. Klein wählt für dieses Krankheitsbild den Namen der Retinitis paralytica.

Die Retinitis paralytica findet sich zumeist und am characteristischsten bei der allgemeinen progressiven Paralyse (unter 42 Fällen 18mal) und nur ausnahmsweise und schwach ausgeprägt bei den anderen Formen (bei 4 Maniakalischen, 1 Epileptischen, 2 Fällen von Alcoholismus, 1 Apoplectiker und 3 diversen Erkrankungen). Von den 58 extraordinären positiven Befunden gehören also 29 der Retinitis paralytica an; von den anderen 29 ist jeder für sich eigenartig, sie lassen sich nicht in bestimmte Kategorien bringen.

In specie wurden an positiven Zeichen gefunden: bei den 42 Paralytikern 18mal Retinitis paralytica, 1mal Verfärbung des Opticus, 2mal Atrophie des Opticus, 4mal Retinitis, 1mal Neuritis, 1mal Netzhauthyperämie und 7mal eigenartige Veränderungen. Bei den 19 Maniakalischen: 4mal Retinitis paralytica, 1mal Retinitis, 2mal Verfärbung, 2mal Hyperämie der Papille, 3 eigenartige Befunde. Bei den 19 Epileptikern: 1mal Retinitis paralytica, 4mal Verfärbung und Atrophie der Papille, 1mal Retinitis, 1mal Hyperämie und 9 Specialbefunde. In den 17 Fällen von Alcoholismus: 2mal Retinitis paralytica, 4 Hyperämien, 1 Verfärbung, 1 Atrophie, 2 besondere Bilder. Die Hyperämien fanden sich alle bei acutem Alcoholismus. Unter 26 diversen Formen: 3 Retinitides paralyticae, 1 Retinitis, 1 Neuritis, 2 Verfärbungen der Papille, 8 specielle Befunde. Bei 4 Apoplectikern 1 Retinitis paralytica, 1 Atrophie. Bei 6 Melancholikern, wie bei 1 Tabetiker mangelte ein positiver Befund.

Zum Schlusse wollen wir einen Blick auf jene Erscheinungen werfen, welche bei Hirnleiden am Auge aus dem Grunde hervortreten, weil (vom Opticus abgesehen) die Nervenstämme, die in irgend welcher Beziehung zum Sehorgan stehen, innerhalb des Schädels vom krankhaften Processe ergriffen werden können.

1) Im Bereiche der Hirnnerven, welche die äusseren und inneren Augenmuskeln versorgen, zeigen sich die nachfolgenden Symptome:

a) Bei Hirnerkrankungen aller Art kommen Lähmungen der aussen am Bulbus sich inserirenden Augenmuskeln vor und damit, falls das betroffene Individuum bei Bewusstsein ist (und nicht nebensächliche Momente einwirken) die Erscheinungen des binocularen Doppelsehens. Der Beobachtungen, die hierher gehören, gibt es eine Legion. Bei Hirntumoren und Aneurysmen, Pachy- und Leptomeningitis, ausnahmsweise bei epidemischer Cerebrospinalmeningitis, bei Hirnabscess, bei Gehirnblutungen, auch bei Gehirnhyperämie und Gehirnanämie, bei disseminirter Hirnsclerose, bei der progressiven Bulbärparalyse, bei der progressiven Paralyse der Irren, endlich bei der Tabes dorsalis zeigen sie sich. Ihre nächste Ursache ist insofern verschieden, als es sich um mechanischen Druck, um gestörte Ernährung oder um genuine Atrophie handeln kann. Uns interessiren hier nur die Fragen: Liefern uns die Augenmuskellähmungen Anhaltspunkte für die Art und den Ort des Hirnleidens, falls dieses evident ist; und kündigen sich mit dem Symptom der Augenmuskellähmung Leiden des Centralnervensystems an, so dass aus der Muskellähmung allein eine derartige Erkrankung vorhergesagt werden kann?

Die Beantwortung der ersten Frage kann nur höchst ungenügend ausfallen. Wenn bei evidenten Hirnsymptomen Augenmuskellähmungen da sind, so vermögen wir in der Regel weder aus dem Symptome der Lähmung, noch daraus, dass bestimmte Augenmuskeln ergriffen sind, irgend welche zuverlässige Schlüsse auf die Art und die Localisation des Hirnleidens zu ziehen. Die Augenmuskelnerven können ergriffen sein an der Basis cranii, oder innerhalb ihres cerebralen Verlaufes oder in ihren Ursprungskernen am Boden des Aquaeductus Sylvii und des vierten Ventrikels. v. Graefe meinte, dass die intracraniellen Ursachen der Muskellähmungen sich in basale und intracerebrale dadurch dürften trennen lassen, dass bei ersteren es leicht, bei letzteren jedoch nur sehr schwer zu vollständiger Functionsstörung kommen dürfte. Wenn also eine Hirnkrankheit mit totaler Oculomotoriuslähmung einhergeht, so ist anzunehmen, dass die Function des Nervenstammes an der Basis cranii aufgehoben ward, aber nicht wahrscheinlich, dass die auseinander strahlenden Faserzüge innerhalb des Gehirns selbst sämmtlich lädirt worden sind. Dagegen ist heute zu bemerken, dass beim vierten und sechsten Hirnnerven, von welchem der erstere nur den Musculus trochlearis, der letztere nur den Musculus abducens versorgt, auch der intracerebrale Verlauf nicht ein so mächtig ausgedehnter sein dürfte; dass auch der Stamm des Oculomotorius an der Basis nicht durch eine basale, sondern leicht durch eine entfernte an beliebigem Orte sitzende Ursache in Folge der Steigerung des intracraniellen Druckes comprimirt werden kann; dass endlich die Läsion sämmtlicher Fasern des Oculomotorius im intracerebralen Verlaufe seine Schwierigkeiten haben mag, dass ja aber der ganze Oculomotorius aus einem umschriebenen Kern am Boden des Aquaeductus Sylvii hervorgehend angesehen wird, so dass also eine ganz umschriebene Läsion an dieser Stelle totale Oculomotorinslähmung zur Folge haben müsste.

Wenn man die Casuistik der cerebralen Nervenlähmungen betrachtet, zeigt sich leicht, dass namentlich bei Tumoren aus der Art der Störung nicht blos nicht der Sitz, sondern nicht einmal die Grösse des Tumors annähernd erschlossen werden kann. In einem Falle Power's (1873) z. B. waren während des Lebens Lähmungserscheinungen da im Bereiche des 1., 2. (keine Neuritis!), 3., 4., 5., 6., 7., 8., 9. und 12. Hirnnerven. Man hätte, meint Power, nach der Affection so vieler Hirnnerven erwarten sollen, dass irgend ein ausgedehnter Tumor oder Abscess an der Basis cranii oder in unmittelbarer Beziehung zu diesen Nerven gefunden werden würde — und doch fand man statt dessen verhältnissmässig weit von der Basis entfernt, in jeder Grosshirnhemisphäre einen graubraunen Tumor, sowie andererseits keiner der Nerven eine mit freiem Auge kenntliche Veränderung darbot. Selbst jene Localisationen der Läsion, welche bei hemiplectischer Lähmung und gleichzeitiger Lähmung von Augenmuskeln je nach der Seite dieser letzteren Lähmungen aufgestellt worden sind, haben keine allgemeine Giltigkeit.

Dagegen lässt sich nicht läugnen, dass das Auftreten von Augenmuskellähmungen gewisser Art und unter gewissen Umständen zu einer Zeit, wo noch kein characteristisches Symptom eines Centralleidens da ist, unsere Aufmerksamkeit fesselt. Tritt bei scheinbar sonst ganz gesunden Kindern Lähmung eines Augenmuskels und damit Doppelsehen auf, so ist das eine höchst ominöse Erscheinung. Sogenannte „rheumatische" Augenmuskellähmungen, d. h. Augenmuskellähmungen, für welche weder zur Zeit, noch auch in späterer Folge eine Ursache ermittelt werden kann, sind bei Kindern eine höchst seltene Erscheinung. Ich wüsste mich kaum eines solchen Falles zu erinnern. Dagegen kann das Doppelsehen als einziges Symptom wochenlang den Erscheinungen der tuberculösen Meningitis vorangehen. Es handelt sich dabei keineswegs etwa um spastische Contraction eines Augenmuskels, wie solche, allerhand Verdrehungen des Auges bedingende Spasmen später bei ausgesprochener Meningitis auftreten und auch nach abgelaufener Meningitis bisweilen zu beobachten sind, sondern gewöhnlich um geringfügige Lähmungssymptome im Bereiche des Abducens oder Oculomotorius. Auch das reinste Bild der Trochlearislähmung habe ich unter solchen Verhältnissen gesehen. Die traurige Prognose, zu welcher das Auftreten solcher Lähmungen zwingt, erfüllt sich leider fast mit mathematischer Bestimmtheit.

Wenn ein Erwachsener sich mit einer Augenmuskellähmung vorstellt, so wird man allerdings nicht gleich das Kreuz über ihn machen. Man wird in jedem Falle sehr sorgfältig die Anamnese erheben und vielleicht schon bei dieser Anhaltspunkte gewinnen, dass die Lähmung syphilitischer Natur sei. Die syphilitische Muskellähmung muss nicht immer eine centrale Ursache haben. Der Nerv kann gewiss auch in seinem peripheren Verlaufe von gummöser Wucherung ergriffen werden, und der Sitz des Uebels mag auch manchmal im Muskel selbst sein. Es entwickelt sich aber, nachdem man die syphilitische Natur der Lähmung aus der Anamnese festgestellt hat (Zeichen von Syphilitis fehlen in der Regel), mitunter das Zeichen des Hirngummas. Ich weiss mich noch sehr gut an einen Fall von syphilitischer Trochlearislähmung bei einem jungen Mädchen zu erinnern. Die Kranke wurde nach mehrwöchentlicher electrischer Behandlung als geheilt betrachtet, da die Doppelbilder verschwunden waren. Die genauere Untersuchung bestätigte allerdings die Heilung des Doppelsehens, aber nicht auf dem Wege der electrischen Behandlung, sondern auf dem Wege einer beiderseitigen Neuritis, welche mit vorwaltender Functionsstörung Eines Auges (desselben, an welchem die Lähmung bestand) zur Erkrankung gekommen war, während die (geringfügigen) Zeichen der Trochlearisparalyse sich noch nachweisen liessen.

Eine solche einfache Lähmung eines Trochlearis oder eines anderen Augenmuskels hat begreiflicherweise nichts Characteristisches für Syphilis. Dagegen gibt es ein eigenthümliches Bild, das für Syphilis wirklich characteristisch zu sein scheint (v. Graefe). Dieses Bild setzt sich zusammen aus vielfachen Muskellähmungen beider Augen und gleichzeitiger Anästhesie oder Dysästhesie im Bereiche der Gesichtshaut (Trigeminuslähmung). Gehirnerscheinungen können dabei wenigstens zunächst fehlen. Ob es sich dabei immer um zahlreiche Gummaknoten handelt, welche an der Basis cranii die Augenmuskelnerven und den Trigeminus bedrücken, muss noch zweifelhaft erscheinen. Ich will hier gleich anschliessen, dass noch eine sehr isolirte Lähmung, die des Sphincter pupillae und des Accommodationsmuskels nämlich, mit veralteter Syphilis in Verbindung gebracht wird.

Die Augenmuskellähmungen können (von orbitalen Ursachen sehe ich hier ab) eine periphere, rheumatische Ursache haben. Trotzdem nehme ich schon seit langer Zeit, wenn Jemand mit einer Abducensparese sich vorstelit, a priori an, dass die Lähmung keine rheumatische sei, und lasse das ätiologische Moment für Jahre in suspenso. Die Augenärzte scheinen allerdings die Neigung zu haben, die Zahl der rheumatischen Lähmungen zu überschätzen. Sie sehen die Abducensparese heilen oder auch nicht heilen. Der Kranke verliert sich aus ihrem Gesichtskreise. Dann wenn er später der Tabes dorsalis (Duchenne) oder der disseminirten Hirnsclerose (Charcot) oder der progressiven Paralyse (A. Graefe) anheimfällt, so bekommt ihn der Augenarzt nicht mehr zu sehen. Die Nervenpathologen und Electrotherapeuten dürften ganz andere Erfahrungen über die Bedeutung der Augenmuskellähmungen zu sammeln in der Lage sein. Ich gebe zu, dass, wenn Jemand auf der Eisenbahn fährt, im Waggon ein Gegenzug herrscht, und er am folgenden Tage verschwommen und bald nachher doppelt sieht, die vorgefundene Abducensparese eine rheumatische ist. Sind mir doch derartige Fälle genug bekannt, die dann zur Heilung kamen

und wo ich den Kranken nicht mehr wiedersah! Ich möchte nur
bemerken, dass wenn sich diese Gelegenheitsursache wiederholt, wie
mir ein solcher Fall gegenwärtig bekannt ist, selbst der Gegenzug
im Eisenbahnwaggon mir etwas verdächtig wird. Kurz gesagt, ich
habe nunmehr selbst zu viel Fälle gesehen, wo bei sogenannten
rheumatischen Lähmungen sich nach Jahren die Zeichen von Tabes
oder einer anderen Rückenmarkskrankheit entwickelten (ich habe
auch oben einen Fall angeführt, wo ich die disseminirte Hirnsclerose
mit Doppelsehen sich einleiten sah) und A. Graefe (1875) hat
„Monate und Jahre lang vor der eigentlichen Manifestation des
Leidens der progressiven Paralyse bei scheinbar ganz ungestörtem
Gesundheitszustande Diplopia paralytica" häufig genug zu beobachten Gelegenheit gehabt, als dass man nicht bei Augenmuskellähmungen an eines der genannten Leiden denken müsste. Die
Lähmung, welche der Tabes vorangeht, scheint vorwaltend die
Abducensparese zu sein. Zwei Arten derselben sind besonders verdächtig. Bei der einen Art ist die Parese sehr geringfügig, verschwindet leicht, um auf demselben oder dem anderen Auge wiederzukehren. In den anderen Fällen dagegen gesellt sich sehr rasch
zu einer mitunter geringfügigen Parese des Abducens eine Contractur
des Rectus internus. Solche Fälle sind sehr hartnäckig, auch dem
operativen Eingriff gegenüber. Schliesslich entwickeln sich, während
das Doppelsehen nicht geschwunden, die Zeichen der Tabes.

Die disseminirte Hirnsclerose kann nicht blos von
Augenmuskellähmungen eingeleitet werden (Charcot), sondern man
sah auch in ihrem Verlaufe ausgedehnte Augenmuskellähmungen
an einem oder beiden Augen zur Entwicklung kommen.

Die Lähmungen, welche der progressiven Paralyse vorangehen, schildert A. Graefe als „oft multipel und bilateral, meist nur
in Form der Parese auftretend, dem Grade nach periodisch wechselnd,
temporär wohl auch ganz zurückgehend, von dem einen Augenmuskel
auf einen anderen überspringend und sich gerne mit labiler oder sta-
biler Mydriasis mit oder ohne Parese der Accommodation combinirend".

Wenn nach vorangegangenem Doppelsehen Schlechtsehen auftritt, gewinnt das Symptom der Diplopie erhöhte Bedeutung (siehe oben). Doch gibt es eine Form progressiver Lähmung
aller Muskeln beider Augen bei sonst gesunden Individuen (v. Graefe),
deren Ursache Benedikt in einer progressiven Erkrankung der
Nervenkerne sieht.

b) Was die Innervationsverhältnisse der inneren Augenmuskeln, d. i. vor allem das Verhalten der Pupillen bei Central-leiden, anlangt, so existirt hierüber eine reiche Literatur, die wenig Erfreuliches, weil wenig Constantes und Sichergestelltes zu Tage gefördert hat [1]). Bei den verschiedensten Erkrankungen des Gehirns hat man bald weite, bald enge, bald ungleiche Pupillen gefunden. Die Bedeutung der erhaltenen Pupillarreaction bei absoluter Amaurose wurde schon früher erörtert (pag. 585). Interessant ist nur das eigenthümliche Verhalten der Pupillen in der Tabes dorsalis und bei der progressiven Paralyse des Irren. Argyll Robertson hat zuerst (1869) darauf aufmerksam gemacht, dass die Pupillen bei Tabes sich zwar verengern, wenn die Augen accommodiren und convergiren, aber gegen Lichteinfall trotz des vorhandenen Sehvermögens starr sind. Die Thatsache wurde später vielfach bestätigt. Das Phänomen ist nicht immer vorhanden. Die Pupillen selbst sind dabei in der Regel enge (Myosis), es kommen aber auch weite, sowie ungleiche Pupillen vor, wie dies z. B. aus den genauen Statistiken Vincent's und Erb's hervorgeht. Das in Rede stehende Phänomen fand Vincent später (1877) auch bei der progressiven Paralyse der Irren und zwar in einem verhältnissmässig frühen Stadium der Erkrankung. In 21 Fällen fehlte 8mal bei vorhandenem Sehvermögen die Reaction der Pupillen auf Licht gänzlich, während jene bei der Accommodation vorhanden war; 11mal geringe Reaction auf Licht bei erhaltenem Accommodationsphänomen; nur 2mal war Reaction auf Licht und Accommodation normal. In einem späteren Stadium der Paralyse scheint auch die Reaction auf Accommodation verloren zu gehen, denn Boy fand, dass von 76 Pupillen 68 weder auf Licht, noch auf Accommodation reagirten, während 8mal nur die Reaction auf Accommodation erhalten war [2]). Das Auftreten von Ungleichheiten in dem Durchmesser der Pupillen, dabei das Ueberspringen der Erscheinung von dem einen auf das andere Auge, so dass also bald die eine, bald die andere Pupille weiter ist, wird vielfach für ein Prodromalsymptom von Geisteskrankheiten gehalten.

---

[1]) Vergl. die neueste Arbeit von S. Rembold, 1880 (2. Heft der Mittheilungen auf der Tübinger Augenklinik).

[2]) Robin. Des troubles oculaires dans les maladies de l'encéphale. Paris. 1880. pag. 196.

c) Eine sehr merkwürdige Art cerebraler Augenmuskellähmungen sind die sogenannten associirten Lähmungen. Es können beide Augen nicht nach rechts, oder nicht nach links, nicht nach oben (oder nicht nach unten) sehen. Unter deutschen Autoren führe ich A. Graefe (1875) und Nieden (1880) an, die solche Fälle beschrieben. Adamück (1869) hat nach Experimenten an Thieren das Centrum für die associirten Bewegungen der Augen in das vordere Vierhügelpaar verlegt. Der linke dieser Hügel steht der Bewegung der Augen nach rechts, der rechte jener nach links vor. Bei Reizung der Stelle in der Mitte zwischen den beiden Hügeln gehen die Augen nach oben. Für Associationslähmungen nach oben (A. Graefe, Nieden) müsste man daher eine Läsion an der letztgenannten Stelle annehmen. Für die Associationslähmungen nach rechts und links hat man dagegen gegenwärtig eine ganz andere Auffassung gewonnen, seitdem Duval (1879, 1880) gezeigt hat, dass aus dem Abducenskern am Boden des vierten Ventrikels ein Bündel hervorgeht, welches sich zum Oculomotorius der entgegengesetzten Seite hinbegibt, so dass bei Läsion des rechten Abducenskernes z. B. nicht blos der Abducens derselben Seite (des rechten Auges), sondern auch der Rectus internus der entgegengesetzten Seite (des linken Auges), also beide Rechtswender gelähmt werden. Es finden sich auch Sectionsbefunde, welche diese Ansicht bestätigen. Namentlich interessant ist eine durch die Section bestätigte Diagnose Féréol's. Es war ohne jede andere Lähmung die associirte Lähmung (Paralyse avec déviation conjugée) zweier Seitenwender bei einem tuberculösen Individuum da. Féréol diagnosticirte einen tuberculösen Tumor im Niveau des Abducenskernes. Genau an dieser Stelle sass auch der Tumor in Form einer kleinen Nuss[1]). Eine eigenthümliche Störung der seitlichen Bewegungen der Augen ohne eigentliche Lähmungserscheinungen sah v. Stellwag bei Morbus Basedowii. Das Phänomen kann bei dieser Krankheit auch für die Blickrichtungen nach oben und unten vorkommen (Benedikt).

d) Von den associirten Lähmungen ist die sogenannte conjugirte Abweichung (Déviation conjugée) zu unterscheiden. Die Gesetze für die conjugirte Abweichung sind an den Namen

---

[1]) Robin, l. c., pag. 127.

Prévost's (1868) geknüpft. Die Erscheinungen derselben waren schon viel früher bekannt und auch von Prévost's Lehrer, Vulpian, genau beschrieben worden. Die associirten Lähmungen entwickeln sich im Verlaufe eines chronischen Hirnleidens; das Sehen ist nach der der Associationslähmung entgegengesetzten Seite nicht gehindert und die Augen sind nicht in die Augenwinkel gestellt. Kann also auch nicht nach rechts gesehen werden, so können sich doch die Augen nach links bewegen und sind nicht continuirlich nach links gestellt. Die conjugirte Deviation tritt am häufigsten nach einem apoplectischen Anfalle auf. „Der halbseitig Gelähmte", sagt Prévost, „neigt den Kopf leicht zur Schulter der gelähmten Seite, während das Gesicht nach der entgegengesetzten Seite gewendet ist und nach der nicht gelähmten Seite hinschaut. Mit dieser Drehung des Kopfes um seine Axe ist eine Ablenkung beider Augäpfel nach derselben Seite, nach welcher der Kopf gedreht ist, verbunden." Hat der Kranke das Bewusstsein wieder erlangt, so überzeugt man sich, dass die Augen nur sehr unvollkommen nach der der Ablenkung entgegengesetzten Seite bewegt werden können. Das Phänomen verschwindet nach einigen Tagen, auch schon nach mehreren Stunden. Es gibt aber auch Formen, die länger, Monate, ja Jahre dauern. Die Abweichung der Augen nach der nicht gelähmten Seite erfolgt beim Sitze des Herdes in einer Grosshirnhemisphäre und tritt auch auf bei oberflächlichen Läsionen, selbst bei einseitiger Meningitis. In den Fällen, in welchen die Läsion im Isthmus (= Protuberantia == Mesocephalon == Brücke und Vierhügel; nach Ridley, von welchem der Ausdruck Isthmus stammt, kommen noch dazu vorderes Marksegel, Grosshirn- und Brückenschenkel[1]) sitzt, kann die Deviation des Kopfes und der Augen auch nach der gelähmten Seite stattfinden.

Landouzy (1879) macht noch besonders auf die conjugirte Deviation aufmerksam, welche bei halbseitigen Krämpfen nach der Richtung der Krampfseite auftritt. Die ganze Erklärung des Phänomens scheint mir noch dunkel; auf die Hypothesen einzugehen, ist hier nicht am Platze. Nur ein merkwürdiger Fall A. Graefe's (1875) sei noch angeführt. Ein 9jähriger Knabe bekommt eine Ohrfeige. 2 Stunden später sieht Graefe, dass beide Augen in extremer Weise nach links gestellt sind. Nur einmal

---

[1] Vergl. Henle, Nervenlehre, 2. Auflage, 1879, pag. 105.

folgte der Knabe der eindringlichsten Aufforderung, nach rechts zu sehen, für einen Augenblick und in sehr unvollkommener Weise. Bestimmte andere Störungen nicht nachzuweisen. Nach ca. 24 Stunden ist alles Krankhafte vorüber.

e) Eine cerebrale Ursache kommt auch der dissociirten Abweichung der Augen (Disjunction der Coordination, A. Graefe) zu. Dieses seltene Phänomen, das bei Hirnleiden auftritt, besteht darin, dass beide Augen nach aussen; oder beide nach innen; oder dass ein Auge nach oben, das andere nach unten; beide Augen zwar nach rechts (oder links), dabei aber das eine gleichzeitig nach oben, das andere nach unten; oder in anderer dissociirter Weise gestellt sind oder sich bewegen. So sah A. Graefe bei einem mit einem schweren Hirnleiden (und Erblindung nach Neuroretinitis) behafteten Knaben, wie ein Auge sich langsam nach der Seite, das andere aber in Höhenrichtung bewegte, und wie dann wieder im nächsten Augenblick eine andere Form der Coordinationsstörung auftrat. Die willkürlichen Augenbewegungen gingen über Aufforderung normal von Statten.

f) Nystagmus (das Augenzittern) wurde beobachtet bei der conjugirten Deviation nach Apoplexieen (Prévost), bei der disseminirten Hirnsclerose und zwar in der Hälfte der Fälle (Charcot), nach Friedreich auch bei Tabes dorsalis; ausserdem nach Hirnverletzungen (Gadaud, Nagel, Cohn), nach meningealen Hämorrhagieen (Lépine), einseitig bei Pachymeningitis haemorrhagica (Fürstner), nach Sinusthrombose (Nothnagel). Der Nystagmus kommt ferner vor bei Geisteskrankheiten verschiedener Art und bei angeborenen Missbildungen des Schädels mit oder ohne Idiotismus (bei einem flüchtigen Durchgehen durch die Räume einer Irrenanstalt von circa 800 Insassen sah Rählmann 5 Fälle von Nystagmus, 3 davon bei Idioten). Es zeigt dies, dass der Nystagmus sicherlich durch einen Erkrankungsherd im Centralnervensystem bedingt sein kann, aber das Vorkommen desselben bei den verschiedensten Erkrankungen beweist, dass aus dem Symptom desselben kein Schluss auf die Art und den Ort der Läsion zu ziehen ist.

2) Haben wir die Pathologie des Sympathicus insofern zu streifen, als die sympathischen Fasern bei ihrem Durchgang durch die Schädelhöhle zum Auge in Folge einer cerebralen Affection leidend werden können. Reizung des Sympathicus, dessen Fasern

den Dilatator pupillae versorgen, wird mit starker, ja maximaler Erweiterung der Pupille (Mydriasis); dessen Lähmung mit Pupillenverengerung (Myosis) einhergehen. Die in Folge von Sympathicusreizung stark erweiterte Pupille ist starr; die in Folge von Sympathicuslähmung verengte reagirt noch ein wenig auf Lichtreize und lässt sich durch Atropin mässig erweitern. Bei totaler Oculomotoriuslähmung ist der Sphincter pupillae gelähmt und die Folge davon ist eine mässige Erweiterung der Pupille bei vollkommener Starrheit. Auf 40 Fälle von Oculomotoriuslähmung kommt aber nach v. Graefe 1 Fall von maximaler Erweiterung der Pupille. Dieses Symptom ist so zu deuten, dass dieselbe Ursache, welche an der Basis cranii den Oculomotorius comprimirt, auf die sympathischen Geflechte daselbst reizend wirkt.

3) Kann der Trigeminus von einer cerebralen Affection in Mitleidenschaft gezogen, zum Theile gelähmt werden; da er die Hornhaut mit seinen sensiblen Aesten versorgt, so ist Anästhesie der Hornhaut die Folge. Von der unempfindlichen Hornhaut werden die äusseren Schädlichkeiten nicht abgewehrt, wodurch schwere Verschwärungsprocesse hervorgerufen werden (sog. neuroparalytische Augenentzündung). Als Ursache des Herpes zoster ophthalmicus wurde eine Erkrankung des Ganglion Gasseri nachgewiesen (Wyss). Wer das Glaucom (Donders) oder die Netzhautablösung (Schnabel) als eine Secretionsneurose auffasst, für den können, da die Affection der secretorischen Nerven einen cerebralen Sitz haben kann, Glaucom und Netzhautablösung der Ausdruck für ein Centralleiden werden.

Wenn, wie in dem Falle Jackson's (pag. 478) die linksseitige homonyme Hemianopie von Anästhesie der ganzen linken Körperhälfte begleitet ist, so beweist der Umstand, dass Patient auf dem linken Nasenloch nicht mehr schnupfte, „weil dies keinen Zweck hatte", keineswegs eine Abnahme des Geruchsinnes linkerseits (s. pag. 543), sondern einfach den Verlust der Sensibilität der Schleimhaut der linken Nasenhälfte, als Theilerscheinung der Lähmung des betreffenden Nervus trigeminus.

Wiesbaden. L. Schellenberg'sche Hof-Buchdruckerei.

RE 46
881 M
I

Druck:
Customized Business Services GmbH
im Auftrag der KNV-Gruppe
Ferdinand-Jühlke-Str. 7
99095 Erfurt